编委会名单

上海卫生健康政策研究年度报告

（2024）

ANNUAL REPORT OF SHANGHAI HEALTH POLICY RESEARCH (2024)

上 海 市 卫 生 健 康 委 员 会

上海市卫生和健康发展研究中心
（上海市医学科学技术情报研究所） 组编

上　海　市　医　学　会

科 学 出 版 社

北 京

内 容 简 介

本书是《上海卫生健康政策研究年度报告》（简称“绿皮书”）系列的第十三辑，由上海市卫生健康委员会、上海市卫生和健康发展研究中心（上海市医学科学技术情报研究所）、上海市医学会联合组织编写，自 2012 年起每年出版一辑，定位于打造上海卫生健康政策信息发布的“制高点”、医改成效评价的“权威版”和卫生健康政策导向的“风向标”。结合上海市卫生健康委员会 2024 年度工作重点和卫生健康政策研究成果，本年度绿皮书共设置了战略规划、综合医改、基层卫生、医学科创与人才发展、公共卫生、综合监管、中医药发展、人口与家庭发展、筹资与保障 9 章，以及《上海市医疗卫生服务年度报告（2024 年）》、《2024 年度国家主要卫生健康政策文件一览表》和《2024 年度上海市主要卫生健康政策文件一览表》3 个附录，是 2024 年度上海卫生健康政策研究成果和重要数据文献的集中展示。

本书可为上海市及其他地区从事卫生健康管理与改革相关工作的各级领导同志提供有价值的参考信息，能够帮助基层卫生健康管理人员理解、把握卫生健康政策及其发展趋势，也可作为卫生健康政策研究人员的参阅读物。

图书在版编目（CIP）数据

上海卫生健康政策研究年度报告. 2024 / 上海市卫生健康委员会，上海市卫生和健康发展研究中心（上海市医学科学技术情报研究所），上海市医学会组编. 北京 ：科学出版社，2025. 3. -- ISBN 978-7-03-081198-1

Ⅰ. R-012

中国国家版本馆 CIP 数据核字第 2025K8F786 号

责任编辑：闵 捷 / 责任校对：谭宏宇
责任印制：黄晓鸣 / 封面设计：殷 靓

科学出版社 出版
北京东黄城根北街 16 号
邮政编码：100717
http://www.sciencep.com

南京展望文化发展有限公司排版
苏州市越洋印刷有限公司印刷
科学出版社发行 各地新华书店经销

*

2025 年 3 月第 一 版 开本：787×1092 1/16
2025 年 3 月第一次印刷 印张：39 1/2
字数：959 000

定价：400.00 元

（如有印装质量问题，我社负责调换）

序

日月开新元,天地又一春。新年伊始,新一期“绿皮书”——《上海卫生健康政策研究年度报告(2024)》如期而至。已陪伴我们走过十三个年头的“绿皮书”,始终坚持把握上海卫生信息发布“制高点”、政策评价“权威版”、改革走势“风向标”的定位,紧扣国家卫生健康改革发展大方向,结合上海特色,以实践的立场、学术的视角,集中展示上海卫生健康领域的政策研究进展,成为政府决策的重要依据和参考,指引行业管理砥砺前行的航标。

2024年是中华人民共和国成立75周年,是实施“十四五”规划的冲刺之年,是卫生健康事业改革创新、强基固本、全面提升的关键之年。这一年,我们全面贯彻落实党的二十届三中全会和十二届市委五次全会精神,稳中求进加强健康上海建设和卫生健康事业高质量发展。持续推进公共卫生体系现代化建设,强化健全公共卫生应急管理体系,发展高品质国际化医疗服务,服务国家和区域发展战略,深化公立医院高质量发展,推动卫生健康“数智”驱动融合发展。2024年的“绿皮书”聚焦战略规划、综合医改、基层卫生、医学科创与人才等重点领域,为广大读者呈现了上海过去一年的卫生健康事业发展与改革的全景图。

岁月不居,时节如流。2025年是“十四五”规划收官之年,是“十五五”规划谋划之年。我们要坚持以习近平总书记考察上海重要讲话精神为统领,把牢“四个放在”政治要求,聚焦建设“五个中心”重要使命,按照“加快建成具有世界影响力的社会主义现代化国际大都市,在推进中国式现代化中充分发挥龙头带动和示范引领作用”目标要求,强化战略谋划,拓展全球视野,深化认识研究;在国家卫生健康委员会决策部署下,立足上海卫生健康事业发展与改革的实践,探索新时代超大型城市卫生健康发展的新路径,形成用中国式办法解决医改世界难题的上海样本,涌现一批富有深刻洞见、独特创见、战略远见的高水平研究成果。

敬过往,迎新生。让我们更加紧密地团结在以习近平同志为核心的党中央周围,深入学习贯彻习近平新时代中国特色社会主义思想,牢牢把握推进中国式现代化的战略重点，紧紧锚定 2035 年建成健康中国的总体目标，实干铸伟业，奋斗创未来，共谋卫生健康现代化建设新篇章，推动上海卫生健康事业取得更大的进步。

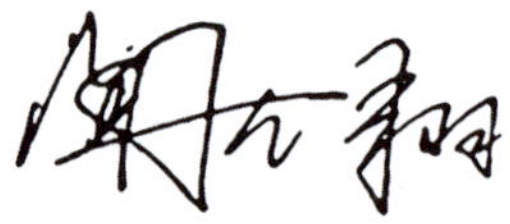

2025 年 1 月

主编寄语

律回春渐，新元肇启，我们终于可以为读者奉上新一年的《上海卫生健康政策研究年度报告》（简称“绿皮书”）。

13 年来，绿皮书始终坚持做上海卫生健康政策信息发布的“制高点”、医改成效评价的“权威版”和卫生健康政策导向的“风向标”。绿皮书启动以来，上海市卫生和健康发展研究中心（上海市医学科学技术情报研究所）始终将参与绿皮书的组织编写作为服务上海市卫生健康委员会全局工作的重要任务，助力打造上海市卫生健康政策研究成果展示的平台和品牌，搭建学术共享、交流平台，完善信息服务，提高全市卫生健康政策研究能力和水平。2024 年的绿皮书着眼全市卫生健康改革宏观视野，荟萃政府、学术权威观点，对改革进展、未来方向进行了全面、深入的思考和探讨，力争为领导同志提供询证决策参考，为基层同志提供政策推进指导，为研究学者提供研究依据。

2024 年绿皮书共收入 73 篇文章，分 9 章，另设 3 个附录，内容广阔而丰富。

首先，绿皮书着眼于 2024 年这一重要时间节点，注重反思与前瞻性思考。2024 年是实现“十四五”规划目标任务的关键一年，也是卫生健康事业改革创新、强基固本、全面提升的重要一年，梳理“十四五”以来的改革进展，总结经验，反思解决策略，是下一个阶段工作的重要基石。2025 年是“十四五”规划的收官之年，也是将全面深化改革推向纵深的关键之年。规划先行，谋定而后动，提早对下一个五年工作进行科学思考，能为规划顺利实施奠定基础。绿皮书第一章中，闻大翔等人的文章对上海市深入贯彻党的二十届三中全会和十二届市委五次全会精神，加快推进上海卫生健康现代化建设的情况进行了总结；付晨等人的文章对上海市卫生健康发展“十五五”规划的总体思路进行了介绍，为本市卫生健康事业发展方向定下了基调。此外，本章还介绍了新城卫生资源配置、中医药传承创新发展、医疗服务体系建设、卫生健康标准化及医保监管方面的探索和思考。

2024 年 2 月 20 日，上海市卫生健康委员会印发《2024 年上海市卫生健康工作要点》，提出上海将努力做好 7 大项 27 小项工作。绿皮书的第二至九章，力争全面反映上海在这些方面进行的改革探索及思考。

第二章综合医改中，付晨等人的文章介绍了上海深化医疗领域高水平改革开放的实践；关注公立医院高质量发展，介绍上海取得的阶段成果及监测评估结果。此外，公立医院"一院多区"、紧密型城市医疗集团建设、联合病房建设、连续全程药学服务等也是本章关注的焦点。

第三章基层卫生，首先介绍了社区卫生服务综合评价的结果，这是绿皮书的传统主题。读者如感兴趣，可参看历年绿皮书的相关文章。2024年4月，为推动分级诊疗模式，强化对签约重点人群的健康管理和转诊服务，上海市卫生健康委员会印发了《关于进一步做实家庭医生签约居民优先预约上级医院门诊号源的通知》，明确市、区两级医疗机构门诊号源（普通、专科/专病、专家、特需）向社会开放前5天优先向市级分级诊疗平台开放，开放号源总量不少于50%，大大提升签约居民获得感。本章第二篇文章介绍了上海这一改革举措的推进策略和进展情况。除门诊服务，《上海市社区卫生服务中心住院管理现状及思考》介绍了社区住院服务方面的情况。此外，本章还收录了家庭医生签约服务、安宁疗护及康复、护理服务方面的研究成果。

医学科创与人才发展是绿皮书的第四章。这一章也有两个保留主题，即全市三级和区级医院科研竞争力分析，持续对医院的科研竞争力综合得分、各学科和部分重要指标情况进行展示。《上海建设医学人才高地的现状与对策》《上海市产医融合园区发展现状及思考》两篇文章，展示了在医学科技创新、生物医药产业高质量发展方面的探索，助力卫生健康新质生产力发展。此外，本章还收录了妇幼保健、公共卫生等领域人才建设的相关文章。

2024年，上海市围绕建设全球公共卫生体系最健全城市之一，不断提升公共卫生服务能力和效益。第五章公共卫生中，张浩等人的文章介绍了上海市疾病预防控制工作现状及发展思路；其他研究内容几乎涵盖了公共卫生的各个重点任务，如疾控体系发展、人才队伍建设、慢性传染病管理、应急能力建设、校园卫生、职业健康等。

第六章综合监管，首先介绍了上海在卫生监督领域"非接触式"执法模式、监督员制度及能力提升方面的探索。同时收录了包括非法行医、辅助生殖技术服务、临床类别医师及卫生健康系统从业人员管理方面的研究成果。

第七章中医药发展，重点关注中医药服务能级提升，研究中西医协同发展、中医药高质量发展的策略及评价机制，纵深推进机构改革，加强中医医院管理。注重中医药传承创新发展，开展前瞻性研究。以上内容，读者都可以在这一版块找到最新的研究成果。

人口发展是关系中华民族发展的大事情。做好婚育保健，提升育龄妇女生育支持的研究对提升出生人口数量及质量，改善人口结构具有重要意义。为进一步完善生育保险制度，截止到2024年11月26日，北京、内蒙古、江西、山东等27个省（自治区、直辖市）及新疆生产建设兵团将辅助生殖技术项目纳入医保支付。2024年6月1日起，上海市将12个辅助生殖类医疗服务项目纳入医保支付，强化生育服务支持，不断完善生育支持政策体系，本章介绍了这一政策对上海市育龄青年生育意愿的影响。此外，上海不断加强老年健康服务体系建设，本章内容还包括长期照护、认知障碍等相关主题的研究成果。最后，本章着重介绍了上海市家庭健康指导员队伍建设的探索与思考。

筹资与保障是绿皮书的最后一章，也是非常重要的一章。对于上海市卫生总费用的研究，也是绿皮书延续多年的主题。卫生总费用是反映一个国家、地区卫生事业发展水平的重要宏观经济信息，同时也是政府调整和制定卫生健康政策的重要依据。2023年，上海市卫生总费用4 276.85亿元，占上海市生产总值的9.06%，人均卫生总费用17 193.71元。社会卫生支出、政府卫生支出及个人卫生支出占卫生总费用比例分别为22.57%、60.17%和17.26%。近年来，个人现金卫生支出维持在较低水平；机构方面，医院占比70.10%，基层医疗卫生机构和公共卫生机构占比偏低，机构分配仍需完善。三医联动是深化医药卫生体制改革的关键举措。本章收录了上海在支持创新药发展、完善医保支付方式、药品集中采购等方面的探索实践。

此外，2024年绿皮书收录了上海市医疗卫生服务数据，梳理了国家和上海市2024年度主要卫生健康政策文件目录，供广大读者参考。

春华秋实，岁序更新。希望一年一度的绿皮书能成为广大读者想得起、用得上的常用参考资料，为读者的工作、研究提供扎实、可靠的支持，共同助力卫生健康事业改革不断取得新的、更丰硕的成果！

2024年12月

目录

第五章　公共卫生

第七章　中医药发展

第八章　人口与家庭发展

第九章　筹资与保障

附录

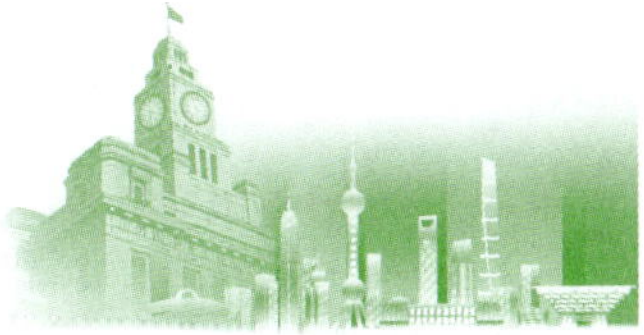

第一章

战略规划

2024年，上海市坚持以人民健康为中心，以改革创新为动力，扎实推进卫生健康领域现代化建设，取得显著成效。本章主要聚焦上海卫生健康现代化、“十五五”规划、医疗服务体系与卫生资源配置评估、卫生健康标准化、中医药传承创新发展与医保监管改革进行分析思考，共收录7篇文章。《加快推进上海卫生健康现代化建设——深入贯彻党的二十届三中全会和十二届市委五次全会精神》科学分析上海推进卫生健康现代化建设面临的形势与挑战，提出建设方向、原则与主要任务举措，为上海卫生健康事业发展明晰目标与任务；《上海市卫生健康发展“十五五”规划思路研究》分析上海市卫生健康发展存在的问题短板，明确“十五五”发展方针和目标、提出重点任务举措；《“十五五”期间上海医疗服务体系建设研究》提出以总量控制、体系重塑、结构优化和韧性增强为核心目标，建设“五大体系”的重要举措；《大健康理念下卫生健康标准化创新发展策略》对卫生健康标准化的发展现状、瓶颈问题及发展形势进行深入分析，提出发展策略及针对性措施；《上海市新城卫生资源配置阶段性评估》展示新城卫生资源现状特点，提出新城卫生资源配置的政策建议；《〈上海市进一步加快中医药传承创新发展三年行动计划(2021年—2023年)〉成效评估》全面评估《行动计划》实施成效和存在问题，提出对策与建议，为制定下一个三年行动计划提供参考；《“十五五”期间上海市深化医保监管改革的思考》梳理深化医保监管改革的难点问题，提出“三个更加注重”政策建议。

加快推进上海卫生健康现代化建设

——深入贯彻党的二十届三中全会和十二届市委五次全会精神

闻大翔　徐崇勇　张天晔　邹　豪　卞海洋

【导读】 党的二十大报告指出，当前和今后一个时期是以中国式现代化全面推进强国建设、民族复兴伟业的关键时期。卫生健康现代化，是中国式现代化的重要组成、重要保障与重要基础。文章科学分析了上海推进卫生健康现代化建设面临的形势与挑战，提出了上海卫生健康现代化建设的方向、原则与主要任务举措，为上海卫生健康事业发展明晰了目标与任务。

习近平总书记深刻指出，现代化最重要的指标还是人民健康，这是人民幸福生活的基础。党的二十届三中全会审议通过的《中共中央关于进一步全面深化改革、推进中国式现代化的决定》提出“实施健康优先发展战略”，人民健康在推进中国式现代化中的重要性更加突出。推进卫生健康现代化建设，既是贯彻新时代党的卫生健康工作方针的必然要求，也是推动上海城市发展大局的重要支撑。近年来，上海市委市政府全面贯彻落实习近平总书记关于卫生健康工作的重要指示批示精神，深入学习贯彻党的二十大和二十届二中、三中全会精神，坚持以人民健康为中心，以改革创新为动力，扎实推进卫生健康领域现代化建设，推动卫生健康事业取得新发展、迈上新台阶，更好支撑“五个中心”建设，更好满足人民群众健康需求。

一、上海卫生健康现代化建设已具备坚实基础

当前，上海卫生健康发展已取得显著成效，卫生健康现代化发展道路已具备坚实基础，主要体现在以下七方面。

1. 敢于创新探索，引领全国改革试点

上海市政府与国家卫生健康委员会签署“委市合作协议（2024—2027年）”，承担一系列全国先行先试改革任务。上海作为首批7个省市之一，获准创建“国家中医药综合改革示范区”。复旦大学附属中山医院、上海交通大学医学院附属瑞金医院获批“国家公立医院高质量发展试

第一作者：闻大翔，男，上海市卫生健康委员会党组书记、主任，上海市中医药管理局局长。
作者单位：上海市卫生健康委员会（闻大翔、徐崇勇、张天晔、邹豪、卞海洋）。

点”。嘉定区获批“中央财政支持公立医院改革与高质量发展示范项目”。浦东新区入选“中央财政支持中医药传承创新发展示范试点项目”等。

2. 聚焦高质量发展，打造高水平医院

国家重点学科加快建设，全市共9个国家医学中心、109个国家临床重点专科，数量居全国领先，代表国内乃至国际最高水平。医疗科技水平不断提高，2020～2023年，公立医院获得主要科研奖项223项，获得国家级科研项目4 952项。公立医院改革不断深化，优化公立医院绩效考核，修订市级医院院长绩效考核指标体系，实施新的本市公立医院绩效考核评价办法。出台紧密型城市医疗集团建设试点实施方案，组建区域医联体55个，实现全市医联体网格化建设全覆盖。

3. 夯实基层卫生，提升区域医疗服务品质

重点推进社区卫生服务能力提升，全面开展社区康复、护理、健康管理“三个中心”建设，拓展诊疗病种与药品配备，实现上级医院门诊号源提前5天优先下沉基层。全市家庭医生累计签约超过1 100万人，签约率44%。提升区级医院服务水平，累计建成46家布局合理、标准统一、定位清晰的区域性医疗中心，其中21家区级综合医院等级提升为三级，进一步提升居民家门口医疗健康服务水平。

4. 聚焦传承创新，推进中医药发展

推进国家中医药综合改革示范区建设，上海交通大学医学院附属瑞金医院、复旦大学附属妇产科医院、上海中医药大学附属岳阳医院、复旦大学附属中山医院纳入国家中西医协同旗舰医院建设。强化社区中医药服务主阵地功能，建成首批76个社区中医药特色专科专病，推广社区中医药适宜技术，实现社区卫生服务中心“中医科”全覆盖。

5. 加强临床研究，助力生物医药产业发展

实现37家市级医院临床研究中心建设全覆盖，临床创新转化研究院正式运行，加快示范性研究型病房项目建设，梯次建成研究床位3 152张，占市级医院核定床位的8.1%，涵盖肿瘤、呼吸、消化、血液等30多个特色专科，临床研究支撑能力不断加强。科研创新成果逐步涌现，在基因治疗、再生医学等前沿领域，涌现出一批原创程度高、医学应用价值高、技术先进度高和成果转化效益好的项目，多个项目均为全球首次、全球首例，近三年累计成果转化金额近40亿元。目前本市累计获批的1类创新药和创新药械占全国近1/5。

6. 优化公共卫生体系，推进健康上海建设

加快推进疾控体系现代化建设。推进本市疾控机构改革，成立市疾病预防控制局。推进市疾控中心新建工程建设，加快建设国家区域公共卫生中心。完成区疾控中心达标工程。扎实开展公共卫生体系建设三年行动计划。在前五轮公共卫生体系建设三年行动计划的基础上，聚焦重大疫情防控、机构内涵建设、人群健康需求和疾控体系高质量发展，全面实施第六轮公共卫生体系建设三年行动计划。深入推进健康上海行动。出台《上海市爱国卫生与健康促进条例》，健康上海行动16项指标提前达到“健康中国2030”目标，保持国家健康区全覆盖，市民健康素养“16年连升”。

7. 聚焦发展战略，支撑城市发展

推进长三角卫生健康一体化，签署长三角卫生健康发展合作备忘录、公共卫生合作协议、医疗保障协同发展协议等一系列合作方案。建立区域急救转运信息共享平台，覆盖长三角22个城市。推进示范区中医、妇产科、儿科等医联体建设和检验检查结果互认，推进“出生一件事”长三

角跨省通办。全力做好“五个新城”卫生健康资源布局，持续推动医疗卫生资源在新城集聚和优化配置，着力提升新城医疗卫生服务功能。同时，努力落实人口高质量发展战略，积极推进新型婚育文化建设，持续深化生殖健康咨询服务。

二、上海卫生健康现代化建设面临新形势新挑战

1. 人民群众对高品质医疗服务需求日益增加

一方面，随着生活水平的提高和医疗知识的普及，人们的健康意识逐渐增强。由于生活方式的改变和环境变化，疾病谱也发生着显著变化，恶性肿瘤、糖尿病、慢性肾病、老年神经系统疾病、精神障碍等慢性疾病的患病率持续上升。这些疾病的治疗和康复需要长期、系统的健康服务支持，催生了多元化健康服务需求的增加。另一方面，医疗技术的不断进步，基因测序、大数据分析等新技术、新方法的不断涌现使得医疗服务更加精准、高效，催生了新的健康服务模式和业态，促进了健康服务模式的创新和升级，从而支撑了多元化健康服务需求的满足。

2. 少子化、老龄化等人口变化趋势日益明显

从生育情况看，上海的总和生育率从2016年的1.1下降至2023年的0.6，显示出明显的下降趋势。从老龄化程度看，上海60岁及以上老年人口占总人口的比重已超过三分之一，80岁及以上高龄老年人口占比较高，表明上海老龄化正在向更高龄阶段发展。少子化与老龄化趋势带来的是健康服务需求侧的显著变化，深刻影响上海未来医疗服务资源供给布局。

3. 公共卫生服务体系在城市安全与韧性中的作用日益重要

重大传染病、生物安全等突发公共卫生事件风险挑战依然严峻，尤其是上海作为超大型城市，传染病多病共防压力犹存。织密防护网，构建富有韧性的卫生健康服务体系，是有效应对挑战、防范化解风险的重要支撑，也是经济社会稳定发展的战略保障。

4. 医疗卫生服务体系现代化程度还不高

一是体系的运行效率。分级诊疗制度构建任重道远，医疗资源利用不充分、不均衡，没有形成合理的梯度利用，医疗资源配置、利用与运行效率不高。二是体系的服务质量。服务品质还有提升空间，医疗技术与国际先进水平还有差距，群众高品质的健康服务需求还没有得到充分满足。三是体系的公益性。公立医院逐利机制尚未破除，尤其是部分三级医院发展忽略长远谋划，偏离功能定位。

5. 卫生健康赋能城市经济社会发展还不够

一是对产业发展贡献度还比较有限。比如，生物医药产业方面，临床研究能力不强，成果转化占比较小，医学科技创新还不能很好地满足生物医药产业发展需求。二是在促进市域发展格局重塑和整体优化中还需发挥更大的作用。比如，在自贸区、虹桥商务区、长三角一体化发展示范区建设中，医疗卫生改革创新引领还有待加强。

三、深刻把握上海卫生健康现代化建设的主要方向与原则

上海卫生健康现代化建设的总体方向，就是要解决群众预防保健和看病就医最关心最直接

最现实的利益问题，解决卫生健康事业发展不平衡不充分的问题，为人民群众提供更加优质高效、系统连续、公平可及的卫生健康服务，为到2035年我国居民主要健康指标进入高收入国家行列奠定坚实基础，满足人民群众对美好生活的新期待。

1. 坚持人民至上

要把实现好、维护好、发展好全市人民的健康作为一切工作的出发点和落脚点，多做让老百姓看得见、摸得着、得实惠的实事。要在统筹卫生资源布局时充分考虑人民的健康诉求，不断推动医疗卫生资源扩容和均衡布局，让最广大群众都能看得上病、看得好病。要在推进医疗卫生体制改革时紧紧依靠人民群众的支持和参与，尊重人民首创精神，努力解决群众看病就医最关心最直接最现实的利益问题。要在提供卫生健康服务时充分回应群众多层次多样化医疗健康需求，不断优化就医服务全流程，让患者看病更舒心、服务更体贴。

2. 坚持健康优先发展战略

要把健康融入全政策，以保障人民健康为第一要务和首要原则，将促进健康的理念融入公共政策制定实施的全过程，推动建立把健康融入所有政策的实施机制。服务覆盖全周期，面向全人群、全生命周期、健康服务全过程，把以治病为中心转变为以人民健康为中心，加快形成有利于健康的生活方式、生产方式、经济社会发展模式和治理模式。推动社会全参与，从主要依靠卫生健康部门转向更加突出社会整体联动，强化跨部门协作，促进全社会广泛参与，倡导“每个人是自己健康的第一责任人”，凝聚起维护和促进健康的强大合力。

3. 坚持服务发展大局

要以更主动的担当服务国家战略，积极服务长三角一体化战略，在浦东新区、临港新片区等试点区域探索更大力度的医疗领域改革开放，不断提升“五大新城”医疗服务能级，推动卫生工作在服务国家战略和上海城市发展中走在前、做表率。要以更积极的作为推动经济社会发展，加快临床研究体系和能力建设，推动“医研产”融合发展，实现更多临床研究成果转化，更好服务三大先导产业发展和科创中心建设。要以更有力的举措保障城市运行安全，持续增强底线思维，把公共卫生作为上海城市发展的重要领域，作为健康上海建设的底线和基础性任务，时刻防范卫生健康领域重大风险，全面提升突发公共卫生事件应对能力和重大疫情防控水平。

4. 坚持改革创新驱动

要按照市委市政府的谋划部署，聚焦关键环节和突出问题，以改革思维和创新能力破解难题，抓住老百姓最关心最直接最现实的利益问题、抓住卫生健康事业发展中不平衡不充分的问题推进重点领域改革，持续深化医药卫生体制改革、不断加强医学科技创新，努力为人民群众提供更加优质高效、系统连续、公平可及的卫生健康服务。

四、持续推进上海卫生健康现代化建设主要任务

下一阶段，我们工作要全面贯彻落实党的二十届三中全会和十二届市委五次全会精神，以实现卫生健康现代化为首要目标，围绕上海卫生健康现代化发展的“重要基础、重要特征、重要动力、重要保障和重要特色”五大方面持续着力，攻坚克难。

（一）把优质医疗资源扩容下沉和均衡布局，服务国家战略和城市发展，作为卫生健康现代化建设的重要基础

1. 率先建成优质高效整合型医疗服务体系

明确功能定位，全力抓好体系建设，不断巩固上海作为全国医学高地地位，提升区域和居民“家门口”医疗服务能级。“顶天”方面，市级医院要瞄准国际一流，大力争创和建设国家医学中心，推进高水平市级医院向研究型医院转型，在疑难重症诊断与治疗、高层次医学人才培养、高水平医学科技创新与临床研究成果转化、现代医院管理等方面向国际顶尖水平迈进。在新城有院区的市级医院加快优势学科向新城转移，进一步提升市级医院新城院区服务能级。“强腰”方面，区域性医疗中心要做实在区域医疗服务体系中的龙头地位，加强区中心医院的建设和管理，设置门类更为齐全的临床科室，切实承担起区域内居民常见病、多发病诊疗、急危重症抢救、疑难病转诊等任务。“立地”方面，社区卫生服务中心持续抓好能力提升，强化基本医疗、康复护理、公共卫生、健康管理四大功能，继续做实做细上级医院号源优先预约，引导更多优质医疗资源、技术下沉社区。开展社区中西医适宜技术培训应用，推动社区门诊小手术等功能拓展，加强上下级医疗机构用药衔接，继续打造中医药社区主阵地。做实家庭医生制度，加强签约服务考核与激励，提升签约服务质量。在“顶天、强腰、立地”的基础上，以紧密型医联体建设作为打造整合型医疗服务体系的关键抓手，完善紧密型医联体政策体系和一体化运行模式，市级医院发挥技术支撑的作用，区级医院，尤其是区域性医疗中心，发挥医联体内的中枢作用，着力推动区级医院和社区卫生服务中心更加紧密地整合，实现人员统一调配、业务统一管理、药品统一采购、医保打包支付。

2. 持续提升医疗服务供给水平和服务品质

坚持以病人为中心，不断提升医疗服务质量，改善服务品质。从硬件上，结合当前医疗卫生领域大规模设备更新工作，推动医疗机构场所、设施、设备等硬件配备改善，打造舒心诊疗环境。做好病房改造提升行动，同时优化病房探视制度，让患者获得更好的住院体验。从软件上，要从居民需求出发，持续开展“改善就医感受，提升患者体验”主题活动，抓好服务质量提升。要找准居民感受度较为迫切的环节，比如，推进护理服务质量提升，加强护理队伍建设，充分发挥护士、医疗护理员等队伍协同作用，增进护理服务内涵，提升综合性护理水平。

3. 推进中医药服务守正创新、传承发展

深入推进国家中医药综合改革示范区建设，上海的中医药发展，既要依靠中医专科医院，也要推进综合性医院中医科发展，尤其是要进一步推进中医药服务社区主阵地建设，持续强化名中医工作室基层工作站建设，通过打造一批品牌站点带动社区中医特色专病专科门诊能力提升，引导更多市名中医药专家团队优质中医药资源下沉，在全社会营造起全民信中医、用中医、爱中医的良好氛围。

4. 关注“一老一小”，促进人口长期均衡发展

针对“少子化”，一方面，加强生育友好宣传教育，全面开展健康家庭建设，积极构建新型婚育文化，努力营造支持家庭生育养育的良好氛围。另一方面，提高基本生育和儿童医疗公共服务水平。优化完善母婴安全保障网络，促进儿童早期发展。加强优质生殖健康服务和生育力保护，规范提供不孕症综合诊疗服务。针对“老龄化”，重点加快完善老年健康服务体系，加强老年友

善医疗机构建设和老年医学科建设，推进老年健康促进行动，大力发展医养结合。

（二）把推进健康上海建设，提升公共卫生服务能力，作为卫生健康现代化的重要特征

1. 实施健康优先发展战略，推进健康上海行动落实落地

将健康融入万策，贯彻落实《上海市爱国卫生与健康促进条例》，推动将主要健康指标纳入“十五五”整体发展规划，将维护人民健康作为相关部门专项规划和公共政策的重要内容，将健康影响评价评估纳入制度建设进程。推进爱国卫生和健康促进工作，健全爱国卫生和健康促进工作体系，把预防为主的理念落到实处，大力促进社会共治、医防协同、医防融合，持续健全村（居）公共卫生委员会、计生协会并有效发挥作用，充分发挥医疗卫生机构和医务人员健康科普主阵地和主力军作用，形成“政府主导、部门协作、社会动员”的大卫生、大健康治理格局。全力推进健康上海行动落地，尤其当前要高度重视慢性病防治工作，聚焦影响市民健康的心脑血管疾病、癌症、慢性呼吸系统疾病、糖尿病等重大慢性疾病，积极发展以健康管理为中心的慢性病综合防治体系，优化完善“一人一次多种”慢性病综合筛查服务，优化服务流程，拓展服务内涵，根据筛查结果实施针对性慢病干预，实现“早发现、早干预、早治疗”。

2. 健全重大疫情防控救治和应急管理体系，增强城市安全与韧性

进一步扎实做好超大型城市传染病“多病共防”，提升科学灵敏的监测预警能力、智慧精准的风险评估能力、快速权威的检验检测能力和规范全面的应急处置能力，提升韧性城市安全保障水平。强化监测预警，密切关注全球和国内传染病疫情变化，完善预警网络，不断提升监测的灵敏性和预警的精准性。突出平急转换，健全应急响应预案，根据新形势、新变化、新要求，加强全链条、全要素应急演练，细化医疗救治、物资保障、社会动员等各项准备，确保一旦发生预警，能够迅速响应、快速处置。突出“软实力”建设，在科研攻关、人才队伍培养等方面加大投入力度，着力提升疾控科技研发和转化应用能力，努力为健康上海建设提供有力支撑。加强突发事件紧急医学救援能力。实施《上海市加强突发事件紧急医学救援体系建设行动计划（2024—2027 年）》，推进紧急医学救援基地与队伍建设。努力将我市打造成为全球公共卫生最安全城市之一。

3. 加强疾控预防控制事业高质量发展，推进公共卫生服务体系建设

贯彻落实《推动本市疾病预防控制事业高质量发展的实施意见》，推进实施第六轮公共卫生三年行动计划。要突出“大疾控”理念，强化各级疾控机构的核心职能，压实医疗机构的公共卫生责任（比如，实施各级各类医疗机构传染病防控责任清单，全面落实二级及以上医疗机构公共卫生科室规范化建设），加快建成以疾控机构和各类专科疾病防治机构为骨干、医疗机构为依托、基层医疗卫生机构为网底的疾控体系。同时，要强化与学校、托幼机构、养老机构等重点单位的密切协作，切实提升全社会疾病防控协同能力。

（三）把高水平人才队伍建设，促进医学科技创新赋能产业发展，作为卫生健康现代化的重要动力

1. 牢固树立人才是第一资源的理念，推进高水平医学人才队伍建设

规范源头培养。以质量为核心，进一步健全毕业后医学教育体系，优化住院医师规范化培训

与专科医师规范化培训衔接。要加强岗位培训。依托东方英才计划，做好领军、拔尖、青年等卫生健康各层次高水平创新人才的培养工作。要坚持海纳百川。要探索设立卫生健康海外人才引进专门窗口，多渠道吸引海外医学高层次人才来沪工作，强化用人单位对引进人才的支持保障。支持上海医疗卫生机构与国际知名大学、医疗机构、研究机构等建立长期稳定的合作关系，加强高层次人才培养合作交流。

2. 深化高水平研究型医院建设，健全临床医疗技术创新成果转化机制

全力推进研究型医院建设，聚焦疑难杂症、聚焦前沿技术、聚焦科技创新，加快医院临床研究中心、研究型病房、生物样本库、专病数据库等基础资源配置，提高专职科研人员占比。加快临床研究平台建设，加快转化医学国家重大科技基础设施（上海）、上海国际医学科创中心、上海临床研究中心等新型研究机构建设。加速临床研究成果转化，面向医疗卫生机构开展科技成果转化创新改革试点，支持建立市场化、专业化的医学科技成果转化服务平台，依托上海临床创新转化研究院，探索建立作价投资所形成股权的持股平台。优化临床研究伦理审查关键流程，提高医学伦理审查质量和效率，加速临床研究启动。强化研究型医院和临床医疗技术创新成果转化机制的事前功能评估、过程跟踪监控和绩效评价。

3. 完善医学队列建设和研究机制

建好队列，充分梳理整合现有队列资源，构建本市队列研究整体框架，加快建设重大疾病队列（含预备队列），布局自然人群队列（含出生队列），打造具有本市特色及优势的队列研究平台。用好队列，构建与国际接轨的队列建设标准和研究规范，探索利益共享协同机制和信息共享交换机制，推动队列资源率先向生物医药、商业保险等健康产业开放共享，提升成果转化效率。

（四）把改革开放与创新，作为卫生健康现代化的重要保障

1. 深化公立医院综合改革

全力实施好国家公立医院改革与高质量发展示范项目，强化重点领域和关键环节改革突破，推进全市公立医院高质量发展试点取得切实成效。激发改革创新新动能，推进公立医院管理能级提升、学科建设、技术升级、服务创新、中医药传承、产医融合等创新发展举措；激活内外治理新动力，着力深化绩效薪酬改革、医疗服务价格调整、医保支付模式革新、药品耗材同质化管理等重点任务。打造高质量发展新模式，健全现代医院管理制度，推进公立医院开展全面绩效预算，完善本市公立医院绩效考核和行业指标体系，推动国考指标与医院运行发展深度融合，同时通过打造数字化便捷就医场景、智慧医院数字化管理平台、管理部门综合监管平台等，纵深推进数字化转型。

2. 创新国际医疗服务

要建模式，大力推进国际医疗旅游试点，制定国际医疗相关服务规范和政策文件，推动有条件的医疗机构发展国际医疗服务，建立符合国际通行规则、具有中国特色的国际医疗旅游发展模式。要走出去，面向国际加大高水平医疗机构优势学科宣传推广，拓展本市医疗服务的国际影响力，提高国际认可度和美誉度，打响具有国际竞争力的上海国际医疗服务品牌，不断拓展国际医疗旅游服务市场。要引进来，继续依托健康医疗服务集聚区建设，加快引入国际先进机构与品牌，发展一批国际化、特色化、高水平的社会办医疗机构，推动健康事业与互联网、旅游、养老等产

业融合发展。要深化医疗领域外商投资，研究制定本市外商独资医疗机构管理办法，探索举办外资独资医疗机构，支持外籍医疗技术专业人员按规定在高水平医疗机构执业，探索外籍护士在沪规范执业。

3. 创新国际卫生交流合作

重点是要扩大上海优势医疗技术与品牌输出。一方面，聚焦优势医疗技术，整合全市优质培训资源，建立面向国际的医疗技术培训网络和模式，加强本市先进医疗技术和品牌输出。另一方面，加快中医药国际标准制定，促进本市海外中医药中心建设和国家中医药服务出口基地高质量发展，积极推动中医药走向世界。

（五）把数字化转型，作为卫生健康现代化的重要特色

1. 促进健康数据流通应用

一方面，要加快融合。依托本市数据底座开展全市卫生健康数据融合平台建设，与现有卫生健康系统共同构建本市卫生健康数据大平台，实现医疗、医保、医药数据业务联动和链上管理。另一方面，要促进利用。制定卫生健康数据流通利用的制度标准，推动数据有序开放共享融合，促进数据合规流通与利用。建立数据流通机制，做好卫生健康数据分级分类，充分应用新兴技术，构建新质生产力，助力临床研究、政策制定，促进医药健康等产业高质量发展。

2. 推动医学人工智能发展

一方面，赋能卫生健康事业高质量发展，促进上海医疗卫生体系现代化；另一方面，服务本市经济社会发展，以场景应用为牵引，带动人工智能和生物医药产业发展，培育和发展新质生产力。要系统集成持续推进，发挥本市人工智能产业优势和医学资源集聚优势，应用一批新技术新产品、形成一批新场景新模式、创造一批新标准新软件、支持一批新企业新产业，分年度持续推进，努力将上海打造成为具有全球影响力的医学人工智能技术创新、应用示范和产业发展高地。

3. 促进规范互联网医疗发展

推动市级医疗机构、区域性医疗中心发展互联网诊疗服务，发挥优质医疗资源的辐射作用。推进互联网医院多学科会诊、医学影像云胶片服务、数字化传染病临床分诊和诊疗等数字应用场景建设，加大医疗机构电子病历、检查检验结果、医学影像资料等信息共享互认力度。优化升级互联网诊疗监管平台，促进与规范互联网医疗发展。完善互联网医疗发展政策，促进互联网医院健康发展。

上海市卫生健康发展“十五五”规划思路研究

付 晨 陈 霆 杨 雪 韩春敏

【导读】“十五五”是上海基本实现现代化承上启下的关键时期，是全面完成党的二十届三中全会和中共十二届上海市委五次全会部署各项改革发展任务的关键时期，是深入实施《“健康上海2030”规划纲要》的收官时期，是统筹高质量发展和高水平安全的关键时期。文章通过深入剖析“十五五”上海市卫生健康发展面临的重大趋势和深层次问题，通过广泛深入调研和听取意见，提出“十五五”上海市卫生健康发展的思路。

“十五五”是上海基本实现现代化承上启下的关键时期，是全面完成党的二十届三中全会[1]和中共十二届上海市委五次全会部署的各项改革任务的关键时期，是深入实施《“健康上海2030”规划纲要》的收官时期，是在复杂严峻的外部环境中统筹高质量发展和高水平安全的关键时期，是用中国式办法解决医改世界难题、探索符合国情和人类社会发展规律的医疗卫生制度体系的关键时期，具有重要意义。

一、“十五五”上海市卫生健康发展面临的重大趋势

（一）卫生健康在中国式现代化建设全局中的基础性、战略性地位日益凸显

习近平总书记指出，“现代化最重要的指标还是人民健康，这是人民幸福生活的基础。把这件事抓牢，人民至上、生命至上应该是全党全社会必须牢牢树立的一个理念”[2]。建成健康中国（健康上海）是基本实现中国式现代化的内在目标和重要保障，是加快推进中国式现代化建设的基础性、战略性、先导性工程。

（二）医学科技创新在新一轮全球创新版图重构中的战略地位日益凸显

生命健康、未来健康、人工智能、数字健康等战略性新兴产业和未来产业领域已经成为全球竞争的焦点之一。从全球范围看，各国都把重大健康基础设施（高水平医院、医学科研机构等）

第一作者：付晨，男，上海市卫生健康委员会副主任。
作者单位：上海市卫生健康委员会（付晨、陈霆、杨雪、韩春敏）。

作为国家重大战略资源。上海要瞄准前沿技术、颠覆性技术创新等，加快建设对全球医学创新资源具有吸引力和配置力的创新生态环境，代表国家抢占新一轮科技革命和产业革命制高点，这是上海加快推动卫生健康新质生产力建设的战略选择。

（三）全面深化医药卫生体制改革在统筹高质量发展和高水平安全中的战略地位日益凸显

人民群众对高品质医疗服务需求大幅增加，对加快推进医疗卫生供给侧结构性改革提出了更为迫切的要求。重大传染病、生物安全等突发公共卫生事件风险挑战依然严峻，织密防护网，构建富有韧性的卫生健康服务体系，是有效应对挑战、防范化解风险的重要支撑，是经济社会稳定发展的战略保障。

二、“十五五”上海市卫生健康发展存在的问题短板

（一）在中国式卫生健康现代化建设中，上海引领性改革开放尚显不足

在全国具有示范样板的首创性改革尚显不足。浦东引领区、自贸试验区临港新片区、虹桥国际中央商务区等国家重大战略承载区的先行先试作用有待进一步发挥，长三角“联手办大事”的机制尚未形成。

（二）以健康为中心的发展模式和投入机制尚未有效建立

人口年龄结构（老龄化、高龄化、少子化）的深刻变化叠加经济增长，快速改变健康需求结构，而与之匹配的供给侧结构性改革尚显滞后，以治病为中心向以人的健康为中心的服务模式转变尚未有效破题。

（三）卫生资源配置的结构性矛盾依然存在

资源总量一定程度上存在过剩风险，结构性矛盾依然存在。随着规模的扩张，卫生人力资源配置压力和医院运行压力明显上升。在空间布局上，“中心强、郊区弱”的格局仍有待进一步改善。

（四）卫生健康韧性安全建设有待进一步强化

超大城市公共卫生治理面临多种传染病威胁并存、多种健康影响因素交织的复杂形势，应对重大突发公共卫生事件的部门协同和应急指挥体系有待进一步加强。卫生健康领域科技和贸易壁垒风险加大，卫生健康产业链供应链“卡脖子”和“临门一脚”问题依然存在。

三、“十五五”上海市卫生健康发展方针和目标

（一）发展方针

“十五五”时期，上海市卫生健康发展要以习近平新时代中国特色社会主义思想为指导，全面贯彻落实党的二十大和二十届三中全会精神和中共十二届上海市委五次全会精神，坚持和加

强党的领导，坚持卫生健康事业的公益性，坚持新时代卫生健康工作方针，牢牢把握“四个放在”的总体要求，推进卫生健康现代化，为加快建成“五个中心”和具有世界影响力的社会主义现代化国际大都市奠定坚实的健康基础。坚持四方面发展原则：一是坚持健康优先，融入所有政策；二是强化协同整合，提升服务品质；三是深化公益导向，推动内涵发展；四是瞄准国际一流，推动创新发展。

（二）发展目标

全面衔接《“健康上海 2030”规划纲要》《健康上海行动（2019—2030 年）》《上海市卫生健康设施专项规划（2024—2035 年）》等发展要求，“十五五”发展的总体目标是，建立与上海“加快建成社会主义现代化国际大都市”相适应、与城市功能定位相匹配、以人民健康为中心的优质高效、连续协同、富有韧性的整合型服务体系，市民健康水平和生活质量不断提升，重大疫情和突发公共卫生事件的应对能力达到国际一流水准，成为具有全球影响力的健康科技创新中心、全球健康城市典范和全球公共卫生最安全城市典范之一。包括四方面具体目标：一是卫生健康现代化水平持续提升；二是卫生健康新质生产力培育和壮大；三是高水平开放和安全得到保障，卫生健康治理体系和治理能力现代化水平明显提高；四是市民健康水平持续提升。

四、“十五五”上海市卫生健康发展的重点任务举措

（一）固根基，优机制，深化医药卫生体制改革

1. 促进医疗、医保、医药三医协同发展和治理

完善公立医疗机构补偿新模式。稳步推进医疗服务价格改革，建立以医疗服务为主导的收费机制。健全管用高效的医保支付机制，推进以健康结果为导向的多元复合医保支付方式改革，控制医疗费用不合理增长。持续深化药品审评审批制度改革，鼓励以临床为导向、以患者为中心的药物研发，加快全球首创、临床急需药械上市进程。

2. 夯实以基层为重点的分级诊疗体系

推进医疗卫生体系系统重塑，推动三级医疗机构回归各自功能定位，真正落实分级诊疗。科学合理网格化布局城市医疗集团，深化以促进居民健康为导向、以区域性医疗中心为核心、社区卫生服务机构为基础的城市医疗集团建设，强化社区医院（社区卫生服务中心）分诊功能，完善转诊机制，市级医院要进一步强化疑难危重症诊疗和先进技术推广应用作用。在嘉定、闵行、青浦等区试点基础上，完善紧密型城市医疗集团政策体系和一体化运行模式，探索医保按区域人头总额预付，完善“结余留用、合理超支分担”的激励约束机制。加快推动部分区属医疗机构向康复、护理、中医等转型。

3. 深化以公益性为导向的公立医院改革

优化公立医院绩效考核指标体系，推进公立医院绩效考核与“国考”指标、医院功能定位、重大战略任务落实、能力提升和内涵发展、分级诊疗等深度融合。深化薪酬制度改革，完善体现技术劳动价值和岗位职责的薪酬体系，落实“两个允许”，逐步提高固定薪酬在医务人员收入中的占比，推动医疗机构不同科室、不同岗位薪酬更加合理。建设基于大数据的公立医院运行管理监测评价信息系统，加强精细化管理，控制成本，调整业务结构、收入结构和支出结构。推动公立医

院收入来源多元化，强化科技创新、成果转化、技术服务等收入，稳妥有序开展特需医疗服务和国际医疗服务。

4. 推进以提高人民健康结果为中心的健康城市建设

倡导“主动健康”理念，加快推进有利于主动健康社会形成的信息体系。加强全方位全人群全周期健康服务，推动从供方（医疗卫生机构）思维到需方（人民健康）思维、从注重行业发展到注重健康结果改善、从依靠技术到健全社会治理、从“单打独斗”到整合协同的发展模式转变。深入开展健康中国行动和爱国卫生运动。

（二）扬优势、强赋能，培育壮大医学科技新质生产力

1. 深入推进高水平研究型医院建设

坚持“四个面向”，推动科技创新力量、要素配置、人才队伍等各类先进生产要素向高水平研究型医院集聚。对标国际先进水平，重点扶持1~2家头部顶尖医院达到研究型医院建设要求，其他市级医院在若干重点学科领域临床研究能力达到国内领先水平。加快推进综合类、专科类、中医类国家医学中心建设，打造医疗领域“国之重器”。聚焦关键技术和装备，支持临床医学研究，促进医工结合、医药融合，推动原创性新型高端仪器设备和新药研发，建立符合中国人体质的健康标准和规范指南。鼓励研究型医院开展研究者发起的临床研究，提高临床研究在资源（实验室、转化平台、数据库、样本库等）、人才（临床研究领军人才、医学科学家、研究型医生、专职科研人员）、投入（各类科研资金、基金等）、产出（专利、新技术、创新药械等转化）等要素在业务结构和收支结构中的比重。健全研究型医院外部支持机制，制定高水平研究型医院的专属政策包，完善临床研究多元投入机制，建立稳定的长期投入机制。完善研究型医院内部管理机制，在医院形成鼓励支持临床研究和转化的良性发展制度保障与积极氛围。

2. 全面推进医疗服务数字化转型和模式创新

强化“数智”赋能，推动大数据、人工智能、互联网等信息技术在卫生健康领域深度应用。推进卫生健康数据大平台建设，推动市区两级医疗数据联通共享，实现医疗、医保、医药数据业务联动和链上管理。制定实施本市发展医学人工智能工作方案，丰富数字医疗应用场景，促进人工智能与医学深度融合，推动人工智能大模型应用。制定医疗健康数据流通利用的政策制度，有序释放健康医疗数据价值。

3. 推动临床研究支持生物医药产业全链条创新

充分发挥卫生健康大科学设施、国家重点实验室、国家医学中心、国家临床医学研究中心等战略科技力量的临床研究优势，力争尽快产出一批具有国际话语权的重大疾病诊治规范和标准。完善临床研究体系布局，推进临床研究规范建设、人才队伍建设、成果转化、创新药械上市后应用。加强队列建设，构建与国际接轨的队列建设标准和研究规范，完善队列建设、信息共享、项目管理、成果转化、多元化投入等配套工作机制，推动队列资源向生物医药产业开放共享。

（三）调结构、升能力，打造面向人民生命健康的现代化医疗服务体系

1. 优化医疗卫生资源布局空间结构

衔接本市“中心辐射、两翼齐飞、新城发力、南北转型”空间布局，按照“中心严格控制、周边

有序发展”的基本思路，建立资源增减联动的动态调整机制，主城区严格控制总量规模，以结构调整为主；新城按照独立的综合性节点城市要求，做全做强各类医疗卫生服务功能；国家战略承载区按照产城融合要求，建设与其功能定位相匹配的医疗卫生服务体系；新市镇和郊区，加强基本医疗卫生服务均衡性和可及性。建立健全上海市医疗卫生资源规划布局统计分析决策支持系统，强化科学精细管理。

2. 强化短板资源建设，完善动态调整机制

充分考虑人口发展新常态，建立健全医疗资源动态调整机制（尤其是产科、儿科、老年医学、医疗照护、安宁疗护等服务）。加快发展优质的“一老一小”健康服务，补齐康复、心理健康和精神卫生、职业病防治、急诊、重症等短板资源。完善生育支持政策体系。推进公立医院病房改造。引导规范民营医院发展。

3. 加强床位综合评价管理

建立健全床位综合评价机制，按照优质、高效、均衡的要求，限定总量、盘活存量、控制增量、提高质量、优化结构和布局，探索形成推动床位分类管理有效实施的政策体系。以患者需求为导向，支持医院把床位资源向优势专科倾斜，缩小利用率低的床位规模。控制医疗资源丰富区域床位总量，提高高水平研究型医院中研究型床位配置比例。

4. 建立健全产业空间融合发展机制

加快健康产业转型升级，以医学科技创新、医疗大数据和医学人工智能催生未来健康新产业、新模式、新动能。强化医产研用联动机制，探索“前院后厂”医产融合新模式，依托高水平研究型医院打造健康服务产业集群，持续加大卫生健康对数字化转型、生物医药、人工智能、生命健康、数字经济、智能终端、未来健康、未来智能等领域的创新策源和产业支撑。

5. 进一步完善中医药传承创新发展机制

推进国家中医药综合改革示范区建设和以国家中医药传承创新发展试验区建设。推进国家医学中心（中医类）、国家中西医结合医学中心和国家中医药传承创新中心建设。强化区级中医类医院发展基础和服务能级，提升中医药资源短缺区域床位配置水平，鼓励综合医院转型为中西医结合医院。加快推进社区中医药服务主阵地建设，推广中医药适宜技术。健全中西医协同发展机制，促进重大疑难疾病中西医临床协同攻关。建设高水平中医药标准化体系，提升中医药“上海标准”在全国以及世界的影响力。

6. 探索建立软硬结合投入机制

完善卫生健康财政投入方向，聚焦落实机构功能定位、提升能力、促进高质量发展、增强人民群众健康获得感等方面，进一步在学科能级提升、技术要素、人才队伍建设、数字化转型、医学人工智能等方面加大财政投入力度。

（四）强功能、防风险，建设韧性安全的支撑保障体系

1. 进一步发挥国家战略承载区先行先试作用

推进建立长三角卫生健康从“扩大朋友圈”向“联手办大事”转变的体制机制，强化关键核心技术攻关，引领长三角在建设世界一流医院、高端医疗服务、生命科学研究、成果转化等方面代表国家在国际上占有一席之地。充分发挥浦东引领区、自贸试验区临港新片区、虹桥国际中央商务

区、东方枢纽国际商务合作区、五个新城等国家和本市战略承载区试验田作用，推进首创式改革、引领性开放。

2. 深化医疗健康高水平制度型开放

制定实施本市国际医疗创新发展实施意见，强化保险支付、医疗签证、双语人才等配套支撑，加大宣传推广力度，打造全链条国际医疗服务业态，提升国际医疗核心竞争力。研究出台自贸试验区临港新片区医疗服务高水平开放的实施意见，加快建设自贸试验区临港新片区国际医疗服务集聚区。探索在国家战略承载区建立临床急需药品保障先行区。鼓励生物医药企业国际化发展，支持开展国际多中心临床试验，获取高质量国际临床验证，实现创新药国内外同步注册。鼓励医疗机构加强与国内外高水平研究机构交流合作，推动上海优质医疗资源和技术装备等“走出去”。

3. 推进疾控体系高质量发展

完善重大疫情防治体系，强化公共卫生联防联控机制，强化监测预警、风险评估、流行病学调查、检验检测、应急处置和医疗救治能力，提高重大疫情早发现能力。落实医疗机构公共卫生职责，促进医疗机构与公共卫生机构人员通、信息通、资源通，大力培养防治兼备的复合型人才。加快建成国家区域公共卫生中心。强化市预防医学科学院建设，加强全市公共卫生科研攻关能力。

4. 强化韧性医疗卫生体系建设

加强底线性、战略性思维，防范化解卫生健康领域重大风险，确保极端情况下卫生健康系统运转不中断、不停摆。开展整体性、场景化架构研究，围绕基础设施、人才队伍、信息安全、后勤物资、经济运行等不同维度，加强韧性建设。强化公共卫生事件、群死群伤等不同风险场景的学科队伍建设。重视国产医疗装备研发和推广应用。防范化解公立医院经济运行风险。

5. 加强现代化卫生人力资源储备

探索医学教育制度改革，建立科技发展、国家战略需求牵引的学科设置调整机制、人才培育模式和人事管理制度，加强医学基础学科、新兴学科、交叉学科建设。深入推进医学院校教育、毕业后教育、继续教育一体化，完善医学人才培养供需平衡机制，按需调整优化培养结构。加快各类紧缺急需人才培养，加强高层次人才引育。

参考文献

[1]《党的二十届三中全会〈决定〉学习辅导百问》编写组. 党的二十届三中全会《决定》学习辅导百问. 北京：党建读物出版社，2024.

[2] 汪晓东，张炜，赵梦阳. 为中华民族伟大复兴打下坚实健康基础——习近平总书记关于健康中国重要论述综述. http://politics.people.com.cn/n1/2021/0808/c1001-32185136.html[2024-11-09].

“十五五”期间上海医疗服务体系建设研究

黄智俊　陈珉惺

【导读】“十五五”时期是基本实现现代化承上启下的关键时期，实现“健康上海2030”目标收官的关键结点，探索构建符合上海超大型城市特征的体系完整、分工明确、功能互补、系统连续、富有韧性的医疗服务体系具有重要意义。文章基于发展基础及重大趋势的梳理研判，提出以总量控制、体系重塑、结构优化和韧性增强为核心目标，把握“七大关系”和“五个转变”，建设“五大体系”的重要举措。

中共中央办公厅、国务院办公厅2023年3月印发的《关于进一步完善医疗卫生服务体系的意见》明确提出，“到2035年，形成与基本实现社会主义现代化相适应，体系完整、分工明确、功能互补、连续协同、运行高效、富有韧性的整合型医疗卫生服务体系”[1]。“十五五”是全面完成党的二十届三中全会和中共十二届上海市委五次全会部署的各项改革任务的关键阶段，是深入实施《“健康上海2030”规划纲要》[2]的收官时期，探索构建符合上海超大型城市特征的体系完整、分工明确、功能互补、系统连续、富有韧性的医疗服务体系具有重要意义。

一、发展基础及重大趋势

（一）发展基础

一是医疗卫生资源持续丰富，供给能力持续增强。基本形成能力递增数量递减的金字塔形医疗服务网络架构。二是优质医疗资源扩容下沉，区域布局日渐均衡。服务浦东高水平开放、自贸试验区建设、新城建设、南北转型发展等市、区两级一批重大医疗卫生建设项目顺利推进，城乡医疗资源发展差距进一步缩小。三是完善学科体系，医疗卫生服务能级再提升。成功创建6个国家临床医学研究中心和国家肝癌科学中心，建成一批全国领先的优势学科。四是医疗服务体系整合化程度明显提升。统筹谋划全市医疗服务体系布局，各级各类医疗机构功能定位进一步明确，推动医疗服务体系形成合力。

第一作者：黄智俊，男，上海华夏经济发展研究院副院长。
作者单位：上海华夏经济发展研究院（黄智俊），上海市卫生和健康发展研究中心（上海市医学科学技术情报研究所）（陈珉惺）。

（二）重大趋势

一是实现“健康上海2030”目标对卫生服务体系重塑提出新要求。《“健康中国2030”规划纲要》[3]和《“健康上海2030”规划纲要》客观上要求加快构建“大卫生、大健康”新格局。上海进入加快建成社会主义现代化国际大都市的新阶段，要求卫生健康支撑和服务好“五个中心”建设、“四大功能”提升*等国家战略和城市大局。二是人口发展新常态对卫生健康服务供需格局带来新影响。上海在全国人口发展新常态下叠加经济增长和健康需求结构变化，倒逼供给侧结构性改革。上海城市空间深度演变推动人口集聚加快从中心城区向五大新城转移，对优质医疗资源调整布局提出新要求。三是高水平对外开放新格局下对卫生健康服务提出新挑战。在新的竞争格局下，上海医疗服务体系的多元化发展在提供多样化的医疗服务选择的同时，也将面临资源分配和服务效率方面的挑战。四是复杂深刻的内外形势变化对卫生健康发展提出新期待。确保医疗服务体系在极端情况下运转能够不中断、不停摆对医疗服务体系的韧性安全发展提出了前所未有的要求，匹配上海开放地位的卫生健康高水平、制度型开放需求更趋迫切，新一轮科技革命和产业变革的重大突破有可能完全颠覆现有的卫生健康发展模式和治理范式。

综上所述，上海近年来着力强基层、补短板、优布局，促均衡，全市医疗服务体系不断健全，整合型医疗服务体系已初步建立[4]。然而“十五五”时期是我国基本实现现代化承上启下的关键时期，也是上海在新起点上全面深化“五个中心”建设、加快建成具有世界影响力的社会主义大都市的关键五年。面对新发展阶段的人口形势和政经格局等复杂深刻的变化，上海各级各类医疗机构仍存在发展定位不够清晰，相关体制机制有待完善，分级诊疗制度建设仍需加强，尚未形成以健康为中心科学有序的就医格局和系统连续的诊疗格局，与城市定位、人口特点和城市空间特色相适应和协调的医疗服务体系有待完善。

二、“十五五”总体思路

“十五五”期间优化上海医疗服务体系的核心是总量控制、体系重塑、结构优化和韧性增强。上海医疗服务体系建设要以习近平新时代中国特色社会主义思想为指导，全面贯彻落实党的二十大和二十届二中、三中全会精神，把保障人民健康放在优先发展的战略位置，贯彻新时代党的卫生健康工作方针，坚持以人民健康为中心，坚持预防为主，坚持医疗卫生事业公益性，扎实推进卫生健康改革，加快建设分级诊疗体系，持续健全公共卫生体系，加强卫生健康领域科技创新，着力建成整合协同、新质高效、开放融合、智慧便捷、韧性安全、治理卓越的医疗卫生服务体系，以卫生健康的高质量发展引领和支撑中国式现代化建设。

（一）总体考虑

把握“七大关系”：一是“医”与“防”的关系，即医疗与预防的关系。二是“上”与“下”的关

---

* “五个中心”是以习近平同志为核心的党中央对上海城市的总体定位，即建设国际经济中心、金融中心、贸易中心、航运中心、科技创新中心；“四大功能”指全球资源配置功能、科技创新策源功能、高端产业引领功能和开放枢纽门户功能。

系，即市级医院、区属医院和社区卫生服务中心等上下级医院之间的关系。三是“新”与“老”的关系，即医院、社区卫生服务中心的新院区和老院区的关系。四是“增”与“减”的关系，即医疗资源增量与减量的关系。五是“医”与“产”的关系，即医疗服务与生物医药产业的关系。六是“平”与“急”的关系，即医疗资源平时和应急的关系。七是“公”与“私”的关系，即公立医疗机构与社会办医疗机构的关系。

推动“五个转变”：一是以医疗机构为中心向以患者为中心转变；二是“以治病为中心”向“以健康为中心”转变；三是由各家医院单打独斗向整个体系协同整合转变；四是由粗放式发展向内涵式发展转变；五是由专注卫生健康事业发展向主动服务经济社会发展大局转变。

（二）工作目标

到2030年：医疗卫生服务体系进一步健全，医疗卫生资源配置更加合理，重大疾病防控、救治和应急处置能力显著增强，中西医发展更加协调，全人群全方位全生命周期卫生健康服务体系进一步健全，卫生健康科技创新能力明显增强，健康信息化建设加快推进，“整合型、智慧化、高品质”现代化卫生健康设施网络框架基本成型。

到2035年：形成与我国基本实现社会主义现代化相适应、与上海加快建成具有世界影响力的社会主义现代化国际大都市定位相匹配、与上海人口特点和城市空间特色相协调的体系完整、分工明确、功能互补、连续协同、运行高效、富有韧性、治理卓越的整合协同、新质高效、开放融合、智慧便捷、韧性安全、治理卓越的医疗服务体系，人民群众享有更高品质的全生命周期卫生健康服务。

三、重点举措

“十五五”期间上海建设体系完整、分工明确、功能互补、系统连续、富有韧性的医疗服务体系，重点是做实做优“五大体系”。

（一）厘清功能结构体系：进一步校准各级各类医疗卫生机构的主体结构、功能定位和发展方向

一是进一步明确医疗卫生机构功能担当。上海的医疗卫生机构至少还应该承担匹配城市定位的卫生健康现代化的引领功能，国家战略和城市大局的服务支撑功能，有效应对重大疫情等重大风险功能，更广范围、更长周期、更高品质的健康服务功能。二是对医疗卫生机构进行科学精准分类。从办医主体看，在扩大服务规模、优化服务布局方面，兼顾考虑社会办医和公立医院发展需求，根据各自不同特点提出针对性扶持政策，实现两者优势互补。从投入方式看，尝试将市级三甲医院在各区的分院与区属医院从原来的并联竞争转为串联、联动和共赢发展。三是对医疗卫生机构更好地进行分级提升。探索实施分层发展策略。市级医院方面建议分为四层：第一层是集中力量重点扶持4~6家市级高水平医院成为世界级高水平研究型医院（头部医院），第二层是具有专科特色的综合型研究型医院，第三层是专科类应用型研究型医院，第四层是临床型医院。区属医疗机构方面，发挥区域医疗卫生体系“中枢”作用，做强对区域居民服务和对基层机

构支持的功能。社区医疗机构方面,夯实基本医疗卫生服务"网底"功能,就近为居民提供公平可及、系统连续的卫生健康服务。

(二)优化资源配置体系:建立适应形势变化、匹配功能结构的医疗卫生资源结构

一是严控总量。严控市级医院床位总量,中心城区床位不再增加,除已规划的基本建设项目和承载国家重大项目外,原则上不再新增一般治疗床位。二是优化结构。在自贸试验区、虹桥国际枢纽、国际医学园区等健康服务业集聚区提升医疗服务能级,支持开展高水平临床研究、提供国际医疗服务,推动设立外商独资医疗机构。在长三角一体化示范区建立跨区域医疗联合体、专科联盟和互联网医院,加强重点区域医疗资源配置。推动各类医疗资源合理布局,支持市级医院、区域性医疗中心优势学科牵头,依托专科专病联盟等形式,进一步提升区域专科服务能力和水平。三是调整布局。充分衔接上海市"中心辐射、两翼齐飞、新城发力、南北转型"空间格局,持续优化中心城区和郊区,以及国家战略承载区、五大新城等与其他一般区域的医疗卫生设施体系布局。持续优化中心城区和郊区,以及国家战略承载区、五大新城等与其他一般区域的医疗卫生设施体系布局。四是增强韧性。推动发展观念从"避免浪费"向"百年大计"和"有备无患"转变,在物理韧性、技术韧性、系统韧性、装备韧性发力,在医疗卫生资源强度和资源韧性、机制刚性和灵活执行、短期应对和长期发展、着眼平时和立足战备之间找到平衡点。

(三)完善分工协作体系:以分级诊疗为重点加强体系整合协同

一是促进"上下结合"。落实各级医疗机构功能定位,健全转诊制度,推进分级诊疗。二是促进"防治结合"。完善医疗机构和基层医疗卫生机构公共卫生职能,推进医疗机构和专业公共卫生机构的深度协作,创新医防协同、医防融合机制。三是促进"医养结合"。推进有条件的养老机构内设医疗机构,探索社区卫生服务中心或有权威的医疗机构托管养老机构,支持有条件的医疗机构举办养老机构。四是促进"中西医结合"。将中西医结合的理念融入所有区属医院的发展中,溯源上海中医药历史文脉,推动中医药产业化发展,推动"智慧中医"建设和中医药服务模式创新,推动中医药文化海外传播。

(四)健全运营管理体系:以精细化管理推动医疗服务提质增效

一是提高服务质量。保障医疗服务质量安全,提升服务便捷性,增强服务舒适性等。二是推进降本增效。提升卫生资源配置效率,提高医学科技创新转化等收入,强化数智赋能推动医疗卫生服务的流程改进、效率提升和模式变革。三是保障持续发展。着力防范化解公立医院经济运行风险,把资源投入重点从过去的基本建设逐步转到高精尖设备购置、学科人才队伍建设、信息化项目等上来,不断根据医疗服务体系调整优化医疗卫生人才的总量和结构。

(五)夯实制度保障体系:以制度创新护航医疗机构高质量发展

一是深化以公益性为导向的公立医院改革。全力实施好国家公立医院改革与高质量发展示范项目,加快健全维护公益性、调动积极性、保障可持续的公立医院运行机制,建立以医疗服务为

主导的收费机制，完善薪酬制度，建立编制动态调整机制。二是促进医疗、医保、医药协同发展和治理。持续推进住院按疾病诊断相关分组(diagnosis related groups，DRG)、按病种分值(diagnosis-intervention packet，DIP)付费改革，完善商保医保协同的多元支付机制，健全支持创新药和医疗器械发展机制，加快探索实施医保总额预算管理方式，进一步完善长期护理保险制度。三是深化医疗健康高水平、制度型开放。服务国家高水平对外开放大局，充分利用国内国际两个市场两种资源，推动医疗、保险、旅游、商贸等多种业态相互赋能，扩大国际医疗服务规模、拓展国际医疗服务内容、建立重点国际医疗机构名单制度，打造以高水平技术和高水准服务为特征的国际医疗品牌。

参考文献

[1] 中共中央办公厅，国务院办公厅. 关于进一步完善医疗卫生服务体系的意见. 2023.
[2] 上海市人民政府. "健康上海2030"规划纲要. 2017.
[3] 中共中央办公厅，国务院办公厅. "健康中国2030"规划纲要. 2016.
[4] 上海市人民政府. 上海市卫生健康发展"十四五"规划(沪府发〔2021〕10号). 2021.

上海市新城卫生资源配置阶段性评估

陈　霆　陈　雯　邵祯谊　杨　雪　冯依曼

【导读】 2021年2月，上海市人民政府印发《关于本市“十四五”加快推进新城规划建设工作的实施意见》(沪府规〔2021〕2号)，将嘉定、青浦、松江、奉贤、南汇等五个新城培育成独立的综合性节点城市。为支持新城高水平规划建设，满足新城人民群众高品质医疗卫生服务需求，2021年3月，上海市卫生健康委印发《关于加强新城医疗卫生资源规划配置的方案》(沪卫规划〔2021〕3号)。2024年，新城建设已从规划布局进入加快发展的新阶段，为进一步明确新城医疗卫生资源配置的现状和发展方向，文章开展新城卫生资源配置阶段性评估，分析新城卫生资源和服务阶段性特点，提出新城卫生资源配置的政策建议。

一、新城卫生资源现状

上海市加快推进新城优质医疗卫生资源配置，持续推动建成与新城经济和社会发展水平相适应、与居民健康需求相匹配的整合型、智慧化、高品质医疗卫生服务体系。2019~2023年，伴随五个新城新建和改造医疗卫生机构项目落地实施，市级优质医疗资源加快向新城扩容下沉，五个新城卫生资源日渐丰富，为新城居民提供更多优质医疗资源供给。

（一）医疗卫生机构

2019~2023年，五个新城各级各类医疗卫生机构、医院、三级医院总数逐年增长，且增速较快。五个新城医疗卫生机构总数由2019年的464家增至2023年的629家，年均增长率7.9%；医院总数由2019年的30家增至的2023年49家，年均增长率13.0%；三级医院总数每年增加1家(图1)。2023年，每个新城至少拥有1家三级医院，平均拥有1.6家三级医院。

（二）实有床位

2019~2023年，五个新城各级各类医疗卫生机构实有床位总数逐年上升，由2019年的13 167张增至2023年的17 456张，年均增长率7.3%(图2)。2023年，五个新城医疗卫生机

第一作者：陈霆，女，上海市卫生健康委员会规划发展处处长。
作者单位：上海市卫生健康委员会(陈霆、杨雪)，上海市卫生健康统计中心(陈雯、邵祯谊)，上海市卫生和健康发展研究中心(上海市医学科学技术情报研究所)(冯依曼)。

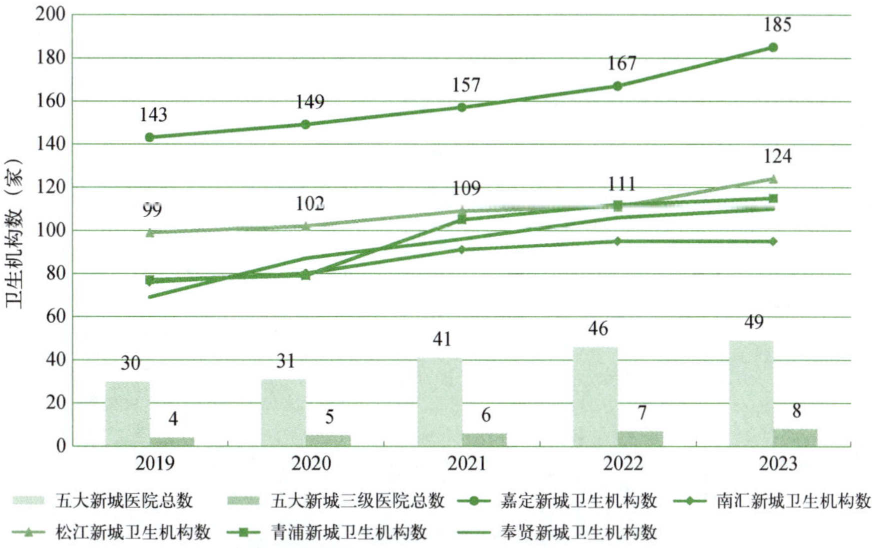

图 1　2019~2023 年五个新城卫生机构数

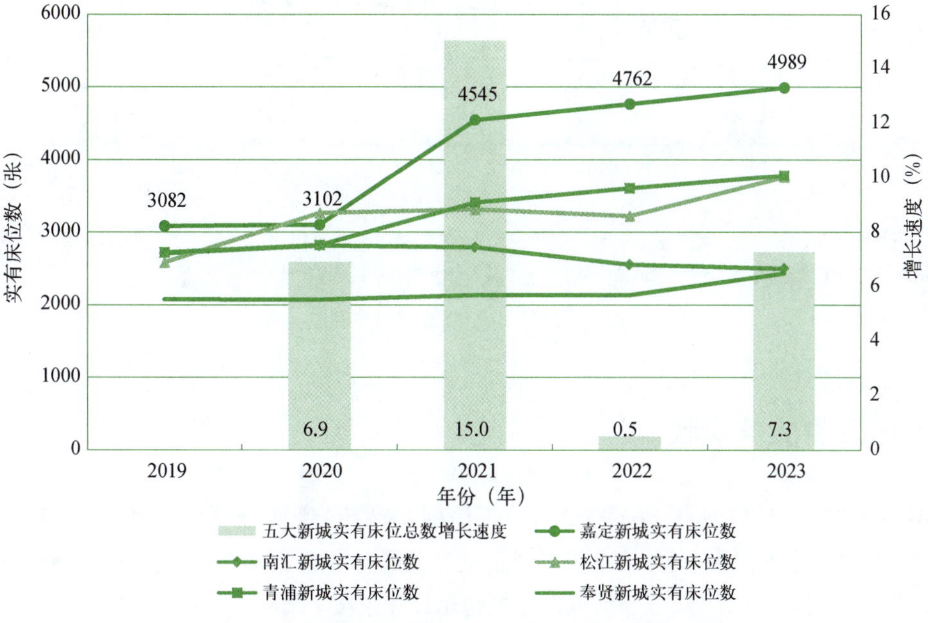

图 2　2019~2023 年五个新城实有床位数和增长速度

2019 年增速数据暂无

构实有床位数占全市医疗卫生机构实有床位总数的 9.5%，按五个新城常住人口 268.4 万人计算，每千人口医疗卫生机构床位 6.5 张。其中，嘉定新城和青浦新城每千人口床位数已超过全市平均水平。

（三）卫生技术人员

2019~2023 年，五个新城卫生技术人员、执业（助理）医师、注册护士总数逐年增加。卫生技术人员总数由2019年的17 915人增至2023年的24 471人,年均增长率8.1%;执业(助理)医师总数由2019年的6 711人增至2023年的8 881人,年均增长率7.3%;注册护士总数由2019年的7 672人增至2023年的10 565人,年均增长率8.3%(图3)。2023年,五个新城卫生技术人员数占全市卫生技术人员总数的9.5%,按五个新城常住人口268.4万人计算,每千人口卫生技术人员9.1人。其中,奉贤新城每千人口卫生技术人员已超过全市平均水平,嘉定新城、青浦新城、松江新城已达到新城配置要求。

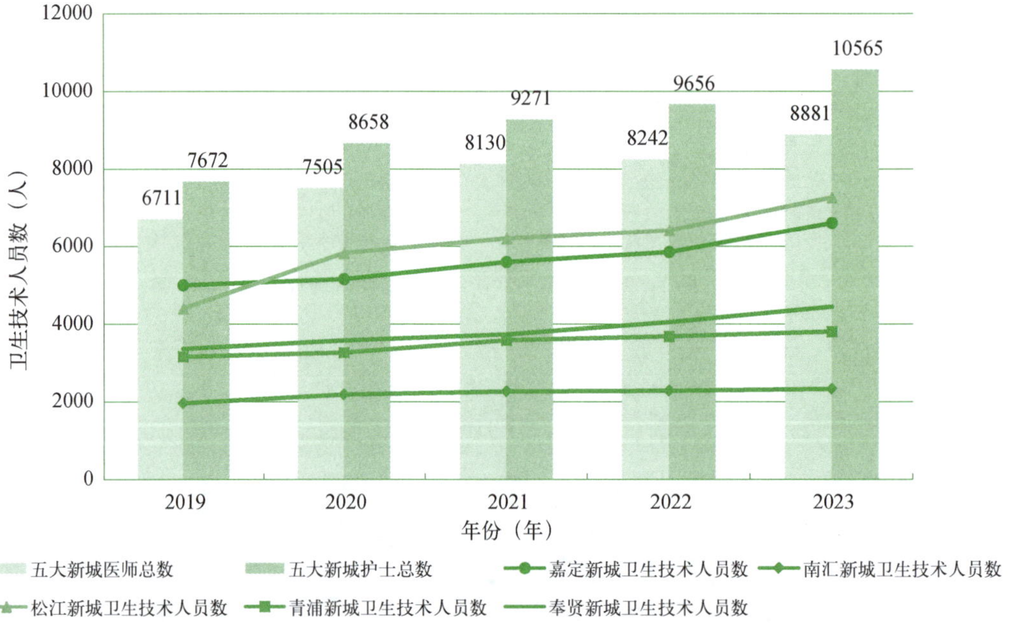

图3 2019~2023年五个新城卫生技术人员数

二、新城卫生服务现状

2019~2023年,受新型冠状病毒感染(以下简称"新冠")疫情影响,五个新城的卫生服务量呈现"W"型波动趋势。总体上,2023年五个新城卫生服务量高于2019年,越来越多新城居民选择在新城就近就医。2023年,五个新城医疗机构总诊疗人次2 558.0万人次,占全市诊疗人次总量的9.6%。

(一)门急诊人次

2019~2023年,五个新城门急诊人次总体上升,从2019年的2 166.0万人次增长至2023年的2 503.2万人次,总体增长了15.6%。受新冠疫情影响,五个新城门急诊人次具体呈现"下降—上升—下降—上升"趋势,2020年和2022年同比下降,但2021年和2023年同比上升,且上升幅度均大于前一年的下降幅度(图4)。2023年,五个新城门急诊人次占全市门急诊人次总量的9.8%。

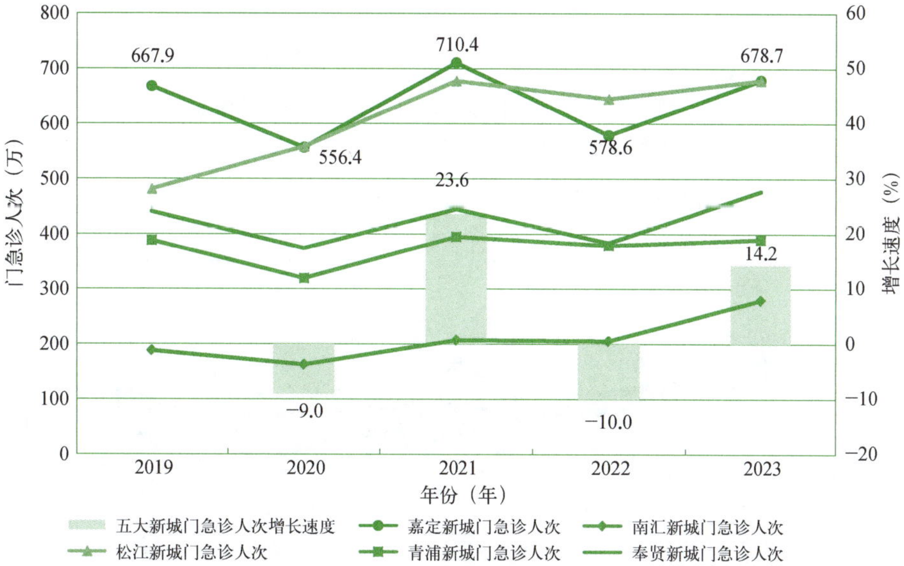

图 4　2019~2023 年五个新城门急诊人次数和增长速度

2019 年增速数据暂无

（二）出院人数

2019~2023 年，五个新城出院人数总体上升，从 2019 年的 31.8 万人增长至 2023 年的 45.4 万人，2023 年出院人数总量约为 2019 年的 1.5 倍。受新冠疫情影响，五个新城出院人数具体呈现"下降—上升—下降—上升"趋势，2020 年和 2022 年同比下降，但 2021 年和 2023 年同比上升，且上升幅度明显大于前一年的下降幅度（图 5）。2023 年，五个新城出院人数占全市出院人数总量的 8.1%。

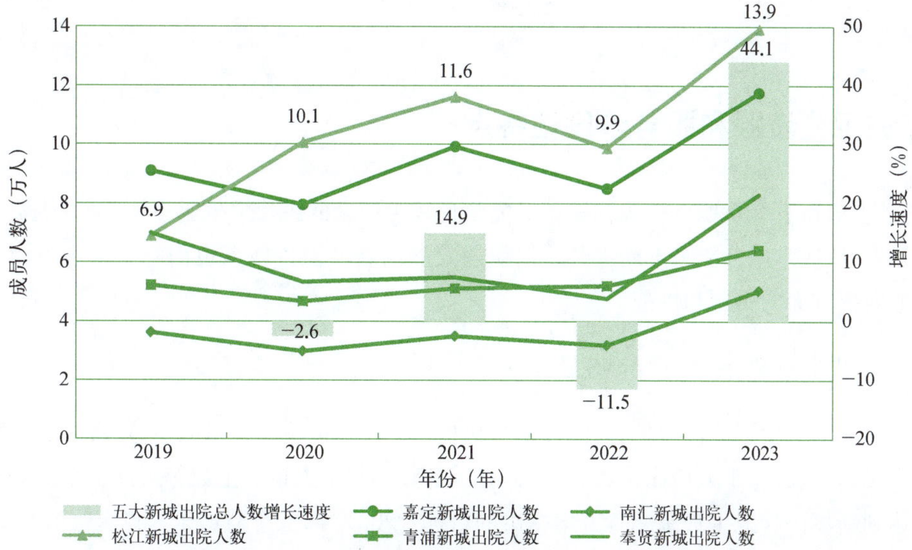

图 5　2019~2023 年五个新城出院人数和增长速度

2019 年增速数据暂无

（三）床位使用率

2019～2022年，床位数增加叠加新冠疫情影响，五个新城医疗卫生机构的床位使用率总体下降，平均床位使用率从2019年的94.2%降至2022年的76.4%（图6）。2023年，五个新城的平均床位使用率大幅回升至87.8%，略低于全市水平（88.7%）。

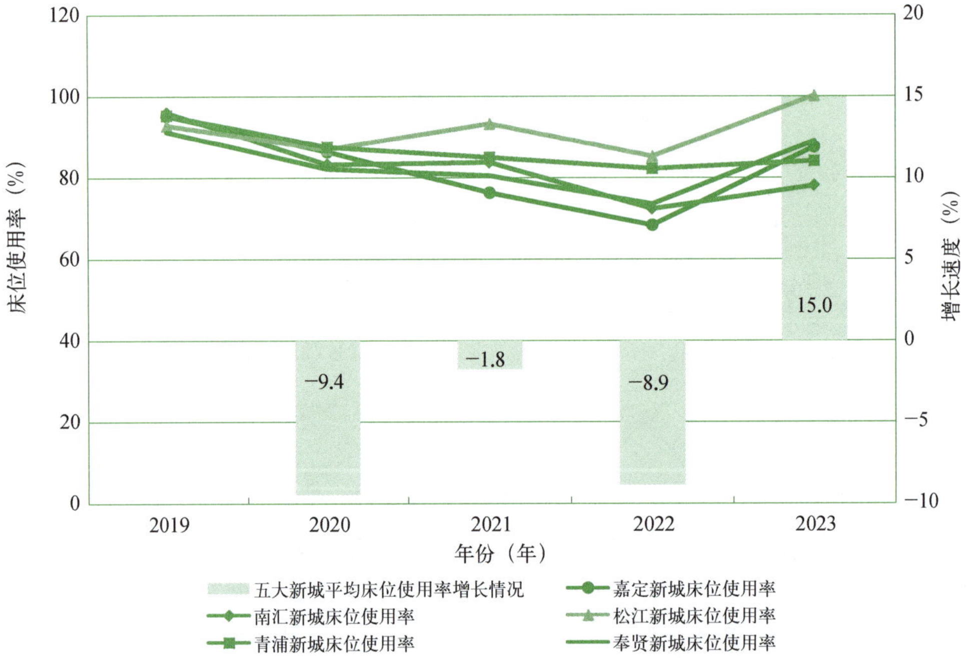

图6 2019～2023年五个新城床位使用率和增长速度

2019年增速数据暂无

三、新城卫生资源和服务阶段性特点

目前，上海市五个新城已初步构建相对完整且较为健全的医疗卫生服务体系，卫生资源核心指标明显上升，医疗服务能级不断提升。但快速发展的新城卫生体系也面临着卫生资源结构和卫生服务效率方面的问题和挑战。

（一）卫生资源核心指标明显上升

五个新城的卫生资源快速扩容，医疗卫生机构、实有床位、卫生技术人员总数都以约8%的年均增长率飞速增长，每千人口床位数、每千人口医师数和每千人口护士数等医疗卫生资源核心指标均已达到新城医疗卫生资源配置方案提出的目标。2023年，五个新城千人口床位数6.5张，比2019年（5.2张）增加1.3张；千人口医师数3.4人，比2019年（2.5人）增加0.9人；千人口护士数4.0人，比2019年（3.1人）增加0.9人。但五个新城上述指标与全市平均水平仍有一定差距,且新城之间卫生资源也存在发展不均衡现象,嘉定新城和青浦新城的医疗卫生资源相对较充足。

(二)区域医疗服务能级不断提升

五个新城市属三级医院的服务量大幅增长,门急诊服务量从 2019 年 206.7 万人次提高至 2023 年的 558.6 万人次,增长 170.2%;出院人数从 2019 年 2.8 万人提高至 2023 年的 17.7 万人,翻了三番。从市级医院新城院区的医疗技术水平来看,2023 年,上海市第一人民医院松江新城院区的病例组合指数(case mix index,CMI)值已高于其本部院区,中国福利会国际和平妇幼保健院、上海交通大学医学院附属瑞金医院和上海市第六人民医院的新城院区的 CMI 值仅略低于各自的本部院区。近五年来,所有市级医院新城院区的四级手术占比呈上升趋势。

2023 年相较于 2019 年,新城各区域性医疗中心的出院人数除奉贤区中心医院下降外,其余均呈上升状态,各区域性医疗中心 CMI 值和四级手术服务量均呈上升状态。

(三)医疗卫生服务效率需进一步提高

为更好支持新城快速发展,医疗卫生资源需要适度超前配置,提前为未来快速的人口导入做好医疗卫生服务储备。但受新冠疫情影响,五个新城的卫生服务量呈现“W”型波动趋势,2020 年和 2022 年卫生服务量同比下降。2019~2022 年五个新城的床位使用率也持续下降,2023 年床位使用率虽有所提升仍低于全市平均水平。可见,新城因医疗卫生资源提前布局、新冠疫情减少常规医疗卫生服务需求等原因,呈现阶段性、结构性卫生服务效率不高的现状。

以市级医院新城院区为例,除了上海市第一人民医院松江新城院区的床位使用率高于本部院区以外,其他市级医院新城院区的床位使用率普遍大幅低于其本部院区,经济运营压力较大。为了推动新城医疗卫生机构持续健康发展,需着力提升医疗卫生服务使用效率。

四、新城卫生资源配置的政策建议

新城发展已进入全面发力、功能提升的关键阶段。为了进一步促使新城健康医疗服务提质增效,打造公共服务新高地,亟须加强医疗卫生机构能力建设,合理调整医疗资源结构,适度拓展服务范围,着力提升医疗服务质量。

(一)明晰功能定位,优化学科资源布局

进一步明晰市区两级医院功能定位,建立健全市级医院新城院区与区域性医疗中心错位发展机制,实现双方优势互补、功能转化和协同发展。区级医院坚持常见病、多发病诊疗服务中心的功能定位,打造医学检验、医学影像、病理诊断、消毒供应、互联网医院等综合集成平台。

市级医院新城院区保持三甲医院功能定位,按照“大专科、小综合”设置诊疗科目,重点解决疑难重症,补齐新城居民发病率较高但是当前诊疗能力薄弱学科[1],提高重大疾病识别诊疗能力。同时,启动市级医院新城院区强化优势学科专项行动,按照“一院一策”原则加强分类指导,推动市级医院把本院在全国具有优势地位的重点学科和优势学科向新城院区转移[2],加大优势

学科专家团队在新城院区的出诊力度，提升新城医疗服务能级，充分激活新城优势医疗资源向长三角地区的辐射带动能力。

（二）优化人才政策，提高财政支持力度

吸引高精尖人才加入新城医疗卫生队伍。引进具有国际视野的医学科技领军人才、优秀学科带头人以及管理型和复合型创新人才[3]。加大人才引进政策力度，如个税优惠、户口编制、研发经费、人才津贴、教育入学、人才公寓、优惠购房等扶持，促使市级医院新城院区人员享受区政府、新城相关人才政策。强化医学人才新城本地化培养，加强人才储备。在新城建设住院医师规范化培训基地，增加派遣四生（实习生、住院医师规范化培训医师、研究生、进修生）前往新城医疗卫生机构工作。通过有效的绩效倾斜性激励措施吸引优质人才流入市级医院新城院区[1]。探索调整新城公立医院编制管理，按照床位规模及业务发展状况新增人员编制，统筹使用区域编制资源，填补扩建医院空缺编制，提高中高级职称、编制数量[4]。

加大对市级医院新城院区的财政支持力度。切实落实市、区两级政府的投入责任，转变投入方式，保障新城院区前期运营发展所需资金。市级财力对符合发展功能定位的基本建设、大型设备购置、重点学科建设、人才引进等支出，优先纳入政府专项补助项目库，按照项目轻重缓急和承受能力，统筹安排。落实新一轮市级医院郊区建设项目投资体制政策，制定出台新城市级医院新建院区运行经费补助政策实施细则。

（三）完善临床研究体系，助推健康产业发展

助力新城打造卫生事业和生物医药产业协同高质量发展的创新示范样本。推动市级医院新城院区建设高水平研究型医院，建立高标准的研究组织体系、打造高能级的科研创新平台、开展高水平的医学研究、实现高价值的成果转化、提供高品质的医疗服务、赋能高质量的健康产业[5]。充分利用市级医院在新城的空间优势，采用“研究型病区+研究型病床”模式建设研究型病房。探索建立产学研医一体化平台，发挥生物医药产业集聚优势，结合各新城产业特色打造优势学科，强化医学科技成果就地转化，助推产医融合。

探索在新城试点创新临床研究支撑保障机制。形成科技成果转化尽职免责和负面清单，开展扩大赋予科研人员职务科技成果所有权或长期使用权试点，形成“利益分享、风险共担”的成果转化机制[3]，消除临床科研人员的顾虑，提升科技创新能力的主动性与积极性。

（四）深化紧密型医联体建设，发挥辐射带动作用

深化新城“市-区-基层”紧密型医联体建设[6]，发挥市级医院技术支撑作用及区域医疗中心“医疗枢纽”功能，推进专家团队资源下沉、临床技术资源共享、临床科研队列研究覆盖，完善区域医疗服务网络，建立和完善分工协作机制，提升基层医疗服务能力和质量，打造分级诊疗新格局。

明确区域性医疗中心在医联体中的核心地位，在资源调配、业务管理等方面给予更大自主权。探索紧密型医联体同质化管理，实现医联体内人员、财务、药品耗材设备与医疗服务一体化。建立健全支持医联体建设的绩效激励、考核评价等工作机制，优化利益分配机制，强化新城市、区

两级医院合作。完善医联体内医保管理政策,探索医保“总额控制、结余留用”机制。

参考文献

[1] 申玲玲,能玲,潘歆,等. 一院多区同品质一体化管理的研究与探索. 中国医院建筑与装备,2023,24(12):9-12.

[2] 张坤喆. 浦东新区医疗卫生服务设施提质优化研究. 智能城市,2024,10(6):84-86.

[3] 闻大翔. 深化医改推动上海卫生健康高质量发展. 健康发展与政策研究,2024,27(1):1-6.

[4] 李欣轩. 北京市怀柔区医疗卫生资源配置现状分析. 环渤海经济瞭望,2022(12):65-67.

[5] 潘柯蓉,章柏柯,李鸽伶,等. 研究型医院建设的方法与实践. 中国医院,2024,28(11):93-96.

[6] 陈秀芝,徐崇勇,杨雪,等. 超大城市提升郊区医疗服务水平的思路:以上海为例. 中国卫生资源,2023,26(2):171-176.

大健康理念下卫生健康标准化创新发展策略

陈 多 陆 轶 桑 珍 郑林赟 徐晓婷 李 静 高 阳
朱訸瑞 王 瑾 王月强 朱卓辉 沈远东 金春林

【导读】 文章在"健康中国2030"的大健康理念指导下，系统梳理了卫生健康标准化发展的相关政策和文献，同时通过标准化专业委员会及专家访谈，对卫生健康标准化的发展现状、瓶颈问题及发展形势进行了深入分析，提出卫生健康标准化创新发展策略及针对性措施，以期为相关领域工作推进提供参考。

2023年，上海市中医药研究院与上海市卫生和健康发展研究中心（上海市医学科学技术情报研究所）共同设立大健康标准化发展策略研究专项，开展卫生健康标准化发展研究。项目组对卫生健康标准化发展的相关政策文件、研究文献进行了系统梳理，在此基础上，对上海市卫生健康领域内的六个地方标准委员会、主要学术团体和行业组织进行深度访谈，并与标准化、卫生健康管理部门、相关专家进行专题研讨，分别从宏观、中观和微观层面，深入剖析新时期卫生健康标准化创新发展的瓶颈挑战，以问题和需求为导向，结合新时期国家标准化发展和健康中国建设的新部署和新要求，提出优化发展策略，明确重点领域、关键环节及具体实施路径。

一、卫生健康标准化发展的瓶颈挑战

卫生健康领域标准化有其独特属性，经过七十余年的建设发展，已经形成了较为成熟的组织架构和运行机制，建立了较为完善的标准体系。《"健康中国2030"规划纲要》提出健全健康领域标准规范和指南体系，同时将卫生健康标准化作为落实大健康理念的关键抓手[1]。落实健康中国建设和标准化发展战略部署，对进一步发挥卫生健康标准化对行业发展的规范引领作用提出新的要求和挑战[2]。

第一作者：陈多，女，助理研究员。
通讯作者：沈远东，男，上海市中医药国际标准化研究院教授。金春林，男，上海市卫生和健康发展研究中心（上海市医学科学技术情报研究所）主任。
作者单位：上海市卫生和健康发展研究中心（上海市医学科学技术情报研究所）（陈多、王瑾、王月强、金春林），上海市卫生健康委员会（陆轶），上海中医药大学附属曙光医院（桑珍、徐晓婷、高阳），上海市中医药国际标准化研究院（郑林赟、李静、朱訸瑞、沈远东），江西中医药大学经济管理学院（朱卓辉）。

(一)宏观体系:与新时期大健康发展需求匹配不足

一是卫生健康标准难以满足大健康发展战略要求。《“健康中国2030”规划纲要》中提出,到2030年要促进全民健康的制度体系更加完善,健康领域发展更加协调,健康服务质量和健康保障水平不断提高,健康产业更加繁荣发展。目前我国卫生健康标准体系主要还是按专业划分,依据专业发展和社会实际需求规划建设;但随着健康服务需求拓展,一方面缺少完善的法律法规和标准化文件对相应服务、产品进行规范和指导;另一方面,面对“将健康融入所有政策,把全生命周期的健康管理理念贯穿城市规划、建设、管理全过程各环节”的新部署要求,当前按专业划分的标准体系难以满足全过程、跨领域的标准新需求。新时期“大健康”理念的发展背景下,卫生健康标准需顺应形势做出调整,从传统的公共卫生、医疗卫生、卫生信息等领域进一步覆盖经济社会发展的方方面面。

二是标准迭代时效性难以匹配科技创新的发展需求。首先,根据《国家标准管理办法》规定,国家标准有效期一般为5年[3],但根据项目组对卫生健康国家标准和行业标准的检索结果发现,截至2023年10月统计的1 837项标准*中,超过五年的标准占比为81%,存在相当程度的标准老化问题,部分陈旧的标准已不再适用于当前的社会发展需求,与目前健康中国建设的战略要求以及卫生健康事业发展的实际需求产生了脱节[4]。其次,虽然国家部署推动标准复审、评估及修订废止等工作,但还未形成有效的标准更新预警机制,构建与大健康发展相匹配的动态标准全周期管理体系具有其不可忽视的紧迫性。

三是卫生健康标准体系建设发展不平衡。目前在卫生健康标准的不同层级、不同专业、不同地区、不同制定主体间均存在不均衡现象,需要进行全面梳理,明确重点、薄弱及空白领域,从整体上对卫生健康标准的研制方向进行统筹把握和系统规划,加强对行业标准研制指导。

(二)中观管理:尚未形成与行业协同发展的有效机制

一是标准化管理体系建设相对滞后。卫生健康领域的专业性较强,亚专业分支多且细,且不同细分领域内的业务开展实际不尽相同,特别是医疗服务领域,各类标准、指南、专家共识等规范性文件繁杂,卫生健康标准管理与行业发展的契合度还应进一步提升,应充分把握卫生健康标准化发展定位和方向,厘清与行业政策文件之间的关系,更好地推动卫生健康标准管理与行业管理良性互动。

二是标准制定实施与管理措施匹配度不高。主要表现在行业主管部门在发布规划、规范、意见等政策文件后,还未能形成相应的配套落实标准;行业管理部门和标准管理部门还未建立高效的需求对接机制,导致标准研制和实际需求之间一定程度上存在脱节;在卫生健康领域重大科技成果方面也未形成有效的标准转化机制,相关人员标准化意识不强和动力不足并存。同时,实际工作中标准预研、制订、实施及后续追踪评估等缺乏有效的管理措施,尚未建立有效的标准全生

---

* 检索策略:通过国家卫生健康委员会、北大法宝数据库、中国知网等官方网站检索卫生健康标准相关政策文件,以“卫生健康标准”“卫生计生标准”为关键词进行检索,标准类型以国家标准、行业标准为主,检索标准截止时间为2023年10月,最终共检索得到标准文件1 877份。初步筛查排除卫生健康领域已废止、已被代替等标准文件,最终得到现行有效实施标准文件1 356份,共涉及22个卫生领域。标准检索范围未包含中医药类标准。

命周期管理机制。

三是不同标准建设主体的协同机制尚需完善。当前标准建设参与各方“齐头并进”，以医疗机构占比最高为78.39%，但各类标准研制主体间协同不足，研制过程中利益相关方参与度不高，学术团体、行业组织、企业等占比仅为1.92%，社会组织在标准研制中的作用尚未充分发挥，标准需求难以有效精准对接、标准的共识度不高，一定程度上降低了标准的权威性和有效推广。

（三）微观措施：标准化建设的配套保障措施有待完善

一是缺乏标准化人才培养保障。首先，人员培训机制尚不健全，一方面，目前行业内一般仅是基于项目的专项培训，成系统的卫生健康标准理论与技术培训机制尚未建立；另一方面，卫生健康机构标准化工作的资源配置及人员配备尚不能满足业务发展需要。其次，缺乏有效的激励机制，标准周期管理涉及环节众多、内容细致复杂且专业性强，但卫生健康标准化从业人员流动性强，人才队伍极具不稳定性，缺乏对口职称晋升路径，在很大程度上限制了专业人才进入到卫生健康标准化发展领域。

二是缺乏标准化工作经费支撑保障。就标准而言，目前仍以政府的一次性财政专项作为主要的资金来源，但标准研制及其修订维护是一项长期的周期性工作，需建立更为稳定的持续投入机制，形成多元筹资机制，激励社会各方共同参与标准化建设。

三是缺乏标准化综合服务平台支撑。卫生健康标准化工作涉及面广、工作链长，单一建设主体难以集聚标准化、卫生健康及管理等众多资源，仅靠行政主管部门推动也难以有效组织调动各方提供充分技术保障，碎片化的资源分布一定程度上已成为制约标准化高质量发展的主要因素，亟须建立标准化专业综合服务平台提供卫生健康标准化的专业技术服务。同时，现阶段卫生健康标准化工作尚缺乏信息技术的支撑保障，有效的信息共享利用机制尚未建立。

二、大健康标准化创新发展策略

为更好地推动卫生健康标准化建设，落实大健康理念在健康领域各项建设工作中的指导作用，针对研究发现的宏观、中观和微观挑战，提出相应创新发展策略，以期为相关工作深化开展提供思路[5]。

（一）围绕健康中国建设目标任务，强化卫生健康标准供给

在卫生健康标准体系框架上，卫生健康标准的发展应与国家大政方针和健康中国建设的要求紧密结合，一是做好标准需求对接，在“面上”，根据我国战略规划文件要求，立足“大卫生、大健康”，构建以人民健康为中心的“大标准”体系，围绕健康中国建设主要任务，着力在健康生活、健康服务、健康保障，以及健康产业发展等方面的新任务、新要求，梳理对接标准新需求。在“点上”，关注妇幼、老年、残疾等重点人群和传染病、慢性病等公共卫生、医疗服务重点疾病，强化医体协同、医教协同、医养结合等跨部门、跨行业整合型健康管理、健康促进新要求，梳理对接标准新需求；同时，重点关注新领域、科技新发展，如新兴互联网信息技术、人工智能技术等医疗领域的深度融合应用，以及生物医药产业创新发展等，建立重大科技项目与标准化工作联动机制，推

进科技创新成果转化为标准的支撑保障机制。

二是构建卫生健康标准有效供给机制，一方面，在政府部门发布文件的同时同步明确相关文件落实的标准支撑，对薄弱空白领域组织开展相应的标准制修订工作，提高标准与行业发展的契合度。同时，加强与民政、医保等跨部门、跨行业标准管理协同，建立共建机制，精准对接标准需求。另一方面，充分发挥卫生健康相关标委会、标准协调机构以及专业学协会的技术支撑与指导保障作用，提高标准的行业共识度，避免标准重复交叉。

（二）强化标准全生命周期管理为主线，优化工作支持机制

标准全周期是一个动态管理流程，其在不同环节涉及多方主体。对标准制定主体，在明确权利义务的基础上，支持各类机构、单位参与卫生健康标准建设工作，鼓励不同类型机构或多个领域机构共同制定实施跨领域标准。

就标准研制主体来说，预研阶段应对行业发展现状进行系统梳理，发现行业主要问题并对其成因进行分析；注重标准查新，以确保标准研制的创新性，避免重复；同时明确该标准的研制是否符合“目标、问题和需求”导向。制定阶段，参与研制团队应体现标准解决的实际需求问题以及后续实施推广范围；关注标准适用性和可推广性。实施阶段，鼓励将标准实施与实际工作协同开展，结合行业管理在不同场景下开展宣贯推广。

就标准管理主体来看，事前健全工作程序，夯实标准前期研究基础，择优遴选标准承担单位。事中加快标准项目督办，予以足够经费保障，对领域内部分重要标准实施情况开展评估。事后落实标准复审要求，及时修订或废止陈旧老化标准，增强标准的及时性、针对性和有效性。

（三）发挥社会组织和企业作用，强化科创成果的标准转化

上海市在科创成果驱动标准转化方面具有得天独厚的优势条件，标准化改革中也明确提出探索“政府+市场”主导的双轮标准供给机制，利用团体标准制（修）订周期短、响应速度快和推广效率高的天然优势，进一步发挥行业组织、学术团体、高新企业在卫生健康标准建设转化方面的作用，形成政府引导、市场驱动、社会参与、协同推进的标准化工作格局。同时，通过政府或第三方平台搭建多元筹资体系，对参与标准转化并落地的高新企业给予一定优惠或鼓励政策，特别是行业领头企业参与转化高质量标准，形成行业金标准或标杆，提升全行业发展水平。

（四）搭建综合服务平台，夯实卫生健康标准创新发展基础

依托成熟的标准化专业机构，建设打造集标准项目管理、标准协同研发、标准成果转化、标准技术服务、人才培养等一体化卫生健康标准化综合服务平台。

在平台功能上，实现卫生健康标准化全领域、多维度资源对接，提供标准化专业咨询与评估服务，开展标准化发展研讨与学术交流，组织标准化发展策略与需求研究等。在平台运行上，依托标准化专业科研机构或委员会专业机构，在加强专业机构发展支持的同时，结合行业高质量发展需求，拓展其更多服务功能。在平台保障上，平台建设应纳入政府保障范围，从业务指导、机构建设、人员配置、经费项目等予以常态化支持。

（五）优化标准化人才培养机制，充实标准化人才队伍

一是强化标准化培训与知识普及。一方面，组织开展多层次、多形式的标准化知识和技术培训，以及专业技术研修活动[6]；另一方面，加强卫生健康标准化知识普及和宣传。二是强化标准化技术机构与学术团体标准化人才培养[7]。一方面，组织建设人才培养基地，引育国内外高素质人才加入标准化队伍，搭建人才梯队；另一方面，实施国际标准化青年人才选培行动，创造条件遴选优秀人才赴国际标准化组织和机构深造。三是完善标准化人才激励机制。将标准研制工作纳入职称评定和人才奖励政策，完善人才引进制度和配套保障，调动科研工作者参与标准化工作尤其是国际标准化工作的积极性。

（六）建立多部门协同工作机制，加强政府保障支撑

一是搭建多部门协同机制。基于健康中国建设和业务发展需要，联合包括医保、民政、教育等相关行政部门共同形成多部门协同保障机制，推进已发布卫生健康标准的引用推广及薄弱空白领域标准的制修订。二是优化投入机制。落实《“十四五”卫生健康标准化工作规划》，建立持续稳定的卫生健康标准经费保障机制，重点支持开展卫生健康重要标准制修订和宣贯实施工作。三是强化信息化对标准工作的全方位支撑。特别在数据整合和共享方面，完善卫生健康信息标准元数据管理功能，为各方广泛参与标准化工作提供有效支撑。

参考文献

[1] 中华人民共和国中央人民政府. 中共中央国务院印发《“健康中国 2030”规划纲要》. https://www.gov.cn/zhengce/2016-10/25/content_5124174.htm[2024-11-19].

[2] 中华人民共和国中央人民政府. 国家卫生健康委关于印发“十四五”卫生健康标准化工作规划的通知(国卫法规发〔2022〕2 号). 中华人民共和国国家卫生健康委员会公报,2022(1):7-12.

[3] 国家市场监督管理总局. 国家标准管理办法. 中华人民共和国国务院公报,2022(30):45-50.

[4] 李文捷,朱秋鸿. 我国职业健康标准体系现状分析及建议. 中国卫生标准管理,2021,12(12):6.

[5] 中华人民共和国中央人民政府. 关于印发《贯彻实施〈国家标准化发展纲要〉行动计划(2024—2025 年)》的通知(国市监标技发〔2024〕30 号). 2024.

[6] 董方杰,李岳峰,杨龙频,等. 我国卫生健康信息标准工作进展与展望. 中国卫生信息管理杂志,2019,16(4):400-405.

[7] 王霞,胡建平,董方杰,等. 我国卫生健康信息团体标准化工作实践与发展对策. 中国卫生信息管理杂志,2023,20(1):31-35.

《上海市进一步加快中医药传承创新发展三年行动计划（2021年—2023年）》成效评估

王　瑾　聂爱国　覃湫珺　奚之骏
宋文华　甘银艳　冯依曼　许明飞

【导读】 基于《上海市进一步加快中医药传承创新发展三年行动计划（2021年—2023年）》（本文简称"《行动计划》"）设定的目标，对标"国家中医药综合改革示范区"建设要求，围绕本市"三大战略"和"健康上海"建设，全面评估《行动计划》实施成效，涵盖中医药参与公共卫生体系建设、构建中医药服务网络、中医药科技创新和人才队伍建设、长三角区域中医药协同发展等领域，剖析存在问题并提出对策建议，为制定下一个三年行动计划和进一步完善中医药创新发展体系提供决策参考。

中医药作为中华文化的瑰宝，其独特的健康观念与治疗方法正逐渐获得国际社会的广泛关注和认可。上海市拥有深厚的中医药文化传统和丰富的中医药资源，为加快推进中医药的传承与创新发展，2021年，上海市卫生健康委员会与市中医药管理局联合制定了《上海市进一步加快中医药传承创新发展三年行动计划（2021年—2023年）》[1]，通过一系列具体措施，助力构建中医药深度参与的强大公共卫生体系，推动打造长三角中医药一体化发展高地，为实现中医药治理体系、治理能力现代化基本框架提供提出"上海方案"[2]，《行动计划》还致力于带动基层医疗卫生机构中医药服务提效增能，强化学科建设和人才培养，推动新时代中医药事业与产业的深度融合。

本文通过梳理国家及上海市中医药领域相关政策文件，选取上海市四轮中医药事业发展三年行动计划政策核心内容并梳理分析政策脉络，明确中医药传承创新发展体系建设的方向和要求，统计主要成果指标与《行动计划》55个项目预期成效及资金执行情况，组织焦点组访谈或关键知情人访谈、现场调查，提炼实践经验亮点，总结《行动计划》实施成效、阶段成果和存在问题，提出对策建议，为制定下一个三年行动计划和进一步完善中医药创新发展体系提供决策参考。

项目基金：上海市卫生健康委员会中医药科研项目"上海市中医药传承创新发展三年行动计划成效评估"（项目编号：2024ZC004）。
第一作者：王瑾，女，助理研究员。
通讯作者：许明飞，男，副研究员，上海市卫生和健康发展研究中心（上海市医学科学技术情报研究所）副主任。
作者单位：上海市卫生和健康发展研究中心（上海市医学科学技术情报研究所）（王瑾、覃湫珺、宋文华、冯依曼、许明飞），上海市卫生健康委员会（聂爱国、奚之骏），广西壮族自治区医学科学信息研究所（甘银艳）。

一、《行动计划》成效评估

通过三年建设，上海市中医药传承创新发展机制进一步完善，中医药全面参与公共卫生体系建设，构建了优质资源更为均衡、覆盖城乡居民全生命周期的中医药服务体系，持续发挥在长三角地区的引领作用，中医药创新步伐不断加快，人才队伍结构更加合理，海派中医传承成效更加明显，上海市成为中医药国际标准化建设高地。截至 2024 年 4 月，市级财政对中医药领域的资金支持累计达到 2.04 亿元，全市共 20 家单位参与 55 个项目建设，制定了《上海市进一步加快中医药传承创新发展三年行动计划(2021 年—2023 年)项目管理办法》[3]，53 个项目已顺利完成并通过验收，2 个项目受新冠疫情等影响，项目延期结题。《行动计划》为上海市中医药的现代化与国际化发展提供了清晰的政策指引和资源保障。

（一）中医药全面参与公共卫生体系建设

1. 中医药应急救治及防控能力

围绕“到 2023 年，中医药全面参与公共卫生体系+建设、防治传染病能力显著提升”的目标，促进中医药深度介入传染病防控和临床救治，通过建设国家中医疫病防治基地和中医紧急医学救援基地，在大上海保卫战中方舱医院中药使用率达到 98%以上，20 家中医、中西医结合医院全部设置发热门诊，中医医院均开设新冠肺炎中医康复门诊，组建 450 余人的中医药疫病防治骨干人才队伍、配置 2 408 名中医医师，实现定点医院、方舱医院中医医师配备全覆盖，建立健全定点医院、方舱医院中西医结合救治、中医巡诊会诊机制，充分展现了中医药在疫情防控中的重要地位[4]。

2. 中医药有效治疗技术和药物

在 15 个重点领域开展中医非药物疗法中心建设，上海市中医医院首个挂牌“上海市中医非药物疗法中心”，开展临床有效方剂或具有抗病毒效中药如荆银颗粒等的有效成分和机制，形成一批具有疗效优势的中医、中西医结合治疗方案和治疗技术。

3. 中医治未病服务能力

在全市五地开展防治康一体化的治未病模式探索，以中医医联体建设为基础，建设中医特色鲜明、多学科合作的示范性防治康中医治未病服务中心，2022 年 11 月上海市卫生健康委发布《关于公布治未病技术处方与规范项目立项名单的通知》(沪卫中管〔2022〕34 号)，开展慢性病人群、亚健康人群及妇幼人群等中医治未病规范和处方库研究，将中医治未病融入全市公共卫生医师规范化培养课程体系。

4. 中医药特色康复和健康养生文化理念

全市 22 家中医医疗机构中有 21 家设置中医康复科，其中三级医院达到 100%、二级医院 93%，16 家单位开展中西医结合康复诊疗能力提升项目，91 家示范性社区康复中心融入中医康复服务、14 家康复专科医院提供中医服务；布局建设 16 个区共 40 家社区卫生服务中心和 2 家三级专科医院太极健康实践基地，试点建设覆盖全市 16 个区中医药健康文化知识角，覆盖全市 4 所附属学校、16 所试点学校、若干联系学校的中医药进校园工作网络。

（二）促进中医药服务网络提质扩容

以“构建优质资源更为均衡、覆盖城乡居民全生命周期的中医药服务体系”为目标任务，上海市“十四五”中医药发展中期评估结果显示，全市二级以上公立综合医院设置中医临床科室的比例已达到100%，提前完成2025年达到90%的规划目标，妇幼保健院和传染病等专科医院、社区卫生服务中心设置中医药科室全覆盖，中医药服务网络进一步健全。

1. 建设高水平中医医院

4家上海市公立医院高质量发展试点中医医院按照“一院一方案”原则，分层谋划建设高水平中医医院，其中上海中医药大学附属龙华医院创建国家医学中心（中医类）、岳阳中西医结合医院入围国家医学中心（中医类）辅导类项目。分类分层开展推动公立中医医院高质量发展，其中市级中医医院打造成为具有国际影响力的智慧型、研究型中医医院，区属中医医院则打造成在全国发挥示范引领作用、中医药特色鲜明的服务型、应用型中医医院。

2. 深化建设“区域+”四大中医医联体和五大新城布局

由4所市级中医医院牵头，形成覆盖全市16个区的东、南、西、北四大区域中医医联体，建设中医医联体“一区一品牌”重点基地。形成各级中医医疗资源协同、特色联动、优势互补的立体化区域中医药服务网络。立足“五个新城”卫生规划，按照三级医院标准建1所中医医院，鼓励在临港新城新设1家市级医院分院，加快金山、崇明、闵行、普陀、杨浦等中医资源紧缺区域的中医、中西医结合医院建设，推动了中医药服务能力的全面提升。

3. 提升基层医疗机构中医药服务能力

通过区域中医医联体专科共建、临床带教、进修培训、联合科研等方式，强化上级医院对下级医疗机构的技术支撑，推动首批制剂15个品种在中医医联体对应的基层医疗机构调剂使用。建设112个中医药特色示范社区卫生服务站（村卫生室）（首批50家建设任务已完成、覆盖全市16区），开展社区特色专病专科建设（首批建设76项）、各社区平均可开展67种中医基本病种服务。

（三）加强中医药科技创新和人才队伍建设

1. 中医药科技创新平台建设

截至2023年底，上海市拥有9个国家区域专科中医（专科）诊疗中心、27个国家临床重点专科（中医专业）和75个国家中医药管理局重点专科。上海中医药大学附属龙华医院、上海中医药大学附属曙光医院、上海中医药大学附属岳阳医院3家市级医院进入国家中医药传承创新中心项目储备库，成立上海市中医药循证医学研究中心并在上海市13家中医医院和综合医院设立分中心，为中医药现代化提供了重要的科技支撑。

2. 中医药学科建设

将中医药学科建设和人才发展纳入市级医院整体规划并列入考核评价工作体系，16个学科入选国家高水平中医药重点学科，依托上海中医药大学和上海交通大学医学院联合成立中医西医汇聚创新研究院，集聚全市资源布局建设“中西医结合转化医学学科”。

3. 培养高水平中医药学科带头人及学科团队

持续推进本市全国中医药高层次人才培养基地（“优才学院”）建设，启动中医药高层人才计划(创新群体班、西学中骨干人才班)项目建设,实施国医大师、名中医、岐黄学者等中医药高层次人才引领计划,高层次领军人才集群基本形成。市政府大力推进中医药与人工智能、大数据等学科的交叉融合,培养多学科、复合型创新人才[5],形成中医药高层次人才的“上海队”,并从制度上在全国率先实现中医从事康复工作的执业管理和西医学习中医开展中医药服务分类管理,打通中西医结合人员执业障碍。

(四) 推动长三角区域中医药协同发展

《行动计划》提出打造长三角中医药一体化发展高地包含建设国内顶尖、辐射长三角的中医药临床高地、高水平中西医结合高地、中医药国际标准化高地,推进落实《长三角地区中医药质控一体化合作建设协议》,促进长三角中医服务同质化。

1. 建设中医药临床高地

依托国家中医临床研究基地、国家中医药传承创新中心等平台,开展中医药临床科研一体化建设,以颈椎病、肛肠疾病、脉管病等中医药优势病种为例,长三角三省一市 13 家医院已同步开展临床研究。依托上海市中医药循证医学研究中心,搭建长三角中医药循证医学研究关键技术支撑平台和公共服务平台,首批十个院内制剂产品将从院内试剂转化为正式上市的中药新药。

2. 建设中西医结合高地

率先在上海交通大学医学院附属瑞金医院等 6 家综合医院或专科医院开展市级中西医结合旗舰医院建设,上海交通大学医学院附属瑞金医院等 4 家医院入选国家中西医协同旗舰医院建设单位,围绕技术支持、人才培养、资源共享、服务衔接等方面资源辐射长三角区域。依托全市四大儿科医联体及区域中医医联体建设框架,构建覆盖全市的儿科中西医协同诊疗网络,打造了一批具有相当影响力的中西医结合临床和研究平台。

3. 建设中医药国际标准化高地

将参与研究的中医药国际标准认定为职称晋升的代表作之一,同时将主持并出版中医药国际标准作为晋升正高级职称的破格条件,鼓励中医药专业技术人员从事中医药国际标准研究。成立“上海市中医药国际标准化研究院”,建立中医药标准研究、制定、推广、监测和认证体系,ISO/TC249 共发布中医药国际标准 98 项,其中上海主导 23 项,占比 23.4%,提升了“上海标准”在全国乃至国际的影响力。

二、《行动计划》存在的问题

(一) 部分项目资金结余数偏高

本轮三年行动计划的项目中,有多个项目的资金结余数大于 50 万元。分析其原因,三年间上海市经历了严峻的新冠疫情,项目相关设施设备采购、集中培训以及调查研究工作受到影响而阻滞,尽管项目申报单位已积极努力推进,但由于客观因素的限制,部分工作进展和资金执行安排受到影响,这也反映需要进一步优化项目绩效管理,建立健全项目跟踪监管机制。

（二）项目执行和目标效益缺乏全面衡量标准

一些项目侧重于平台、标准、技术等方向研究解决疫情防控、公共卫生等现实问题，但在后疫情时代，这些项目对重大传染病防控的具体贡献（如临床推广应用价值、成果转化以及所产生的市场效益）和未来发展方向缺乏深度思考，亟须制定更加完善的评估标准，以确保项目成果的有效性和实用性。此外，还需进一步总结上海市中医药高层次领军人才培养模式的创新经验，改善“政策研究落后于政策”状况，促进研究成果服务于政策制定部门、促进科学决策。

（三）持续发挥项目影响力的机制还未有效建立

以海派中医流派传承延伸计划项目为例，海派优势病种临床诊疗辐射力和带动力还处在“爬坡阶段”，各流派拥有自身特色制剂及技术手法，发展瓶颈突出表现在优质资源过于分散，没有形成合力，无法打造流派特色品牌，难以被广大民众知晓，其临床诊疗特色优势难以得到充分展示。尽管已制定“海派中医流派专家共识”，但在医联体和专病专科联盟内的推广与应用还缺乏有效的培训和考核机制。基于特色制剂的开发研究形成新药或医疗器械以及在流派特色优势疾病的预防与康复中的应用有待于进一步拓展，特色流派科普宣传工作有待推进并持续扩大影响力。

（四）基层中医药传承创新发展需求有待进一步满足

“十四五”期间及未来几年，上海市中医药的重要任务是建设好国家中医药综合改革示范区，与国家中医药综合改革示范区“打造中医药事业产业高质量发展的排头兵”的要求相比，仍有提升空间，特别是推动中医药人力和技术资源向基层流动，推动中医优质资源分布更为均衡方面还存在薄弱环节。一些部门对中医药高质量发展的信心不足，落实中西医相互补充、协调发展和重点建设项目投入保障不到位，难以调动和发挥各方面参与、推进中医药发展的积极性、主动性和创造性。

三、对策与建议

（一）完善项目管理体系，建立中长期追踪和反馈机制

聚焦项目执行，引入分级与分层管理模式，建立中长期追踪和反馈机制，对项目成熟度、临床推广应用价值、成果转化以及所产生的市场效益等逐个跟进和分类推动，组织专家制定完善考核评判和衡量标准，定期开展评估和审查，根据评估结果不断优化项目执行策略，提升项目的整体质量与竞争力。聚焦项目预算，实施预算动态调整机制，加强资金合理分配并充分利用，提升各项目承担机构项目财务信息透明度与实时性，引入绩效挂钩的资源配置和资金使用反馈机制，推动项目全程规范管理实施并实现预期目标[6]。

（二）完善配套政策，建立持续发挥项目影响力的推进机制

以加快国家中医药综合改革示范区建设为目标，构建跨部门协同管理平台，多部门联动制定完善中医药事业发展倾斜政策，健全《行动计划》法规标准和制度保障，推动政策环境适应性与

创新性，推动解决项目落地的“最后一公里”。此外，制定系统的推广策略和培训考核机制，促进项目成果在更广泛区域的推广应用，扩大项目示范带动能力。

（三）优化基层中医药网络，满足社区居民高品质中医药服务需求

针对基层呈现出中医药服务资源发展不均衡、五大新城中医药服务能力还欠缺的情况，以4个“区域+”中医医联体和55个市级专科专病联盟为纽带，促进优质中医药服务资源下沉，形成各级中医医疗资源协同、特色联动、优势互补的立体化区域中医药服务网络。强化基层人才培养与激励政策，持续开展基层人才培养与双向双聘、流派传承基地和名医工作室延伸工作，建立健全中医药服务要素梯度传递和双向流动机制，提升中医药医疗服务体系整体效能。

参考文献

[1] 上海市卫生健康委员会，上海市中医药管理局. 上海市进一步加快中医药传承创新发展三年行动计划（2021年—2023年）（沪卫中发〔2021〕2号）. 2021.

[2] 上海市人民政府办公厅. 上海市国家中医药综合改革示范区建设方案（沪府办〔2022〕26号）. 2022.

[3] 上海市卫生健康委员会，上海市中医药管理局. 上海市进一步加快中医药传承创新发展三年行动计划（2021—2023年）项目管理办法（沪卫中发〔2022〕5号）. 2022.

[4] 孙慧，艾贺玲. 上海市基层社区中医药服务能力评价指标体系研究. 中医药管理杂志，2022，30（8）：203－206.

[5] 黄萍，王丽丽，李敏，等. 基于SWOT－PEST分析的上海中医药传承创新发展战略研究. 中医药管理杂志，2022，30（15）：1－5.

[6] 上海市人民政府.《上海市中医药发展战略规划纲要（2018—2035年）》印发. 中医药管理杂志，2018，26（21）：129.

“十五五”期间上海市深化医保监管改革的思考

朱　畅　蒋天禹

【导读】 加强医保基金监管是党的二十届三中全会部署的重要任务，是党中央、国务院赋予各方共同的政治责任。文章通过梳理医保监管改革的难点问题，探究如何以“三个更加注重”的新发展理念引领深化医保监管改革，为推动医保基金监管工作提供理论参考。

医疗保障基金是人民群众的“保命钱”，必须始终把维护基金安全作为首要任务[1]。党的二十届三中全会通过了《中共中央关于进一步全面深化改革　推进中国式现代化的决定》，提出“更加注重系统集成，更加注重突出重点，更加注重改革实效，推动生产关系和生产力、上层建筑和经济基础、国家治理和社会发展更好相适应”，这也为医疗保障事业改革发展提供了重要遵循[2]。本文通过梳理医保监管面临的难点问题，就如何贯彻落实“进一步全面深化改革”精神，深化医保监管改革提出相关政策建议。

一、深化医保监管改革的问题

（一）宏观层面

1. 卫生总费用与经济社会发展的不平衡

卫生总费用与经济社会发展的不平衡主要表现为卫生总费用支出增速过快。2023 年，我国卫生总费用突破 9 万亿元（表 1），占国内生产总值（GDP）的 7.2%，分别比 2022 年和 2021 年提高了 0.1 和 0.5 个百分点[3]。从增速看，2019～2023 年，全国卫生总费用年均增速为 8.3%（按不变价计算，下同），高于同期 GDP 的年均增速。

2. 医保基金支出与卫生总费用的不平衡

医保基金支出与卫生总费用的不平衡主要表现为医保基金支出增速过快。同比 2022 年，2023 年全国医保基金支出增速（14.7%）显著高于卫生总费用增速（6.2%）[4]，这一方面反映了近年基本医保基金在医疗保障体系中发挥了更大作用，另一方面也提示医保控费的压力持续增加。

第一作者：朱畅，男，上海市医疗保障局基金监管处处长。
作者单位：上海市医疗保障局（朱畅、蒋天禹）。

表 1　2019~2023 年全国卫生费用相关统计数据

年份	卫生总费用（亿元）	医保基金收入（亿元）	医保基金支出（亿元）	个人卫生支出（亿元）	GDP（亿元）	居民人均可支配收入（元）	人均消费支出（元）
2019	65 841.4	24 420.9	20 854.2	18 673.9	986 515	30 733	21 559
2020	72 175.0	24 846.1	21 032.1	19 959.4	1 013 567	32 189	21 210
2021	76 845.0	28 732.0	24 048.2	21 205.7	1 149 237	35 128	24 100
2022	85 327.5	30 922.2	24 597.2	22 940.9	1 204 724	36 883	24 538
2023	90 575.8	33 501.4	28 208.4	24 751.1	1 260 582	39 218	26 796

3. 个人卫生支出与居民可支配收入的不平衡

个人卫生支出与居民可支配收入的不平衡主要表现为个人卫生支出增速过快。2019~2023 年，我国个人卫生支出的年均增速（7.3%）高于居民人均可支配收入（6.3%）及人均消费支出的年均增速（5.6%），提示个人医疗费用负担仍然较重，需要进一步完善医疗保障。

4. 人口老龄化和少子化加深的趋势

2023 年，我国 65 岁及以上人口 21 676 万人，占总人口的 15.4%[3]。在人均预期寿命逐年提高和生育率长期处于较低水平的双重影响下，我国已经进入中度老龄社会，在职与退休人员的抚养比已由 20 世纪 90 年代的 5∶1 下降到了目前的 2.8∶1。“十四五”期间预计新退休职工将超过 4 000 万人，抚养比将进一步下降，长期收支平衡压力持续增大。

（二）监管层面

国家医保局自 2018 年成立以来，对欺诈骗保的打击力度不断增强。医保部门虽然拥有政治制度优势、医保基金资金优势、数据资源优势，然而仅从资金、数据层面难以对复杂的诊疗行为合理性进行全面监测。医保基金监管如何实现从“有没有”向“好不好”转变，是一项严峻的课题，原因在于以下几点。

一是违规使用医保基金问题屡查屡犯。部分定点机构利用一些诊疗项目内涵表述模糊，可单独收费医用耗材品种复杂、归类困难等情况，出现了“重复收费”“超标准收费”“分解项目收费”“串换项目收费”等违规使用医保基金问题，并且屡查屡犯。

二是欺诈骗保行为更加隐蔽、团伙化。例如，有的医疗机构诱导拉拢医疗救助对象等困难群体，利用其患有基础性疾病的特点，通过低标准入院、过度诊疗、过度检查、虚构医药服务、虚记费用等方式，将此类违法违规行为包装成合理合规的就医诊疗行为，医保监管部门难以甄别。

三是欺诈骗保链条更长、更复杂。在近年发生的欺诈骗保案件中，有的定点医药机构勾结下游药品耗材流通公司一起造假，虚构药品耗材采购量，制造资金流水假象做平医院的进销存账目。有的上市医药企业员工篡改肿瘤患者基因检测结果，诱导患者使用靶向药治疗。欺诈骗保呈现出“加长链条、上下游贯通”的发展态势。

(三)医保队伍建设层面

一是医保队伍人员不足。从全国定点医药机构的数量规模看,2019 年定点医疗机构仅有 19.9 万家,2023 年达 63.1 万家,2019 年定点药店为 38.9 万家,2023 年达 52.3 万家,而各地医保管理队伍的人员数量并未有明显增长。由于人力资源方面的不足,医保监管工作面临"人少事多、疲于应付"的现实困难。

二是专业能力有待提升。医保基金监管作为涉及医学、经济、法律、管理等多学科的综合领域,需要财务会计、法律、信息系统等多专业领域人才,而现阶段医保行政部门的工作人员多为医学或综合管理类专业背景,在专业知识结构方面存在不足。并且目前监督检查手段还比较传统,仍习惯采用突击式、运动式的方法,以到机构现场翻病历的方式,开展人工核查。被检机构希望能提前"公开监管检查标准,规范监管执法行为,稳定社会监管预期"。

三是外部监管力量发挥不充分。目前医保部门监管主要依靠自身力量,手段仍为行政处罚为主,在推动定点医药机构自律,以及引入第三方专业机构及其他社会主体的力量,尚有不足。

二、对策与建议

(一)更加注重系统集成,促进"三医"协同发展和治理

推进"三医"协同发展和治理是党中央、国务院赋予医保部门的神圣责任。从客观情况看,医疗、医药、医保三方的追求目标及动力机制存在差异性。医院和医务人员追求的是医疗技术的领先、职业荣誉和社会声誉,医药企业追求的是市场占有率及利润最大化。医院和医务人员是提供医疗服务的主体,医药(包括药品和医疗器械)是实现医疗服务的工具。

各级医保部门应进一步增强全局观念、系统思维,发挥好引领作用,协同推进相关改革。一方面,通过更多使用经济杠杆而非行政强制,通过深化支付方式改革、加强医保监管等方式,从原先的"事后买单者"向医药服务价格和质量的"规则制定者"转变。另一方面,通过对参保人员设置不同的医保待遇,进一步引导患者合理有序的就医行为。

(二)更加注重突出重点,健全医保信用监管制度体系

按照国务院办公厅《关于推进医疗保障基金监管制度体系改革的指导意见》的要求,信用管理将成为医保基金监管的重要基础。相比行政监管和协议管理,信用管理具有更好的管理延续性,可以理解为事中事后监管体系的"立柱",当前,可着手抓好信用管理的几项工作。

一是明确违规情形。明确什么属于违规情形,相应进行何种处理,如建立定点医药机构相关人员医保支付资格管理,通过实行"驾照式记分"方式,加强对相关责任人的监管。

二是加强社会公开。通过将记分情况向社会公示,加快实现记分处理和相应措施在全国层面的联网联动,把违法违规的具体行为公之于众。

三是推进信用修复。通过信用修复的机制设计,引导医疗机构和个人发挥积极性主动整改。对积极改正、主动参与本机构医保管理工作的人员,可以修复其信用。

四是实施精准化监管。建立"风险+信用"为基础的分级分类监管制度。首先,要构建适用

于医疗机构和个人的信用(风险)评分指标体系,通过信用评分的指标测定,形成具有持续性的信用监测数据,为形成信用评价结果和长期开展信用管理工作提供依据[5]。其次,以风险防控为导向,合理确定监管重点、监管方式、抽查比例和频次,实现差异化精准化监管。

最后,推动从“严罚管理”向“宽严相济”转变,对欺诈骗保行为严管重罚,对改革进程中(如带量采购、DIP 付费支付改革等)遇到的一些新问题,实施包容审慎监管。

(三) 更加注重改革实效,推进医保监管治理和医保事业高质量发展更好相适应

一是从政府单向监管为主向社会多元共治转变。如医保部门可通过向定点机构下发疑点数据,推动机构自主开展自查自纠,由院方对相关诊疗和药品耗材使用情况进行自主分析研判,主动开展医师约谈等。又如,医保部门可以向第三方专业机构购买财务、法律、信息、管理等服务,充分发挥机构的专业技术优势,弥补自身在人员和知识方面的不足。再如,可进一步健全“吹哨人”、内部“深喉”举报制度,对有功人员予以重奖和严格保护,鼓励广大群众积极参与,形成社会监督的良好态势。

二是从行政强制执行为主向建立激励约束机制转变。激励机制既应包括对定点机构结余留用、支付分担,对举报人奖励等在内的经济激励,也应包括对医务人员的职业声誉、公开表彰等非经济激励[6]。

三是从人工现场监管向数字监管转变。探索推行以数据监测、远程监管、预警防控为特征的“非现场监管”,探索完善动态监测、智能预警、快速处置、跟踪反馈“互联网+”监管模式。

三、下一步思考与展望

实践探索永无止境,深化改革永无止境。在医保监管领域,坚持“三个更加注重”发展理念,进一步深化改革,通过建立基于“风险评级+信用管理”分级分类监管制度,推动“监督检查行为规范+过程公开公正透明”,加快形成“机构自律+社会监督”多元共治新格局,以高效能监管促进医保事业高质量发展。

参考文献

[1] 中共中央,国务院. 关于深化医疗保障制度改革的意见. 2020.

[2] 中共中央. 中共中央关于进一步全面深化改革 推进中国式现代化的决定. 2024.

[3] 国家统计局. 年度数据. https://data.stats.gov.cn/easyquery.htm? cn=C01[2024-10-06].

[4] 国家医疗保障局. 2023 年全国医疗保障事业发展统计公报. 2023.

[5] 刘孟嘉,张金穗,陈文,等. 定点医疗机构信用管理在医保基金监管中的重要性与实现策略. 中国卫生政策研究,2020,13(11):32-36.

[6] 张卿. 论医保基金监管中协议管理模式的优化使用. 中国医疗保险,2019(10):45-48.

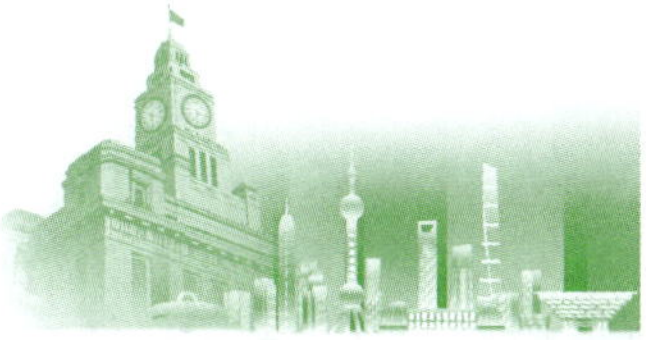

第二章

综合医改

本章关注综合医改，介绍上海深化医疗领域高水平改革开放的实践、公立医院高质量发展试点阶段性评估情况，探索上海市公立医院“一院多区”管理策略的优化路径、嘉定区紧密型城市医疗集团建设、浦东新区联合病房建设实践以及面向多院区的医学影像设备数字化管理模型构建与实践，分析上海市连续全程药学服务发展现状与对策、医联体内用药衔接现状及优化建议。

上海深化医疗领域高水平改革开放的实践探索

付 晨 陈 霆 吴凌放 严晓南

【导读】 开放是上海的鲜明底色。2023 年 11 月 30 日，习近平总书记在上海主持召开深入推进长三角一体化发展座谈会时明确提出，要推进电信、医疗等重点领域的开放。党的二十届三中全会对医疗开放和涉外医疗工作做了总体部署，十二届上海市委五次全会进一步明确了改革任务和要求。上海要紧抓高水平改革开放发展机遇，围绕国际医学中心城市建设，大力推进国际医疗发展。

2023 年 11 月 30 日，习近平总书记在主持召开深入推进长三角一体化发展座谈会时提出，要推进电信、医疗等重点领域的开放。党的二十届三中全会对医疗领域有序扩大开放和完善境外人员入境医疗等制度做了总体部署[1]。国务院印发的《中国（上海）自由贸易试验区临港新片区总体方案》中明确提出加大卫生等重点领域对外开放力度[2]。十二届市委五次全会进一步明确了进一步全面深化改革、在推进中国式现代化中充分发挥龙头带动和示范引领作用的任务和要求[3]。2024 年 9 月，商务部、国家卫生健康委、国家药监局印发通知明确了医疗领域开展扩大开放试点工作要求，上海是试点城市之一[4]。

一、紧抓发展机遇，锚定国际医疗发展目标

发展国际医疗是上海医疗卫生领域全面贯彻落实总书记重要指示精神、党的二十届三中全会精神和十二届市委五次全会精神的具体实践；是推进卫生健康领域高水平开放的重要抓手；是深化高水平改革开放，实现经济社会高质量发展的重要支撑；是城市软实力的重要内容；是充分利用国内国际两个市场两种资源，建设国际医学中心城市的重要举措。

要锚定发展目标，着力打造上海国际医疗品牌，充分展示上海高水平医学技术和高品质医疗服务，促进医学发展与国际同频共振，助力生物医药产业全链条创新发展，使之成为上海高水平对外开放的重要支点、优化营商环境的重要支撑，成为上海践行“四个放在”、加快建成“五个中心”的生动实践。

第一作者：付晨，男，上海市卫生健康委员会副主任。
作者单位：上海市卫生健康委员会（付晨、陈霆、吴凌放、严晓南）。

二、推进首创性改革，发布《国际医疗服务规范》地方标准

2024年6月18日，《国际医疗服务规范》由沪市监标技〔2024〕291号文正式发布[5]，成为全国首个国际医疗服务地方标准，是上海医疗机构开展国际医疗的工作指引，也是卫生健康行政部门对国际医疗的管理依据。地方标准中首次明确了国际医疗的定义，提出国际医疗是以高水准服务和高水平技术为特征，以跨境就医人群为主要服务对象，以商业健康保险和海外医疗保险支付或跨境就医人群自付为主要支付方式的医疗服务业态。同时，对国际医疗服务的机构、制度建设、人员、服务、评价与改进等提出要求。

（一）机构要求

地方标准对开展国际医疗服务的机构提出六个方面要求。一是基本要求，机构应具备医疗机构执业资质，服务项目应在核准登记的诊疗科目和服务方式范围内。二是场地空间，首次提出，不是全机构提供国际医疗服务时，应设置独立、集中的国际医疗院区。三是设施设备应满足国际医疗诊疗需求，当不是全机构提供国际医疗服务时，国际医疗常规检查设备原则上应专用。四是服务模式，宜提供全流程、闭环式服务。五是药品和医疗器械使用宜与国际接轨。六是信息系统应与国际医疗服务相匹配。

（二）制度建设要求

开展国际医疗服务的机构要围绕国际医疗服务要求建立并落实相关制度，建立国际医疗档案管理制度，完善医院感染管理与控制制度，建立健全财务管理制度、专职人员和支援人员管理和培训制度。

（三）人员要求

地方标准创新提出，国际医疗从业人员包括国际医疗专职人员和支援人员。专职人员应具备中外文服务能力并有国际医疗服务从业经验或经过相关培训。支援人员是指除专职人员以外的提供国际医疗服务的较高水平兼职医务人员。开展国际医疗服务的机构应制定从业人员行为规范并进行培训，财务人员应具备商业健康保险理赔相关知识。

（四）服务要求

服务要求主要有六个方面。一是基本要求，服务内容要与医疗机构执业资质相匹配，应提供全流程中外文导诊和/或陪诊服务。二是门急诊，门诊服务实行预约制、首诊医师负责制，宜开展国际医疗急诊服务。三是住院，实行主诊医师负责制，主诊医师率领医疗小组负责患者医疗工作。四是健康体检，实行预约制和主检医师负责制，不是全机构提供国际医疗服务时，检查项目应尽量在国际医疗院区内完成。五是预防接种，实行预约制，应符合行政主管部门相关规定。六是费用和支付，应提供便利，告知患者费用情况并提供收费凭据、收费明细等，宜提供多渠道支付方式。

（五）评价与改进要求

医疗机构应通过自我评价或第三方评价，定期对国际医疗服务情况开展评价，根据评价结果，采取改进措施，持续提升服务质量和管理水平。

三、创新跨领域合作宣传，推广上海国际医疗品牌

创新“医疗+”文旅、外事、媒体等跨领域合作推广方式，面向海外共同宣传上海国际医疗，为上海国际医疗品牌树立推广、迈向国际进行了有益尝试。

（一）组团出海参展，亮相国际旅游展会

2024 年，上海医疗机构共参加了阿拉伯旅游展、伦敦世界旅游交易会、中国国际旅游交易会等 3 场国际旅游展会，累计参展医院 31 家。5 月，试点医院首发出海，华山医院、上海儿童医学中心正式在迪拜举行的阿拉伯旅游展亮相，设立上海国际医疗展台，成为该次旅游展上我国各省市代表团设立的唯一一个医疗旅游展台。11 月，试点医院再次出海，参加伦敦国际旅游交易会，华山医院、新华医院作主题演讲，介绍了上海国际医疗旅游发展情况和脊柱侧弯专病诊疗成果，海外媒体首次对上海国际医疗旅游进行了报道[6]。在中国国际旅游交易会上，上海提供国际医疗服务的公立医院、社会办医院首次同场亮相，组团推介上海国际医疗。

（二）开放信息渠道，在上海国际服务门户发布国际医疗服务信息

上海国际服务门户是上海目前最权威、最重要的官方多语种一站式资讯服务平台，面向在沪外籍人员和海外人士，提供实用、便利的信息资讯、办事功能及互动服务。2024 年 10 月，上海国际服务门户网站发布了上海市国际医疗服务信息。目前，共更新发布了 48 家医疗机构的国际医疗服务信息，其中公立医院 23 家、社会办医疗机构 25 家，提供了医疗机构地址、服务时间、服务语种、联系方式、预约方式、优势科室等实用资讯，有效开放海内外外籍人士获取国际医疗服务的信息渠道。

（三）海外媒体报道，上海国际医疗知名度逐步提升

与媒体合作，针对性开展海外宣传报道。《上海日报》（*Shanghai Daliy*）等外文媒体、《欧洲时报》（英文版）等海外华文媒体对上海国际医疗进行相关报道。国庆期间，中国国际电视台（CGTN）连续两天英文报道上海国际医疗工作。目前，陆续有荷兰、波兰、格鲁吉亚、俄罗斯、乌兹别克斯坦、印度、马来西亚等近 20 个国家和地区的患者专程赴上海就诊。

（四）多领域共谋发展，高水平公立医院国际医疗旅游试点阶段性总结会顺利召开

9 月 19 日，医保、文旅、外事、药监、金融、出入境管理等十余个部门，有关区政府，市外商投资协会，部分旅行社、商业保险公司等参加了上海市高水平公立医院国际医疗旅游试点工作阶段性

总结会，共推上海国际医疗发展，共享试点阶段性成果，共同见证上海国际医疗标识、《上海国际医疗宣传册(2024)》、《上海国际医疗宣传片》发布，13 家试点医院被授予“上海市公立医院国际医疗旅游试点单位”牌匾。

四、持续发力，推进上海国际医疗高质量、跨越式发展

上海围绕国家对医疗领域开放的要求，结合地方特色优势，对国际医疗发展进行系统谋划，着力推进上海国际医疗高质量、跨越式发展。

(一) 发挥机构优势，推动高水平公立医院、社会办医共同发展

高水平公立医院集聚高水准医学诊疗技术，高水平社会办医在服务理念和模式上有较强的吸引力，要充分发挥两者优势，互鉴互补。同时，要兼顾考虑社会办医和公立医院的发展特点和需求，优化服务布局、扩大服务规模。公立医院要明晰国际医疗与基本医疗的边界，国际医疗不得挤占基本医疗服务资源。要为社会办医疗机构提供充分的发展空间，支持、鼓励社会办医疗机构发展国际医疗服务。

(二) 聚焦专科技术，打造上海国际医疗整体品牌

充分运用上海医疗机构已有的国际领先技术，结合优势学科发展情况，鼓励医疗机构各扬所长、强强联合，充分发挥肿瘤免疫、癌基因组学、中医特色诊疗、质子重离子治疗、内镜微创手术等学科优势，培育具有国际竞争力的上海国际医疗专科、专病服务项目。同时，要凝聚合力，加强整体谋划、平台打造和资源整合，塑造国际医疗服务的整体品牌，打响国际医疗的“上海品牌”。

(三) 注重服务获得感，同时抓好高水平技术和高品质服务

高水平技术是国际医疗服务的核心竞争力，也是患者跨境就诊的刚性需求，要把医学科技创新作为国际医疗旅游发展的重要动力源泉，紧跟不断迭代更新的医学发展前沿，用国际领先水平的诊疗技术持续吸引跨境患者。同时，要更好地提供便利化服务措施，用高效、优质的高性价比全流程服务，提升服务感受度。

(四) 兼顾发展活力和可持续，有效激励和规范国际医疗服务发展

做好地方标准《国际医疗服务规范》实施工作，加强标准化工作衔接，强化服务行为监管，保障国际医疗发展的规范和可持续。同时，出台支持国际医疗发展的政策，针对制约国际医疗发展的瓶颈问题，协同多部门积极谋划相应的政策举措，形成政策系统集成合力，充分激发国际医疗发展活力。

参考文献

[1] 中共中央. 中共中央关于进一步全面深化改革 推进中国式现代化的决定(2024 年 7 月 18 日

中国共产党第二十届中央委员会第三次全体会议通过). https://www.gov.cn/zhengce/202407/content_6963770.htm? sid_for_share=80113_2 [2024-12-24].

[2] 国务院. 关于印发中国(上海)自由贸易试验区临港新片区总体方案的通知(国发〔2019〕15号). 2019.

[3] 中共上海市委. 中共上海市委关于贯彻落实党的二十届三中全会精神进一步全面深化改革在推进中国式现代化中充分发挥龙头带动和示范引领作用的决定. https://export.shobserver.com/baijiahao/html/791491.html [2024-12-24].

[4] 商务部,国家卫生健康委,国家药监局《关于在医疗领域开展扩大开放试点工作的通知》(商资函〔2024〕568号). 2024.

[5] 上海市市场监督管理局. 关于发布《重大活动特种设备安全保障技术服务导则》等6项地方标准的公告(沪市监标技〔2024〕291号). 2024.

[6] 郭贝. WTM上海展台:"千万级"流量入口 国际医疗旅游项目首次亮相. 欧洲时报英国版. https://www.oushinet.com/static/content/ouzhong/ouzhongnews/2024-11-08/app_1304493655063025371.html [2024-11-09].

上海市公立医院高质量发展试点阶段性评估

付　晨　冷熙亮　王贤吉　汤仲夷　凌　云　刘元凤　崔文彬

【导读】 2022年10月，上海市遴选确定40家公立医院作为试点单位，启动高质量发展试点工作。为深入了解试点进展情况，上海市卫生健康委联合第三方研究机构，开展了2023年度试点阶段性评估。评估结果显示，试点工作推进较为顺利，各试点医院在党建引领、能力提升、结构优化、创新增效、文化聚力等方面取得较好成效，试点实施情况总体上基本符合预期；同时也发现，部分试点医院责任意识不足，医院运营管理状况亟需改善，医疗费用不合理增长态势明显，学科人才建设需进一步加强，智慧医院建设仍有较大提升空间。建议下一步紧抓试点工作督促指导，强化试点医院主体责任；汇集多方资源，加大对试点医院支持力度；深化“三医”协同发展和治理，统筹推进公立医院改革；做好试点经验宣传推广，营造良好的试点氛围。

2022年10月，为贯彻落实国务院办公厅《关于推动公立医院高质量发展的意见》（国办发〔2021〕18号）和市政府办公厅《关于推进上海市公立医院高质量发展的实施方案》（沪府办发〔2021〕31号），上海市遴选确定40家公立医院（含试点医院20家、辅导类试点医院20家）和20家社区卫生服务中心，启动为期5年的试点工作。市卫生健康委指导各试点单位，按照试点工作要求，于2022年底至2023年初完成试点方案编制并推进方案实施。为了解试点工作进展情况，客观反映阶段性成效和存在的问题，市卫生健康委联合第三方研究机构，开展2023年度试点阶段性评估。

一、评估对象与方法

本次评估对象为40家试点医院（表1）。试点医院评估指标体系包括党建引领、能力提升、结构优化、创新增效、文化聚力等五个维度32个指标，以国家公立医院高质量发展评价指标为主，结合本市实际纳入部分国家公立医院绩效考核（以下简称“国考”）指标，并增加部分体现诊疗服务能级、临床研究水平和服务模式创新等方面的特色指标（表2）。指标数据主要来源于卫生统计年报、财务年报及市卫生健康委的公立医院运行管理监测评价信息系统，部分上述报表未

第一作者：付晨，男，上海市卫生健康委员会副主任。
通讯作者：冷熙亮，男，上海市卫生健康委员会医药卫生体制改革处处长。
作者单位：上海市卫生健康委员会（付晨、冷熙亮、王贤吉、汤仲夷、凌云、刘元凤），上海申康医院发展中心（崔文彬）。

能覆盖的指标数据则通过设计调查表，由试点医院填报获得。采用纵向、横向比较反映试点进展情况，纵向比较主要采用2023年与2022年指标数据进行前后对比（部分指标受2022年新型冠状病毒疫情影响大，调整为与2021年数据进行比较）；横向比较主要是将试点医院指标数据与全市面上或全国平均水平进行比较。

表1　上海市公立医院高质量发展试点单位名单

试点类别	医院类别	医院名称	简称	试点类别	医院类别	医院名称	简称
市级试点医院	综合	1. 复旦大学附属中山医院	中山	区属试点医院	综合	1. 上海市东方医院	东方
		2. 上海交通大学医学院附属瑞金医院	瑞金			2. 上海市徐汇区中心医院	徐中心
		3. 上海交通大学医学院附属仁济医院	仁济			3. 上海市同仁医院	同仁
		4. 上海市第一人民医院	市一			4. 复旦大学附属金山医院	金山
		5. 复旦大学附属华山医院	华山			5. 上海市第五人民医院	五院
	专科	6. 上海市精神卫生中心	精中			6. 上海市杨浦区中心医院	杨中心
		7. 上海交通大学医学院附属上海儿童医学中心	儿中心			7. 复旦大学附属中山医院青浦分院	中山青浦
		8. 复旦大学附属妇产科医院	妇产科			8. 上海市松江区中心医院	松中心
	中医	9. 上海中医药大学附属龙华医院	龙华			9. 上海市普陀区中心医院	普中心
		10. 上海中医药大学附属曙光医院	曙光		中医	10. 上海市中西医结合医院	市中西
辅导类市级试点医院	综合	11. 上海交通大学医学院附属新华医院	新华	辅导类区属试点医院	综合	11. 上海市嘉定区中心医院	嘉中心
		12. 上海市第六人民医院	六院			12. 上海市奉贤区中心医院	奉中心
		13. 上海市第十人民医院	十院			13. 上海市浦东医院	浦东
	专科	14. 复旦大学附属肿瘤医院	肿瘤			14. 上海市静安区闸北中心医院	闸中心
		15. 上海市胸科医院	胸科			15. 上海市第四人民医院	四院
		16. 复旦大学附属眼耳鼻喉科医院	五官科			16. 上海健康医学院附属崇明医院	崇中心
		17. 上海市肺科医院	肺科			17. 上海市宝山区吴淞中心医院	吴淞中心
		18. 复旦大学附属儿科医院	儿科			18. 上海交通大学医学院附属第九人民医院黄浦分院	九院黄浦
		19. 上海市第一妇婴保健院	一妇婴		中医	19. 上海市第七人民医院	七院
		20. 上海市儿童医院	儿童				
		21. 同济大学附属口腔医院	口腔				

注：上述试点单位名单不含社区卫生服务中心。

表 2　上海市公立医院高质量发展试点评价指标体系

维度	序号	指标名称	指标来源
党建引领	1	在岗卫生技术人员中的党员占比	从国家评价指标“党组织和党员队伍建设情况”中析出
	2	在岗高知群体中的党员占比	从国家评价指标“党组织和党员队伍建设情况”中析出
	3	党支部书记“双带头人”占比	从国家评价指标“党组织和党员队伍建设情况”中析出
	4	专职党务工作人员占在岗职工数比例	从国家评价指标“党建工作责任落实情况”中析出
能力提升	5	病例组合指数(case mix index,CMI)	增加指标
	6	平均住院日	国考指标(二级医院)
	7	住院医师首次参加医师资格考试通过率	从国家评价指标“住院医师规范化培训制度落实效果”指标中析出,国考指标
	8	卫生专业技术人员研究生以上学历占比	增加指标
	9	住院手术患者围手术期中医治疗比例	国家评价指标、国考指标
	10	中药饮片使用率	国家评价指标、国考指标
	11	以中医为主治疗的出院患者比例	国家评价指标、国考指标
结构优化	12	出院手术患者三级/四级手术占比	国家评价指标、国考指标
	13	出院手术患者微创手术占比	国家评价指标、国考指标
	14	医疗服务收入占比	国家评价指标、国考指标
	15	人员支出占业务支出比重	国家评价指标、国考指标
	16	门诊人次数与出院人次数比	国考指标
	17	医疗盈余率	从国考指标“收支结余”中析出,为(医疗活动收入-业务支出)/医疗活动收入
创新增效	18	电子病历系统应用水平评级	从国家评价指标“智慧医院建设成效”中析出,国考指标
	19	智慧服务评级	从国家评价指标“智慧医院建设成效”中析出
	20	智慧管理评级	从国家评价指标“智慧医院建设成效”中析出
	21	互联网医院门诊量占医院总门诊量比例	增加指标
	22	商业医保直接结算人次数	增加指标
	23	每百名卫生技术人员科研项目经费	国家评价指标、国考指标
	24	每百名卫生专业技术人员科技成果转化金额	国家评价指标、国考指标
	25	主持研究者发起的临床研究项目(investigator-initiated trial,IIT)数量及金额	增加指标
	26	高水平药品临床试验管理规范(Good Clinical Practice,GCP)项目数量	特色指标,包括国际多中心国内牵头项目、国内牵头项目、国际第三类器械多中心参与项目、一类新药1期临床项目、国内第三类器械(组长或参与)
	27	牵头制定和发布指南、标准、规范数量	增加指标

续 表

维度	序号	指标名称	指标来源
创新增效	28	每名执业医师日均住院工作负担	增加指标
	29	门诊和住院上转/下转诊患者人次数	国考指标
文化聚力	30	住院患者满意度	国家评价指标、国考指标
	31	门诊患者满意度	国家评价指标、国考指标
	32	医务人员满意度	国家评价指标、国考指标

二、评估结果

（一）试点推进概况

1. 试点组织推进有力有效

一是强化组织领导。上海市将推进公立医院高质量发展作为深化医改重点内容，纳入市委、市政府年度重点工作及各区党政领导班子年度绩效考核范围，按月、按季督促工作进度，加强督导考核。二是深入调研指导。市卫生健康委会同市级相关部门，多次组织试点医院及相关区召开调研座谈和工作推进会，开展实地调研走访，了解试点进展情况和遇到的问题，邀请行业专家进行点评指导，积极协调相关部门解决试点单位困难。三是加大政策支持。在充分了解各试点单位需求，广泛征求相关部门、办医主体和试点单位意见基础上，2023 年 6 月印发《关于上海市推动公立医院高质量发展试点支持政策清单》（沪卫医改〔2023〕5 号），明确科技创新、体系建设、动能提升、综合保障等四个方面 24 条支持举措。四是做好监测评价。在国家评价指标基础上，结合上海实际研究制定上海市公立医院高质量发展评价指标体系。建设基于大数据的公立医院运行监测评价信息系统，按月监测各试点医院运行指标数据并与面上情况进行比较，按季度编制简报并在系统内发布。

2. 试点单位实施平稳有序

一是制定试点方案。各试点医院按照“一院一方案”要求，在市卫生健康委指导下制定个性化、差别化试点实施方案，明确试点目标、任务举措和分阶段分年度量化指标，经上级办医主体和市卫生健康委审核后正式印发实施。二是健全组织架构。各试点医院均成立由医院党政主要负责人任组长的试点领导小组和由分管领导牵头、各相关职能部门组成的工作小组，加强试点工作组织领导和统筹协调。部分试点医院如瑞金医院等还成立医院高质量发展建设办公室，指定专职工作人员负责日常工作。三是建立推进机制。各试点医院将试点实施方案中各项任务进行细化分解，明确牵头部门及职责分工，并纳入年度考核。仁济医院等建立了试点工作推进例会制度和信息报送制度，建立督导考核机制。中山、瑞金两家试点医院定期编制高质量发展试点工作简报。

（二）阶段性成效

1. 党建引领发展作用显著增强

一是党委领导下的院长负责制有效落实。各试点均按照上海市公立医院党建“1+2”文件要求，深化落实党委领导下的院长负责制，充分发挥医院党委把方向、管大局、作决策、促改革、保落实的领导作用；建立健全医院党委会和院长办公会议事决策制度和书记、院长定期沟通制度，着力构建党委统一领导、党政分工合作、协调运行的工作机制强化党建工作责任。

二是基层党组织堡垒作用得到增强。各试点医院按照“支部建在科室”原则，加强基层党支部建设。2023 年各试点医院（含辅导类，下同）党支部数达到 1 301 个，较 2022 年增长 4.2%。各试点医院普遍实施“双带头人”培育工程，推进业务骨干“双培养”机制落地生效。试点医院中党支部书记为“双带头人”的支部数达 1 009 个，较 2022 年增长 2.9%，“双带头人”支部数占比达到近八成，市级试点医院中六院、胸科两家医院占比超过 90%，区属试点医院中徐中心、嘉中心、吴淞中心占比基本达到 100%。各试点医院配备专职党务工作人员数 728 人，较 2022 年增长 4.7%，其中市级试点医院平均配备专职党务工作人员 23.7 人，区属试点医院平均配备 12.1 人；专职党务工作人员占在岗职工数比例达到 0.7%左右，其中精中、妇产科、五官科、肺科、一妇婴、崇中心等 6 家医院占比超过 1.2%。

三是党员队伍建设质量实现提升。各试点医院卫生专业技术人员中党员数占比达 25.3%，较上年提高 0.3 个百分点；其中市级试点医院占比为 27.5%，区属试点医院占比为 20.3%，大部分医院同比均有所上升。各试点医院在岗高级知识分子群体* 中党员人数占比平均水平达 48.2%，与上年基本持平。其中，市级试点医院占比为 50.2%，肿瘤、同济口腔、儿科等 3 家医院达到 55%；区属试点医院占比为 42.9%，中山青浦、徐中心、奉中心等 3 家医院超过 48%。

2. 医疗服务能级水平明显提升

一是高水平医院优质资源扩容提速。中山医院全国首个综合类国家医学中心建设项目于 2023 年底全面开工，成立国家医学中心建设领导委员会和办公室，建立健全推进机制，并加快新建上海国际医学科创中心、青浦新城院区一期工程。瑞金、龙华两家市级医院全力争创综合类和中医类国家医学中心。华山、六院、儿科、儿中心、精中等试点医院加快推进专科类国家医学中心建设。中山、华山、瑞金、仁济、市一、六院、龙华、曙光、儿科、儿中心、妇产科、肿瘤等 12 家试点医院作为输出单位，按照国家部署在山东、江西、福建、海南、河南、安徽、贵州、甘肃等多个省份倾力打造 20 个国家区域医疗中心，向项目医院派出院长、科室主任、常驻专家，填补当地肿瘤、心血管、呼吸、儿科等专科能力方面的短板弱项，在提高当地医疗服务能级与质量安全水平的同时，也提升了上海医疗服务品牌的辐射力和影响力。

二是学科人才建设成效凸显。各试点医院大力加强学科建设，2023 年中山、华山、六院、九院、儿科、儿中心、妇产科、五官科、肺科、肿瘤、精中等 11 家试点医院获批 23 个国家临床重点专科建设项目；中山、瑞金、妇产科等 3 家市级试点医院入选国家中西医协同“旗舰”医院试点单位或项目建设单位；在上海市 2023 年“重中之重”研究中心项目遴选中，有 10 家试点医院获得 12 个 A 类项目（共 12 个），12 家试点医院获得 20 个 B 类项目（共 25 个）。各试点医院加大高端人才引育力度，2023 年新增各类高层次人才 411 人，其中市级试点医院 355 人，区属试点医院 56 人；仁济医院 2023 年新增中国工程院院士 1 名；松中心依托上海交通大学医学院松江研究院平台，大力引进脑科学研究团队，包括中国科学院院士 1 名，项目组组长（principal investigator，PI）

* 根据有关统计口径，医院高级知识分子群体包括研究生学历或副高级及以上专业技术职称人员。

10 名，其中国家杰出青年科学基金获得者 2 名、上海市领军人才（海外）青年人才 6 名。各试点医院人才梯队进一步优化，卫生专业技术人员中研究生学历占比平均水平超过 21%，同比提升 0.6 个百分点，其中市级试点医院占比为 25.6%，五官科、同济口腔两家医院超过 30%；区属试点医院占比为 15.8%，东方医院占比超过 25%。各试点医院高度努力提升住院医师规范化培训质效，住院医师首次参加医师资格考试通过率平均水平达 82.5%，同比提升 1.2 个百分点，其中市级试点医院平均通过率达 88.6%，肺科、儿童两家医院通过率近 100%，中山、一妇婴达 95%；区属试点医院平均通过率为 70.8%，东方医院超过 82%。

三是医疗服务能级指标总体改善。2023 年，各试点医院收治病种难度普遍提升，较好地体现了市级医院疑难危重症诊疗及区域性医疗中心功能定位。市级试点医院 CMI 值平均水平为 1.28*，在 2022 年（1.25）、2021 年（1.04）基础上进一步攀升，也高于同期市级医院平均水平（1.11）；其中中山医院 CMI 值达 1.87，瑞金医院达 1.53。区属试点医院 CMI 平均水平为 1.15，高于 2022 年（1.14）和 2021 年（0.94），也高于同期区属综合医院平均水平（0.89），其中东方医院达到 1.37，普中心、闸中心、奉中心、嘉中心、四院等 5 家医院达到 1.20 及以上。

四是中医药服务能力持续提升。4 家中医类试点医院奋力加强内涵建设，推进传承创新发展，全面提升中医药服务能力。4 家中医类试点医院以中医为主治疗的出院患者比例平均水平为 24.1%，较 2022 年提高 0.7 个百分点；其中龙华医院超过 30%，曙光医院达到 27.1%。门诊患者中药饮片使用率平均水平为 51.7%，较 2022 年提高 2.9 个百分点，其中龙华医院超过 60%。住院患者中药饮片使用率平均水平达 70.3%，较上年略有提高，其中七院超过 82%。住院手术患者围手术期中医治疗比例平均水平达 93.4%，较上年提高 2.5 个百分点，其中七院、曙光两家医院达到 98%以上。

3. 医院业务和经济结构得到改善

一是业务结构明显优化。2023 年，各试点医院门诊人次数与出院人次数比为 25.69（2022 年全国平均水平为 18.5），优于全市医院平均水平（28.59），较 2021 年（34.07）有明显下降；市级试点医院平均水平为 25.27，优于市级医院平均水平（25.74），其中胸科、肺科两家医院分别仅为 7.03 和 8.69，十院仅为 18.89；区属试点医院平均水平为 26.88，同比下降更为明显，其中徐中心、闸中心、崇中心低于 20。市级试点医院出院手术患者四级手术占比平均水平为 33.2%，高出市级医院平均水平 1.5 个百分点，较 2021 年提高 1.0 个百分点；其中胸科、肺科两家医院超过 80.0%，中山、华山两家医院超过 40%。区属试点医院出院手术患者三四级手术占比平均水平为 65.8%，高出区属医院平均水平 6.5 个百分点，较 2021 年提高 2.2 个百分点；其中东方、徐中心、杨中心、闸中心等 4 家医院超过 75%。各试点医院出院患者微创手术占比平均水平为 24.5%，高于全市医院平均水平（22.2%），较 2021 年提高 2.0 个百分点；市级试点医院、区属试点医院平均水平分别为 25.3%和 21.3%，其中胸科、肺科两家医院分别高达 72.5%和 83.0%，妇产科医院达 41.8%，东方医院达 31.5%。

二是经济运行状况整体好转。与 2022 年受新冠疫情影响出现普遍亏损不同，2023 年各试点医院收支结余状况有了较大改善，其中市级试点医院改善尤为明显。40 家试点医院总体上实现

* CMI 指数为按病种分值付费口径计算，下同。

收支平衡，医疗收支盈余合计 14.57 亿元，平均医疗盈余率为 1.02%，高于全市医院平均水平(0.36%)，较 2021 年提高 0.60 个百分点。21 家市级试点医院平均医疗盈余率为 2.08%，其中 18 家(占 85.7%)实现扭亏为盈，仅仁济、十院、精中出现小幅亏损(-0.4%~-0.8%)。19 家区属试点医院平均医疗盈余率为-2.41%，其中有 11 家(57.9%)仍存在亏损，但亏损幅度较 2022 年的-9.18%有明显收窄，与 2021 年水平基本相当。各试点医院人员支出占比平均水平为 34.0%(全国平均水平为 37.5%)，较 2021 年提高 0.5 个百分点；市级试点医院人员支出占比平均水平为 33.4%，略高于 2021 年 0.1 个百分点；区属医院平均水平为 36.0%，高出 2021 年 1.8 个百分点。

4. 创新增效优势进一步显现

一是科研创新及成果转化成效良好。各试点医院尤其是市级试点医院加大科研创新力度，大力推进科研成果转化，取得了良好成效。2023 年，21 家市级试点医院共获得科研项目经费 35.12 亿元，平均每百名卫生专业技术人员科研经费 329.43 万元，较市级医院平均水平高 5%左右，其中曙光、精中两家医院超过 500 万元。各试点医院高度重视并大力发展 IIT，2023 年共计主持 IIT 项目数达 3 102 项(项目总经费达 5.29 亿元)，较 2022 年增长 16.2%；其中市级试点医院、区属试点医院分别开展 2 859 项和 243 项，分别较 2022 年增长 16.0%和 22.1%。21 家市级试点医院 2023 年共新增开展高水平 GCP 项目 1 238 项，较 2021 年增长 70.3%，其中中山、华山、肿瘤 3 家医院新增项目分别达 391 项、217 项和 188 项，瑞金、仁济项目数也增长迅速。21 家市级医院平均每百名卫生专业技术人员科技成果转化金额 1 082.04 万元，较 2022 年大幅增长 160.9%；中山、瑞金两家医院达 4 091 万元和 3 480 万元，市一、肿瘤两家医院超过 2 500 万元。各试点医院牵头制定发布各类指南标准规范 262 项，较 2022 年增加 25 项，市级试点医院、区属试点医院分别为 250 项和 12 项。2023 年市级试点医院牵头和参与制定国际指南 25 项，较 2022 年增加 1 项。

二是服务模式创新力度加大。各试点医院近年来以疫情防控为契机，大力发展互联网医疗服务。目前各试点医院基本均已开通互联网医院，年内共提供互联网门诊服务 568.76 万人次，互联网医院门诊量占医院总门诊量比例为 4.5%*，较 2021 年提高 2.8 个百分点；其中市级试点医院、区属试点医院互联网医院门诊量占比分别为 4.6%和 4.2%，华山、五官科、徐中心、普中心占比相对较高。与商业医保公司合作不断加深，2023 年各试点医院商业医保直接结算人次数达 24.48 万人次，较 2022 年大幅增长 60.0%；其中市级试点医院、区属试点医院直接结算人次数分别为 18.80 万人次和 5.68 万人次，较 2022 年分别增长 62.9%和 50.3%；瑞金、华山、七院达到 3.2 万人次以上，仁济、儿中心、中山接近 2 万人次。

三是智慧医院建设不断深化。各试点医院普遍加快推进信息化建设，强化数字化转型赋能。电子病历系统应用水平评级方面，目前 21 家市级试点医院均达到 4 级及以上，其中瑞金医院到 7 级，12 家达到 5 级；19 家区属试点医院除崇中心目前尚为 3 级外，其余 18 家均达到 4 级及以上水平，其中杨中心达到 6 级，东方、五院、普中心、闸中心、七院等 5 家医院达到 5 级。智慧服务评级方面，瑞金医院达到 4 级水平，中山、仁济、六院、肿瘤、精中、胸科等 6 家试点医院 2023 年经国家

* 该数据为各试点医院自报数据，非官方统计。

评估达到3级(国家目前只发布3级及以上评估结果,3级以下由医院自评)。智慧管理评级方面,瑞金、仁济、六院、儿科、儿童等5家市级试点医院自评达到3级(国家暂未开展评级),杨中心、四院、吴淞中心等3家区属试点医院自评达到2级水平。此外,各试点医院近年来按照市级层面统一部署,扎实推进1.0版、2.0版和3.0版“便捷就医服务”数字化转型,全面完成包括精准预约、互联互通互认、智能预问诊、医疗付费一件事、电子票据等在内的20余个重点场景建设,有效缓解市民群众就医中的痛点和堵点问题。中山、瑞金、市一等3家医院持续推进“未来医院”建设,夯实数字医学高地。中山、瑞金两家医院获批国家智能社会治理实验卫生健康行业特色基地,仁济医院获批国家区块链卫生健康创新应用示范点。

四是医疗业务运行效率进一步提升。从内部运行效率看,2023年各试点医院平均每名执业医师住院工作负担为1.93床日,较2022年(1.58床日)大幅提升21.9%,也超过2021年负担水平(1.91);市级试点医院平均负担为2.04床日,与2021年基本相当,其中精中达到8.13床日,肺科、肿瘤、瑞金达到2.4~3.0床日,与同级同类医院比明显要高;区属试点医院平均负担为1.81床日,其中徐中心、崇中心两家医院超过2.5床日。同时,各试点医院通过推进区域医联体、专科医联体建设,强化分级诊疗,提高与上下级医疗机构的业务协同效率。2023年,各试点医院向下级医疗机构转诊门诊、住院患者数分别为129.35万人次和4.6万人次*,分别较2022年增长44.1%和46.0%。其中,市级试点医院向下转诊门诊患者57.31万人次,与2022年基本持平;向下转诊住院患者2.9万人次,较2022年增长15.7%。区属试点医院向下级医疗机构转诊门诊患者72.04万人次、住院患者1.70万人次,分别较2022年增长127.6%和164.1%;向上级医院转诊门诊、住院患者数分别为8.88万人次和0.32万人次,分别较2022年增长50.8%和123.0%。

5. 医院文化建设取得丰富成果

一是患者满意度提升明显。各试点医院深入践行“以患者为中心”的患者关爱文化,大力推进老年友善医疗机构、儿童友好医院建设,健全医务社工和志愿者联动服务模式,不断改善服务流程,努力提高患者满意度。根据国考满意度调查初步结果,2023年各试点医院门诊患者满意度、住院患者满意度平均水平分别为92.9%和96.5%,分别较上年高出4.1和2.8个百分点,多数试点医院患者满意度均有明显提升。市级试点医院门诊、住院患者满意度分别为93.3%和97.2%,分别较上年高出5.2和2.0个百分点;其中,中山、胸科两家医院门诊和住院患者满意度均超过98%,瑞金、一妇婴两家医院门诊和住院患者满意度均达到97%及以上。区属试点医院门诊、住院患者满意度分别为92.4%和95.7%,分别较上年高出2.9和3.5个百分点,其中嘉中心门诊和住院患者满意度均超过98%,金山、浦东、闸中心等医院门诊和住院患者满意度均达到95%及以上。

二是医务人员满意度稳步改善。各试点医院深入贯彻落实《上海市医疗卫生人员权益保障办法》,关注医务人员身心健康,努力改善医务人员工作条件,持续完善院内职称晋升、绩效考核分配等制度,稳步提高医务人员薪酬水平,努力提升医务人员满意度。根据有关调查结果,各试点医院医务人员满意度平均水平为85.7%,较上年提升3.3个百分点;其中,市级试点医院、区属试点医院医务人员满意度分别为87.2%和84.0%,分别较上年提升3.7和2.9个百分点,其中肿

* 本次评估有关上下转诊指标暂采用医院自报数,下同。

瘤、瑞金、精中、十院等四家医院医务人员满意度达到95%以上，中山、胸科、嘉中心等三家医院超过90%。

三是医院文化品牌建设亮点纷呈。各试点医院深入挖掘提炼医院历史文化特色、名医大家思想精髓、院训愿景等，通过抓实医院文化建设，凝聚高质量发展精神内核。如瑞金医院实施“瑞金”“广慈”双品牌战略，完成商标注册及著作权登记，入选“上海好商标”；以瑞金茶室为载体，畅通职工民主管理渠道；围绕“让幸福员工高效科学地为患者工作”理念，持续推进“爱·益”员工互助项目，多维度持续推进员工关爱。仁济医院连续多年举办科技文化节，2023年以“开新局谋新篇，鼓干劲启新程”为主题，悉心打造“爱在仁济、美在仁济、秀在仁济、创在仁济、说在仁济、食在仁济”六大板块30多个配套活动；与上海歌剧院联合制作原创科普舞台剧《养生医家》，面向社区居民及学校师生进行多场演出，向老百姓传递健康理念。市一医院大力传承弘扬“公济文化”，组织创作院歌院赋和医院文创产品，构建“七位一体”医院文化体系。精中整合医院文化资源，全面打造特色文化，“600号”系列文创产品频频“出圈”，成为市民家喻户晓的文化品牌。儿中心举办以“至爱无形，执善前行”为主题的“浦江传善夜”活动，300余名公益慈善伙伴齐聚一堂，儿童公益慈善文化深入人心；设立和启动“文祥儿科发展基金”，助力儿科医学事业传承与发展。

（三）问题和不足

1. 部分试点医院责任意识不足

推动公立医院高质量发展是我国当前及今后相当长一段时期医改的核心主题和重点任务，开展高质量发展试点是深化推进上海市公立医院改革与发展的重要举措。本次评估调研发现，由于试点工作无相应的专项财政资金支持，一些试点医院对试点工作重视程度不够，未充分认识到试点的重要意义及作为试点单位肩负的使命和责任。虽然市级层面已下发《关于上海市推动公立医院高质量发展试点支持政策清单》，但有的医院及所在区对相关支持政策仍不熟悉，一些支持政策（如科研成果转化等方面）并未在试点医院落地应用，政策效应未得到充分发挥。

2. 医院运营管理状况亟需改善

一是收入结构仍不合理，突出表现在医疗服务收入占比严重偏低，这也是对上海市医改工作及公立医院国考成绩排名影响最大的指标之一。受疫情后各级医院业务迅速恢复、医疗服务价格调整滞后、创新药械应用力度加大、医院内部经济管理水平不一等多重因素影响，2023年各试点医院医疗服务收入占比仅为24.5%（全国2022年平均水平为29.2%，福建省三明市达46.1%），较全市平均水平低1.0个百分点，且在2022年（24.7%）、2021年（24.8%）基础上持续下滑。其中，市级试点医院、区属试点医院医疗服务收入占比分别为25.3%和22.9%，均低于2022年和2021年水平，十院、市一、中山等3家市级综合医院只有22%左右；龙华、曙光两家市级中医医院，胸科、肺科两家专科医院，以及普中心、吴淞中心、徐中心、奉中心等4家区属综合医院均不到20%。二是经济运行压力仍然较大，突出表现为收支平衡吃紧、负债率上升。尽管2023年各试点医院收支结余状况较2022年普遍改善，但大部分市级试点医院仍处于“紧平衡”状态，平均医疗盈余率仅1.02%，经济运行风险仍然较大，2家综合医院（市一、十院）和1家专科医院（精中）仍收不抵支；区属试点医院由于业务量恢复慢、财政投入不足、运行成本刚性增长等，近六成仍存在亏损，医院经济运行普遍较为困难。40 家试点医院中，有 18 市级试点医院、18 家区属试点医院资产负债率与 2021 年水平比有不同程度上升，分别占 85.7%和 94.7%。三是多院区同质化管理需要加强。近年来上海市加快优质医疗资源扩容和均衡布局，不少市级医院郊区及五个新城新院区陆续开业。但受空间距离、运行成本、人员储备等多种因素影响，不少市级试点医院虽然实施总院分院一体化管理，但医疗服务同质化程度短期内难以快速提升，产生“稀释效应”，甚至出现与所在区域区属医疗机构同质化竞争的局面。

3. 医疗费用不合理增长态势明显

从总医药费用看，各试点医院 2023 年医疗收入合计达 1 333.40 亿元，较 2022 年大幅增长 40.1%，与 2021 年比增幅也高达 23.2%（全市医院增幅 30.0%）；其中市级试点医院、区属试点医院较 2021 年分别增长 24.8%和 18.1%，均大大高于同期国内生产总值（gross domestic product, GDP）增幅（8.0%）。从门急诊均次费用看，各试点医院 2023 年平均水平为 530 元，较 2021 年增长 22.0%；市级医院平均水平为 603 元，较 2021 年增长 18.4%，其中瑞金医院增幅达 51.6%，一妇婴增幅达 45.5%，妇产科、肺科、胸科、曙光、市一、华山等 6 家医院增幅为 20%~30%；区属医院平均水平为 431 元，较 2021 年增长 24.8%，其中徐中心、嘉中心增幅分别达 42.9%和 41.6%，同仁、闸中心、四院、吴淞中心、五院、东方、普中心等 7 家医院增幅超过 30%。从住院均次费用看，各试点医院平均水平为 2.35 万元，较 2021 年增长 7.3%，其中市级试点医院、区属试点医院分别为 2.54 万元和 2.01 万元，较 2021 年分别增长 8.2%和 6.2%，总体增幅虽与 GDP 增长基本同步，但少数试点医院次均住院费用增长过快，特别是瑞金（49.6%）、四院（35.9%）、一妇婴（31.3%）等 3 家医院增幅异常，另外七院、仁济、中山、徐中心、闸中心、嘉中心增幅也高达 10%~18%。

4. 学科人才建设需进一步加强

一是市级试点医院科研创新及成果转化仍显不足。上海市优质医疗卫生资源集聚，各类医学高素质人才齐全，医学科研创新和成果转化基础优势突出。但从目前情况看，上海市试点医院在科研创新与成果转化方面与国际上高水平研究型医院比差距仍较明显，比如：IIT 项目数量增长虽较快，但质量有待提高，专业化专职化研究团队不足；一些市级医院如中山、瑞金等近年来建设了高级别科研平台及设施，但科研成果仍然处于以量取胜阶段，重大医学科技创新突破和高水平、标志性成果仍显不足；市级试点医院科研成果转化收入占医院总收入比例较低（普遍不超过 5%，部分美国和欧洲研究型医院可达 10%以上），成果转化机制尚不成熟，亟需建立科学的孵化、培育机制和可行的转化激励机制。二是区属试点医院学科人才力量总体较弱。调研发现，区属试点医院不少存在人才总量不足、高端人才紧缺问题。各区人才政策支持力度差异较大，一些区特别是崇明、青浦等远郊区由于人才政策力度偏弱，学科带头人和技术骨干人才引进困难、培养难度大，医院面临人才流失、断档问题，影响到学科建设和可持续发展。

5. 智慧医院建设仍有较大提升空间

从国家明确的智慧医院建设三大方面看，目前上海市各试点医院除电子病历系统应用水平总体尚可外，智慧服务、智慧管理整体水平偏低，与上海市推进城市数字化转型战略不相适应。目前市级试点医院中，仍有超过半数智慧服务评级未达到 3 级，1 家自评只达到 1 级水平，另有 3 家未参加评级；区属试点医院除杨中心通过 3 级评估外，其余只有 6 家医院自评达到 2 级水平，松中心、奉中心两家医院自评为 0 级。多数试点医院智慧管理评级为 1~2 级，其中妇产科、同济口腔两家市级试点医院自评仅达到 1 级水平，金山医院自评为 0 级。从评估调研情况看，不少试点医院存在各类信息系统数量繁多、来源多样、相互之间数据标准不统一等问题，数据交换共享困难重重，整体效能不高，难以为医院医疗服务、管理和决策提供有效支撑。部分医院尤其是郊区试点医院因长期投入不足和专业人才缺乏，信息化建设水平已明显落后。特别是随着按疾病诊断相关分组/按病种分值（diagnosis related groups/diagnosis-intervention packet，DRG/DIP）付费支付方式改革深化，医院运行管理同时关注质量安全、效率、收入、成本等多维度因素，目前的信息化建设水平难以适应精细化管理要求。

三、评估结论与下一步工作建议

（一）评估结论

评估发现，2023 年上海市公立医院高质量发展试点工作推进较为顺利，实施平稳有序，在党建引领、能力提升、结构优化、创新增效、文化聚力等方面均取得较好成效，总体上基本符合预期。但与此同时，2023 年各级医院尚处于“后疫情时代”的业务恢复阶段，加之各试点医院需要一定时间细化方案、分解任务、组织动员等，实际试点时间较短，一些方面的成效还未得到充分显现。评估调研发现，上海市公立医院高质量发展试点工作仍存在医院层面思想认识、运营管理、费用控制、学科人才和智慧医院建设等多个方面的问题和不足，各试点医院在等待增加试点财政专项投入、倚靠医疗服务价格改革和实施靶向调价、增加医保预算额度支持、要求绩效工资增量倾斜等方面呼声较高，需要在下一步深化推进试点中予以高度关注。

（二）下一步工作建议

1. 紧抓督促指导，强化主体责任

一是加强调研指导，会同市级相关部门、有关方面专家继续做好调研，为各试点医院把好脉，督促各试点医院及相关区提高对试点工作的重视程度，落实主体责任，切实深化推进试点工作。二是优化评估指标，结合国家层面公立医院高质量发展评价、国考和专科能力评估等工作推进，待专科能力指数、住院患者重点监测病种覆盖率、中医优势病种覆盖率等综合性指标的内涵及计算方法明确后，及时将其纳入上海市评估指标体系。三是健全监测评价机制，完善基于大数据的公立医院运行监测评价信息系统，尽可能地实现评价指标数据自动采集，做好试点监测和数据发布，提高监测数据质量和时效性，同时区分试点医院、辅导类试点医院，帮助各试点单位对标先进、改进不足。

2. 汇集多方资源，加大支持力度

一是积极协调市级相关部门，在推动现有各项试点支持政策落地的基础上，从技术应用、学科建设、人才培养、临床研究、成果转化、医保预算等多方面继续加大对试点医院的倾斜支持力度。二是积极向财政部门争取，通过“以奖代补”形式，根据试点中期评估和终期评估结果，分梯度对试点医院给予专项补助支持。三是按照统筹规划、前瞻布局原则和一网统管、一屏展示思路，通过规范和提升医院数据质量、激活数据资源价值，建立市区两级政府、医院、社会多元投入机制，加强各级医院信息化建设的投入支持力度，打造上海市智慧医院建设方面的引领优势。

3. 深化三医协同，统筹推进改革

一是强化医疗服务体系整合协同，以深化紧密型城市医疗集团建设为抓手，通过做实以医联体为单位的医保总额预付、结余留用，改变过去“患者越多越获益、费用越高越获益”的补偿模式，建立“居民越健康、医疗机构越获益；患者费用降低，医疗机构收入不降低”的新型补偿机制，激励医疗集团各成员单位强化协同、促进健康、合理控费、减少浪费。二是加快推进医疗服务价格调整，抓住医保资金有结余、CPI 不高等有利时机，重点调整频次高、技术劳务为主的综合类、住院类项目以及康复、护理等社区服务项目，改善医院补偿状况和收入结构，缓解经济运行压力。三是深化药品耗材采购机制改革，在有序开展国家和上海市集中带量采购的同时，加快推进药品集中议价采购，进一步挤出药耗价格水分，帮助医院降低采购成本、优化收支结构。四是加强医院运营管理，加快健全公立医院全面预算管理、全成本核算、全员绩效考核等制度机制，将政府办医目标宗旨切实融入医院内部管理，贯穿到医院日常业务运行，抓好降本增效和费用控制。

4. 做好宣传推广，营造良好氛围

一是深入挖掘总结各试点医院好的经验做法，力争通过政策予以固化，在全市进行推广，放大试点成效。二是培育和树立先进典型，提炼具有上海特色的公立医院高质量发展模式，打造市区两级公立医院高质量发展示范样板。三是加强宣传工作，与中央和上海市主流媒体合作，加大对试点医院的宣传报道力度；组织试点医院适时召开新闻发布会，向广大市民介绍试点成效及亮点，为试点工作营造良好的社会氛围。

上海市嘉定区紧密型城市医疗集团建设实践与思考

方云芬　陈建根　冷熙亮　王贤吉　杨顺露　周开平

【导读】 2017 年,上海市嘉定区以松散型医疗联合体(以下简称“医联体”)建设为切入点,开始探索医疗联合体建设工作。2020 年,以嘉定区江桥医院新建启用为起点,嘉定区着手探索紧密型医疗联合体的建设工作。2023 年,嘉定区获批中央财政支持的公立医院改革与高质量发展示范项目,嘉定区因地制宜学习借鉴福建省三明市医改经验,基于先期的工作实践,推进紧密型城市医疗集团建设工作。

紧密型城市医疗集团的建设是巩固分级诊疗制度,加快完善分级诊疗体系的有力工作抓手[1]。统筹区域内医疗资源,科学合理网格化布局紧密型城市医疗集团,推动医疗服务供给侧结构性改革,是不断满足人民群众全生命周期卫生健康服务需要,也是实现卫生健康体系高质量发展的需要。嘉定区一直以来高度重视卫生服务体系转型发展,将紧密型城市医疗集团建设作为核心重点工作,以构建整合型“以人为中心”“以健康为中心”的分级诊疗体系,实现区域卫生健康服务能力的整体提升和高质量发展。

一、发展沿革

2017 年,嘉定区全面启动区域医联体建设,按照“建机制、管长远、项目化”的工作思路,以市级三级医院为龙头,区级医院为核心,社区卫生服务中心为网底的松散型医疗联合体建设,主要从双向转诊、学科建设、人才培养等业务为切入点,“由点及面”开展工作。此阶段的探索实践,为医疗联合体内部分业务工作的贯通和融合建立了渠道,奠定了工作基础。但受限于当时的发展阶段,在探索实践医疗联合体的顶层设计和整体规划上较为薄弱,未形成面上协同发展的机制。

2020 年,以委托上海市第一人民医院建设和管理的嘉定区江桥医院正式启用为起点,嘉定区着手探索紧密型医疗联合体的建设工作[2],先后组建“市一嘉定”“瑞金嘉定”“仁济嘉定”三个

第一作者:方云芬,女,上海市嘉定区卫生健康委员会主任。
通讯作者:冷熙亮,男,上海市卫生健康委员会医药卫生体制改革处处长。
作者单位:上海市嘉定区卫生健康委员会(方云芬、陈建根、周开平),上海市卫生健康委员会(冷熙亮、王贤吉),上海市嘉定区卫生事务管理中心(杨顺露)。

紧密型医疗联合体，以形成“责任共同体、管理共同体、服务共同体和利益共同体”为建设目标推进工作。此阶段的探索实践，为医疗联合体内的服务、管理和发展的融合奠定了基础。但探索实践以卫生系统内部自我革命为主，对于紧密型医疗联合体可持续发展的支持不足，尤其是在外部治理、体系管理和信息化支撑方面。

2023 年，嘉定区获批中央财政支持的公立医院改革与高质量发展示范项目，嘉定区因地制宜学习借鉴福建省三明市医改经验，基于先期的工作实践，进一步深化紧密型医疗联合体建设内涵，接续发展持续探索紧密型医疗联合体的体制机制改革，通过治理体系、管理系统、服务体系的重塑和优化，推进紧密型城市医疗集团建设工作，实现区域卫生健康服务能力的整体提升和高质量发展。

二、主要做法

嘉定区在既有的“市一嘉定”“瑞金嘉定”“仁济嘉定”三个紧密型医疗联合体的基础上，组建以区属医疗机构牵头、市级医院支撑的“东南西北”四个紧密型城市医疗集团。遵循系统思维、顶层设计、整体谋划的指导思想，推动“三医”协同发展和治理，完善分级诊疗体系，实现机制运行更顺畅、资源利用更高效、医疗服务更优质、健康管理更连续、医疗预防更融合、药耗供应更有效和服务方式更智慧，持续夯实城市发展的健康根基。

（一）以绩效考核为抓手，构建高效组织运营体系

1. 优化内部组织架构

由区示范项目建设领导小组办公室牵头，各相关委办局作为成员，组建嘉定区紧密型医联体管理工作专班，通过强化组织领导和部门协同，形成工作合力。在工作专班管理领导下，成立医疗集团执行委员会（本文简称“执委会”），建立扁平化的“二层架构”，实现政府、医疗集团和医疗机构的“三级管理”。细化执委会工作职责，完善运行机制，明确执委会在内部运行管理、资源调配、单位合作、内部分配等重大事项上的议事规则。

2. 完善绩效考核管理

综合医疗集团各成员单位功能定位，在机制建立、制度建设、技术辐射、双向转诊等方面，推动医疗集团内部业务的统一运营。通过定性指标和定量指标考核，强化医疗集团协同发展，将考核结果与医疗集团绩效水平挂钩，并作为政府补助、医保支付、评优评先、绩效核定等重要依据，支撑理念转变和体系管理的需要。

（二）以人员统筹为核心，实现业务协同正向激励

1. 推动人员统筹管理

在执委会框架下，在医疗集团成员单位机构不变、人事关系不变的情况下，建立医疗集团内人事管理制度。在医疗集团内人员总量控制的原则下，实施医疗集团内的人员统一招聘、统一聘任、统一考核等。建立医疗集团内双聘机制，实现医疗集团内人员双向流动。促进区级资源下沉社区，在医疗管理、开设专病（专科）门诊、指导临床工作等方面助推社区卫生服务能力提升，同步推进实施社区卫生服务中心副高及以上医师至二级医院全科门诊坐诊。

2. 推进薪酬制度改革

建立以医疗集团为单元的绩效薪酬核算体系，基于标化工作量方式，测算各医疗集团单位标化工作总量和薪酬总量，结合医疗集团绩效考核评价结果，明确各医疗集团绩效人均薪酬水平。医疗集团执委会按照“优绩优酬，多劳多得”的薪酬分配原则，建立内部绩效分配方案，自主设立体现分级诊疗要求、劳动特点和技术水平的薪酬分配体系，充分发挥绩效薪酬的激励导向作用，持续优化薪酬结构，充分调动医疗集团、医疗机构和医务人员三方的积极性和创造力。

（三）以创新机制为突破，探索业务财务深度融合

1. 试行总会计师派驻制度

建立医疗集团总会计师的选拔、聘任、委派和考核的工作机制。向各医疗集团分别派驻医疗集团总会计师，统筹做好医疗集团内各单位的经济运行管理工作。依托嘉定区公立医院财务运行管理系统，规范财务收支核算，推进全面预算、全成本核算、资产管理、内部控制等相关工作，实现医疗集团的财务经济工作和财务管理统一化，推动业财深度融合。

2. 推进医保管理机制改革

按照区域医保总额预算原则，推进医保、卫生和医疗集团“三管合一”的管理新机制，实施医保基金、医疗管理和业务运行的共治共管、高效协同。医疗集团医保支付方式改革包括住院按病种分值（DIP）、门诊按标准、中医优势病种按疗效价值、长期住院按床日付费，实施医保“结余留用”。结算仍按“月度预付、年度清算”方式执行。

（四）以议价采购为关键，推动药品耗材精细管理

1. 深化药品耗材集中议价采购工作

区内所有公立医疗机构加入上海公立医疗机构（部分）药品集中议价采购联盟（Group Purchasing Organization，GPO），建立区域内统一药品耗材目录，以“优质优选、供应顺畅、降低成本”为原则，先试点后推广，逐步提速扩面，扩大采购量，并根据各医疗集团实际需求动态调整。

2. 优化药品耗材供应链管理

以医疗集团为单元实施统一化的药品耗材供应链管理（Supply，Processing and Distribution，SPD），降低医疗费用和运营成本。根据统一配送、零库存仓储及全闭环管理系统服务的要求，建立面向医疗集团内部的供应链管理实现医疗集团药品耗材集约化、精细化、效率化和“零库存”管理。以“先试点后推广”的方式，逐步覆盖四个医疗集团。

（五）以数智赋能为引擎，驱动业务管理协同发展

1. 数智服务管理转变

开发建设紧密型城市医疗集团综合管理系统提供医疗集团专项管理、基层动态监测管理和评价考核等功能，为医疗集团一体化管理提供决策依据。支撑管理理念的转变，不再只关注单个医疗机构，而是把整个医疗集团作为一个整体来管理，推动服务体系整体能效的提升。

2. 数智支撑业务协同

在医疗集团牵头医院建设健康管理中心，区层面搭建一中心一平台，所有健康数据通过个人

身份进行校验后，按照所在区域推送至医疗集团的健康管理中心，实现“以人为中心”的数据聚合，支撑构建“以健康为中心”的全过程闭环的服务链。

三、思考体会

（一）理念转变是核心

1. 准确把握发展方向的转变

以“疾病为中心”是以治疗、供给为中心，只对前来就诊者负责。“以健康为中心”是以人为中心、以需求为中心，对人群承担责任和义务。后者是与群体卫生筹资相对应的，同时也是最具有整体效益的卫生经济管理形式[3]。所以从“以疾病为中心”向“以人为中心”“以健康为中心”的转变，诊疗服务向健康管理链条“母体”的回归和融合，是由需求决定的、支付决定的，是不以个人意志为转移的，是未来卫生体系的发展方向。紧密型城市医疗集团建设要准确把握好这一方向转变。

2. 认清发展转变带来的挑战

紧密型城市医疗集团除了理念上需要转变，也需要加快补齐能力上的短板。提供网底服务的社区卫生服务中心，其健康管理和诊疗服务是在一个线性链条上运作，容易实现这一转变。而目前医疗集团的牵头医院，其服务是“以疾病为中心，以诊疗服务为核心”，需要运用基层机构的健康管理成果，同时与基层机构健康管理链条实现互联互动，才会具有转变的条件和可能。牵头医院要顺应未来的整体发展趋势，站在体系和整体的高度，调整目前业务发展思路和侧重。

3. 提前做好实现转变的准备

医疗集团牵头医院要基于社区服务网底，全局谋划整体提升医疗集团的健康服务能力和管理水平，加快自身和社区的健康管理中心建设，将健康管理的路径打通、闭环，更重要的是要基于整体效益的考虑借助健康管理中心界定清楚彼此的服务内容和服务边界。医疗集团是一个整体，一定要做整体通盘考虑，不能延续单体管理的思维惯性。

（二）管理能力是关键

1. 清醒认知能力短板

医疗集团组建后，通过加大对执委会的放权、赋能，推动医疗集团自主化运行，其实质是卫生行政部门把对社区的部分管理职能让渡给牵头医院，让牵头医院对社区实现行政管理职能和业务管理功能的“汇合”。新的责权下放，对于牵头医院的管理能力提出了更高的要求。而牵头医院在传统上对社区具有业务技术指导功能，但没有层级管理职能，因此牵头医院不具有对基层机构的管理能力储备和历史管理惯性。

2. 重点强化核心能力

牵头医院需要加快能力的培养，尤其是在人财物等要素统一管理方面。在“人”方面，强化人员统筹管理，通畅人员流动，建立贴合实际并能支撑管理需要的薪酬分配制度，充分调动保障各方积极性。在“财”方面，依托总会计师的派驻，推动全面预算管理和全成本核算工作，做好业财融合，跟进医保打包支付做细医保管理，发挥好经济杠杆的导向性作用和正向激励作用。在“物”方面，推进联盟式药品耗材试剂集中议价采购工作和供应链管理，通过集约化、精细化，提升资源分配和利用效率。

（三）信任依从是基础

紧密型城市医疗集团是从供给维度以线性“串并联”的方式把上下级机构组合在一起，亟须建立内在有机联结机制。组织内部的信任依从对组织的持续发展具有关键作用。分享经济理论强调利益共同体内部的信任依从。医疗集团需要通过建立更加集约的医疗资源统筹管理模式、更加科学的绩效考核和分配机制、更加稳固的信息化支持机制，来强化联结[4]。如何破题，这个考验管理者的勇气与智慧，须认真学习借鉴福建省三明市医改实操经验中的组织领导和引导开发。

四、后续安排

（一）加强部门协同联动

紧密型城市医疗集团创新机制改革举措需卫生、医保、财政、人社、发改等多部门协同发力，尤其医保管理机制改革，要以医保为牵头单位执行，否则医疗集团医保数据的获取、绩效考核运作等均会面临困难，影响医疗集团的建设整体进程。目前紧密型城市医疗集团外部联动机制尚不紧密，后续要进一步加强组织领导，医保、卫生、财政、人社、发改等部门紧密协同，形成合力，推进改革力度，优化医疗资源配置，提升医疗集团服务效率，确保建设成效，为百姓提供更优质更便捷的医疗服务。

（二）建立健全医疗集团内部章程

目前区层面已制定紧密型城市医疗集团建设试点工作方案，但紧密型城市医疗集团内部机制尚不完善，各医疗集团内部机构间未形成相容的激励约束机制，利益分配、风险共担、监督考核等机制不够明晰，不同类别、不同层级医疗机构之间协同存在壁垒，没有形成梯度利用的态势和整合效应。后续要指导执委会建立并细化医疗集团内部规章制度，包括人员联动机制、绩效考核机制、医疗质量管理、双向转诊机制、分级诊疗机制、医保额度分配、药品耗材管理制度等，并督促制度的执行落实，进一步加强人财物一体化管理，形成服务、责任、利益和管理共同体。

参考文献

［1］国家卫生健康委，国家发展改革委，财政部等. 关于开展紧密型城市医疗集团建设试点工作的通知（国卫医政函〔2023〕27号）. 2023.

［2］王君燕，郑亚群，万志强. 整合型健康共同体背景下的新建区院全面托管模式实践与探索——以上海市嘉定区江桥医院托管模式为例. 卫生软科学，2024，38（4）：52－55.

［3］杨维中，冷志伟，单广良，等. 群医学：弥合预防医学与临床医学裂痕的新兴学科. 中华医学杂志，2020，100（26）：2001－2005.

［4］李乐乐，王曦. 紧密型医共体对提升基层医疗卫生服务能力的影响研究——基于分享经济理论. 卫生经济研究，2023，40（12）：39－41.

上海市公立医院"一院多区"管理策略优化研究

顾一纯　秦　丹　田博韬　唐　翔　王　瑾　沈雯珺　何　达

【导读】　文章汇总和梳理目前公立医院"一院多区"管理存在的问题,探索我国公立医院"一院多区"管理策略的优化路径。通过文献复习与政策梳理、利益相关者访谈及焦点小组访谈收集资料,基于扎根理论进行访谈资料分析。经过三级编码,归纳出21个初始范畴、14个主范畴和5个核心范畴。其中核心范畴包括一体化管理、医疗同质化管理、成本与财务管理、医院文化管理、学科布局管理,并围绕这五个核心范畴,构建出我国公立医院"一院多区"管理策略优化路径模型。建议强化多院区一体化管理,提升医院科学管理水平;统一医疗质量管理,推进多院区间的医疗同质化;加强成本核算规范性,不断降低多院区运行成本;营造统一的文化格局,促进医院不同院区文化整合;科学规划学科布局,实现医院不同院区错位竞争。

2021年6月,国务院办公厅发布《关于推动公立医院高质量发展的意见》(国办发〔2021〕18号),明确表示支持部分实力强的公立医院在控制单体规模的基础上,适度建设发展多院区[1]。国家卫健委等多部门接连出台各项政策,推进"一院多区"在各地的试点和创新,明确提出研究出台引导大型公立医院"一院多区"发展的政策。

"一院多区"发展对于推动医疗资源合理布局、满足人民群众日渐提升的卫生服务需求有重要作用[2]。但随着医院规模扩大、优质医疗资源扩容倍增,公立医院"一院多区"管理也存在诸多难题[3-4],例如不同院区资源配置欠均匀、院区间协同能力欠佳、缺少完善的制度与政策支撑、院区间文化有待统一、各个院区的定位有待进一步明确等问题等。本研究以拥有两个或两个以上院区,主院区和分院区为同一法人、人财物统一管理,资产属于医院的公立医院为研究对象[5],汇总和梳理目前公立医院"一院多区"管理存在的问题,找出问题的根源,并提出针对性的政策建议。

基金项目:上海市卫生健康委员会卫生健康政策研究课题"上海市'一院多区'服务管理"(课题编号:2024HP18)。
第一作者:顾一纯,女,助理研究员。
通讯作者:何达,女,副研究员。
作者单位:上海市卫生和健康发展研究中心(上海市医学科学技术情报研究所)(顾一纯、王瑾、何达),昆明医科大学药学院暨云南省天然药物药理重点实验室、云南省药物政策研究中心(秦丹),江西中医药大学经济与管理学院(田博韬),复旦大学附属华山医院(唐翔),南京中医药大学卫生经济管理学院(沈雯珺)。

一、资料与方法

（一）资料来源

1. 文献复习和政策梳理

检索中国知网、万方、维普数据库，系统全面把握我国公立医院“一院多区”管理研究现状，并对文献信息进行系统分类、归纳和提炼。结合国家及地方卫健委、医保局等相关政府网站，收集、比较公立医院“一院多区”管理的相关政策文件及具体要求，分析现状、问题并总结经验。

2. 利益相关者访谈

对我国公立医院“一院多区”典型医院开展实地调研和关键知情人访谈，收集有益经验，了解不同医院在公立医院“一院多区”管理方面出现的难点、问题和可能的建议。访谈对象包括医疗机构管理层和卫生健康委员会等行政机构管理者。

3. 焦点小组访谈

采用半结构式访谈，邀请来自高校、科研机构、医疗机构及政府部门等的医院管理、医改政策研究方面的专家与学者，围绕公立医院“一院多区”管理的问题与解决建议等多方面进行访谈。

（二）研究方法

本研究利用课题组自行设计、经过专家咨询且通过预调查进行修改完善后的访谈提纲进行半结构访谈，内容主要围绕公立医院“一院多区”管理存在的问题及其优化路径展开，并基于扎根理论[6-8]，采用 NVivo 11 软件，对收集到的访谈资料进行三级编码[9]，经过系统分析与逐步归纳，不断修正理论结果以达到理论饱和[10]，最终构建出能反映研究目的本质的、符合逻辑关系的核心概念和范畴[11]。

二、研究结果

（一）研究对象一般情况

本研究于 2024 年 5～8 月开展专家访谈，共 10 名专家，分别来自主院区从事多院区建设的医院管理专家、分院区医院管理专家及卫生行政部门医疗机构运营管理专家等多个层面，访谈对象编号为 N1～N10，具体见表 1。

表 1　研究对象基本情况

编　号	性　别	机　构	职　务	工作年限（年）
N1	男	三甲医院	主任	>20
N2	男	三甲医院	副院长	>20
N3	男	三甲医院	副院长	>20

续 表

编 号	性 别	机 构	职 务	工作年限(年)
N4	男	市卫健委	主任	>30
N5	男	国家卫生健康委	处长	>20
N6	女	申康医院发展中心	主任	>20
N7	男	三甲医院	党委书记	>30
N8	女	三甲医院	党委副书记	>30
N9	男	市卫健委	处长	>30
N10	女	市卫健委	处长	>30

（二）编码结果分析

1. 开放式编码

开放式编码是指从原始语句中尽可能多地摘取初始概念，然后在对语句的持续对比和反复分析中获得类属化概念[12]。对专家访谈原始材料进行逐句分析，提取涉及公立医院“一院多区”管理的相关内容，并进行编码。通过剔除重复项、合并同类项、概念化提取、归类化处理，最终归纳出 21 个初始范畴，具体见表 2。

表 2 公立医院“一院多区”管理专家访谈资料编码分析结果

核心范畴	主 范 畴	初 始 范 畴	节 点
A1 一体化管理	B1 权责划分	C1 总院与分院法人制度	26
		C2 分院院长、科主任职能分配	26
	B2 管理体系	C3 管理逻辑、模式及制度	54
	B3 院区规划	C4 院区定位（综合/专科）	28
		C5 院区选址（距离）	38
		C6 外地院区管理（托管、领办）	26
		C7 资源配置分布	39
	B4 绩效管理	C8 绩效管理	15
	B5 信息化管理	C9 信息化建设	15
		C10 信息化运营	18
A2 医疗同质化管理	B6 人员管理	C11 人员技术素质同质化（医护人员数量、学历、技术等）	27
	B7 设备管理	C12 医疗设备同质化（各类设备的数量、型号及床位配备数量等）	16
	B8 医疗质量管理	C13 医院品牌建设及服务质量同质化等	14
A3 成本与财务管理	B9 成本核算	C14 各院区成本与收入核算	39
	B10 成本控制	C15 物业、食堂、行政及检验项目等运营成本的控制	3

续 表

核心范畴	主范畴	初始范畴	节点
A4 医院文化管理	B11 文化建设	C16 文化融合	10
		C17 各院区文化的传承与创新	6
	B12 组织活动	C18 协调总院与分院的组织活动	8
A5 学科布局管理	B13 学科规划	C19 满足区域(属地)需求	20
		C20 错位竞争	24
	B14 学科发展	C21 学科调整	6
合计			458

2. 主轴编码

主轴编码旨在建立开放式编码所形成的范畴之间的内在关联,梳理归纳范畴之间的内在逻辑关系[13]。通过对开放式编码中得到的21个范畴进行比较归纳,挖掘各范畴之间的联系,共得到14个主要范畴:权责划分、管理体系、院区规划、绩效管理、信息化管理、人员管理、设备管理、医疗质量管理、成本核算、成本控制、文化建设、组织活动、学科规划、学科发展,具体见表2。

3. 选择编码与模型构建

选择编码是依据各个主范畴之间的逻辑关系,从中识别出能够概括各个主范畴的核心范畴[13]。本研究对21个初始范畴和14个主范畴进行剖析并总结为5个核心范畴,即一体化管理、医疗同质化管理、成本与财务管理、医院文化管理、学科布局管理,具体见表2。并围绕这五个核心范畴,构建出我国公立医院"一院多区"管理策略优化路径模型(图1)。

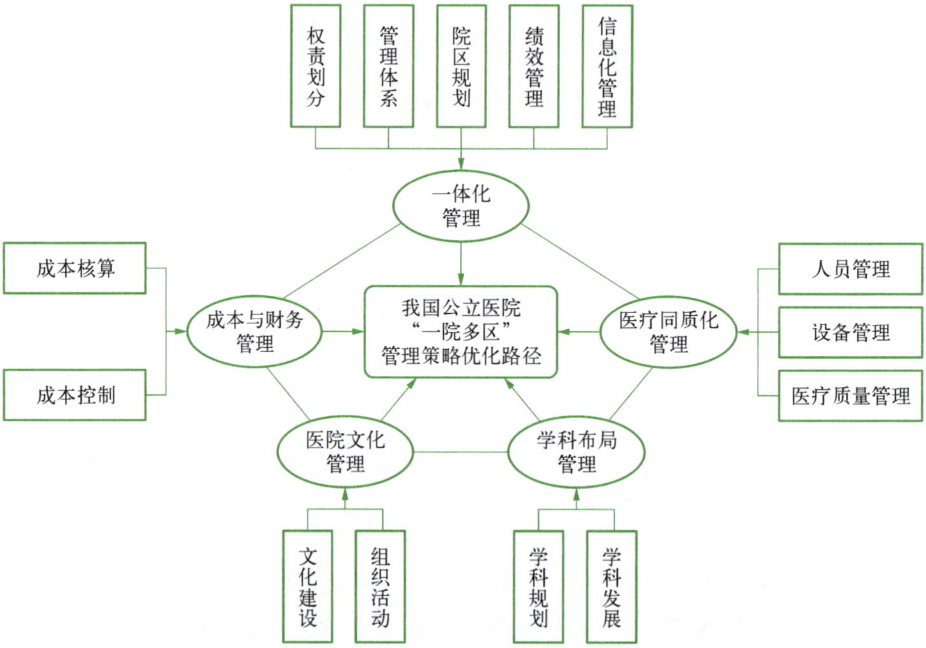

图1 我国公立医院"一院多区"管理策略优化路径模型

（三）饱和度检验

为保证严谨性，归纳总结研究主题的各个方面继续访谈 1 名专家，结果并未出现新的范畴。因此本研究理论上已处于饱和状态。

三、一院多区发展普遍面临的问题

（一）一体化管理难度大

由于各院区地理位置、发展历史、功能定位、学科建设、诊疗水平、服务标准等存在差异，导致各院区在制度、行为方面存在差异。

第一，权责关系不清晰。随着分院区的建立，如何确定“院区”在医院管理架构中的位置成为困扰部分医院管理者的难题之一，例如院区内部的行政组织架构如何设置，行政管理人员岗位如何设置，如何统筹分院区的职能部门和管理人员与医院本部之间的关系等。研究发现，当前国内一院多区建设处于摸索阶段，普遍采取混合型模式，即根据不同院区情况，采用“扁平化”或“层次化”管理模式，同时以“精简行政，提高效率”为管理理念。但多院区管理过程中，往往会由于权责关系不清晰，导致组织架构变得更复杂，原本架构的缺点被放大。

第二，院区规划缺乏科学性。一方面，多院区间普遍存在地理位置上的差异，近则数千米，远则数十千米。院区间合作与联系经常受空间距离影响而滞后，进而导致院区间管理程度不统一，对一体化管理带来影响。另一方面，当前大多数公立医院分院区的功能定位缺乏整体性布局，严重制约了公立医院一体化发展的潜力。

第三，院区资源整合难度大。医疗、教学、科研是医院发展的“三驾马车”。在“一院多区”建设过程中，院区间资源共享多数是从这三面展开的，如疑难危重症患者的 MDT 会诊、教学病例讨论与教学查房等带教合作、科研病例数据与科研平台共享等。资源共享是维持各院区医疗水平和质量平衡发展、实现资源配置优化和产出效益最佳、提升医院总体竞争力的关键，但同时院区间资源分散也加大了资源整合难度。

第四，绩效分配机制尚未统一。总体上，各医院管理理念基本一致，普遍坚持院区绩效考核内容、方法、流程与标准统一，并以科室为单位开展绩效二次分配，但具体管理举措存在一定差异。例如，在院区开业早期，医院大多会出台一定的绩效激励政策鼓励医务人员到新院区出诊。也有部分医院因新院区开业后服务量迅速上升，绩效上没有制定倾斜政策。部分医院对分院区运行效率开展了综合评估，以判断分院区是否实现高质量运行和高效率运转，但该评估未与个人绩效挂钩。这些差异都会加大一体化管理的难度。

第五，信息数据标准化与系统联通仍存在不足。院区间原始医疗数据标准化与信息系统互联互通程度是实现多个院区业务协同、数据整合与共享、医疗质量同质化管理的关键路径。目前，多数医院信息化面临的最大问题便是院区内子系统缺乏深度关联，院区间信息缺乏标准化、共享性与联通性，从而为院区间医疗质量同质化管理增加阻碍。市场上仍然缺少可以为大型公立医院提供单体院区内以及多院区间整体化、整合式信息系统解决方案的机构。

（二）医疗同质化管理面临难点

随着多院区的设立，人员技术素质、医疗设备等的差异对总院与分院之间实现医疗质量同质化形成了严峻挑战。

第一，人力资源短缺。随着院区规模扩大，人力资源总量和高精尖人才需求同步倍增，但培养人才需要时间。在此情形下，极有可能导致原有专家队伍被稀释、院区间人员配置不足、人员专业素质和能力有差异、低年资医务人员增多等问题。同时，医院规模扩大后，由于工作量增加，编内人员数量相对不足，为维持医院运行需招聘合同制人员，加大人员队伍不稳定性，间接影响医院医疗质量。

第二，设备与技术等的差异。研究发现，受多院区错位发展理念影响，院区间在医疗设备、医疗技术等方面存在差异。这种差异会导致院区间给患者提供的检查方式与治疗手段不同，导致医疗过程与结果的参差不齐。

第三，医疗质量管理难度大。不同学科及不同医疗技术具有不同的质量监管体系，难以制定并执行多院区统一的医疗质量管理与控制制度，医疗质量同质化难题更加凸显。

（三）成本控制复杂性强

相较于单体医院而言，"一院多区"成本管理是一项复杂的系统工程，由于院区数量增多、规模扩大，带来了成本产生环节增多，进而导致成本控制与核算更加错综复杂。

第一，成本增加，成本控制难度加大。开办新院区需要从零开始投入基础建设、设备购置、人才储备，需要大量资源注入，摊薄了主院区的有限资源和资金。同时，各院区运营期的人力成本、后勤服务保障成本及医疗成本均呈陡增甚至翻倍增长的趋势，且增加了成本产生环节，提高了成本产生的复杂性和隐蔽性，降低了成本控制效率[14]。随着院区的增加，医院运行成本明显增加。此外，还存在物资耗材甚至患者需要跨院区运送，管理和运营成本同步增加。

第二，成本核算复杂性增加。由于院区之间存在规模、功能规划设置、资源分配等诸多方面的差异，各院区发生的医疗服务成本常出现明显不同，成本界定和核算分摊难以通过统一的方式进行，管理难度远超单院区。最终导致各类资源要素在各院区流转过程中产生的成本的界定难度显著增加。对于兼并院区而言，因历史原因可能存在院区间成本核算体系各有差异、核算基础水平不一致等情况。

（四）院区间文化差异大

由于地域文化、历史作用、院区定位以及人员素养等差异，导致各院区形成了各有特色的院区文化，缺乏协调与统一、传承与创新等。

第一，文化建设缺乏协调与统一。由于各院区发展历史、学科定位、服务人群等差异，导致员工对医院文化的认知差异，内部沟通可能会出现障碍，增加管理的复杂性。研究发现，一些院区有悠久的历史，形成了深厚的文化积淀，强调传承和稳定，重视经验和传统做法。而新院区的文化更开放，更愿意接受和引进新技术、新方法，鼓励创新和实验。多院区文化冲突，会降低医院整体的运行效率。

第二，组织活动、福利等的差异。总院通常拥有更多的资源，包括资金、人力和物力资源，从而能够组织更多的活动和提供更好的福利。分院由于资源有限，无法与总院相比，员工可能感到被忽视或不公平。同时，总院的活动和福利通常吸引更多的关注和参与，分院的活动可能规模较小或影响力不足，导致员工缺乏参与感和归属感。

（五）学科布局亟待科学规划

当前，公立医院"一院多区"建设普遍面临着分院区学科规划和发展问题，不同院区，学科如何设置，对于医院的管理层而言是一个崭新的挑战[15]。

第一，学科规划不科学。研究发现，在各院区早期的学科设置及后续动态调整过程中，往往缺乏系统性、前瞻性和计划性，学科建设与布局需要进一步科学规划[16-17]。不恰当的学科定位极有可能导致医院各院区间服务群体出现重叠、疾病谱出现重叠，最终导致各院区之间出现内耗，甚至于成为名为一家实质上相互独立的两家医院。

第二，学科发展受阻。多院区学科布局不合理给学科群建设和管理造成困难，不利于学科群优势效应的发挥[18]。

四、政策建议

（一）强化多院区一体化管理，提升医院科学管理水平

一是强化行政管理一体化。通过顶层设计优化权责划分，确保资源配置合理，管理决策一致。按照按需设岗、精简效能原则，建立总院垂直化、分院扁平化的行政管理框架，合理界定总院和分院管理权限。还可设置跨职能复合型岗位，提高管理效率，控制运行成本。二是合理确定功能定位。各院区应根据自身的地理位置、患者来源和疾病谱特点，明确功能定位。在医疗资源薄弱区域，可规划布局综合院区；在资源有一定基础的区域，可布局具有特色的专病、专科中心。三是统筹调配医疗资源。推动建立多院区统一的药品招标采购、管理平台，形成处方流动、药品共享与配送机制，实现各院区专家共享、临床共享、科研共享和教学共享，并探索大型检查仪器设备跨院区预约服务。四是统一绩效管理与考核制度。坚持院区绩效考核内容、方法、流程与标准统一，探索科学合理的绩效二次分配方案，主院区和分院区的工作量同等作为职称晋升、定期考核等的依据。针对不同院区对应发展阶段，可适当予以支持倾斜，调动医务人员积极性。五是推动信息系统一体化部署。统筹规划建设多院区互联共享的信息化平台，加强医院管理、医疗服务、医疗质量管理等信息数据共享，利用大数据等技术，为管理决策层提供多院区实时运营监测数据。推进电子病历、智慧服务、智慧管理"三位一体"的智慧医院建设。

（二）统一医疗质量管理，推进多院区间的医疗同质化

一是统一人事管理制度。建立统一的人才选聘、培训和流动机制，减少人才流转成本，一般由总院统一招聘，经过系统化、规范化、专业化的培训，既提高专业技能，也增强文化认同。促进各院区间的人员交流和合作，推进各院区薪酬设计公平性，建立健全的人才流动机制，确保人才在各院区之间合理流动，从而提升整体的人力资源配置效率。此外，还可通过制定系统的培训计划和职业发展路径，吸引和留住高精尖人才。二是完善设备技术管理。根据各院区功能定位和

业务发展规划，合理制定并落实各院区医疗设备配置原则，统筹各院区医疗设备投入。在医疗技术方面，对于非限制类技术，与主院区同步分级管理。对于限制类医疗技术，实行分院区单独准入管理基础上，优化审核准入流程，优先进行准入。三是统一质控管理。制定并执行统一的医疗质量管理与控制制度，并对院区间员工进行统一培训。定期开展各院区医疗质量检测与评估，采用各院区职能科室联合检查的形式，由同一组人对两院区医疗、护理、管理、服务等进行质量检查。结果纳入医务个人绩效管理、晋升管理等，并健全长效保障机制，切实提升各院区医务人员对医疗质量的重视程度。此外，在强调同质化质量管理的同时也要认识到差异的存在。由于院区间科室设置不同、设备配置不同、可开展技术不同等，需要因科制宜、因院施策，考虑不同专科特点。

（三）加强成本核算规范性，不断降低多院区运行成本

一方面，加强成本管控和运营管理。对各院区的资源需求进行全面评估，根据功能定位和业务发展规划，合理配置人力、设备、物资等资源，提高资源利用效率。建立资源共享机制，加强院区之间的资源调配和协同使用。推进设备的集中采购和统一管理，降低采购成本，提高设备的使用效益。针对各院区的实际情况，理清院区之间的成本边界，分析院区和临床科室运营管理情况，可采用专科运营管理模式加强成本管理。另一方面，规范实施成本核算。制定科学合理的成本核算方法，根据各院区的特点和业务流程，确定成本核算对象和成本项目，准确归集和分配成本。加强间接成本的分摊管理，采用合理的成本分摊方法，提高成本核算的准确性和合理性。

（四）营造统一的文化格局，促进医院不同院区文化整合

一方面，加强不同院区医院文化建设。加快搭建全方位、立体化的文化建设平台，比如使用相同院训、院徽，增进文化认同。同时，在尊重各院区文化差异的基础上，制定统一的核心价值观和愿景，营造“求大同、存小异”的文化格局。另一方面，促进跨院区交流与合作。组织跨院区的项目和工作小组，以及定期开展集体活动、培训和团队建设等。在各院区推送数字化院报、院刊，维护微博、公众号，增进院间交流，提升文化内涵，形成积极向上的医院文化氛围。

（五）科学规划学科布局，实现医院不同院区错位竞争

一方面，科学规划学科布局。在医院扩展和新院区规划时，充分分析医疗服务资源与需求匹配关系，统筹各院区资源布局，注重量力而行，根据区域人口和资源特征确定学科建设目标和路径。在确保医疗质量标准化的基础上，各院区应结合医院总体发展战略，不断对各院区学科进行加法或减法的实时调整。另一方面，实施差异化学科发展[19]。明确各院区的功能定位，根据院区定位、区域需求和疾病谱特点等进行学科设置，实行重点发展和差异化发展策略，避免不同院区间、学科间恶性竞争，减少内耗和资源浪费，实现功能协同、错位发展。鼓励在分院区布局优势学科群，逐步建立学科融合发展模式。

参考文献

[1] 国务院办公厅. 国务院办公厅关于推动公立医院高质量发展的意见. https://www.gov.cn/

gongbao/content/2021/content_5618942. htm[2024－09－03].

[2] 卫燕青,蔡森菲,来坚,等. 杭州市中医院两院区“一体化”管理实践与思考. 江苏卫生事业管理,2023,34(9):1193－1195,1205.

[3] 李宏英,岳光朱子,吕璐,等. 医护人员对某大型公立医院“一院多区”管理模式的认知评价. 中国医院管理,2023,43(2):5－8.

[4] 黄小慧,赵素林,周林丽,等. 大型公立医院“一院多区”管理模式优化研究——以某公立医院5G赋能多院区同质化建设为例. 现代医院,2024,24(5):711－714,718.

[5] 国家卫生健康委. 国家卫生健康委关于印发医疗机构设置规划指导原则(2021—2025年)的通知. https://www.gov.cn/zhengce/zhengceku/2022-02/01/content_5671603. htm[2024－08－30].

[6] 吴毅,吴刚,马颂歌. 扎根理论的起源、流派与应用方法述评——基于工作场所学习的案例分析. 远程教育杂志,2016,35(3):32－41.

[7] GLAZER, BARNEY, STRAUSS A. The discovery of grounded theory: strategies for qualitative research. Chicago: Aldine Publishing Company, 1967.

[8] 石梦潇,李彧,王前强. 欠发达地区分级诊疗的实施困境及对策研究——基于扎根理论. 卫生经济研究,2023,40(5):18－22.

[9] 傅利平,王奕辉,徐小凤,等. 健康需求与协同治理:分级诊疗制度建设实践逻辑——基于公共价值视角的扎根理论研究. 公共管理学报,2024,21(3):111－123,173－174.

[10] 王晓晓,郭清. 社区居家医养结合服务公私合作模式的影响因素——基于H市的扎根理论研究. 中国卫生政策研究,2022,15(9):27－33.

[11] 陈楚颖,魏来,周丽,等. 医共体背景下基层卫生人力资源建设阻碍因素及对策的质性研究. 中国卫生事业管理,2022,39(3):180－184.

[12] 杨露,周建国. 城乡基层治理创新的归因模型与路径选择——基于扎根理论的多案例分析. 城市问题,2022(4):87－95.

[13] 王群凯,孟楠,马云霞,等. 突发公共卫生事件应急机制全过程问题的逻辑框架构建与破解路径探析. 中国卫生事业管理,2024,41(6):607－611,700.

[14] 黄新翔,胡菁华,张夏青,等. 公立医院“一院多区”运营管理的探索与思考. 医疗装备,2022,35(13):54－56.

[15] 李三和,吕有标,史艳香. 公立医院一院多区的内涵、境遇及创新路径. 中国医院管理,2023,43(9):5－9.

[16] 赵佳佳. “一院多区”门诊同质化管理难点与对策分析. 中国卫生标准管理,2024,15(5):75－78.

[17] 张通鑫,郭科,王国宏,等. 公立医院一院多区规划建设问题与对策. 中国医院建筑与装备,2023,24(12):3－8.

[18] 贾同英,袁蕙芸. 多院区医院管理难点与对策探析. 中国医院,2014,18(8):28－30.

[19] 张思兵,徐元杰,吴晓松,等. 实现多院区同质化医疗服务的路径:标准化管理. 中国卫生质量管理,2021,28(1):1－4.

医联体模式下浦东新区联合病房建设探索研究与实践

刘姗姗　唐馨怡　胡新雨　张宜民

【导读】 联合病房作为现代医疗领域中的创新理念,其核心在于将多个医疗资源与服务融为一体,促进医疗资源间的协同合作,为患者打造一个便捷、高效的诊疗环境。文章通过调查浦东新区区域医疗联合体中社区卫生服务中心联合病房建设和运行情况,并结合关键人物访谈,深入分析现阶段浦东新区联合病房的发展状况以及存在的困境,提出优化联合病房建设的策略思路,以期为上海市及其他区域医联体的创新发展提供参考。

一、我国联合病房的建设背景与意义

开展医联体建设是深化医改、建立中国特色基本医疗卫生制度的重要内容[1]。2023 年 1 月,国家卫健委等六部委联合发文《关于开展紧密型城市医疗集团建设试点工作的通知》[2],提出"以资源下沉共享为核心,构建分级诊疗服务新格局,并确立了 81 个紧密型城市医疗集团试点地区"。现阶段,为解决我国优质医疗资源匮乏和分布不均、基层医疗卫生服务机构医疗水平薄弱问题,创新开展医联体建设,是当下合理配置医疗资源,进一步促进基本医疗卫生服务均等化的重要举措[3-4]。

在医联体模式下,各医疗机构之间需要建立紧密的合作关系,共同承担患者的治疗与护理工作,联合病房应运而生。联合病房(joint ward)是在医联体深度融合的大背景下,通过医院与基层医疗机构签订合作协议,对于符合指征的患者入住社区医院的联合病房,并以家庭医生签约制度为主,提供后续治疗康复等全周期的健康管理方案。联合病房创建初衷是促进实现分级诊疗的精细化,将三级医院更多的优质资源落地到社区,既能满足患者治疗的需要,提高社区医务人员的服务能力,也能解决三级医院病床紧张的问题。

基金项目:上海市卫生健康委员会政策研究课题"浦东新区联合病房运行机制调查与优化策略研究"(课题编号:2024HP20)。
第一作者:刘姗姗,女,副研究员。
通讯作者:张宜民,男,研究员。
作者单位:上海市浦东卫生发展研究院(刘姗姗、胡新雨),山东第二医科大学管理学院(唐馨怡),上海市浦东新区卫生健康委员会(张宜民)。

二、我国联合病房的典型发展模式

通过梳理相关文献资料，课题组总结出我国主要的联合病房发展模式，分别有“医院-社区”一站式病房建设、紧密型县域医院团队形式发展模式、以康复病床为突破口的专科共建共享发展模式、依托医共体总院打造分院特色专科联合病房和跨地域帮扶性联合病房。各种发展模式主要建设内容对照如表1所示。

表1　我国联合病房的典型发展模式

发展模式	主要建设内容
“医院-社区”一站式病房建设	强调向上转诊，又保证向下接收；上级医联体医院下转患者，社区卫生服务中心上转患者
紧密型县域医院团队形式发展模式	该模式同样采取一站式管理：县级医院将病情相对稳定的慢性疾病或处于康复期的患者向下转诊至联合病房，基层卫生院将危重症患者上转至县级或以上医院；区别在于医联体的发展模式不同
以康复病床为突破口的专科共建共享发展模式	医联体中的上级医院与社区卫生服务中心的康复学科签订战略合作协议，明确共建目标
依托医共体总院打造分院特色专科联合病房	采取依托帮扶模式，增设之前没有的或无法独立的专科科室，并在此基础上在分院打造特色专科联合病房，如康复科、骨科、中医科等，联合病房由总院一体化垂直管理
跨地域帮扶性联合病房	依托本院特色技术品牌，响应国家医疗资源扶持政策，与偏远地区医疗机构共建特色专病联合病房，方便民众就医

三、上海市浦东新区联合病房的发展现状

（一）联合病房床位建设和运行情况

调查显示，2024年1~8月浦东新区46家社区卫生服务中心所设立的联合病房，投入运营中的平均床位数达到每月516.7张，实际使用的平均床位数则为每月324张，实际床位的使用效率达到了62.53%，表明浦东新区联合病房当前的运营状态良好，且床位的有效利用率较高，能保证每位下转患者均能享受到联合病房的医疗服务（表2）。

表2　社区卫生服务中心联合病房床位使用情况

指　　标	月平均值
投入运营床位数（张）	516.70
实际使用床位数（张）	324.00
床位使用率（%）	62.53

（二）社区卫生服务中心医疗机构下沉情况

2024 年 1~8 月浦东新区 46 家社区卫生服务中心的市属医疗机构下沉平均人数为每月 164.75，其中市属医疗机构的平均人天数为每月 311.88。区属医疗机构下沉平均人数为每月 409.75，其中市属医疗机构的平均人天数为每月 840.25。表明当前，医联体牵头医院对专家下沉团队工作的高度重视，从各方面积极整合并调配优质医疗人才资源，进一步推动社区卫生服务中心专科能力建设水平与联合病房运行机制的发展（表 3）。

表 3　社区卫生服务中心医疗机构下沉情况

指　　标	月平均值
市属医疗机构下沉人数（人）	164.75
市属医疗机构（人天数）	311.88
区属医疗机构下沉人数（人）	409.75
区属医疗机构（人天数）	840.25

（三）社区卫生服务中心双向转诊情况

调查显示，2024 年 1~8 月 46 家社区卫生服务中心的市级医院平均下转患者为每月 25.67 人次，区属医院平均下转患者为每月 103.38 人次。而向市级医院平均上转患者为每月 1 110.13 人次，向区属医院平均上转患者为每月 1 425.50 人次。这表明，现阶段的浦东新区联合病房双向转诊以上转患者为主，牵头医院在下转患者条线上仍存在较大阻碍（表 4）。

表 4　社区卫生服务中心双向转诊情况

指　　标	月平均值（人次）
市级医院下转人次数	25.67
区属医院下转人次数	103.38
向市级医院上转人次数	1 110.13
向区属医院上转人次数	1 425.50

（四）浦东新区联合病房收治病种情况

调查发现，2024 年 1~8 月浦东新区 46 家社区卫生服务中心联合病房收治病种中，脑梗死后遗症及恢复期占比最大，其次为骨折术后、脑卒中及其他。其他类的收治病种包括冠心病、糖尿病、肺部感染、慢性肾功能不全等。其中脑梗死后遗症及恢复期患者收治数趋于平稳。详见图 1。

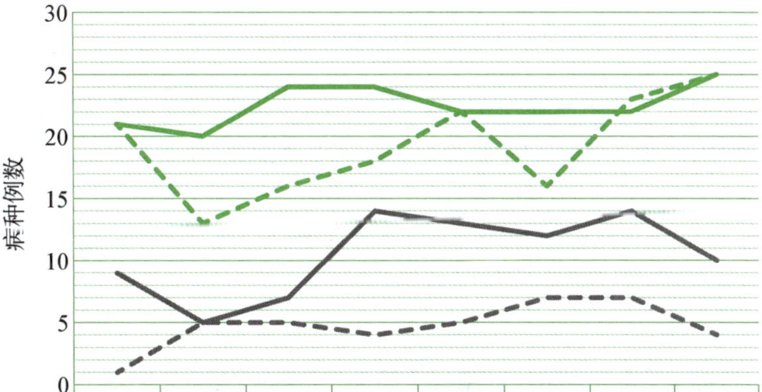

	1月	2月	3月	4月	5月	6月	7月	8月
脑梗死后遗症、恢复期	21	20	24	24	22	22	22	25
骨折术后	9	5	7	14	13	12	14	10
脑卒中	1	5	5	4	5	7	7	4
其他	21	13	16	18	22	16	23	25

图 1　上海市浦东新区社区卫生服务中心联合病房收治病种变化情况（2024 年 1~8 月）

四、上海市浦东新区联合病房建设的关键问题

（一）联合病房优势病种建设不突出

联合病房发展至今，建设瓶颈主要为优势病种不突出。调查了解到当前在推进联合病房建设时，设计中并未根据社区本身学科优势或专科人才特点发展优势病种，未能充分依托并展现各自独特的学科专长与优势，从而限制了联合病房向多元化、特色化方向发展的潜力与步伐。为促进联合病房的均衡发展，亟需加大专科的建设力度，确保联合病房能够基于不同社区的具体需求与资源条件，实现服务的多样化与精细化。

（二）社区医疗服务能级尚待强化

调查显示，社区卫生服务中心是以完成居民全生命周期的健康医疗服务为工作目标，相对应的工作需求率也较高，全科医疗服务水平充足。但由于社区卫生服务中心的全科医学注重“广度”的培养，对医生专科或危急重症应急处置能力培养相对较弱，加上社区医疗卫生机构的专科建设与危急救治基础较差，开展专科服务的人才缺乏，造成社区医生遇见此类状况会选择简单处理后直接转诊至上级医院，专科诊疗服务水平得不到有效提升，不利于后续联合病房优势病种的建设，社区医疗服务能级得不到显著提升。

（三）上下转诊机制间存在衔接壁垒

调查发现，牵头医院与社区卫生服务中心双向转诊比存在“上转容易，下转难”的问题[5]。社区联合病房转诊机制涉及上级医院、社区卫生服务中心及患者三方的紧密协作。从上级医院的角度来看,评估患者是否适宜下转至社区联合病房,需要多学科会诊的病情评估。由于患者病情是动态变化,导致实际符合下转条件的患者数量有限,进而影响了社区联合病房的床位使用率。从社区卫生服务中心的角度来看,接收上级医院下转的患者不仅考验其医疗设施的完备性,还考验了社区医务人员的专业技能和应急处理能力;在面对可能出现的病情变化时,社区医疗团队需确保有足够的资源和能力迅速响应,这种不确定性导致在接收下转患者时需采取更为谨慎的态度。三是从患者的角度来看,部分患者对社区联合病房的服务模式等了解甚微,从而降低他们下转意愿。

五、上海市浦东新区完善联合病房建设的优化路径

(一) 以优势病种建设为发展关键点

推进社区联合病房优势病种建设是提升社区卫生服务中心专科能力的重要内容。联合病房发展优势病种可以采取建立病种清单的形式,其可分为两条路径。一是社区卫生服务中心主动申报,通过对比分析社区联合病房中收治的各类疾病,将就诊量最为集中的前三位或前五位确定为病种,并上报至医联体牵头医院共同评估,根据此清单,将这些高发病种确定为本社区重点培育的优势病种。二是社区卫生服务中心提前设定本社区联合病房要发展的优势病种,可直接根据本社区的医疗配置、临床特色学科等选择适合的优势病种发展;或是通过强化全科与专科的协同发展模式,优先聚焦本辖区居民疾病谱进行发展。

(二) 提升社区全专医疗服务能级

可以通过全专结合的协作模式或加入专科联盟提升社区卫生服务中心专科能力。一是社区卫生中心主动吸纳具备临床积淀与专业专长的专科医师,以此强化社区医疗服务的专业深度,并构建一套培训体系。其中专科医师将担任导师角色,定期举办专业培训课程,通过“以专带全”的模式,系统性提升全科医生的专业技能与临床实践能力[6]。二是与上级医院、专科医院等建立紧密的合作关系,以社区特色学科为发展纽带,借力上级医院优质的专科资源,通过学科带头人下沉至社区或远程教学、远程指导等形式,将优质的专科人才、专科医疗资源输送到社区全科医生团队中,促进全科医生与专科医生之间的无缝对接与协同发展,最终形成一个闭环式的全专融合成长机制,共同推动社区卫生服务水平的全面提升。

(三) 建设联合病房床位的弹性管理机制

为更加有效服务于下转患者,社区卫生服务中心可采取弹性床位管理机制,即在联合病房接受康复治疗的患者,其日常基础性的诊疗和检查可直接在社区卫生服务中心进行。当下转患者需要接受更进一步的检查时,如脑卒中康复期所需的磁共振等,社区医务人员可直接为患者开具联合病房检查申请单,患者凭此单即可前往与其合作的医联体牵头医院进行进一步检查。在完善医联体联合病房信息共享体系同时,下转患者的检查结果将实时共享至社区医疗服务管理系统中,联合病房的主管团队成员能够第一时间在线查看患者检查结果,进而根据患者的最新病情调整和优化后续的诊疗与康复方案,实现更加精准和个性化的医疗服务。

（四）加强联合病房宣传与推广力度

利用家庭医生的黏度，发挥其在社区中的桥梁作用，组织联合病房专题讲座，以通俗易懂的形式向社区居民宣传联合病房的核心理念、运作方式及为居民健康带来的实际效益。同时，还可充分利用现代科技手段，如家庭医生签约服务平台、微信社群及电话热线等，多渠道、全方位地推广联合病房服务，确保信息覆盖的广泛性和精准性[7]。医联体牵头医院也应积极利用医院官方微信公众号等新媒体渠道，发布视频教程或撰写文章，向广大居民普及医联体联合病房的相关知识，提升公众对于双向转诊制度及社区医疗服务优先性的认识，从而有效提升患者的社区就医意愿。

参考文献

[1] 王亮生，徐秋萍，黄漫为，等. 某市推进康复联合病房建设的实践成效研究. 现代医院管理，2023，21(4)：42－45.

[2] 国家卫生健康委，国家发展改革委，财政部，等. 关于开展紧密型城市医疗集团建设试点工作的通知（国卫医政函〔2023〕27号）. 2023.

[3] 徐庆，毕永魁. 江苏省镇江市纵向深化康复联合病房内涵建设的探讨. 中国医疗管理科学，2016，6(2)：32－34.

[4] 罗进城，孙森，左秀然. 医联体联合病房云医疗业务系统设计与应用. 中国卫生信息管理杂志，2020，17(1)：53－56.

[5] 黄苑，李辉苑，邹燕珠. 医联体模式运行现状分析研究. 现代医院管理，2023，21(2)：23－26.

[6] 杨丽珠，沈玲，洪敏. 肾结石患者术后置双J管期间健康教育需求及影响因素分析. 全科医学临床与教育，2024，22(8)：759－761.

[7] 沈蔷，白永涛，赵海等. 社区卫生服务机构的专科建设. 中国全科医学，2016，19(25)：3074－3077.

面向多院区的医学影像设备数字化管理模型构建与实践

张 铭 梁凯轶 曹励欧 任 军 张宁芳 陈黎静

【导读】 探索多院区影像设备数字化管理模型构建，旨在带动多院区医院影像设备运维管理方式改进与业务效率提升。文章基于云边协同搭建影像设备管理系统，实现数字运维；通过数字孪生全局视图，直观清晰地展示和管理多院区多台套设备；基于监控参数-分析比对，促进多院区业务优化。从而形成“数字运维-数字孪生体-业务优化”三维管理模型，为打通厂商-医院数据一致性路径，突破管理难点；实现影像设备全域“虚实可视”，推动设备管理模式转型；基于管理模型，有效调整和改善设备的业务效率。因此，该管理模型在嘉定影像中心及其医联体的管理中起到良好的效果，可为大中型医院多院区管理者提供实践支撑和有价值的解决方案参考。

在新医改及医院高质量发展背景下，公立医院“一院多区”、医联体、城市医疗集团的建设加速，在促进优质医疗资源扩容和区域均衡布局的同时，医院也面临医学影像设备增多，跨院区影像设备同质化管理和资源整合难度增大等挑战[1]，如何充分利用数字化前沿技术，有效监测多院区环境下多台套设备的总体运行情况，推进医疗设备管理变革和技术创新，提升多院区多台套设备联动的综合效益，成为各大中型医院迫切需要解决的问题。

本文总结上海市嘉定区中心医院在多院区环境下的影像设备数字化管理经验，以期为大中型医院多院区管理者提供实践支撑和有价值的解决方案参考。

一、公立医院高质量发展背景下医学影像设备管理现状

2021 年 5 月 14 日，国务院办公厅印发《关于推动公立医院高质量发展的意见》（国办发〔2021〕18 号），提出“到 2025 年，公立医院发展方式从规模扩张转向提质增效，运行模式从粗放管理转向精细化管理”[2]。在此背景下，各大中型医院纷纷加大医疗资源扩容扩建力度，由原来

基金项目：上海市嘉定区卫生健康委员会政策研究课题“5G 区域影像诊断云平台建设的实践探讨”（课题编号：2022JDHP05）；上海市嘉定区医学重点专科“医学影像科（放射、超声）”（项目编号：2020－jdyxzdzk－02）。
第一作者：张铭，男，主治医师。
通讯作者：曹励欧，女，副主任医生，上海市嘉定区中心医院执行院长，上海市卫生健康委员会智慧影像重点实验室主任。
作者单位：上海市嘉定区中心医院（张铭、梁凯轶、曹励欧、任军），上海联影医疗科技股份有限公司（张宁芳），上海联影智元医疗科技有限公司（陈黎静）。

的单中心逐步向多中心、一院多区、医联体等模式发展，同时在老龄化趋势和新冠防疫等多重因素催化下，医学影像设备增长迅速。以上海市嘉定区为例，该区域4家区域医疗中心及17家社区卫生服务中心（含分中心）于2022年实现了社区DR、CT全覆盖，有效促进了区域优质医疗资源扩容，提升了基层诊断能力和社区防疫防控能力，而在后疫情时代，这些社区医疗设备如何综合管理、如何合理充分利用、优化配置、提高资源使用率[3]，成为医院和区域面临的新挑战，其中以下三大难题成为关键问题：

一是设备的运行状态和使用量等信息孤岛普遍存在，尤其对于跨院区多台套设备的运行数据，许多医疗机构仅仅使用人工记录来对设备进行监管，难以将数据信息有效转化。

二是缺乏基于实时数据的医疗设备实景化、直观化、数字化管理模型，难以为医院管理者、科室主任制定合理的业务平衡规划提供有力数据依据。

三是医学影像设备在多院区的管理中，增加了管理范围和层级，各院区配置的设备综合利用的均衡性、配置优化等问题面临挑战[4]。

二、嘉定区中心医院多院区影像设备数字化管理实践

为解决以上三大问题，嘉定影像中心围绕嘉定区中心医院及其医联体17家社区卫生服务中心（含分中心）、远程医疗对口单位云南德钦医院，探索多院区医疗设备数字化管理模型构建，旨在带动多院区医院设备群运维方式改进与业务效率提升。

（一）搭建影像设备管理系统解决设备信息孤岛问题，实现数字运维

搭建影像设备管理系统，通过“数据采集→关键部件监控→故障诊断及告警”三步，使医院的影像设备管理模式从传统的被动式向主动运维模式转变。影像设备管理系统架构见图1。

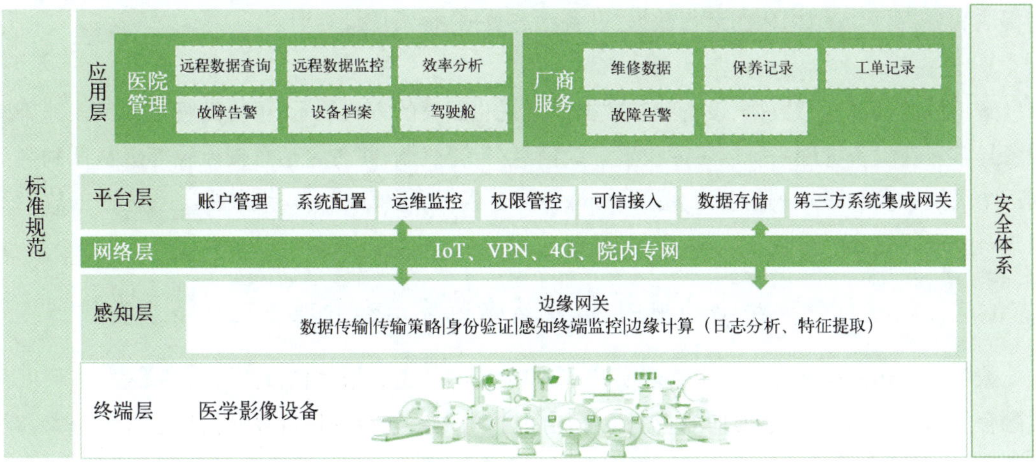

图1　影像设备管理系统架构

1. 影像设备数据采集

设备在运行、运维过程中其自身日志文件详细地记录了设备软硬件的状态变更信息，这些信

息包含设备状态信息、操作信息、异常信息、参数信息等[5]。针对跨科室、跨场地的不同类型医学影像设备，基于云边协同技术，通过部署在医院内网的边缘网关，将设备与云端 IoT 平台连接，实现影像设备管理系统搭建。系统接入嘉定区中心医院及其医联体 17 家社区卫生服务中心（含分中心）CT 设备 22 台、MR 4 台、DR 27 台，共计 53 台设备。

影像设备管理系统的网络部署如图 2 所示。系统开发商负责系统的运维及迭代升级管理，而影像设备数据则由嘉定影像中心医工处进行监控管理。

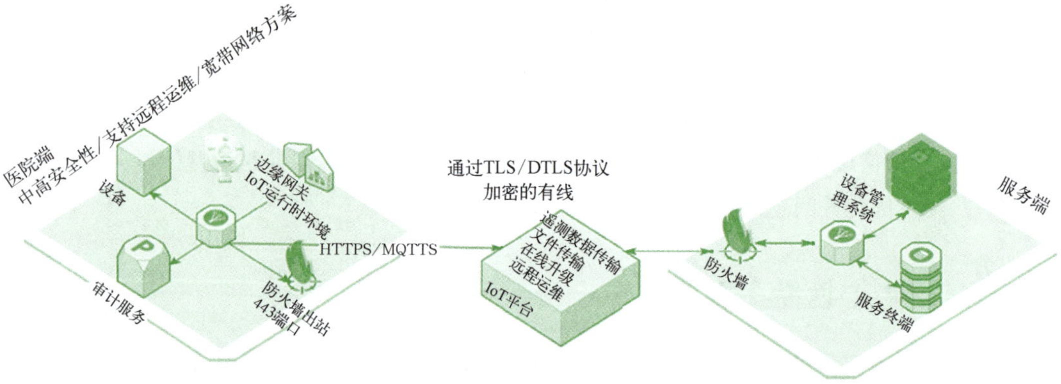

图 2　影像设备管理系统网络部署图

嘉定影像中心创新性地将影像设备管理系统与设备厂商运维系统打通，通过云端动态获取设备厂商的维保信息，实现数据自动同步更新，设备维修保养动态及时可知。

2. 关键部件信息实时监控

根据安全条款和使用需求（采集频率、告警阈值、展示方式等）梳理设备运行日志信息，从时间维度、设备部件维度、处理业务类型维度、内置故障告警维度以及日志统计维度等关键特征进行提取和分析，形成结构化的运行数据、设备状态数据、报错信息等[6]。

3. 设备异常诊断及自动告警

解析后的部件运行数据、设备状态数据以可视化图表的方式展示，可协助管理人员快速判断设备异常。在设备管理系统故障库设置三级信息/告警机制，将告警信息按风险等级从低到高分为三个级别：① Info——信息级，② Warning——警告级，③ Error——错误级。系统根据故障等级进行分级报错。

（二）构建数字孪生全局视图，直观清晰地展示和管理多院区多台套设备

数字孪生作为一种充分利用物理模型、感知设备和各类数据信息，跨学科、多维度、多尺度深度融合的仿真技术[7]，能够面向设备全生命周期过程，发挥连接物理世界和信息世界的桥梁和纽带作用，从而可提供更加实时、高效、智能的服务。嘉定区中心医院采用数字孪生先进技术，构建全局化的数字孪生视图。

1. 设备数字孪生

设备数字孪生是设备物理实体的真实映射，采用机理建模方法，“几何特性-物理参数-行为

模拟”三个维度特征构建设备数字孪生体[8]。

2. 院区数字孪生

根据设备实体在医院不同楼宇的位置信息，结合楼宇的布局、物理设备的实时数据和房间环境状态，虚拟楼层及房间的构建，搭建视觉效果上高度“形似”的虚拟楼层到设备的动态展示视图[9]。

3. 图表与孪生模型整合展示

在此基础上，将医院设备管理的参数指标与数字孪生体、设备全局可视化模型进行整合。根据设备的开关机时间、运行状态、核心部件信息进行仿真活动，结合设备的实时监控信息，实现对楼宇中不同设备间的多台设备的孪生可视化监测[10]。如图3所示，楼宇中各设备在线状况、运维状态统计、日检查量统计、检查部位统计等以拆线图、饼状图、统计报表方式与数字孪生模型整合，实时展示给管理人员，使管理人员可及时根据设备群的全局状态调整业务活动，保证高效地完成影像科检查业务。

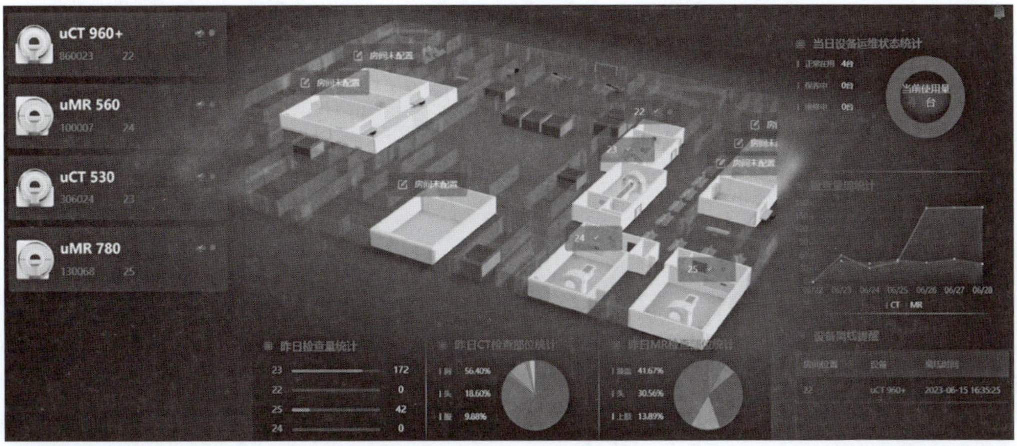

图3　图表与孪生模型整合展示

(三) 基于监控参数-分析比对，促进多院区业务优化

通过对设备部件运行状态、环境参数、业务数据的实时监控，综合分析设备关键指标与历史运行数据，可帮助设备管理者、影像科管理者更顺畅地对设备全局和个体状况进行深入了解，进而更容易把握设备状态与科室业务间的规律，其管理决策支持路线如图4所示。

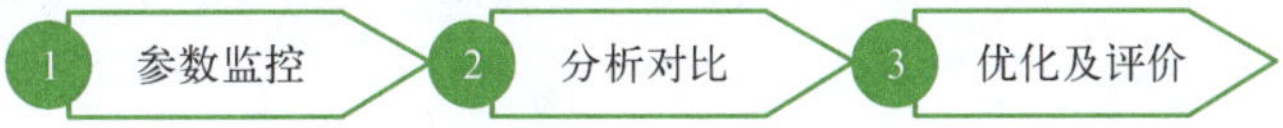

图4　管理决策支持路线图

三、基于数字孪生的三维管理模型

医院的高质量发展，其根本内涵是以创新及新技术驱动医院业务发展[11]，落地到影像设备

数字化管理模型,笔者根据嘉定中心医院多院区影像设备数字化管理实践路径,结合多院区设备特点及管理需求、参数指标分析等,整合形成“数字运维-数字孪生体-业务优化”三个维度的医学影像设备数字化管理模型,如图5所示。

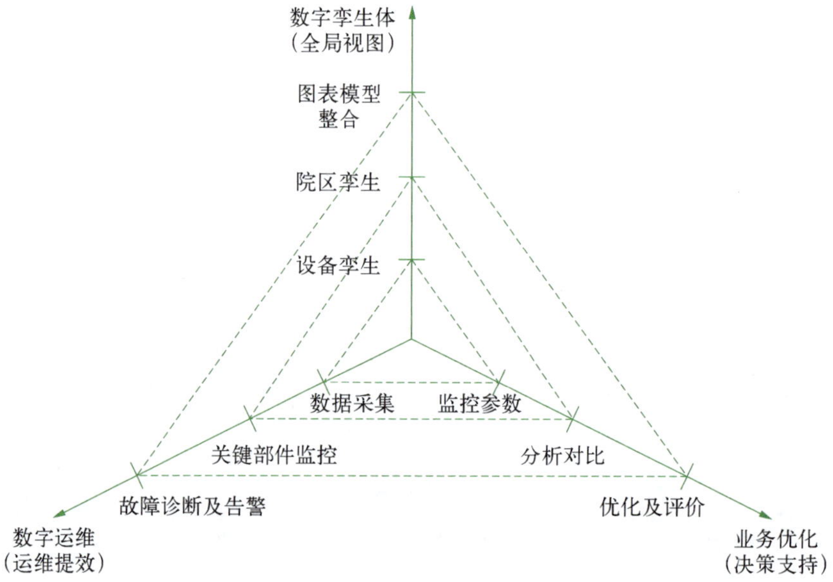

图5 基于数字孪生的三维管理模型

四、管理成效

通过上述实践,将医疗设备环境空间及设备本体数字孪生理念与医疗设备管理充分结合,形成跨时间、跨院区、多台套设备的医疗设备管理模式,基于对监测数据的分析对比,使医院管理者可以轻松地找到影响业务效率的瓶颈,并进行改进和跟踪。

(一) 打通设备厂商-医院数据一致性路径,突破管理难点

借助影像设备管理系统,连接医院管理者、设备、厂商的售后服务团队,解决了医学影像设备维修维保数据分散,统计口径不统一的难点。以往由于不同设备采购时间、采购科室、验收时间、经手人等不同,设备的维保记录、维修保养、使用等事项信息存在数据分散存放,统计口径不一致的问题。

(二) 实现影像设备全域“虚实可视”,推动设备管理模式转型

嘉定区中心医院实现了对医院本院及医联体中社区卫生服务中心的影像设备的自动化数据采集和实时监控,并基于监控数据与孪生模型整合建立了设备实时状态孪生视图,实现了全区域跨院区设备的实时状态显示、历史状态查询、设备效益分析,真实反映设备的全生命周期过程,推动设备管理向数字化、透明化、全域化转型,实现空间分离而服务一体[12]。

（三）基于管理模型，有效调整和改善设备的业务效率

基于三维管理模型，可通过分析整体和个体影像设备的使用状况和效率及时调整业务安排，最大化地挖掘和改善设备的业务效率。实施医学影像设备数字化管理后，嘉定中心医院的影像检查业务效率有了明显提高，如表1所示。

表1　2022~2023业务量对比

类　型	DR	CT	MRI	整体业务
2022年（次）	64 814	130 575	18 341	730 213
2023年（次）	65 877	151 075	21 779	821 419
变化幅度（%）	1.64	15.70	18.74	12.50

五、讨论

当前，我国多院区医学影像设备管理水平和管理模式参差不齐，为此，构建一套针对性的医学影像设备数字化管理模型显得尤为必要[13]。在多院区建设过程中，不同院区间的诊疗量失衡是当前较为突显的管理难题。尤其患者往往扎堆到中心医院做检查，导致中心医院检查量激增爆满，设备满负荷运转，而社区卫生服务中心的设备却闲置的现象。利用数字化管理模型及医学影像设备管理系统，可实时监控并分析各个院区设备的业务量，及时干预并合理调整业务。

本研究将数字孪生技术、运维力提升路径的设计融入了设备管理模型当中，探索多院区医疗设备数字化管理模式，是既往在医院管理的研究当中尚不多见的方法。这种模式在嘉定影像中心及其医联体的管理中建立起精细化管理长效机制，起到很好的效果。公立医院多院区管理模式需要持续进行创新，在创新中实现优质医疗资源有序扩容和合理分配，推进公立医院高质量发展，从而更好地满足人民群众的医疗需求。

当然，当前搭建的影像设备管理系统仍存在不足，例如接入的影像设备还限于单一厂商的设备，尚未实现对全品牌影像设备的数据采集和管理，还需要进一步完善和打通多品牌设备的接入管理，这也是下一步研究的重点。

参考文献

[1] 汤妍，郑芬芳，张冯江，等．公立医院多院区一体化管理探析．中华医院管理杂志，2023，39(3)：165－169.

[2] 国务院办公厅．国务院办公厅关于推动公立医院高质量发展的意见．中华人民共和国国务院公报，2021(17)：174－178.

[3] 陈慧，俞侃斌．上海某三甲医院CT、核磁大型影像设备的管理、配置和使用分析．现代仪器与医

疗,2022,28(4):1－3,8.
[4] 吴红燕,张晓敏,高静,等.国家区域医疗中心格局下一院多区管理实践与思考.中华医院管理杂志,2022,38(6):406－410.
[5] 王国林,介阳阳,叶君好,叶彬.基于日志挖掘的装备健康管理系统设计与实现.计算机测量与控制,2018,26(4):112－115.
[6] 张克,姚旦华.基于日志挖掘的影像设备云监控系统的设计与应用研究.中国数字医学,2020,15(10):68－71,93.
[7] 陶飞,张贺,戚庆林,等.数字孪生模型构建理论及应用[J].计算机集成制造系统,2021,27(1):15.
[8] 朱宇,李海宁,曹志涛,等.数字孪生在航空发动机制造工艺中的应用探索.航空动力,2019(4):5.
[9] 江海凡,丁国富,张剑.数字孪生车间演化机理及运行机制.中国机械工程,2020,31(7):824－832,841.
[10] 郭东升,鲍劲松,史恭威,等.基于数字孪生的航天结构件制造车间建模研究.东华大学学报(自然科学版),2018,44(4):578－585,607.
[11] 冯娟.新医改背景下公立医院外部环境战略分析.中国总会计师,2021(7):180－181.
[12] 黄二丹.公立医院强化多院区管理的七点建议.中国卫生,2022(4):18－19.
[13] 赵梦莹,曹广,符凌嘉,等.三级医院医疗设备管理信息化成熟度评价指标体系构建研究.中国数字医学,2022,17(2):17－20,56.

上海市连续全程药学服务发展现状与对策思考

李 琴 戴秋霞 廖 赟 李 玲 孟 杰 倪元峰

【导读】 随着我国社会老龄化日益加剧及医药卫生体制改革的不断深入，连续全程药学服务成为药学领域学者研究的焦点。文章系统梳理了国内外连续全程药学服务的发展现状及经验策略，调研分析了上海市连续全程药学服务的发展基础、资源优势和困境瓶颈。紧抓《"健康中国2030"规划纲要》这一重要窗口期，以医联体内综合医疗机构与基层医疗机构之间的协调合作为基础，以数智化推进医联体内药学服务信息互联互通平台建设、同质化不同层级医疗机构的药学服务水平、差异化实现医疗机构间有序双向转诊、整合临床用药策略、构建分级诊疗环境下药师全程参与的"基于药联体的智能/全程/连续"的药物治疗管理新模式，为推进上海市医联体内连续全程药学服务的发展提供参考。

一、研究背景和意义

（一）连续全程药学服务的概念提出与国际进展

20世纪60年代，Folsom Report基于国外家庭医生模式提出了卫生服务连续性概念，其是指卫生服务利用者能最大限度地享受同一卫生服务提供者所提供的服务[1]。国内学者基于我国卫生服务体系特点，将连续性卫生服务定义为——在具备良好的服务协调性下，通过建立并完善健康档案、实现信息共享、双向转诊等，为卫生服务利用者提供连续的、无缝隙的、不重复的卫生服务[2]。药学服务是医疗卫生服务的重要组成部分。连续全程药学服务是以患者为中心，围绕"疾病周期"和"生命周期"2个周期[3]，使患者在服务时间、服务地点、服务提供者等方面获得不间断的全程药学服务[4]。将连续全程概念引入药学服务领域，旨在提升基层医疗机构的药学服务水平，减少患者在转诊和社区随访过程中药学服务的断裂及药物相关问题的发生[5]。

由药师主导的连续全程药学服务在国外的发展较为成熟，各大基层医疗机构均可为患者提

基金项目：上海市卫生健康委员会政策研究课题"基于长宁药联体的连续全程药学服务平台构建与评价"（课题编号：2024HP34）。
第一作者：李琴，女，副主任药师。
通讯作者：倪元峰，男，上海市卫生健康委员会药政管理处处长。
作者单位：上海市同仁医院（李琴、廖赟、李玲、孟杰），上海市卫生健康委员会（戴秋霞、倪元峰）。

供连续全程药学服务。国外研究表明，连续全程药学服务能够进一步改善药学服务水平，提高患者的临床治疗效果，降低药物不良反应的发生率。近年来，国外学者运用互联网+以构建区域内统一的数字药学服务平台，如美国的处方药监测项目，加拿大不列颠哥伦比亚省的 Pharma Net 平台和我国台湾地区的 NHI－Pharma Cloud 平台，通过全面获取患者的用药信息并实时记录、监测患者的药物使用情况，有效解决了患者转诊前后用药信息、服务和记录不连续的问题，上下级医院药师共同为患者提供全程的药学服务，降低了患者药物相关性问题的发生率，优化了药物治疗效果，提高了患者的药物依从性，最终降低了慢性病患者的再入院率和死亡率[6-8]。

（二）中国特色的连续性医疗服务研究已全面推进

《“健康中国 2030”规划纲要》以“共建共享、全民健康”为主题，立足于全人群和全生命周期 2 个着力点，提供公平可及、系统连续的健康服务，以实现更高水平的全民健康。按照《改善就医感受提升患者体验主题活动方案（2023—2025 年）》（国卫医政发〔2023〕11 号）的要求，在“服务连续、医防协同，提升患者诊后体验”环节上发力，打开中国式现代化医疗服务模式之门。近年来，以医联体内综合医疗机构与基层医疗机构之间的协调合作为基础，构建“药联体”为患者提供全方位、全周期的连续全程药学服务的相关研究已全面开展。

二、上海市连续全程药学服务发展的现状、问题和挑战

推进“健康上海”建设是把人民健康放在优先发展战略地位的重要体现，提升市民健康水平是上海市“十四五”规划的重要任务，建设以人民健康为中心的整合型、智慧化、高品质卫生健康服务体系是上海市当前和未来卫生健康发展的重要战略目标。《健康上海行动（2019—2030 年）》（沪健促委〔2019〕4 号）、《进一步提升本市社区卫生服务能力的实施方案》（沪府办发〔2023〕7 号）等主要规划文件均加强上级机构药师下沉社区，建立信息统一归口、共享机制，构建连续全程药学服务等领域，以作为重点布局领域。

本文通过对社区药师（963 名）现场调研与专家访谈相结合的方式，调研上海市连续全程药学服务的发展现状，并分析构建基于药联体的连续全程药学服务中所存在的问题和面临的挑战。

（一）上海市连续全程药学服务的发展现状

目前，由于传统药学工作模式的束缚，使得社区卫生服务中心药师的专业知识水平受限，包括知识结构不合理、专业分科不精细、临床实践经验与诊疗知识不足等方面，从而导致药师不能很好地胜任指导临床用药的技术工作。目前，上海市社区药师人员不足，大部分药师投身于传统药学服务，占据了较多的工作时间，以至于其没有精力开展临床药学服务。

此次调查显示，仅有 45.1%（434）的药师从事药学服务，且从事的药学服务主要为与患者或护理人员面谈以收集病史（358，37.4%）、确保患者了解目前所用药物（326，33.9%）、对患者的用药及健康状况进行随访（157，16.3%）；而必要时建议改变患者的用药方案（53，5.5%）、与其他健康提供者共享信息以帮助保持服务连续性（26，2.7%）等药学服务内容较少。

（二）上海市连续全程药学服务存在的问题和面临的挑战

1. 药学服务信息化程度低

虽然我市大部分医院都具有相应的药学信息系统，但该系统长期处于低水平阶段，主要表现为药学信息服务停滞在收集和整理统计相关资料的水平，无法在药物治疗决策和促进合理用药方面发挥重要作用。此次调研显示，目前上海市药师获取诊断及用药信息的主要途径为患者病历本，可以使用的信息化工具主要为网页版药品说明书，超过一半的被访药师（519，53.9%）认为现有的信息化工具不能满足日常工作需求，因缺少信息化软件的支持，难以全面评估患者用药方案以提供有效的药学服务。

2. 缺乏同质化药学服务标准

建立药学同质化管理制度的首要任务是制定统一的标准和规范，以确保不同药学机构在药学服务的各个环节都能按照相同的要求进行操作。对基层药学服务进行规范化管理已成为世界各国卫生服务供给的通行举措之一，无论是实行全民医保的英国，还是医疗服务高度市场化的美国，均在基层提供了统一的同质化药学服务标准[9]，但目前我国对于社区药学服务内容不一，仍缺乏同质化的药学服务标准。调研的963位社区药师中，492位（51.1%）药师认为目前欠缺标准化的药物相关性问题（drug-related problem，DRP）分析、处理和记录系统，而导致二、三级医院和社区药师间的沟通存在壁垒。

3. 社区药学服务内容单一

目前，社区药学服务内容单一，处方调剂是社区药师开展最多的项目，也是服务时长最长的项目。本次专家访谈中也了解到社区药学的工作重心为药品供应，大多数药师仅从事发药、配药等简单的事务性工作，对患者的药学服务主要为了合理用药宣传和药学查房，而因自身能力等原因对慢性多病、多重用药患者的药学服务开展较少，患者在社区无法获得高质量的药学服务，以致药学服务“断裂”。

基层药师的药学服务供给与民众健康需求、政策要求仍存在差距。实地调研和专家访谈均提示，目前我市基层医疗机构药师信息辅助系统亟待加强，针对性的教育培训需扩大覆盖面，药师应在家庭医生团队中发挥应有作用，专业素质需进一步提升。参考国内外社区药学服务能力提升的实践经验，提出符合上海市基层医疗机构实际、具有较好操作性的基层药师能力建设与提升方案迫切重要。

综上所述，连续全程药学服务在我国起步较晚，其雏形是部分三级甲等医疗机构的院外随访服务。但目前，上海市连续全程药学服务面临着药学服务信息化程度低、缺乏同质化药学服务标准、服务内容单一等问题。探索发展以医联体内综合医疗机构与基层医疗机构之间的协调合作为基础，通过药联体来实现医疗机构间的有序双向转诊；同时，通过药联体来实现不同医疗机构之间患者在疾病预防、治疗期间及治疗后的相关信息共享，以提升基础医疗机构的药学服务水平，加快连续全程药学服务体系的建设。

三、上海市推进连续全程药学服务发展的战略建议

近10多年来，国家卫生行政部门颁发了一系列药事管理相关的政策法规，均明确指出建立

以患者为中心的药学管理工作模式。上海市作为全国最早探索社区卫生服务和医疗体的地区之一，需在“服务连续”上发力，构建分级诊疗环境下药师全程参与的药物治疗管理模式。

（一）基本思路

充分利用先进管理工具、平台基础和医疗资源优势，以体制机制和信息化建设为突破口，以助力全程化药学服务平台建设和《“健康上海 2030”规划纲要》为战略目标，明确上海市推进社区药学服务的战略重点和推进策略，保障群众享受全程优质的药学服务。

（二）战略重点和推进策略

1. 药联体信息的数智化

在如今药学服务高质量发展的时代，药师们通过核心技能的驱动和创新技术的引领，为患者提供精准的用药指导和全病程的药学服务。为了加快药学服务的高质量发展，数智化技术的应用显得尤为重要。美国、日本及我国台湾地区都已将数字化和智能化技术融入药联体，以便全面获取患者用药信息，并通过智能化处方审核以提升药师的工作效率，从而使药物治疗方案更加精准和科学。

未来，上海市的药联体也应从信息管理入手，以药学服务为基础，进一步推动医疗机构之间药学服务信息的互联互通平台建设。逐步实现医联体内处方的实时查阅与共享，探索将用药监护管理系统嵌入区域互联互通平台，使社区医生和药师能够全面获取患者的用药信息，真正实现区域内电子病历、健康档案和用药档案的互通共享，助力基层医务人员对用药方案进行全程连续的综合评估、监测和管理。

2. 药联体服务的同质化

（1）药品供应目录衔接，药品目录同质化：完善药品供应保障、统一药联体药品目录，在用药种类、药物目录上衔接一致。上级医院可以和基层医联体各单位建立药品联动管理机制，解决基层药品不全的问题，实现区域内药品共享与配送，保障基层用药需求。

（2）用药问题分类体系的同质化：对基层药学服务项目进行规范化管理是世界各国卫生服务供给的通行举措之一，目前二、三级医疗机构与基层医疗机构缺乏统一的药学服务规范和技术标准。不同医疗机构中医生、药师所采用的药学服务规范、技术标准和知识库常有不同的设定，导致医师与药师、药师与药师之间的沟通存在壁垒。药联体内使用统一的药学服务规范[如美国药物治疗管理（Medication Therapy Management，MTM）、中国药物相关问题分类系统 V1.0 等]，为药学监护效果提供标准化、可量化的指标体系，以标准化的药学服务规范来推进、提升同质化的药学服务能力发展。

3. 药联体服务的差异化

（1）上下转诊，整合临床用药策略：针对目前基层医疗机构药学人员配备不足、服务能力欠缺的现状，借助区域双向转诊平台，三级医院药师和社区卫生服务中心药师对接，通过在线交流、病例讨论、特殊病例共管共治等方式，促使药学服务向基层下沉，构建上下贯通的药学服务体系。从深度上，利用智慧化手段探索药学门诊、临床药师下沉基层；从宽度上，探索专科药师药学服务、治疗药物监测服务、静脉用药配置服务、药学基因组学服务、药师咨询服务、药学情报服务、药事管理与药物治疗管理服务等，构建起全区医共体内上下贯通的药学服务体系。

（2）培训差异化，针对社区药师开展针对性培训：上海市自 2016 年起开展“二、三级服务中心药学结对帮扶”工作，但培训的内容多为三级医院药师的日常工作内容，如对慢性病急性发作期及危重症患者的处理，而基层医疗机构的药师其服务的对象多为慢性病的持续管理期，药物治疗和药学监护策略与三级医院药师有较大区别，应围绕社区药师的基本服务内容，为基层医疗机构药师“量身定制”培训方案，以更贴近基层医疗机构药师的日常工作实践，提高培训的实用性。

4. 药联体服务连续化

通过“药联体信息的数智化”破除医疗机构间的空间、时间壁垒，实现药学服务信息无损、无缝对接；借助“药联体服务的差异化”定位目标人群（多病共存、多重用药及用药管理不佳的慢性病患者），由“医院药师+社区药师+家庭医生+专科医师（必要时）”对其进行线下联合门诊；通过“药联体服务的同质化”开展用药重新评估及记录药学服务，最终构建分级诊疗环境下药师全程参与的“基于药联体的智能/全程/连续的药物治疗管理新模式”，以推进上海市医联体内连续全程药学服务发展。

参考文献

[1] Saultz J W. Textbook of family medicine：defining and examining the discipline. New York：McGraw-Hill，Health Professions Division，2000：830.

[2] 叶婷，孙学勤，李伯阳，等. 我国城市社区提供连续性卫生服务的困境与对策. 中国全科医学，2011，14（10）：1070－1072.

[3] 于志刚，杨杰，刘海波. 连续性服务对慢性病管理的作用. 中国实用乡村医生杂志，2004（8）：43－44.

[4] 耿剑平，刘庆，孙妙，等. 城市医联体连续性医疗服务模式运行中的伦理问题探讨. 中国医学伦理学，2020，33（10）：1255－1259.

[5] 杨昆，张健，何新华，等. 积极构建医联体新模式，优化医疗机构服务功能. 中国医刊，2021，56（12）：1271－1272.

[6] Yamada M，Matsumura C，Jimaru Y，et al. Effect of continuous pharmacist interventions on pain control and side effect management in outpatients with cancer receiving opioid treatments. Biol Pharm Bull，2018，41（6）：858－863.

[7] Tay E，Makeham M，Laba TL，et al. Prescription drug monitoring programs evaluation：a systematic review of reviewss. Drug Alcohol Depend，2023，247：109887.

[8] Lapointe-Shaw L，Bell C M，Austin P C，et al. Community pharmacy medication review，death and re-admission after hospital discharge：a propensity score-matched cohort studys. BMJ Qual Saf，2020，29（1）：41－51.

[9] Hasumoto KY，Thomas RK，Yokoi M，et al. Comparison of community pharmacy practice in Japan and US state of illinois . J Pharm Pract，2020，33（1）：48－54.

上海市医联体内用药衔接现状分析及优化建议

邢　倩　王海银　姜　凤　魏　馨　朱　晶　倪元峰

【导读】　社区是开展医疗卫生服务最基础的单位。近年来,上海市不断探索社区卫生服务功能及服务模式,通过推进社区与二、三级医疗机构常见病、慢性病用药目录衔接,以实现医联体内药品目录统一,保障患者用药可及性。文章利用上海市社区卫生服务中心问卷调研数据进行描述性统计分析,采用 Jaccard 系数进行药品吻合度计算和相关性分析,结果显示,同通用名下的平均药品吻合度为 38.9%,与销售金额、基药数量、医保药品数量呈正相关($P<0.05$)。社区视角下整体药品目录满足度和政策认可度较高,提出要进一步优化衔接水平测量标准、区域资源下沉,以提升社区服务能力,完善统一流通配送链条,优化药品配置标准等,从而完善医联体内同质化的药品管理、供应、服务体系。

新一轮医改以来,我国药品管理进入高质量发展的新阶段,通过提高医疗机构药品合理使用水平、促进药品费用支出效率,以实现提质增效的目标。《关于推进紧密型县域医疗卫生共同体建设的通知》(国卫基层函〔2019〕121 号),以及《关于印发医疗联合体管理办法(试行)的通知》(国卫医发〔2020〕13 号)等文件明确强调,加强医联体内上下级用药衔接,提高基层医疗机构用药可及性,减轻患者疾病负担。

上海市通过《关于印发〈2024 年上海市药政管理工作要点〉的通知》(沪卫药政〔2024〕2 号)、《关于进一步加强社区药品配备保障的通知》(沪卫药政〔2023〕3 号)等一系列文件,明确进一步提高医疗机构上下级用药衔接吻合度,充分发挥社区卫生服务中心在健康服务体系中的基础性作用,以满足群众用药需求[1]。

基金项目:上海市卫生健康委员会卫生健康政策研究课题"上海市上下级医疗机构用药衔接研究——以糖尿病为例"(课题编号:2024HP81)。
第一作者:邢倩,女,研究实习员。
通讯作者:倪元峰,男,上海市卫生健康委员会药政管理处处长。
作者单位:上海市卫生和健康发展研究中心(上海市医学科学技术情报研究所)(邢倩、王海银),江西中医药大学经济与管理学院(姜凤),上海市卫生健康委员会(魏馨、朱晶、倪元峰)。

一、资料与方法

（一）资料来源

本研究以上海市社区卫生服务中心作为研究对象，通过问卷星平台，由上海市级卫生管理部门统一发放电子问卷，邀请各社区卫生服务中心药房负责人或药剂科负责人填写。问卷主要包括2023年度机构基本信息、药品使用概况、用药衔接效果评价3大部分，其中以用药衔接效果评价为主体，调研各机构的政策认可度、衔接短板和政策优化需求。

数据收集时间为2024年2月21日至2024年3月5日，最终回收问卷261份，去除重复后共回收问卷239份，有效率达到100%。本研究回收的问卷 Cronbach's α 系数为0.869，问卷信度较高。

（二）研究方法

药品吻合度计算方法按照国家卫生健康委统计中心在《我国用药区域配置均衡性分析报告》中指定的"社区卫生服务中心药品与区域性医疗中心药品吻合度"计算方法，使用 Jaccard 系数，定义为2个目录交集与2个目录并集的比值。药品品种吻合度统计分为2种，一种是通用名相同，另一种是"四同"药品，即通用名、剂型、规格、厂家均相同。

（三）统计分析方法

使用 MS Excel 对问卷结果进行编码、录入和整理工作，并运用 Stata 15.0 软件进行统计分析。基本情况采用数量和百分比（%）进行描述性统计分析，采用单因素方差分析（analysis of variance，ANOVA）比较不同区域间药品吻合度的差异，采用 Friedman 检验比较受访者对不同用药衔接政策优化措施的支持程度，采用 Spearman 相关系数进行相关性分析，检验水准 $\alpha=0.05$。

二、结果与分析

（一）社区卫生服务中心药品管理情况

1. 社区卫生服务中心基本情况

2023年上海市社区卫生服务中心基本情况见表1。机构平均在职人数157人，对应共有46家合作的区域性医疗机构，其中二级机构有30家（65.2%）、三级机构有16家（34.8%），门诊就诊人次集中在10万~40万人次之间，平均接受就诊量为27.9万人次。

表1　2023年上海市社区卫生服务中心基本情况

项　　目	数量（家）	百分比（%）
机构在职人数		
≤100人	34	14.3

续　表

项　　目	数量(家)	百分比(%)
>100～≤200 人	160	66.9
>200～≤300 人	37	15.5
>300 人	8	3.3
合作的区域医疗中心等级		
二级	30	65.2
三级	16	34.8
门诊量		
≤10 万人次	14	5.9
>10 万～≤20 万人次	68	28.5
>20 万～≤30 万人次	66	27.6
>30 万～≤40 万人次	48	20.1
>40 万人次	43	17.9

2. 社区卫生服务中心药品配备情况

2023 年上海市社区卫生服务中心药品配备情况见表 2。配备药品平均为 646 个品种,延伸处方药品平均为 369 个品种,国家基本药物(2018 年版)平均为 468 个品种,国家医保药品(2023 年版)平均为 653 个品种,国家药品带量采购中标(9 批次)品种数量多于 100 种,大部分机构的重点监控品种数量少于 20 种,32.2%家机构有电子处方流转。

表 2　2023 年上海市社区卫生服务中心药品配备情况

项　　目	数量(家)	百分比(%)
配备药品品种		
≤500 种	37	15.5
>500～≤600 种	72	30.1
>600～≤700 种	64	26.8
>700～≤800 种	28	11.7
>800 人	38	15.9
延伸处方药品品种		
≤200 种	42	17.6
>200～≤400 种	59	24.7

续 表

项　　目	数量(家)	百分比(%)
>400~≤600 种	137	57.3
>600 种	1	0.4
国家基本药物(2018 年版)品种		
≤300 种	18	7.5
>300~≤500 种	133	55.7
>500~≤700 种	81	33.9
>700 种	7	2.9
国家医保药品(2023 年版)品种		
≤400 种	14	5.9
>400~≤700 种	143	59.8
>700~≤1 000 种	56	23.4
>1 000 种	26	10.9
带量采购中标(国家集采 9 批次)品种		
≤50 种	33	13.8
>50~≤100 种	58	24.3
>100~≤150 种	120	50.2
>150 种	28	11.7
重点监控品种		
≤10 种	118	49.4
>10~≤20 种	114	47.7
>20 种	7	2.9
电子处方流转数量		
0	162	67.8
≥1 种	77	32.2

3. 上海市各区域药品吻合度

按上述药品吻合度公式，计算得到 2023 年上海市各区域药品吻合度结果(表 3)。总体来看，上海市社区卫生服务中心与区域性医疗中心相同通用名的药品其平均吻合度为 38.9%，“四同”药品的平均吻合度为 26.8%。相同通用名和“四同”药品吻合度最高的区域均为浦东新区，分别是 52.6%和 46.1%。ANOVA 结果显示，不同区域的相同通用名药品吻合度(F=16.18，P<0.001)与“四同”药品吻合度(F=29.82，P<0.001)存在显著差异。

表 3　2023 年上海市各区域药品吻合度

区　域	与区域性医疗中心药品吻合度（相同通用名）(%)	与区域性医疗中心药品吻合度（相同通用名、相同剂型规格、相同生产厂家）(%)
闵行区	51.0	35.5
金山区	34.1	25.1
宝山区	37.0	23.7
奉贤区	30.2	19.5
松江区	30.7	20.7
虹口区	35.4	28.3
黄浦区	43.7	25.3
普陀区	45.0	31.7
嘉定区	37.1	27.6
静安区	27.2	18.7
徐汇区	48.5	31.5
杨浦区	50.3	31.0
浦东区	52.6	46.1
青浦区	33.6	18.4
长宁区	27.3	22.3
崇明区	38.7	23.0

（二）社区视角下用药衔接执行效果评价

1. 用药衔接认可度

为了解用药衔接在社区卫生服务中心的政策执行现状，本研究从药品目录满足程度、用药衔接政策支持力度、用药衔接政策执行力度 3 个方面展开了调查。

药品目录满足度的调研结果显示，29.7%的被调研者认为本机构现有药品目录能够完全满足居民患者的就诊用药需求，70.3%的被调研者认为基本满足，无被调研者认为不满足。用药衔接政策支持力度的调研结果显示，74.5%的被调研者表示非常支持，21.7%的被调研者较为支持，仅有 3.8%的被调研者持中立态度。用药衔接政策执行力度的调研结果显示，74.1%的被调研者认为政策执行充分，24.7%的被调研者认为执行一般，仅有 0.4%的被调研者认为执行不充分，剩余 0.8%的被调研者认为没有明确的用药衔接政策。

2. 用药衔接推进因素

影响上下级医疗机构用药衔接推进因素的调研结果显示，政策执行力度（54.8%）、指南用药推荐（44.8%）、药品统一招标管理（55.7%）、信息化平台建设（71.1%）、处方自由流动（30.5%）、药品一体化配送支付（27.2%）、患者就医习惯（74.9%）和医生处方习惯（43.9%）等对政策的顺利执行较为重要。

3. 用药衔接短板

用药衔接短板的调研结果显示，社区机构力量薄弱(72.8%)、上级机构/区域中心协同少(44.4%)、政策知晓度不足(43.5%)、区域统一的流通配送链条未完善(41.0%)、吸引力不够(37.7%)等短板限制了用药衔接工作的进一步发展，需要采取相应的措施加以改进。

4. 用药衔接政策优化措施

社区用药衔接政策优化措施情况的调研结果见表4。统一信息化系统，检验结果互认、病例互通(97.5%)获得了最多调研者的支持，部分被调研者认为将临床综合评价结果纳入上下级机构药品目录遴选依据(10.0%)的必要性一般。Friedman检验结果显示，被调研者对不同政策优化措施的支持度存在显著差异($\chi^2=56.64$，$P<0.001$)。

表4 社区用药衔接政策优化措施情况

优化措施	有必要(%)	一般(%)	无必要(%)
区域性医疗中心药品目录延伸到社区，根据居民需求配送药品	87.8	10.9	1.3
区域性医疗中心给予诊断、治疗、用药指导的远程支持	89.5	10.5	0.0
赋予社区服务中心一定数量的医院专家号、预留床位等资源	96.7	3.3	0.0
增强区域性医疗中心专家社区坐诊，社区医生赴区域性医疗中心进修的流动机制	94.2	5.4	0.4
统一信息化系统，检验结果互认、病例互通	97.5	2.5	0.0
加强基本药物临床合理使用培训，建设药品使用效果监测系统	95.0	5.0	0.0
将临床综合评价结果纳入上下级机构药品目录遴选依据	89.5	10.0	0.5
区域性医疗中心定期优化药品目录并告知社区	94.2	5.4	0.4
加强药师合作网络建设，提升上下级机构用药交流	96.2	3.8	0.0

（三）药品吻合度与机构情况的相关性分析

药品吻合度与机构情况的相关性分析结果见表5。相同通用名药品吻合度与总销售金额、平均基药数、平均医保药品数呈正相关，“四同”药品吻合度与机构总在职人数、总门诊就诊人次、区域性医疗中心数、平均配备药品数、总销售金额、平均基药数、平均医保药品数呈正相关($P<0.05$)。

表5 药品吻合度与机构情况的Spearman相关性分析结果

机构情况	药品吻合度(相同通用名)相关性系数	药品吻合度(相同通用名、相同剂型规格、相同生产厂家)相关性系数
机构总在职人数	0.453	0.678^{b}
总门诊就诊人次	0.495	0.751^{b}

续 表

机构情况	药品吻合度(相同通用名)相关性系数	药品吻合度(相同通用名、相同剂型规格、相同生产厂家)相关性系数
区域性医疗中心数	0.338	0.581[a]
平均配备药品数	0.378	0.588[a]
平均延伸处方数	0.290	0.106
总销售金额	0.582[a]	0.694[b]
平均基药数	0.534[a]	0.640[b]
平均医保药品数	0.505[a]	0.712[b]
平均带采药品数	0.043	-0.066
平均重点监控品种数	-0.346	-0.073
平均电子处方流转数	0.104	-0.150

注：a 表示 $P<0.05$；*b* 表示 $P<0.01$；无上标表示 $P>0.05$，无统计学意义。

三、讨论与建议

(一) 结合药品使用频度，探索用药衔接水平评估方法

受限于各地区的GDP、土地面积、医护人数、老年人口占比、疾病治疗水平等客观因素，居民患者需求量存在差异，药品配备总量不等，各区域的药品吻合度也存在统计学差异，相关性分析结果显示，通过扩大基本药物比例和医保药品比例，可以提升药品吻合度水平。

国家卫生健康委统计中心使用的Jaccard系数，是通过计算2个集合重合度的常用方法，数值越大，相似度越高。在实际政策执行过程中，以通用名或规格作为医联体内药品配备衡量的标准，仅关注标准化指标，而未考虑实际供需情况，可能无法真正反映居民患者的用药需求。同时，药品吻合度目前仅通过区域间的数值比较，没有高、中、低等评估标准区间，结果解释和推广性较差。如果进行区域间的横向比较与时间维度上的纵向比较，则需要广泛的数据基础支撑，否则缺乏完全的科学性。

部分学者通过耦合协调度、有序度与复合系统协同度等模型[2-3]，测算区域间的相互协作程度，根据系数分值大小给出评价区间。可以借鉴水平评价指标，结合用药频度、日均用药费用，进一步明确用药衔接水平评估的标准区间。

(二) 区域医疗中心资源下沉，增强社区服务力量

绝大多数被调研者支持通过各种措施来加强区域医疗中心和社区卫生服务中心之间的合作和资源共享，即使各项支持措施都集中在高必要性的选项，但不同政策优化措施的支持度存在统计学差异，表明更需要区域医疗中心的资源下沉。

区域性医疗中心以二级医疗机构为主，其社区合作网络覆盖程度存在较大差异，合作模式和

机制尚未完全统一及标准化。国家卫生健康委近年来持续推进区域医疗中心建设，强调优质医疗资源扩容下沉和区域均衡布局[4]，而各地区域医疗中心建设经验表明，由于存在协调发展目标不够明确、依托医院积极性有限、资源整合机制不够成熟等困难[5-6]，一定程度上制约了社区服务水平的整体提升。

区域医疗中心的建设是为了带动地区内整体医疗服务能力的提升，是一项复杂、长期的系统性工程，应充分考虑可持续和高质量发展。人才管理方面，通过分批次、分阶段、分类型地选派不同药师到上级单位进行药物合理使用和效果监测的进修和培训，完善上下联动的人才动态调配和发展机制[7]；系统建设方面，通过精细化管理体系，整合各类医疗系统，促进信息互联互通，便捷开展双向转诊、健康管理、远程医疗等服务。

（三）完善统一流通配送链条，保障药品供应

过往的全国性调查显示，药品流通供应商对不同医疗机构供应的优先级不同，社区卫生服务中心相对来说用药量小、利润率低，时常出现供不应求的情况[8]。即使在采购目录一致的情况下，上下级医疗机构药品流通供应链条并不联通，导致部分药品在社区卫生服务中心无法及时配送。此外，由于社区卫生服务中心在整体医疗卫生服务体系规划中，承担着为社区内居民提供常见病、多发病的诊疗服务[9]，指南最新推荐的药品和特殊用药品种有限，部分患者就诊时存在用药需求无法满足的局面，若无上级医疗机构提供的延伸处方和药品供应服务，患者基层的用药依从性会受到较大影响。

上海市部分区域，如静安区依托上海雷西精益供应链管理有限公司的管理平台建立了药品统一配送机制，采购订单生成后，按照远近结合、统筹配送原则，重点保障基层医疗机构的药品供应。建立了包括统一的订单管理、配送调度、库存管理等功能，实现区域内药品供应的信息化管理和闭环管理，便于监督管理采购配送过程，以及定期向上级管理部门汇报采购情况。通过规范的采购流程和配送标准，以确保区域内各医疗机构药品供应的公平性和可及性。

（四）适当放宽药品配置要求，巩固考核政策的指导意义

配置基本药物是社区卫生服务中心作为“健康守门人”的基础工作，目前，国家要求按照“1+X”用药模式和“986”基药配备，以保障用药的系统性、连续性和完整性。部分机构反馈，提高药品吻合度需要两条途径，一是建议进一步放开社区服务中心非基本药物的使用限制，使其按需增补药物，扩大药品目录；二是上级医疗机构适当增加基本药物品种。最优方案，即各级医疗机构药品目录的制定，应当由区域医疗中心牵头，同各成员单位共同成立药事委员会与药物治疗学委员会，结合区域内人群疾病特征、临床实际诊疗和患者用药需求，采用循证医学和药物经济学理论，不断补充和优化药物品种，并动态调整清单[10-11]。考虑到部分药物，如抗微生物药物、抗肿瘤药物等管理方法和医保报销政策的特殊性，牵头中心应当为不同级别的社区卫生服务中心开放不同的用药范围和用药权限。

增加上下级医疗机构用药衔接能力和水平，需要各相关利益方坚持以患者为中心的理念，从患者实际需求出发，推进医疗、医保、药监三部门的政策联动，打破政策限制，适当增加基本药物目录外、医保目录内药物的使用比例，更好地发挥政策调控的积极作用。

参考文献

[1] 潘明华. 上海加强社区药品配备保障. 健康报,2023-09-04(3).

[2] 查亚楠,高翔. 我国基本医疗保障与区域经济间的耦合协调度分析. 医学与社会,2024,37(1):130-136.

[3] 郑锦轩,曾雁冰. 老龄化背景下北京市医疗保障与养老保障协同度分析. 中国卫生政策研究,2024,17(3):10-16.

[4] 王旭阳,韩奕,赵静雪,等. 国家区域医疗中心建设关键问题清单研究. 中国医院管理,2024,44(6):34-38.

[5] 王军永,刘霞. 利益群体视角下江西省国家区域医疗中心建设探讨. 中国医院管理,2024,44(1):90-93.

[6] 赵锐,付强. 国家区域医疗中心建设试点进展和典型案例分析. 中国医院管理,2023,43(10):5-8.

[7] 韩晔,杨静,郑磊,等. 医联体内药品供应保障统一管理及临床合理用药衔接模式探析. 中国医院,2020,24(6):42-43.

[8] 赵锐,石秀园. 我国医疗联合体上下用药衔接的困境分析及对策建议. 中国卫生经济,2022,41(11):13-16.

[9] 林其意,杨芸峰,顾文钦,等. 基于医联体的社区"全—专结合"特色建设的实践与展望——以上海市徐汇区枫林街道社区卫生服务中心为例. https://www.chinagp.net/CN/10.12114/j.issn.1007-9572.2023.0460[2024-12-17].

[10] 覃夏婵,甘少娥,周燕兰. 医院合理用药管理体系的构建与实施. 临床合理用药,2023,16(16):118-121.

[11] 颜建周,丁瑞琳,邵蓉. WHO和部分国家基本药物遴选与退出标准对我国的启示. 中国卫生政策研究,2022,15(4):59-66.

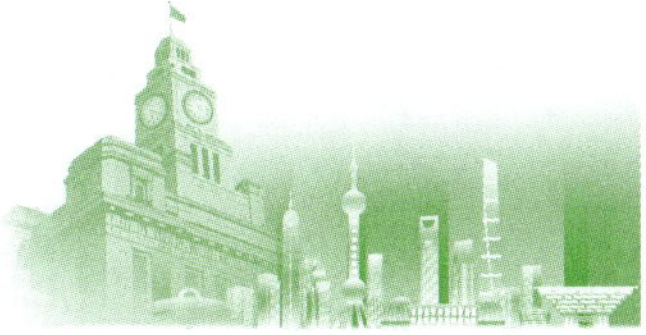

第三章

基层卫生

近年来,上海市持续提升社区卫生服务能力,全面开展社区康复、护理、健康管理“三个中心”建设,切实打造居民“家门口”整合型卫生健康服务平台,进一步增强居民获得基本卫生健康服务的便捷性。本章收录9篇文章,重点从以下方面对基层卫生发展进行分析。开展2023年度社区卫生服务综合评价分析,揭示社区卫生服务中心提升工程的具体实施成效,为资源合理配置及服务提升提供连续坚实的决策依据;分析家庭医生签约服务发展现状、政策干预对签约覆盖和签约流向的影响,优化上级医院门诊号源预约策略,推动家庭医生签约服务高质量发展;深入研究社区住院管理、康复中心建设,基层医疗卫生服务功能得到有效拓展,开展患者“互联网+护理服务”质量体验评估,面向居民多元化需求的医疗健康服务提供更具可及性;围绕安宁疗护服务开展综合监测评价,分析安宁疗护服务发展现况和变化趋势,分析提升双向转诊能力,提出创新策略。

2023年度上海市社区卫生服务综合评价结果分析

汤真清 钟 姮 王 冬 杨 超 刘静静
毕 媛 张馨达 胡 敏 何江江

【导读】 作为落实全国基层医疗卫生服务能力提升工程的重要措施之一,上海市社区卫生服务综合评价已连续开展10年。文章从区和社区卫生服务机构两个层面,对上海市16个区的248所社区卫生服务中心开展综合评价。评价框架涵盖了六个方面内容,分别是功能任务与资源配置、基本医疗服务、基本公共卫生服务、业务管理、综合管理以及满意度。通过对这些关键指标的综合评估,不仅揭示了社区卫生服务中心提升工程的具体实施成效,也为后续制度优化、资源合理配置以及服务提升进而推动该领域高质量发展提供了坚实的数据支持和决策依据。

本文通过评价上海市社区卫生服务中心的服务质量、运行机制、监管机制和补偿机制,推动建立以家庭医生服务为核心的社区卫生服务发展模式,为群众提供安全、有效、方便、价廉的社区卫生服务[1]。

一、上海市社区卫生服务中心资源配置情况

(一) 功能任务与资源配置

2023年全市社区卫生服务机构中,社区卫生服务中心248所,分中心102所。服务站842所,村卫生室1 118所。平均每所社区卫生服务中心(含分中心)业务用房面积6 394.57平方米,万人口社区卫生服务机构业务用房面积638.25平方米。平均每中心(含分中心)服务人口数7.10万人,平均每服务站(含村卫生室)服务人口数1.27万人,全市社区卫生服务中心财政补助收入132.51亿元,占社区卫生服务中心总收入比重为37.46%,占全市公立医疗机构财政补助总投入比重为53.22%。见表1。

第一作者:汤真清,男,助理研究员。
通讯作者:钟姮,女,上海市卫生健康委员会四级调研员。
作者单位:上海市卫生和健康发展研究中心(上海市医学科学技术情报研究所)(汤真清、何江江),上海市卫生健康委员会(钟姮、王冬、杨超),上海市健康促进中心(刘静静、毕媛、张馨达),上海市静安区临汾街道社区卫生服务中心(胡敏)。

表1　2023年上海市各区社区卫生服务机构布局情况

行政区划	中心（含分中心）平均服务人口（万人）	站（含村卫生室）平均服务人口（万人）	万人口业务用房面积（平方米）	社区卫生财政投入（亿元）	社区卫生财政投入占比（%）
全市	7.10	1.27	638.25	132.51	37.46
黄浦区	4.70	3.29	447.88	4.97	32.28
徐汇区	8.57	1.74	737.82	10.43	44.96
长宁区	6.94	1.78	549.73	3.55	25.00
静安区	6.52	1.48	540.59	5.34	27.30
普陀区	8.88	2.59	720.88	3.91	22.36
虹口区	6.32	2.62	402.71	2.41	17.71
杨浦区	10.38	1.98	419.57	5.76	29.80
闵行区	8.57	2.33	600.75	7.91	25.74
宝山区	11.76	1.86	355.05	8.94	34.44
嘉定区	7.96	1.62	336.36	9.43	44.18
浦东新区	8.62	1.29	669.77	32.00	44.24
金山区	5.13	0.61	978.70	6.30	49.07
松江区	7.63	1.72	873.27	10.12	47.28
青浦区	6.05	0.59	598.03	8.11	48.80
奉贤区	4.61	0.68	888.85	7.23	43.47
崇明区	1.83	0.29	1 688.76	6.10	46.53

（二）床位设置

2023年，全市社区卫生服务中心实际开放床位共15 786张，同比上升6.02%（2022年床位数14 890张）。年内提供家庭病床数88 257张。每千人口实际开放床位数0.64张，每千人口家庭病床数为3.55张。见表2。

表2　2023年上海市各区社区卫生服务机构床位设置情况

行政区划	实际开放床位数（张）	家庭病床数（张）	每千人口实际开放床位数（张）	每千人口家庭病床数（张）
全市	15 786	88 257	0.64	3.55
黄浦区	405	2 576	0.62	3.91

续 表

行政区划	实际开放床位数（张）	家庭病床数（张）	每千人口实际开放床位数（张）	每千人口家庭病床数（张）
徐汇区	1 154	4 454	1.04	4.00
长宁区	609	3 585	0.88	5.17
静安区	746	4 700	0.76	4.81
普陀区	1 242	5 435	1.00	4.37
虹口区	105	4 306	0.14	5.67
杨浦区	641	3 424	0.51	2.75
闵行区	1 107	13 055	0.42	4.91
宝山区	440	7 248	0.20	3.24
嘉定区	1 114	5 340	0.61	2.92
浦东新区	3 292	20 015	0.58	3.52
金山区	640	2 855	0.78	3.48
松江区	1 894	2 681	0.99	1.40
青浦区	452	3 838	0.36	3.02
奉贤区	1 078	2 929	0.97	2.65
崇明区	867	1 816	1.36	2.84

（三）人员配置

2023 年，全市社区卫生服务机构职工总数 3.99 万人，卫生技术人员数 3.52 万人，执业（助理）医师 1.50 万人，注册全科医师（含中医）10 251 人（同比上升 5.12%），公共卫生医师 2 116 人，康复医师 451 人（含多点执业康复医师），注册护士 12 943 人。在岗乡村医生数 2 351 人，其中：新乡医[2006 年起订单定向免费培养，具有临床医学大专及以上学历，并取得执业（助理）医师资格的人员]1 378 人，老乡医[2004 年获得执业（助理）医师资格，或通过“上海市乡村医生执业注册”考试并颁发乡村医生证书的人员]973 人。

每万人口执业（助理）医师 6.04 人，其中：城区 5.94 人，近郊 5.58 人，远郊 7.93 人*。每万人口社区注册全科医师（含中医）4.13 人，其中：城区 4.31 人，近郊 3.81 人，远郊 5 人。每万人口注册护士 5.21 人，其中：城区 6.19 人，近郊 4.64 人，远郊 5.6 人。见表 3。

* 将上海市划分为城区、近郊和远郊三个区域，第一个区域为城市内环线以内的地区，包括黄浦、徐汇、长宁、静安（含原闸北）、普陀、虹口和杨浦，定为城区，包含社区卫生服务中心 80 所；第二个区域为城市内外环线之间的地区，包括闵行、宝山、嘉定，浦东和松江，定为近郊，包含社区卫生服务中心 108 所；第三个区域为城市外环线之外的地区，包括青浦、金山、奉贤和崇明，定为远郊，包含社区卫生服务中心 61 所。

表 3　2023 年上海市各区社区卫生服务机构人员配置情况

行政区划	每万人口卫生技术人员数(人)	每万人口执业(助理)医师人数(人)	每万人口注册全科医师(含中医)人数(人)	每万人口注册护士人数(人)
全市	14.16	6.04	4.13	5.21
黄浦区	17.80	6.55	4.65	7.44
徐汇区	17.20	7.06	5.09	6.91
长宁区	15.97	6.37	4.28	6.90
静安区	17.67	6.74	4.99	7.51
普陀区	12.28	4.67	3.49	5.37
虹口区	14.73	6.11	4.15	5.47
杨浦区	11.93	4.92	3.83	4.74
闵行区	13.49	5.72	3.97	5.25
宝山区	11.01	4.44	3.02	4.88
嘉定区	13.10	6.01	4.21	4.77
浦东新区	12.12	5.69	3.89	3.91
金山区	16.72	8.02	5.61	5.15
松江区	15.32	5.98	3.86	5.60
青浦区	13.47	5.86	3.93	4.33
奉贤区	19.71	8.09	5.35	6.38
崇明区	25.10	11.64	5.71	7.35

二、上海市社区卫生服务中心医疗业务情况

2023 年,全市社区卫生服务中心(含分中心、站点及村卫生室)门诊量为 7 131.316 5 万人次(同比上升 28.60%),其中城区 2 244.274 7 万人次,近郊 3 594.842 1 万人次,远郊 1 292.199 5 万人次。全市社区卫生服务机构门诊量占全市医疗机构门急诊总次数的 27.78%。

2023 年社区卫生服务中心病床使用率为 74.26%(同比上升 16.01%),其中城区 88.20%,近郊 76.18%,远郊 49.39%。见表 4。

表 4　2023 年上海市各区社区卫生服务医疗业务量情况

行政区划	门诊量(人次)	病床使用率(%)
全市	71 313 165	74.26
黄浦区	2 377 253	87.71

续 表

行政区划	门诊量(人次)	病床使用率(%)
徐汇区	3 561 612	86.62
长宁区	2 378 397	106.23
静安区	3 978 481	87.36
普陀区	3 495 235	85.86
虹口区	3 137 022	54.60
杨浦区	3 514 747	83.70
闵行区	7 185 704	89.20
宝山区	6 306 416	86.84
嘉定区	3 976 126	83.99
浦东新区	14 626 946	70.86
金山区	3 330 102	82.22
松江区	3 853 231	69.14
青浦区	3 408 320	42.97
奉贤区	3 664 094	44.95
崇明区	2 519 479	33.85

三、上海市社区卫生服务中心公共卫生服务情况

(一) 重点人群健康管理

2023年,全市居民健康档案建档率92.18%(同比上升3.03%),其中城区94.36%,近郊92.08%,远郊88.78%;全市老年人健康管理率74.69%(同比上升1.88%),其中城区81.30%,近郊72.99%,远郊71.08%;全市0~6岁儿童健康管理率98.93%(同比下降0.32%),其中城区96.78%,近郊99.48%,远郊99.81%。见表5。

表5 2023年上海市社区卫生服务中心重点人群健康管理率

行政区划	居民健康档案建档率(%)	老年人健康管理率(%)	0~6岁儿童健康管理率(%)
全市	92.18	74.69	98.93
黄浦区	99.30	96.60	99.36
徐汇区	91.52	82.20	99.90
长宁区	87.45	77.52	99.96

续 表

行政区划	居民健康档案建档率(%)	老年人健康管理率(%)	0~6岁儿童健康管理率(%)
静安区	94.64	84.30	99.83
普陀区	94.00	80.66	100.00
虹口区	96.71	85.20	99.84
杨浦区	96.86	72.86	85.36
闵行区	88.67	73.69	99.63
宝山区	93.40	71.92	99.59
嘉定区	90.74	81.16	99.72
浦东新区	94.63	77.21	99.22
金山区	92.59	72.52	99.82
松江区	89.00	48.50	99.62
青浦区	87.67	51.56	99.72
奉贤区	92.54	70.78	99.85
崇明区	79.40	71.08	99.90

注：数据来源于国家基本公共卫生服务项目管理平台。

（二）慢性病患者健康管理

2023年，全市高血压规范管理率88.42%（同比上升10.75%），其中，城区89.71%，近郊87.04%，远郊90.70%。全市2型糖尿病规范管理率89.69%（同比上升16.71%），其中，城区90.70%，近郊88.77%，远郊90.45%。全市肺结核患者规则服药率98.20%（同比下降0.21%），其中城区99.53%，近郊97.24%，远郊99.86%。全市严重精神障碍患者规范管理率99.27%（同比上升0.38%），其中城区99.48%，近郊99.11%，远郊99.41%。见表6。

表6　2023年上海市社区卫生服务中心慢性病患者健康管理率

行政区划	高血压规范管理率(%)	2型糖尿病规范管理率(%)	肺结核患者规则服药率(%)	严重精神障碍患者规范管理率(%)
全市	88.42	89.69	98.20	99.27
黄浦区	88.06	89.53	100.00	99.19
徐汇区	89.56	91.21	98.73	99.11
长宁区	93.29	93.74	100.00	99.57
静安区	88.59	89.73	100.00	99.69
普陀区	92.26	91.84	100.00	99.59

续 表

行政区划	高血压规范管理率(%)	2 型糖尿病规范管理率(%)	肺结核患者规则服药率(%)	严重精神障碍患者规范管理率(%)
虹口区	92.50	92.73	97.62	99.59
杨浦区	84.16	85.87	100.00	99.54
闵行区	94.18	94.46	95.78	99.48
宝山区	87.93	89.41	100.00	99.49
嘉定区	94.08	94.03	100.00	99.34
浦东新区	83.35	85.19	95.70	98.53
金山区	91.21	85.84	99.32	99.22
松江区	87.65	88.80	99.13	99.64
青浦区	79.97	85.64	100.00	98.93
奉贤区	92.15	92.51	100.00	99.67
崇明区	94.79	95.10	100.00	99.76

四、上海市社区卫生服务中心签约服务情况

(一) 家庭医生签约覆盖情况

2023 年,全市家庭医生常住居民签约数 1 103.85 万人(同比上升 20.46%),其中城区 287.68 万人,近郊 636.43 万人,远郊 179.75 万人;全市家庭医生常住居民签约覆盖率 44.36%(同比上升 20.45%),其中城区 42.99%,近郊 44.45%,远郊 46.39%;全市家庭医生重点人群签约覆盖率 84.85%(同比上升 5.98%),其中城区 86.78%,近郊 83.18%,远郊 86.55%。见表 7。

表 7　2023 年上海市社区卫生服务中心家庭医生签约覆盖率

行政区划	常住居民签约人数(人)	常住居民签约覆盖率(%)	重点人群签约覆盖率(%)
全市	11 038 537	44.36	84.85
黄浦区	266 965	40.54	89.83
徐汇区	459 052	41.18	82.83
长宁区	330 639	47.66	93.02
静安区	444 813	45.49	89.86
普陀区	539 709	43.42	85.95
虹口区	320 808	42.28	86.99
杨浦区	514 826	41.35	83.72

续 表

行政区划	常住居民签约人数(人)	常住居民签约覆盖率(%)	重点人群签约覆盖率(%)
闵行区	1 163 937	43.80	79.96
宝山区	991 937	44.38	88.22
嘉定区	811 924	44.34	86.81
浦东新区	2 560 699	45.04	84.01
金山区	403 383	49.16	87.79
松江区	835 758	43.80	74.60
青浦区	558 903	43.96	84.20
奉贤区	498 683	43.63	85.89
崇明区	336 501	52.63	88.16

注：数据来源于上海市社区卫生综合管理平台。

(二) 签约居民就诊情况

2023 年，全市签约医疗机构组合内就诊率 69.85%(同比下降 1.18%)，其中城区 65.09%，近郊 71.09%，远郊 75.91%；全市签约社区就诊率 47.19%(同比上升 5.90%)，其中城区 41.46%，近郊 47.95%，远郊 56.74%；全市签约居民签约社区就诊依从性 83.71%(同比下降 1.25%)，其中城区 78.40%，近郊 85.34%，远郊 88.43%；全市签约居民年人均就诊次数 12.50 人次(同比下降 6.51%)，其中城区 14.68 人次，近郊 11.56 人次，远郊 11.83 人次。见表 8。

表 8　2023 年上海市社区卫生服务中心签约居民就诊率

行政区划	组合内就诊率(%)	签约社区就诊率(%)	签约社区就诊依从性(%)	签约居民人均就诊次数(人次)
全市	69.85	47.19	83.71	12.50
黄浦区	63.14	41.13	75.25	15.05
徐汇区	69.18	45.36	81.40	14.68
长宁区	62.56	39.87	78.56	13.44
静安区	63.87	42.21	76.02	15.10
普陀区	62.67	38.71	77.22	14.37
虹口区	64.98	45.36	79.65	16.41
杨浦区	67.46	38.31	79.63	14.14
闵行区	72.87	52.21	85.97	12.02
宝山区	66.16	46.06	83.86	13.27

续 表

行政区划	组合内就诊率(%)	签约社区就诊率(%)	签约社区就诊依从性(%)	签约居民人均就诊次数(人次)
嘉定区	71.72	48.84	87.99	10.68
浦东新区	71.74	47.70	85.39	11.53
金山区	82.17	59.98	92.92	12.78
松江区	73.67	44.74	83.82	9.75
青浦区	70.63	48.62	86.24	10.53
奉贤区	72.10	57.67	85.11	11.22
崇明区	78.11	59.88	89.04	13.02

注：数据来源于上海市社区卫生综合管理平台。

五、上海市社区卫生服务中心服务质量满意度及员工满意度情况

2023年，上海市社区卫生服务中心服务质量满意度及员工满意度调查以拦截测评的形式开展，7 500个社区居民样本，2 500个员工样本，实际完成7 718个社区居民有效样本，2 588个员工有效样本，覆盖本市248所社区卫生服务中心。2023年上海市社区居民受访者满意度评价总体结果见表9，员工满意度评价总体结果见表10。

表9　2023年上海市各区受访居民对社区卫生服务的满意度结果及排名（N=7 718）

行政区划	居民对社区卫生服务总体满意度			居民对医疗服务满意度		居民对基本公共卫生服务满意度		居民对家庭医生签约服务满意度	
	结果(分)	排名(名)	变化	结果(分)	排名(名)	结果(分)	排名(名)	结果(分)	排名(名)
黄浦区	91.11	16	-5	90.56	16	91.60	16	92.29	15
徐汇区	96.06	7	-5	95.09	8	95.29	9	95.80	9
长宁区	96.47	6	6	95.97	6	96.17	6	96.52	5
静安区	97.00	3	4	96.47	3	97.14	1	96.56	4
普陀区	95.63	9	-8	94.64	10	94.90	10	96.51	6
虹口区	95.19	11	-8	93.61	12	94.61	12	94.42	13
杨浦区	96.80	4	2	96.79	2	96.53	4	96.98	2
闵行区	93.22	15	0	92.63	14	92.98	15	93.36	14
宝山区	96.52	5	9	96.24	5	96.53	5	96.73	3
嘉定区	97.18	2	7	96.96	1	97.08	2	96.42	7

续 表

行政区划	居民对社区卫生服务总体满意度			居民对医疗服务满意度		居民对基本公共卫生服务满意度		居民对家庭医生签约服务满意度	
	结果(分)	排名(名)	变化	结果(分)	排名(名)	结果(分)	排名(名)	结果(分)	排名(名)
浦东新区	95.23	10	−6	94.20	11	95.41	8	95.60	11
金山区	93.49	14	−1	92.16	15	93.50	14	95.79	10
松江区	94.65	12	−2	94.65	9	94.77	11	94.47	12
青浦区	93.80	13	3	93.50	13	93.66	13	91.80	16
奉贤区	97.42	1	4	96.32	4	96.77	3	97.52	1
崇明区	95.77	8	0	95.55	7	95.60	7	96.13	8

表 10　2023 年上海市社区卫生服务中心员工满意度测评结果(N=2 588)

行　政　区	结果(分)	排名(名)
黄浦区	86.09	15
徐汇区	92.78	8
长宁区	91.59	11
静安区	92.37	10
普陀区	94.95	2
虹口区	92.51	9
杨浦区	94.56	3
闵行区	90.75	13
宝山区	91.49	12
嘉定区	96.80	1
浦东新区	86.74	14
金山区	94.31	4
松江区	93.00	5
青浦区	85.05	16
奉贤区	92.82	7
崇明区	92.83	6
全市	91.20	—

2023 年,上海市受访居民对社区卫生服务的总体满意度为 95.46 分,处于较满意至满意水

平。其中家庭医生签约服务的满意度评价结果相对较高，为95.59分，略高于基本公共卫生服务满意度(95.32分)和医疗服务满意度(94.81分)。

各区受访居民对当地社区卫生服务的评价差距不大，其中奉贤区受访居民对本区社区卫生服务总体满意度的评价最高，为97.42分，排名第1；其次是嘉定区，总体满意度评价结果为97.18分，排名第2；再次是静安区，总体满意度评价结果为97.00分；相对而言，黄浦区、闵行区和金山区的社区卫生服务还有进一步提升的空间，评价结果分别为91.11分、93.22分和93.49分，排名第16、15和14。

本次测评结果显示，2023年上海市社区卫生服务中心员工满意度结果为91.20分，达到优秀水平，相较去年下降0.25分。

从各区来看，各区社区卫生服务中心员工的满意度有所差距，最大差距为11.75分，相比去年的14.94分，差距有所缩小。其中员工满意度排名前三的区依次为嘉定区(96.80分)、普陀区(94.95分)和杨浦区(94.56分)；相对而言，青浦区(85.05分)和黄浦区(86.09分)员工满意度较低。

六、讨论和建议

(一) 优化编制职称制度，完善绩效激励机制

鼓励各区探索优化编制职称制度，如以区为单位统筹编制、职称，合理动态调整各社区编制数，以适应服务需求的变化。优化职称评审制度，确保医务人员能够根据其能力和贡献获得相应的职称晋升，激发医务人员工作积极性。建立科学、合理的绩效考核体系，将医务人员的工作成果与其薪酬、晋升等直接挂钩。鼓励各区充分落实“两个允许”的制度试点，参考广东等地区先进经验，实现基层医疗卫生机构“一类财政供给、二类绩效管理”[2]，突破现行事业单位工资调控水平，基层医疗卫生机构绩效工资总量不予限制，充分调动广大基层卫生工作人员的积极性，引导卫生人才下沉基层。

(二) 健全项目评估机制，加强学科合作建设

各区允许社区卫生服务中心在符合相关法规和标准的条件下，自主申报并审批部分常见、低风险的医疗项目，缩短审批周期，提高项目落地效率，同时鼓励社区卫生服务中心根据自身特点和优势，申请开展具有特色的医疗项目。支持社区卫生服务中心的检查化验设备购置和硬件升级，建立区域检查化验资源共享平台，推行远程信息服务技术，实现区域内社区卫生服务中心与上级医院、其他医疗机构的检查化验资源共享。各区应根据社区居民用药需求和疾病谱变化，定期调整药品配备目录，确保基本药品的供应，申请配备特色药品和罕见病药品。各社区应该根据自身学科发展制定相匹配的人才培训计划，加强社区卫生服务中心内部的团队建设，加强与上级医院和医学院校的学科合作，将人员能力提升与职称评定、晋升等挂钩，激发他们提升自身能力的积极性。

(三) 调整项目定价机制，增强社区运营能力

社区卫生服务中心应基于成本核算结果，通过数据分析，科学合理地确定服务项目定价，确

保价格既能覆盖成本，又能反映服务价值，同时也要加强内部管理与成本控制。鼓励社区探索开展健康管理、健康咨询、健康教育等增值服务，针对功能社区人群，支持社区卫生服务机构与企事业内设医疗机构、社会办医疗机构、养老机构协作，搭建社区医务人员参与“功能社区”多元化健康服务的平台[3]。在实施社区卫生基本项目基础上，各区可通过购买劳务、专项补贴、商业保险等方式，满足功能社区人员个性化、多样化的健康服务需求。

（四）加强综合评价应用，推动区域协同发展

针对上海市各区和区域内部社区卫生服务发展不平衡的问题，各区应进一步加强社区卫生服务综合评价的结果应用，基于数据分析，制定区域发展政策，明确各区的发展目标和定位。对于医疗资源相对薄弱的区域，区政府应加大政策扶持力度，提供资金、技术、人才等方面的支持，加强与其他地区的合作与交流，实现资源共享和优势互补。在上海市各区之间建立良性的竞争机制，可以设立创新基金，支持社区卫生服务中心开展科研项目和技术创新活动，定期对社区卫生服务中心进行评估和排名[4]，做好激励表扬和督导整改工作，进一步促进各区之间的发展差距减小，提高社区卫生服务的整体水平。

参考文献

[1] 上海市卫生健康委员会，上海市卫生和健康发展研究中心，上海市卫生健康统计中心，等. 上海市 2022 年度社区卫生服务综合评价报告. 2023.

[2] 张丽芳，秦江梅，张艳春，等. 基层医疗卫生机构实行“公益一类财政供给、公益二类绩效管理”的实践与成效研究. 中国全科医学，2020，23(1)：1－6，13.

[3] 汤真清，汪铭涵，石斌，等. 上海市开展功能社区社区卫生服务的 SWOT 分析. 上海医药，2023，44(10)：3－5，38.

[4] 卓书雄，吴嘉琳，杨郁，等. 我国医养结合工作面临的问题与对策研究. 中华全科医学，2024，22(8)：1296－1299，1309.

上海推进家庭医生签约居民预约上级医院门诊号源工作策略和进展

张静雅 陈 虹 冯 骏 侯冷晨 夏 寒 马鸣骁 赵权权
蒋璐伊 石 岩 丁 园 王 冬 杨 超 付 晨

【导读】 为进一步推进本市家庭医生签约服务,上海全面实施签约居民优先预约上级医院门诊号源政策,吸引签约居民签约,提高签约服务黏性。文章系统梳理了优先预约号源政策的工作思路和具体举措,为今后建立优先预约号源制度化、常态化工作提供参考。

一、工作背景

2011 年,上海在全国率先启动家庭医生制度建设,通过建立网格化社区医生责任制,引导居民认识并逐步接受家庭医生服务。2015 年起推行“1+1+1”医疗机构组合签约[1],推出市级医院门诊号源“两个 50%”的便利措施,即“50%的专家和专科/专病号源、提前 50%的时间”向家庭医生开放[2],提供优先门诊、优先检查、优先住院等便利服务。市民可通过多个渠道预约上级医院门诊号源,包括上海市分级诊疗平台(家庭医生转诊平台)、申康医联预约平台、各医院官网和微信公众号、第三方平台(如微医、好大夫、健康云)等。

签约居民预约上级医院门诊号源便利性进一步提高,但也存在一定问题,主要表现在:

1. 专家号源“放权赋能”不足

市级医院门诊号源向多个平台开放,各平台预约时间存在差异[3]。例如:某市级专科医院专家号在微医平台和医院官微可提前 28 天预约,在市级分级诊疗平台提前 6 天预约。通过“市级分级诊疗平台”预约上级医院门诊号源,不仅不具备优势,反而处于劣势。此外,各市级医院基本都是提前 14~28 天开放预约,但居民对 2~3 天内的号源需求更大。

2. 预约转诊服务有待完善

社区以全科医疗为基础,家庭医生对上级医院专家的专病特长了解不充分,上级医院专家与社区全科医生联系的紧密程度有待提高,家庭医生在精准预约方面存在欠缺。转诊服务方面,居

第一作者:张静雅,女,上海市卫生健康委员会基层卫生健康处主任科员。
通讯作者:付晨,男,上海市卫生健康委员会副主任。
作者单位:上海市卫生健康委员会(张静雅、冯骏、赵权权、蒋璐伊、王冬、杨超、付晨),上海市宝山区张庙街道长江路社区卫生服务中心(陈虹),上海申康医院发展中心(侯冷晨、夏寒、马鸣骁),上海市大数据中心(石岩),上海市健康促进中心(丁园)。

民转诊到上级医院后，与其他患者的就诊流程无明显区别，上级医院的二次分诊和优先服务措施有待完善。

3. 信息化支撑有待加强

签约居民的“身份标签”不明确，上级医院不能全面掌握签约居民信息。市级分级诊疗平台有待优化，目前按科室索引，专家专业特长信息较少，操作流程也相对繁琐。

4. 保障支持力度有待加大

对市级医院专家号源优先向社区开放，提供优先就诊、优先检查、优先住院服务的考核力度有待进一步加强；家庭医生精准使用号源也缺乏相应考核。分级诊疗、签约优先服务等政策宣传有待加强，市民对相关政策了解不充分。

二、工作思路

探索实施上级医院门诊号源优先预约是进一步推动分级诊疗的需要，有利于让患者在“家门口”就能精准预约上级医疗机构门诊号源；是推动医疗机构回归功能定位的需要，把小病、慢病、常见病留在基层，同时把一些疑难病、危急重症通过优先预约及时转到上级医院进行治疗，逐步实现“小病在基层，大病进医院，康复回社区”的诊疗格局；是深化家庭医生签约服务的需要，亟需让家庭医生有更优质、便捷的服务链接和资源，吸引居民基层首诊。为体现签约居民在社区预约上级医院门诊号源的优先性、便捷性、感受度，从以下几方面思考：

1. 体现基层预约优先性

通过号源下沉，让签约居民通过社区能预约比其他平台早的号源，同时能帮助签约居民在紧急情况下预约临时 2~3 天的号源，体现社区预约优势。

2. 提高基层预约便利性

应建立全市统一的市级预约转诊平台，方便社区出诊医师预约各医疗机构门诊号源。同时，应借鉴各医院官网和第三方平台（如微医、好大夫、健康云）的预约界面，丰富专家简介、擅长方向等信息，支撑社区精准预约。

3. 提高签约居民感受度

让通过社区预约与自行预约就诊的签约居民，体现两者预约方式的差异性，如就诊上明显优于非基层预约签约居民，即吸引居民签约，又增加服务粘性。

4. 做好各项支撑保障

预约号源需要各方持续发力，社区层面要家庭医生提高临床鉴别诊断、分诊和转诊服务能力，为签约居民预约适宜的科室和专家。上级医疗机构层面，要具备信息化基础，能够自动识别转诊签约居民，提供优先服务。同时，优先预约号源应与家庭医生制度、紧密型医联体建设、专病专科建设、社区基本诊疗病种、住院服务等紧密联系，协同发展。

三、具体举措

围绕工作思路，明确“做实优先预约、合理使用号源、强化信息支持和加强制度保障”四方面

12 条措施。

一是做实优先预约。从政策上,确保专家号源数量充足、结构优化,二三级医疗机构优先向市级分级诊疗平台开放号源比例不低于 50%,其中普通号源比例 30%左右,专家和专病号源比例 60%以上,特需门诊号源比例 10%左右。实现市级分级诊疗平台预约早于其他平台 5 天的“早预约”和预约未来两天号源的“预约早”。

二是合理使用号源。通过医联体、专科专病联盟等形式,加强上级医院对社区卫生服务中心转诊指导与科室对接。推进实施社区医生每 5 年至上级医院进修或多点执业 3~6 个月,促进家庭医生熟悉专科医生的专业特长,提高社区医生鉴别诊断和分诊能力。同时,制定社区卫生服务中心转诊工作指引,为有需要的签约居民预约“1+1+1”签约组合内医疗机构号源。上级医院要制定本机构签约居民转诊相关制度和流程,设置签约居民服务中心,为转诊不明确、需二次分诊的居民做好服务支持;为经家庭医生转诊的本机构签约居民提供“优先就诊、优先检查、优先住院”服务。

三是强化信息支持。开展信息化升级改造,实现签约居民在上级医院通过扫“随申码”、刷社保卡等方式,获取居民签约信息与转诊信息,同时推动签约居民诊疗信息回推社区卫生服务中心,促进家庭医生跟踪管理。建立全市统一的市级分级诊疗平台,完善上级医院科室信息和医生基本信息,实现数据自动推送、关键词索引、号源智能匹配等功能。

四是加强制度保障。指导各医疗机构按照有关规定做好门诊医师出诊管理,在职专家出特需门诊必须出非特需门诊。研究专家号源下沉相关考核指标,并分层分类纳入公立医院、家庭医生签约服务等相关考核。加强专家号源下沉宣传和引导,提高居民获得感和感受度。加大培训力度,让上级医院医生和社区医生知晓政策及操作方法。

四、工作进展

自 2024 年 4 月 12 日全市各级医疗机构全面实施优先预约号源政策以来,工作推进总体平稳有序,优先预约全面落地、转诊对接更加顺畅、信息支撑不断增强、制度保障有力有效,社会反响积极正面。一是市级平台正式运行,全市 248 家社区全覆盖开展号源预约,7 200 余名家庭医生普遍熟悉预约工作要求,可预约 36 家市级医院、137 家区属医院的 3.3 万名出诊医师门诊号源,其中市级医院 2.4 万名、区属医院 0.9 万名。二是优先预约稳步推进,截至 2024 年底,全市社区卫生服务中心累计预约二三级医院门诊号源约 27 万个。其中,专家号源占 76.9%、普通号源占 20.1%、专科/专病号源占 2.4%、特需号源占 0.6%。预约人群中,高血压和糖尿病患者占 70%;60 岁及以上老人约占 77%。三是社会效应初步显现,全市家庭医生累计签约常住居民 1 120 万人,签约率 45%。其中,重点人群签约 532 万人,签约率 82.8%。全市签约居民在社区就诊 6 392 万人次,较 2023 年增加 770 万人次,增幅 13.7%。签约重点人群组合内就诊率 75.64%,较去年底提升 1.5 个百分点。对全市 2 900 名签约居民开展问卷调查,93.4%的受访居民对家庭医生预约号源服务表示满意;95%的受访居民对转诊后获得的“优先服务”表示满意。

优先预约号源取得阶段性成效,但也存在一些问题:主要包括一是平台操作便捷性,如系统运行尚不稳定、排班信息更新不及时、医生医院搜索功能需要优化、智能匹配专科医生精准性有待提高等;二是居民预约便利性,如诊间预约有待推广、市民取消预约渠道单一、热门专家号源仍然紧缺、专家临时停诊告知不及时、宣传推广仍需扩面等;三是双向转诊机制,如主要表现为转诊识别签约居民方式单一、区属医院识别签约标签有待加强、服务窗口应醒目设置、上级医院优先服务还需夯实、向下转诊服务有待明确、诊疗信息共享还不充分等;四是绩效考核,如考核导向需进一步明晰、考核指标还需细化等。

五、完善举措

为推进优先预约号源形成制度化、常态化运行机制,按照"号源管理、社区预约、就诊服务、平台建设、考核评价和工作保障"全链条管理,制定《上海市家庭医生签约居民预约转诊医疗服务工作规范(暂行)》,研究完善举措。

一是实施号源管理。在持续做好"预约早""早预约",并保障开放号源结构比例达到要求的基础上,实施出诊医师门诊号源分时段预约,鼓励探索专家组团式诊疗模式,引导居民有序预约。

二是规范社区预约。社区卫生服务中心全面实施预约转诊服务,按照就近、可及和逐级原则,将符合转诊指征的签约居民优先转诊至签约组合内医疗机构。规范社区出诊医师转诊行为,不得将转诊数量作为管理目标,不得未经诊治直接预约号源。

三是强化就诊服务。优化上级医疗机构"优先就诊、优先检查、优先住院"服务流程,选择部分检查检验项目和部分疾病,明确优先检查和优先住院量化要求。落实出诊医师停诊、门诊时间变更等信息告知,保障签约居民到院当天就诊。为签约居民提供诊间预约复诊。推动向下转诊,结合病情需要,对接社区住院服务、康复护理和家庭病床等。

四是加强平台建设。预约流程上,优化市级分级诊疗平台功能,完善专家基本信息和擅长疾病 ICD 编码,优化预约转诊功能。服务流程上,上级医疗机构实现在医生工作站、门诊办公室等场景中自动识别转诊签约居民(包括异地医保常住签约居民)签约标签。

五是完善考核评价。上级医院层面,重点评价门诊号源分配、签约服务对接、"三优先"服务落实、居民及出诊医师满意度等。社区层面,注重评价重点人群签约组合内就诊率、社区就诊占比、居民和社区出诊医师满意度等。同时,加强工作保障,建立预约转诊医疗服务常态化运行和监测机制,通过组建各级医疗机构预约转诊联络员队伍、建立"12320 家庭医生专线"等方式,及时协调解决市民、医疗机构反映的转诊问题。

参考文献

[1] 上海市卫生局. 关于本市全面推广家庭医生制度的指导意见(沪卫基层〔2013〕7 号). 2013.
[2] 上海市卫生和计划生育委员会,上海市医疗保险办公室,上海市财政局,等. 关于印发《关于完善本市家庭医生制度的实施意见》的通知(沪卫基层〔2015〕19 号). 2015.
[3] 陈晓燕,陈斌,栾伟,等. 家庭医生签约居民预约转诊服务开展现状研究. 中国全科医学,2020,23(4):459-463.

政策干预对上海市家庭医生签约服务的影响分析

胡 敏 杨 超 王 冬 吕芊芊
熊昊祾 张静雅 万和平 汤真清

【导读】 分析上海市家庭医生签约服务政策对签约相关指标的影响，为家庭医生签约服务的发展提供决策参考。通过上海市信息化数据平台（上海市社区卫生综合管理平台），收集2022年8月~2024年4月上海市16个区的签约服务管理动态监测数据，包括签约人数、签约覆盖率、社区签约饱和度、签约社区就诊率、签约社区依从性、签约组合内就诊率和重点人群签约覆盖率。以2023年6月为政策干预点，运用间断时间序列模型分析家庭医生签约目标管理政策实施前后签约指标的变化情况。政策实施后，签约人数（1 088.49万人 vs 929.62万人）、签约覆盖率（43.7% vs 37.4%）和重点人群签约覆盖率（84.2%对79.1%）均比签约前增加（P均<0.001）。回归分析结果显示，政策实施后，签约人数、签约覆盖率、重点人群的签约覆盖率均呈上升趋势（P均<0.05），但社区签约饱和度的长期时间趋势无显著变化（P=0.441）；签约社区就诊率呈下降趋势（P<0.01），签约社区依从性呈增长趋势（P<0.05），签约组合内就诊率无显著变化（P>0.05）。政策干预对签约覆盖和签约流向的短期效果显著，但存在递减趋势。建议未来政策注重解决增长趋势放缓的问题，并优化签约服务的质量和效率。

家庭医生服务以社区为开展范围，以家庭为工作单位，将社区卫生服务中心和区域内的医疗卫生体系协调起来，通过签订契约的方式为家庭成员提供全面、综合性的医疗诊治服务，如健康档案管理、慢性病管理[1-3]。推进家庭医生签约服务有助于降低医疗费用、提升卫生资源利用效率和改善全民健康状况[4]。上海市作为全国较早探索并推广家庭医生制度的地区，早在2006年就明确提出“推广社区卫生全科团队服务模式”[5]，2010年开始探索家庭医生制度并于2013年在全市层面推广，2015年出台“1+8”文件[6]，开始了新一轮社区卫生服务综合改革。2023年，上海市政府办公厅下发《进一步提升本市社区卫生服务能力的实施方案》[7]，强调做实签约服务，扩大覆盖面、拓展服务内涵，充实服务力量和提升服务质量等关键目标。上海市卫生健康委员会

第一作者：胡敏，男，副主任医师。
通讯作者：杨超，男，上海市卫生健康委员会基层卫生健康处处长。
作者单位：上海市静安区临汾路街道社区卫生服务中心（胡敏），上海市卫生健康委员会（杨超、王冬、熊昊祾、张静雅），安徽省卫生健康委员会（吕芊芊），上海市健康促进中心（万和平），上海市卫生和健康发展研究中心（上海市医学科学技术情报研究所）（汤真清）。
本文已发表于《健康发展与政策研究》2024年8月第27卷第3期。

发布《关于做好2023年度本市家庭医生签约服务工作的通知》(沪卫基层〔2023〕4号),明确提出基于现有签约覆盖,实施分层分类目标管理。

截至2023年,上海市累计签约超过1 100万人,签约率为44%。为评估政策干预措施的效果,本研究采用间断时间序列分析(interrupted time series analysis,ITSA)方法[8-9],分析政策效果的即时效应和长期趋势,为家庭医生签约服务的发展提供决策参考,推动公共卫生服务的持续改进,实现居民健康水平的提升和医疗资源的优化配置。

一、资料与方法

(一)资料来源

依托上海市社区综合管理平台,实时抓取2022年8月~2024年4月上海市16个区的签约管理动态监测数据。

(二)观察指标

根据《上海市家庭医生签约服务关键绩效考核指标(2022版)》[10],选取签约覆盖和签约流向2个维度的相应数据,包括签约人数、签约覆盖率、重点人群(65岁以上)签约覆盖率、社区签约饱和度、签约社区就诊率、签约社区依从性、签约组合内就诊率。按社区注册全科医师数和每位家庭医生签约2 000人为饱和签约,计算签约饱和度;签约社区就诊率指签约居民在签约社区卫生服务中心就诊次数占签约居民就诊总次数的比例;签约社区就诊依从性指签约居民在签约社区卫生服务中心门诊就诊率;签约组合内就诊率指签约居民在签约医疗机构组合内就诊次数占签约居民就诊总次数的比例。

(三)统计学方法

使用单组ITSA方法,评估家庭医生签约服务政策的影响。研究中,将政策实施前的一段时间和实施后的一段时间作为比较基准,进行数据分析,计算公式为:

$$Y = \beta_0 + \beta_1 \times X_1 + \beta_2 \times X_2 + \beta_3 \times X_3 + \varepsilon_t$$

式中,Y为因变量,用于描述客观事物的评价指标;β_0为常数项,是初始阶段Y的水平;X_1为时间序列,用1,2,3……表示,依次与观测点对应;X_2为观测点所处的实施阶段,实施前赋值为0,实施后赋值为1;X_3为实施后的时间序列,实施前的观测点用0表示,实施后依次用1,2,3……表示;ε_t表示随机误差;β_1为实施前事物的变化趋势,β_2为实施时事物的变化趋势,β_3为实施后的变化趋势与实施前的差值,$\beta_1+\beta_3$为实施后的变化趋势。

考虑到基层社区收到政策文件的延后性,选取2023年6月作为政策干预点,将2022年8月~2023年5月设为实施前阶段,2023年6月~2024年4月设为实施后阶段。采用t检验或秩和检验分析政策实施前后相关指标的总体水平差异,使用最小二乘法估计参数,通过德宾-沃森(Durbin-Watson,DW)检验数据的自相关性,若DW值为1.8~2.2,说明因变量相互独立,不呈自相关;若DW值远离2,说明存在自相关,改用基于Prais-Winsten变换的广义最小二乘法估计拟合模型。采用 R 4.3.3 软件进行统计学分析，检验水准 $\alpha=0.05$。

二、结果

（一）总体情况

政策实施后，上海市家庭医生签约人数、签约覆盖率、社区签约饱和度、重点人群签约覆盖率均较前增加，差异有统计学意义（P 均<0.001）；签约社区就诊率、签约社区就诊依从性、签约组合内就诊率基本持平，见表 1。

表 1　政策实施前后上海市家庭医生签约管理动态监测指标变化

监测指标	实施前	实施后	P 值
签约人数/人	9 296 234.6	10 884 866.55	<0.001
签约覆盖率/%	37.359	43.743	<0.001
社区签约饱和度/%	48.625	56.270	<0.001
签约社区就诊率/%	46.372	47.285	0.548
签约社区就诊依从性/%	83.919	83.747	0.239
签约组合内就诊率/%	70.671	70.021	0.180
重点人群签约覆盖率/%	79.121	84.234	<0.001

（二）签约覆盖相关监测指标回归分析结果

1. 政策实施对签约人数的影响

政策实施后，签约人数呈上升趋势（$P<0.01$），见表 2。

表 2　上海市家庭医生签约人数回归分析结果

变量	β 值	Sx 值	t 值	P 值
时间变量（β_1）	108 827	15 464	7.037	<0.01
干预变量（β_2）	747 625	124 437	6.008	<0.001
干预后时间变量（β_3）	-60 335	20 457	-2.949	<0.01
常数项（β_0）	8 697 686	95 954	90.645	<0.001

2. 政策实施对签约覆盖率的影响

政策实施后，签约覆盖率呈增长趋势（$P<0.01$）；随时间变化，政策实施后的增速趋势放缓（$P<0.01$），见表 3。

表3　上海市家庭医生签约覆盖率回归分析结果

变　量	β 值	Sx 值	t 值	P 值
时间变量(β_1)	0.437	0.062	7.041	<0.001
实施变量(β_2)	3.003	0.500	6.011	<0.001
实施后时间变量(β_3)	−0.242	0.082	−2.949	<0.01
常数项(β_0)	34.954	0.385	90.713	<0.001

3. 政策实施对社区签约饱和度的影响

政策实施后，签约饱和度呈增长趋势($P<0.001$)，但长期时间趋势无显著变化($P=0.44$)，见表4。

表4　上海市家庭医生签约饱和度回归分析结果

变　量	β 值	Sx 值	t 值	P 值
时间变量(β_1)	0.355	0.101	3.514	<0.001
实施变量(β_2)	4.446	0.813	5.470	<0.01
实施后时间变量(β_3)	−0.105	0.134	−0.788	0.441
常数项(β_0)	46.673	0.627	74.480	<0.001

4. 政策实施对重点人群签约覆盖率的影响

政策实施后，重点人群的签约覆盖率显著增加($P<0.001$)，见表5。

表5　上海市家庭医生重点人群签约覆盖率回归分析结果

变　量	β 值	Sx 值	t 值	P 值
时间变量(β_1)	0.317	0.092	3.451	<0.01
干预变量(β_2)	2.450	0.714	3.432	<0.01
干预后时间变量(β_3)	−0.146	0.126	−1.168	0.259
常数项(β_0)	77.405	0.577	134.114	<0.001

（三）签约流向相关监测指标回归分析结果

1. 政策实施对签约社区就诊率的影响

政策实施后，签约社区就诊率呈下降趋势，但趋势放缓($P<0.001$)，见表6。

表 6　上海市家庭医生签约社区就诊率回归分析结果

变　量	β 值	Sx 值	t 值	P 值
时间变量(β_1)	1.107	0.252	4.391	<0.001
实施变量(β_2)	-4.245	2.028	-2.093	0.052
实施后时间变量(β_3)	-1.293	0.334	-3.877	<0.01
常数项(β_0)	40.285	1.564	25.755	<0.001

2. 政策实施对签约社区依从性的影响

政策实施后，签约社区依从性呈上升趋势($P<0.01$)，见表 7。

表 7　上海市家庭医生签约社区依从性回归分析结果

变　量	β 值	Sx 值	t 值	P 值
时间变量(β_1)	-0.102	0.024	-4.308	<0.001
实施变量(β_2)	0.248	0.190	1.307	0.208
实施后时间变量(β_3)	0.129	0.031	4.148	<0.001
常数项(β_0)	84.478	0.146	577.113	<0.001

3. 政策实施对签约组合内就诊率的影响

政策实施后，签约组合内就诊率无显著变化，见表 8。

表 8　上海市家庭医生签约组合内就诊率与时间回归结果

变　量	β 值	Sx 值	t 值	P 值
时间变量(β_1)	0.167	0.140	1.188	0.251
实施变量(β_2)	-0.744	0.973	-0.764	0.455
实施后时间变量(β_3)	-0.314	0.206	-1.526	0.146
常数项(β_0)	69.662	0.918	75.917	<0.001

三、讨论

家庭医生签约服务[11]的高质量发展成为衡量社区卫生服务能力提升的重要标准，而家庭医生签约服务的有序发展离不开政策的引导与支持[12]。2023 年，上海市政府办公厅、上海市卫生健康委员会下发相关文件强化家庭医生签约服务，以进一步提升社区卫生服务能级。本研究调查了解政策实施前后上海市16个区的签约情况，分析政策的持续推进对社区卫生服务发展的影响，结果显示，政策干预虽短期效果显著但存在递减趋势。

通过持续落实重点人群的签约政策，加强以家庭为单元的签约服务，推进"互联网+"签约服务、号源下沉等措施，上海市家庭医生签约人数、签约覆盖率、社区签约饱和度均显著上升[13]，显示出政策干预在促进签约覆盖方面具有一定的有效性。但随着时间的推移，政策效应有所减弱，签约人数和签约覆盖率在时间趋势变化上呈现后续放缓的趋势，符合政策效应递减规律[14]。分析后续增长放缓的原因：一是部分社区生服务中心可能在达到目标后签约动力有所下降，继续签约的主动性不足；二是家庭医生可能存在人力不足[15]，目前上海市开展签约服务的家庭医生大约6 800名，按照国家每个团队签约人数不超过2 000人的要求，本研究结果显示政策干预后已签约1 100万居民，绝大部分家庭医生已经处于签约饱和状态，缺乏足够数量的家庭医生进一步提升签约覆盖；三是部分居民可能对家庭医生签约服务的认识不足，健康意识薄弱，导致他们对家庭医生签约服务的主动性不强；四是签约对象多样性不足，当前的签约服务主要集中于老年人和儿童，而对中青年人群的覆盖不足，这限制了签约服务的整体推广。

相关研究表明，政策的引导有利于推动分级诊疗，让居民更愿意选择并信任家庭医生服务[16-17]。本研究结果发现政策干预后签约居民就诊依从性有所提高，说明政策要求的强化服务内涵得到了一定的落实，提升了签约居民对于社区卫生服务中心的依赖度。但是，作为反映整体基层就诊率的指标，签约社区就诊率却有所下降。其原因可能为：一是家庭医生为了完成政策要求的数量和质量指标，对签约居民进行了更多的健康教育和预防措施，减少了签约居民的就诊次数，导致基层就诊率有所下降；二是家庭医生提供的服务内容与居民的需求不匹配，家庭医生不能充分满足居民的多种就诊需求，导致签约居民对基层医疗服务的利用度不高；三是医疗服务的可及性问题，上海由于医疗资源较为丰富，居民对于优质医疗资源的可及性较高，部分二、三级医疗机构出于自身生存发展的需要，虹吸部分不符合自身功能定位的患者人群，导致基层就诊率下降。

四、建议与展望

（一）对策和建议

结合本研究结果，建议政策制定者和实施者采取以下措施：一是建立持久的监测和评估机制，定期评估家庭医生签约服务的效果，以适应签约率增长放缓的趋势[18]；二是增强医疗资源，深入推进数字化建设，提升医生专业水平，优化服务流程[19]，通过提高服务质量提升居民就诊体验和满意度，从而提升基层卫生的吸引力和实用性，以真正实现分级诊疗的目标；三是加强对居民的健康教育和政策宣传，提升其对签约服务的认知和接受度，尤其是重点人群对政策的认知性[20]；四是鉴于社区签约饱和度的增长不足，应考虑重新评估和优化资源配置，特别是在人力资源方面。

政府需要进一步加强重视家庭医生签约服务的信息技术支持和人才队伍建设[21]。家庭医生团队成员在功能定位、服务能力、利益诉求等方面差距较大[22]，需要政府通过制定阶段目标和发展愿景，引导家庭医生签约服务健康发展。此外，家庭医生签约服务的发展需要各部门的密切协同配合[23]，落实和完善相关优惠扶持政策，以促进家庭医生签约服务的高质量发展。另外，在家庭医生政策执行过程中，应定期对政策实施效果进行评估，及时发现并解决实施过程中存在的问题，为后续政策的制定奠定良好基础[24]。

（二）局限性和未来研究方向

本研究从上海市总体水平开展研究，未分析政策实施对不同基层机构的影响；而不同社区卫生服务中心之间的差异性，也决定了签约服务能力提升的效果可能有所不同。由于政策的全面覆盖性，本研究无法设置对照组，因此不能采用双重差分法评估政策的效应[25]，这也导致了本研究无法回答政策的实施与研究对象监测指标的趋势变化间是否存在必然因果关系。同时，本研究未能涵盖所有影响签约服务能力的因素，如居民的健康行为、社会经济状况等，未来可进一步扩大影响因素，探讨政策的干预效果。

本研究采用 ITSA 比较上海市签约服务的多个关键指标在政策实施前后的变化情况，发现签约人数和签约覆盖率在政策实施初期显著增加，但随着时间的推移逐渐减弱放缓；社区签约饱和度、签约社区依从性在政策实施后有上升趋势，但趋势变缓；重点人群签约率和签约社区就诊率呈现政策干预的负向影响，说明此政策还存在一定的完善和改进空间。签约服务能力的持续提升需要综合施策，政策制定者应持续评估和调整政策，确保其与不断变化的需求和环境相适应，医疗服务质量的提升是确保签约服务持续性的关键。同时，通过持续的评估、调整和优化，满足患者需求和改善社区环境也是提升签约服务能力的重要方面。

参考文献

[1] 董婷婷，杨永红，冉毅，等. 重庆市巴南区慢病人群家庭医生签约服务影响因素分析. 保健医学研究与实践，2020，17(2)：30－34.

[2] 贺焜，方海. 中国居民对家庭医生签约服务内容的偏好研究：基于离散选择实验. 中国卫生政策研究，2020，13(2)：61－66.

[3] 石亚丽，李宁燕，赵建功，等. 北京市西城区居民对家庭医生式服务的需求情况调查. 中国社会医学杂志，2017，34(4)：372－375.

[4] 景日泽，方海. 基于供需视角的中国家庭医生签约服务研究进展. 中国全科医学，2020，23(25)：3131－3138.

[5] 潘公益，杨烨. 我国家庭医生团队服务模式的研究现状. 中国全科医学，2017，20(28)：3457－3462.

[6] 张天晔，王玲，杨超，等. 上海市家庭医生签约服务试点工作回顾与展望. 上海预防医学，2018，30(4)：277－280.

[7] 上海市人民政府办公厅. 上海市人民政府办公厅关于印发《进一步提升本市社区卫生服务能力的实施方案》的通知(沪府办发〔2023〕7 号[A]). 2023.

[8] 朱星月，林腾飞，米源，等. 间断时间序列模型及其在卫生政策干预效果评价中的应用. 中国药事，2018，32(11)：1531－1540.

[9] 胡广宇,刘立煌,吴世超,等. 基于间断时间序列分析的 DRG－PPS 改革效果研究. 中国卫生政策研究,2019,12(10):23－28.

[10] 上海市社区卫生服务动态监测评价指标(2022 版). https://www.shanghai.gov.cn/gwk/search/content/dadb49bc7ce5441fa22318ab3e21ea20[2024－06－23].

[11] 国家卫生健康委员会,财政部,人力资源社会保障部,等. 关于推进家庭医生签约服务高质量发展的指导意见(国卫基层发〔2022〕10 号[A]). 2022.

[12] 葛波休. 上海市 16 辖区社区家庭医生签约服务现状研究和效果评价. 北京:中国医学科学院,2022.

[13] 陈斌,严辉红,陈晓燕,等. 提高家庭医生签约后有效服务的探索研究. 现代医院管理,2019,17(4):10－12.

[14] 郝模,王志锋. 卫生政策学. 北京:人民卫生出版社,2005.

[15] 李心怡,张榕榕,胡丹,等. 我国家庭医生签约服务现状研究:基于四省份的实地调研. 中国卫生政策研究,2020,13(5):39－44.

[16] 彭雅睿,施楠,陶帅,等. 分级诊疗实施中家庭医生团队建设现状及对策研究. 中国全科学,2020,23(1):14－18.

[17] 邓诗姣,刘心怡,陈文,等. 家庭医生签约服务工作现状与满意度分析. 卫生经济研究,2022,39(2):78－80.

[18] 龚超,杨思秋,刘春雨,等. 天津市家庭医生签约服务资源配置公平性研究. 中国卫生政策研究,2022,15(12):60－66.

[19] 梅杰,刘霞,万兆伟,等. 基于政策扩散理论的我国家庭医生签约服务政策推广路径与动因分析. 卫生软科学,2024,38(3):58－62.

[20] 杨思琪,尤莉莉,姜中石,等. 我国 3 省居民参与基层健康教育的现状研究. 中国健康教育,2022,38(6):554－558.

[21] 杨梦雨,段彦然,蒋帅,等. 政策工具视角下我国家庭医生签约服务政策文本分析. 中国初级卫生保健,2024,38(3):21－24.

[22] 宋之杰,商贝贝,郭燕平,等. “互联网+社区家庭医生”资源整合服务体系构建研究. 卫生经济研究,2018(3):32－35.

[23] 姚晓涛,梁木子. 利益相关者视角下的家庭医生签约服务研究. 中国农村卫生事业管理,2019,39(9):634－638.

[24] 陈红,周蓉,石建伟,等. 我国家庭医生签约服务绩效考核的关键问题确认分析. 中华全科医学,2022,20(11):1813－1817.

[25] 卢鑫,张晓星,潘杰. 四川省紧密型县域医共体建设对医院效率的影响分析. 现代预防医学,2024,51(10):1839－1844.

上海市家庭医生签约服务发展现状分析

陈　虹　杨　超　王　冬　张静雅　万和平　韩裕乐

【导读】 2011 年，上海在全国率先启动家庭医生制度建设。2015 年，实施“1+1+1”组合签约，文章梳理了 2019~2023 年上海市社区卫生服务机构常规监测调查数据，分析本市家庭医生签约服务现状，讨论家庭医生签约服务可能存在的问题，提出下一步的工作建议。

2011 年，上海在全国率先启动家庭医生制度建设，通过建立网格化社区医生责任制，引导居民认识并逐步接受家庭医生服务[1]。2013 年，上海市人民政府发布《关于本市全面推广家庭医生制度的指导意见》（沪卫基层〔2013〕7 号），在全市全面推广家庭医生制度。上海于 2015 年起全面推行“1+1+1”医疗机构组合签约，居民自愿选择 1 名社区卫生服务中心的家庭医生、1 家区级医疗机构和 1 家市级医疗机构进行签约，以家庭医生个人为基础发挥团队作用，力求通过建立更紧密、符合居民就诊习惯的签约关系，为市民提供综合、连续、全程的健康管理服务，推动实现健康守门人目标。经过多年发展，上海家庭医生签约服务日趋完善，已进入提质增效阶段。2022 年，上海按照国家政策要求，会同相关部门联合印发《关于推进本市家庭医生签约服务高质量发展的实施意见》（沪卫基层〔2022〕10 号）[2]，提出：到 2025 年，本市常住居民签约服务覆盖率达到 45%以上，重点人群签约服务覆盖率达到 80%以上，签约重点人群社区就诊率达到 60%以上。本文通过分析 2019~2023 年签约覆盖率、组合内就诊率和签约人群社区就诊率的变化，反映上海市家庭医生签约服务效果，进而为上海市改进家庭医生服务、提高医疗资源配置效率提出建议，也为落实分级诊疗制度提供参考。

一、研究方法

本研究纳入上海市 16 个区所有 248 家社区卫生服务中心。数据来源于上海市社区卫生服务综合管理平台，统计时间段为 2019~2023 年。监测指标包括全市总人口数、家庭医生签约人数、重点人群人数、重点人群签约人数、签约医疗机构组合内就诊率、签约社区就诊率等。采用描

第一作者：陈虹，女，副主任医师。
通讯作者：杨超，男，上海市卫生健康委员会基层卫生健康处处长。
作者单位：上海市宝山区张庙街道长江路社区卫生服务中心（陈虹），上海市卫生健康委员会（杨超、王冬、张静雅），上海市健康促进中心（万和平、韩裕乐）。

述性统计方法进行分析,计数资料以 n(%)表示。

二、现状与问题分析

(一)上海市家庭医生签约服务覆盖情况

2019~2023 年,上海市家庭医生签约常住居民人数稳步增加,由 755.8 万人增长至 1 103.9 万人,常住居民签约率从 31.82%上升至 44.36%;签约重点人群人数从 373.1 万人增长至 516.7 万人,重点人群签约率从 56.62%上升至 84.85%;平均每名家庭医生签约常住居民人数从 2019 年 1 135.88 人(其中重点人群 560.78 人)增长至 2023 年 1 530.15 人(其中重点人群 716.29 人)。见表 1。

表 1 2019~2023 年上海市家庭医生签约服务人群覆盖

年份	家庭医生数(人)	常住居民签约服务			重点人群签约服务		
		签约人数(万人)	签约率(%)	家庭医生人均签约数(人)	签约人数(万人)	签约率(%)	家庭医生人均签约数(人)
2019	6 654	755.8	31.82	1 135.88	373.1	56.62	560.78
2020	6 005	806.3	35.90	1 342.74	435.4	76.53	725.00
2021	6 400	864.3	35.90	1 350.42	439.6	76.62	686.93
2022	6 608	916.3	36.83	1 386.71	487.6	80.06	737.84
2023	7 214	1 103.9	44.36	1 530.15	516.7	84.85	716.29

(二)上海市家庭医生团队建设情况

家庭医生签约服务实施团队式管理,团队长原则上由全科医生承担。每个团队至少配备 1 名家庭医生、1 名社区护士、1 名公共卫生医师(可兼职)以及康复治疗师。其中,家庭医生是由在本市社区卫生服务机构执业 1 年以上,具备资质的注册全科医师(含中医类别全科医生)担任,并与居民建立长期稳定的签约服务关系[3]。2019~2023 年,上海市社区卫生服务中心职工总数逐年增加,由 2019 年 36 444 人增加至 2023 年 39 775 人;全科医师人数逐年增加,由 2019 年 8 352 人增加至 2023 年 10 251 人,每万人口全科医生数呈上升趋势,从 3.53 人升至 4.13 人;社区护士、公共卫生医师、康复医师及其他人员数量也逐年增加。见表 2。

表 2 2019~2023 年上海社区家庭医生团队建设情况(单位:人)

年份	职工总数	全科医师		社区护士		公共卫生医师		康复医师	
		人数	每万人口数	人数	每万人口数	人数	每万人口数	人数	每万人口数
2019	36 444	8 352	3.53	11 874	5.01	2 043	0.86	194	0.08
2020	37 150	8 785	3.72	12 216	5.17	2 081	0.88	231	0.10

续 表

年份	职工总数	全科医师		社区护士		公共卫生医师		康复医师	
		人数	每万人口数	人数	每万人口数	人数	每万人口数	人数	每万人口数
2021	37 747	9 323	3.93	12 395	5.22	2 009	0.85	304	0.13
2022	38 256	9 752	3.92	12 715	5.11	2 019	0.81	489	0.20
2023	39 775	10 251	4.13	12 943	5.21	2 116	0.85	451	0.18

（三）上海市家庭医生签约居民就诊流向

2019~2023 年，上海市家庭医生签约居民组合内就诊率在 70%左右，其中 2020 年组合内就诊率最高达 71.59%、2023 年组合内就诊率最低为 69.85%；签约社区就诊率 2020 年最高为 48.61%，2022 年最低为 44.57%；签约居民当年就诊人均累计次数大体呈逐年降低，从 18.08 次降至 12.50 次。见表 3。

表 3　2019~2023 年签约居民就医下沉

年份	组合内就诊率（%）	签约社区就诊率（%）	签约居民当年就诊人均累计次数（次）
2019	70.10	46.04	18.08
2020	71.59	48.61	15.21
2021	71.22	45.11	15.52
2022	71.19	44.57	13.37
2023	69.85	47.19	12.50

（四）上海市家庭医生签约服务激励机制保障

按照《关于推进家庭医生签约服务的指导意见》（国医改办发〔2016〕1 号）要求，根据签约服务人数按年收取签约服务费，由医保基金、基本公共卫生服务经费和签约居民付费等分担。2018 年起上海实施家庭医生签约服务费，由医保基金和财政资金按 9∶1 比例分担，暂不向签约居民收取费用。签约服务费是家庭医生团队所在基层医疗卫生机构收入的组成部分。原则上，医疗卫生机构应当将不低于 70%的签约服务费用于家庭医生团队。根据上海市家庭医生签约服务费实施方案与实施细则[4]，签约服务费按照每位签约居民 10 元/月的标准，分为基本服务经费与绩效考核经费。基本服务经费按季度拨付，主要用于家庭医生助理外包服务、签约服务宣传等成本支出。依据“有效签约、有效服务和有效控费”考核结果，绩效考核经费用于人员薪酬分配，各社区卫生服务中心均能按照工作要求，按时完成签约服务费的发放。

三、结论与建议

（一）签约服务数量呈提升趋势，还需进一步调整签约人群结构

研究显示，本市签约居民逐年增加，2019～2023 年以来签约居民共增加 348.1 万人，增幅 46.1%；重点人群共增加 143.6 万人，增幅 38.5%。一是考虑与实施家庭医生签约服务费有关。家庭医生签约服务费单列，与家庭医生签约服务的数量和质量均有关联，且不计入单位日常绩效考核，不占用绩效额度，一定程度上激励了家庭医生多签约[5-6]。二是考虑与签约方式多元化有关。2021 年，上海市推出家庭医生线上签约功能，方便了职业人群的签约申请，调查结果显示，签约重点人群占全部签约人群的比例逐年下降。三是考虑与功能社区建设有关[7-10]。2021 年起，上海陆续推出学校、养老机构、园区等功能社区建设，在一定程度上增加了家庭医生签约服务的知晓度和影响力。

截至 2023 年 6 月，全国重点人群平均签约率超过 70%[11]。2023 年 12 月底，上海市重点人群签约率为 84.85%，提早完成“2025 年本市重点人群签约覆盖率达到 80%以上”的签约目标。但常住居民签约率距离“2025 年本市常住居民签约覆盖率达到 45%以上”的工作要求还有一点差距[2]。重点人群签约率已达目标，而全人群签约目标尚未达到，考虑签约人群缺口主要集中在职业人群、学生和新退休人群中。

因此，为进一步吸引居民签约，建议：一是拓展服务内涵，随着签约在职人群，亟须研究不同人群的个性化签约服务包。同时，建议探索在商业保险可赔付医疗机构中纳入社区卫生服务中心，激励商保用户优先选择社区就诊。二是发挥激励作用，签约服务费的发放在家庭医生签约服务工作中发挥了正向激励作用，但自 2018 年实施家庭医生签约服务费以来，随着签约服务内涵提升，标准未有变化，同时边际效用递减，因此建议建立签约服务费标准递增机制，提高家庭医生积极性和活力。

（二）家庭医生团队结构有待优化，人员队伍有待进一步充实

近年来，在基层卫生多种政策引导下，基层卫生人才队伍建设不断增强[12-13]。数据显示，2019～2023 年，社区康复医师共增加 257 人，增幅 132%；社区护士共增加 1 069 人，增幅 9%。主要是因为上海市推进社区康复中心、社区护理中心建设，目前已建成 143 家示范性社区康复中心、92 家社区护理中心，带动社区卫生服务人员队伍持续扩增。但随着社区卫生服务内涵提升，家庭医生除日常坐诊外，还承担社区病房轮转、社区健康宣教、家庭病床等服务，工作量增长与人员增加不匹配的问题更加明显。数据显示，家庭医生人均签约常住居民人口数呈逐年增加趋势，2023 年家庭医生人均签约数量比 2019 年增加了 395 人，增幅 34.7%。随着家庭医生人均签约增加，为缓解家庭医生工作负荷，部分区结合实际情况，开展家庭医生助理聘任试点工作[14-18]，如 2011～2012 年闵行区江川社区采用高年资护士转岗为家庭医生助理，2013 年浦东新区潍坊社区开展护士来源的“全科助理员”工作，2013 年闵行区华漕社区引入社区招募的 12 名以文秘专业为主的家庭医生助理，2014 年长宁区探索整体外包非卫生技术人员来源的助理，均为上海开展家庭医生助理工作提供了实践探索。

因此,需进一步充实家庭医生团队力量。一方面,扩大家庭医生服务供给,鼓励社区卫生服务中心或上级医院的全科医师、其他临床医师担任家庭医生,吸引更多人员参与团队,形成"家庭医生+N"服务团队,N包括社区内部支持人员(如康复治疗师、药师、口腔医师等),二、三级医疗机构医生和护士等,支持医务社工、健康管理师等第三方人员承担家庭医生助理。依托医联体建设,通过技术帮扶、专家下沉等,共同开展家庭医生签约服务[19-20],壮大服务力量。另一方面,推进人工智能在社区的应用,缓解人员相对不足的现状[21-22]。如应用"语音平台""企业微信号"等协助家庭医生开展随访、慢病管理等。

(三)签约居民基层首诊效果初步显现,还需进一步吸引居民就医下沉

数据显示,近5年来签约居民当年就诊人均累计次数整体均呈逐年降低趋势,但同时也发现,组合内就诊率、签约社区就诊率指标仍有较大提升空间。主要是因为一方面,我国为自由就医环境,患者无须社区医生开转诊单,就可自由选择到三级医院就诊,"架空"了社区医院所应发挥的"小病小诊,大病转诊"的作用。而国外则有所不同,根据国外数据显示,81%的美国居民选择家庭医生就诊,英国门诊服务需求约90%由全科诊所提供,德国的医疗服务体系实行严格的功能分离,医院去门诊化,门诊医疗全部由诊所负责[23]。另一方面,上海市级医院对居民就诊有虹吸作用,二、三级医院规模扩张较为明显,主要通过做大业务量提高收入,维持医院运行,一定程度上导致偏离功能定位,对推动分级诊疗政策落地带来难度[24-26]。建议:一是加强政策引导。今年,上海在全市范围内全面实施二、三级医院50%的号源优先向社区卫生服务中心开放,家庭医生可以优先为签约患者预约比社会面提前5天的号源,以及预约未来2天的专家号源。因此要继续推进优先预约号源工作,让更多上级医院专家资源下沉社区,吸引居民基层首诊。二是考核引导。借鉴浙江、深圳等经验,逐步降低过程中指标比重,强化结局指标引导,逐步提高健康结局指标与费用控制指标,激发家庭医生主观能动性。三是宣传引导。多种形式开展宣传,提高居民对社区卫生服务、家庭医生签约服务的认知,提升服务利用率。

四、研究局限性

上海作为发达城市,上海的研究结果不能反映全国家庭医生签约服务平均水平,下一步,可以对不同地区签约服务情况进行对比,更好地为家庭医生制度发展提供参考。

参考文献

[1] 中青在线. 上海试水家庭医生. http://zqb.cyol.com/html/2011-07/08/nw.D110000zgqnb_20110708_2-05.htm[2024-11-01].

[2] 上海市卫生健康委员会,上海市中医药管理局,上海市财政局,等. 关于印发《关于推进本市家庭医生签约服务高质量发展的实施意见》的通知(沪卫基层〔2022〕10号). 2022.

[3] 上海市卫生健康委员会,上海市中医药管理局. 关于印发《上海市家庭医生签约服务规范(2020版)》的通知(沪卫基层〔2020〕007号). 2020.

[4] 上海市卫生健康委员会，上海市发展和改革委员会，上海市人力资源和社会保障局，等．关于印发《本市家庭医生签约服务费实施细则》的通知（沪卫计基层〔2018〕9号）．2018．

[5] 谈恩雯，尹朝霞，常巨平，等．2010~2020年我国家庭医生及团队绩效考核指标研究进展．中国初级卫生保健，2021，35（4）：40－41，45．

[6] 郭学清，张艳春，秦江梅，等．北京市农村地区家庭医生签约服务发展现状与对策研究——基于北京市平谷区2015~2019年常规监测数据分析．中国初级卫生保健，2021，35（6）：1－4．

[7] 李如然，程颋，葛许华，等．功能社区在职中青年对家庭医生服务形式的需求调查研究．上海医药，2024，45（4）：12－17．

[8] 蒋品，李结华，唐海沁，等．某功能社区职业人群高血压规范化管理效果评价．中国临床医生杂志，2019，47（12）：1419－1422．

[9] 汤真清，汪铭涵，石斌，等．上海市开展功能社区社区卫生服务的SWOT分析．上海医药，2023，44（10）：3－5，38．

[10] 刘丹妮，杨群娣，刘晓侠，等．上海市18~59岁职业人群主要不良生活方式现况．上海预防医学，2021，33（6）：486－491．

[11] 国务院新闻办．国务院新闻办就"推动卫生健康事业高质量发展　护佑人民健康"举行发布会．https://www.gov.cn/lianbo/fabu/202311/content_6913348.htm［2024－11－01］．

[12] 蒋翔．典型案例地区家庭医生签约服务现状及实施效果研究．北京：北京协和医学院中国医学科学院，2019．

[13] 张静雅，万和平，何碧玉，等．上海市社区居民家庭医生签约服务的认知及影响因素研究．中国初级卫生保健，2021，35（3）：18－21．

[14] 钟捷，张永春，郭瑾．上海市家庭医生助理聘任工作实践探索．中国初级卫生保健，2022，36（1）：20－25．

[15] 汪洋，杜兆辉，张怡，等．基于全科医生签约服务的全科助理员模式探讨．中国全科医学，2015，18（19）：2265－2268．

[16] 马应忠，刘帅，张卿，等．基于高效团队模型的家庭医生助理队伍建设——以上海市闵行区华漕社区为例．中国初级卫生保健，2015，29（7）：31－34．

[17] 赵芳，杨颖华，张天晔，等．上海市家庭医生助理员工作能力现状及培训需求研究．中国全科医学，2017，20（28）：3537－3541．

[18] 陆秋霞，陈萍，翟佳燚，等．上海市嘉定区家庭医生助理工作模式开展现状研究．中国全科医学，2019，22（25）：3055－3061．

[19] 苗春霞，李寒寒，卓朗，等．分级诊疗制度下徐州市农村居民基层首诊意愿及影响因素研究．中国全科医学，2019，22（22）：2670－2674．

[20] 陆萍，朱杰，金敏洁，等．以家庭医生为核心的社区卫生服务模式的构建与成效分析．中国全科医学，2018，21（28）：3430－3435．

[21] 张艳春，秦江梅，董亚丽，等．社区医患双方的"互联网+"慢性病管理的问题与对策调查研究．中国卫生经济，2019，38（6）：54－57．

[22] 金佳子．弥合上海老年人数字鸿沟的朋辈互助方式研究．上海：华东师范大学，2022．

[23] 徐炜，金璐，刘杰，等．社区家庭医生签约服务模式发展现况及对策分析．中国社区医师，2021，37（35）：178－179．

[24] 柳松艺，孟文奇，彭海波，等. 签约居民对家庭医生签约服务连续性的评价及其影响因素研究. 中国全科医学，2022，25(34)：4312－4317.
[25] 柳松艺，孟文奇，彭海波，等. 某市家庭医生服务签约居民的就诊体验研究. 中华医院管理杂志，2021，37(9)：766－771.
[26] 肖蕾，张太慧，张雅莉，等. 分级诊疗视角下家庭医生签约服务“签而不约”的原因及对策研究. 中国全科医学，2018，21(25)：3063－3068.

上海市社区卫生服务中心住院管理现状及思考

李娅玲　吴晓霞　王　冬　杨　超

【导读】 住院服务能力是本市社区卫生服务能力提升的内容之一，文章调研全市246家社区卫生服务中心病房的基本情况、资源配置和运行效率，选择20家社区开展深入访谈和调研，了解病房的管理、在院患者基本情况等内容。通过调研了解到社区住院床位功能虽然仍以老年护理床位为主，但在逐步调整服务功能，增加了康复、治疗性床位。平均住院日相比全国的社区和护理院较长，但随着住院服务功能的拓展，已在快速下降。病床使用率明显高于全国。收治患者病种相对较集中，日均费用显著低于综合性医院，服务能力还比较薄弱。建议通过社区医务人员进修，开展社区适宜技术，联合病房建设等方式持续提升住院服务能力。同时，加强住院运行数据监测和医保支付调整，引导社区提高住院运行效率，让住院服务更有可及性。

上海市人民政府办公厅2023年发布《进一步提升本市社区卫生服务能力的实施方案》(沪府办发〔2023〕7号)[1]，要求社区卫生服务中心基本医疗服务能力再上新台阶。随后开展了一系列措施，例如门诊病种清单应用，打造“家门口”健康服务平台，建设康复中心、护理中心、健康管理中心、口腔诊室建设等。但这些措施多以门诊服务为主，缺乏住院服务的运行、服务能力等详细情况。本文通过调研了解上海市社区卫生服务中心住院管理情况，为加强住院服务能力、提升运行效率和可及性提供参考。

一、研究对象

调研分成两部分，第一部分，对全市246家社区卫生服务中心开展住院服务管理问卷调研。第二部分，根据2023年统计年报数据，本市有开放床位数的社区卫生服务中心有205家，按照10%的抽样比例，采用方便抽样的方法，选择20家社区卫生服务中心进行访谈和住院患者问卷调研。其中，浦东新区4家，闵行区2家，其余14个区各选择1家社区。研究对象入选标准：根

第一作者：李娅玲，女，副主任医师。
通讯作者：杨超，男，上海市卫生健康委员会基层卫生健康处处长。
作者单位：上海市浦东新区上钢社区卫生服务中心(李娅玲)，上海市卫生健康委员会(吴晓霞、王冬、杨超)。

据社区医院建设标准[2]，结合2023年统计中心数据，选择开放床位数≥30张以上的社区。住院访谈对象为分管业务副主任、病房主任和病房护士长。

二、研究方法

（一）调查法

第一部分采用调查法，调查内容包括2021年、2023年、2024年1~8月社区卫生服务中心住院床位和住院服务运行情况等。开放床位数、每千人开放床位数、病床使用率数据来源于统计中心年报。出院人次数、平均住院日数据来源于“社区综改平台”。核定床位数来源于社区卫生服务中心上报数据。2024年9月，每家社区卫生服务中心由1人牵头负责问卷数据收集，通过“问卷星”填写反馈，共收集246家社区卫生服务中心数据，回收率100%。

（二）半结构式访谈法和现况问卷调研法

第二部分采用半结构式访谈法和现况问卷调研法，在2024年10月开展调研。

1. 半结构化访谈

半结构访谈提纲内容主要为病房基本情况，分区管理，住院患者定期评估情况，长期住院患者难出院的原因及建议等。调查小组成员在访谈前告知受访者本次研究的目的、背景。访谈时间为60~90分钟，在访谈对象知情同意后进行录音，并记录关键性内容和非语言性资料。由专人按照访谈提纲，根据主题内容分析法进行总结、归纳和分类。

2. 现况问卷调研

访谈当日对社区卫生服务中心住院病房开展现况调查，包括在院患者年龄、疾病诊断、患病种类数、日常生活活动能力（ADL，activities of dailyliving）评分（60分版），2024年1~8月出院患者平均住院日、费用等内容。在访谈结束后一周内通过“问卷星”反馈调研数据，问卷回收率100%。

（三）统计分析

采用excel进行数据整理和分析。

三、研究结果

（一）本市社区卫生服务中心住院服务情况

1. 社区床位情况

核定床位数2024年最高，为17 949张。2024年，209家社区卫生服务中心有开放床位，开放床位社区覆盖率84.96%，开放床位数15 102张。开放床位数呈下降趋势，2024年对比2021年，减少805张。2024年开放床位数/核定床位数比例最低，为84.14%，2021年最高，为96.39%。全市社区卫生服务中心每千人开放床位数崇明3年均最高，2021年最高达到了1.41；虹口3年均最低，2024年最低为0.11。详见表1。

表1 社区床位情况

区	2021年			2023年			2024年		
	核定床位数(张)	开放床位数(张)	每千人开放床位数(张)	核定床位数(张)	开放床位数(张)	每千人开放床位数(张)	核定床位数(张)	开放床位数(张)	每千人开放床位数(张)
宝山	638	462	0.23	638	440	0.20	638	475	0.21
崇明	1 063	944	1.41	1 063	867	1.36	1 063	807	1.18
奉贤	930	1 275	1.20	1 050	1 078	0.97	1 005	1 054	1.03
虹口	386	106	0.15	386	105	0.14	386	79	0.11
黄浦	462	832	1.40	546	405	0.62	546	362	0.71
嘉定	1 256	1 145	0.72	1 457	1 114	0.61	1 457	1 136	0.66
金山	668	666	0.83	739	640	0.78	759	660	0.80
静安	674	599	0.61	807	746	0.76	857	710	0.76
闵行	1 195	1 337	0.52	1 149	1 107	0.42	1 149	1 047	0.39
浦东	3 241	3 070	0.56	3 232	3 292	0.58	3 634	3 077	0.53
普陀	1 249	1 051	0.91	1 249	1 242	1.00	1 249	1 207	0.97
青浦	558	481	0.39	588	452	0.36	588	412	0.32
松江	1 790	1 677	0.95	1 920	1 894	0.99	2 061	1 704	0.87
徐汇	1 137	1 124	1.06	1 187	1 154	1.04	1 193	1 176	1.06
杨浦	695	555	0.43	752	641	0.51	752	629	0.51
长宁	561	583	0.84	596	609	0.88	612	567	0.82
汇总	16 503	15 907	0.67	17 359	15 786	0.64	17 949	15 102	0.61

2. 住院运行效率

出院人次数2023年较2021年快速增多，增幅达45.47%，2024年预估会超过2023年。病床使用率2021年最低，为72.73%，2024年最高，为74.53%。崇明3年病床使用率均最低，长宁3年病床使用率均最高，2023年达106.23%。病床使用率2024年对比2021年，金山提高最多，增加了26.35%。平均住院日2021年最高，为159.54天，2023年、2024年呈快速下降，2024年对比2021年，降幅达55.61%。平均住院日嘉定3年均最高。详见表2。

表2 住院运行数据

区	2021年			2023年			2024年1~8月		
	出院人次数(人次)	病床使用率(%)	平均住院日(日)	出院人次数(人次)	病床使用率(%)	平均住院日(日)	出院人次数(人次)	病床使用率(%)	平均住院日(日)
宝山	976	83.18	123.28	1 856	86.84	45.57	1 679	78.99	59.44
崇明	1 700	36.56	75.22	4 108	33.85	25.89	2 558	23.84	23.84

续 表

区	2021 年			2023 年			2024 年 1~8 月		
	出院人次数（人次）	病床使用率（%）	平均住院日（日）	出院人次数（人次）	病床使用率（%）	平均住院日（日）	出院人次数（人次）	病床使用率（%）	平均住院日（日）
奉贤	920	55.30	295.62	3 024	44.95	63.73	2 736	44.24	26.86
虹口	188	61.66	126.29	181	54.60	96.90	226	74.55	66.11
黄浦	1 024	91.16	199.73	1 257	87.71	67.64	891	89.15	80.80
嘉定	399	82.14	431.79	1 053	83.99	468.98 *	623	76.74	203.76
金山	1 897	59.84	66.83	6 422	82.22	35.17	6 109	81.25	43.90
静安	3 007	92.68	151.47	3 594	87.36	99.23	2 840	93.21	109.04
闵行	1 287	76.48	224.19	2 102	89.20	82.00	2 048	85.54	172.27
浦东	4 211	70.52	167.37	9 734	70.86	58.43	8 126	72.28	71.74
普陀	1 884	90.42	308.63	2 503	85.86	152.38	1 954	90.22	136.27
青浦	325	45.82	181.54	130	42.97	43.65	712	35.09	31.80
松江	3 129	69.82	202.78	6 422	69.14	25.10	4 888	67.81	24.67
徐汇	1 425	86.28	181.32	2 329	86.62	79.27	1 639	87.77	149.04
杨浦	1 653	81.37	85.50	2 055	83.70	82.56	1 616	93.80	80.45
长宁	3 325	93.95	57.87	3 385	106.23	61.72	2 180	98.02	66.79
汇总	27 350	72.73	159.54	50 155	74.26	76.58 *	40 825	74.53	70.82

*：2023 年嘉定平均住院日采用社区上报数据的平均值，本市平均住院日采用统计中心年报数据。

（二）20 家社区卫生服务中心访谈及调研结果

1. 住院病房基本情况

（1）病房床位类型。18 家社区卫生服务中心住院床位实行分类管理，主要分四类：老年护理床位、康复床位、安宁疗护（舒缓疗护）床位、其他床位（普通床位、综合床位或治疗性床位）。2 家社区卫生服务中心只有老年护理床位。

（2）开放床位/核定床位。按照《上海市高质量社区卫生服务中心建设评价标准（2022 版）》，开放床位/核定床位应≥90%，7 家社区卫生服务中心未达标，原因主要有三点。一是业务面积用房不足，把病房区域调整为其他功能用房，比如康复中心。二是收治住院患者较少，现有开放床位可满足需求。三是医护人员紧张，不能支撑更多的床位数开放。

（3）联合病房。12 家社区卫生服务中心有开展联合病房，合作模式主要为上级医院专家下沉社区查房、带教、病人双向转诊等。其中，LD 社区卫生服务中心的合作模式为共同运营，建立康复联合病房，上级医院康复医生和治疗师下沉社区病房收治患者、开展康复治疗，社区卫生服务中心安排医生、护士管理患者，病房收入双方按比例分配。

2. 在院患者管理情况

20 家访谈社区卫生服务中心开放床位数 1 629 张，调研当日在院患者数 1 255 人，日病床使用率 77.04%。老年护理患者最多，854 人，占比 68.05%。在院患者平均患病种类数 5.59 种，最多的是 JX 社区卫生服务中心 8.28 种，最少的是 DP 社区卫生服务中心 2.66 种。ADL 评分平均 39.50 分，最高的是 WJ 社区卫生服务中心 50.63 分，最低的是 DP 社区卫生服务中心 6.33 分。ADL 评分≥30 分的人数平均占比 71.47%，其中，JX、CZ、YY 社区卫生服务中心占比均为 100%。详见表 3。

表 3　在院患者基本情况

区	社区	开放床位数（张）	在院患者数										平均患病种类数（种）	ADL评分（分）	ADL评分≥30分的人数	
			总数（人）	康复		老年护理		安宁疗护		其他						
				数量（人）	占比（%）	数量（人）	占比（%）	数量（人）	占比（%）	数量（人）	占比（%）				数量（人）	占比（%）
崇明	DP	50	3	0	0	0	0	0	0	3	100		2.66	6.33	0	0
浦东	HQ	92	82	9	10.98	72	87.80	1	1.22	0	0		4.35	43.85	10	12.20
徐汇	HM	88	74	0	0	74	100	0	0	0	0		6.21	27.89	31	41.89
奉贤	FP	70	41	1	2.44	36	87.80	0	0	4	9.76		4.8	34.8	19	46.34
宝山	LD	38	33	18	54.55	15	45.45	0	0	0	0		4.67	33.39	16	48.48
浦东	NHXC	99	31	2	6.45	14	45.16	1	3.23	14	45.16		5.39	29.52	16	51.61
金山	ZJ	55	33	8	24.24	19	57.58	2	6.06	4	12.12		4.64	44.22	19	57.58
松江	YX	100	71	3	4.23	33	46.48	1	1.41	34	47.89		4.24	33.23	42	59.15
浦东	YB	53	53	7	13.21	35	66.04	11	20.75	0	0		6.35	44.6	34	64.15
杨浦	JP	48	37	37	100	0	0	0	0	0	0		4.14	41.32	26	70.27
嘉定	ML	130	114	21	18.42	68	59.65	4	3.51	21	18.42		5.34	44.84	82	71.93
青浦	XJ	88	88	0	0	76	86.36	12	13.64	0	0		5.76	43.42	71	80.68
静安	PE	212	194	50	25.77	142	73.20	2	1.03	0	0		6.48	49.85	170	87.63
闵行	WJ	100	91	14	15.38	69	75.82	8	8.79	0	0		7.8	50.63	85	93.41
闵行	XH	32	21	3	14.29	14	66.67	4	19.05	0	0		6.43	47	20	95.24
虹口	JX	40	34	24	70.59	0	0	10	29.41	0	0		8.28	38.91	34	100
浦东	HD	54	0	0	0	0	0	0	0	0	0		0	0	0	0
普陀	CZ	190	171	0	0	157	91.81	14	8.19	0	0		6.18	49.38	171	100
黄浦	YY	40	37	26	70.27	0	0	11	29.73	0	0		4.45	45	37	100
长宁	BXJ	50	47	17	36.17	30	63.83	0	0	0	0		6.74	42.4	24	51
汇总		1 629	1 255	240	19.12	854	68.05	81	6.45	80	6.37		5.59	39.50	897	71.47

注：HD 社区卫生服务中心 4~9 月病房装修，所有床位暂停收治患者，10 月 10 日重新开放。

3. 住院病房运行管理情况

（1）出院患者基本情况。20家社区卫生服务中心1~8月出院患者总数4 165人次，其他床位类型出院人次数最高，1 567人次，占比37.62%，集中在郊区的6家社区卫生服务中心。其次是老年护理床位1 238人次，占比29.72%。出院患者平均年龄80.45岁，最高的ML社区卫生服务中心85.50岁，最低的LD社区卫生服务中心73.46岁。详见表4。

表4　2024年1~8月出院患者基本情况

区	社区	出院患者人次数									平均年龄（岁）
		总数（人次）	康复床位		老年护理床位		安宁疗护床位		其他床位		
			数量（人）	占比（%）	数量（人）	占比（%）	数量（人）	占比（%）	数量（人）	占比（%）	
浦东	NHXC	488	21	4.30	9	1.84	7	1.43	451	92.42	74.00
宝山	LD	358	340	94.90	18	5.03	0	0	0	0	73.46
闵行	XH	69	4	5.80	42	60.87	23	33.33	0	0	76.34
奉贤	FP	142	4	2.82	21	14.79	3	2.11	114	80.28	76.85
虹口	JX	104	99	95.19	0	0	5	4.81	0	0	77.87
松江	YX	952	7	0.74	74	7.77	6	0.63	865	90.86	78.42
金山	ZJ	162	22	13.58	25	15.43	21	12.96	94	58.02	79.96
浦东	YB	150	28	18.67	82	54.67	40	26.67	0	0	80.70
杨浦	JP	118	118	100	0	0	0	0	0	0	80.88
崇明	DP	81	0	0	34	41.98	13	16.05	34	41.98	81.52
青浦	XJ	53	0	0	32	60.38	21	39.62	0	0	81.94
徐汇	HM	133	0	0	133	100	0	0	0	0	82.90
浦东	HQ	181	60	33.15	102	56.35	19	10.50	0	0	82.96
闵行	WJ	32	6	18.75	18	56.25	8	25.00	0	0	83.56
静安	PE	303	120	39.60	180	59.41	3	0.99	0	0	83.79
浦东	HD	56	0	0	56	100	0	0	0	0	83.95
嘉定	ML	138	23	16.67	80	57.97	26	18.84	9	6.52	85.50
普陀	CZ	274	0	0	231	84.31	43	15.69	0	0	85.06
黄浦	YY	195	150	76.92	0	0	45	23.08	0	0	77.85
长宁	BXZ	176	71	40.34	101	57.39	4	2.27	0	0	81.51
汇总		4 165	1 073	25.76	1 238	29.72	287	6.89	1 567	37.62	80.45

（2）出院患者疾病情况。统计出院患者第一诊断，20家社区卫生服务中心排名前十病种共计2 268例，占比54.45%（2 268/4 165）。前十病种以心脑血管、呼吸系统疾病为主，包括急性期、慢病恢复期疾病。脑梗死后遗症最多，773例，占比34.08%。详见表5。

表5　2024年1~8月出院患者疾病诊断前十排名

序　号	疾 病 名 称	例　数	占　比
1	脑梗死后遗症	773	34.08%
2	冠状动脉粥样硬化性心脏病	290	12.79%
3	社区获得性肺炎，非重症	212	9.35%
4	肺部感染	205	9.04%
5	急性支气管炎	202	8.91%
6	慢性支气管炎急性加重期	161	7.10%
7	高血压	140	6.17%
8	脑梗死恢复期	123	5.42%
9	腔隙性脑梗死	82	3.62%
10	脑出血后遗症	80	3.52%
合计		2 268	100%

（3）出院患者平均住院日。20家访谈社区卫生服务中心平均住院日128.23日。按床位类型分类，其他类型床位住院天数最短，为13.08日，最高的是老年护理床位，为125.88日。详见表6。

表6　2024年1~8月出院患者平均住院日

区	社　区	平均住院日（日）				
		全　院	康　复	老年护理	安宁疗护	其　他
浦东	NHXC	12.26	27.81	179	25	8.38
浦东	HD	419.02	0	419.02	0	0
宝山	LD	19.68	14.64	60	0	0
闵行	WJ	50.81	55.44	48.27	50.38	0
徐汇	HM	280.88	0	280.88	0	0
金山	ZJ	44.45	44	151.72	24.81	16.22
浦东	HQ	310.72	150.58	100.59	55.88	0
闵行	XH	258.75	54.5	344.1	22.88	0

续 表

区	社 区	平均住院日(日)				
		全 院	康 复	老年护理	安宁疗护	其 他
浦东	YB	86.06	70.04	113.45	41.13	0
松江	YX	55.22	27.14	166.20	17.86	9.71
崇明	DP	53.30	0	60.48	7.81	8.66
杨浦	JP	113.39	113.39	0	0	0
静安	PE	122.47	71.98	156.04	2.67	0
青浦	XJ	110.74	0	150.38	50.33	0
虹口	JX	59.18	60.65	0	21.6	0
嘉定	ML	312.41	361.37	407.28	76.35	25.94
奉贤	FP	36.87	37.38	188.95	9.17	9.56
普陀	CZ	99.19	0	112.05	30.11	0
黄浦	YY	43.16	42.34	0	64.18	0
长宁	BXZ	76.12	62.21	82.77	76.33	0
汇总		128.23	47.74	125.88	24.02	13.08

（4）出院患者费用情况。20 家社区卫生服务中心的日均费用 356.13 元，YY 社区卫生服务中心最高，为 848.51 元，HQ 社区卫生服务中心最低，为 177.1 元。按床位类型划分，其他床位类型的日均费用最高，平均为 384.71 元。安宁疗护的日均费用最低，平均为 182.45 元。详见表 7。

表 7　2024 年 1~8 月出院患者日均费用情况

区	社 区	全 院	康 复	老年护理	安宁疗护	其 他
浦东	NHXC	401.01	410.49	149.51	341.12	498.19
浦东	HD	281.84	0	281.84	0	0
宝山	LD	509.80	674.13	447.10	0	0
闵行	WJ	246.77	242.54	280.40	191.59	0
徐汇	HM	265.60	0	265.60	0	0
金山	ZJ	270.82	249.22	233.44	323.08	369.78
浦东	HQ	177.10	226.80	158.63	120.87	0
闵行	XH	280.20	295.76	260.13	288.29	0
浦东	YB	212.05	296.44	186.19	257.75	0
松江	YX	312.96	405.20	174.42	230.27	441.95

续 表

区	社区	全院	康复	老年护理	安宁疗护	其他
崇明	DP	280.18	0	198.41	250.09	430.57
杨浦	JP	476.10	476.10	0	0	0
静安	PE	530.07	777.84	454.05	239.20	0
青浦	XJ	215.59	0	147.86	212.68	0
虹口	JX	493.34	498.74	0	192.95	0
嘉定	ML	182.38	200.96	175.55	187.51	193.49
奉贤	FP	219.40	273.22	171.86	331.49	374.28
普陀	CZ	426.63	0	430.98	340.01	0
黄浦	YY	848.51	986.22	0	408.11	0
长宁	BXZ	492.33	489.05	493.77	463.81	0
均值		356.13	260.11	196.07	182.45	384.71

（5）长期住院患者难以出院的原因及建议。访谈社区卫生服务中心的管理者认为难以出院的原因有三点：一是疾病因素，患者高龄、多病共存、病情易反复，有治疗需求。二是社会因素，家庭支持不足（家庭难以照护、无居住条件等）。三是经济因素，养老院或居家照护费用较社区医院更高。建议：社区医院与家庭病床、养老机构、上级医院等部门做好工作沟通及服务衔接，让患者出院后有去处。

四、讨论部分

（一）住院床位功能需要拓展

1. 床位功能以老年护理床位为主

社区卫生服务中心住院病房的定位经历了转型为老年护理床位，再到强化康复、护理服务功能阶段。根据《上海市老年医疗护理服务体系发展“十三五”规划》[3]要求，到 2020 年，除在郊区保留少部分治疗床位外，本市社区卫生服务中心床位逐步转型为护理床位。2021 年开始社区康复中心建设[4]，要求设置康复床位 20 张，全市累计建成社区康复中心 143 家。2024 年 9 月，上海市卫生健康委发布《关于进一步加强本市社区卫生服务中心住院服务管理的指导意见》（沪卫基层〔2024〕10 号）[5]，要求社区卫生服务中心完善住院服务功能，增加治疗性床位。从访谈的社区卫生服务中心在院患者类型来看，老年护理床位数虽占比仍最高，为 68.05%，但社区卫生服务中心已在逐步调整床位功能结构，增加了康复床位、其他治疗性床位等。

2. 床位数符合规划要求

根据《上海市老年医疗护理服务体系发展“十三五”规划》要求，到 2020 年，实现户籍老年人口数 1.5% 的老年护理床位建设目标，其中社区卫生服务中心需提供的老年护理床位数估算约为

1.49 万张。2024 年开放床位数 1.51 万张,老年护理床位数基本符合规划要求。如果根据《上海市社区卫生服务机构功能与建设指导标准》(沪卫规〔2020〕011 号)[6]的要求,新建社区卫生服务中心的床位配置 1~1.5 张/千人口,2024 年每千人床位数 0.61,达标还有差距。但各区的床位数建设不均衡,每千人口开放床位数最高的崇明和最低的虹口差值达到了 1.3。

(二) 病房运行效率在逐步提升

1. 平均住院日在快速下降

本市社区卫生服务中心平均住院日 2021 年 159.54 日,2023 年开始快速下降,2024 年已降到 70.82 日。因上海社区以老年护理床位为主,对比全国护理院平均住院日(2021 年 52.8 日)[7]、本市护理院平均住院日(2021 年 180.48 日)[8],上海社区平均住院日高于全国但低于本市护理院。社区卫生服务中心的住院患者以高龄、多病共存、慢性病恢复期疾病为主,生活自理能力差,再加上社会因素、家庭因素等原因,容易滞留在院,导致平均住院日较高。但如果按照治疗性床位数据,2024 年平均住院日 13.08 日,对比全国社区平均住院日 2021 年 9.8 日,几乎持平。再细看各区、各社区的数据,嘉定区平均住院日 3 年均是最高,住院床位类型及出院患者人次数都以老年护理床位为主,平均住院日较低的金山区、松江区则因为其他治疗性床位、康复床位数占比及出院患者人次数较多,缩短了平均住院日,例如 ZJ 社区、YX 社区。

2. 病床使用率较高

病床使用率 2021 年 71.01%,2023 年 70.16%,2024 年 74.53%。根据国家统计局数据[7],全国社区卫生服务中心(站)病床使用率 2021 年 43.1%,2022 年 46.9%,护理院病床使用率 2021 年 69.7%,2022 年 67.2%。根据上海市统计年鉴[9],本市护理院病床使用率 2021 年 97.83%,2022 年 80.56%。本市社区的病床使用率明显高于全国平均水平,但低于本市护理院。社区病床使用率中心城区高于郊区,郊区的社区住院服务资源存在使用不足的情况。

3. 住院服务能力还比较薄弱

从住院床位功能、收治患者的病种类型来看,社区卫生服务中心住院服务能力还比较单一和薄弱。治疗性床位和康复床位数仅占 25.49%,收治病种前十名占了 54.54%。根据 2023 年统计中心数据,本市出院病人日均费用为 1 483.46 元,是调研的 20 家社区卫生服务中心日均费用的 4.17 倍,也进一步说明社区卫生服务中心住院患者开展的治疗性项目不多。联合病房是能力提升的途径之一,但调研的社区卫生服务中心还是以查房等松散型合作模式为主,难以有效提升住院服务能力。

五、意见建议

(一) 要统筹社区卫生服务中心住院床位数的设置

建议社区卫生服务中心住院床位数以区为单位统筹设置,除了考虑辖区人口数,还要评估社区居民住院需求、社区卫生服务中心的人力资源等,合理规划社区卫生服务中心的床位数。社区卫生服务中心可以根据实际运行情况,适当调整开放床位数,否则易出现资源浪费和病床使用率低的情况。

（二）要持续提升住院服务能力

一是建议增加住院服务功能，提供中医、康复、护理、治疗等多种医疗服务，住院床位功能以医疗属性为主。结合《进一步提升本市社区卫生服务能力的实施方案》(沪府办发〔2023〕7号)[1]要求，可通过社区卫生服务中心医务人员进修培训，提升临床诊疗、社区适宜技术应用、专业护理等能力。二是建议社区卫生服务中心与上级医院要有联动。通过签约病人优先号源预约建立社区卫生服务中心与上级医院门诊患者的双向转诊，建议住院也要加强社区卫生服务中心与上级医院的合作，开展联合病房或双向转诊，明确合作内容、合作方式、下沉资源、绩效分配等，激发双方的内在动力，提升服务内涵质量。

（三）要加强考核和调整医保费用支付

建议增加住院服务运行指标监测和考核，包括平均住院日、床位周转率，病床使用率、日均费用等。根据《上海市医疗机构医疗护理床位收治患者出入院指引》[10]做好在院患者定期评估，做好服务转介，提升住院运行效率。对于长期住院患者，建议医保实行按住院日分段支付，从经济杠杆上引导患者通过养老院、居家、家庭病床等方式，来满足长期护理服务。

参考文献

[1] 上海市人民政府办公厅. 上海市人民政府办公厅关于印发《进一步提升本市社区卫生服务能力的实施方案》的通知（沪府办发〔2023〕7号）. 2023.

[2] 国家卫生健康委办公厅. 国家卫生健康委办公厅关于印发社区医院基本标准和医疗质量安全核心制度要点(试行)的通知(国卫办医函〔2019〕518号). 2019.

[3] 上海市卫生和计划生育委员会，上海市发展和改革委员会，上海市民政局，等. 关于印发《上海市老年医疗护理服务体系发展“十三五”规划》的通知(沪卫计基层〔2017〕001号). 2017.

[4] 上海市卫生健康委员会. 关于推进本市社区卫生服务机构社区康复中心建设的通知(沪卫基层〔2021〕4号). 2021.

[5] 上海市卫生健康委员会. 关于进一步加强本市社区卫生服务中心住院服务管理的指导意见(沪卫基层〔2024〕10号). 2024.

[6] 上海市卫生健康委员会. 关于印发《上海市社区卫生服务机构功能与建设指导标准》的通知(沪卫规〔2020〕011号). 2020.

[7] 国家统计局. 年度数据. https://data.stats.gov.cn/easyquery.htm? cn=C01.

[8] 上海市统计局. 2022年上海统计年鉴. https://tjj.sh.gov.cn/tjnj/20230206/804acea250d44d2187f2e37d2e5d36ba.html.

[9] 上海市统计局. 2023年上海统计年鉴. https://tjj.sh.gov.cn/tjnj/20240321/5a35a44acace471f87c75393133fa142.html.

[10] 上海市卫生健康委员会. 关于进一步加强医疗机构长期医疗护理床位住院管理的通知(沪卫医〔2024〕67号). 2024.

上海市安宁疗护双向转诊能力提升对策研究

吴玉苗 杨 超 王 婷 李水静 李驰航 吴 颖

【导读】 上海是我国开展安宁疗护的先行地,安宁疗护双向转诊制度框架已基本形成,但在实践过程中仍然存在问题。文章系统梳理了国内外安宁疗护双向转诊实践进展,通过问卷调查、文献研究等调查上海市安宁疗护双向转诊现状,从政策、患者、医务人员和服务供给多层面分析目前上海市安宁疗护双向转诊存在的问题,继而提出对策建议:差异化准入标准,规范化转诊流程;加强宣传教育;以居家安宁为主,推动机构层次化建设;建立患者电子档案,推进信息即时共享;同质化机构症状管理水平;以患者为中心,重视服务供给的延续性等,为上海市安宁疗护服务高质量发展提供参考。

一、研究背景和意义

(一)安宁疗护双向转诊的概念与政策背景

安宁疗护是指以临终患者和家属为中心,以多学科协作模式进行服务提供,内容主要包括疼痛及其他症状控制,舒适照护,心理、精神及社会支持等[1]。上海是我国开展安宁疗护的先驱城市,1988 年设立国内首家安宁疗护服务机构,2019 年上海市成为唯一整体纳入全国第二批安宁疗护试点的省市,安宁疗护的发展基础深厚而广泛。

双向转诊,是指各级医疗机构以患者的病情需要为参照标准,在不同等级医疗机构之间对患者进行科学合理的转院诊治过程,以实现充分合理利用医疗资源的目的,包括纵向转诊和横向转诊两种形式[2]。2019 年,国家卫生健康委员会、国家发改委等 8 部门发布《关于建立完善老年健康服务体系的指导意见》(国卫老龄发〔2019〕61 号),重点提出要加强安宁疗护服务,探索建立机构、社区和居家安宁疗护相结合的工作机制,形成畅通合理的转诊制度。"形成安宁疗护双向转诊制度"的工作目标第一次明确写入国家级文件,机构、社区和居家相结合的安宁疗护双向转诊制度框架也被初步勾勒出来。

基金项目:上海市卫生健康委员会政策研究课题"安宁疗护双向转诊现状及能力提升对策研究"(项目编号:2024HP56)。
第一作者:吴玉苗,女,主任医师。
通讯作者:杨超,男,上海市卫生健康委员会基层卫生健康处处长。
作者单位:上海市安宁疗护服务管理中心、上海市普陀区卫生健康事务管理中心(吴玉苗),上海市卫生健康委员会(杨超、李水静),上海市安宁疗护服务管理中心、普陀区利群医院(王婷、吴颖),复旦大学公共卫生学院(李驰航)。

（二）国内外安宁疗护双向转诊实践情况

国内外安宁疗护双向转诊实践经验丰富，美国安宁疗护服务的层次可分为纵向和横向安宁疗护服务，以适应有不同需求的安宁疗护患者[3]，并开发安宁疗护和快速紧急筛查工具（P－CaRES），以促进早期转诊至住院专科安宁疗护[4]。日本的安宁疗护服务主要由医院提供，主要包括安宁疗护病房，医院安宁疗护团队和门诊安宁疗护服务，以及居家安宁疗护 3 种。医院安宁疗护团队和门诊安宁疗护服务可以为任何患者提供专门的安宁疗护[5]。加拿大强调一体化服务网络的重要性，安宁疗护和长期照护紧密结合。澳大利亚的安宁疗护服务可以分为一般安宁疗护和专科安宁疗护，转诊的一般过程包括：评估、建议、咨询、支持、患者护理和协助制定出院计划[6]。我国台湾的安宁疗护方式多元，每种模式之间均有成熟的双向转诊通道，以提供全面照护[7]。我国香港的安宁疗护服务由香港医管局进行统一管理，医管局以网格化为本，统筹和协调安宁疗护服务，为各类安宁疗护服务订定转诊准则，通过转诊网络，适当的病人可获转诊至不同区域的安宁疗护机构[8]（表 1）。

表 1　国内外安宁疗护双向转诊实践情况

国家/地区	安宁疗护双向转诊网络	转诊流程/标准/工具
美国	1. 横向：门诊安宁疗护、住院安宁疗护、居家安宁疗护服务 2. 纵向：初级安宁疗护服务；二级安宁疗护服务；三级安宁疗护服务（每一级均提供门诊、住院、居家安宁疗护服务）	开发安宁疗护和快速紧急筛查工具（P－CaRES），以促进早期转诊至住院专科安宁疗护
日本	1. 安宁疗护病房：属于综合医院，提供门诊与居家安宁服务 2. 医院安宁疗护团队和安宁疗护门诊：为任何患者提供专门的安宁疗护，无论其治疗状态如何 3. 居家安宁疗护：在诊所工作的医生、专门的居家护理诊所和医院的居家护理部门	随着疾病的进展，癌症医院和大学医院通常会将患者转诊到社区医院
加拿大	1. 住院安宁疗护（为症状复杂的患者开设的急性三级住院床位） 2. 门诊安宁疗护（包括安宁疗护咨询门诊） 3. 与安宁疗护家庭护理的联系（团队定期与住院部沟通） 4. 医护人员教育和研究（与学术健康中心合作、内部会议和向其他组织提供帮助） 5. 家庭支持（通过家庭护理或志愿者家庭护理服务提供） 6. 在家中死亡的替代护理选择（长期护理床位或临终关怀机构）	在晚期癌症科室，当医生认为患者在接下来的 12 个月内死亡不会使他感到惊讶时，患者会被转诊入安宁疗护
澳大利亚	1. 一般安宁疗护：一般医务人员提供 2. 专科安宁疗护：专业安宁疗护医务人员提供的。包括（居家）安宁疗护、门诊安宁疗护、安宁疗护专科病房、三级医院安宁疗护急诊科和安宁疗护咨询服务	明确设置各安宁疗护模式的转诊标准及转诊流程
中国台湾	1. 安宁疗护门诊 2. 安宁共同照护 3. 社区安宁（含居家及机构安宁）	明确设置各安宁疗护模式的转诊标准及转诊流程
中国香港	1. 住院安宁疗护 2. 门诊安宁疗护 3. 日间安宁疗护 4. 居家安宁疗护	制定转诊准则，通过转诊网络，适当的病人可获转诊至不同区域的安宁疗护机构

（三）上海市安宁疗护双向转诊实践进展

上海安宁疗护双向转诊基本形成以社区卫生服务中心为重点，以机构和居家服务为双向转诊通道的统筹式网络，通过建立各级安宁疗护医疗资源协同机制，逐步建立安宁疗护双向转诊制度。但上海在实践过程中依然暴露出一些问题，例如，由于安宁疗护模式多样且正处于快速发展中，不同模式之间缺乏必要的整合性、衔接性、协作性；由于安宁疗护是一类重症疾病的集合，转诊标准难以单一设定，不同级别、不同类别的安宁疗护服务提供主体之间协作、上下联动机制未理顺。

本研究旨在通过现状调查，找出阻碍上海市安宁疗护双向转诊制度的主要问题，有针对性地提出改进的政策建议，从而使上海安宁疗护服务发展的层次路径更加清晰，最终建立起以患者需求为导向的安宁疗护双向转诊制度。

二、上海市安宁疗护双向转诊现状及问题分析

（一）政策层面

1. 安宁疗护机构的分级分类管理有待优化

政府主导下的上海市安宁疗护快速发展，完善覆盖全市城乡的多层次安宁疗护服务体系，推动居家、社区、机构协调联动，构建全程连续的安宁疗护服务链，并重视安宁疗护服务标准规范化建设，分级诊疗政策定位清晰，但在实践中需要进一步精细化管理：如二、三级综合医院和专科医院在安宁疗护理念推广与临床实践上缺乏相关标准与规范支撑；尚未形成区域安宁疗护中心的地方标准与规范；分类管理政策的透明化程度不高，患者及其家属难以具体了解安宁疗护双向转诊机制。

2. 安宁疗护服务质量同质化举措较为薄弱

既往研究表明，影响患者分级诊疗行为的主要因素之一就是对基层医疗机构服务质量的不信任，患者对大医院医疗质量的迷信导致他们不愿意向下转诊[9]。因此，加强保障基层医疗机构的服务质量，使同类医疗服务在各级医疗机构间无差异化提供，是促进患者合理分诊的核心前提和根本举措。通过梳理国家及地方的安宁疗护服务政策可以看出，虽然国家出台了安宁疗护服务和安宁疗护机构管理指南两大指导性文件，但此类指南仅仅是对开展安宁疗护服务的指引，缺乏强制约束效力和手段。另外，目前针对安宁疗护机构的服务质量控制指标主要集中在结构性质量评价中，如设施设备、床位数量、医务人员的构成等，难以客观、完整地呈现服务质量。

（二）患者层面

1. 缺乏对安宁疗护的认知

通过对上海市安宁疗护服务需求现状调查结果显示，上海市社区老年人对安宁疗护知识总体认知水平低，根据安宁疗护知识 PaCKS 量表的测量结果，特别是安宁疗护服务内容、提供服务的机构和地点、安宁疗护服务对象标准，回答正确率非常低。这种低水平的安宁疗护认知水平会影响到患者对于安宁疗护服务的选择和使用。

2. 居家安宁疗护普及度低

对安宁疗护服务需求的研究结果显示，社区安宁疗护服务仍是老年居民的主要需求之一。在照护地点的选择上，约三分之一的调查对象希望在家中得到安宁疗护，同时近三分之一的调查对象未考虑过这个问题，显示目前群众对居家安宁疗护的知晓率和接受度都低于国际发达国家水平。而知道所在社区有安宁疗护服务者更倾向于选择家中而不是医院接受临终照护，不清楚哪些机构提供安宁疗护者更倾向于选择医院接受临终照护，该结果提示知晓安宁疗护服务的可获得性可以影响居民的选择。

（三）医务人员层面

1. 安宁疗护分级诊疗行为有限

通过问卷调查发现医务人员安宁疗护分级诊疗有关行为开展总体不足，从影响因素来看，社区及有安宁疗护经验的医务人员安宁疗护分级诊疗的行为实践更优：年龄在 50 岁以上，全科医学科、参加过安宁疗护有关培训、有终末期患者照护经历、有安宁疗护转诊经历、单位有终末期患者相关转诊制度的医务人员行为频度较高。

2. 学科网络协作机制尚不健全

上海市安宁疗护机构中 171 家（占比 71.3%）制定了多学科协作的制度、规范和流程，但其中仅 38 家（占比 15.8%）每月开展≥1 次多学科协作，这可能导致其他科室与安宁疗护科室之间无法建立紧密的联系，碎片化程度较高，限制了患者的及时转介。此外，缺乏共同的标准和评估工具、养老机构尚未纳入统筹管理和综合医院安宁疗护融入理念不足等也是限制合作关系的因素。在调查中发现，目前晚期癌症患者主要依赖医院治疗，肿瘤科室则像独立的单位，缺乏对接安宁疗护服务的了解。这导致全科医生、专科医生和安宁疗护科医生之间缺乏共同工作、相互合作的工作场景。

（四）服务供给层面

1. 信息的电子化整合程度不高

上海市各区安宁疗护服务网络虽已初步建立，但安宁疗护机构之间服务呈“碎片化”状态。多数地区尚未建立信息化支持系统和网络建设，区域与区域、机构与机构间、机构与居家间的信息通畅机制尚未形成。上海市 253 家安宁疗护服务机构有 45 家（占比 17.8%）建立了医疗机构安宁疗护信息系统，用于支撑登记、识别、评估、转介等安宁疗护服务全流程，仅 1 个区建立了区域内覆盖所有安宁疗护服务机构的信息化平台。安宁疗护双向转诊电子化运用不足，数据统计以及质量评价等信息化功能支撑不足。

2. 基层疼痛管理能力建设不足

针对社区卫生服务中心的调查显示，止痛药物及适宜的疼痛治疗仪器设备的配置普遍不足：调查的 77 家机构（占比 31.2%）没有配备阿片类止痛药物，215 家机构（占比 87%）没有配置疼痛治疗的仪器，这些导致了不同医疗机构间在诊疗能力上的差异，不仅阻碍居家安宁疗护患者对阿片类药物的可及性，也限制社区医疗机构在疼痛治疗方面的效果。此外，调查数据显示，安宁疗护中患者疼痛发生的比例高达 75.2%，其中癌症患者的比例更是高达 64%。这表明疼痛控制手段在安宁疗护中具有极高的需求。其次，安宁疗护从业人员疼痛管理专科知识的培训不足，治疗手段和特色治疗方法相对匮乏，简单的治疗模式已无法满足所有临终患者的个性化需求。

三、提升安宁疗护双向转诊能力的对策建议

（一）差异化准入标准，规范化转诊流程

广义上的安宁疗护服务提供场景分为4类：家庭安宁疗护、病房安宁疗护、门诊安宁疗护和医院安宁疗护咨询。上海目前缺乏对应具体每一种服务场景的引导规范和准入准出机制，特别是对于家庭安宁疗护、门诊安宁疗护和医院安宁疗护咨询，其服务流程、服务组成和考核评价标准尚不清晰。而对医护人员安宁疗护双向转诊的行为调查显示，科室有安宁疗护双向转诊制度是促进此类行为发生的独立因素。因此，细化规则、落实措施，才能从根本上解决医务人员对于安宁疗护双向转诊的顾虑。同时，加强各类安宁疗护服务场景指南的针对性、详细规定每种情况的适应证，有助于合理规范指引患者的转诊行为。

（二）加强患者宣传教育，激发双向转诊需求

尽管并非所有疾病终末期患者都需要专门的安宁疗护，但他们也都能从早期识别、评估和处理身体、心理社会和精神问题中受益，来预防和减轻痛苦，从而提高生活质量。而居民对安宁疗护的选择受国家政策和文化传统影响，中国的临终和死亡问题应立足现实和国情，基于本土证据建立中国方案和策略。需要进一步加强理念宣传，提高社区居民的安宁疗护知晓率和理解度，逐步将安宁疗护需要转化为需求。因此，积极开展死亡教育、安宁疗护服务宣传是激发患者安宁疗护双向转诊需求的关键环节。

（三）以居家安宁为主，推动机构层次化建设

大量文献表明，全球范围内大多数疾病终末期患者更愿意选择留在家中度过生命的最后阶段，以家庭为基础的社区安宁疗护成本效益更高，包容性更强，获得性更好。研究表明，在大多数患者最能接触的地方，即基层医疗机构最容易实施安宁疗护[10]，社区照护肩负着安宁疗护服务供给的基础责任，安宁疗护双向转诊制度在建设时，应在以安宁疗护患者需求为导向的前提下，大力发挥家庭医生的主要作用，加强医疗服务的延续性。在服务供给机构上，上海市可以在“中心—示范基地——般机构”的基础上，建立“国家中心—区域中心——般机构”的安宁疗护层次发展路径，依托现有的安宁疗护服务提供机构，建立承担安宁疗护组织和指导等公益职能的安宁疗护中心。同时根据各地实践试点经验，明确国家、区域安宁疗护中心、安宁疗护专门机构分别应该具备的条件和标准，准入程序和评估考核机制，以及安宁疗护一般机构的类别等。

（四）建立病人电子档案，推进信息即时共享

信息互联共享在国外安宁疗护双向转诊系统中受到高度重视，是实现患者在不同环境中顺利过渡的重要前提，推进不同机构和不同科室间信息系统融合，可以提升机构协同服务水平和政府监管水平[10]。高效的安宁疗护双向转诊制度需要全面专业的信息交换电子系统，首要任务是

制定统一的标准和指南，确保在不同卫生机构和专业之间实现一致性。其次是构建统一互联的电子健康档案平台，可以将安宁疗护服务融入居民健康账户与智慧健康平台，实现信息共享，畅通服务对接。引入升级的电子病历系统是实现无缝协调护理的重要一环，这不仅使医护人员能够在不同医疗场所间分享患者信息，还促进了护理流程的协同性。但这一系统必须确保信息的安全性和隐私性，强化隐私保护措施。

（五）标准为导向，同质化机构症状管理水平

安宁疗护已被纳入上海市基本公共服务，社区卫生服务中心是开展安宁疗护服务的主阵地，提升基层安宁疗护质量是合理引导患者转诊行为的重要抓手。上海市已连续多年开展针对社区卫生服务中心的安宁疗护服务质量评价工作，其基层服务质量提升效果及引导医护人员合理转诊的作用正在逐渐显现。疼痛症状管理是安宁疗护服务的重要内容之一，也是安宁疗护双向转诊制度建设的重要分级标准。目前，上海市社区卫生服务中心安宁疗护疼痛症状管理能力尚有不足，且不同机构服务内容、服务质量异质性较大。因此，上海市安宁疗护双向转诊制度建设应在切实可行的基础上，优化现行运行体系，加强以疼痛等症状管理水平为导向的安宁护理质量评价体系，执行统一的疼痛管理指南、规章制度、技术规范、人员培训、质量控制和绩效考核标准，并将传统的单一机构服务评价转变为以患者为中心的服务评价，实现社区疼痛等症状管理能力与安宁疗护双向转诊制度正向循环。

（六）以患者为中心，重视服务供给的延续性

研究表明，延续性服务应该在不同的专业人员和护理水平之间实现衔接，需要从以疾病为导向的模式转变为以需求为导向、以患者为中心的护理模式[11]。其核心通常需要在区域卫生服务提供者之间建立网络。为促进高效协作，提供连续性服务供给，上海需要建立统筹管理机制，成立专门的统筹管理组织，负责协调解决各个机构之间的分歧和合作问题。借鉴国外经验和上海的发展基础，社区卫生服务中心可以作为整合安宁疗护服务资源的平台，建立服务协调机制。在社区卫生中心设立专职协调员，纳入安宁疗护职业体系，完善资质认证和岗位设置机制，并建议雇用协调员作为医疗机构或养老机构安宁疗护准入的必备条件，以确保安宁疗护患者的顺畅转诊和连续性服务。

参考文献

[1] WHO. WHO Definition of Palliative Care. BMJ, 2016, 349: g4285.

[2] 刘小平，梁万年，李军，等．“以病人为中心”理念下的双向转诊管理探讨．中国全科医学．2002，5(5)：369－370.

[3] Morrison R S. Models of palliative care delivery in the United States. Current Opinion in Supportive and Palliative Care, 2013, 7(2): 201－206.

[4] Kamal A H, Currow D C, Ritchie C S, et al. Community-based palliative care: the natural evolution for palliative care delivery in the U. S. J Pain Symptom Manage, 2013, 46(2): 254－264.

[5] 顾亚明. 日本分级诊疗制度及其对我国的启示. 卫生经济研究,2015(3):8-12.

[6] Australian Government, Department of Health and Ageing. Supporting Australians to live well at the end of life. National Palliative Care Strategy. Canberra: Australian Government, 2010.

[7] 杨明旭,邝卓慧. 我国台湾地区安宁疗护的发展现状及启示. 医学与哲学,2024,45(10):50-54.

[8] Lee V H F, Lam T C, Jing H M, et al. Integrative palliative cancer care in Hong Kong: an overview and an example from the East. Clin Oncol (R Coll Radiol), 2019, 31(8): 589-594.

[9] Mertens F, Debrulle Z, Lindskog E, et al. Healthcare professionals' experiences of inter-professional collaboration during patient's transfers between care settings in palliative care: a focus group study. Palliative Medicine, 2021, 35(2): 355-366.

[10] Bull J H, Whitten E, Morris J, et al. Demonstration of a sustainable community-based model of care across the palliative care continuum. Journal of Pain and Symptom Management, 2012, 44(6): 797-809.

[11] Evans J M, Matheson G, Buchman S, et al. Integrating cancer care beyond the hospital and across the cancer pathway: a patient-centred approach. Healthcare Quarterly (Toronto, Ont.), 2015, 17 Spec No: 28-32.

上海市安宁疗护服务综合监测评价状况分析

荆丽梅　张小雨　张惠文　许艺帆　李水静　杨　超

【导读】 安宁疗护服务监测评价是评价安宁疗护发展状况、激发试点地区和机构内生动力、促进同质化和均衡化发展、保障安宁疗护服务高质量可持续的有效手段。上海市作为首批国家级安宁疗护试点省(市)率先启动安宁疗护试点,并于2019年全面推进安宁疗护服务,实现社区卫生服务中心住院或居家安宁疗护服务全覆盖。文章运用课题组研制的安宁疗护服务综合监测指标体系和数据收集表,调查上海市安宁疗护服务机构2019年至2023年安宁疗护服务评价相关维度指标数据,分析安宁疗护服务发展现况和变化趋势,为促进上海市安宁疗护服务高质量可持续发展提供循证依据。

一、背景与意义

安宁疗护是“以人为本”的整合健康服务体系的重要组成部分,旨在提高患有危及生命疾病的人群及其家属的生命质量,通过早期识别、全面评估和治疗疼痛以及其他生理、心理、精神问题,达到预防和缓解痛苦的目的[1]。近年来,随着人口老龄化加剧和慢性非传染性疾病增加,关注生命“最后一公里”质量和尊严的安宁疗护服务社会需求愈发迫切,成为国内外共同关注的重要民生问题和公共政策议题[2]。截至2023年底,全国三批次安宁疗护试点共覆盖185个市(区),上海市2019年成为全国首个整体开展安宁疗护试点的省(市),2020年底实现社区卫生服务中心住院或居家安宁疗护服务全覆盖开展。

世界卫生组织(WHO)强调须从患者接受安宁疗护服务时启动服务质量评价和改进过程[3]。上海市作为首批国家级安宁疗护试点省(市),在整体推进安宁疗护服务过程中,对安宁疗护服务进行综合监测评价至关重要。当前国内有部分研究对安宁疗护服务进行实证评价分析,但调查机构相对较少或仅涉及现况调查,无法体现整体安宁疗护发展情况和趋势脉络[4-6]。基于此,本文运用课题组研制的安宁疗护服务综合监测指标体系和数据收集表,调查上海市全面试点以

基金项目:国家社会科学基金项目“老龄化背景下安宁疗护服务综合评价模式建构与实证研究”(项目编号:24BRK020)。
第一作者:荆丽梅,女,研究员。
作者单位:上海交通大学公共卫生学院(荆丽梅),上海中医药大学公共健康学院(张小雨、张惠文、许艺帆),上海市老年医学中心(张惠文),上海市卫生健康委员会(李水静、杨超)。

来安宁疗护服务相关维度指标数据,并在描述安宁疗护服务现况和发展趋势基础上,探索主要问题并提出合理化建议,为区域安宁疗护发展评价和优化配置提供循证依据。

二、资料与方法

本研究依托课题组前期基于结果—过程—结果框架构建的安宁疗护服务综合评价指标体系[7](3个一级指标、9个二级指标、25个三级指标及81个四级指标),设计结构化的安宁疗护服务发展综合监测数据收集表。调查上海市所有开展安宁疗护服务的机构,收集各机构2019年1月~2023年10月的安宁疗护开展相关维度指标数据,最终共计调查253家安宁疗护服务机构。

三、主要研究结果

(一)调查机构总体情况

1. 调查机构概况

全市16个区共计253家安宁疗护服务机构,共开设13家安宁疗护中心。按机构类型,服务提供主体为社区卫生服务中心,共246家(97.23%),二级医疗机构和护理院7家(2.77%);按城郊地区分布,近郊区数量较多,共93家(36.76%),中心城区81家(32.01%),远郊区79家(31.23%)。

2. 安宁疗护服务类型

2019~2023年间,开展住院、门诊及居家安宁疗护服务的机构数量均呈持续增长趋势。2023年开展住院服务的机构数较2019年增加71家,同比增长73.20%;开展门诊服务的机构数增加57家,同比增长71.25%;开展居家服务的机构数较增加89家,同比增长63.57%,详见图1。

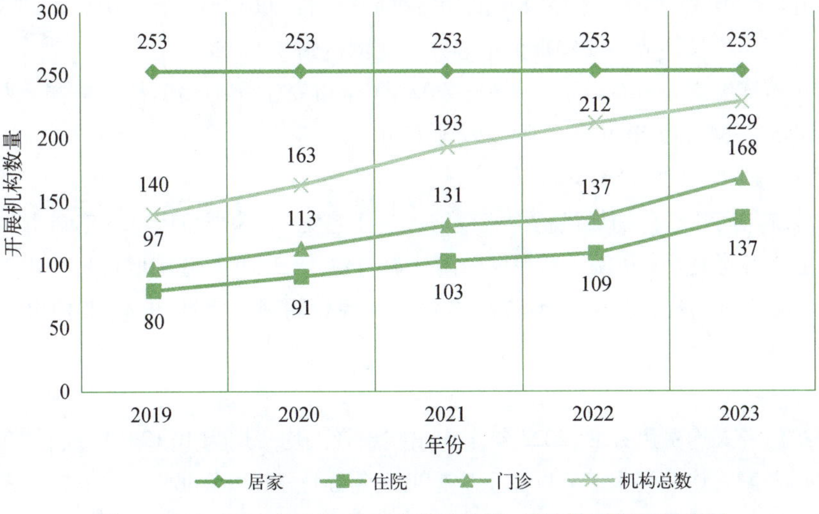

图1 2019~2023年上海市安宁疗护住院、门诊及居家开展情况

（二）重点监测指标结果

1. 资源配置

科室设置方面，临终关怀科注册数量逐年增长。2023 年全市注册临终关怀科的安宁疗护机构共 179 家，较 2019 年增加 52 家，同比增长 40.94%；全市临终关怀科注册率为 70.75%。床位设置方面，安宁疗护住院床位和居家建床数量逐年增加。2023 年全市开展住院安宁疗护机构实际开放安宁疗护床位数 1 264 张，较 2019 年增加了 311 张，同比增长 32.63%；新建安宁疗护家庭病床 1 590 张，较 2019 年增加 901 张，同比增长 130.77%。

人员配备方面，多学科团队人员配备不断健全。2023 年全市安宁疗护机构多学科团队中共配备医生、护士、社会工作者、心理咨询师共 3 814 人，其中医师（44.97%）和护士（43.26%）占比较高，心理咨询师和社工分别仅有 256 人和 193 人；与 2019 年相比，4 类人员数量均同比增长 70%以上。但安宁疗护团队仍以兼职人员为主，全市所有安宁疗护机构医务人员兼职比例分别为医师 79%、护士 85%、心理咨询师 90%、社工 82%。安宁疗护中心的团队专职人员配比相对较高，专职医师占 50%、护士占 64.71%、社工占 53.33%、心理咨询师占 7.14%。

2. 资金支持

安宁疗护收入中财政拨款占比有所下降。2023 年全市安宁疗护财政拨款 538.80 万元，占安宁疗护收入的 7.43%，较 2019 年的 14.64%下降了 7.21 个百分点。

3. 服务提供

安宁疗护住院及居家服务量呈增长趋势。2023 年安宁疗护机构实际出院 4 157 人，较 2019 年增加了 670 人，同比增长 19.21%。安宁疗护中心为住院服务的主要供给机构，2023 年 13 家安宁疗护中心出院 1 496 例，占全市 35.99%。居家方面，2023 年全市家庭病床实际撤床 1 435 张，较 2019 年增加了 770 张，同比增长 115.79%。

4. 教育培训

社会公众安宁疗护普及教育逐步增强。2023 年全市面向社会公众普及安宁疗护教育的机构共 99 家，开展率为 39.13%，较 2019 年的 48 家同比增长 106.25%，且 2019～2023 年开展机构数量及比例呈逐年增长趋势。安宁疗护中心开展比例达到 69.23%。

安宁疗护持证上岗人员总量逐步提升。2023 年全市安宁疗护团队持证上岗人员 2 330 人，占从业人员的 52.25%，较 2019 年上升 5.97 个百分点。

5. 药物使用

2019～2023 年阿片类药物提供机构持续增加。住院安宁疗护方面，2023 年全市共 55 家机构为患者提供强阿片类药物，19 家机构提供弱阿片类药物，较 2019 年分别增长 8 家和 7 家；居家安宁疗护方面，48 家机构提供强阿片类药物，8 家机构提供弱阿片类药物，较 2019 年分别增长 18 家及 6 家。

6. 患者负担

安宁疗护患者人均费用方面，2023 年全市出院患者人均费用为 16 126.38 元，较 2019 年同比增长 46.84%；居家人均费用为 1 671.82 元，较 2019 年同比下降 16.86%。总体趋势来看，住院安宁疗护费用总体逐年上升，居家费用呈现波动下降趋势。

安宁疗护患者自负费用方面，2023 年住院自负占比为 10.63%，较 2019 年下降了 1.63 个百分点；居家自负占比 23.29%，较 2019 年下降了 8.21 个百分点。总体来看，除 2021 年和 2022 年住院患者自负比例有小幅爬升外，其余住院和居家总体自负占比均呈下降趋势。

7. 满意度

安宁疗护从业人员满意度呈逐年小幅增长趋势。2023 年全市安宁疗护从业人员平均满意度为 94.71 分，较 2019 年提高了 0.5 分。患者满意度总体较高，住院患者满意度略高于居家患者。2023 年全市住院患者家属满意度为 98.49 分，较 2019 年下降 0.35 分；全市居家患者家属满意度为 97.54 分，较 2019 年下降 1 分。

四、主要发现与问题建议

（一）政策制度保障不断完善，但区域间发展不够均衡

根据国际典型国家和地区安宁疗护发展经验，自上而下的政策引导、制度支持和评价监管对于促进安宁疗护服务质量和效果提升至关重要。自 2019 年上海市整体开展安宁疗护服务试点工作以来，市级层面安宁疗护政策框架与制度保障逐渐完善，各区政府和职能部门陆续制定并出台相关政策，将安宁疗护纳入区域卫生健康发展规划，设置专项经费保障，并制定安宁疗护试点实施方案，探索实行安宁疗护专项考核激励机制。机构层面也制定了安宁疗护工作规范和人员岗位职责等制度文件，市、区、机构多层次制度保障安宁疗护持续不断发展。但当前安宁疗护发展仍然存在不同区域间差异性较大、均衡性较差的问题，基层医疗机构临终关怀科注册仍未实现全覆盖。与此同时，机构自我评价的安宁疗护财政拨款收入占比总体呈逐年下降趋势，同时区域间差异较大，这可能导致资源相对缺乏的区域在安宁疗护服务的供给与发展方面受到制约，从而进一步加剧区域间安宁疗护服务可及性和质量的不平衡。对此，建议进一步强化安宁疗护政策保障和财政专项资金支持，从宏观层面协调机构设置、优化人力配比和保障资金流，建立稳定的多元化筹资制度，保障安宁疗护资源均衡配置和可持续发展。

（二）安宁疗护团队逐步壮大，专职人才队伍仍需增强

多学科团队能够促进安宁疗护团队人员及医患之间的沟通与协调，及早识别和发现问题并开展有效干预，从而提升安宁疗护整体服务质量。随着安宁疗护服务机构数量增加，相关从业人员数不断增长，安宁疗护多学科团队已初步建立，为安宁疗护服务提供基本人力资源保障。但与此同时，安宁疗护团队成员仍以兼职为主，专职安宁疗护医务人员欠缺，全市平均专职人员配比仅为 17.7%，安宁疗护中心专职人员配比也仅为 56.23%；各机构社工、心理咨询师配备比例较低，且多为兼职人员；持证上岗人员占比仍然较低，专科教育和分层分类培训仍存在不足。这些问题很大程度制约安宁疗护团队建设，从而影响安宁疗护服务的供给形式和服务质量[8]。对此，建议首先从制度层面明确安宁疗护机构医生、护士、社工等多学科团队的基本配置数量，尤其对安宁疗护中心和住院安宁疗护服务机构明确专职人员配备要求；其次，对现有从业人员队伍，结合不同区域、不同类别从业人员状况和需求差异，依托专业机构及院校靶向开展多元化、多层次的理论和实践相结合的专科安宁疗护从业人员岗前培训和继续教育，同时通过优化职业发展空

间等渠道，调整存量人员结构，强化专职安宁疗护人员队伍建设；最后，长效机制方面需调整医学院校人才培养和规范化培训模式，增加安宁疗护方向人才培养培训，逐步打造专业性强、素质高的安宁疗护医务人员队伍。

（三）机构普及教育有所增强，公众安宁认知有待提升

在我国传统文化背景下，从重视治愈性的治疗到认可死亡是一种自然过程，注重提高临终病人及其家属的生命质量，这种文化的转变是促进安宁疗护需求有效释放和提高服务利用率的必要条件。但调查发现，当前安宁疗护需求和利用之间的差异主要源于公众对安宁疗护认知不足。尽管近年来安宁疗护普及教育率有所提高，但面向社会公众普及安宁疗护教育的机构数量仍较少，仅占安宁疗护服务提供机构的四成。这种教育培训资源的不足限制了公众对安宁疗护的全面了解，可能导致其实际利用率低于预期需要。建议一方面鼓励基层机构及医务人员结合不同年龄层人群的受众特点，广泛开展多元化的安宁宣传普及活动，另一方面联动宣传部门和社会力量，多渠道广泛推广安宁疗护理念，促进安宁疗护需求有效释放。

（四）阿片类药物提供机构增加，总体可及性仍待提高

疼痛是影响临终患者生命质量最主要的症状之一，疼痛强度和持续时间均为影响癌症患者生命质量的关键因素，做好疼痛控制是提升安宁疗护服务质量的关键一环[9]。随着安宁疗护服务发展，为住院、居家患者提供阿片类药物的机构数量不断增加。然而，相比安宁疗护服务的快速发展，阿片类药物可及性仍显不足。调查显示，各类机构提供强阿片和弱阿片类药物的比例仍不高，距离阿片类药物社区全覆盖仍有一定差距；尤其是居家安宁疗护服务过程中，由于阿片类药物管理和使用的特殊性，一定程度上限制了居家安宁疗护患者对阿片类药物的可及性，影响居家安宁疗护患者的疼痛管理效果。建议在扩大安宁疗护覆盖面的同时，注重实现社区卫生服务中心阿片类药物的广泛可及，探索将阿片类镇痛药物纳入基本药物目录清单，加强安宁疗护服务对象阿片类药物的合理规范使用，促进安宁疗护机构阿片类药物使用的通达畅通。同时，亟待加强基层医务人员精麻类药品使用培训和人员培养，提升安宁疗护从业人员科学、合理使用阿片类药物的服务能力。

（五）患者费用负担有所下降，居家人均费用相对稳定

医疗费用负担也是患者及其家属选择安宁疗护服务的重要影响因素。近年来住院安宁疗护人均费用总体有所上升，居家人均费用相对稳定。住院人均费用上升或与住院环境中安宁疗护服务资源投入逐年增加，如医疗设备、专业护理人员的配备及基础设施维护等相关。为进一步减轻安宁疗护患者及家属医药费用负担，建议完善多元化筹资渠道、保障机制和支付制度，鼓励和引导包括公益基金和慈善团体在内的社会力量广泛参与安宁疗护，完善保障制度设计，优化科学合理的支付方式，激发供方安宁疗护服务内生动力的同时，减轻患者的费用负担。

（六）强化安宁中心标杆作用，完善社区居家安宁疗护

建立和完善安宁疗护分级诊疗体系，对解决患者及家属多层次需求和促进安宁疗护高质量

发展至关重要。上海市在安宁疗护体系建设中已逐步形成以社区卫生服务中心为重点，住院和居家服务相结合的安宁疗护服务网络。安宁疗护中心作为区域安宁疗护示范性基地，是住院安宁疗护服务提供的中坚力量，在资源配置、团队构成、服务质量、公众教育、药物使用等方面相对优于其他机构。建议进一步明确和优化安宁疗护中心各项职能，发挥其示范引领作用，带动区域内安宁疗护服务发展；同时鼓励区域二级和三级综合医院或老年医院创建安宁疗护中心，提升安宁疗护中心的服务能级和业务指导能力。居家安宁疗护作为机构安宁疗护的补充和延伸，可充分满足居家临终期患者的根本需求，更契合我国居家养老和临终理念，贴近患者及家属身心，体现对生命的尊重和全程照顾，同时可节约大量医疗资源[10]。当前居家安宁疗护服务数量和患者范围仍非常局限，建议充分利用社区卫生服务中心家庭医生团队服务优势和家庭病床资源，为终末期疾病患者和老年人提供持续、便捷的居家服务，缓解患者住院和周转压力的同时，有效服务患者及其家属，切实提高居家患者生命质量和尊严。

参考文献

[1] Radbruch L, De Lima L, Knaul F, et al. Redefining palliative care: a new consensus-based definition. J Pain Symptom Manage, 2020, 60(4): 754-764.

[2] 张惠文，荆丽梅，许艺帆，等. 基于层次分析法的安宁疗护服务综合评价指标体系权重分析. 中国卫生政策研究，2023，16(1)：52-59.

[3] 荆丽梅，李水静，王静蓉，等. 新发展阶段上海市安宁疗护事业回顾与展望. 中国卫生资源，2023，26(5)：561-565.

[4] 吴玉苗，李水静，杨超，等. 上海市安宁疗护服务提供现况调查分析. 上海医药，2022，43(8)：11-13，18.

[5] 杨瑞琦. 老年人安宁疗护机构服务质量优化路径研究. 上海：上海工程技术大学，2021.

[6] 万迪. 重庆市安宁疗护服务评价指标体系构建与实证研究. 重庆：重庆医科大学，2022.

[7] 许艺帆，荆丽梅，王丽丽，等. 安宁疗护服务综合评价指标体系构建研究. 中国全科医学，2023，26(22)：2793-2799.

[8] 安秋玲. 我国安宁疗护的现状与展望. 人民论坛，2024(13)：42-45.

[9] 邵丹，张睿涵，万霞，等. 医护人员对重度老年认知障碍患者安宁疗护的经验与感受. 江苏卫生事业管理，2024，35(8)：1203-1206.

[10] 林功晟，滕晓涵，荆丽梅，等. 居家安宁疗护服务医疗费用及直接成本核算. 中国卫生资源，2021，24(5)：516-519，524.

上海市示范性社区康复中心的建设现状分析

谢样俊　杨　超　王　冬　熊昊祾　黄　晨　李娅玲

【导读】 2021年，上海市卫生健康委根据国家卫生健康委等八部委《关于印发加快推进康复医疗工作发展意见的通知》，依托上海市"为民办实事"项目，推进示范性社区康复中心建设，印发了《关于推进本市社区卫生服务机构社区康复中心建设的通知》等相关文件，在服务功能、内容等方面形成标准化、规范化模式，提供病房、门诊、站点、居家等多种形式的社区康复服务，促进社区康复服务内涵提升，打造"家门口"的社区康复服务平台。本文调查分析上海市示范性社区康复中心的建设现况及服务提供情况，以期为进一步加强康复医疗体系建设提供决策参考。

一、研究背景及意义

康复是社区卫生服务四大功能中的重要组成部分。社区作为康复医疗的网底，具有投入低，服务持续性、可及性较好、覆盖面广等特点，在为患者减轻疾病或损伤带来的不良后果、改善患者健康、提高生活质量等方面发挥着重要作用，是满足居民康复服务需求"最后一公里"的重要举措[1-2]。我国康复医学自20世纪70年代以来，经历了起步、发展和壮大三个阶段，已初具规模[3]。但目前，日益增长的康复医疗需求和康复医疗资源相对短缺的矛盾突出，严重影响患者的生活质量[4-7]，发展社区康复服务，可作为解决当前需求和资源矛盾，满足居民实际需求的重要途径。

2011年，卫生部颁布《卫生部办公厅关于开展建立完善康复医疗服务体系试点工作的通知》（卫办医改函〔2011〕777号），上海作为试点城市统筹区域内康复医疗资源，逐步推进康复服务建设。2021年，上海市卫生健康委推进示范性社区康复中心建设，印发了《关于推进本市社区卫生服务机构社区康复中心建设的通知》（沪卫基层〔2021〕4号）等相关文件促进社区康复服务内涵提升，打造"家门口"的社区康复服务平台。基于此，本研究调查分析上海市示范性社区康复中

基金项目：上海市"医苑新星"青年医学人才培养项目。
第一作者：谢样俊，男，全科医师，上海市金山区金山卫镇社区卫生服务中心副主任。
作者单位：上海市金山区金山卫镇社区卫生服务中心（谢样俊），上海市卫生健康委员会（杨超、王冬、熊昊祾），上海市杨浦区四平社区卫生服务中心（黄晨），上海市浦东新区上钢社区卫生服务中心（李娅玲）。
本文已发表于《健康发展与政策研究》2024年第3期。

心的建设现况及服务提供情况，以期为进一步加强康复医疗体系建设提供决策参考。

二、研究内容

（一）资料与方法

1. 调查对象

选取上海市建成的 119 家示范性社区康复中心作为调查对象，包括 2021 年建成的首批 46 家，以及 2022~2023 年建成的 73 家示范性社区康复中心。

2. 数据收集

根据 2021 年上海市卫生健康委印发的《关于推进本市社区卫生服务机构社区康复中心建设的通知》（沪卫基层〔2021〕4 号）和《本市社区康复中心建设指导标准》等文件，通过查阅相关文献，并经康复领域专家指导，制定示范性社区康复中心建成前后的调研表和康复服务提供情况表。2 个调查表包含示范性社区康复中心建成前后在学科设置、面积、床位、人才梯队、康复服务项目和康复服务提供等内容。收集 119 家示范性社区康复中心建成前后调研表和 2023 年服务提供情况，要求机构指定相关人员进行数据填报，由各区审核盖章后发送至指定邮箱，以确保数据真实、有效。由专人统一收集、审查数据，若存在问题及时电话通知并修改，确保数据收集质量。

3. 统计学方法

利用 Excel2019 软件进行数据录入，采用 SPSS 22.0 软件进行统计分析，计数资料以百分率（%）表示，计量资料以均数表示。

（二）结果

1. 示范性社区康复中心建成情况

截至 2023 年底，上海市 16 个行政区的社区卫生服务中心中共有 119 家建成示范性社区康复中心，全市示范性社区康复中心平均建成率为 47.8%。见表 1。

表 1　上海市示范性社区康复中心建设情况（截至 2023 年底）

行政区划	社区卫生服务中心数（家）	示范性社区康复中心数（家）			建成率（%）
		2021 年	2022 年	2023 年	
黄浦区	10	3	3	2	80.0
徐汇区	13	3	1	2	46.2
静安区	15	2	2	2	40.0
长宁区	10	3	2	3	80.0
普陀区	12	2	2	4	66.7
虹口区	8	1	1	0	25.0

续 表

行政区划	社区卫生服务中心数(家)	示范性社区康复中心数(家)			建成率(%)
		2021年	2022年	2023年	
杨浦区	12	2	4	2	66.7
闵行区	14	7	7	0	100.0
宝山区	18	3	4	2	50.0
浦东新区	47	9	10	5	51.1
嘉定区	13	3	4	0	53.8
松江区	17	3	3	1	41.2
金山区	11	1	1	1	27.3
奉贤区	19	1	1	3	26.3
青浦区	12	1	1	1	25.0
崇明区	18	1	0	0	5.6
合计	249	45	46	28	47.8

2. 示范性社区康复中心硬件设施

上海市119家示范性社区康复中心均独立设置康复门诊及康复病区，建设前康复治疗区平均面积216 m^2，建设后平均面积587.4 m^2。各建设单位受单位用地面积影响，存在较大差异，其中治疗区面积最大的是奉贤区奉浦街道社区卫生服务中心，为2 109 m^2；治疗区面积最小的是奉贤区海湾镇社区卫生服务中心，为136.6 m^2。示范性社区康复中心建设前仅有26家社区卫生服务中心有康复病床，建设后实现康复病床全覆盖，且均满足示范性社区康复中心不少于20张康复床位的标准，共设置康复床位2 671张，其中黄浦区打浦桥街道社区卫生服务中心、静安区彭浦镇第二社区卫生服务中心康复床位最多(50张)，平均每家中心床位有22.4张。

在示范性社区康复中心建设前，主要配置传统康复设备，以物理因子治疗和作业治疗为主，建设后配置天轨系统和上、下肢康复机器人以及康复评估与训练系统等智能化设备。其中，114家中心配置了上肢机器人，配置率95.8%；93家中心配置了下肢机器人，配置率78.2%；全覆盖配置天轨。除此之外，每家中心还配备包括数字职业治疗训练、步态与平衡功能训练、减重步态训练、认感知训练、体外反搏等现代化智能康复设备。

3. 示范性社区康复中心人力资源配置

示范性社区康复中心建设前康复医师(含第一执业点、市级岗位培训、多点执业)平均每家中心6.1名；建设后平均每家10.8名，其中第一执业点的康复医师1.2名和多点执业的康复医师1.8名。示范性社区康复中心建设前平均每家中心有5.5名全科医师通过市级岗位培训且获得康复资质，建设后平均每家中心9.0人，一定程度上缓解了康复执业医师不足的困境。示范性社区康复中心建设前康复治疗师平均每家中心4.3名，建设后平均每家中心5.9名。示范性社区康复中心建设前康复护士平均每家中心 0.9 名，建设后平均每家中心 2.9 名。

4. 康复中心信息系统建设

111 家(93.3%)示范性社区康复中心建有门诊康复(包括中医传统康复)信息模块，88 家(73.9%)示范性社区康复中心能自动采集康复服务中产生的信息数据(包括智能康复设备产生的数据)。在康复服务数据应用方面，56 家(47.1%)示范性社区康复中心康复服务数据可与居民健康档案联通，46 家(38.7%)示范性社区康复中心康复服务数据可与医疗联合体内上级医疗机构联通。

5. 社区康复服务提供情况

119 家示范性社区康复中心均规范设置了康复医学科，并开设康复病区，提供门诊、住院、站点、居家、特色康复服务。2023 年共提供门诊、住院、站点、居家康复服务约 969.1 万人次，其中门诊康复服务人次数最高，约 531.4 万人次，其次为住院康复和站点康复，分别约为 270.4 万人次和 159.2 万人次，居家康复仅约 8.0 万人次，具体见表 2。门诊康复和站点康复服务中，西医康复服务人次数占比(25.3%、11.7%)均低于中医传统康复服务人次数占比(74.5%、88.3%)；而在住院服务中，西医康复服务人次数占比(76.1%)高于中医传统康复服务人次数占比(23.9%)。在提供社区常见病多发病康复服务项目基础上，示范性社区康复中心结合辖区居民需求，加强服务内涵建设，发展儿童康复、卒中后康复、残疾人康复和心脏、呼吸、盆底等特色康复服务，共提供特色服务约 48.3 万人次。

表 2　2023 年示范性社区康复中心康复服务提供情况

服务项目	总计	均值
康复科门诊/人次	177 006	14 750.5
康复床位/张	7 268	605.7
门诊西医康复/人次	1 346 783	112 231.9
门诊中医传统康复/人次	3 967 959	330 663.3
住院西医康复/人次	2 057 514	171 459.5
住院中医传统康复/人次	646 152	53 846.0
站点西医康复/人次	186 629	15 552.4
站点中医传统康复/人次	1 405 454	117 121.2
居家西医康复/人次	29 186	2 432.2
居家中医传统康复/人次	51 116	4 259.7
特色康复/人次	483 065	40 255.4

(三) 讨论

2021 年，根据国家卫生健康委等八部委印发的《关于印发加快推进康复医疗工作发展意见的通知》(国卫医发〔2021〕19 号),依托上海市"为民办实事"项目,上海市卫生健康委印发《关于推进本市社区卫生服务机构社区康复中心建设的通知》(沪卫基层〔2021〕4 号),推进示范性社区康复中心建设,在服务功能、内容等方面形成标准化、规范化模式,提供病房、门诊、站点、居家等多种形式的社区康复服务,打造"家门口"的社区康复服务平台。本文结果显示:截至 2023 年底,上海市 16 个行政区的社区卫生服务中心有 47.8%已建成示范性社区康复中心;建成后的示范性社区康复中心依托病房与康复治疗区域,以门诊、住院康复为基础,结合各类中西医康复适宜技术,将康复服务逐步延伸至站点、居家、养老机构,已形成住院、门诊、站点和居家相衔接的社区康复服务体系。

社区康复以社区卫生服务中心为依托,具有经济、便捷、持续的特点,在改善个体功能、提高生活质量的同时,还能缩短住院时间,节约经济成本,是满足居民康复需求的良好方式[5]。本文结果显示,上海市社区康复服务整体建设仍不充分,各区建成率差异较大,其中闵行区已全覆盖建设,长宁区、黄浦区建成率已达到 80.0%,而崇明区仅建成 1 家,建成率为 5.6%。各区建成数量差异也较大,浦东新区建成 24 家,崇明区仅有 1 家。随着人口老龄化程度进一步加深,不够完善的社区康复服务建设将无法满足日益增长的老年人、残障人士和慢性病患者人群康复服务需求[8]。

社区康复是一个专业性很强的工作,康复专业人员的数量和质量在社区康复中起着至关重要的作用,已有研究表明,我国康复专业人员缺口较大,且服务质量参差不齐[9]。本文结果显示,虽然示范性社区康复中心建成后康复医师总数较建成前平均增加约 80.0%,但第一执业点在社区康复中心的康复医师仍较少,平均每家仅 1.2 名,大多数示范性社区康复中心仍需上级医院康复医师多点执业。目前,119 家示范性社区康复中心共配备康复治疗师 700 人、康复护士 343 人。按照《关于推进本市社区卫生服务机构社区康复中心建设的通知》(沪卫基层〔2021〕4 号),社区康复中心应至少配置 2 名康复医师、2 名中医类医师、4 名康复治疗师和 4 名康复护士,示范性社区康复中心康复专业人员数量原则上应不少于 4 人,示范性社区康复中心康复专业人员仍有欠缺[10]。本文虽未具体统计示范性社区康复中心专业人员的学历、职称,但从调查中了解到,目前康复专业人员大多通过培训后上岗,未系统接受康复理论知识学习,实践经验相对不足,社区康复中心高学历、高职称的康复人员较少,且目前社区卫生服务中心未对康复专业人员有明显绩效支持,康复专业人员服务积极性不高,人员招录也较为困难,难以保持可持续性发展[11]。

上海不断推进示范性社区康复中心建设,以期建立标准化、规范化康复体系,吸引居民主动在社区接受康复服务。在提供社区常见病多发病康复服务项目基础上,示范性社区康复中心结合辖区居民需求,加强服务内涵建设,发展儿童康复、卒中后康复、残疾人康复和心脏、呼吸、盆底等特色康复服务。但本文结果显示,目前示范性社区康复中心康复项目开展率普遍偏低,服务项目相对集中且单一,仍以传统的康复项目为主;特色康复服务人数占比低于 10%,与罗锦娜等[7]的研究结果一致。在中西医康复服务提供方面,门诊、住院、站点与居家服务的治疗人数占比有所差异,如门诊中医传统康复治疗人数约是西医康复治疗人数的 3 倍,而住院西医康复治疗人数与中医传统康复治疗人数比例则相反,站点与居家康复服务也以中医传统康复治疗为主。这可能与中医康复在社区有较好基础、已被患者接受有关,也可能与康复服务实施条件及康复项目医疗保险收费有关,医疗保险项目覆盖率低会抑制智能化康复设备等项目的开展和利用,导致社区特色康复服务项目提供不足。

现代康复服务大多需要借助设备开展，故康复设备的配置和运作会直接影响康复服务质量[12]。目前，一些社区卫生服务中心为了达到建设标准而大量配置康复设备，社区康复医疗服务信息系统建有率较高，实际开展过程中，信息系统大多能够自动采集康复设备产生的信息数据，但仅限于社区自身信息录入，尚未打通上下联动通道，不能有效实现信息共享与协同，信息数据利用有限，提示数据应用方面仍存在不足。

（四）对策与建议

1. 继续加强社区康复建设，逐步完善服务体系

当前，我国康复服务大多依托三甲医院、残疾人专业康复机构开展，居民对康复医疗服务的利用仍很有限，难以保证患者康复服务的连续性[13]。因此，需明确各级康复医疗机构功能定位，以创建上海市示范性社区康复中心为契机，继续推进社区康复体系建设，积极鼓励有条件的社区卫生服务中心创建上海市示范性社区康复中心，进一步加强对门诊、病房等康复治疗区基础改造，优化布局，进一步加强康复信息化建设。同时，结合各类中西医康复适宜技术，将康复服务逐步延伸至站点、居家、养老机构等，保障康复服务的连续性与完整性，逐步提升辖区康复服务能力。

2. 多形式充实人员队伍，提高服务人员综合素质

社区康复服务能力的不足主要归根于康复人才短缺，康复人才培养不足，且流动性较大。近几年，针对社区卫生服务中心康复治疗师力量不足的情况，市级层面持续加大对社区康复能力的培训，通过全科医师、中医医师转岗或康复岗位培训，通过加注或备案的形式已经极大地充实了社区康复服务人员队伍。但从长远看，康复人才队伍建设还应关注卫生技术人员结构和服务提供质量，根据康复医疗临床需求，有计划、分层开展培训，规范康复诊疗流程，提升康复医疗服务能力[8]。

3. 丰富社区康复服务内涵，促进特色康复品牌建设

目前，上海市示范性社区康复中心发展优势正逐渐凸显。本文数据显示，郊区示范性社区康复中心服务人次明显低于城区与近郊，这与经济条件与康复理念有关，要加强社区康复宣传引导，加强康复知识普及和示范性社区康复中心显示度[14]。同时，既往研究表明[15]，社区康复服务项目常为中医传统康复项目，如针灸、手法康复等，与本文结果一致，这可能与中医康复在社区有较好基础，已经被患者接受有关。而现代康复服务往往受人员、设备及医保等因素影响，限制其开展。所以，要融合中西医先进理念，结合辖区实际需求和区域优势，确定社区康复发展重点及方向，深入挖掘康复服务内涵，配合智能化康复设备，提供多形式、全方位的服务，不断挖掘康复特色服务，打造社区康复服务品牌，更好地满足辖区居民多样化、多层次的康复需求。

4. 深化康复信息化建设，发挥示范引领作用

社区康复服务能力的提高依赖于信息化程度的支撑，应结合上海市卫生健康委印发的《社区康复中心信息化建设规范标准》，加强信息化建设，提升社区康复信息化水平。结合未来康复信息数据互联互通的趋势和需求，要做好社区康复信息平台的顶层设计，根据区域内康复需求、疾

病特点，有计划地加强设施设备配置，应科学调配、灵活布局康复人员与设备床位资源，避免闲置，提高资源有效利用率，最大限度提升社区康复服务效能[2,16]。

综上，自上海市建设示范性社区康复中心以来，不断吸引和聚集社区居民至社区进行康复治疗，康复服务供给大幅提升，居民社区康复服务知晓度不断增加，满意度和获得感持续提升。上海市示范性社区康复中心建设虽取得一定成效，但也面临区域建设差异大、康复人才队伍建设有待加强、服务功能有待加强和信息化支撑不充分等问题，限制社区康复能级进一步提升。随着人口老龄化加剧和疾病谱变化，慢性病患者逐年增多，预计到2030年，慢性病患者康复需求将无法得到满足[4,10]。示范性社区康复中心建设应以点带面，起到示范引领作用。未来，建议进一步加强社区康复体系建设、充实康复人才队伍、丰富社区服务内涵，深化信息化建设，以提升社区康复服务能级。

参考文献

[1] 郁彬，刘利，谭诚炜，等. 上海市淞南镇社区康复中心患者满意度调查分析. 上海医药，2023，44(14)：17－21.

[2] 康雯霖，李涓，胡笑燊，等. 我国康复医学事业发展的PEST－SWOT分析. 中国卫生事业管理，2022，39(3)：221－226.

[3] 李建军. 中国康复医学发展的回顾与展望. 中国康复理论与实践，2011，17(1)：1－4.

[4] 王常颖，程文迪，薛佳，等. 上海市社区康复资源分析. 中国康复理论与实践，2020，26(12)：1477－1482.

[5] 史珈铭，刘晓婷. 老年人社区康复服务需求及其影响因素. 中国康复理论与实践，2021，27(3)：334－340.

[6] 王云从，罗峰，毕月萍，等. 上海市社区康复医学科建设情况调查分析. 上海医药，2022，43(16)：14－17，50.

[7] 罗锦娜，罗峰，韩君华，等. 上海市社区卫生服务中心康复服务现状调查. 中国初级卫生保健，2022，36(8)：27－30.

[8] 唐立健，王长青. 我国康复医院卫生资源配置现状和利用效率分析. 中国卫生事业管理，2024，41(5)：535－538，600.

[9] 张金明，赵悌尊. 国际社区康复发展趋势及对我国社区康复工作的思考. 中国康复理论与实践，2011，17(2)：184－186.

[10] 郑洁皎，沈利岩，段林茹，等. 上海市康复人力资源发展现状. 中国康复理论与实践，2020，26(12)：1471－1476.

[11] 王文慧，罗峰，毕月萍，等. 上海市社区康复中心建设存在问题及发展对策质性研究. 上海医药，2022，43(22)：16－20.

[12] 郑洁皎，俞卓伟，张炜，等. 上海市康复医疗资源调查报告. 中国康复医学杂志，2013，28(2)：143－147.

[13] 杨昕. 人口老龄化背景下康复医疗服务享有的影响因素分析——以上海为例. 上海经济，2020(4)：35－47.

[14] 刘庆,胡书孝,杨碧雯,等. 居民分级诊疗认知水平对就医行为的影响研究. 中国医院管理,2022,42(8):20-24.
[15] 刘佩,周萍,李晨,等. 上海市社区康复服务现状研究. 医学与社会,2016,29(8):15-17,21.
[16] 王伟刚,王宏,马应忠,等. 上海市闵行区示范性社区康复中心建设探索与思考. 上海医药,2024,45(10):15-17,26.

上海市普陀区“互联网+护理服务”实施现况及影响因素分析

常 岚 刘小青 密一恺 陈 琳 刘楠楠

【导读】 随着我国老龄化程度的日益加剧,高龄、失能老人,康复期患者和终末期患者的居家护理服务需求呈现出日益旺盛的趋势。为了缓解这一供需矛盾,国家卫生健康委在2019年出台了《“互联网+护理服务”试点工作方案》[1]。以上海、天津为代表的六省市开始探索基于移动互联网开展“线上申请、线下服务”的“互联网+护理”服务模式[2],有效缓解了居家护理服务需求的供需矛盾[3]。由于“互联网+护理服务”仍处于起步阶段,服务利用水平不足、服务内容不够多元等问题[4]。在该背景下,目前尚缺乏有效的基于患者视角的实证研究。本文构建基于SERVQUAL模型的用户端服务质量评价指标[5]开展实证分析,全面评估患者对于“互联网+护理服务”的质量体验情况,从而为后续服务的改进与优化提供有力的参考依据。

一、研究背景和意义

(一)“互联网+护理服务”研究的背景

在信息网络技术迅速发展的21世纪,“互联网+”技术已在健康医疗领域中广泛应用,形成许多诸如在线问诊、线上预约、远程医疗等运作模式,其以方便、快捷、高效的特点迅速融入当前社会。此外,社会老龄化已到来,对专业的医疗护理、康复、居家护理服务等呈现了庞大而刚性的需求。“互联网+”的迅速发展,其拥有的优势结合我国现阶段的老龄化社会国情及对居家上门护理服务的需求缺口,使“互联网+护理服务”成为现阶段大数据医疗背景下的必然产物。

(二)“互联网+护理服务”研究的意义

2019年2月,国家卫生健康委出台《“互联网+护理服务”试点工作方案》(国卫办医函〔2019〕80号)中明确指出,“互联网+护理服务”是指医疗机构利用在本机构注册的护士,依托互

基金项目:上海市普陀区卫生健康系统科技创新项目“基于移动健康探索‘互联网+护理服务’用户体验提升策略研究”(项目编号:ptkwws202213)。
第一作者:常岚,女,主管护师,上海市普陀区卫生健康事务管理中心医院运行部科员。
通讯作者:刘小青,女,副主任护师,上海市老年医学中心科护士长。
作者单位:上海市普陀区卫生健康事务管理中心(常岚、陈琳、刘楠楠),上海市老年医学中心(刘小青),上海交通大学中国医院发展研究院社区医疗研究所(密一恺)。

联网等信息技术，以“线上申请、线下服务”的模式为主，为出院患者或罹患疾病且行动不便的特殊人群提供的上门护理服务。国家卫生健康委确定了部分试点城市，积极开展“互联网+护理服务”试点工作，在完善管理制度、防控执业风险、建立医疗服务价格和医保支付政策等方面进行了有益探索，取得了一定成效。2020 年 12 月，国家卫生健康委进一步推进“互联网+护理服务”，印发《关于进一步推进“互联网+护理服务”试点工作的通知》，确定进一步扩大试点范围、规范开展试点工作、增加护理服务供给、加大护士培训力度等。虽然“互联网+护理服务”的开展，利于满足患者多元化、多层次的健康需求，在一定程度上提高医疗资源的利用率，缓解医疗资源供不应求的紧张状态，但是“互联网+护理服务”发展也面临多方面的现实问题，包括相关的法律法规依据和配套的管理制度、个人人身安全保障、医院的态度、护理人力、护士执业的合法性、居民的接受程度、推广力度等。本研究结合“互联网+护理服务”的最新理论和研究趋势，从用户体验视角，调研分析“互联网+护理服务”的运行现状与技术基础，提出提升“互联网+护理服务”用户体验的方案，给出解决相关问题的提升策略及措施保障，为后续“互联网+护理服务”的有序发展提出创新思路和实践策略。

二、上海市普陀区“互联网+护理服务”现状分析

（一）“互联网+护理服务”研究对象

本研究抽取 2023 年 12 月到 2024 年 1 月在 12 家社区卫生服务中心门诊和 4 家社会办护理站，采用便利抽样方法进行问卷调研。患者纳入标准：① 年龄≥18 岁；② 知晓“互联网+护理服务”这一服务形式；③ 意识清晰，能够清楚表达意愿，在调查人员帮助下完成问卷星填写；④ 知情同意，自愿配合完成研究。排除标准：① 无法正常沟通，填写过程中出现连续重复选择相同答案超过 10 题及以上者；② 身体不能耐受完成调研放弃者。研究通过了本单位伦理委员会的审查，问卷条目 62 项，根据样本量不少于问卷条目数 5 倍，计算得样本量最少为 310 人次，在预研究中发现“互联网+护理服务”在门诊患者中的使用率约为 45%，为确保服务体验评价人次满足最小样本量要求，同时考虑到约 5%缺失和无效问卷，故将目标样本量设定为 500 人。

（二）“互联网+护理服务”研究工具

为调查患者对“互联网+护理服务”的实际使用情况、认知和服务感知情况，结合上海市和普陀区相关的政策文件和服务实施现状，制备调研问卷由以下几个部分组成：

① 患者基本情况部分：包括性别、年龄段、学历、婚姻情况、居住情况、主要收入来源、医保类型、是否能够使用智能手机等 9 个条目；② 患者自理能力：使用日常生活能力（ADL）评定量表评估患者的自理能力，共计 100 分，研究显示其 Cronbach's alpha 系数为 0.972，具有良好的信效度；③ 患者“互联网+护理服务”的利用和满意情况：将当前上海市试点运行的 42 个“互联网+护理服务”分类伤口护理类、导管维护类、注射类、标本采集和监测类、皮肤护理类、普通护理治疗类、居家健康指导类、中医适宜技术类、妇幼保健护理类（含家庭）、特殊护理（如安宁疗护）类共计 10 类服务（根据《上海市“互联网+护理服务”试点工作实施方案》分为 11 类服务，本调研为方便患者理解，将氧疗护理和基础护理归并为普通护理类项目）[6]，询问患者是否接受过该服务及对服务的满意度，其中满意度评价按照 Likert 5 级评分法，评分越高满意程度越高；④ 基于

SERVQUAL 模型的患者“互联网+护理服务”体验评价：研究前期基于文献研究[7-8]和标准的两轮 Delphi 咨询，构建了一套包含服务有形性、可靠性、响应速度、信任和移情性等五个方面共计 29 条指标的“互联网+护理服务”质量评价指标体系，两轮咨询邀请 15 名权威护理专家对指标进行了遴选，专家权威系数 0.835，肯德尔一致性系数为 0.652。本问卷中将上述 29 个条目编写为患者质量认同格式，按 Likert 5 级评分法，评分越高表示患者认为该指标的质量表现越重要。

为确保服务体验和质量评价的真实性和客观性，调研设置甄别题，对于从未接受“互联网+护理服务”的患者，回答上述问卷的第 1、2、3 部分；对于接受过“互联网+护理服务”的患者回答所有调研问题。

（三）调研结果

1. 调研对象人口学资料

本次调查了 502 例患者，大多数为女性患者（占 61.67%）；年龄分布最为集中的是 70 周岁及以上的患者（占 38.05%）。接受“互联网+护理服务”的患者数量较多（占 73.71%）。接受与未接受“互联网+护理服务”的患者在年龄段、学历等共计 9 个不同的变量上呈现出显著差异（$P<0.05$），其他详见表 1。

表 1　调研对象人口学资料

项　目	分　类	是否接受过互联网+护理服务 n(%)		总计 n(%)	χ^2	P
		是(n=370)	否(n=132)			
性别	男性	143(38.65)	44(33.33)	187(37.25)	1.176	0.278
	女性	227(61.35)	88(66.67)	315(62.75)		
年龄段	50 周岁以下	38(10.27)	33(25.00)	71(14.14)	38.624	<0.001**
	50~59 岁	35(9.46)	22(16.67)	57(11.35)		
	60~64 岁	59(15.95)	24(18.18)	83(16.53)		
	65~69 岁	71(19.19)	29(21.97)	100(19.92)		
	70 周岁及以上	167(45.14)	24(18.18)	191(38.05)		
学历	初中及以下	189(51.08)	55(41.67)	244(48.61)	11.382	0.023*
	高中/中专	101(27.30)	34(25.76)	135(26.89)		
	大专	45(12.16)	21(15.91)	66(13.15)		
	本科及以上	35(9.46)	22(16.67)	57(11.35)		
婚姻状况	未婚	6(1.62)	10(7.58)	16(3.19)	12.996	0.002**
	已婚	314(84.86)	99(75.00)	413(82.27)		
	离异或丧偶	50(13.51)	23(17.42)	73(14.54)		

续 表

项 目	分 类	是否接受过互联网+护理服务 n(%) 是(n=370)	否(n=132)	总计 n(%)	χ^2	P
居住情况	与配偶一起生活	223(60.27)	79(59.85)	302(60.16)	13.631	0.009**
	与子女一起生活	89(24.05)	19(14.39)	108(21.51)		
	独居	38(10.27)	25(18.94)	63(12.55)		
	养老机构生活	17(4.59)	5(3.79)	22(4.38)		
	与父母生活	3(0.81)	4(3.03)	7(1.39)		
主要收入来源	工作收入/个人储蓄	69(18.65)	43(32.58)	112(22.31)	33.186	<0.001**
	离退休收入或养老金	294(79.46)	79(59.85)	373(74.30)		
	儿女赡养	7(1.89)	3(2.27)	10(1.99)		
	政府补贴/低保金	0(0.00)	7(5.30)	7(1.39)		
主要医疗保障类型	城镇职工保险	197(53.24)	70(53.03)	267(53.19)	0.53	0.767
	城镇居民保险	168(45.41)	59(44.70)	227(45.22)		
	自费或商业保险	5(1.35)	3(2.27)	8(1.59)		
是否使用智能手机	使用,能使用一定数量智能应用(微信、支付宝等)	172(46.49)	75(56.82)	247(49.20)	8.485	0.014*
	使用,但不太使用智能应用	114(30.81)	42(31.82)	156(31.08)		
	不使用	84(22.70)	15(11.36)	99(19.72)		
是否知晓“互联网+医疗服务”政策和利用渠道	不清楚	92(24.86)	74(56.06)	166(33.07)	42.778	<0.001**
	知道	278(75.14)	58(43.94)	336(66.93)		
ADL 分级	能力完好	151(40.81)	106(80.30)	257(51.20)	64.12	<0.001**
	轻度受损	102(27.57)	19(14.39)	121(24.10)		
	中度受损	69(18.65)	3(2.27)	72(14.34)		
	重度受损	48(12.97)	4(3.03)	52(10.36)		

*:$P<0.05$;**:$P<0.01$。

2. 患者接受“互联网+护理服务”的影响因素

将是否接受过“互联网+护理服务”作为二分类因变量,将单因素分析有意义的变量作为自变量纳入二分类 Logitic 回归方程,采用偏最大似然估计前进法分析发现,影响患者接受“互联网+护理服务”的主要影响因素是年龄段、是否知晓服务政策和利用渠道、ADL 生活自理能力分级和接受服务主观意愿。见表 2。

表 2 “互联网+护理服务”利用的二分类 Logistic 回归分析

项	回归系数	标准误	*z* 值	Waldχ^2	*P*	OR	95% CI
性别	0.108	0.265	0.409	0.167	0.683	1.114	0.663~1.872
年龄段	−0.416	0.129	−3.211	10.311	0.001	0.660	0.512~0.850
学历	0.185	0.146	1.271	1.616	0.204	1.203	0.905~1.601
收入来源	0.870	0.311	2.797	7.825	0.005	2.386	1.297~4.388
医保类型	0.091	0.258	0.352	0.124	0.725	1.095	0.660~1.817
是否使用智能手机	0.260	0.235	1.105	1.221	0.269	1.297	0.818~2.056
是否知晓政策和利用渠道	1.066	0.252	−4.232	17.914	<0.001	0.344	0.210~0.564
ADL 分级	−0.956	0.205	−4.669	21.803	<0.001	0.384	0.257~0.574
接受服务意愿	1.183	0.183	6.454	41.660	<0.001	3.265	2.280~4.677
截距	−1.908	1.055	−1.808	3.270	0.071	0.148	0.019~1.174

注：模型 $R^2=0.419$，模型检验 $\chi^2=169.692$，$P<0.001$。

3. “互联网+护理服务”的使用和满意情况

进一步了解接受过“互联网+护理服务”的 370 名患者具体的使用和满意情况发现：在 10 类项目中，接受服务人次最多的 2 项服务项目是“标本采集和监测类”服务和“居家健康指导和康复护理类”服务；满意度水平最高的 2 项服务项目是“注射类”和“标本采集和监测类”服务；接受服务人次最少和满意度最低的均是“特殊类型护理（包括家人）类”，具体见表 3。

表 3 各类“互联网+护理服务”的接受和满意情况（*n*=370）

服务类型	接受该类服务人数	满意度得分*
伤口护理类：包括慢性伤口护理、造口护理、气管切开或伤口护理等	225(60.81%)	2.92
导管维护类：包括留置尿管、鼻饲管、腹透管、胃/肠造瘘管护理、PICC（经外周中心静脉导管）护理等	220(59.46%)	2.84
注射类：包括肌肉注射、皮下注射等	313(84.59%)	4.10
标本采集和监测类：包括生命体征监测（血压、血氧、心率等）、血糖监测、静脉血采集、中段尿采集、普通标本采集等	297(80.27%)	3.91
皮肤护理类：包括压力性损伤预防性护理、压疮护理、皮炎护理等	204(55.14%)	2.64
普通护理治疗类：包括物理降温、冷疗、热疗、吸痰、膀胱冲洗、雾化吸入、灌肠、营养支持、疼痛护理等	201(54.32%)	2.61
居家健康指导和康复护理类：包括慢性病健康指导、肢体康复指导、功能康复指导、康复辅具使用指导等	240(64.86%)	3.11
中医适宜技术护理类：包括穴位敷贴和按压、中药湿热敷、拔火罐、刮痧等	206(55.68%)	2.66

续 表

服 务 类 型	接受该类服务人数	满意度得分*
妇幼保健护理(包括家人)类：包括产后护理、婴儿护理等	192(51.89%)	2.49
特殊类型护理(包括家人)类：包括安宁疗护、叙事护理等	190(51.35%)	2.45

*：满意度得分计算方法，按"不满意"到"非常满意"分别赋值 1~5 分，计算该项目平均值。

4. "互联网+护理服务"患者的服务质量感知评价

使用 SERVQUAL 质量感知评价条目了解患者对于"互联网+护理服务"质量感知的评价，得分最高的项目为："上门服务人员信息、资质信息与预约平台一致""服务费用的支付和报销制度周全，提供发票；无线下额外收费"；在具体维度方面，质量感知评价最高的维度为"保障性(安全性)"和"情感投入(移情性)"维度。具体见表 4。

表 4 "互联网+护理服务"患者的服务质量感知评价($n=370$)

编号	条目归属	评 估 条 目	质量评价得分*
1	有形性(平均得分 4.69)	"互联网+护理服务"平台(以下简称平台)界面友好，操作简便，操作设计符合使用者习惯	4.69
2		平台清晰展示护理人员服务资质，可方便查看人员服务情况和评价情况	4.67
3		平台清晰展示服务项目具体内容，介绍易懂	4.68
4		平台服务内容设置合理，能够有效减轻患者反复到医院接受服务的时间和人力成本	4.69
5		服务价格透明，收费合理，材料、治疗和交通费用公示清楚	4.72
6		服务人员仪表规范，提供服务统一着装，佩戴胸卡等身份标识	4.69
7		服务人员规范携带护理服务需要的设施设备，医疗用具摆放有序，医疗废物处理规范	4.72
8	可靠性(平均得分 4.73)	开展"互联网+护理服务"前签署服务协议，做到知情同意，每次服务履行签名确认	4.71
9		上门服务人员信息、资质信息与预约平台一致	4.76
10		服务人员根据护理服务要求进行现场布置，提前与服务对象沟通操作环境要求	4.73
11		服务人员提供服务前与服务对象核对身份信息，确认服务时间和服务项目内容	4.73
12		服务人员严格执行手卫生：服务人员接触患者前后用流动水或手消毒液规范洗手	4.74
13		服务人员主动向服务对象展示一次性耗材包装及有效期等	4.72
14		服务人员提供熟练准确的服务：提供的服务项目内容、标准与平台介绍内容和标准一致	4.73
15		护理服务完成后，使用专门容器妥善处理医疗废物，不遗留在服务对象家中	4.72

续 表

编号	条目归属	评 估 条 目	质量评价得分*
16	响应性(平均得分4.73)	服务人员对预约服务响应及时:在接到预约订单提醒后主动确认订单	4.73
17		服务人员按照约定时间准时上门进行护理服务	4.73
18	保障性(安全性)(平均得分4.74)	服务人员操作前进行患者评估:操作前询问患者病情现状、既往史、进行相关检查、必要时测量生命体征等,使得患者及家属觉得安心	4.73
19		服务人员操作前进行解释工作:操作前向服务对象解释操作过程的配合要点,可能发生的风险及应对措施等	4.73
20		服务人员有丰富的专业知识和娴熟的操作技术:能详细合理的解释服务对象提出的与本次服务相关的问题,操作流畅	4.74
21		服务人员能正确评估患者情况、密切观察病情、及时处理操作中的突发情况,做好应急处理	4.74
22		服务人员服务态度良好,表达清晰,沟通礼貌	4.74
23		对于服务对象的隐私能够妥善保护,不打探、不泄露	4.74
24		服务人员按约定内容完成护理服务,如出现矛盾、意外情况,所在机构能够及时出面予以解释和解决	4.74
25		服务费用的支付和报销制度周全,提供发票;无线下额外收费	4.75
26		服务对象能够对服务进行评价和反馈,服务机构具有服务意见的收集渠道	4.72
27	情感投入(移情性)(平均得分4.74)	服务人员能够针对服务对象的具体情况,在预约服务的基础上满足合理的个性化需求,予以健康指导	4.72
28		服务人员能够给予人文关怀,关注服务对象的心理状态,给予必要的心理抚慰和心理调适的指导	4.73
29		整体来说,“互联网+护理服务”平台和人员能够做到将患者的利益放在首位,从服务对象的角度出发,提供便捷、有效、周到的护理服务	4.74

*:质量评价重要性得分计算方法,按“不重要”到“非常重要”分别赋值1~5分,计算该项目平均值。

三、讨论

(一)“互联网+护理服务”的利用情况和影响因素分析

本研究的调查结果显示:有73.31%的患者使用并接受过“互联网+护理服务”,相较赵缨[9]、王斌[10]等学者调查研究的结果要高,同时66.93%的患者知晓“互联网+护理服务”的实施政策,总体说明随着上海地区以医联体形式的“互联网+护理服务”试点工作的规范推进,患者的服务知晓率、利用率已经有了长足的提高,侧面反映出院患者对于“互联网+护理服务”的认知不断加强,通过二、三级医院护理人员下沉基层机构和社会办医机构开展“互联网+护理服务”,能够有效推进服务,促进服务的深化。

进一步分析影响患者服务利用的影响因素发现:年龄、是否知晓服务政策、生活自理能力和主观接受服务意愿是影响患者是否利用“互联网+护理服务”的影响因素，这表明患者的客观需求和主观意愿及认知情况均能够影响到患者的服务利用[11]。从客观需求来说，年龄越大、生活自理能力越差的患者的服用利用水平越高，这说明当前“互联网+护理服务”的实施已经关注和覆盖到高龄以及自理能力较差的患者，初步实现了重点人群的覆盖，同时从主观意愿及认知来说，知晓服务政策、主观接受服务意愿越高的患者服务利用水平越高，提示在未来不但应该继续优先调集护理资源为失能高龄患者提供优质的护理服务，同时应继续积极加大“互联网+护理服务”的推广，例如，在医联体的框架下，在综合医院、社区卫生服务中心张贴“互联网+护理服务”的政策宣传栏，向有需要的患者细致介绍服务的预约方式、享受服务的有关便利政策；在社区中积极与街道居委会联动，开展“互联网+护理服务”的科普讲座，向高龄老年人、自理能力较差的居家患者介绍服务的内容及对应流程；利用家庭医生签约服务等抓手，由家庭医生团队成员在开展社区随访时积极开展服务宣传，将“互联网+护理服务”作为家庭医生签约服务的延伸内容予以联结，从而全面立体提升患者的信任感，提高接受服务意愿。

（二）患者对“互联网+护理服务”的接受和满意情况

本研究进一步针对370名接受过“互联网+护理服务”的患者开展服务接受情况、满意情况和服务质量评价感知的调研发现显示：目前“标本采集和监测类”服务和“居家健康指导和康复护理类”服务是接受人数最多的服务类型，同时“注射类”和“标本采集和监测类”服务的满意度最高，提示目前“互联网+护理服务”的具体实施还是以传统的护理项目执行较多，开展护理治疗、中医适宜技术、妇幼护理和特殊护理相对较少。提示当前“互联网+护理服务”开展的服务的多元性仍有待拓展。鉴于国内外患者实际服务需求、医疗费用支付体系的不同，对于上海和我国来说，要继续拓展“互联网+护理服务”的内涵，不但需要鼓励患者的照料者和家属更多参与服务流程，在共同的目标框架下建立健全的需求评估和服务供给体系，也需要政策方建立更为科学有效的管理体系，监管服务资金的支付和服务过程的安全性，更为重要的是在设计和实践新服务内容时考虑到社会经济发展的实际需求和环境背景。如“互联网+护理服务”中的安宁疗护服务为例，经过多年探索和实践，以广泛的需求征集和专家论证为基础，2020年上海市安宁疗护服务规范发布，2021年市级安宁里疗护服务管理中心挂牌，对于居家安宁疗护服务的技术标准、服务监管建立有效政策依据，同年将居家安宁疗护纳入“互联网+护理服务”目录，有效推进了“互联网+护理服务”和安宁疗护服务政策深度融合，以让更多有服务需求的患者和家庭能够享受到更为多元的“互联网+护理服务”，彰显了医学人文精神，是未来拓宽“互联网+护理服务”内涵可以借鉴和参考的有效路径。

（三）患者对“互联网+护理服务”的质量体验分析

本研究基于SERVQUAL模型建立的指标，进一步了解患者对于“互联网+护理服务”质量感知的重要性评分，发现在保障性（安全性）、情感投入（移情性）对应指标的平均得分较高，说明患者对于“互联网+护理服务”的质量感受的首要因素是服务过程中体现出的规范性和服务态度和个性化程度。同时，“上门服务人员信息、资质信息与预约平台一致”“服务人员提供服务前与服务对象核对身份信息，确认服务时间和服务项目内容”等服务可靠性的质量体验可靠性的单个条目得分也较高，提示应该进一步利用信息化手段加强管理，建议未来可以建立市、区两级的服务监管平台，一方面，对服务目录、服务技术、服务人员进行规范的档案化管理，向有需要的属地居民进行公开；一方面，在单次服务流程中，根据执行规范设计下单、抵达确认、信息核对、完成服务、满意度评价等实时管理功能，建立服务后的患者反馈和意见处理机制，对服务的规范性进行全流程监控，提高患者的可靠性感知，同时根据定期进行服务数据的分析评价工作，实施服务人员的优胜劣汰，对优质服务人员进行激励，从而增强从业人员规范服务的意识，保障患者权益，提升患者服务质量体验。

四、小结

本研究从患者体验的角度，了解当前“互联网+护理服务”的总体利用情况和影响因素，以及开展服务的满意情况和质量体验，结合研究结果来看，随着“互联网+护理服务”的试点深入实施，由于基于医联体模式的有效深入，整体的服务利用水平已经逐步提高，同时，服务利用受到患者客观需求和主观认知的双重影响。提示下一步优化“互联网+护理服务”的重点方向，一是进一步建立服务实施的规范标准，加大组织支撑机制，规范、科学地进行服务推广，二是加强服务人员的职业培训，强调服务过程中个性化评估、人文关怀素养和多元化个性化服务的实施，与安宁疗护服务等政策深度融合，三是关注重点人群，尤其是失能患者的服务传递和落实，根据患者的需求不断进行服务内容方式优化。此外，建议进一步扩大财政投入，建立健全监管机制，从而推动“互联网+护理服务”的良性、有序发展。

本研究受到时间和资源的限制，调研范围仅局限于单中心区域，且仅针对有住院史的门诊患者进行了调研，因此存在一定的局限性。未来，我们期待能够开展更广泛、更深入的多中心调研，为“互联网+护理服务”的升级优化提供更为全面、客观的数据支持。

参考文献

[1] 钱丹丹. 我国开始进行“互联网+护理服务”工作试点. 中国农村卫生事业管理，2019，39(2)：92.

[2] 顾晨辰，江长缨，杨艳. 基于上海市“互联网+护理服务”试点工作实施方案背景下社区护士的SWOT分析//上海市护理学会. 第五届上海国际护理大会论文摘要汇编(上). 上海市浦东新区南码头社区卫生服务中心，上海交通大学护理学院. 2022.

[3] 任红霞. “互联网+护理服务”：云端助力破解居家养护难题. 中国卫生质量管理，2021，28(10)：8.

[4] 郭一，张涛，李博. “互联网+护理服务”模式的浙江实践. 卫生经济研究，2024，41(3)：78－81.

[5] 王岩，刘晔，王倩，等. 基于“服务质量模型”+“重要性-绩效分析模型”的青岛市“互联网+护理服务”质量评价. 护士进修杂志，2023，38(21)：1980－1984，1988.

[6]《上海市“互联网+护理服务”试点工作实施方案》在沪发布. 上海护理，2019，19(8)：40.

[7] 李英，周建国，朱丽娟，等. 构建护理质量敏感指标体系在互联网居家护理中的应用研究. 中国医

药导报,2024,21(4):165-169.

[8] 石宇平,许佳佳,张耀,等. 老年人"互联网+护理服务"护士风险感知的潜在类别分析. 护士进修杂志,1-13.

[9] 张佳燕,赵缨. 上海市医院护士开展"互联网+护理服务"现状调查. 护理研究,2022,36(19):3508-3512.

[10] 王斌,居海岭,马佳佳,等. 上海市试点医院开展"互联网+护理服务"现存问题的描述性现象学研究. 现代临床护理,2021,20(9):51-57.

[11] 何春艳,虞谨溪,胡芳,等. 我国社区居民对"互联网+护理服务"需求及使用意愿的研究现状及其对策. 卫生职业教育,2024,42(5):103-106.

第四章

医学科创与人才发展

医学科技创新和人才队伍建设是“健康中国”和“健康上海”的重要内容。上海市卫生和健康发展研究中心(上海市医学科学技术情报研究所)联合上海市卫生健康委员会科技教育处自2013年起,以全面客观的指标体系开展针对上海市公立三级医院、区级医院科研发展状况的评价工作。《2023年度上海市38家三级医院科研竞争力分析》《2023年度上海市区级医院科研竞争力分析》从科研竞争力总得分、各学科综合实力得分、国家级科研项目等方面分析了2023年度上海市三甲医院和区级医院的科研竞争力。生物医药先导产业的发展离不开医学人才高地建设,《上海建设医学人才高地的现状与对策》分析人才高地建设现状并提出优化建议。产医融合是促进医学科技创新、助力生物医药产业高质量发展的关键路径。《上海市产医融合园区发展现状及思考》梳理相关支持政策,分析目前发展现状及存在的主要问题,在借鉴国内外典型案例的基础上,提出相关建议。此外本章还扎根实践,从党员和业务骨干“双培养”、公共卫生医师规范化培训科研能力培养、基层医务人员能力提升、选调生培养等角度探讨医学人才队伍建设问题。《上海妇幼保健系统党员和业务骨干“双培养”工作现状与思考》梳理上海市妇幼保健机构人才培养工作,尤其突出党员和业务骨干“双培养”的现状,分析其中不足,并对进一步加强“双培养”工作提出了建议。上海市自2018年启动疾控机构公共卫生医师规范化培训,《上海市公共卫生医师规范化培训科研能力培养实践与探索》总结实践成效并提出了优化思路。医联体是深化医改的重要举措,对加强基层卫生建设具有深远影响。《上海市闵行区医疗集团基层医务人员能力提升的实践与思考》梳理闵行区紧密型城市医疗集团做法与成效,提出医联体对基层人才队伍建设应在合作机制、激励机制、全专服务、高层次复合型公共卫生人才、继续教育五个方面不断健全。《上海市卫生健康委机关选调生能力素质模型构建与实证研究报告》构建能力素质模型,进行市区两级卫健系统选调生的自评调查,发现不足并提供对策建议。

2023年度上海市38家三级医院科研竞争力分析

朱婷婷　牛玉宏　李　娜　丁汉升　计　菁　钱文卉　陆雯娉　金春林

【导读】 上海市三级医院科研竞争力评价是上海市卫生和健康发展研究中心联合上海市卫生健康委员会科技教育处开展的一项针对上海市公立三级医院科研发展状况的评价工作。该评价工作始于2013年,以"德尔菲法"建立评价体系,该评价体系全部采用客观指标以评估医院科技创新研究的真实情况,帮助决策者发现医院发展中的特色优势及存在的短板,为夯实科研实力、提升科研综合能力提供指引和参考。文章对2023年度上海市38家三级医院的科研竞争实力进行了系统分析及评价。

卫生与健康科技创新是建设科技强国的重要内容,是保障人民健康的迫切需求,是推动健康产业发展的核心动能。医学科技创新为临床实践发展提供重要的技术支撑,是医疗卫生单位可持续发展的源泉和动力。科学技术评价作为科技管理的重要手段和工作,在推动科技创新、优化资源配置、引导创新体制构建等方面发挥着重要作用,对于促进科技发展和社会进步具有重要意义。三级医院作为提供高质量医疗服务的核心机构,加强临床科研能力、实现诊疗技术创新是医疗领域最重要的新质生产力之一。现采用客观的评价指标体系,对上海市38家三级医院的科研竞争力水平进行评价分析,为医院及管理部门的科研管理决策提供客观优质的数据支持,有助于各医疗机构管理者了解自身科研实力及同行相对水平,为其在今后的工作中能够发挥优势、改进劣势提供科学依据。

一、评价对象

本次参与评价的三级医院共计38家(包括34家三甲医院和4家专科医院),具体名单见表1。

基金项目:上海市卫生健康委员会卫生健康政策研究课题"关于完善上海医疗卫生机构科研竞争力评价的研究"(课题编号:2021HP88)。
第一作者:朱婷婷,女,助理研究员。
通讯作者:牛玉宏,女,研究员,上海市卫生和健康发展研究中心(上海市医学科学技术情报研究所)科研管理事务部主任。
作者单位:上海市卫生和健康发展研究中心(上海市医学科学技术情报研究所)(朱婷婷、牛玉宏、李娜、丁汉升、金春林),上海市卫生健康委员会(计菁、钱文卉、陆雯娉)。

表 1　2023 年度上海市纳入科研竞争力评价三级医院名单

类　别	医　院
复旦大学附属医院	复旦大学附属中山医院(以下简称“中山医院”)
	复旦大学附属华山医院(以下简称“华山医院”)
	复旦大学附属儿科医院(以下简称“儿科医院”)
	复旦大学附属眼耳鼻喉科医院(以下简称“眼耳鼻喉科医院”)
	复旦大学附属妇产科医院(以下简称“妇产科医院”)
	复旦大学附属肿瘤医院(以下简称“肿瘤医院”)
	华东医院(以下简称“华东医院”)
	上海市公共卫生临床中心(以下简称“公卫中心”)
	上海市口腔医院(以下简称“市口腔医院”)
上海交通大学医学院附属医院	上海交通大学医学院附属瑞金医院(以下简称“瑞金医院”)
	上海交通大学医学院附属仁济医院(以下简称“仁济医院”)
	上海交通大学医学院附属第九人民医院(以下简称“市九医院”)
	上海市第六人民医院(以下简称“市六医院”)
	上海交通大学医学院附属新华医院(以下简称“新华医院”)
	上海交通大学医学院附属上海儿童医学中心(以下简称“儿童医学中心”)
	上海市儿童医院(以下简称“儿童医院”)
	上海市第一人民医院(以下简称“市一医院”)
	上海市精神卫生中心(以下简称“精卫中心”)
	上海市胸科医院(以下简称“胸科医院”)
	中国福利会国际和平妇幼保健院(以下简称“国妇婴”)
海军军医大学附属医院	海军军医大学第一附属医院(以下简称“长海医院”)
	海军军医大学第二附属医院(以下简称“长征医院”)
	海军军医大学第三附属医院(以下简称“东方肝胆”)
同济大学附属医院	上海市同济医院(以下简称“同济医院”)
	上海市第十人民医院(以下简称“市十医院”)
	同济大学附属口腔医院(以下简称“同济口腔”)
	上海市肺科医院(以下简称“肺科医院”)
	上海市东方医院(以下简称“东方医院”)
	上海市第一妇婴保健院(以下简称“市一妇婴”)
	上海市皮肤病医院(以下简称“皮肤病医院”)

续 表

类　别	医　院
上海中医药大学附属医院	上海中医药大学附属龙华医院(以下简称“龙华医院”) 上海中医药大学附属曙光医院(以下简称“曙光医院”) 上海中医药大学附属岳阳中西医结合医院(以下简称“岳阳医院”) 上海市中医医院(以下简称“市中医院”) 上海市宝山区中西医结合医院(以下简称“宝山中西医”) 上海市光华中西医结合医院(以下简称“光华中西医”) 上海市中西医结合医院(以下简称“市中西医结合”)
其他	上海市眼病防治中心(以下简称“眼病防治中心”)

二、评价指标及权重

本文遵循权威性和公平性的原则,采用“德尔菲法”建立评价指标体系。指标体系分为投入和产出两个维度的一级指标,分别占总分的40%和60%,投入指标包括人力资源、科研项目、人才培养计划、科研基地和学科建设项目,产出指标包括产权性产出和各类奖项,具体见表2。

表2　2023年度上海市三级医院评价指标及权重

一级指标	一级权重	二级指标	二级权重
投入	0.4	人力资源	0.15
		科研项目	0.50
		人才培养计划、科研基地、学科建设项目	0.35
产出	0.6	产权性产出	0.67
		各类奖项	0.33

三、医院综合实力得分情况

(一) 2023年度上海市三级医院科研竞争力得分排名

2023年,上海市三级医院中综合实力得分第一名是瑞金医院,第二名是中山医院,第三名是仁济医院,名列其后的前十名医院分别为市九医院、华山医院、市六医院、肿瘤医院、市一医院、新华医院、长海医院。具体排名及得分情况见图1。

专科类医院中,中医类三甲医院(4家)排名从高到低依次为曙光医院、龙华医院、岳阳医

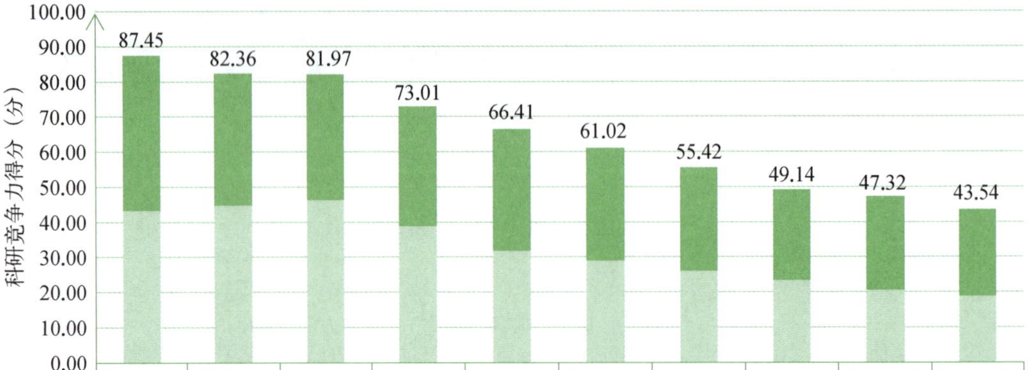

	瑞金医院	中山医院	仁济医院	市九医院	华山医院	市六医院	肿瘤医院	市一医院	新华医院	长海医院
产出	44.10	37.56	35.62	34.14	34.65	32.04	29.41	25.77	26.76	24.68
投入	43.35	44.80	46.35	38.86	31.76	28.99	26.01	23.36	20.56	18.86

图 1　2023 年度上海市三级医院科研竞争力总得分排名（前十名）

院、市中医院，相较于前一年，曙光医院名次有所上升。儿科类三甲医院（3 家）排名第一为儿科医院，第二为儿童医学中心，第三为儿童医院，与前两年的排名保持一致。妇产科类三甲医院排名第一为妇产科医院，第二为市一妇婴，第三为国妇婴。科研竞争力得分排名具体见表 3。

表 3　2023 年度上海市专科类三甲医院科研竞争力总得分排名

专　科	医　院	总得分（分）	投入得分（分）	产出得分（分）
中医类	曙光医院	26.46	10.53	15.93
	龙华医院	24.89	11.00	13.89
	岳阳医院	16.16	8.46	7.77
	市中医院	10.13	4.55	5.58
儿科类	儿科医院	25.51	8.65	16.86
	儿童医学中心	18.01	7.14	10.87
	儿童医院	11.67	4.07	7.59
妇产科类	妇产科医院	23.45	9.04	14.41
	市一妇婴	18.77	7.67	11.09
	国妇婴	11.70	7.07	4.63

（二）近五年上海市三级医院科研竞争力排名的动态变化

总体来说，2019～2023 年位居前十名的医院相对比较稳定，瑞金医院、中山医院、仁济医院、市九医院和华山医院依然稳居前五名，肿瘤医院作为前十名医院中唯一的一家专科医院，依旧保持持续进步的态势(表 4)。

表 4　2019~2023 年上海市三级医院科研竞争力总得分排名(前十名)

年份	第一名	第二名	第三名	第四名	第五名	第六名	第七名	第八名	第九名	第十名
2023	瑞金医院	中山医院	仁济医院	市九医院	华山医院	市六医院	肿瘤医院	市一医院	新华医院	长海医院
2022	中山医院	瑞金医院	市九医院	仁济医院	华山医院	肿瘤医院	市六医院	市一医院	新华医院	东方医院
2021	中山医院	瑞金医院	仁济医院	市九医院	华山医院	市六医院	市一医院	肿瘤医院	新华医院	市十医院
2020	中山医院	瑞金医院	市九医院	仁济医院	华山医院	长海医院	市六医院	新华医院	长征医院	市十医院 东方医院
2019	瑞金医院	市九医院	中山医院	仁济医院	华山医院	市六医院	长海医院	东方医院	新华医院	肿瘤医院

四、各学科综合实力得分情况分析

本文对 2023 年上海市 38 家三级医院 923 个学科的科研竞争力分值进行计算,并按照不同学科对得分前五名的医院进行排名(表 5~表 9)。

表 5　2023 年度上海市三级医院学科排名前五名情况(一)

排名	肿瘤学	口腔医学	血液病学	儿科学	骨外科学	心血管病学	中医学	妇产科学	眼科学
1	肿瘤医院	市九医院	瑞金医院	儿科医院	市六医院	中山医院	曙光医院	妇产科医院	眼耳鼻喉科医院
2	仁济医院	市口腔医院	同济医院	新华医院	长征医院	瑞金医院	龙华医院	市一妇婴	市九医院
3	中山医院	同济口腔	华山医院	儿中心	华山医院	东方医院	岳阳医院	仁济医院	市一医院
4	东方医院	市十医院	中山医院	儿童医院	瑞金医院	仁济医院	市中医院	国妇婴	眼防中心
5	胸科医院	中山医院	市一医院	国妇婴	市九医院	新华医院	光华中西医	市九医院	新华医院

表 6　2023 年度上海市三级医院学科排名前五名情况(二)

排名	普通外科学	神经外科学	整形外科学	内分泌病学	耳鼻咽喉科学	精神病学	胃肠病学	感染性疾病学
1	中山医院	华山医院	市九医院	瑞金医院	眼耳鼻喉科医院	精卫中心	仁济医院	华山医院
2	瑞金医院	瑞金医院	中山医院	市六医院	市六医院	同济医院	长海医院	瑞金医院

续 表

排名	普通外科学	神经外科学	整形外科学	内分泌病学	耳鼻咽喉科学	精神病学	胃肠病学	感染性疾病学
3	仁济医院	仁济医院	长海医院	中山医院	市九医院	东方医院	长征医院	公卫中心
4	东方肝胆	市六医院	华山医院	市九医院	新华医院	市十医院	中山医院	市六医院
5	华山医院	中山医院	仁济医院	华山医院	瑞金医院	华山医院	市一医院	长海医院

表 7　2023 年度上海市三级医院学科排名前五名情况(三)

排名	胸外科学	呼吸病学	神经病学	泌尿外科学	临床放射学	皮肤病学	超声科	麻醉学
1	肺科医院	中山医院	华山医院	仁济医院	肿瘤医院	华山医院	市六医院	仁济医院
2	胸科医院	肺科医院	瑞金医院	市一医院	中山医院	皮肤病医院	市十医院	中山医院
3	中山医院	瑞金医院	长海医院	长海医院	瑞金医院	新华医院	中山医院	市一妇婴
4	瑞金医院	胸科医院	中山医院	华山医院	胸科医院	瑞金医院	市一医院	新华医院
5	同济医院	东方医院	东方医院	瑞金医院	仁济医院	中山医院	肿瘤医院	市九医院

表 8　2023 年度上海市三级医院学科排名前五名情况(四)

排名	医学影像学	实验诊断学	风湿病学	心血管外科学	康复医学	重症医学	核医学	急诊医学
1	中山医院	市一医院	仁济医院	东方医院	华山医院	瑞金医院	肿瘤医院	龙华医院
2	市六医院	市十医院	瑞金医院	中山医院	新华医院	仁济医院	瑞金医院	中山医院
3	瑞金医院	同济医院	中山医院	长海医院	岳阳医院	胸科医院	华山医院	市一医院
4	华山医院	瑞金医院	长海医院	瑞金医院	瑞金医院	中山医院	市十医院	东方医院
5	仁济医院	仁济医院	长征医院	仁济医院	市九医院	儿科医院	长海医院	瑞金医院

表 9　2023 年度上海市三级医院学科排名前五名情况(五)

排名	肾脏病学	药剂学	病理学	营养学	老年医学	医学心理学	护理学	全科医学
1	中山医院	仁济医院	肿瘤医院/中山医院	新华医院	瑞金医院	精卫中心	中山医院	中山医院
2	华山医院	皮肤病医院	市十医院	儿中心	市六医院	中山医院	仁济医院	长海医院
3	仁济医院	肿瘤医院	瑞金医院	瑞金医院	华东医院	新华医院	市六医院	华东医院
4	瑞金医院	市十医院	长海医院	市六医院	新华医院	瑞金医院	市十医院/华山医院	东方医院
5	东方医院	曙光医院	华山医院	市十医院	仁济医院	长征医院	市九医院	长征医院

五、部分重要指标情况分析

（一）国家级科研项目

2023年上海市38家三级医院获得国家重点研发计划项目共计112项，资助经费超6亿元；国家自然科学基金重大项目、重点项目、重大研究计划项目共计36项，较2022年增加7项；国家自然科学基金项目共计1 575项，较2022年减少35项，获得国家自然科学基金项目数排名前十的医院见表10。

表10　2023年度上海市三级医院获得国家自然科学基金项目数前十名情况

排　名	医　院	数量（项）
1	仁济医院	159
2	中山医院	147
3	瑞金医院	141
4	市九医院	114
5	华山医院	91
6	肿瘤医院	89
7	市六医院	86
8	市一医院	79
9	长海医院	63
10	新华医院	60

（二）论文发表情况

2023年上海市38家三级医院发表SCI论文共计10 181篇，较2022年减少1 494篇，篇均影响因子为5.5分。其中有13家医院发表影响因子在40分以上的论著，共计38篇，相较于2022年增加13篇。SCI论文累计影响因子排名前十的医院见表11。

表11　2023年度上海市三级医院SCI论文发表前十名情况

排　名	医　院	收录数（篇）	总影响因子（分）
1	中山医院	917	5 549.3
2	瑞金医院	885	5 486.9
3	仁济医院	631	4 669.8

续 表

排　　名	医　　院	收录数(篇)	总影响因子(分)
4	市九医院	873	4 411.3
5	华山医院	735	3 612.9
6	肿瘤医院	438	2 719.2
7	市十医院	428	2 680.6
8	市六医院	410	2 408.7
9	新华医院	421	2 169.9
10	东方医院	374	2 114.1

（三）专利情况分析

2023 年上海市 38 家三级医院发明专利授权专利共计 976 项，其中专利合作条约（Patent Cooperation Treaty，PCT）发明专利授权 35 项，国内发明专利授权 941 项；总数较 2022 年增加 301 项。2023 年共有 25 家医院实现专利转化，共计 301 项，其中发明专利 176 项，实用新型专利 125 项；相较于 2022 年，转化总数增加 118 项。详见表 12～表 13。

表 12　2023 年度上海市三级医院发明专利授权数量前十名医院情况

排　　名	医　　院	数量(项)
1	市九医院	130
2	中山医院	80
3	瑞金医院	73
4	市一医院	59
5	长海医院	49
6	市六医院	46
7	华山医院	42
	市十医院	42
8	长征医院	37
9	仁济医院	34
10	眼耳鼻喉科医院	31
	东方医院	31

表 13　2023 年度上海市三级医院实现专利转化数量前五名医院情况

医　院	发明专利转化数(项)	实用新型专利转化数(项)	合计(项)
1	中山医院	52	53
2	市九医院	30	22
3	市六医院	23	2
4	瑞金医院	5	17
5	市十医院	13	3

(四) 获奖情况分析

2023 年上海市 38 三级医院获得国家科学技术进步奖 3 项，其中一等奖 2 项，二等奖 1 项；中华医学科技奖共计 14 项(相较于 2022 年减少 2 项)，其中一等奖 3 项，二等奖 6 项，三等奖 4 项，青年科技奖 1 项；上海市科学技术奖共计 25 项(相较于 2022 年减少 10 项)，包括 15 项科技进步奖，1 项技术发明奖，1 项自然科学奖，2 项青年科技杰出贡献奖、5 项科学技术普及奖和 1 项国际科技合作奖；上海医学科技奖共计 49 项(相较于 2022 年增加 4 项)，其中一等奖 8 项，二等奖 16 项，三等奖 19 项，成果推广奖 2 项，青年奖 4 项。

六、分析与讨论

上海市医学科研竞争力评价指标体系遵循客观、权威、公平的原则，强调动态指标优于累计指标、同一数据仅使用一次，在一定程度上为医院学科未来发展提供了指引。通过科研竞争力评价分析，医院完成同行横向比较、纵向自身比较，找到各自的长处、短板及变化状况，以便采取针对性措施，提高科研竞争力水平，最终实现综合实力的提升。

从 2023 年度上海市医学科研竞争力评价分析结果来看，38 家三级医院的科研竞争力排名处于相对稳定的状态，瑞金医院、中山医院、市九医院、仁济医院和华山医院以强大的科研综合实力继续稳居第一方阵；肿瘤医院作为前十名中唯一的专科医院，持续进步，科研实力不容小觑。在学科排名方面，肿瘤医院的肿瘤学科以绝对优势继续占据学科榜首，其他优势学科，如口腔医学、血液病学、骨外科学、心血管病学等医院之间的排名相对稳定，此外病理学、药剂学、老年医学、护理学、全科医学等学科则处于相对弱势地位。细观医院重要指标数据，重大科研项目获得数、专利授权数及专利转化数均较往年有所增加，SCI 论文量减少质增，科研实力总体上呈现稳步提升的态势。2023 年上海市三级医院在科研项目、论文发表、专利授权、成果转化等方面取得显著进步，但医院间“两极分化”的现象依旧突出；学科发展不平衡，强弱学科差距悬殊；高质量论文发表、专利授权以及科研成果转化等方面均有较大提升空间。鉴于以上问题，提出如下建议。

(一) 推进科技创新平台建设，实现合作共赢

科研平台可聚集医疗资源，促使资源共享，是医院开展和申报各类临床科研课题的有效支撑

和基础保障，提升科研水平的重要平台。医院要不断完善中心实验室、生物样本库、动物实验中心等科研平台建设，加大对基础设施投入力度，推进医学科技创新管理平台建设，整合医学科技创新资源，促进临床与科研紧密对接，打造临床医学研究高地。医院间可通过建立科研交流渠道，包括举办学术研讨会、科研论坛、医学科研协会，共同开展科研项目等多种形式，以高水平医院建设为契机，建立区域联合科研平台，共享实验室、仪器设备等科研资源，共同攻克科研难题，并结合医院间各自领域研究方向和需求开展广泛交流，实现“有组织的科研”，支持医学技术、信息、人才等要素跨区域流动，进一步提升上海医学科技的辐射力、影响力。

（二）推动学科合理统筹布局，优化资源配置

学科是医院组织的细胞，是医学活动的载体、医院管理的基石，是医院的灵魂和命脉。学科建设是医院发展的核心引领，是促进科研高质量发展的总抓手，只有持续强化学科建设，才能更好带动全局工作。面对学科发展参差不齐的现状，医院管理者需要在遵循政府区域医疗规划的基础上，树立品牌意识，做好学科发展规划，进行差异化学科定位，以优势学科作为优先建设和发展的重点领域。通过优先引进特色先进的诊疗仪器和设备，扩大人力资源投入等方式，不断促进优势学科的壮大，另外要以疾病诊治链为依据成立各类优势学科群，充分利用优势学科充足的病源及诊疗资源寻求新兴的经济技术增长点，带动医院整体技术提升和学科水平提高。

（三）完善科研人才引育机制，筑牢发展基石

科研人才是医院科研的核心竞争力。医院应持续加强人才引育，打造具有国际视野和竞争力的医学人才梯队。完善更加开放、灵活、柔性的激励措施，根据医院发展规划和学科布局，兼顾临床和基础，创新“医教协同”机制，通过“东方英才、优秀学科带头人”等人才培养计划，对人才、项目和团队等进行多途径支持，着力培养科研高层次人才；积极实施海外高层次人才引进计划，对高精尖人才、优秀人才、急需紧缺的特殊人才等不同类型的海外高层次人才，分类开辟专门渠道、实行特殊政策，实现海外高层次人才的精准、快速引进；构建具有医院特色的青年人才培养模式，完善青年医师全周期培养政策，继续推进青年人才队伍的国际化培养进程，优化人才结构，强化人才激励，完善人才使用。

（四）加速科研成果有效转化，激发创新活力

医院的科研成果转化率是衡量医院科技创新能力的重要指标，为医院的发展提供了重要支撑。加速科研成果转化，需要树立“顶天立地”的科研格局，即在国家疾病防治急需的领域，紧盯国际前沿理念及技术，研发适合国情的疾病诊治防手段和药物，同时致力于提高国民的身体健康水平，满足人民的医疗需求，服务好人民。医院应结合临床需求开展具有针对性的科研项目，以确保科研成果的应用性和实用性，同时积极与高校、科研院所、科技企业等机构开展产学研合作，将科研成果转化为实用的产品或技术，促进创新应用和产业升级。医院可依托现有研究平台，积极构建科技成果转化平台，促进科技创新成果与实际应用场景的对接，提高科研成果的转化效率，加强成果的应用和推广。

2023年度上海市区级医院科研竞争力分析

李　娜　牛玉宏　朱婷婷　丁汉升
计　菁　钱文卉　陆雯娉　金春林

【导读】　科研竞争力评价项目是上海市卫生和健康发展研究中心(上海市医学科学技术情报研究所)[本文简称“中心(所)”]联合上海市卫生健康委员会科技教育处为加强科研评价和管理开展的延续性项目。自2013年起,中心(所)每年运用全面客观的指标体系,系统评价上海市医院及学科的科研竞争实力,为管理者了解医院科研综合能力、学科建设水平、特色优势及存在问题提供了详尽的信息和资料。

为全面推动本市公立医院高质量发展的目标,医院管理的模式逐渐从粗放型向精细化方向跃进。这对上海市医院科研管理水平提出了更高的要求,而其中的重要环节科研能力评价需要更精细化、客观化和准确化。本中心(所)在上海市卫生健康委员会科技教育处的指导下,为提高区级医院的科研能力、学科发展水平,开展了延续性项目,该项目运用已建立的科研竞争力评价指标对本市区级医院科研实力进行综合评价,评价体系支持医院和学科间的横向对比,以及随时间变化的动态评估,为各级科研管理部门了解医院科研综合能力、学科建设水平、特色优势及存在问题提供了详尽的数据参考依据。

一、数据来源

纳入本次评价的医院共30家,其中三级乙等医院16家、二级甲等医院14家,见表1。

表1　2023年度纳入科研竞争力评价的上海区级医院

区　域	医　　院	等　级
宝山区	上海市宝山区吴淞中心医院(以下简称“吴淞医院”)	二级甲等
	上海市宝山区仁和医院(以下简称“仁和医院”)	二级甲等

第一作者:李娜,女,工程师。
通讯作者:金春林,男,研究员,上海市卫生和健康发展研究中心(上海市医学科学技术情报研究所)主任。
作者单位:上海市卫生和健康发展研究中心(上海市医学科学技术情报研究所)(李娜、牛玉宏、朱婷婷、丁汉升、金春林),上海市卫生健康委员会(计菁、钱文卉、陆雯娉)。

续 表

区 域	医 院	等 级
崇明区	上海交通大学医学院附属新华医院崇明分院(以下简称“新华崇明”)	三级乙等
奉贤区	上海市奉贤区中心医院(以下简称“奉中心”)	三级乙等
嘉定区	上海市嘉定区中心医院(以下简称“嘉中心”)	二级甲等
金山区	复旦大学附属金山医院(以下简称“金山医院”)	三级乙等
	上海市金山区中心医院(以下简称“金中心”)	二级甲等
闵行区	上海市闵行区中心医院(以下简称“闵中心”)	三级乙等
	复旦大学附属上海市第五人民医院(以下简称“五院”)	三级乙等
青浦区	复旦大学附属中山医院青浦分院(以下简称“青中心”)	三级乙等
松江区	上海市松江区中心医院(以下简称“松中心”)	三级乙等
浦东新区	上海市浦东医院(以下简称“浦东医院”)	三级乙等
	上海市浦东新区人民医院(以下简称“浦人民”)	三级乙等
	上海市浦东新区公利医院(以下简称“公利医院”)	三级乙等
	上海市浦东新区周浦医院(以下简称“周浦医院”)	三级乙等
	上海市浦东新区浦南医院(以下简称“浦南医院”)	二级甲等
长宁区	上海市同仁医院(以下简称“同仁医院”)	三级乙等
虹口区	上海市第四人民医院(以下简称“四院”)	二级甲等
黄浦区	上海交通大学医学院附属瑞金医院卢湾分院(以下简称“瑞金卢湾”)	二级甲等
	上海交通大学医学院附属第九人民医院黄浦分院(以下简称“九院黄浦”)	二级甲等
静安区	复旦大学附属华山医院静安分院(以下简称“静中心”)	三级乙等
	上海市静安区市北医院(以下简称“市北医院”)	二级甲等
	上海市静安区闸北中心医院(以下简称“闸中心”)	二级甲等
普陀区	上海市普陀区中心医院(以下简称“普中心”)	三级乙等
	上海市普陀区人民医院(以下简称“普人民”)	二级甲等
	上海市普陀区利群医院 (以下简称“利群医院”)	二级甲等
徐汇区	上海市徐汇区中心医院(以下简称“徐中心”)	三级乙等
	上海市第八人民医院(以下简称“八院”)	二级甲等
杨浦区	上海市杨浦区中心医院(以下简称“杨中心”)	三级乙等
	上海市杨浦区市东医院(以下简称“市东医院”)	二级甲等

二、2023 年度上海市区级医院综合实力得分情况

2023 年度上海市 30 家区级医院中，投入产出综合实力得分第一名是同仁医院，名列其后的 9 家医院及得分情况见图 1。

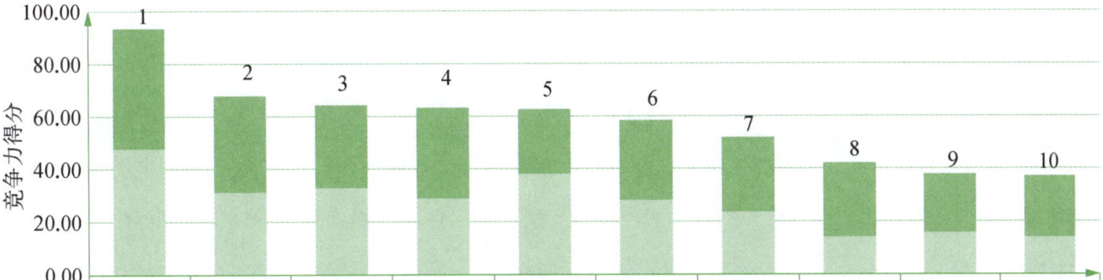

	同仁医院	四院	五院	闵中心	浦东医院	金山医院	公利医院	普中心	嘉中心	周浦医院
■产出	45.44	36.46	31.44	34.43	24.47	30.12	28.27	27.82	21.96	23.07
■投入	48.00	31.29	32.98	28.82	38.21	28.24	23.69	14.12	15.76	14.03

图 1　2023 年度上海市区级医院科研竞争力总得分排名(前十名)

三、各学科综合实力得分情况

将各医院科室按照教育部的学科分类合并处理，统一标准化后计算科研竞争力分值，部分学科排名前五名的医院及得分见表 2。数据显示：在区级医院中，神经病学、普通外科学、骨外科学、实验诊断学、麻醉学等学科的科研能力相对较强；口腔医学、风湿病学与自体免疫病学、核医学、老年医学、病理学等学科的科研实力相对较弱，是医院未来需要重点督促和扶持的学科。此外，皮肤病学、胸外科学、营养学、口腔医学、老年医学中有部分医院除历年人才培养计划、科研基地或学科建设，以及人力资源得分外，无其他动态指标的产出；风湿病学与自体免疫病学、核医学除了人力资源得分外，其他指标得分几乎为 0，故涉及上述学科的医院均不纳入前五名排名，并在表 2 内标注“无动态指标”“除人力资源外几乎不得分”。

表 2　2023 年度上海市部分学科排名前五名的区级医院(单位：分)

学　科	第一名		第二名		第三名		第四名		第五名	
	医院	得分	医院	得分	医院	得分	医院	得分	医院	得分
神经病学	四院	81.50	闵中心	11.85	五院	11.52	周浦	9.75	金山	9.44
普通外科学	浦东	31.44	徐中心	24.89	奉中心	24.73	五院	16.45	同仁	15.64
骨外科学	同仁	30.85	五院	16.85	浦东	15.51	杨中心	12.89	周浦	8.03

续 表

学 科	第一名		第二名		第三名		第四名		第五名	
	医院	得分	医院	得分	医院	得分	医院	得分	医院	得分
实验诊断学	同仁	24.65	普人民	13.63	金山	10.02	奉中心	6.24	松中心 公利	6.17
麻醉学	四院	23.5	松中心	15.31	同仁	9.63	公利	3.93	闵中心	2.17
医学影像学	嘉中心	23.01	同仁	11.2	公利	8.08	金山	7.11	松中心	5.57
心血管病学	同仁	22.4	周浦	14.29	五院	13.76	松中心	11.66	普中心	10.8
药剂学	同仁	21.52	浦东	16.11	五院	8.01	四院	6.27	闵中心	4.07
泌尿外科学	五院	20.2	公利	15.06	浦东	14.46	普人民	5.77	松中心	4.02
肾脏病学	闵中心	18.37	普中心	14.17	四院	9.68	浦东	9.13	五院	6.66
呼吸病学	五院	17.03	青中心	8.39	同仁	7.11	普中心	6.22	浦东	6.11
胃肠病学	浦东	14.23	同仁	10.39	静中心	7.27	公利	6.93	普中心	5.94
急诊医学	金山	13.85	闵中心	12.46	浦人民	8.75	普中心	3.91	青中心	3.3
肿瘤学	浦东	13.58	金山	12.26	同仁	9.98	嘉中心	4.91	四院	3.61
眼科学	同仁	12.44	松中心	6.61	杨中心	4.76	市北	3.5	普中心	3.33
妇产科学	同仁	11.22	四院	8.02	奉中心	5.75	吴淞	5.42	五院	4.49
内分泌病学与代谢病学	周浦	10.88	五院	9.25	金山	8.47	奉中心	5.56	同仁	5.19
中医学	公利	9.01	金山	5.58	普中心	4.29	徐中心	3.91	普人民	3.39
儿科学	金山	7.35	松中心	1.59	四院	1.44	同仁	1.17	浦人民	0.99
临床放射学	同仁	6.95	瑞金卢湾	3.94	市东	0.74	闸中心	0.41	静中心	0.21
全科医学	徐中心	6.5	杨中心	4.68	同仁	3.44	金山	1.84	闵中心	1.02
血液病学	闸中心	6.43	同仁	5.4	闵中心	2.88	浦东	1.82	周浦	1.75
神经外科学	奉中心	6.32	五院	3.57	浦人民	3.51	青中心	3.08	闵中心	3.05
护理学	同仁	6.17	周浦	5.07	新华崇明	4.61	浦东	4.17	嘉中心	4.06
耳鼻咽喉科学	公利	6.06	四院	2.08	青中心	1.21	同仁	1.05	八院	0.78
康复医学	徐中心	5.00	周浦	3.24	静中心	2.71	四院	2.42	八院	1.75
感染性疾病学	普中心	4.78	五院	2	同仁	1.66	浦东	0.95	松中心	0.73
皮肤病学	静中心	4.04	闵中心	1.08	无动态指标		金山	0.96	同仁	0.94

续 表

学 科	第一名		第二名		第三名		第四名		第五名	
	医院	得分	医院	得分	医院	得分	医院	得分	医院	得分
重症医学	五院	3.92	松中心	3.14	嘉中心	2.29	静中心	1.42	闵中心	0.77
胸外科学	徐中心	3.64	青中心	0.5	周浦	0.45	无动态指标		松中心	0.31
营养学	普人民	3.55	奉中心	1.3	无动态指标		四院	0.53	同仁	0.35
口腔医学	五院	2.46	同仁	1.35	公利	1.12	无动态指标		八院	0.94
风湿病学与自体免疫病学	嘉中心	2.29	同仁	1.65	五院	0.19	除人力资源外几乎不得分			
核医学	浦东	1.35	杨中心	0.46	除人力资源外几乎不得分					
老年医学	嘉中心	1.25	无动态指标		同仁	1.07	无动态指标		徐中心	0.87
病理学	闵中心	1.24	同仁	1.23	五院	1.22	浦东	1.03	青中心	0.86

四、部分重要指标情况

（一）国家级科研项目

获得国家重点研发计划方面，闵中心的科研平台获得国家重点研发计划作为课题负责人的项目1项。在国家自然科学基金项目方面，五院获得1项重点项目，松中心、浦东医院分别获得1项优秀青年科学基金（海外）、优秀青年科学基金项目，其余均为面上、青年、专项基金项目等。2023年上海市区级医院获得国家自然科学基金项目共79项，比2022年增加了2项，见表3和表4。

表3　2023年度上海市区级医院获得国家重点研发计划作为课题负责人的项目（单位：项）

单位	科室	数量
闵中心	科研平台	1

表4　2023年上海市区级医院获得国家自然科学基金项目的整体情况（单位：项）

单位	重点	面上	青年	国际（地区）合作与交流	联合基金	专项基金	国家优秀青年科学基金	国家优秀青年科学基金（海外）	合计
浦东	0	4	6	2	0	2	1	0	15
同仁	0	5	7	0	1	0	0	0	13

续 表

单位	重点	面上	青年	国际(地区)合作与交流	联合基金	专项基金	国家优秀青年科学基金	国家优秀青年科学基金(海外)	合计
金山	0	2	8	0	0	0	0	0	10
四院	0	4	4	1	0	1	0	0	10
五院	1	5	3	0	0	0	0	0	9
闵中心	0	4	4	0	0	0	0	0	8
公利	0	5	2	0	0	0	0	0	7
松中心	0	2	2	0	0	0	0	1	5
杨中心	0	1	2	0	0	0	0	0	3
周浦	0	1	2	0	0	0	0	0	3
嘉中心	0	2	0	0	0	0	0	0	2
奉中心	0	0	2	0	0	0	0	0	2
普中心	0	0	1	0	0	0	0	0	1
浦人民	0	0	1	0	0	0	0	0	1
静中心	0	0	1	0	0	0	0	0	1
吴淞	0	1	0	0	0	0	0	0	1

(二) 论文发表情况

1. SCI 论文发表情况

2023 年度上海市区级医院发表 SCI 论文共 1 134 篇,比 2022 年减少了 60 篇。其中:发表 SCI 论文最多的是同仁医院,共计 127 篇;在 SCI 论文影响因子方面,总影响因子最多的是四院,共 703.7;高影响因子论文共 17 篇,其中单篇影响因子在 40~60 分的论文共计 5 篇,20~30 分的共计 12 篇。见表 5 和表 6。

表 5　2023 年度上海市区级医院 SCI 论文发表情况(前十名)

排　名	单　位	总影响因子	SCI 收录数量(篇)
1	四院	703.7	110
2	同仁医院	659.9	127
3	五院	496.3	90
4	浦东医院	416.0	99

续 表

排 名	单 位	总影响因子	SCI 收录数量(篇)
5	闵中心	376.8	70
6	金山医院	294.9	76
7	徐中心	238.8	35
8	周浦医院	216.2	68
9	普人民	209.0	30
10	奉中心	151.1	32

表 6 2023 年度上海市区级医院 SCI 高影响因子论文单位排名

单 位	科 室	总篇数(篇)	单篇影响因子
同仁医院	肿瘤科	1	56.7
五院	普外科	2	40.8
	呼吸与危重症医学科		40.8
四院	脑功能与人工智能转化研究所	1	40.8
徐中心	普外科	1	40.8
五院	泌尿外科	3	28.1/25.3
	呼吸与危重症医学科		28.1
四院	脑功能与人工智能转化研究所	3	27.4/27.4/23.2
普人民	检验科	3	20.2/20.2/20.2
徐中心	普外科	1	27.4
普中心	感染科	1	26.8
闵中心	肾内科	1	23.2

2. 中文核心论文发表情况

2023 年度上海市区级医院发表中文核心期刊论文共 819 篇。其中：发表中文核心期刊论文最多的是新华崇明，共计 72 篇；其次为松中心发表 58 篇，见表 7。

表 7 2023 年度上海市区级医院中文核心期刊论文发表情况(前十名)

排 名	单 位	中文核心期刊论文数量(篇)
1	新华崇明	72
2	松中心	58

续 表

排　　名	单　　位	中文核心期刊论文数量(篇)
3	同仁医院 公利医院 浦人民 金山医院	38
4	四院 嘉中心	37
5	周浦医院 五院	36

(三) 专利情况分析

在专利授权方面,2023 年度上海市区级医院授权发明专利为 82 项,比 2022 年增加了 22 项。其中:发明专利最多的是金山医院,为 11 项。在专利转化方面,2023 年上海市区级医院中有 17 家医院成功实施转化,专利转化数量为 31 项(发明专利转化 9 项,实用新型专利转化 22 项),比 2022 年增加了 9 项,呈现上升趋势。见表 8 和表 9。

表 8　2023 年度上海市区级医院国内发明专利授权前五名

排　　名	单　　位	数量(项)
1	金山医院	11
2	公利医院	9
3	四院 五院	8 8
4	青中心 普中心	6 6
5	同仁医院	5

表 9　2023 年度上海市区级医院国内专利转化情况

序　号	单　位	转化数(项)	其　　中	
			发明(项)	实用新型(项)
1	金山医院	2	2	0
2	嘉中心	2	1	1

续 表

序 号	单 位	转化数(项)	其 中	
			发明(项)	实用新型(项)
3	四院	5	3	2
4	闵中心	4	1	3
5	青中心	3	0	3
6	普中心	1	0	1
7	普人民	1	0	1
8	吴淞医院	1	0	1
9	五院	2	0	2
10	瑞金卢湾	2	0	2
11	奉中心	1	1	0
12	同仁医院	2	0	2
13	松中心	1	1	0
14	静中心	1	0	1
15	周浦医院	1	0	1
16	浦人民	1	0	1
17	浦东医院	1	0	1
总计		31	9	22

(四)获奖情况分析

2023 年上海市区级医院各类科研项目获奖共 17 项,比去年增加 3 项。其中同仁医院获得上海市科技进步奖二等奖,见表 10。

表 10 2023 年度上海市区级医院获得成果奖励情况

奖项类别	奖项级别	数量(个)	获奖单位(个)
中国中西医结合科技奖	三等奖	1	公利医院(1)
上海市科技进步奖	二等奖	1	同仁医院(1)
上海市医学科技奖	三等奖	9	同仁医院(3) 公利医院(1) 闵中心(1)

续 表

奖项类别	奖项级别	数量(个)	获奖单位(个)
上海市医学科技奖	三等奖	9	奉中心(1) 金山医院(1) 嘉中院(1) 浦人民(1)
上海中医药科技奖	二等奖	1	普中心(1)
	三等奖	2	公利医院(1) 普中心(1)
上海中西医结合科技奖	二等奖	2	闵中心(1) 四院(1)
	科普奖	1	五院(1)
总 计		17	

五、分析与讨论

从2023年度的科研相关数据来看,上海市30家区级医院科研竞争力较以往有一定进步。同仁医院以较大优势稳居第一,四院位居第二。作为区级医院里最有科研竞争力者,同仁医院在投入指标中的人力资源、科研项目、学科/基地/人才,产出指标中各类奖励的得分均占据第一位,说明同仁医院的发展较为全面均衡,四院在产出指标中产权性产出(专利和论文)的得分占据第一位。

从投入指标来看,本市区级医院获得国家级科研项目的能力有所提升。闵中心获得国家重点研发计划作为课题负责人的项目1项;国家自然科学基金数量比往年增加了12项。值得注意的是松中心、浦东医院分别获得了高层次人才培养计划:国家优秀青年科学基金(海外)、国家优秀青年科学基金,而其余医院未获得,说明区级医院人才培养力度需要进一步加强。从产出指标来看,2023年区级医院的SCI论文发表数量有所下降,总影响因子、高分论文产出也处于较低水平,说明区级医院在SCI发表论文数量和质量上没有显著提升。在专利授权和转化方面,2023年本市区级医院授权发明专利共计82项,比2022年增加了22项;成功实施专利转化项目31项,比去年增加了9项,说明区级医院在知识产权工作中有较好成绩。在获得科研成果奖励方面,同仁医院获得1项上海市科技进步奖二等奖,与以往相比有很大突破。从学科排名来看,区级医院学科强弱势差距仍十分显著。如:神经病学学科排名中,位居榜首的四院获得81.5分,与第二名闵中心(11.85)相差了约67分;强势学科第二名普通外科中获得第一名的浦东医院为31.44分,与弱势学科倒数第十名感染性疾病学中获得第一名的普中心(4.78)之间相差约27分。此外,有部分医院学科虽然处于前5名内,但除了人力资源,只有历年学科/基地/人才产出,而无动态产出，说明未来需要进一步加强当年科研成果的投入和产出。

总体而言，在投入方面，区级医院获得高层次科研项目的能力比去年有所提升，但在获得高层次人才培养项目能力仍不足。从产出方面，区级医院知识产权方面工作较以往有所进步，尤其成果转化方面，成功实施转化的单位有所增加；获得成果奖励的层次也有所提高；但 SCI 发表论文数量、总影响因子、高分论文的产出仍然较少。近年来，各个医院在科研项目、成果转化方面经过这几年的摸索和积累总结出了一定的经验，也都反映了本市区级医院高质量研究成果在不断增加。但医院学科内部存在学科布局不完善、强弱势学科之间差距、人才覆盖学科发展不平衡等问题仍然存在。建议未来在各学科领域人才均衡发展，形成整体优势。对于人才培养对象入选较多的优势学科继续做大做强，挖掘学科新的增长点和突破口，解决疑难病、复杂疾病的诊治，同时构建优势学科群，发挥学科的集聚效应。对于薄弱学科，在市级学科建设方面进行扶持，加快发展薄弱而又重要的学科，培养成为具有竞争力的学科。

上海建设医学人才高地的现状与对策

王欣国　高广文　郭永瑾　张　浩　许　岩　傅琼琼

【导读】 上海正推进高水平人才高地建设，而生物医药先导产业的发展离不开医学人才高地建设。文章对新时期上海建设医学人才高地的内涵进行界定，梳理医学人才整体规模以及杰出人才、高层次人才、一般人才3类人才现状和上海人才“引用育”政策。目前上海建设医学人才高地政策体系完善，高水平人才初步集聚，但与上海在亚洲乃至世界范围打造生命健康领域比较优势这一目标相比，仍有较大差距，以两院院士为代表的杰出人才，以医师科学家为代表的高层次人才，以重症医学科医师、注册护士等为代表的一般人才规模仍存在不足。上海应进一步增强海外引才和紧缺学科的本土医学人才培养，不断完善创新生态和人才评价体系。

高质量发展是全面建设社会主义现代化国家的首要任务，人才高地建设是新时代实现高质量发展的重要平台和有力抓手[1]。2021年，中央人才工作会议召开，提出要在上海、北京、粤港澳大湾区建设高水平人才高地。2023年，习近平总书记到上海考察，进一步强调上海要推进高水平人才高地建设，营造良好创新生态[2]。卫生健康领域面向人民生命健康重大需求，面向科技创新前沿，建设医学人才高地将推动新时期上海卫生健康领域工作高质量发展、生物医药先导产业实现新突破。

一、新时期医学人才高地的内涵

人才高地是人力资源理论中“人才”概念和地理学中“高地”概念相结合的产物，主要指“与周边地区或国内外可比地区相比，在人才的数量规模、整体素质、结构比例、政策环境等方面具有比较优势的区域”[3]。人才一般指受过高等教育的专门人才[4]。根据社会分层理论和知识传递与扩散的要求，一个城市或地区理想的人才队伍结构应为金字塔形。从塔尖、塔身到塔基，对应着杰出人才、高层次人才和一般人才3种人才类型。位于塔尖的杰出人才，数量很少；位于塔身

基金项目：上海市卫生健康委员会政策研究课题“新时期上海建设医学人才高地的思路研究”（课题编号：2022HP28）。
第一作者：王欣国，男，讲师/公共事业管理（卫生管理）专业主任。
通讯作者：郭永瑾，女，上海健康医学院党委书记/研究员。
作者单位：上海健康医学院（王欣国、高广文、郭永瑾、张浩），上海市胸科医院（许岩），上海市卫生人才交流服务中心（傅琼琼）。
本文已发表于《健康发展与政策研究》2024年第27卷第3期269~274页。

的高层次人才,数量适中;位于塔基的一般人才,数量最多[5]。根据目前我国人才队伍现状,杰出人才一般指获得国家级人才称号或获得重大科技奖励的战略科学家,以两院院士为代表;高层次人才一般指具有博士学位、正高级职称,能够引领学科发展,具有广博专业知识和精湛专业能力的高水平人才,以上海市东方英才计划领军项目(原上海领军人才)为代表;一般人才指其他接受过高等教育或具有卓越技能的专门人才,以生物医药领域的专业技术人员为代表。

上海历来重视医学及医学相关科技人才的引进与培养,政策法规体系完善[6]。20 世纪 90 年代中期,上海提出要以国内最高、亚洲领先、世界一流为标尺,建设医疗技术领先、医疗服务完备、医学人才集聚的亚洲医学中心城市[7]。经过近 20 年的建设,上海快速集聚了一批海内外高层次医学人才,医疗技术水平快速提升,但仍缺乏世界级顶尖医学人才,尚未涌现标志性、具有世界影响力的重大科技成果与人才,人才政策待优化[5,8]。十八大以来,党中央高度重视以人才资源为发展支撑的创新及创新能力建设,更加注重吸收和培养具有全球视野和国际水平的多样化人才,着重解决人才队伍的结构性矛盾[9]。同时,在新科技革命的推动下,生命健康领域科技创新日新月异,生命科学与智能科技融合创新加速演进。为加快建成社会主义现代化国际大都市,上海在新时期应营造良好创新生态,推进高水平医学人才高地建设,代表国家在世界范围内招徕杰出人才、培养高水平人才,为人才提供良好创新生态环境。根据学术生命周期理论,科技人才成长具有阶段性,每一阶段的科技人才均体现出不同特征[10]。因此,新时期上海建设医学人才高地,应在吸收和培养具有全球视野和国际水平多样化人才的同时,根据生命健康领域科技人才成长的阶段特征,营造良好创新生态。基于此,新时期上海建设医学人才高地的内涵可以定义为:党的十八大以来,上海以建设亚洲医学中心城市为目标,为构建生命健康领域人才合理结构,根据不同阶段科技人才特征,通过优化人才政策、国际引才、人才自主培养等举措打造生命健康领域人才数量规模、整体素质、结构比例、政策环境比较优势的实践。

二、新时期上海医学人才高地建设现状

(一)医学人才整体规模

医学人才整体规模的分析采用千人口卫生技术人员数、千人口执业(助理)医师数和千人口注册护士数 3 个指标。根据《中国统计年鉴 2023》[11],2022 年上海千人口卫生技术人员 9.54 人,千人口执业(助理)医师数 3.48 人,千人口注册护士数 4.30 人,虽然均超过全国同期平均水平,但与北京相比仍有较大差距,且千人口执业(助理)医师数低于浙江和天津,见图 1。

与东京、新加坡、大阪等 3 个传统亚洲医学中心城市相比,2022 年上海千人口注册护士数仍低于 2016 年东京、新加坡、大阪当时的水平[7],见表 1。2021 年 7 月,上海市人民政府印发《上海市卫生健康发展“十四五”规划》,提出到 2025 年,上海千人口执业(助理)医师数、千人口注册护士数要分别达到 3.6 人和 4.7 人以上,这与北京 2022 年的数据相比仍有差距,上海尚未实现以国内最高、亚洲领先、世界一流为标尺的亚洲医学中心城市建设,新时期上海建设医学人才高地仍需进一步提高各类医学人才数量,特别是注册护士的整体规模。

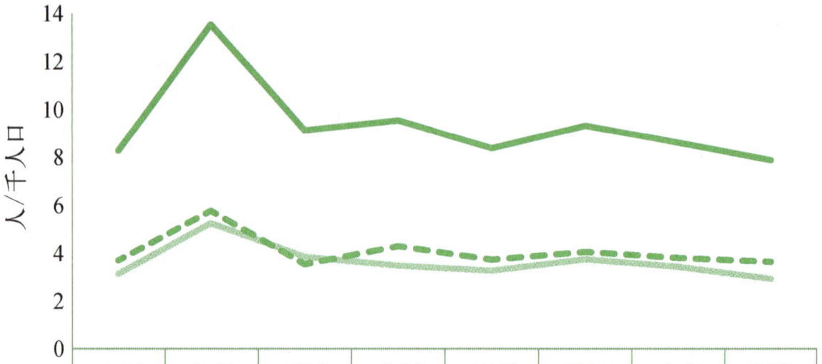

	全国	北京	天津	上海	江苏	浙江	山东	重庆
卫生技术人员	8.27	13.53	9.13	9.54	8.38	9.32	8.62	7.88
执业（助理）医师	3.15	5.26	3.86	3.48	3.28	3.75	3.44	2.94
注册护士	3.71	5.77	3.54	4.3	3.74	4.06	3.81	3.65

图 1　2022 年全国和部分地区医学人才整体规模的对比

表 1　上海与传统亚洲医学中心城市卫生技术人员数对比

城　市	数据年份	每千人口执业(助理)医师数/人	每千人口注册护士数/人
上海	2022	3.48	4.30
东京	2016	3.33	8.23
新加坡	2016	3.21	7.95
大阪	2016	3.11	9.84

（二）不同层次医学人才情况

1. 杰出人才

医学人才是医学科技创新的核心，杰出人才更是医学科技创新与进步的引领者[12]。医学杰出人才主要通过培养和引进 2 种方式产生，在我国卫生健康领域，以两院院士、国家“863”科学家等为典型代表。根据《上海科技人才发展研究报告(2021)》，上海生物医药领域拥有国家级人才 981 位，其中中国科学院院士 49 位、中国工程院院士 35 位、国家“863”科学家 34 位。虽然生物医药领域上海的两院院士人数位居全国前列，但从年龄结构来看，平均年龄偏大，从每届增选的院士数量来看，所占比例低于目前院士的比例，总体来说，上海在高端人才方面的优势在下降[13]。

以医学领域最高荣誉诺贝尔奖来看，2013~2022 年 9 年间，诺贝尔生理学或医学奖共 24 位获奖者。其中，有 12 位来自美国，各有 3 位来自日本和英国，只有 1 位来自我国，见表 2。上海目前仍没有医学杰出人才代表中国与世界级的医学科学家角逐诺贝尔奖[8]。

新时期人民对健康需求日益增长，慢性病、恶性肿瘤等长期困扰人民健康，急需两院院士等医学杰出人才带领科研团队，瞄准生命健康领域重大科学问题，把握前沿趋势，通过科技创新实

表2 2013~2022年诺贝尔生理学或医学奖获得者情况

序号	年份	获奖者	国籍	主要贡献
1	2022	Svante Pääbo	瑞典	对已灭绝人种的基因组和人类进化的发现
2	2021	David Julius	美国	发现温度和触觉感受器
3	2021	Ardem Patapoutian	美国	
4	2020	Harvey J. Alter	美国	发现丙型肝炎病毒
5	2020	Charles Moen Rice	美国	
6	2020	Michael Houghton	英国	
7	2019	William G. Kaelin Jr	美国	发现细胞如何感知和适应氧气供应
8	2019	Gregg L. Semenza	美国	
9	2019	Peter J. Ratcliffe	英国	
10	2018	James P. Allison	美国	发现负性免疫调节治疗癌症的疗法方面的贡献
11	2018	本庶佑	日本	
12	2017	Jeffrey C. Hall	美国	发现控制昼夜节律的分子机制
13	2017	Michael Rosbash	美国	
14	2017	Michael W. Young	美国	
15	2016	大隅良典	日本	发现细胞自噬的机制
16	2015	屠呦呦	中国	发现治疗疟疾的新疗法
17	2015	William C. Campbell	爱尔兰	发现治疗丝虫寄生虫新疗法
18	2015	大村智	日本	
19	2014	John O'Keefe	英国	发现构成大脑定位系统的细胞
20	2014	May-Britt Moser	挪威	
21	2014	Edvard I. Moser	挪威	
22	2013	James E. Rothman	美国	发现细胞囊泡运输与调节机制
23	2013	Randy W. Schekman	美国	
24	2013	Thomas C. Südhof	德国	

现技术突破,满足人民群众日益增长的健康需求。上海作为国内领先城市,应注重引进国际医学杰出人才。

2. 高层次人才

高层次人才具有广博的专业知识和精湛的专业能力,是医学人才高地人才金字塔的塔身,数量较杰出人才多,主要采取本土培养方式。为培养医学高层次人才,上海根据卫生健康行业特点和人才成长规律，深化卫生专业技术人员职称制度改革，完善职称评聘制度，高级职称评审人数不断增加，人才活力不断释放。2018~2023 年 5 年间，上海卫生正高级（含社区卫生正高级）职称评审申请人数不断上升，从 2018 年的 396 人提升至 2023 年的 654 人，增长约 1 倍，社区卫生正高级职称评审申请人数由 2018 年的 19 人增长至 2023 年的 55 人，增长约 2 倍，见图 2。职称制度改革一方面激发了医学专业人员干事创业的热情，也增强了上海医学人才金字塔的塔身。

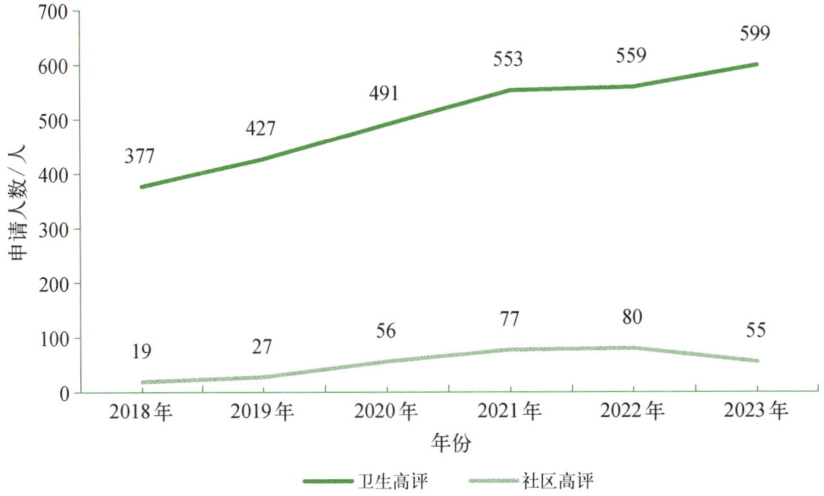

图 2　2018~2023 年上海卫生正高级、社区卫生正高级职称评审的申请情况

医学人才高地建设除了要不断提升医学高层次人才数量和比例，不断释放人才活力，还要推动医学高层次人才积极承担科研课题，领衔科学研究。国际上研究者发起的临床研究不仅是医学创新的基础，也是临床指南产生的前提。新时期上海建设医学人才高地，离不开从事临床研究的医师科学家，即一边从事临床工作，一边从事科学研究的医生[14]。为推动医生开展临床研究，连接基础研究和临床应用，实现医学科技创新，上海申康医院发展中心从战略规划管理、强化资金统筹、优化资源配置等方面着手，通过两轮临床研究三年行动计划，激发临床医生开展临床研究的内驱力，促进临床研究发展。经两轮项目资助，直接产生 701 个创新成果，为构建临床研究新体系、助力上海加快建设具有全球影响力的生物医药产业创新高地创造了良好环境。同时，上海积极探索临床医学博士专业学位人才培养模式改革，复旦大学上海医学院率先在全国开展临床医学博士“5+3+X”模式改革，拓展学术学位“Med－X”新模式，探索“MD+PhD”双学位教育。通过院校教育、毕业后教育模式的创新，培养高层次复合型拔尖创新医学人才。继续教育也是医学教育的重要组成部分，目前上海高层次人才继续教育，特别是临床研究能力的相关培训仍不足。然而 20 世纪 80 年代初，美国就意识到临床研究方法和专业人才的重要性，在 1999 年建立临床研究路线基金（K30 基金），支持临床研究教育培训课程建设。与世界顶尖医院相比，上海除了缺少从事临床研究的医师科学家，也严重欠缺专职研究人员。临床研究开展所需的数据管理员、项目管理员、质量控制员、数据分析师、临床研究协调员等临床研究专职辅助人员，目前主要采取临床医务人员兼任或药企派驻的形式，其专业性、稳定性和发展性明显不足，提示上海在加强医师科学家等高层次人才引进与培养的同时，需加强临床研究专职辅助人员等应用型

人才的培养。

3. 一般人才

医学一般人才指其他接受过医学高等教育、具有卓越医学技能的专业技术人才，重点满足居民医疗健康需求，构成上海医学人才高地人才金字塔的塔基，数量较大。根据其数量和定位，主要采取本土高等医学院校培养方式。相关数据显示，与北京相比，上海千人口执业（助理）医师数、千人口注册护士数总量不足，重症医学科医师和专科护士也明显短缺；上海三级甲等医院医生整体水平较高，但在开展高难度手术和新技术创新方面与国际顶尖医院相比仍存在差距。近年来，上海积极探索医学人才自主培养路径，复旦大学上海医学院牵头的《我国临床医学教育综合改革的探索和创新——“5+3”模式的构建与实践》获得高等教育国家级教学成果特等奖。为实现临床医生同质化培养，从 2010 年起，上海率先探索住院医师规范化培训，在市级平台建立“统一招录、统一培训、统一考核、统一培养目标”制度[15-16]。这些探索和实践，为培养高水平医学本土人才创造了良好条件。随着以人工智能为代表的新一轮科技革命的推动，医学发展进入新阶段。世界医学发展趋势正从“以生物医学科学为主要支撑的医学模式”向“以交叉学科为主要支撑的医学模式”转变。培养掌握交叉学科知识、能够解决医学领域前沿问题的医学创新人才将成为上海建设医学人才高地的又一重要指标[17-18]。新时期上海建设医学人才高地，应发挥地域优势，建设一批具有中国特色、世界领先的教学及科研平台，通过院校教育、毕业后教育和继续教育等模式创新，培养“未来医学”人才，夯实上海医学人才金字塔的塔基。

（三）医学人才“引用育”政策

1. 海外引才卓有成效

医学人才高地建设重点是系统性吸引、识别、发展、保留和部署人才[19]，吸引人才是第一步。为加快推进高水平人才高地建设，上海制定新时代地方人才工作战略，积极谋划部署。2022 年 6 月审议《加快建设高水平人才高地的实施方案》，2023 年 3 月审议《关于以高水平人才高地建设为总抓手总牵引　全面加强和改进新时代人才工作的意见》《上海市人才计划管理办法》等文件，上海聚焦国家重大需求和城市战略使命，放眼全球加快引进高层次人才[20]。2023 年，上海共吸引海内外人才 17.2 万人，累计核发外国人工作许可证 44.1 万份，来上海工作、创业的留学回国人才累计超过 31 万人[21]。

2. 培养体系日趋完善

除国家级人才计划和国家杰出青年科学基金项目等国家级人才项目外，上海目前形成了针对不同层次人才的梯度支持项目，分别有人才高峰工程、白玉兰计划和东方英才计划（原上海领军人才）三大项目。其中，人才高峰工程资助对象主要为研究领域内顶尖科学家，面向人才金字塔的塔尖。资助对象一般同时具备两个条件：① 研究方向为上海市具有相对优势的世界前沿领域，并取得国内外同行公认的突出成就；② 活跃在创新创业一线，具有成长为世界级高峰人才的潜力。白玉兰计划和东方英才计划主要面向人才金字塔的塔身。上海计划 5 年时间建成 2 000 名左右的国际人才蓄水池，截至 2020 年底，上海人才高峰工程已引进 3 名诺贝尔奖得主，7 名欧美发达国家院士。白玉兰计划实施 1 年后，上海已引进了 900 余名海外高层次人才，其中 89% 为 40 周岁以下。

三、优化新时期上海建设医学人才高地的政策建议

（一）优化医学一般人才整体结构和规模

医学一般人才作为人才金字塔的塔基，具有数量大、类别多的特点。上海建设医学人才高地需要夯实医学一般人才基础，以北京为标杆努力提升千人口注册护士数、执业（助理）医师数，提升医护比。根据国务院办公厅在2021年发布的《关于推动公立医院高质量发展的意见》，按医护比1∶2的标准，上海注册护士缺口仍较大。虽然上海培养了大量的护理人才，但入职3年内护士流失率较高，原因集中在工作负荷重、待遇不满意、发展空间小等。这提示相关部门应有针对性地优化临床护士待遇，特别是新入职护士。在提升规模的同时进一步优化一般医学人才结构，通过全日制教育、职后培训、继续教育等，加强重症医学科医师和专科护士培养，提升临床医生创新意识和科研能力，助力更多医生成长为医师科学家。

（二）充分发挥在沪战略科技力量和“双一流”高校海外引才作用

完善引进渠道，通过各种途径寻找和选拔海外医学杰出人才。充分发挥在沪国家重点实验室等国家战略科技力量和高水平医院、“双一流”高校的作用，积极海外引才。拟定“海外引才清单”，会同重要行业协会构建海外人才需求数据库，制定海外引才规划及“重点引进清单”。通过举办国际学者论坛、进行国际科研合作等形式，增加人才间互动交流。加强在沪高校、高水平医院和科研院所与海外研究机构的合作，通过联合培养、科研项目合作等方式吸引海外杰出人才。根据人才的专业水平、工作经验、贡献等建立合理的薪酬体系和资助标准，吸引、留住优秀海外医学人才，既要引进引领学科发展的杰出人才，也要引进掌握核心医疗技术的高层次人才和掌握专业技能的一般人才。建立完善的人才信息库和动态监测机制，及时了解和解决医学人才在工作和生活方面的问题，提高其工作和生活质量。

（三）创新医学人才评价机制，营造良好创新生态

以激发医学科技人才创新活力为目标，构建以创新价值、能力、贡献为导向的科技人才评价体系。建立多元化评价体系，探索将医学人才在临床能力、创新能力、团队协作能力等方面的表现纳入评价体系。借鉴国际上先进的医学人才评价标准，建立不同学科领域和人才成长阶段的评估指标，科学评估人才，提高评价体系专业化水平。营造宽容失败、鼓励试错的环境，鼓励医学人才在临床实践中发现问题、提出解决方案，加强团队协作，建立完善的监管和反馈机制，确保评价过程公平、公正、公开。

（四）培养具备国际视野和创新能力的医学高层次人才

全面提高人才自主培养质量也非常重要，上海应聚焦“健康中国”“教育强国”等国家战略需求，围绕新医科建设内涵，全面提升“医学+X”拔尖创新医学人才和卓越临床医生等高层次人才的自主培养质量[22]。探索建立完善的医学教育和培训体系，注重基础医学、临床医学、预防医学等多学科交叉融合，提高医学人才综合素质和专业技能。同时，在人才培养中鼓励创新性研究和

实践，加强科研创新和实践能力培养，注重临床实践和科研成果转化，将科研成果应用于临床实践，提高医疗服务水平和质量。建立完善人才激励机制，激发医学人才创新活力和积极性。加强国际交流与合作，引进国际先进的医学教育模式、研究方法和诊疗技术，提高我国医学人才国际竞争力。设立国际医学研究基金，支持研究生参与国际学术交流，鼓励开展创新性研究，提高医学人才科研创新能力。

参考文献

[1] 萧鸣政，应验，张满．人才高地建设的标准与路径：基于概念、特征、结构与要素的分析．中国行政管理，2022(5)：50－56.

[2] 习近平．习近平：推进高水平人才高地建设　营造良好创新生态．中国人才，2023(12)：1－2.

[3] 伊彤，王涵，陈媛媛，等．全力打造世界高水平人才高地：北京科技人才发展的问题与对策研究．中国科技人才，2022(1)：8－14.

[4] 赵明仁，柏思琪，王晓芳．粤港澳大湾区高水平人才高地制度体系建构研究．杭州师范大学学报(社会科学版)，2022，44(3)：76－83.

[5] 李侠，谷昭逸，成素梅．上海科创建设面临的人才发展瓶颈与对策．科技中国，2024(4)：80－85.

[6] 程汝雪．国内外科技人才引进与培育政策法规体系建设对安徽省的启示．安徽科技，2022(9)：20－23.

[7] 罗娟，崔开昌，高凯，等．上海建设亚洲医学中心城市的国际借鉴和对策建议．科学发展，2020(11)：93－103.

[8] 唐迪，杨新潮，丁晓宇，等．打造上海医疗及医学人才高地建设亚洲医学中心城市．科学发展，2020(2)：32－36.

[9] 赵佳，罗大明．习近平关于人才工作重要论述的科学内涵及其时代价值．邓小平研究，2019(3)：78－86.

[10] 方勇，邵振权，冯勇．国家杰出青年科学基金项目负责人成长特征研究：基于学术生命周期理论与数据分析．中国高校科技，2021(7)：28－33.

[11] 国家统计局．2023 年中国统计年鉴．北京：中国统计出版社，2023.

[12] 杜然然，魏晓瑶，高东平，等．我国高层次医学人才队伍建设现状．中国卫生事业管理，2018，35(10)：762－765.

[13] 王建平．上海科技人才发展研究报告(2021)．上海：上海交通大学出版社，2021.

[14] 区景松．培养医师科学家是当代医学发展所需．中国高等教育，2017(2)：48－49.

[15] 翁铁慧．上海市深化医学人才培养改革的探索．中国卫生人才，2017(11)：54－55.

[16] 翁铁慧．医教协同　深化临床医学人才培养模式改革：上海市的改革实践．学位与研究生教育，2015(1)：26－28.

[17] 张守华，陈俊国，王方芳，等．基于新时代多维需求的新医科人才培养策略研究．中国社会医学杂志，2022，39(3)：279－282.

[18] 顾丹丹，钮晓音，郭晓奎，等．“新医科”内涵建设及实施路径的思考．中国高等医学教育，2018(8)：17－18.

[19] SCULLION H，CALIGIURI P，COLLINGS D．Global talent management．Journal of World Business，

2008, 43(1): 128－129.
[20] 范青青,孙锐. 党的二十大前后我国地方人才工作进展与趋势. 中国科技人才,2023(4): 58－69.
[21] 金叶子. 留学回国人才累计超 31 万人　上海如何支持青年人才创新创业. 第一财经日报, 2024－05－17(A08).
[22] 吴凡,汪玲. 加强新医科内涵建设 提升人才自主培养质量. 中国卫生资源,2023,26(1): 1－8.

上海市产医融合园区发展现状及思考

陈 霆 杨 雪 黄智俊

【导读】 产医融合是促进医学科技创新、助力生物医药产业高质量发展的关键路径。文章旨在系统梳理上海市产医融合的相关支持政策,分析上海市产医融合重点园区发展现状,剖析当前存在的主要问题,在借鉴国内外典型案例的基础上,提出上海市产医融合园区创新发展的相关建议。

产医融合园区是推进产医融合、促进医工结合的重要阵地,建设产医融合园区是推动上海打造世界级生物医药产业集群的重要抓手。近年来,上海依托高水平医院和生物医药产业基础优势,加快建设枫林生命健康服务业园区、广慈—思南国家转化医学创新产业园区、十院临床医学科创园区等一批产医融合园区,产医融合发展新模式新路径加速涌现。

一、上海市产医融合园区发展现状

(一) 支持政策陆续出台

1. 市级层面主要聚焦推动产学研医协同、促进科技成果转化

上海市 2019 年发布《关于加强本市医疗卫生机构临床研究支持生物医药产业发展的实施方案》(沪卫规划〔2019〕5 号),2021 年发布《上海市卫生健康发展“十四五”规划》(沪府发〔2021〕10 号)、《上海市先进制造业发展“十四五”规划》(沪府办发〔2021〕12 号),2024 年出台《关于支持生物医药产业全链条创新发展的若干意见》(沪府办规〔2024〕9 号),先后提出建设研究型医院、建立产医融合示范基地、搭建政产学研金服用交流平台等重点举措。2019 年发布《关于进一步深化科技体制机制改革增强科技创新中心策源能力的意见》(沪委办发〔2019〕78 号)、2022 年发布《上海市促进医疗卫生机构科技成果转化操作细则(试行)》(沪科规〔2022〕8 号),2023 年出台《上海市科技成果转化创新改革试点实施方案》(沪科规〔2023〕9 号),明确了许多针对科研人员的激励措施[1],着力解决成果处置、转化奖励、国资管理、赋权改革试点等难点问题[2],明确上海市 17 家医疗卫生机构纳入科技成果转化创新改革试点[3]。

第一作者,陈霆,女,上海市卫生健康委员会规划发展处处长。
作者单位:上海市卫生健康委员会(陈霆、杨雪),上海华夏经济发展研究院(黄智俊)。

2. 区级层面积极探索出台一批具有特色的产医融合相关政策

比如《浦东新区关于加强产医融合促进生物医药产业高质量发展的实施意见》(浦卫〔2023〕17号)、《上海市浦东新区促进张江生物医药产业创新高地建设规定》、《嘉定区促进高性能医疗设备及精准医疗产业发展的若干政策》(嘉经〔2021〕10号)、《嘉定区支持生物医药产业全链条创新发展的若干政策》(嘉科规〔2024〕1号)、《黄浦区关于推进健康服务业高质量发展的实施意见》(黄府办发〔2021〕41号)、《闵行区关于促进生物医药产业高质量发展的若干意见》(闵府规发〔2021〕2号)等,分别明确了夯实产医协同支撑,推动院企合作,支持和鼓励医疗机构与高校、科研机构、生物医药企业建立多种形式的创新联合体,推动产业园与医疗服务集聚区融合等一系列支持政策和措施。

(二)重点园区加快发展

近年来,在"5+X"* 健康服务业集聚区、"1+5+X"生物医药产业基地、产医融合基地等基础上,上海市不断涌现出一批新的产医融合重点园区(图1、表1)。其中,枫林生命健康服务业园区重点发展健康科技研发和成果转化、临床医学研发和健康科技服务,目前园区已打造融合"生命健康创新的浓度"与"成果转化商业的速度"于一体的枫林HUB模式,建成"即插即用、应有尽有、全链全业"的端口。广慈—思南国家转化医学创新产业园区依托上海交通大学医学院、上海交通大学医学院附属瑞金医院(以下简称瑞金医院)和转化医学国家重大科技基础设施,建立了"临床诊疗-临床研究-市场研判-技术研发-成果转化-生产销售-迭代升级"的一体化机制和转化服务平台,初步形成集科研孵化与商业加速于一体的赋能体系。十院临床医学科创园区依托上海市第十人民医院创建,同时成立了上海实苑科技服务有限公司,明确由医院签订转化协议,该公司承担后续转化研发服务并推进销售分成的转化创新模式,近年来已成功转化如纳米药物运输与纳米催化医学项目、肠道菌群移植项目等医学创新类项目,并与上海医药合作开启了"前院后工厂"的范式创新。上海国际医学园区("张江医谷")目前已吸引西门子医疗、德尔格、国家儿童医学中心、上海国际医学中心、上海交通大学医学院等超过1 000家的行业知名机构、企业、高校,已形成华大基因、金域检验等全国最大的第三方医学检验集群,涌现出了中国首款CAR－T产品、全球首款分支型术中支架等多个首创科技成果,已打造成为全国独有的"五医融合"的"产学研用"高度融合的生态型专业医学园区。上海械谷创新医疗器械产业园(嘉定"械谷")联手瑞金医院设立瑞金嘉定创新中心,围绕医疗器械"研发-转化-落地"流程,探索"医学+工业""医院+工厂"等多维度医工协同,让医生成为医学创新链的"链主"。新虹桥国际医学中心依托复旦大学附属华山医院虹桥院区等医院形成了"1+9+X"** 的多元办医化格局,吸引了包括信达生物制药集团全球研发中心、威高(上海)国际研究院、云南白药上海国际中心等在内的一批生物医药和医疗器械研发总部。嘉定精准医疗与健康服务集聚区以国家肝癌科学中心、上海市中医医院嘉定院区为依托,以细胞科技、免疫细胞治疗和中医药健康服务为特色,发展精准医疗与健康服

---

* "5+X"是指在《上海市人民政府关于推进本市健康服务业高质量发展加快建设一流医学中心城市的若干意见》(沪府发〔2018〕25号)中提出的"在上海国际医学园区、新虹桥国际医学中心、嘉定精准医疗与健康服务集聚区、普陀桃浦国际健康创新产业园、徐汇枫林生命健康产业园区等基础上,在杨浦、奉贤、金山、崇明、松江等区域建设若干健康医疗服务业集聚区。"1+5+X"即张江生物医药创新引领核心区+临港新片区精准医疗先行示范区、东方美谷生命健康融合发展区、金海岸现代制药绿色承载区、北上海生物医药高端制造集聚区、南虹桥智慧医疗创新试验区等五大特色产业区+若干特色产业载体。

** "1+9+X"即1家医技门诊综合服务平台+9家品质医院+X家门诊机构。

务集聚区。上海阿特蒙"医产研"一体化产业集群依托上海阿特蒙医院、高瓴产业转化研究院发展产学研医中心和转化平台，成立了高博医学阿特蒙肿瘤中心，以创新医疗技术的应用和临床研究作为两大支点，打造细胞治疗行业旗舰中心。临港"生命蓝湾"聚焦创新药物研发、新技术赋能医疗服务和高端医疗器械，集聚了生物医药企业和机构150多家，已初步形成从医研技术开发到创新成果转化再到产业链协同创新的产业布局。

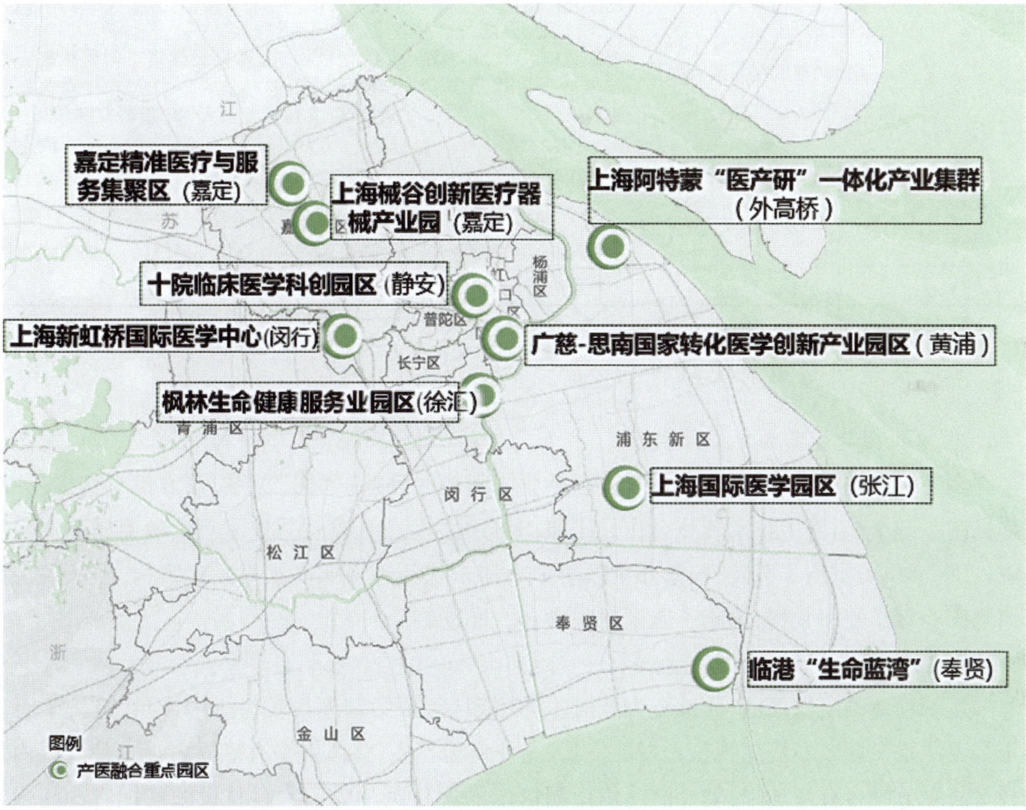

图1　上海市产医融合重点园区分布图

表1　上海市产医融合重点园区概况

所在区	产医融合重点园区名称	发展定位	依托的高水平医院、研究机构、高校等
徐汇	枫林生命健康服务业园区	高端医疗服务、健康科技研发和成果转化	复旦大学附属中山医院、复旦大学附属肿瘤医院、上海中医药大学附属龙华医院、中国科学院上海分院、中国科学院上海生命科学研究院
黄浦	广慈—思南国家转化医学创新产业园区	医学科技创新与转化	瑞金医院、张江集团(合作)
静安	十院临床医学科创园区	医学科技创新与转化	上海市第十人民医院
浦东(张江)	上海国际医学园区	高端医疗服务、个性化医疗诊断、移动医疗	上海市质子重离子医院、复旦大学附属肿瘤医院浦东院区、上海国际医学中心、上海交通大学医学院、上海健康医学院

续 表

所在区	产医融合重点园区名称	发 展 定 位	依托的高水平医院、研究机构、高校等
闵行	新虹桥国际医学中心	高端医疗和健康旅游	复旦大学附属华山医院虹桥院区、有关高水平社会办医、有关国内外合作医疗机构
嘉定	上海械谷创新医疗器械产业园	先进诊断、医疗机器人及植介入器械	瑞金医院嘉定院区
嘉定	嘉定精准医疗与健康服务集聚区	细胞免疫技术、肿瘤精准治疗、中医药健康服务	广义园区：海军军医大学第三附属医院安亭新院、国家肝癌科学中心、上海市中医医院嘉定院区（在建）、复旦大学宁波研究院
浦东（外高桥）	上海阿特蒙“医产研”一体化产业集群	临床研究和创新转化	上海阿特蒙医院
临港新片区	临港“生命蓝湾”	生物医药、医疗设备、医学检测等研发	上海市第六人民医院临港院区、上海市浦东医院（目前均在园区外）

（三）瓶颈问题亟待突破

1. 医疗机构与园区合作不够紧密

许多三级医院虽已入驻园区，但与园区企业之间往往只是“邻居”关系，双方信息沟通不畅，合作机制不健全，阻碍了技术转化合作。比如，上海国际医学园区已入驻复旦大学附属肿瘤医院东院、上海市质子重离子医院、国家儿童医学中心浦东院区等多家高水平医疗机构，但医院与园区内的产业合作并不紧密，影响了园区产医融合的推进。

2. 园区运营与平台建设有待加强

一是管理体制不够灵活，大部分为政府主导型园区，虽然管理权较为集中，但在经济下行压力下常因注重短期政绩而忽视长远发展，引入企业良莠不齐，整体水平有待提高。二是园区内部的技术与服务平台有待加强，如广慈—思南园区内的转化医学国家大科技设施虽拥有 300 张临床研究床位，但连瑞金医院的临床研究需求都无法满足，更难满足外部机构临床研究需求，难以真正发挥共享开放平台作用等[4]。

3. 部分园区空间载体资源亟待拓展

广慈—思南园区和枫林园区地处市中心核心地段，可新增土地空间少，且可供使用的存量载体比较分散，园区空间拓展难度较大，进一步发展受到制约。嘉定精准医疗与健康服务集聚区等园区由于前期招商速度过快、准入要求相对较低，造成目前“腾笼换鸟”可拓展载体空间不足等问题。

4. 配套政策有待完善

目前，不管是市级层面还是区级层面，并不缺加强医学科技创新与转化的相关激励政策，但如何形成部门合力等相关细则仍有待完善，切实将激励政策落地仍存在较大困难。医学科技创新转化等产医融合复合型、专业人才严重缺乏，对这些人才的培养、引进和激励等政策支持力度不够，导致医学科技创新和成果转化等内驱力不足、人才支撑不够。

二、国内外产医融合园区的发展经验

（一）国际经验

美国波士顿长木医学园区、美国得州休斯敦医学中心、英国剑桥生物医学园区、新加坡启奥生命科学园等国外先进的产医融合园区在产医融合发展方面取得了显著成就，值得我们学习借鉴。

1. 集聚顶级医疗资源是产医融合创新发展的核心

如美国波士顿长木医学园区汇集了众多世界顶级医学院校与医疗研究机构，较为著名的有哈佛大学医学院、麻省药科与健康科学大学、丹纳-法伯癌症研究所等[5]。这不仅奠定了波士顿地区临床医学研究的基础，还为该地区生命科学领域输送了大量人才。美国得州休斯敦医学中心的优势主要来自得州医疗中心 TMC（Texas Medical Center），它包括 M. D. 安德森癌症中心、得克萨斯心脏研究所、贝勒医学院等 54 个医疗机构。

2. 产学研协同合作加快推动医学科技快速发展和转化

如美国波士顿长木医学园区的医药企业巨头、初创公司、大学及科研机构实验室、医疗机构四者之间紧密合作，形成了以基础创新研发为主导的新型产学研用互动格局。英国剑桥生物医学园区的剑桥癌症研究中心与园区内医院、生物医药公司及大数据公司合作，利用大数据、人工智能技术，根据个人基因数据给予患者最适合的治疗方案。

3. 完备的交流平台有效支撑产医融合发展

如美国波士顿长木医学园区通过研讨会或者项目演示的方式给创业公司搭建展示平台，不仅给企业创造了临床试验、投融资等合作的机会，还让企业从专家那里得到临床试验、美国食品药品监督管理局审批、医院采购、市场营销等方面的经验和建议。

4. 多方位政策扶持加快产医融合进程

如美国波士顿长木医学园区所在州政府提供了多种税收鼓励政策、融资途径和补助金等，如“研发税收减免政策”“创造就业鼓励项目”“马萨诸塞州新兴科技基金”等。美国德州休斯顿医学中心创立之初，凡是有意愿在此开办医院和医疗系统的机构，都将以每年 1 美元的租金获得土地使用权，租期 99 年。

（二）国内经验

国内各地生物医药或生命科学园区通过政策支持、资源布局和创新生态建设等手段，推动生物医药产业高质量发展。

1. 国家级医疗科技创新资源集聚推动创新成果不断涌现

如北京中关村生命科学园集聚了北京大学国际医院、昌平实验室、国家蛋白质科学中心等一批国家级战略科技力量；深圳光明区卫光生命科学园附近有合成生物研究、脑解析与脑模拟两大重大科技基础设施；浙江杭州医药港通过省院共建引入中国科学院杭州医学研究所。

2. 发挥高水平医院的优势是产医融合推进的关键

如北京中关村生命科学园与高博医疗集团合作建设全国首家国际研究型医院——高博医

院;成都华西大健康产业功能区依托四川大学华西医院构建“一体系三产业”的健康产业生态系统;杭州医药港与省内三甲医院共建临床试验中心。

3. 多方合作构建医学科技全链条创新生态是产医融合的有效路径

如深圳光明区卫光生命科学园与深圳湾实验室、中山大学、清华大学等机构开展合作,进行技术成果孵化转化和人才创新实践;杭州医药港依据创新链的前中后段,分别引入动物实验中心、临床试验中心、CXO(研发、生产销售合同组织,Contract X Organization)企业等。

4. 改革创新政策赋能产医融合发展

如深圳光明区发布了《深圳市光明区关于支持合成生物创新链产业链融合发展的若干措施》(深光府规〔2023〕1号)等政策精准扶持合成生物产业发展,连续三年安排4亿元财政资金对合成生物产业进行扶持;海南博鳌乐城国际医疗旅游先行区利用“四特”政策*率先开展国际前沿的临床真实世界数据应用试点。

三、上海市发展产医融合园区的思考与建议

(一) 加强顶层设计,统筹规划引导园区发展

根据上海市高水平医院和临床研究机构的总体布局、优势特点及其与园区发展关系,市级层面加强统筹协调,科学规划和分类引导园区发展。对于已经具有较好基础的产医融合园区,进一步凸显特色,树立样板;对于已经入驻“产”和“医”但融合还不够紧密的产医融合园区,进一步加强合作,打造产医融合产业链;对于正在规划、建设的高水平医院,尤其是五大新城等重点区域,要提前规划布局,加强与附近生物医药园区对接,共同建设产医融合园区。

(二) 加强园区运营,搭建产医融合对接平台

结合园区实际情况,建立健全运营管理机制,鼓励专业化、细分领域的服务机构为入驻企业提供专业化服务。加强园区服务平台建设,既包括项目承接、初创孵化、研发支撑、临床研究等技术开发类平台,也包括金融和基金支持、政府服务、生产协调等配套服务类平台,促进产医融合高效对接。

(三) 加强政策落地,激发医学科技创新潜力

上海全市各部门形成共识,切实推动国家、上海市及各区层面已经出台的相关政策落地,打消医学科技转化人员顾虑,在产医融合园区及相关高水平医疗机构先行探索开展赋予临床研究人员职务科技成果所有权或长期使用权的改革试点,依法保障医学科技成果转化收入,激活产医融合发展动力。

(四) 加强人才培养,更好支撑产医融合发展

鼓励上海市高校培养多层次的产医融合复合型人才、医学科技创新与转化人才。鼓励本

* 指特许医疗、特许经营、特许研究和特许国际交流等特殊优惠政策。

市医疗机构与相关高校、研究机构、社会组织、生物医药企业开展人才交流。产医融合园区充分研究各级各类政策，用足用好本市对医学科研人才、科技成果转化人才在人才落户、居住证加分、住房保障、医疗、子女就学、个人所得税减免等方面政策，加大海内外产医融合相关人才引进力度。

参考文献

[1] 上海市人民政府. 关于进一步深化科技体制机制改革增强科技创新中心策源能力的意见(沪委办发〔2019〕78 号). https://www.shanghai.gov.cn/nw12344/20200813/0001-12344_58458.html [2024-10-20].

[2] 上海市人民政府. 关于印发《上海市促进医疗卫生机构科技成果转化操作细则(试行)》的通知(沪科规〔2022〕8 号). https://www.shanghai.gov.cn/hqzxsj2/20230420/0f0f7444c9c242d9bdff999888cef488.html [2024-11-17].

[3] 上海市人民政府. 关于印发《上海市科技成果转化创新改革试点实施方案》的通知(沪科规〔2023〕9 号). https://www.shanghai.gov.cn/202317bmgfxwj/20230918/122aada5496d41b2992dc0590fb9aff0.html [2024-10-31].

[4] 许明飞，康琦. 上海医药产业与医疗服务业融合发展的现状、问题与对策. 科学发展，2022(10): 15-22.

[5] 于挺. 推进上海医疗健康服务业与生物医药产业对接研究. 科学发展，2020(12): 75-83.

上海妇幼保健系统党员和业务骨干“双培养”工作现状与思考

金　晔　张　辉　黄思颖　郝思佳　曹海亮　李文先

【导读】 妇女儿童健康是全民健康的基石，事关家庭幸福、社会和谐。近年来，上海妇女儿童健康水平显著提升，妇幼健康核心指标多年保持世界发达国家水平，妇幼保健机构作为本市妇幼保健三级网络中的枢纽，发挥了重要作用。为应对生育政策调整和人口结构变化所带来的挑战，本市妇幼保健机构着力加强机构人才培养工作，尤其突出党员和业务骨干“双培养”，取得了显著成效。本文梳理了近年来本市妇幼保健机构在“双培养”工作中好的做法，分析了存在的不足，并对本系统进一步加强党员与业务骨干“双培养”工作提出了建议。

一、研究背景及意义

妇幼保健机构承载了守护妇女儿童健康的重要使命。习近平总书记提出“要重视重点人群健康，保障妇幼健康”。《“健康中国 2030”规划纲要》要求“实现从胎儿到生命终点的全程健康服务和健康保障”[1]。近年来，上海妇女儿童健康水平显著提升，妇幼健康核心指标已连续十余年保持在世界发达国家水平，这些成绩得益于本市优质的医疗资源和健全的妇幼保健三级网络。其中，各级妇幼保健机构在该网络中发挥了重要的枢纽作用。然而，随着生育政策的调整与人口结构的变化，编制缩减、机构吸引力不足、人才队伍断层等问题日渐成为妇幼保健机构发展的制约因素。

《关于推进上海市公立医院高质量发展的实施方案》明确要求各级党组织要建立健全把业务骨干培养成党员、把党员培养成业务骨干的“双培养”机制[2]。在此形势下，本市妇幼保健机构进一步发挥党管人才优势[3]，通过“双培养”机制（即把机构中业务能力强的骨干培养成政治素质高的党员，同时将政治素质高的党员培养成业务能力强的骨干）将现有人才优势最大化，从而提高人才培养效率。可以说，“双培养”是妇幼保健机构立足当前形势、解决人才短板问题的高效易行的举措，也是妇幼保健机构深入实施党对人才工作全面领导的有效途径。

基金项目：上海市卫生健康系统党建研究会 2022 年度课题“新形势下上海妇幼保健系统党员和业务骨干‘双培养’机制探索研究”（课题编号：WJ2022088）
第一作者：金晔，女，副研究员/党总支副书记。
作者单位：上海市妇幼保健中心（金晔、张辉、黄思颖、郝思佳、曹海亮、李文先）。
本文已发表于《中国卫生资源》2023 年第 6 期第 26 卷。

二、对象与方法

本研究以上海市、区两级17家妇幼保健机构的党员和业务骨干为研究对象。其中,党员包括正式党员和预备党员;关于业务骨干的定义,考虑到不同机构对业务骨干理解的差异,课题组将本研究的业务骨干定义确定为满足以下任意一项条件者:① 副高级职称及以上;② 研究生学历或硕士学位及以上;③ 中层干部及以上。

研究方法:① 召开市、区两级17家妇幼保健机构党管人才交流会;② 17家机构党组织填写电子版人才工作调查表;③ 各机构向党员、业务骨干收集321份电子版问卷,其中党员231例(含党员业务骨干149例)、非党员业务骨干90例;④ 对三家区级妇幼保健机构进行实地调研与访谈;⑤ 向17家机构征集近三年干部人才工作总结和典型案例。

三、本市妇幼保健机构“双培养”工作现状

(一) 基本情况

妇幼保健机构是由政府举办,不以营利为目的,具有公共卫生性质的公益事业单位,是为妇女儿童提供公共卫生和基本医疗服务的专业机构。目前,本市妇幼保健机构包括1家市级机构(正处级)和16家区级机构(副处级8家、正科级8家)。机构突出保健功能,6家机构有核定床位,实际在编2 009人,在职党员638人,多数单位青年比例较低,仅8家机构35岁以下青年人数超过30%,2024年上海市、区两级妇幼保健机构概况见表1。

表1　2024年上海市、区两级妇幼保健机构概况

变　量	频数(n=17)	百分比(%)
行政级别		
正处	1	5.88
副处	8	47.06
正科	8	47.06
拨款形式		
全额	8	47.06
差额	9	52.94
核定床位数(张)		
201～300	3	17.65
101～200	2	11.76
1～100	1	5.88
0	11	64.71

续 表

变　量	频数(*n*=17)	百分比(%)
实际在编人数		
301~400	3	17.65
201~300	2	11.76
101~200	0	0.00
1~100	12	70.59
在职党员比例		
40%~50%	9	52.94
30%~40%	6	35.29
21%~30%	2	11.76
35岁以下比例		
50%~100%	3	17.65
40%~50%	0	0
30%~40%	5	29.41
20%~30%	3	17.65
10%~20%	4	23.53
<10%	2	11.76

本次调查共发放问卷321份,回收有效问卷321份,应答率100%。其中,党员(非业务骨干)82例、业务骨干(非党员)90例、党员业务骨干149例。调查对象基本情况详见表2。

表2　调查对象基本情况

人口学特征	频数(*n*=321)	百分比(%)
身份		
党员(非业务骨干)	82	25.55
业务骨干(非党员)	90	28.04
党员业务骨干	149	46.42
年龄		
28岁及以下	8	2.49
29~35岁	40	12.46
36~45岁	144	44.86
46岁及以上	129	40.19

续 表

人口学特征	频数(*n*=321)	百分比(%)
受教育程度		
大学专科	16	4.98
大学本科	212	66.04
硕士研究生	85	26.48
博士研究生	7	2.18
其他	1	0.31
职称		
正高	15	4.67
副高	72	22.43
中级	181	56.39
初级	44	13.71
未定级	7	2.18
无	2	0.62
职务		
普通职工	136	42.37
基层干部	25	7.79
中层干部	150	46.73
其他	10	3.12
岗位		
临床	99	30.84
药师	9	2.80
护理	45	14.02
医技	36	11.21
公共卫生	43	13.40
管理	72	22.43
工勤	1	0.31
其他	16	4.98

(二)工作进展

通过调研,结合各机构近三年工作总结,课题组认为本市各妇幼保健机构坚持党管干部、党管人才原则,目前人才和“双培养”工作呈现以下三个特点。

一是坚持党管人才原则。各机构将干部人才工作纳入“三重一大”决策制度，并将“双培养”作为人才工作重点之一。例如，松江区妇幼保健院启动“双培双创”先锋工程；嘉定区妇幼保健院制定人才培养“十四五”规划，实施“一派、二请、三联合、四提升”人才培养体系。二是人才培养手段丰富。各机构采取各种方式提高干部人才的政治素养和专业技能。例如，各机构以各类主题教育为主线，加强对干部人才的政治引领、以劳模精神和工匠精神为榜样厚植干部人才的为民情怀；虹口区妇幼保健所制定《紧缺急需人才考核管理办法》对青年骨干实施考核激励；普陀区妇婴保健院大力培育创新工作室、杰出医师等先进集体和个人，建立完善“双培养一输送”机制。三是各类人才不断涌现。各机构通过引入、选拔、锻炼、输送，使优秀干部人才不断涌现。目前，长宁、普陀、松江、闵行、徐汇、静安等区妇幼机构实现“鱼跃龙门”，拥有领军人才、青年英才、拔尖人才等优秀人才，人才培养工作取得实效。

（三）存在的问题与挑战

当前，妇幼保健机构人才队伍面临断层。近三年，9 家机构编制有不同程度缩减，9 家机构 35 岁以下青年比例不到 30%，绩效水平普遍不高。作为加强人才队伍建设重要方式之一，当前“双培养”工作面临以下三方面问题。

一是对“双培养”工作的重要性认识有待进一步提升。调研发现，有 40%左右的受访者对“双培养”工作不太了解，同时相比加强人才思想引领和提高业务能力，对提升党员的业务能力和发展业务骨干入党的重视程度相对较低、难度也更大。二是党组织吸纳业务骨干的力度有待进一步加强。各机构对包括业务骨干在内的群众的思想教育有待进一步加强，未建立常态化学习教育机制，思想引领的方式也比较单一，针对业务骨干的思想引领未做到全覆盖。在对非党员业务骨干的入党意愿调研中发现，受访对象中已递交入党申请书和即将递交入党申请书的骨干仅 90 例，不到半数。三是党员业务能力有待进一步提高。各机构党组织在提升党员业务能力方面需要进一步加强。根据《中国共产党党员教育管理工作条例》[4]，党组织对党员的思想教育工作比较重视，但未突出业务能力考核评价要求。82 名尚未成为业务骨干的党员认为自身与业务骨干存在的差距主要体现在工作格局和视野（27.27%）、管理能力（24.43%）、业务能力（14.2%）和人际沟通能力（11.93%）等方面。

四、讨论与建议

党的二十大指出，“培养造就大批德才兼备的高素质人才，是国家和民族长远发展大计。”为打造一支政治过硬、业务精湛、作风优良的人才队伍，为妇幼健康事业发展奠定坚实的人才基础，课题组建议本市妇幼保健机构要坚持“三个立足”、加强“两个引领”、实现“三种超越”，不断提升人才政治素质和业务素质，夯实推进妇幼健康事业发展的人才基础。

（一）坚持“三个立足”，建立完善党员和业务骨干“双培养”工作体系

1. 立足“党管”

各级妇幼保健机构要充分认识到“双培养”是实现党管人才的有效途径，也是缓解当前妇幼

保健机构人才断层的有效方式。各机构党组织要充分发挥把方向、管大局的领导作用要认真分析研究本机构干部、人才队伍现状,努力建成人才建设工作体系,并将“双培养”工作纳入该体系,确保“双培养”工作与党员发展、骨干培养齐头并进。

2. 立足“精准”

开创妇幼保健机构人才工作的新局面,要在“精准”上下功夫。一要“精准”聚焦,对人才开展能力评估和需求摸底,建立人才工作台账,制定个性化培养方案。二要“精准”培养,定期开展考核评估,动态调整工作方案。三要“精准”服务,针对人才不同特点,做到思想上“有激励”、工作上“有支持”、心理上“有关怀”。

3. 立足“长远”

妇幼人才工作要以未来5~10年妇幼健康事业发展远景目标为纲,围绕习近平总书记对妇幼健康工作的指示精神和《“健康中国2030”规划纲要》提出的要求,结合当前上海妇女儿童健康发展中的重点和关键,围绕持续推进优生促进工程、全面开展生殖健康促进工作、加强妇幼卫生资源配置、实施健康儿童计划、关爱特殊儿童[5],有重点、分批次、全覆盖地建立党员和业务骨干工作梯队。

(二) 加强“两个引领”,推动业务骨干积极向党组织靠拢

1. 发挥基层党组织战斗堡垒作用,加强对业务骨干的政治引领

对业务骨干的政治引领要实现“三个转变”。第一,交流互动要变“不定期”为“经常性”。通过定期邀请业务骨干参与党员学习教育活动,拉近党组织与业务骨干的距离。第二,学习态度要变“被动学”为“主动学”。要求业务骨干每年结合时事政治或行业发展进行讲课,结合学习内容谈体会、谈思路、谈做法。第三,成果运用要变“纸上谈兵”为“学用结合”。大力弘扬理论联系实际的优良学风,把学到的理论贯彻落实到“以人民为中心”工作理念中,切实解决妇女儿童健康发展的急难愁盼。

2. 以文化“领跑”+先锋“护跑”,加强对业务骨干的精神引领

加强对业务骨干的精神引领要体现在职业道德和职业素养两个方面。一方面,以文化“领跑”营造积极向上的文化氛围。通过开展“医师节”“志愿者日”等主题活动,弘扬伟大建党精神、劳模精神、工匠精神,开展文化价值理念大讨论,塑造业务骨干职业精神。另一方面,以先锋“护跑”搭建亲密无间的桥梁纽带。建立“领导联系”、“导师联系”和“党员联系”三重机制,领导班子从人才成长规律方面开展引领带动,党支部书记和科室负责人分别作为导师从思想和业务上进行关心帮助,身边先进党员作为思想上的“同信者”和事业上的“同行者”实现鼓励陪伴。

(三) 实现“三种超越”,提升党员服务妇幼事业的能力水平

新形势下妇女儿童健康主题已从生命安全守底线扩展到全面健康促发展,将党员培养成业务骨干要紧紧围绕妇幼事业大局,实现工作格局、职业素养和综合实力三方面超越。

1. 引导党员“仰望星空”,实现工作格局超越

各妇幼保健机构党组织要充分发挥把方向、管大局、做决策、促改革、保落实的领导作用,以为妇女儿童提供系统连续、主动全面、温馨友爱的妇幼健康服务为导向,鼓励党员放眼全国乃至

全球妇幼事业新进展，积极探索妇幼健康事业和本单位改革发展方向，在实现建立和落实妇幼健康法律与政策体系、加强妇幼健康服务体系建设、提升基层妇幼健康服务能力、推进妇幼中医药融合发展、提高信息化管理水平、加强科学研究与国际合作交流等目标任务方面取得突破。[6]

2. 要求党员"脚踏实地"，实现职业素养超越

养成良好的职业素养是提升党员业务能力的关键所在，要做到三个"加强"：

一要加强党员职业信念教育。引导广大党员坚信做好日常工作就是落实党对妇女儿童的健康承诺。开展优秀党员评选，落实党员积分制，发挥党员先锋岗、党员示范岗作用，引导党员坚定职业信念，争当先锋表率。

二要加强党员职业行为习惯培养。通过关键岗位锻炼、参与急难险重任务等方式，提高党员综合能力，尤其注重对青年党员的职业习惯培养，扣好职场"第一粒扣子"。

三要加强对党员工作质量评估。要有意识地以更高的标准、更严的要求衡量党员的岗位工作，加强对党员工作实绩的考核[7]，使党员成为"想干事、能干事、干成事"的典范。

3. 提供平台使党员"乘风破浪"，实现综合实力超越

要积极探索"一派、二请、三联合、四提升"人才培育工作方法，为党员提供更多提升能力的平台。"一派"即开展单位内部交流轮岗使党员加强面上业务学习，分批选送优秀党员至三级医院进修学习医疗技术与管理，选送党员干部至上级单位挂职锻炼提升行业管理能力。"二请"即邀请知名国内外专家及团队来单位开展培训及实地带教，作为顾问长期指导本单位学科建设，定期开展专家门诊带教青年医师。"三联合"即深化与高校、三级医疗机构及兄弟单位的合作互鉴。开展跨界交流，与慈善团体、社会组织、媒体达人等加强互动，拓展工作覆盖面，为开拓工作思路，加强人员交流提供平台。"四提升"即丰富培养模式，积极参与"浦江人才""东方英才"等高层次人才项目，鼓励申报国家、市、区科研项目，积极申报劳模、三八红旗手、青年奖章等荣誉，主动把优秀党员推送到更高的平台。

参考文献

[1] 中共中央，国务院．"健康中国 2030"规划纲要，2016.

[2] 中共中央办公厅．关于加强公立医院党的建设工作的意见，2018.

[3] 上海市人民政府办公厅．《关于推进上海市公立医院高质量发展的实施方案》的通知，2019.

[4] 中共中央．中国共产党党员教育管理工作条例，2019.

[5] 上海市人民政府．"健康上海 2030"规划纲要，2017.

[6] 国家卫生健康委．国家卫生健康委关于贯彻 2021—2030 年中国妇女儿童发展纲要的实施方案，2022.

[7] 高萍，安媛．新形势下加强公立医院党建和业务深度融合对策研究．中国医院，2022，26(3)：60 - 62.

上海市公共卫生医师规范化培训科研能力培养实践与探索

张伊人　黄蛟灵　庄　宇　胡逸欢　祖　平　肖　萍

【导读】 公共卫生医师作为公共卫生事业的核心力量，其科研能力对提升公共卫生服务水平极为关键。上海市自2018年启动疾控机构公共卫生医师规范化培训，科研能力方面重点培养科研伦理、文献检索、科研选题、研究设计和科研写作等五大核心能力。通过“1+1+3”模式（1篇综述、1次开题报告、3次汇报），上海市构建了一套可复制、可操作的培训体系，为全国其他地区提供了借鉴。上海市落实政策和资金支持、科研能力培养覆盖了科研全流程，提供了个性化科研指导和反馈，以解决既往科研培养中的不足。未来，上海市将继续优化培养方案，推进个性化培养，落实师资考核，优化考核评价体系，并追踪科研产出，以持续提升公共卫生医师的科研能力。

一、公共卫生医师规培概况

公共卫生医师在监测、调查、评估和干预群体健康问题方面[1]扮演着关键角色，对实施“预防为主”战略和推进健康中国建设具有重要意义[2]。随着社会经济的发展和新冠病毒感染疫情等公共卫生事件的出现，公共卫生医师的作用日益受到重视。公共卫生人才建设对于完善国家医疗卫生服务体系、保障公共卫生安全至关重要[3]，但目前面临人才短缺、流失和质量不均[4-6]等问题。为解决这些问题，国家卫生健康委员会于2018年在北京、上海等10个省市启动疾控机构公共卫生医师规培试点工作[1]，并发布相关文件[2]以规范培训工作。上海市作为试点城市之一，于同年启动疾控机构公共卫生医师规培工作，主要针对新入职及入职1~2年[7]的市、区两级疾控机构人员，以本科生为主。培训内容涵盖基础理论与方法、临床实践和公共卫生实践3个模块[8]，包括政策法规、流行病学、公共卫生研究设计及应用等7门课程，旨在提升公共卫生医师的专业能力和服务质量，以更好地应对公共卫生挑战。

第一作者：张伊人，女，编辑。
共同第一作者黄蛟灵，女，副研究员。
通讯作者：祖平，女，研究员，上海市疾病预防控制中心科研管理处处长；肖萍，女，主任医师，上海市疾病预防控制中心副主任。
作者单位：上海市疾病预防控制中心（张伊人、庄宇、胡逸欢、祖平、肖萍），上海交通大学医学院公共卫生学院（黄蛟灵）。
本文已发表于《中国卫生资源》2023年第26卷6期。

二、公共卫生医师科研能力培养的意义

公共卫生医师的岗位胜任力包括专业知识、实践技能、科研能力和综合能力[9]。科研能力是其中关键[10]，对提升公共卫生水平和学科发展至关重要。2020年发布的《公共卫生防控救治能力建设方案》强调了科研对公共卫生的支撑作用[11]，并将科研能力建设纳入考核[12]。然而，预防医学教育和疾控机构中科研能力不足[4-7]问题普遍存在，缺乏系统的培养方案和资金支持[4]。上海市响应国家政策，结合地方实际，在公共卫生医师规培中特别设置了公共卫生研究设计及应用课程，以解决科研能力培养的问题，为其他地区提供借鉴。

三、上海市公共卫生医师科研能力培养实践

（一）组织管理体系建设

公共卫生研究设计及应用教学组负责培养公共卫生医师的科研能力，由上海市疾控中心科研管理处领导。该组负责制定和执行培训政策、组织教学、监督教学质量，并根据国家培训细则制定本市培训大纲和教案。此外，还负责师资备课、理论授课、实践能力培养以及学员的过程和结课考核。

（二）师资队伍建设

为确保公共卫生研究设计及应用教学的有序进行，教学组长根据教学任务量确定师资数量，并在全市各培训基地精选出21名理论基础扎实、经验丰富的优秀师资，包括市、区疾控机构和复旦大学、上海交通大学、海军军医大学等高校及医疗机构的教师，组建了一支高水平的教师队伍。这些教师平均年龄(43±8)岁，平均从事本专业工作(17.38±10.36)年，研究方向覆盖预防医学等多个公共卫生相关领域。为提升教学质量，所有师资参加了由上海市医师协会举办的规范化培训师资培训，以掌握最新的培训进展、大纲和细则，确保授课带教质量和教学纪律。

（三）培训模式建设

教学组依据国家培训大纲和上海市公共卫生人才需求，制定了培训科目和教学材料，包括培训细则、考核大纲和17篇教案，明确课程内容和教学方法。审定后，教学秘书编制教学日历并组织师资集体备课，确保教学质量。

1. 培训目标

通过集中学习公共卫生研究设计及应用的基础理论与方法，使培训对象具备开展公共卫生选题以及研究设计的能力，掌握文献检索及综述、调查方案、调查报告、科研论文撰写等技能，能够开展初步的公共卫生研究。

2. 培训方法

为了增加公共卫生研究设计及应用教学的应用性、互动性、参与性，教学采用集中授课、实际操作、模拟演练、小组讨论等多种方式相结合。

3. 培训课程

（1）5大模块覆盖科研主要环节：公共卫生研究设计及应用课程以解决实际问题为核心，培养学员科研实战能力，涵盖科研伦理、文献检索、科研选题、设计和写作五大模块，共70学时（表1）。未包含统计分析，以避免与流病、卫生统计课程重复。

表1 上海市疾病预防控制机构公共卫生医师规范化培训公共卫生研究设计及应用课程安排

模 块	课 程 内 容	培 训 形 式	课 时
科研伦理	公共卫生研究伦理挑战及其管理策略	集中授课	3
文献检索	文献检索理论	集中授课	3
	文献检索操作	实际操作	3
	文献综述理论	集中授课	3
	文献综述汇报及讨论	模拟演练、小组讨论	8
科研选题	公共卫生选题理论：流行病学	集中授课	3
	公共卫生选题理论：社会医学与卫生管理学	集中授课	3
	选题汇报及讨论	模拟演练、小组讨论	8
研究设计	Meta分析理论	集中授课	3
	Meta分析演练	模拟演练	4
	流行病学研究设计理论：筛查	集中授课	3
	流行病学研究设计理论：横断面、队列、干预	集中授课	3
	社会医学与卫生管理学研究设计与定性调查	集中授课、实际操作、模拟演练	6
	选题设计汇报及讨论	模拟演练、小组讨论	8
科研写作	调查方案、调查报告撰写	集中授课	3
	科普报告、幻灯演示汇报、政策建议和公文写作	集中授课	3
	科研论文写作	集中授课	3
合计			70

（2）“1+1+3”模式突出教学重点：新入职的公共卫生学员因缺乏实践经验，在科研选题和设计上存在不足。面对紧凑的学习计划和繁重的课程任务，教学组采用“1+1+3”模式，即：撰写1篇综述，以深入了解研究领域、确定范围、提供背景、指导方法、评估价值，为科研选题和开题打下坚实基础；完成1次开题报告，以明确研究范围和价值，指导研究方向，增强研究的针对性；开展3次模拟汇报，即文献综述、选题立题和研究设计汇报，以帮助学员汇总研究进展，明确研究方向，展示研究设计。每次汇报后，教师和学员共同打分并提供反馈，以帮助学员完善研究选题和方案，以确保他们在课程结束时能提出一个成熟、高质量的公共卫生研究选题。

4. 考核与评估

根据考核大纲，课程通过过程考核（文献综述撰写、选题立题和研究设计汇报）和期末考核（线上开题汇报）评估学员。综述评分依据内容、结构和参考文献，开题汇报评分侧重选题意义、研究设计和表达能力。教师在评分时会评估学员是否解决了之前的问题并有所进步，并通过个性化反馈提供修改建议。教学组通过教学秘书和学习委员将这些反馈传达给学员。

2019~2022 级 100 名学员（不含中途退出学员）完成公共卫生研究设计及应用课程，考核成绩中位数为 85.0 分，97%学员得分 70 分以上，达到国家培训细则“每个模块的练习和作业成绩要在 70 分以上”的要求。区疾控学员的成绩略低于市疾控学员，后续对区疾控学员的培养须更有侧重。

四、实践成效与优化思路

（一）实践成效

上海市针对预防医学教育和疾控机构科研能力培养的不足，建立了一套可复制的公共卫生医师科研能力培养体系，强调五大科研能力提升，并采用“1+1+3”模式聚焦教学，可为其他地区提供借鉴。

1. 落实政策及资金支持

上海市作为全国疾控机构公共卫生医师规培试点省份之一，解决了科研培养中资金和制度不足的问题。市卫生健康委员会发布了《上海市疾病预防控制机构公共卫生医师规范化培训实施办法（试行）》等文件，规范培训考核和教学管理。上海市医师协会提供资金支持，确保师资备课、带教讲课等费用，保障科研能力培养工作和培训质量。

2. 构建覆盖科研全流程、重点突出的培养方案

上海市在规培公共卫生医师科研能力培养方面，针对以往缺乏具体培养方案的问题，制定了《公共卫生研究设计及应用培训细则》和《公共卫生研究设计及应用考核大纲》，强化了科研伦理、文献检索、科研选题、研究设计、科研写作等五大核心科研能力的培养。课程内容覆盖科研全流程，并通过 1 篇综述、1 次开题报告、3 次模拟汇报（“1+1+3”模式）突出教学重点，使参培公共卫生医师在 70 学时的学习后能初步具备开展公共卫生研究的能力。

3. 提供必要的科研指导和个性化反馈

上海市在培养规培公共卫生医师科研能力的过程中，通过带教师资对学员的文献综述、选题、研究设计等模拟汇报进行逐一点评，并提供个性化反馈，以提升学员的科研能力。这一实践得益于上海市疾控中心科研管理处联合各区疾控中心、复旦大学公共卫生学院、上海交通大学公共卫生学院、海军军医大学等组成的教学专家库，确保了师资的专业性和实践经验。教学组的师资队伍不仅包括市、区两级疾控机构的专家，还有来自医疗机构和高校的教师，他们共同参与规培公共卫生医师科研能力培养的目标和方案制定，以及具体的授课带教工作，为培训提供决策咨询和技术支撑。

（二）优化思路

当然，在规培公共卫生医师科研能力培养的具体实践和探索过程中，仍然存在一些待完善之

处，后续可以有针对性地予以持续改进和优化。

1. 细化培养方案，推进差异化、个性化培养

公共卫生医师规培学员背景多样，科研基础和需求各异。教学组须细化培训方案，提高针对性和个性化程度。美国和英国强调为公共卫生医师规培学员提供个性化和差异化培训[13]，上海市2023年也采用“线上录播课+线下集中授课”模式以满足个性化学习需求。教学组可根据考核和调研结果，明确学员科研基础和需求，制定差异化教学方案。建议加强在线学习平台建设，实施“必修+选修”课程模式，让学员根据个人情况选择课程，同时确保完成2/3以上课程方能参加结课考核。

导师制在提高学生的学习积极性、科研能力方面发挥着重要作用[13-17]。为确保带教师资的质量和效果，上海市可以在规培公共卫生医师科研能力培养中实施导师制，选拔教学经验丰富、热心教学的高年资师资，与学员建立一对一或一对多的互动关系，关注学员个性化发展，并根据学员特点进行差异化培养[16]。

2. 落实师资考核，提升教学质量和效果

上海市在规培公共卫生医师科研能力培养的实践中，已经建立了一套评价体系，包括师资符合率、课程符合率、学时符合率、授课方式符合率等4项指标[18]。这些指标用于综合评估教学活动的执行情况，确保培训的质量和效果。也可请参培学员将对师资的教学质量和方法打分，包括教学态度、技能、设计、成果及课堂组织、策略、参与度，以提升教学效果。

3. 优化考核评价，追踪科研产出

目前，公共卫生研究设计及应用课程的考核评价主要采用过程考核和结课考核的方式，以定量评价为主。为了更全面地评估学员的学习效果，可以引入学员的主观评价作为补充。具体来说，可以在培训前后让学员自评其科研伦理、文献检索、科研选题、研究设计、科研写作等关键科研能力，通过比较培训前后的自评结果来评估培训效果。此外，通过访谈等定性评价方法，收集学员对课程设置、学时安排、教学组织等方面的满意度和建议，以更好地掌握学员的实际培训需求。随着课程结束，建立持续追踪机制，监测学员的研究选题实施情况、研究设计方案的实际应用以及科研产出，这些数据可以作为优化教学活动和调整教学方案的重要参考。

4. 遴选科研苗子，探索与高级别项目贯通

毕业后医学教育强调科研能力培养的持续性，通过规培选拔科研潜力大的公共卫生医师，推荐他们参与上海市疾控中心设立的“青耕”计划、“上海市疾病预防控制青年骨干人才培养项目”等高级别项目，实现科研培养与人才建设的贯通。

5. 开展教学总结，促进教学更新

建议建立教学秘书与规培学习委员间的沟通机制，以便及时收集学员反馈并优化教学。每级培训结束后，应召开教学总结会，由教学组长和秘书汇报教学及考核情况，讨论问题和改进措施，并分享学员对教学质量的满意度，以持续推进和优化公共卫生医师的科研能力培养。

参考文献

[1] 雷杰，罗会明，戴政，等. 公共卫生医师定位的思考. 中华预防医学杂志，2020，54(1)：13-17.

[2] 中国疾控中心教育培训处. 中国疾控中心召开2019年全国疾控机构教育培训工作会议. https://edu.chinacdc.cn/ttpxw/201911/t20191111_206753.html[2023-08-31].
[3] 新华社. 中共中央办公厅 国务院办公厅印发《关于进一步完善医疗卫生服务体系的意见》, 2023.
[4] 吴凡. 后疫情时代复合型公共卫生人才的培养. 复旦学报(医学版),2020,47(4):472-473.
[5] 张文,曾诚. 完善我国公共卫生医师准入的探讨. 中华医学教育探索杂志,2017,16(3):222-225.
[6] 马静,刘梦冉,邵晓颖,等. 疾病预防控制机构公共卫生人才培养的现状及思考. 中华流行病学杂志,2021,42(10):1895-1899.
[7] 王燕芬,周蓉,许淼,等. 上海市公共卫生医师规范化培训探索. 中国卫生人才,2022(7):17-21.
[8] 上海市疾病预防控制中心. 关于成立疾病预防控制机构公共卫生医师规范化培训上海市疾病预防控制中心培训基地教学组(第一批)的通知(沪疾控合培〔2019〕39号). 2019.
[9] 卫生部. 关于疾病预防控制体系建设的若干规定(中华人民共和国令第40号). 2005.
[10] 常文娟. 天津市公共卫生医师岗位胜任力模型构建研究. 天津:天津医科大学,2018.
[11] 国家发展改革委,国家卫生健康委,国家中医药局. 关于印发公共卫生防控救治能力建设方案的通知. https://www.gov.cn/zhengce/zhengceku/2020-05/21/content_5513538.htm[2023-03-01].
[12] 沈洪兵. 新型冠状病毒肺炎疫情后我国疾控机构改革发展需要思考的几个问题. 中华流行病学杂志,2022,43(1):1-4.
[13] 李少雄,廖林. 导师小组模式在全科医师规范化培训中的应用. 继续医学教育,2020,34(12):29-30.
[14] 王冠,张祺,韩庆烽,等. 导师制在住院医师规范化培训中的实践与思考. 中国毕业后医学教育,2019,3(5):419-422.
[15] 杨蕊,甄秀梅,张春好,等. 妇产科住院医师规范化培训实行导师制的效果分析. 中国微创外科杂志,2020,20(2):187-190.
[16] 彭航娅,林楚文,黄琴. 全程导师制在住院医师规范化培训中的应用现状分析. 卫生职业教育,2021,39(2):157-159.
[17] 管学妹,万良海,李根华,等. 双导师制在住院医师规范化培训中的应用与思考. 中国毕业后医学教育,2019,3(5):443-446.
[18] 袁东,单婵娟,唐修威,等. 上海市疾控机构公共卫生医师规范化培训教学实施评价指标构建及运用. 中国毕业后医学教育,2022,6(1):83-87.

上海市闵行区医疗集团基层医务人员能力提升的实践与思考

董珺 马应忠 陈斌 曹莹 刘菲 邱伟 徐娜

【导读】 医联体是深化医改的重要举措,对加强基层卫生建设具有深远影响。各地积极建立多种类型的医联体,不断加深各级医疗机构的合作联动。上海市闵行区紧跟国家、上海市的卫生改革步伐,贯彻落实工作要求,大力发展医联体。文章系统梳理闵行区紧密型城市医疗集团做法与成效,提出医联体对基层人才队伍建设应在合作机制、激励机制、全专服务、高层次复合型公共卫生人才、继续教育五个方面不断健全。

《关于印发卫生健康系统贯彻落实以基层为重点的新时代党的卫生与健康工作方针若干要求的通知》[1](国卫基层发〔2022〕20号)提出:要加强对基层的对口帮扶,通过紧密型医联(共)体等多种形式提升基层服务能力和管理水平。二三级医院要在人才、技术、管理、机制等方面积极发挥作用,帮助支持和指导基层医疗卫生机构高质量发展。医联体在强基层中扮演重要角色。

一、研究背景与意义

(一)医联体概念

医联体是深化医药卫生体制改革的重点工作,通过不同的合作方式联合各级医疗机构。2017年,国务院办公厅发布了《关于推进医疗联合体建设和发展的指导意见》[2],为各地发展医联体提供政策保障和指导。目前国内有四种模式的医联体:城市医疗集团、县域医共体、专科联盟、远程医疗协作网。作为新时代医疗合作形式,医联体对于提升基层医疗质量、加强基层人才队伍建设均发挥着重要优势。上下级医疗机构建立医联体关系,三级医院发挥优质医疗资源的辐射、带动作用,将人才、技术、管理、服务下沉到基层,推进区域内医疗资源的共享共用。医联体作为一个整体,整合上下级医疗资源,提供连续的医疗服务,解决区域医疗资源分布不均、患者就

第一作者:董珺,女,副主任医师。
通讯作者:马应忠,男,闵行区卫生健康委员会副主任。
作者单位:上海市闵行区梅陇社区卫生服务中心(董珺),上海市闵行区卫生健康委员会(马应忠、陈斌、曹莹),上海市闵行区虹桥社区卫生服务中心(刘菲),上海市闵行区浦锦社区卫生服务中心(邱伟),上海市闵行区七宝社区卫生服务中心(徐娜)。

医格局不合理、基层医疗机构服务能力薄弱等问题，对构建科学合理卫生服务体系发挥着重要作用。

（二）医联体对提升基层医务人员能力的作用

医联体的发展基础是以四个下沉为重点，即人员、技术、服务、管理四个方面的下沉。医联体内的大型公立医院的角色由"运动员"转变为"教练员"，通过同质管理、资源共享、技术辐射、专家下沉等方面充实基层医疗机构的卫生力量，为基层培养高质量、高水平"学生"奠定基础。同时，医联体给基层带来了更多的诊疗项目和类别，创新基层的医疗服务模式，为基层医务人员的能力提升提供了更多的学习通道。医联体作为一种体系化、机制化的医疗运行体，打通了医疗机构之间的壁垒，从原本独立的个体转变为相互合作的团队。基层医疗机构的人才培养也从单体培养转变为团队帮扶化的培养[3-5]。

1. 提升基层全专能力

全科医学作为一门承担全面基层医疗卫生任务的学科，在专业功能定位、基层临床诊疗能力与质量建设、多层次专业人才培养等方面具有一定的要求。而基层的条件和资源难以满足全科医生的全面发展。根据《健康中国"2030"规划纲要》中创新医疗卫生服务供给模式，全科医生的岗位能力由"全科普诊"向"全专结合"转变，对全科医生能力的培养由"单一模式"向"多层次模式"转变，包括医疗协作、科研合作和人才培养等多维内涵，以实现资源互补和资源利用最大化为目标。研究表明[6]，通过医联体在社区开展"全专精准管理"，患者的健康信念、认知与行为水平明显提高，弥补了社区慢病管理模式中的不足，提高了全科医生慢病管理内涵和诊疗能力，有效提升全科医生既"全"又"专"的专业素养。医联体中的大型医院专科服务逐步下沉，逐步倾向以社区为基础开展，成为减少住院或提供医院门诊服务的替代方案。全专结合实现上下级医生"零距离"教学模式，为全科医生创造了扩展技能的机会，全专能力也成为基层医务人员转型和升级的拓展技能[7]。

2. 促进医务人员进修学习

进修是在原有基础上进行知识、技术、水平的补充、更新、拓展和提高。由于基层教育资源匮乏、教育体系不完善等问题，导致基层培养医务人员的专业水平上升缓慢，医务人员学习积极性不高[8]。医联体为基层医务人员的进修提供了更便捷、更畅通的机会和平台，丰富了形式也丰富了学习内容，弥补了基层医疗机构学习资源匮乏的局面。医联体内的合作单位可以自行开展形式丰富的进修学习课程。与以往的普适性继续教育不同，医联体内的进修学习更侧重于实践与业务联合，在理论基础上增加了操作性实践活动，同时根据业务联合方向，制定了更具有建设性和针对性的进修学习课程。医联体内部的进修学习加强了上下级医务人员的沟通与联系，扩大了学习知识范围，增强了理论实操性，创新了进修学习模式。

3. 提高临床医技水平

医联体通过信息化技术或者互联网，建立与基层医院的业务交流与技术协作通道，使优质医疗资源能够下沉到短缺的地方。医联体内通过建立"互联网+"在线医疗服务，实现远程医疗服务。针对基层缺乏高端医疗设备，以及检验检查、病理诊断水平低的问题，医联体用信息化技术远程联通影像、超声、病理、心电图等检验检查设备，实现基层检查、上级医院诊断。提高医疗服务可及性的同时，也带动了基层医技人员的专业水平。上级医院的医生通过互联网平台对基层开展诊疗服务时，提供技术示范与业务指导，提高基层的影像会诊、MDT 会诊、在线技术指导、科研教学等工作质量[9]。

二、上海市闵行区紧密型城市医疗集团发展情况

2023 年 6 月闵行入选国家紧密型城市医疗集团建设试点单位，并被确定为十个重点培育城市之一。成立一南一北两大医疗集团，南部科创中心医疗集团，位于闵行区浦江科创城东岸，由上海市第五人民医院作为牵头医院，6 家社区卫生服务中心、区中西医结合医院共同参与组成。北部虹桥国际开放枢纽医疗集团，由复旦大学附属闵行医院作为牵头医院，联合区肿瘤医院、8 家社区卫生服务中心组成北部医疗集团。2023 年，南部医疗集团服务人口 114 万，门急诊总人次为 510.081 4 万人次，北部医疗集团服务人口 151 万，门急诊总人次为 684.808 万人次。

（一）主要做法

1. 优化内部管理，推动人员下沉

以牵头医院作为同质化管理的负责人，负责集团内部的各项工作开展。牵头单位的主要职责是统筹集团内部的业务开展，定期召开内部例会，评估项目的进展和成效。基层医疗机构作为参与单位，积极配合牵头医院，做好联合病房、联合门诊、联合培训等合作项目。集团内部通过同质化管理明确了统一管理模式、统一的服务标准，形成权责清晰、资源互通的管理机制。制定《闵行区卫健委关于试点区域性医疗中心干部选拔交流工作方案》，实施双聘机制，将门诊坐诊、开展查房、手术带教、授课培训等纳入考核指标体系，提高下沉专家帮扶效能。

2. 促进资源共享，推动服务下沉

闵行医疗集团通过网格化布局、网点化集成、网络化运行的“三网”系统来明确各级医疗机构的功能。以网格化布局将南北部的医疗资源分区分片统筹规划，做到资源集中、距离集中、患者集中的区域性医疗网格布局。利用网格化布局，两大集团按照医院的功能配置，牵头医院应解决“急、难、危、重、罕见”等病种，大急诊为主，小门诊为辅，提供专科及特殊疾病诊疗服务，单科目技术实现高、精、尖、难，以医教研培养高层次的医疗卫生人才，带动新技术、新药品、新成果的开发；一级社区医院应保证普通患者的基础护理、基本治疗、预防保健、健康咨询、家庭病床等功能，尤其“老、幼”群体的健康维护，形成职责分明、功能明确、内涵丰富的分级诊疗体系。以网络化、网点化的智慧医疗和信息化技术整合集团内部的信息系统，提高上下级医疗机构的信息互联互通，搭建三大“远程会诊中心”，做到检验检查共享、病历档案共享、质量监管共享的信息透明化、一体化运行。

3. 建立激励评价，推动技术下沉

医联体内部的个体层面、架构层面存在潜在的利益矛盾，激励约束机制作为协调抓手，有效平衡和消除个体与集体之间的利益矛盾，切实形成“利益共同体”[10]。集团内制定 16 项考核指标，量化技术评价，明确任务细则，确保各项业务有序、持续开展。根据考核指标，牵头医院需支持社区开展门诊手术、健康管理、科研教学、家庭医生签约服务等项目。

4. 提高服务质量，推动管理下沉

闵行区成立由区委区政府牵头、区卫健委、各相关委办局组成的管理委员会，形成由牵头医院和各成员单位共同参与的议事决策机制，逐步实现行政、人员、财务、质量、药械、信息系统六个方面统一管理。成立 12 个管理中心，在医疗服务、医疗质量安全、医院感染控制、病案质量、疾病预防控制等方面探索统一标准。制定《闵行区卫健委关于试点区域性医疗中心干部选拔交流工作方案》，派驻牵头医院管理干部至社区担任主要领导，推动各项试点工作开展。目前已有 3 家社区卫生服务中心主要领导由牵头医院科级干部担任。

（二）主要成效

1. 建立基层专科门诊

闵行 14 家社区卫生服务中心均开设了皮肤科、脑卒中、慢阻肺、儿科、外科、口腔等专科门诊（表 1）。在医联体的支撑下，14 家社区实现了市级康复中心、区级口腔中心的全覆盖。14 家社区均建立标准手术间，开设外科小手术，提供浅表肿物切除术、拔甲术、包皮切割术等。2023 年，14 家社区开展门诊小手术 1 926 例。14 家社区总共配备口腔医生 106 人、牙椅 107 张，开展牙体充填治疗、根管治疗、牙齿拔除、义齿修复、龈上洁治、窝沟封闭术、颌面外科小手术等口腔防治技术，部分社区提供口腔种植修复、口腔正畸等项目。

表 1　2023 年社区全专结合门诊就诊量

门　诊	就诊人次（万）
皮肤科	2.92
脑卒中	1.05
慢阻肺	0.962 1
儿科	13.07
康复	2.76
口腔	1.516 3

2. 加强中医专科专病门诊建设

闵行 14 家社区通过“龙华医院-闵行”医联体，开设中医专病专科门诊及名中医工作室，成立中医妇科、中医骨伤、中医脾胃病、中医乳腺、针灸、中医肺病、中医肿瘤等 7 个专科专病联盟。如颛桥“中医儿科”、江川“颈椎病”、莘庄“乳岩术后”、吴泾“月经过少病”、申鑫“便秘专病”等 5 个专科，且均入选 2023 年上海市中医特色专病专科（社区）能力建设项目名单。“陈氏妇科疗法二级工作站”落户莘庄、马桥、吴泾。颛桥“小针刀结合中药热罨包防治骨关节炎”入选上海市社区中医特色诊疗服务品牌。医联体中医基层骨干研修班内，闵行社区先后有 9 名基层骨干医师被龙华医院聘为专科专病医生（双聘医师）。

3. 拓展基层进修培训

闵行区为社区医生提供多途径的进修培训，针对专业、需求、培养等不同需求在区内区外的

医院进修。医联体联盟内有两种进修方式，一种是根据开设的全专门诊进行对口的进修项目，如虹桥社区卫生服务中心和闵行区中心医院的呼吸科专家在社区开设慢阻肺全专结合门诊，虹桥的医生同时也去闵中心呼吸科进修学习。另一种是根据本专业到上级医院进修，如华漕社区卫生服务中心需开设眼科门诊，社区眼科医生到闵中心眼科进修学习。2021~2023 年，基层医务人员到上级医院进修总共 396 人次。在紧密型城市医疗集团内，管委会制发《关于建立闵行区社区卫生服务中心家庭医生轮训制度的实施方案》，依托牵头医院，搭建家庭医生规范化继续教育轮训平台，每 3 年全覆盖完成一次为期 3 个月的家庭医生轮训，包含急诊科、CCU、全科、外科、放射科及自选亚专科。2023 年共计 131 名家庭医生参加轮训。

4. 建立远程教学

闵行区通过创新全专结合远程协作平台，实现社区卫生服务中心与区内市五医院、闵中心的全科+专科联合门诊、全科+专科远程会诊、区域内远程查房等。互联网联合门诊提供心内科、消化科，神经科等线上门诊，专家能够通过远程医疗网指导社区医生共同在互联网上研究病例。借助 MUSE 系统，2023 年远程会诊 22.26 万人次。借助 PACS 系统，2023 年远程会诊 32.1 万人次；CT 远程会诊 7.54 万人次。借助眼底镜系统，远程会诊 12 172 人次。

5. 组建专科联盟

在医疗集团内，牵头医院与社区组建专科联盟，如皮肤科联盟、胃肠镜联盟等，以联盟方式共同管理疾病。北部医疗集团建立一体化的健康管理，闵中心和莘庄社区共同开展“肝脏疾病全流程管理项目”试点。融合健康档案、电子病历、检验检查数据、互联网健康数据建立居民数字虚拟健康人像，精准定位辖区内的肝癌高危人群，联动社区卫生服务中心对高危人群进行肝癌早筛，为网格内居民提供疾病预防、诊断、治疗、营养、康复、护理、健康管理等一体化、连续性医疗卫生服务。

三、建议

医联体是由多家不同层级和类别的医疗机构组成的利益责任共同体[11]，涉及利益相关者较多，因此存在执行指令性不强[12]、实际作用有限、缺乏长效机制的情况[13]。无法形成利益和责任共同体的原因在于机构之间的层级、功能、目标不一致。打破医联体内不同机构的利益诉求，减少各成员单位之间的竞争状态，尤其是要解决三级医疗机构医生的个人利益损失问题，就要构建好医联体内均衡可持续的利益分配机制和管理科学的合作机制，确保“沉下去”和“引下去”能够形成可持续发展的作用[14-15]。

（一）建立权责清晰的合作机制

闵行区针对不同的模式医联体制定了权责清晰的合作机制。明确了三级医院和基层医院的功能定位，界定了医疗机构的责任、权利和义务。避免依靠简单的行政命令出现强制分配现象，而是通过机构间的权责范围，确定分工协作、利益分配、内部监督、信息共享等机制，促进机构间有序合作。明确了合作分工，就可以避免“无序竞争”“跑马圈地”现象，确保各项工作常态化、制度化，形成“利益共享、责任共担”的工作原则。各级医疗机构按照权责开展各项工作，确保机制长效化、效果持续化，机构间的协调、紧密、持续关系不断增强[16-18]。

（二）建立科学有效的激励机制

合理的激励考核机制才能保障人才交流的可持续稳定发展[19]。建立机构之间的激励约束机制，以合作项目、落地效果构建评价反馈机制，突出医疗机构间的合作程度和下沉力度。其次，建立人才交流激励机制。将激励考核评价重点突出人才交流价值，侧重于医疗水平、医疗质量、学习培训参与度等方面[20]。制定医联体内的人才聘用机制，充分调动人才的积极性，在基层开设专家门诊、专家管理等联合项目，促进人员下转的实效。

（三）建立全专结合的服务机制

在社区开展专科服务已成为优质医疗资源下沉的主要途径，既满足居民医疗需求，同时又能扩大优质医疗资源的公平性和可及性，这也成为全科医生提升全专能力的良好契机。针对某些区域性高发疾病，基层医务人员到上级医院学习某专项技术，在社区因地制宜地开展专病诊疗，发挥专科特长和全科慢病管理模式作用，不仅有利于提高临床诊疗效果，也是全科医生培养职业能力和提高职业获得感的重要方式[21]。

（四）建立高层次复合型公共卫生人才培养机制

基层医疗机构是健康管理的第一道关口，承担辖区内公共卫生工作。基层的公共卫生人才准入门槛较低，缺乏高素质的公共卫生人才。基层公共卫生人才不仅需要掌握基本的医学知识，还需要具备跨学科的知识和能力，如预防医学、流行病学、心理健康等。通过在医联体内开展跨学科培训，拓宽基层公共卫生人员的知识面，提升综合素质。建立医院、高校和疾控机构之间的紧密合作关系，以联合培养、实习实训、科研项目合作等方式，共同提升基层公共卫生人才的专业水平。

（五）建立全链条医务人员继续教育机制

传统的继续教育培训方式难以满足当前卫生健康领域发展的多重挑战。为适应新时代卫生方针，医务人员的继续教育应在专业缺口、人才缺口、知识领域覆盖面上明确方向。现有的继续教育侧重于职业评价，以学分为导向，对于提升医务人员的职业发展潜力、科研创新能力等方面未体现出明显的效应，缺乏成果的实用性。医联体是提供全链条教学的桥梁，可以破除既有社会认知、实际经验与学习理论的限制壁垒，融入技术输出与理论相结合的教学方式，建立既强调医疗教育，又能契合时代需求、符合行业发展、稳定人才培养模式的教育机制[22]。

参考文献

［1］国家卫生健康委. 关于印发卫生健康系统贯彻落实以基层为重点的新时代党的卫生与健康工作方针若干要求的通知（国卫基层发〔2022〕20 号）. https://www.gov.cn/zhengce/zhengceku/2022-07/12/content_5700674.htm［2022－07－05］.

［2］国务院办公厅. 国务院办公厅关于推进医疗联合体建设和发展的指导意见（国办发〔2017〕32 号）. https://www.gov.cn/gongbao/content/2017/content_5191699.htm［2017－04－23］.

[3] 孙涛,殷东,张家睿,等. 我国区域医疗联合体的理论研究现况与实践进程. 中国全科医学,2019,22(31):3871-3875.
[4] 高晶磊,赵锐,刘春平,等. “十三五”期间我国医疗联合体建设成效及发展建议. 中国医院管理,2022,42(8):13-15.
[5] 陈稳,胡豫,张义丹,等. 高质量发展视角下医疗联合体建设的实践与思考. 中国医院管理,2022,42(8):13 15.
[6] 姚裕忠,马晓骏,宋懽,等. 基于“全专精准管理”的糖尿病“1358 模式”对社区糖尿病患者的管理效果研究. 中国全科医学,2023,26(34):4308-4314.
[7] 杨辉,韩建军,许岩丽,等. 中国全科医学行业十年发展:机会和挑战并存. 中国全科医学,2022,25(1):1-13,28.
[8] 何晓兰,申丽,王晓成,等. 院外进修对基层医院护士医护合作,临床护理及科研创新能力的影响. 护理研究,2019,33(3):498-500.
[9] 王建军,王婷,牛仕良. 基于互联网医院平台的区域医联体建设研究. 卫生经济研究,2024,41(8):65-68.
[10] 李力,郑英. 总额预付制下县域医共体激励约束机制分析:个人利益与集体利益的冲突. 公共管理与政策评论. 2023,1:140-155.
[11] 吴述银,贾贤杰,彭薇,等. 医疗联合体核心医院专科医生对参与家庭医生签约服务认知分析. 中国医院管理,2023,43(1):19-24.
[12] 张明,孙岩国,孔筱,等. 业务紧密型医疗联合体利益相关者分析. 中国医院管理,2022,42(12):16-22.
[13] 陈稳,胡豫,张义丹,等. 高质量发展视角下医疗联合体建设的实践与思考. 中国医院管理,2022,42(8):13-15.
[14] 李畅,白雪,方鹏骞. 我国中医药医疗联合体内部利益特征与分配机制研究. 中国医院管理,2024,44(1):14-18.
[15] 赵婕. 纵向医联体建设各主体利益得失及冲突分析. 经济师,2023(2):235-236.
[16] 李雪,熊季霞,王兆娟. 医联体协同治理的生成路径与实现策略. 卫生经济研究,2022,39(12):4-6.
[17] 高晶磊,刘春平,孙海燕,等. 基于协同治理理论的城市医联体网格化管理模式研究. 中国卫生经济,2021,40(11):18-22.
[18] 郑英. 我国区域整合型医疗健康服务体系的治理逻辑与路径分析. 中国卫生政策研究,2022,15(1):20-28.
[19] 范生根,魏来,李妍君,等. 县域医联体伙伴关系、整合能力与稳定性的关系研究. 中国卫生政策研究,2019,12(10):42-50.
[20] 冀杨,谷水,刘立飞,等. 北京市属医院知名专家团队双向转诊机制探讨. 现代医院管理,2021,19(1):5-8.
[21] 于德华. 基于全专结合的社区专病诊疗技术发展策略. 中国全科医学,2024,27:15-18.
[22] Liumin,杨曦,简晴,等. 新时代我国卫生健康人才培养的有关因素探析与优化策略. 中国继续医学教育,2024,16(4):154-160.

上海市卫生健康委机关选调生能力素质模型构建与实证研究报告

王伟嵩　马　聪　易康祺　陈　璐

【导读】 选调生工作作为优秀年轻干部的“源头工程”，截至2023年末，累计为市卫生健康委输送了17名高素质人才，经过制度化的培养和管理，市卫生健康委后备干部队伍得到了一定程度的充实。文章立足工作实际，通过层次分析法厘清了委机关选调生培养中的关键干部能力素质要素，构建起委机关选调生能力素质模型。基于构建起的能力素质模型，课题组进行了市区两级卫健系统选调生的自评调查，了解了不同层级选调生的培养成长状态，发现了当前培养中的问题和不足，并从选调生管理视角，为进一步提升委机关选调生能力素质提供了对策建议。

“为政之要，莫先于用人”，年轻干部是党和国家事业发展的生力军，是中国特色社会主义事业的接班人。习近平总书记强调，“培养选拔优秀年轻干部是一件大事，关乎党的命运、国家的命运、民族的命运、人民的福祉，是百年大计。”选调生作为年轻干部队伍中的重要组成部分，扩充了各级党政机关后备人才力量，有利于干部队伍长远发展。

市卫生健康委党组高度重视选调生培养管理工作，委干部人事部门研究制定《关于加强和改进选调生工作的实施方案》，明确了处级领导带教、季度谈心谈话、村居锻炼走访等举措，指导选调生基层锻炼工作、持续了解选调生工作成长情况、动态跟踪培养管理工作。截至2023年末，委机关累计招录了7届17位选调生，经过基层历练、实践训练和岗位锻炼，委机关选调生队伍能力素质得到显著提升、岗位适配性与工作专业度得到极大增强。

本研究旨在立足工作实际，厘清委机关选调生培养中的关键干部能力素质要素，构建委机关选调生能力素质模型；并基于构建起的能力素质模型进行市区两级卫健系统选调生的自评调查，了解不同层级选调生的培养成长状态，发现当前培养中的问题和不足；以期从选调生管理视角，为进一步提升委机关选调生能力素质提供对策建议。

整个课题分为两个阶段，2024年4月至5月上旬，课题组通过文献梳理和对市卫健委5位组工干部、17位委机关选调生的问卷调查，使用层次分析法构建起一套2层6个方面18个能力素

第一作者：王伟嵩，男，上海市卫生健康委员会干部人事处四级主任科员。
通讯作者：陈璐，女，上海市卫生健康委员会干部人事处副处长。
作者单位：上海市卫生健康委员会（王伟嵩、马聪、易康祺、陈璐）。

质要素的选调生能力素质评价模型；5 月下旬，课题组对 16 位委机关选调生，9 位区卫健委选调生基于模型进行了问卷自评和深入访谈，掌握、分析了委机关选调生能力素质培养现况与影响因素，最终形成本报告。

一、委机关选调生能力素质模型构建与自评

（一）能力素质要素指标的选取与筛选

自 2019 年以来，每逢中青班开班之际，总书记都会对年轻干部成长成才提出要求。通过汇总历年总书记中青班讲话要点，结合公务员及卫健委选调生管理培养具体要求，查阅相关文献研究，并经选取经验丰富、专业性好的 5 位委机关组工干部进行德尔菲专家咨询，通过讨论、筛选、修改和补充，最终归纳总结出六大方面十八个具体能力要素，详见表 1 所示。

（二）层次分析法确立指标权重

层次分析阶段，共发送并回收判断矩阵评估问卷 22 份，其中有效填写 20 份，有效回收率 90.90%。专家权威系数均大于 0.7，其中硕士以上学历占比超过 2/3。根据判断矩阵打分情况计算两级维度的权重值，各组判断矩阵的 CR 值均<0.1，权重结果可信，一致性良好。权重和一致性检验结果见表 1。

表 1　能力素质模型指标权重

一级维度（六大方面）	权重 w1	二级维度（具体能力要素）	相对权重 w2	组合权重 w1×w2	最大特征根（λ_{max}）	一致性比例（CR）
政治能力	0.373 9	政治信念	0.301 3	0.112 7	5.02	0.003 4
		政治理论素养	0.136 8	0.051 1		
		政治鉴别力	0.187 9	0.070 2		
		政治自制力	0.165 4	0.061 9		
		政治执行力	0.208 6	0.078 0		
调查研究能力	0.113 3	信息搜集能力	0.205 5	0.023 3	3.02	0.018 8
		分析研究能力	0.512 4	0.058 1		
		公文写作能力	0.282 1	0.032 0		
科学决策能力	0.125 8	战略思维能力	0.617 7	0.077 7	2.00	—
		依法行政能力	0.382 3	0.048 1		
改革攻坚能力	0.142 2	持续学习能力	0.290 1	0.041 2	3.06	0.056 0
		创新能力	0.367 4	0.052 2		
		自我调适能力	0.342 5	0.048 7		

续 表

一级维度（六大方面）	权重 w1	二级维度（具体能力要素）	相对权重 w2	组合权重 w1×w2	最大特征根（λ_{max}）	一致性比例（CR）
应急处突能力	0.099 1	风险意识	0.551 4	0.054 6	2	—
		专业素养	0.448 6	0.044 4		
群众工作能力	0.145 7	沟通协调能力	0.420 1	0.061 2	3.00	0.004 7
		应对新媒体能力	0.210 5	0.030 7		
		领导能力	0.369 4	0.053 8		

（三）基于指标体系的选调生能力素质自评

问卷自评阶段，为丰富选调生样本，统筹考虑更多影响因素，作为对照随机抽样了 9 位历年的区卫健委选调生，与市卫健委的 16 位选调生一同使用构建的指标体系进行自评调查。最终回收有效问卷 25 份，有效回收率 100%。样本分层分布情况见表 2。

表 2　自评问卷样本分布情况

分层		人数	比例
性别	男性	14	56.00%
	女性	11	44.00%
籍贯	沪籍	7	28.00%
	非沪籍	18	72.00%
单位	市级	16	64.00%
	区级	9	36.00%
学历	本科	2	8.00%
	硕士	17	68.00%
	博士	6	24.00%
工作阶段	基层锻炼中	9	36.00%
	已完成锻炼	16	64.00%

1. 能力素质得分总体情况

25 位选调生样本能力素质自评得分均分为 85.83，标准差 7.61 分，得分相对集中，如表 3 所示。六大方面中：政治能力最优。“政治能力”均分最高、在六个方面中得分最集中，为均分 91.79，标准差 7.91 分[简写为“91.79(7.91)”，下同]，说明样本选调生在政治素养和意识方面表现相对出色，反映了选调生选拔和培养过程中政治优先的考量和立场。

高素质专业化凸显。“调查研究能力”“科学决策能力”“改革攻坚能力”三个方面的均分次高，但分数集中度存在差异，分别为 84.22(9.99)，82.87(12.44)和 83.76(10.20)，这三种能力相对依赖学识与专业素养，与调查对象的学历分布相呼应，得分次高也可以反映上海市卫生健康系统打造高素质专业化公务员队伍的部分成果。

岗位经验露怯。“应急处突能力”“群众工作能力”均分较低，分别为 81.60(11.35)和 79.19(11.91)，这两个方面的能力积累既关乎从“高校门”转换到“机关门”“社会门”后的工作经验，也关乎选调干部的群众意识、危机意识，选调队伍平均资历尚浅，仍需多磨多悟。

表 3　选调生能力素质得分总体情况

	平均值	标准差	最小值	最大值
总分	85.83	7.61	72.34	99.99
政治能力	91.79	7.91	80.00	100.00
调查研究能力	84.22	9.99	64.17	100.00
科学决策能力	82.87	12.44	60.00	100.00
改革攻坚能力	83.76	10.20	58.41	99.93
应急处突能力	81.60	11.35	59.94	99.90
群众工作能力	79.19	11.91	52.61	100.00

分析二级维度内具体要素得分情况，如表 4 所示。

政治能力显坚定，理论素养需加强。五个要素中，除理论素养外，自评分值均超过 89 分，尤以政治信念得分最高为 95.20 分，显示出较强的政治坚定性、自律性、执行力。理论素养仍需在不间断地“读原著、学原文、悟原理”中做到“学、思、用贯通，知、信、行统一”。

调查研究强数据，思考转化有欠缺。三个要素中，以信息搜集能力得分最高为 90.40 分，公文写作能力相对较低为 78.40 分，既反映出选调生多样化的信息获取能力优势，也反映出信息提炼思考、数据转化能力上的欠缺。

科学决策重法治，战略水平待提高。依法行政能力 88.80 分在维度总分之上，凸显选调生较强的规则意识和法治观念，战略思维能力 79.20 分低于维度总分，选调生的经验历练尚需加强。

改革攻坚有基础，创新支持需门路。持续学习和自我调适能力得分较高，分别为 88.80 分和 88.00 分，选调生们已具备了改革攻坚战线的基础要求和心理素养，但创新能力 76.00 分相对较低，作为创新的基础，理论储备之外，实践总结尚有提升空间。

表 4　选调生能力素质得分各要素情况

政治能力 91.79	调查研究能力 84.22	科学决策能力 82.87	改革攻坚能力 83.76	应急处突能力 81.60	群众工作能力 79.19
政治信念 95.20	信息搜集能力 90.40	战略思维能力 79.20	持续学习能力 88.80	风险意识 82.40	沟通协调能力 84.00

续 表

政治理论素养 84.80	分析研究能力 84.80	依法行政能力 88.80	创新能力 76.00	专业素养 80.80	应对新媒体能力 75.20
政治鉴别力 89.60	公文写作能力 78.40		自我调适能力 88.00		领导能力 76.00
政治自制力 93.60					
政治执行力 92.00					

2. 能力素质得分的分层对比

自评分数样本间对照，为排除因样本自评标杆线差异带来的统计影响，这里设置 90 分为标准线，统一使用标准化得分进行能力因素对比（表 5）。各方面标准化得分 = 该方面得分/总得分×90，结果如表 5 所示。

表 5　选调生能力素质得分分层分析

分层		标杆线	标准化得分					
			政治能力	调查研究能力	科学决策能力	改革攻坚能力	应急处突能力	群众工作能力
单位	市级	90	96.12	88.66	87.59	88.19	86.34	81.67
	区级	90	96.09	87.11	87.45	87.23	84.22	85.45
工作阶段	已完成基层锻炼	90	96.60	88.72	86.12	87.88	85.96	82.22
	未完成基层锻炼	90	96.50	84.87	88.24	87.76	84.89	84.49

经历基层磨炼，调查研究能力明显加强，自我认识更为客观。完成基层锻炼的选调生，六方面能力除科学决策、群众工作外，都有不同程度提升，其中尤其以调查研究能力提升最大（已完成基层锻炼 88.72 分，未完成基层锻炼 84.87 分），基层两年的国情走访调研和专项调查报告作为基层锻炼必修课，助益选调生成长效果明显。科学决策、群众工作两方面标准化得分差异，可能反映选调生进入机关后，面对更多更复杂的工作决策情形和群众关心问题，发生了自我认知层面的改变，所谓“知不足而奋进，望远山而力行”，是一种更为客观、持续追求进步的积极的自评分数的差异转变。市区两级服务对象差异带来专业素养、群众工作能力差异。在前五种能力方面，市级相较区级选调生标化得分都略高。其中，尤以分析研究能力（调查研究方面）、依法行政能力（科学决策方面）、持续学习和自我调适能力（改革攻坚方面）、专业素养能力（应急处突方面）市级更高，全方位体现出市级选调生更优的专业素质、学习能力、研究分析能力。唯有群众工作方面，市级 81.67 分略低于区级 85.45 分。这与市级宏观决策多，区级基层交流互动多的特性有关。

二、委机关选调生能力素质培养的路径与影响因素分析

所谓“经事长智，历事成人”，选调生能力素质的成长离不开基层岗位的培养历练，也同样不能忽视在整个能力构建全周期中各方面的影响。为此，课题组统计了17位委机关选调生，9位区卫健委选调生参与过的培养路径，同时通过问卷与深度访谈的形式，了解了他们视角下的能力素质构建影响因素。

（一）样本选调生基层锻炼培养路径

近年来，全市面上和卫生系统选调生培养管理逐步规范和健全。根据《上海市卫生健康委员会关于加强和改进选调生工作的实施方案》，自2021届起，除重点项目外，委机关选调生第二年的培养路径被规范为“3个起码3个月以上”，即：起码有3个月以上在所在区公立医院；起码有3个月以上在社区卫生服务中心；起码有3个月以上在公共卫生机构。相较2021届之前的选调生，锻炼期间接触到的岗位更加丰富，眼界更为开阔。

根据对7届选调生的调查，在列出的8类路径里，村居挂职锻炼是最具共性的经历，参与比例达到92.31%，基本是按照选调安排，发生在入职的第一年中。由于部分选调生样本进入时间早于委内规范政策出台，入职后第二年大家的锻炼岗位相对比较多样，大致可以分为各层次医疗机构、下级政府机关、各层级委属单位（不含医院）、市级重点项目，如图1所示。其中，市级选调生的经历体验较区级在层次、岗位上更丰富。

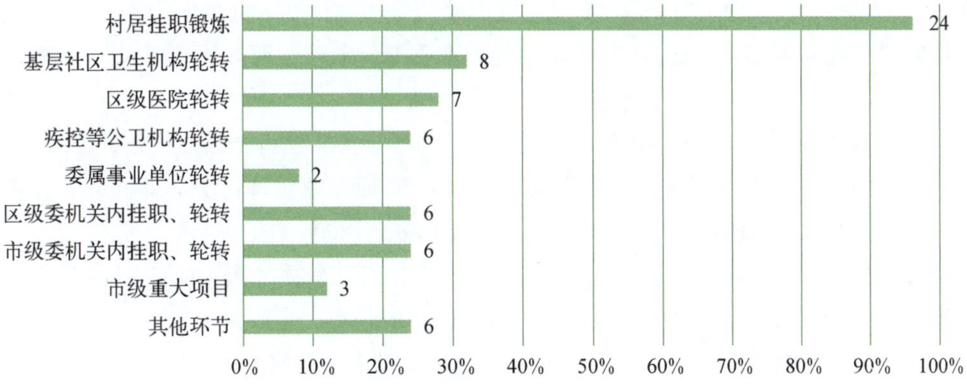

图1　选调生参与过的各类培养路径情况（单位：人数）

（二）样本选调生视角下能力素质影响因素

描述这部分的结果，主要采取响应率、相对重要性两个指标：其中，响应率描述了该因素在同类因素选择中的相对占比，即选调生认为该因素的需要情况；相对重要性则是按同类因素选择数目的权重赋值后，该因素的排序情况，反映选调生认为该因素的重要情况。

影响因素主要按自身背景、岗位平台、组织培养、主动学习、工作环境5个方面进行划分。其

中，自身背景、主动学习更多地强调选调生的自身特质，岗位平台、组织培养、工作环境则更多强调职业路径上单位的影响，如表 6 所示。

表 6　五类选调生能力素质影响因素相对重要性

自身因素方面相对重要性	岗位平台方面相对重要性	组织培养方面相对重要性	主动学习方面相对重要性	工作环境方面相对重要性
自己的学历层次 0. 509 0	服务岗位薪酬待遇 0. 349 0	工作内容在所在单位的重要程度 0. 440 8	课题、报告等主动学习机会的参与情况 0. 456 5	服务岗位的同事关系 0. 438 6
自己的家庭因素 0. 266 1	服务岗位所在地语言文化适应性 0. 314 3	实际参与过的工作和岗位表盖面 0. 324 6	演讲、汇报等主动表达机会的参与情况 0. 348 2	服务岗位的领导指点情况 0. 302 6
其他 0. 224 8	服务岗位与专业对口程度 0. 195 8	组织关心谈话、提供培训机会的频率 0. 231 4	走访、调研等交流考案的参与情况 0. 195 3	选调生间的传帮带和良性竞争 0. 258 8
	服务岗位的层级和服务对象 0. 132 5	其他 0. 003 3	其他 0. 000 0	其他 0. 000 0
	其他 0. 008 4			

（1）素质学识突显，学历层次影响能力起步线。作为面向高校招录的品学兼优的应届大学本科及其以上毕业生，选调生属于典型的“三门干部”，学历作为初入社会能力素质“养成链”的源头，毋庸置疑地成为首个重要影响因素。从能力素质得分来看，“调查研究能力”“科学决策能力”“改革攻坚能力”三方面分值差异也体现出学历的重要性。

（2）专业梯度区分，岗位能力匹配层级与专业。基于能力素质得分部分的分析，市区不同层级岗位工作性质的差异决定了不同的能力素质培养重点，而专业对口程度是制约岗位结果产出的重要约束。相对而言，语言文化、薪酬待遇在选调生成长中的影响显得不那么重要。

（3）组织蹲苗历练，培养成才需要经验与机会。工作内容在所在单位的重要程度、实际参与过的工作和岗位覆盖面、组织关心谈话和提供培训机会的频率三个因素的响应率相近。重要的工作内容、多样的工作经历、适当的关心谈话和培训往往带来更强烈的职业认同和更广的工作视野，被认同的成就感有助于促发和提高工作质量和效率的积极性，更广的工作视野有助于成长为能力的“多面手”。“应急处突能力”“群众工作能力”的岗位经验方面短板，正强调在未来的培养过程中还需进一步墩苗，组织培养上需要持续性的关注投入。

（4）调研实践增智，主动学习多渠道成长反思。走访调研、课题报告的响应率和重要性居双高，这两类工作经历，都以主动思考、主动搜寻、接收信息为重要内容，对初跨“三门”的选调生来讲，是成长的必经之路。而演讲报告以沟通和成果展示为重要内容，或许在小有所得之后，经历的收益会更为显著。

（5）融洽朋辈关系，快速上手需前辈经验传承。同事关系和领导指点情况响应率、重要性居双高。“传帮带”是党的优良传统，前辈的经验有助于快速熟悉环境、了解工作、融入角色，更好地推动工作落地落实。从能力素质自评得分来看，多种能力要素分值短板都指向了经验不足的原因。在选调生培养锻炼的过程中，除了需要为同辈选调生之间提供合作互助的平台，也需要适时搭建向领导前辈汲取经验的渠道。

三、委机关选调生能力素质培养的总结讨论

本研究通过层次分析法构建的委机关选调生能力素质评价模型，形成了对选调生能力素质培养的目标导向；通过模型自评，了解了当前委机关选调生能力要素培养现状；通过问卷调查，明确了选调生视角下主要影响能力素质成长的可能因素。通过深度访谈和进一步材料整理，委机关选调生的培养管理实践，突出以下三个特点。

（一）选拔培养突出政治标准，坚持事业为上

对党忠诚是共产党人首要的政治品质，年轻干部唯有保持过硬的政治定力，才能坚定政治立场，严守政治规矩，忠于党和人民。委机关深入学习贯彻习近平总书记关于干部队伍建设的重要指示要求，从招录到培养全链条，始终严把政治关。调研结果也充分支持这一观点，在层次构建阶段，政治能力在六大能力方面中最为关切，被给予了超过总分 1/3 的权重；在能力自评环节，政治能力均分最高、样本间差异最小，尤以政治坚定性、自律性、执行力表现亮眼。但相较而言，理论武装在整个政治能力方面短板尚存。

自 2020 年起，上海市委组织部在选调生招录工作中，将卫生健康管理类职位从其他大类中单独拆出，独立设置报考类别。作为全市卫生健康行业的“头雁”队伍，卫生健康管理类选调生的主要招录机关，委机关着眼推动卫生事业高质量发展需要，切实把专业素质和干事创业能力作为选调生选拔培养之重。我委招录的 17 位选调生中，硕博学历占比达 94.12%；医学相关专业占比达 88.24%。作为构建高素质专业化干部队伍的“源头工程”，在影响选调生能力素养成长的学历层次和专业背景方面，我委选调生招录培养优势明显。

（二）培养历练坚持基层导向，强化实践磨炼

市卫健委机关选调生培养坚持基层导向，强化一线工作墩苗培养，强调调研和解决实际问题方面能力的提高。随着我委选调生培养管理制度的逐步完善，委机关选调生基层两年要经历包含村（居）、镇（街道）、区在内的多个层级，社区卫生服务中心、医院、委属事业单位、委机关等多类型单位，综合管理、重点项目与专业业务等多种岗位的历练，在“参与过的工作和岗位覆盖面”这一影响工作视野的因素上受益颇丰，也对“岗位层级”对职业发展的理解更上一步。恰逢疫情大考，我委 2021 届 4 名选调生投身村居一线支援核酸检测、助力健康宣教；2020 届 3 名选调生支援区疫情防控专班，1 名选调生扛起临港新片区疫情调度重担。基层实践与专业历练得到完美结合。从自评结果来看，调查研究能力等方面，经历基层两年的实践历练，自评得分也有了明显且一致的提高。但从总得分上来看，“应急处突能力”“群众工作能力”等对岗位经验要求比较高的能力仍有短板。

（三）日常管理严管厚爱并重，主动搭建平台

委机关干部人事部门以制度形式将对委机关选调生的严管厚爱落实到培养的全流程。一是加强跟踪管理，采取日常监督、每半年集中汇报，年终集中述职等方式，掌握选调生基层动态，与锻炼单位同向发力、精准对接，合力推动选调生基层锻炼成长。二是加强带教培养，落实处室带教，一人一策制定培养计划，在国情调研、事实项目等方面指导支持。三是加强关心关爱，定期谈话谈心，深入选调生挂职单位实地探望，在学习培训、课题开展等方面给予服务保障。在“组织培养”“主动学习”“工作环境”等多个影响因素方面，委机关都全方位地给予了选调生基层历练成长保驾护航。

四、选调生能力素质培养的对策建议

（一）坚定政治优先，落实落细政治考察和学习要求

总书记指出：“坚定的理想信念，必须建立在对马克思主义的深刻理解之上，建立在对历史规律的深刻把握之上。”选调生基层锻炼过程中，市级组织部门可以进一步关注政治理论方面的锻炼培养。一方面可以在初任培训、基层岗前培训之外，定期组织开展理论专题学习班，为深入基层一线的同志搭建一个可以“全面系统学、及时跟进学”的平台和机会；另一方面可以组织选调生间微党课互讲等活动，指导同学们“深入思考学、联系实际学”，以用促学，在干中学。从而让选调生自觉用习近平新时代中国特色社会主义思想武装头脑，成长为政治能力的“六边形战士”。

（二）强化重担历练，“四力”并进激发干事创业热情

刀在石上磨，人在事上练。选调干部的培养要敢压重担，坚持多岗多练。卫生健康管理类选调生的培养，一方面可以在当前制度化的培养方案基础上，进一步完善路径，落实落细，将区级卫健信访、医院门办等基层部门针对性加入锻炼岗位清单；另一方面可以组织往届选调生汇总基层心得，传承系统内岗位实践经验。从而从“脚力、眼力、脑力、笔力”四方面入手，助力选调生补齐“应急处突”“群众工作”等方面能力短板。

（三）落实系统培养，“三心”共举促进管理提质增效

总书记强调，要坚持严管与厚爱结合、激励与约束并重。选调生培养管理中，一是要倾心服务，做好新入机关部门的全方位生活、心理保障；二是要用心管理，以持续而有效的激励约束驱动选调生的担当作为，做好跟踪考核；三是要精心培养，因人施策、因岗施策，让选调生的专业素养和学历优势有充分的展示空间。

第五章

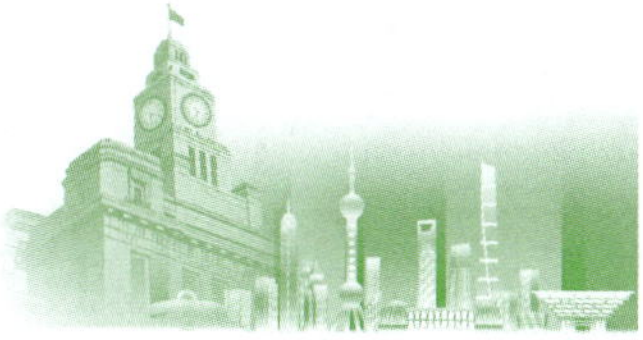

公共卫生

2024年是“十四五”规划攻坚收官和“十五五”规划谋篇布局的关键时期,上海市公共卫生体系建设正在快马加鞭地进一步进行中。本章共收录13篇文章,从急慢性传染病管理、数据平台建设、特殊人群(老人和儿童)应对策略、职业健康等方面,探讨如何在上海这一超大城市开展疾病预防控制工作,应对公共卫生安全威胁。《上海市疾病预防控制工作现状、问题及发展思路研究》提纲挈领,从整体入手,立足上海市疾病预防控制工作发展基础,提出了“十五五”期间疾病预防控制发展目标和主要任务。自2003年SARS疫情,特别是新冠疫情发生以来,以急性呼吸道传染病暴发为主的突发公共事件对超大城市的应急响应与治理能力提出了新的需求。本章既注重系统平台建设,聚焦数字化转型,探索疾病预防控制应急作业中心管理平台建设,构建公共卫生数据可靠性评估系统,对急性呼吸道传染病综合监测系统运行情况进行评估;又注重制度管理及实践,着手基层传染病应急队伍标准化建设,开展呼吸道合胞病毒单克隆抗体注射使用,探索肺结核、艾滋病及病毒性肝炎等慢性传染病医防融合协同共管工作模式,研究上海市黄浦区老龄化社区突发公共卫生事件应急能力建设,试点实施健康副校(园)长制度;分别从不同角度完善疾病预防控制体系建设。同时本章也关注职业健康培训领域、商务楼宇从业人员职业健康管理、网约工群体的职业健康风险、健康食堂、健康餐厅,满足人民群众日益增长的营养健康服务需求,全面强化公共卫生服务能力,对标国际先进水平,为上海打造“全球健康城市典范”做出贡献。

上海市疾病预防控制工作现状、问题及发展思路研究

张　浩　陈　昕　吴立明　毛　洁
沈沛文　陈　勇　薄丽娜　孙肖潇

【导读】 疾病预防控制体系是保护人民健康、保障公共卫生安全、维护经济社会稳定的重要保障。文章阐述了疾病预防控制事业高质量发展的基本内涵，立足上海市疾病预防控制工作发展基础、面临的问题与挑战，提出了“十五五”期间上海市疾病预防控制发展目标和主要任务，以期夯实上海市疾病预防控制事业高质量发展的坚实基础，建成全球健康城市典范和全球公共卫生最安全城市典范之一。

为全面贯彻落实党的二十届三中全会和中共十二届上海市委五次全会部署的各项改革任务，实施健康优先发展战略，在今后一个时期，上海市疾病预防控制工作以国务院办公厅《关于推动疾病预防控制事业高质量发展的指导意见》（国办发〔2023〕46 号，以下简称《指导意见》）[1]为纲领，紧紧围绕“健全公共卫生体系，促进社会共治、医防协同、医防融合，强化监测预警、风险评估、流行病学调查、检验检测、应急处置、医疗救治等能力”要求，推动上海市疾病预防控制事业（以下简称“疾控事业”）高质量发展，在推进中国式现代化中发挥龙头带动和示范引领作用。

一、疾控事业高质量发展的基本内涵

疾病预防控制体系（以下简称“疾控体系”）是保护人民健康、保障公共卫生安全、维护经济社会稳定的重要保障。为贯彻落实党中央、国务院关于改革完善疾控体系的决策部署，根据《指导意见》精神，2024 年 7 月，上海市政府办公厅印发《关于推动本市疾病预防控制事业高质量发展的实施意见》（沪府办发〔2024〕12 号）[2]，对推动上海市构建强大的公共卫生体系和健康上海建设，具有非常重要的意义，具体从三方面把握。

第一作者：张浩，男，上海市卫生健康委员会副主任、上海市疾病预防控制局局长。
作者单位：上海市卫生健康委员会（张浩），上海市疾病预防控制局（张浩、吴立明、毛洁、沈沛文、薄丽娜、孙肖潇），上海市疾病预防控制中心（陈昕、陈勇）。

（一）发展思路

紧扣国家疾控体系建设总体要求，同时充分结合上海市公共卫生体系建设发展实际，围绕“建设全球公共卫生最安全城市典范之一”等目标任务，以及公共卫生体系建设“1+5+1”系列文件中的相关事项，谋划具体工作措施。

（二）政策定位

目标任务“对标对表”、政策红利“拿足用好”、政策措施“接续有力”；对标国内、国际最高标准、最佳水平，“建设全球公共卫生最安全城市典范之一”；在长三角区域疾控体系一体化建设和疾控事业高质量发展中充分发挥龙头带动和示范引领作用；有效推动各区、各部门高位统筹推动疾控体系改革和发展，加强多元要素投入，落实关键性保障支持，共同构建上海市疾控事业发展新格局。

（三）主要内容

牢牢把握疾控事业高质量发展的重点，紧扣“守牢城市公共卫生安全底线”，注重与国家战略任务对接联动，积极参与全球公共卫生治理，引领长三角区域疾控体系一体化建设。在系统完善疾控体系、全面提升疾控专业能力、加强人才队伍建设、加大支撑保障力度等方面，一手抓医防融合、医防协同的“内循环”，一手推“产学研用管”一体化协同的“外循环”，以链式布局激活疾控事业倍增发展“聚变效应”。

二、上海市疾控工作发展基础

上海市坚持以人民健康为中心，统筹推进疾控体系现代化建设和疫情防控，不断完善重大疫情防控体制机制，持续健全公共卫生体系，促进社会共治、医防协同、医防融合，在监测预警、风险评价、检验检测、应急处置等领域持续发力。2023 年 7 月上海市疾病预防控制局完成挂牌，市委、市政府办公厅印发上海市疾病预防控制局“三定”方案。各区稳妥有序开展体系改革，均已完成区疾病预防控制局组建和区疾病预防控制中心（区卫生健康监督所）改革重组。通过连续开展六轮公共卫生三年行动计划建设，疾控体系硬件设施水平和服务能力显著提升。

截至 2023 年，上海市居民健康期望寿命达到 72.65 岁，提前实现《健康上海行动（2019—2030 年）》[3] 目标，居民主要健康指标保持发达国家和地区水平。重大疾病防治成效显著，甲、乙类传染病报告发病率 78.01/10 万（不含新冠病毒感染），继续控制在历史低水平。适龄儿童免疫规划疫苗接种率保持 98%以上，常见恶性肿瘤诊断时早期比例达到 41%。

三、上海市疾控事业的问题与挑战

当前是“十四五”规划攻坚收官和“十五五”规划谋篇布局的关键时期，上海市疾控事业发展面临三大战略地位日益凸显的新趋势，即传染病防控在统筹高质量发展和高水平安全中的战略地位、疾控科技创新策源能力在塑造城市发展新动能中的战略地位及公共卫生服务在满足人群健康新需求中的战略地位。对照疾控事业高质量发展的要求，上海市疾控事业发展还存在以下问题和挑战。

（一）公共卫生安全风险和不确定性持续增加

已知病原体新变异、未知病原体新出现可能导致的风险持续存在，输入性传染病疫情等风险与日俱增，外部环境风险叠加人群不良健康生活方式等多种因素影响，构成日趋严峻的健康挑战。

（二）“以健康为中心”的疾控供给侧结构性改革亟待深化

疾控综合能力与超大城市功能定位、面临的公共卫生风险挑战不完全适应，服务城市高质量发展、高品质生活、高效能治理协同推进的关键作用尚未充分发挥。

（三）疾控体系建设水平与“最安全城市”治理现代化要求尚有差距

“统筹、融合、一体化管理”格局尚未有效建立，韧性安全城市重大战略资源布局有待加强，尚未形成多元投入、资源统筹、制度保障、共建共治共享的工作格局。

四、上海市疾控发展目标

“十五五”时期是我国基本实现社会主义现代化承上启下的关键时期，是全面实现《“健康上海 2030”规划纲要》[4]目标任务的收官时期，也是实现上海市疾控体系高质量发展的关键时期。“十五五”时期上海市疾控发展总体目标是实施健康优先发展战略，建立健全的以人民健康为中心、与社会主义现代化国际大都市目标相适应、与城市功能定位相匹配的现代化疾控体系，夯实上海市疾控事业高质量发展的坚实基础，建成全球健康城市典范和全球公共卫生最安全城市典范之一。具体目标：一是实现疾控体系现代化水平持续提升，二是城市公共卫生韧性安全治理能力明显提高，三是公共卫生新质生产力充分激活，四是公共卫生支撑保障机制显著优化。

五、上海市疾控发展主要任务

（一）聚焦深化改革，加强公共卫生体系建设

1. 全面构建“联防联控、群防群控”的社会共治格局

进一步完善联防联控机制，提升部门间信息沟通、联合研判和协同处置效能。打造统一高效、响应迅速、多元参与的公共卫生应急管理体系和“平急结合”的应急医疗救治体系。疾控部门指导加强公共卫生委员会能力建设，夯实群防群控基础。

2. 深化落实医防协同、医防融合机制

持续提升医疗机构传染病防治能力和水平，持续优化重点慢性病的全程服务管理模式。建立健全医疗机构履行传染病防治等公共卫生职责的考核评价制度，全面实行医疗机构疾控监督

员制度，持续推进二级及以上医疗机构公共卫生科室、社区卫生服务中心预防保健科室的规范化建设，推动医防深度融合。

3. 系统完善现代化疾控体系

完善上下联动的疾控工作网络，健全市、区疾控部门协调联动机制，推动卫生健康监督机构规范化建设。建成在长三角区域乃至全国具有示范引领效应的国家区域公共卫生中心，统筹建设市级区域支持中心，夯实社区卫生服务中心的公共卫生“网底”功能。

4. 优化公共卫生监督执法体系

加快推进适应新时代公共卫生事业发展需要的地方法规规章的制定和完善。推动市、区两级卫生健康行政执法体系建设，健全优质高效、严格规范的行政执法工作机制。构建卫生监督执法与疾病预防控制、公共卫生服务紧密结合、协调联动的管理体系。

（二）聚焦核心能力，提升韧性城市安全保障水平

1. 提升监测预警能力

建立健全传染病监测预警制度，打造基于疾病、症候群、病原、事件、危险因素和舆情信息，多渠道、数智化的监测网络和全要素、多维度的风险识别体系，建成多点触发、反应快速、科学高效的传染病风险监测预警体系。

2. 提升风险评估能力

强化公共卫生风险评估和会商工作机制。加强风险评估技术研发和风险评估专业力量培育，重点提升重大疫情风险快速研判和趋势分析能力。加强风险评估结果应用，规范风险预警管理。加强对社会关注的风险信息、风险事件的分析评估。

3. 提升检验检测能力

统筹建设公共卫生实验室功能平台，建立健全公共卫生病原实验室网络，推进“全市一张网”的实验室质控管理。建设区域菌毒种保藏中心，推进市区一体化、规范化的生物样本库建设。鼓励各区疾控机构储备体现区域和机构特色的检验检测能力。

4. 提升应急处置能力

构建分级分类、高效实用的传染病应急预案体系。深化“市—区—社区”传染病应急队伍标准化建设。固化公安、公卫、工信、大数据部门[三公(工)一大]等多部门协同流调、协同处置的工作机制，打造市区联动、统一指挥、数智化管理的疾控应急作业平台，进一步提升传染病疫情应急处置能级。

（三）聚焦以人为本，提升健康服务能级

1. 推行“共筛共防、共治共管”健康服务管理新模式

全面推进社区慢性病健康管理支持中心建设，巩固慢性病综合防控的全国领先地位。深化艾滋病社会综合治理和综合干预，全面推进无结核社区建设，推动实现终结艾滋病流行、终结结核病流行的目标。

2. 提供惠民、利民、便民的预防接种服务

推进全市智慧接种门诊建设，持续提升接种门诊标准化、规范化、温馨化、智慧化的服务能

力。进一步健全疫苗评价体系,完善多维度、全方位的疫苗上市后长期跟踪评价机制,持续优化上海市免疫规划疫苗的接种策略。

3. 优化环境健康风险监测、评估和干预体系

提升对新出现的健康风险及其人体健康效应识别和评估能力。完善重点行业、新业态职业人群健康危害因素监测和控制体系。逐步推进传染病监测与环境卫生重点领域健康危害因素监测体系的相互融合,拓展网络覆盖纵深。

4. 突出“一老一小”等重点人群疾病防控

以健康副校(园)长制度为抓手,巩固强化医教融合、医体结合的儿童青少年重点疾病整合型防控模式。结合儿童友好城市建设,深化伤害预防社会治理。完善老年人健康监测体系,推进老年营养健康防治体系建设。

5. 实施推动市民健康素养提升的综合策略

加强上海市公共卫生科普联盟建设,推动疾控科普“进社区、进企业、进医院、进校园、进家庭”。持续健全健康行为监测评估体系,赋能主动健康管理,持续增强市民“健康第一责任人”意识,提升市民健康素养。

(四)聚焦科技创新,激活公共卫生新质生产力

1. 加强协同高效的公共卫生科技创新

以上海市预防医学科学院为上海市传染病防控研究核心基地,推动疾控机构、医疗机构、高校、科研机构、生物医药企业等开展协同攻关。加快布局国家级、省部级重点实验室建设,打造具有国内先进水平的重点学科群,持续提升疾控事业高质量发展的创新策源和产业支撑作用。

2. 强化支撑健康产业发展的科研基础布局

依托“市—区—社区”三级疾控网络,加强上海市自然人群队列建设。加快推进公共卫生科研基础资源建设,支撑多领域科学研究、成果转化和政策制定与评估。

3. 推进“数智疾控”融合创新工程

建成“省统筹区域传染病监测预警与应急处置指挥信息平台”,发挥“上海市传染病综合管理平台”中枢作用,逐步实现“一屏观天下、一网管全城、一键达基层”。依托公共卫生数据融合创新实验室建设,全面开展数据要素治理,充分发挥数字技术对疾控事业高质量发展的推动作用。

4. 优化公共卫生领域营商环境

深化拓展“一业一证”制度改革,精准提供高效高质的惠企便民服务。完善“无事不扰”监管措施,健全行政裁量权基准制度,提高依法行政水平。强化跨部门综合监管,规范涉企行政检查。深入推行以“信用+风险”为基础的分级分类动态监管与包容审慎监管,加强以“双随机、一公开”为核心的精准高效监管,持续推进“非接触式”等智慧化监管。

(五)聚焦强基固本,优化公共卫生支撑保障机制

1. 加强高层次、复合型疾控人力资源储备

深入推进学历教育、毕业后教育、继续医学教育一体化。健全完善公共卫生医师规范化培

训,大力培养“临床+预防+社会治理”的交叉复合型人才,引育具备国际竞争力和影响力的公共卫生领军人物和团队。强化社会公共卫生力量的培养培训。

2. 更好发挥在落实国家战略中先行先试、示范引领作用

按照长三角一体化发展国家战略要求,全面推进卫生应急演练、联合风险评估、健康信息互联互通、重大传染病防治等领域长三角疾病预防控制一体化建设。强化疾控标准化技术委员会、卫生监督标准化委员会的引领指导,显著增强疾控标准影响力。

3. 积极参与国际交流合作、支持高水平开放

贯彻落实“一带一路”倡议,深度参与区域公共卫生治理,筑牢国家生物安全屏障。加强与国内外高水平专业机构和高校的交流合作,积极参与公共卫生国际标准、规范、指南研制。提供标准统一、安全可靠、便捷高效的疾控数据资源分级分类管理和共享服务。

4. 加大疾控事业多元投入保障

持续保障疾控机构发展建设支出。落实对医疗机构开展传染病防治等公共卫生服务的财政投入政策。持续实施加强公共卫生体系建设三年行动计划,支撑重点项目建设。探索社会资本投入公共卫生领域、参与支付公共卫生服务项目等机制,形成多元筹资格局。

参考文献

[1] 国务院办公厅. 关于推动疾病预防控制事业高质量发展的指导意见(国办发〔2023〕46号). https://www.gov.cn/zhengce/zhengceku/202312/content_6922484.htm[2024-11-20].

[2] 上海市人民政府办公厅. 关于推动本市疾病预防控制事业高质量发展的实施意见(沪府办发〔2024〕12号). https://www.shanghai.gov.cn/nw12344/20240814/15c4d3a3546b42a0bcfccf4922def2b7.html[2024-11-20].

[3] 上海市健康促进委员会. 关于印发《健康上海行动(2019—2030年)》的通知. https://www.shanghai.gov.cn/nw12344/20200813/0001-12344_62691.html[2024-11-20].

[4] “健康上海2030”规划纲要. https://www.shanghai.gov.cn/nw44142/20200824/0001-44142_55477.html[2024-11-20].

上海市疾病预防控制应急作业中心管理平台建设探索

张　放　张明文　管至为　徐　方　夏　天　黄晓燕

【导读】 新冠疫情发生以来，以传染病暴发为主的突发公共事件对超大城市的应急响应与治理能力提出了新的需求，应急作业中心的数字化转型成为各大城市选择的发展应对方向，而数字孪生技术与城市大数据的应用为我国应急作业中心的建设提供了新的思路。文章以上海市数智疾控应急作业中心管理平台的建设为例，总结了面向城市公共卫生数字治理平台建设的规划内容与设计经验，围绕系统架构、孪生架构、业务模型阐明平台的总体架构设计，详细介绍数字业务中心、应急指挥中心、辅助作业中心、孪生服务平台四大业务平台建设内容，为我国超大城市面向城市公卫数字治理提供新的发展思路与实证参考。

随着全球城市化进程的加快，如何快速高效地实现城市内部公共事件的协同治理成为改善城市发展质量的重要议题。2000 年以来，世界各大城市陆续建立应急作业中心（emergency operations center，EOC），旨在实现城市内部公共事件的协调指挥与应急响应等各项工作，在应对自然灾害、传染病暴发、生物恐怖等各类突发公共事件中发挥了重要作用[1-2]。2012 年，世界卫生组织（World Health Organization）启动应急作业中心网络（EOCNet），以促进全球公共卫生应急作业中心的建设[3]。我国自严重急性呼吸综合征（severe acute respiratory syndrome，SARS）疫情之后建立了从上至下的突发公共卫生应急体系，在“十三五”和“十四五”规划文件中均以独立文件的形式明确突发公共卫生事件的应急指挥建设方向[4-5]。2019 年底新冠疫情暴发后，2022 年国家卫生健康委员会宣布正式成立国家疾病预防控制局，并提出“三定”方案[6]，应急作业中心将更加聚焦于传染病相关的防控、应急处置，增加了相应的执法权，为各地应急作业中心的改革发展指明了新的重点方向。

另外，在数字化技术发展的浪潮下，应急作业中心的工作也逐渐从“事件驱动”的被动响应模式转为基于城市大数据的主动治理模式。上海作为中国现代化程度最高的城市之一，在承担

基金项目：国家社会科学基金重大项目“重大突发公共卫生事件区域医疗资源协同应急机制”（项目编号：21&ZD128）；2021 年上海市“医苑新星”青年医学人才培养资助计划“突发重大传染病智能追踪协查关键技术研究及系统建设”（项目编号：沪卫人事[2022]65 号）。
第一作者：张放，男，副主任医师。
共同第一作者：张明文，男，对外合作办副主任。
通讯作者：夏天，女，主任医师；黄晓燕，女，副研究员。
作者单位：上海市疾病预防控制中心（张放、管至为、徐方、夏天、黄晓燕），上海市第一妇婴保健院（张明文）。
本文已发表于《中国卫生资源》2023 年第 26 卷第 1 期。

巨大公共卫生安全压力的背景下，已率先开始了针对公共卫生数字治理的应急作业中心的建设与改革。《健康上海行动（2019－2030年）》中提出，在规划时期内，需全面建成卫生应急作业中心、培训演练基地、应急物资储备基地、卫生应急信息化综合平台，全面提升重大会议、活动医疗卫生保障综合性能力[7]。在实际建设上，上海市在对标国内外先进标准建设新址EOC同时，引入数字孪生、AI智能、AR、VR、区块链、数据联邦、物联网智能等先进技术，于2022年配套开展上海市数智疾控应急作业中心管理平台建设项目[8]。该项目基于“三中心、一平台”（数字业务中心、应急指挥中心、辅助作业中心、孪生服务平台）的架构设计，在上海市突发公共事件应急的总体部署框架下，进一步提升了疾控业务应急数字基础支撑能力，推进上海公共卫生安全数字治理转型升级，实现复杂、紧急场景下应急高端智能决策，做到多方统一快速精准应急调度指挥，实现任务流驱动的应急事件处置闭环，提升应急作业日常保障能力，助力达成“建成统一高效、响应迅速、科学精准、联防联控、多元参与的公共卫生应急管理体系”的目标。

然而，针对特大城市的公共卫生综合治理方案尚未出现较为完善的参考案例，新的数字化技术在应急作业中心建设中的应用经验仍需进一步总结与传播，我国城市公共卫生数字治理的理论体系与实践经验仍需进一步完善。因此，面临新时代、新形势下的超大城市数字公共卫生安全治理的新需求，本文总结了上海市数智疾控应急作业中心管理平台建设的规划内容与设计经验，围绕系统架构、孪生架构、业务模型阐明平台总体架构设计，详细介绍了数字业务中心、应急指挥中心、辅助作业中心、孪生服务平台四大平台建设内容，为我国超大城市面向城市公共卫生数字治理提供了新的发展思路与实证参考。

一、总体架构设计

（一）系统架构组成

上海市数智疾控应急作业中心在各传统应急部门协作基础上选择新址建设，在设计之初即要求符合“专址专用”的应急作业基础设施的建设条件；在完成数字底座建立与相应软硬件智能化的基础上，综合利用AI智能、AR、VR、区块链、数据联邦、物联网等前沿数字技术，实现对数智疾控应急作业中心应用的数字化转型。在应急数字底座、指挥中心智能化系统、多媒体会议系统、业务应用支持系统等各类智能集成系统的基础上，上海市数智疾控应急作业中心的总体架构设计分为终端应用、孪生服务平台及数智应用3层（图1）：① 终端应用，指以疾控各业务系统和各场景对应的智能设备为感知现实世界的前端，通过接入数智公卫应急服务总线，实现对现实场景中各类业务、事件、人员、样本、环境的状态感知，协同联动业务系统外部资源，兼顾系统从上至下的资源调配与指令调度，建立数字世界与现实世界虚实联动的双向桥梁。② 数字孪生平台，指围绕数智公共卫生应急服务总线实现终端应用服务聚集，利用综合感知引擎、数据引擎、时空引擎链接与现实世界对照的仿真的数字区域，实时感知现实世界的运作状态；借助调度引擎反馈数字响应至现实世界对应业务，同时在数字世界中完成动态模拟、模型验证与效应评估，真实反映现实世界的事件态势、事件处置的执行方式以及落实决策中可能存在的实际问题，进而支撑对公共卫生应急事件的科学发现与评价处置。③ 数智应用，指通过“数字业务中心”“应急指挥中心”和“辅助业务中心”的“三中心”推动数智疾控应急指挥业务在数字孪生平台的重构与优化，结合孪生仿真拟定的前瞻决策,评估决策执行过程中的各项误差,实现执行过程中的快速干预机制,建立包含事前监测、预警、接报,事中研判、指挥、处置、控制及事后总结的闭环智能化管理模式。

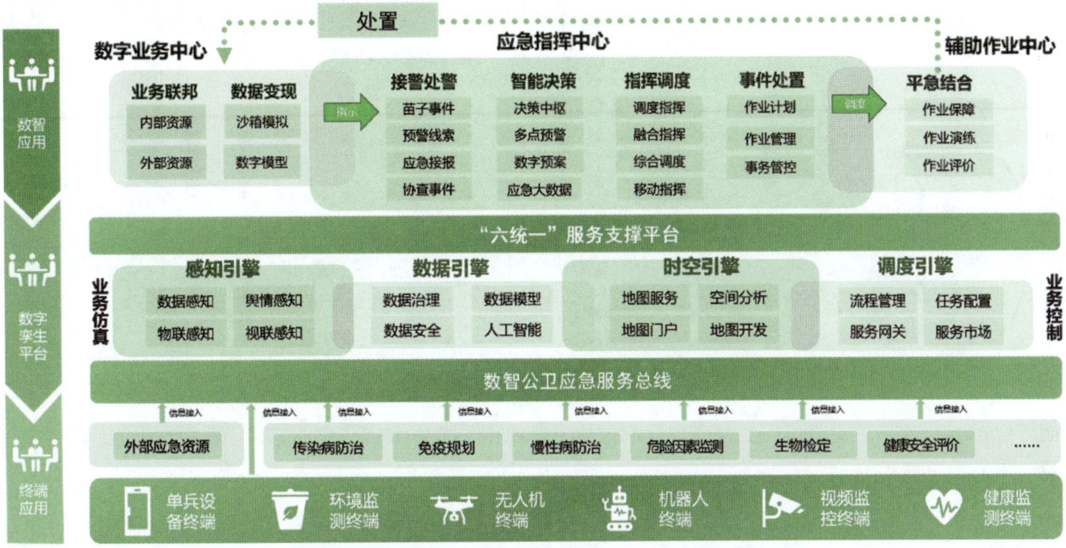

图 1 上海市数智疾控应急作业中心系统架构

(二) 孪生架构组成

“数字孪生”(digital twin)技术,又称“信息镜像模型”(information mirroring model),指充分利用物理模型、传感器、运行历史等数据,集成多学科、多尺度的仿真过程[9]。作为虚拟空间中对实体产品的镜像,虚拟空间的变化反映了相对应物理实体产品的全生命周期过程。上海市数智疾控应急作业中心所开发的数字孪生平台将现实世界中各类业务、事件、人员、样本、环境等人、事、物相关的状态、动作等以数字的方式投射到数字世界中,以主题性的方式打造城市公共卫生事件的数字运行环境(图 2)。平台所构建的数字空间模拟分析能力由 3 个部分组成:以知识库的形式完成对国家规范、行业标准、应急预案的结构化;在知识数字化管理的基础上,辅以资源库、算法库支撑对现实世界的时空建模、业务建模,推动在数字世界中对上海市各类公共卫生事件的“平时状态”以及突发公共卫生事件“战时状态”的仿真拟合。在疾控应急数字化管理的具体应用中,虚拟平台与现实世界的交互则通过业务生产、数字孪生和仿真运行 3 个过程进行模型建设:① 业务生产过程,指结合疾病预防控制领域与应急相关的业务活动,推动相关态势监测、资源调度、业务处置过程的标准化,形成在数字世界中针对业务运行数据的感知,以数字化甚至可视化的方式实现对业务生产状态的判断与呈现。② 数字孪生过程,指以突发公共卫生事件的应急过程为主线,在数字世界中构建时空模型,将监测、预警、接报、研判、指挥、处置、控制等各个闭环的业务模型化,合理定义角色分工、流程触发、闭环管控、业务衔接的具体要求,模拟现实世界关于事件发生、发展以及干预的完整过程。③ 仿真运行过程,结合业务生产和数字孪生过程,实现数据从现实世界中来,经数字世界计算、决策后再以指令的形式返回到现实世界中,充分调动现实世界资源,形成对真实业务运行过程的有效干预。

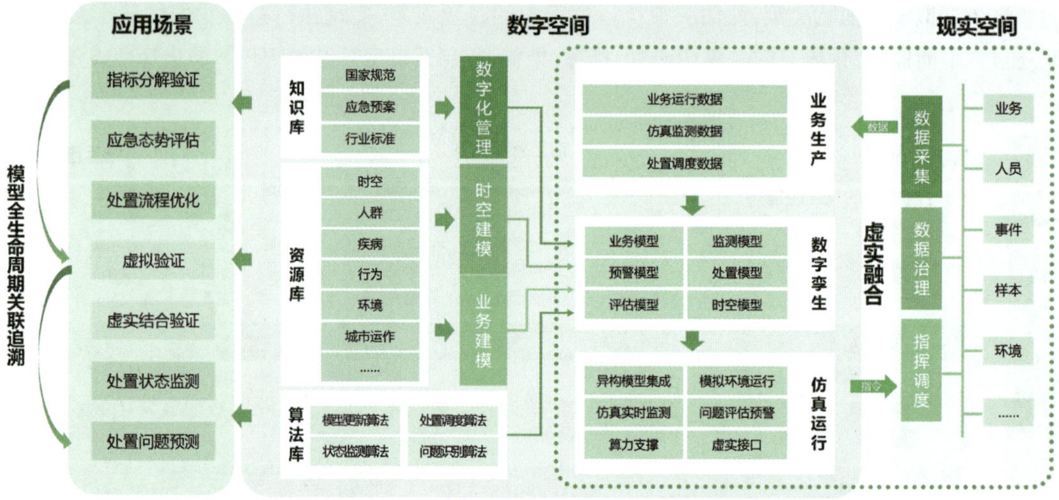

图 2　上海市数智疾控应急作业中心孪生架构与作业原理

（三）业务模型组成

基于数字孪生平台提供的数据支撑与决策意见支持，具体到业务各环节，上海市数智疾控应急作业中心业务模型的设计秉持“数字驱动、关口前移，平战结合、全程闭环”的理念，数字化再现重大疫情和突发公共卫生事件的处置全过程。除了在经验（培训演练）、技术、资源层面利用数字孪生技术完成日常积累外，业务模型的组成更侧重对公共卫生应急事件在事前、事中、事后各环节的闭环管理，见图 3。

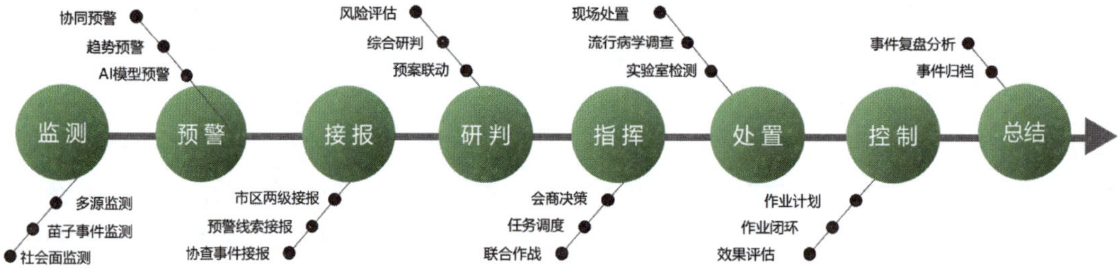

图 3　上海市数智疾控应急作业中心业务闭环模型

图 3 展示了业务闭环模型的主要部分。针对事前状况，业务模型实现在“平时”对现实世界中各类公共卫生事件状态及趋势的感知，在以监测、预警和接报的形式跟踪公共卫生事件常态化运行的同时，将针对突发公共卫生事件的线索判断过程前移到“平时”的业务环节，做实“关口前移”的规范化管理，实现“平急转换”的快速、可靠衔接。针对事中形势，业务模型在“战时”明确重大疫情和突发公共卫生事件之后，通过研判、指挥、处置与控制 4 个环节，共同打造事件处置的完整闭环。研判环节主要针对事件态势发展进行分析，全面评估事件波及范围、未来走向及风险，确定适用的预案；指挥环节，必要时将启动专家会商形成预案或事件处置的具体措施、决议，并以任务指令的形式下发；处置环节则以各独立闭环的事务呈现，涉及确定传播链影响范围的流行病调查，以及现场处

置、实验室检验等手段，甚至是基于网格化防控要求所推行的社会范围内联防联控等；最终通过控制环节，跟踪评估处置效果与实际偏差，对处置效果进行纠正以确保符合预期。针对事后环节，在重大疫情和突发公共卫生事件的局势得以控制之后，将系统提供各种回顾性分析方法，协助进行复盘评估，并将其经验与教训作为预案、实训调整的依据，为同类事件的合理处置提供参考。

二、业务应用与功能场景

（一）数字业务中心

数字业务中心以业务与数据两条主线分别对既有的业务条线进行管理，以应对服务来源的多样性与复杂性；另外，业务中心将面向外部区域提供协同的多个应用重组为多组服务，虽然功能总量不变，但应用程序已被分解为可管理的模块或服务，见图 4。

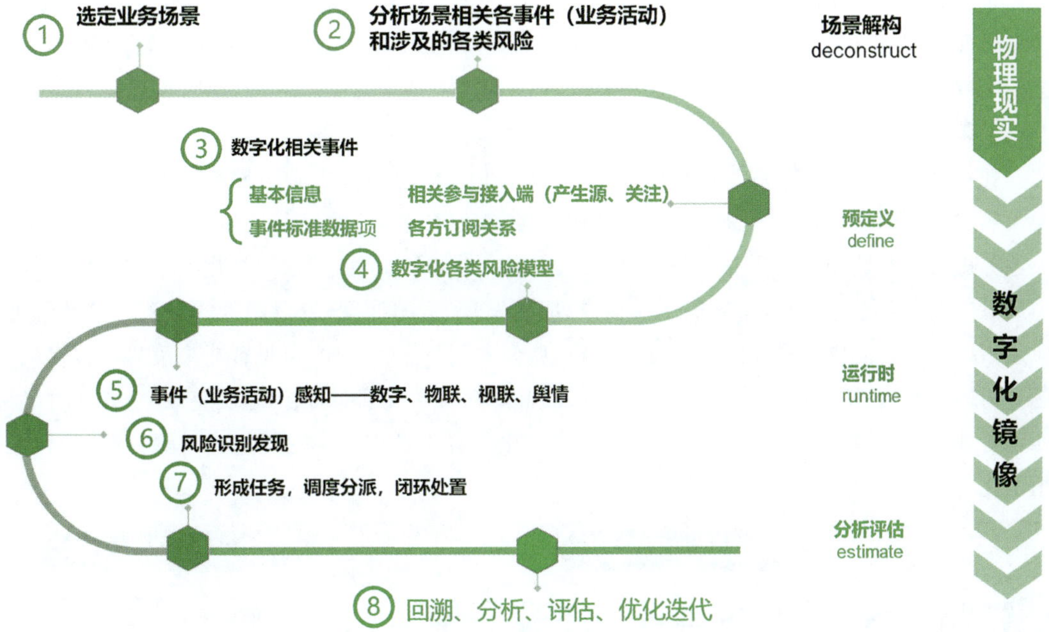

图 4　数字业务中心服务流程

对应数字孪生的底层处理逻辑，数字业务中心的服务同样由现实世界的业务场景出发，针对不同业务场景分析场景相关事件和涉及的各类风险；基于以上先验知识，对相关事件的发生过程数字化，将各类数据接入风险模型，以此进行数字孪生场景的预定义；随后推演虚拟场景的风险演化过程，包括数字、物联、视联和舆情等部分，识别未知风险并形成解决方案，进而调度分派任务至现实世界并进行闭环处置；最终对整个模拟计算和真实处置过程进行回溯、分析、评估和优化迭代，实现数字化镜像与物理现实的闭环联动与同步优化。

（二）应急指挥中心

应急指挥中心是建立在数字业务中心基础上的下游执行部门，更关注利用数字孪生系统所提供的决策支持对现实事件进行监测与干预，实现对现实世界的"监测、预警、接报、研判、指挥、处置、控制"的应急作业虚实结合管理，促进应急指挥在"战时"的业务流程优化与重构。另外，相较于传统应急指挥中心，基于数字孪生的应急指挥中心旨在整合上海市既有应急信息资源，以进一步推动公共卫生事件应急指挥的数字化转型，打造跨渠道的应急事件感知与接警模式。同时，以数据驱动的智能决策模式，以任务驱动的指挥调度模式，以及微服务"小闭环"与全业务"大闭环"相互嵌套的事件处置模式，对处置过程合理匹配资源投入、科学调整预案计划，以更灵敏、更智能的方式为事件在跨机构、跨条线的复杂处置中提供支撑。具体而言，应急指挥中心共包括"接警处警""智能决策""指挥调度"和"事件处置"四大组成系统。

1. 接警处警系统

"接报"是应急指挥工作的开始。事件被接报并经核实、研判、定性后，即被"建档"，之后对其所有发展、处置等内容将全部归集在同一事件内进行集中管控。在数字孪生架构下，"接报"有多种形式：系统将充分发挥自身的感知能力，汇集预警线索，通过对协查事件、应急事件、苗子事件的管理，在事件发生前或者萌芽期即可自动发现风险，实现任务自动接报；同时结合上海市及全国的跨域协查能力，形成广泛的联动网络，快速捕获重大疫情及突发公共卫生事件的预警信息。

2. 智能决策系统

在数字业务中心建立现实世界业务仿真的基础上，应急指挥中心实现对城市运行过程中各类疾病、症状、药品销售、人员出入、物流转运等各类预警线索的跟踪与风险评判，对公共卫生相关业务进行日常监测与分析、跟踪并评价突发公共卫生事件处置过程，可视化再现现实世界的时空场景与业务势态，形成对事件的全景画像、应急发现、资源调度、处置跟踪的全流程闭环管理。应急指挥中心智能决策系统的事件处理流程、典型案例与优势对比，可见智能决策将有效提高问题分析的直观性，增强高风险传染病的洞察发现能力、科学决策能力、问题反应效率，并通过决策匹配合适的预案，形成在事件影响范围内的规范化处置与管控，以数据驱动疫情防控的现代化、精准化与智能化，见图5。

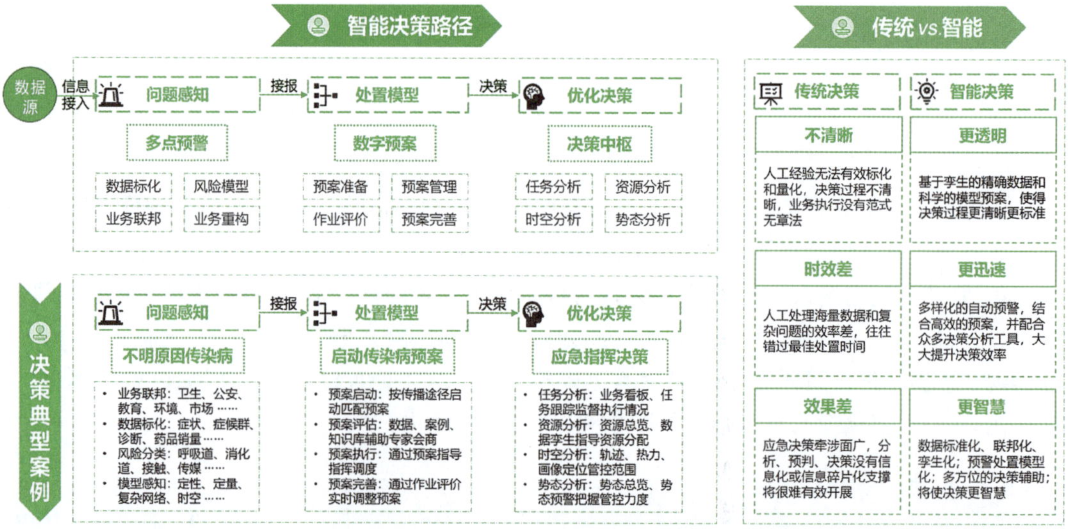

图5 智能决策系统的处理流程、典型案例与优势对比

3. 指挥调度系统

指挥调度系统的运行机制与实现流程见图6。数字世界中所建立的指挥调度系统将基于会商和预案确定的处置方式，将处置方案以任务指令的形式传导到现实世界，达到指令在不同机构之间的流转，实现在中心端智能化调度下不同机构、不同角色之间的无缝衔接，即“指令一体化”；辅以步话、单兵、视频等手段，甚至是无人机、机器人等技术，落实对任务的分拨、处置、督办管理。指挥调度是数智疾控应急作业中心的指令中枢，根据事务的具体处置方式及规则，按照角色和业务拆解形成具体的任务进而逐级下发，确保任务分拣“无遗漏”、下发“无延时”，推动应急作业的有序进行。

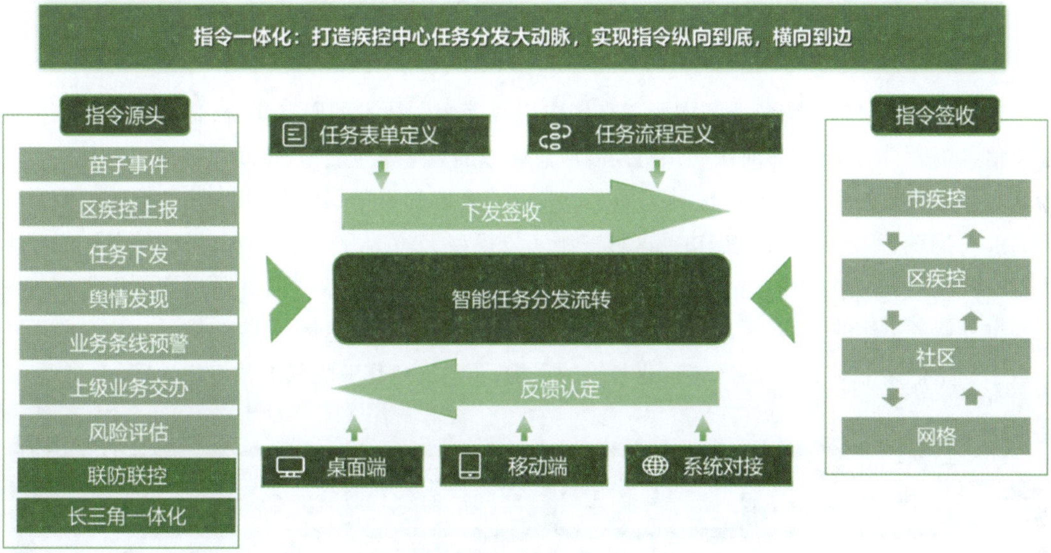

图6 指挥调度系统的运行机制与实现流程

4. 事件处置系统

突发公共卫生应急事件处置任务的生成，除了指令之外，还会将相互衔接的流程组合成特定的作业；相对于指令的下发与反馈，作业更关注于整体的处置逻辑，以及作业执行过程中的资源匹配和作业执行后的效应评估，从而以流程化的方式持续推动处置任务的执行，并及时根据作业对现实世界的影响评判决策的执行效果，对执行过程中存在的问题及时进行优化纠正，确保针对公共卫生应急的处置始终在正确的方向前进。事件处置系统是数智疾控应急作业中心的作业中枢，是仿真运行的关键环节，它将数字世界中的决策最终落实到现实世界中，以虚实融合的方式打造以数据驱动的业务治理模式。

（三）辅助作业中心

辅助作业中心围绕应急作业中心资源保障、实训演练以及事后评估，实现对应急指挥在人、财、物等多层面资源的平时储备与管理、战时调度与保障，从而完善应急作业中心在平时的辅助支撑，促使战时的资源保障更充分、预案执行更精准、业务协同更有序。

辅助作业中心由 3 个部分组成：① 应急作业保障。综合应急队伍、应急资源、后勤保障、工作机制形成在“平时”对人、财、物等各种资源的储备，支撑在“战时”的合理调度；同时，强化与“一网统管”的联动，促进应急事件与市级应急处置相关资源的协同。② 应急作业演练。基于数字孪生，构建集预案制作、推演、培训、复盘、决策于一体化的应急训演孪生平台，打造数字化、智慧化、可优化可拓展的应急演练实训中心。应急作业演练可通过“零代码”可视化逻辑编辑让业务及管理人员零门槛定制演练课件、应急沙盘；配合人机协同训演 VR、AR 交互等手段，增强代入感，提升演练实效。③ 应急作业评价。在重大疫情和突发公共卫生事件局势得以控制之后，对处置措施情况、组织指挥、协同作战和应急保障情况等进行全方位复盘，总结经验，推动预案制定修改的动态优化。

（四）孪生服务平台

孪生服务平台包含应急业务中所有直接应用数字孪生技术的服务集合，整合了上海市既有应急信息资源，旨在打造面向疾病预防控制应急领域的数字孪生底座，推动数字世界对现实世界的仿真。孪生服务平台的架构设计见图 7。平台结合感知引擎、数据引擎、时空引擎的服务能力，在“一网统管”框架下加载城市或区域三维实景模型、公安人户信息、应急机构等各类场景数据，构建与现实世界对照的仿真数字区域，推动业务实景的叠加与应用，并通过调度引擎实现与现实世界业务运作的联动，深入城市疾病预防控制各个维度的信息神经末梢，推动在应急作业中心数字孪生框架下对既有业务、应急业务等的重构，驱动应急作业场景的数字化治理。

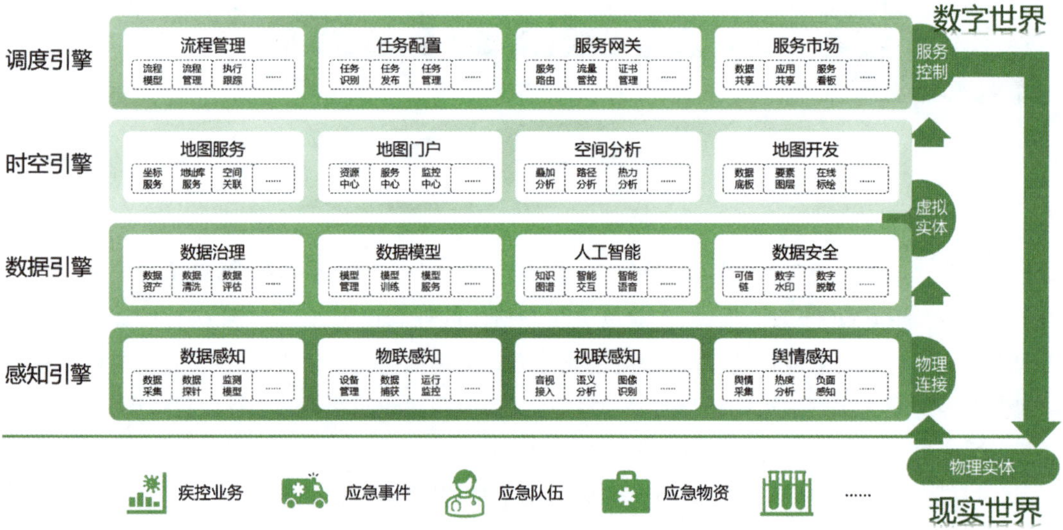

图 7 孪生服务平台架构设计

具体而言，数据孪生引擎是数智疾控应急作业中心的核心支撑平台，其中感知引擎将现实世界中各类业务、事件、人员、样本、环境等要素的状态、动作等以数字的方式投射到数字世界中，形成现实世界中的物理实体与数字世界中对应虚拟对象的连接，有效推动现实世界业务生产的状态监测；数据引擎与时空引擎以各类资源库、算法库以及相关工具支撑对现实世界的时空建模、业务建模，在安全框架下完成对现实世界业务逻辑与运行状态的复刻，并将其中与时空关联的要素准确投射到面向城市各场景的时空模型中，模拟现实世界关于事件发生、发展以及干预的完整过程；调度引擎是将数字世界所确定的处置方式以指令的形式发送至现实世界，充分调动现实世界资源形成对现实世界业务运行过程的有效干预。感知引擎、数据引擎、时空引擎、调度引擎共同支撑起一个源自现实世界，模拟运行至仿真数字世界，并最终将结果和对策返回现实世界中的过程，以此推动现实世界与数字世界的双向联动，提升数智疾控应急作业中心针对突发公共卫生事件的治理能力与治理水平。

三、平台构建基础与发展方向

上海市数智疾控应急作业中心的设计与构建离不开上海市近 20 年持续性的应急管理系统建设。SARS 疫情之后，上海市着手逐步强化突发事件的应急管理能力，由此逐步完善针对疾病的管理与突发事件的应急体系。早期上海市突发公共卫生事件应急信息系统，重点是形成应急指挥的完整流程，并率先推进“平急结合”的实践，推动了当时疾病预防控制、卫生监督、医疗急救等各领域的信息化进程[10]。2020 年以来，上海市针对疫情给城市治理带来的挑战，结合公安、交通、卫生健康等多方资源联合打造了上海市公共卫生突发事件应急处置系统，补全了在监测、流行病学调查、隔离管理等各方面的业务能力，完善了应急状态下的居民就医服务方案[11]。此外，该系统还接入了传染病领域的多个项目，包括基于电子病历直推的传染病报告系统与传染病预警监测和应急处置平台，进一步解决了终端报告问题，强化对风险的识别与管控，补全疫情监测短板，将处理重点从新型冠状病毒感染的高效处置泛化至广义传染病范畴；结合疫苗综合管理和预防接种的系统，以及围绕疫苗及接种的保障服务，形成在基层疫苗接种数字化、免疫接种管理、疫苗追溯、公众服务的完整服务流程；结合核酸监测系统实现对区域核酸信息的统筹、共享，实现在集中核酸检测下样本的采集、面向检测中心的调配、监测结果的发布等全流程服务。

以上系统均是数智疾控应急作业中心建设的基础，而数字孪生技术的发展和城市大数据的应用将原本分散的各项业务有机结合起来，为未来面向特大城市公共卫生数字治理的疾控应急作业中心的构建提供了可行且高效的发展思路：一方面可以结合传染病、免疫接种及慢性病等相关业务，以居民、群体和事件作为基本单元，建立各项业务在数字世界对应的仿真实体，对现实世界中存在的公共卫生应急事件或潜在威胁进行早期监测；另一方面，需积极推动在“一网统管”框架下，对既有面向新冠疫情等的公共卫生应急事务模块的融合，整体推动数智疾控应急指挥相关事宜在数字孪生领域的重构与优化，建立从事前监测、预警、接报到事中研判、指挥、处置、控制，以及事后总结等各环节的闭环智能化管理，进而促进超大城市突发公共卫生事件应急处置能力的整体提升。

参考文献

[1] Militello L G, Patterson E S, Bowman L, et al. Information flow during crisis management: challenges to coordination in the emergency operations center. Cognition Technology and Work, 2007, 9(1):

25－31.

[2] Mignone A T, Davidson R. Public health response actions and the use of emergency operations centers. Prehosp Disaster Med, 2003, 18(3): 217－219.

[3] World Health Organization. Public health emergency operations center network (EOC-NET). Geneva: World Health Organization, 2013.

[4] 国家卫生和计划生育委员会. 国家卫生计生委关于印发突发急性传染病防治“十三五”规划(2016—2020 年)的通知(国卫应急发[2016]35 号). 2016.

[5] 国务院. 国务院关于印发“十四五”国家应急体系规划的通知(国发[2021]36 号). 2022.

[6] 中华人民共和国中央人民政府. 国家疾病预防控制局职能配置、内设机构和人员编制规定. http://www.gov.cn/zhengce/2022-02/16/content_5674041.htm[2022－11－20].

[7] 上海市人民政府. 上海市健康促进委员会关于印发《健康上海行动(2019—2030 年)》的通知. https://www.shanghai.gov.cn/nw12344/20200813/0001-12344_62691.html[2022－11－20].

[8] 上海市疾病预防控制中心. 融合 5G 与 AI,打造数字疾控新蓝图:国家工信部、上海市 5G+智慧疾控项目工作推进会顺利召开. https://www.scdc.sh.cn/shjk/gzdt/20211014/3353.html[2022－11－20].

[9] 尹光荣,齐蕾. 数字孪生技术助力行业智慧绿色升级. 中国建设信息化,2022(18): 54－57.

[10] 中华人民共和国中央人民政府. 上海市突发公共卫生事件应急信息系统基本建成. http://www.gov.cn/jrzg/2009-02/17/content_1233168.htm[2022－11－20].

[11] 上海市卫生健康委员会. 对市政协十三届四次会议第 0865 号提案的答复. http://wsjkw.sh.gov.cn/zxtadf/20210531/d9c191e049e342dba92bbe61f53df84c.html [2022－11－20].

上海市传染病应急队伍建设管理实践与思考

张　浩　陈　昕　吴立明　张　蕾
吴寰宇　黄晓燕　郭楚英　张　放

【导读】　传染病应急队伍建设是体现城市公共卫生应急处置能力的重要一环。上海市始终高度重视传染病应急队伍建设，自 2003 年 SARS 疫情以来，经过近二十年的努力，构建了以市、区疾控中心为主体的传染病应急力量。2024 年，为进一步夯实基层传染病现场应急处置能力，上海市贯彻落实国家疾控局关于加强基层传染病应急小分队建设的要求，组织实施“基层传染病应急队伍标准化建设”。通过建强区级传染病应急队、建设社区级传染病应急队，进一步健全上海市传染病应急网络，加快提升传染病应急处置能力。文章回顾了上海市传染病应急队伍建设的实践、总结经验，并思考未来发展，为持续推动上海市传染病应急队伍的高质量建设提供实践指导。

一、上海市传染病应急队伍建设实践

上海市高度重视公共卫生工作，先后实施多轮加强公共卫生体系建设三年行动计划，不断推进传染病应急队伍建设，逐步建成市、区两级传染病应急队伍和相应工作机制。2011 年，上海市根据国家部署组建国家突发急性传染病防控队，是首批 3 支国家级传染病防控队之一[1]，经过持续投入和建设，建成一支具备多方位专业处置能力和机动作战能力的高素质队伍，成为引领全市传染病应急队伍的核心力量。2020 年 4 月，上海市委、市政府出台《关于完善重大疫情防控体制机制健全公共卫生应急管理体系的若干意见》，并形成加强公共卫生体系建设的“1+5+1”政策保障体系，其中对加强市、区疾控中心传染病应急队伍建设提出了具体要求和保障措施，推动全市传染病应急队伍能力和水平显著提升，为守护城市公共卫生安全发挥了重要作用。

2023 年 11 月，国家疾控局印发《市、县级基层传染病应急小分队建设指南》（国疾控综应急函〔2023〕291 号），要求各省加强传染病基层应急力量建设，增强疫情先期处置能力[2]。上海市在贯彻落实国家疾控局相关文件精神的同时，结合工作基础和发展需要，组织开展区、社区两级

第一作者：张浩，男，上海市卫生健康委员会副主任、上海市疾病预防控制局局长。
作者单位：上海市卫生健康委员会（张浩），上海市疾病预防控制局（张浩、吴立明、张蕾、郭楚英），上海市疾病预防控制中心（陈昕、吴寰宇、黄晓燕、张放）。

基层传染病应急队伍标准化建设[3]，在国家方案的基础上创新实践，进一步健全强化上海市传染病应急队伍体系。印发《上海市基层传染病应急队伍标准化建设方案》（沪疾控局监测〔2024〕2号），明确提出建强区级传染病应急队、建设社区级传染病应急队的工作目标和具体要求，推动实现“人员配备标准化、装备配置标准化、队伍管理标准化、培训演练标准化”，形成“反应灵敏、上下联动、平战结合、专常兼备”的传染病应急处置力量，进一步夯实中坚力量、扎牢基层网底。

截至2024年12月，全市疾控系统建有“国家-市-区-社区”四级传染病应急队伍4 000余人，其中基层应急队伍达到3 792人（区级队伍16支985人；社区级队伍255支2 807人）。四级队伍中，本科及以上学历占94.8%（硕士及以上学历占19.4%）；中级及以上职称占66.1%（高级职称占14.2%）；国家队和市级队伍以传染病防控人员（29%）和实验室检测人员（25%）为主；基层应急队伍（区级和社区级）以传染病防控人员（27.5%）和全科医生（15.5%）为主。四级队伍装备均完成更新配备，队员全覆盖培训，全市传染病应急处置能力得到进一步提升。

二、主要经验

（一）强化体系，夯实应急队伍的工作基础

通过实践，上海建成四级传染病应急队伍，并逐步明确各自的职责定位。以市疾控中心为核心力量，成为全市传染病应急处置的领头羊，负责基层应急队伍的技术支撑和重大疫情现场处置；区级队伍由区疾控中心组建，是各区传染病疫情应急的主力和骨干，社区级队伍由社区卫生服务中心组建，在区疾控中心业务指导下开展工作，是指导和协同街道（镇）、村居等做好“平时”疫情防控、落实“战时”应急任务的重要技术力量[4]。四级队伍体系的建立，充分体现了上海市传染病应急处置工作的特点和协同联动的特色，尤其是社区级应急队伍的建立，进一步推动传染病应急力量下沉，可配合村（居）公共卫生委员会，成为强化公共卫生基层治理的技术网底。

（二）统一标准，强化应急队伍的规范建设

为加强对传染病应急队伍建设的指导性和可操作性，结合上级指导意见和多年实践经验，上海市对各级应急队伍人员数量和结构，装备物资的种类、项目和数量等都提出了具体、量化的标准。如在队伍人数上，提出区级队伍核心队员和后备力量的人数比至少1∶3，以保证“战时”应急力量的紧急补充；提出社区级队伍具有能独立承担现场传染病应急处置的人员不少于4人，确保社区应急处置的基本盘。如在物资装备上，从标识、现场调查、现场处置、后勤保障四个类别分别提出具体要求，并规定了必选项。同时，鼓励支持各区结合辖区疫情特点，在达到基本要求的基础上，扩大应急队伍规模，提升装备配置水平等。应急队伍建设标准的统一，有利于各级队伍的一体化管理、统筹调度、协同作战。

（三）强化实训，提升应急队伍的核心能力

在应急队员的选拔上，坚持突出医疗卫生的专业性，在此基础上通过常态化、针对性的培训和演练提升应急队伍应战能力。上海市对各级应急队员业务培训和应急演练的内容、时长、频次等提出了明确要求。在培训层面，强调理论与实践并重，主要包括相关法律法规，卫生应急管理、

疾病监测预警分析、现场流行病学调查、消毒与媒介控制技术、个人防护技能等，社区级队伍队员每年参加培训时间累计不少于16学时，区级队伍核心队伍不少于24学时。在演练方面，强化实战演练，重点包括流行病学调查、风险评估、消毒与媒介控制、现场检测等专业科目技能，各支队伍每年至少参加一次演练。同时，组织市疾控中心建立标准化的培训课程库，并通过线上与线下相结合的方式，让更多基层队员能接受到高质量、标准化的培训与演练。

（四）建管并重，确保应急队伍的高效运作

在抓好应急队伍建设的同时，不断强化应急队伍管理。加强组织领导，明确市、区疾控部门负责辖区内传染病应急队伍的建设和管理，组织制定工作方案，落实经费保障，加强督促指导。推动各承建单位和应急队伍建立健全队员遴选、值班值守、奖惩激励等管理制度，调动队员积极性，保障队伍可持续发展。实施全市应急队伍动态管理，各应急队伍原则上每年调整一次，为每位队员建立档案、录入系统并定期更新，为全市统一调度打牢基础。依托加快公共卫生体系建设三年行动计划、省统筹传染病监测预警与应急指挥信息平台建设等项目，推动应急领域新技术、新方法研发和信息化建设，为应急队伍建设、管理、使用全面赋能。

三、工作展望

上海市以疾控事业高质量发展为契机，以强化韧性安全城市建设为目标，坚持系统观念与底线思维，将能力建设作为核心任务，抓牢“建、管、养、用”四个关键环节，持续推进传染病应急队伍体系化、专业化、规范化、数智化建设，切实建成“召之即来、来之能战、战之能胜”的应急处置“铁军”。

（一）立足系统高效，持续加强传染病应急队伍体系化建设

1. 不断夯实四级队伍

在现有“四级”传染病应急队伍的基础上，进一步建优上海的“国家队”，打造在全国具有示范作用的“领头雁”；建强“市级队”和“区级队”，构筑让政府放心、群众安心的疫情“防洪坝”；建实“社区队”，成为融入公共卫生基层治理的防疫“触角”[5]。同时，加强各级应急队伍的“一体化”建设和管理，着力增强应对超大规模疫情和极限状态下的应急处置能力。

2. 不断加强社会协同

会同有关部门，以社区、高校、园区、大型企事业单位等为重点，积极培育传染病应急志愿服务力量，建立专业队和志愿队的协作机制，日常参与传染病防治知识和技能的宣传，发生局部爆发或规模疫情时，协助开展流调、排查、消毒、健康宣教等工作，成为传染病疫情应急力量的重要补充。

（二）聚焦综合能力，持续提升传染病应急队伍专业化水平

1. 加强系统性培训

加强学历教育、公共卫生医师规范化培训、继续教育的一体衔接，结合上海市疫情特点和各级应急队伍需要，组织研制标准化、系统化的传染病应急课程体系和线上教学库[6]；依托上海市

公共卫生在线教育平台、上海市现场流行病学和公共卫生医师规范化培训基地等载体，提供“线下+线上”“课堂+实操”的培训渠道，并加强国际交流、拓展视野。根据队员特点和队伍需要制定个性化培训任务单，提高培训的针对性和系统性，促进队员具备“一专多能”的综合应急能力。

2. 加强高质量演练

将应急演练作为应急队伍培训的必修课，作为检验应急队伍能力的“试金石”，要真演实练，尤其是通过桌面推演、技能演练、功能性演练等多种形式的检验性演练[7]，来锻炼、提升应急队伍准备的充分性、机制的协调性和应急实战能力。

3. 加强队伍能力评估

在做好国家突发急性传染病防控队伍能力评估的基础上，研究制定符合上海市特点的传染病应急队伍能力评估标准，建立定期能力评估机制，组织开展应急技能比武，通过评估发现不足，指导队伍持续改进。

（三）紧扣统一有序，持续加强传染病应急队伍规范化管理

组织制定上海市传染病应急队伍管理办法，进一步明确各级队伍的组织建设、职责任务和管理要求。统一应急队伍核心制度，制定应急作业标准化流程（standard operating procedure，SOP）等工作规范，确保各级应急队伍在应急处置中同频共振。加快疾控机构应急作业中心和配套信息化系统建设，加强对应急队伍的支持保障[8]。参照“预备役”管理，进一步健全应急队伍日常运维、平急转换、战时调度、队员激励等工作机制；在《传染病防治法》《突发公共卫生事件应对法》等法律法规的框架下，进一步完善政策保障，加大应急队伍的持续投入，确保应急队伍保持强大的战斗力。

（四）着眼整体能效，持续加快传染病应急队伍数智化转型

加强物联网、云计算、大模型等新技术在应急处置场景中的应用。加快智能化单兵装备开发和配备，通过智能流调系统、数字化预案系统、融合通讯等功能模块的嵌入，提高应急队员的现场响应的精准度和时效性[9]。同时，结合数智疾控应急作业平台和市级应急指挥系统的开发应用，形成“单兵数字化、战场网络化、作战可视化”的新型作战模式，实现应急作业环节的全流程跟踪、应急资源的统一调度、应急决策的智能辅助，从而显著提升应急处置的整体效能，有效提升应对复杂疫情和重大疫情的处置能力。

参考文献

[1] 徐立，毛常学. 国家卫生应急队伍建设及启示. 解放军医院管理杂志，2014，21(2)：195－196.

[2] 国家疾病预防控制局.《市、县级基层传染病应急小分队建设指南》(国疾控综应急函〔2023〕291号). 2023.

[3] 上海市疾病预防控制局.《上海市基层传染病应急队伍标准化建设方案》(沪疾控局监测〔2024〕2号). 2024.

[4] 黄蛟灵，黄豪，梁鸿，等. 完善公共卫生防疫体系建设：基于基层卫生“平战”防疫视角. 中国全科

医学. 2021,24(25): 3184－3189.
[5] 吴莹,葛道顺. 特大城市公共卫生安全风险与基层治理应对——基于新冠肺炎疫情下北京、上海、武汉的社区防疫经验. 学习与实践,2020(9): 75－84.
[6] 林栋羚,郭静,卡丽比努尔·力提甫,等. 多样化传染病应急培训模式的教学效果研究. 中国医药导报,2018,15(28): 170－173.
[7] 陈建华,朱建如. 卫生应急演练指南. 武汉. 湖北科学技术出版社,2015: 116－227.
[8] 张放,张明文,管至为,等. 面向城市公共卫生数字治理的疾病预防控制应急作业中心管理平台建设. 中国卫生资源,2023,26(1): 28－34,41.
[9] 刘国,周毅,李未,等. 数字化应急预案系统在医疗卫生单位中的应用研究. 通信与信息技术,2023(6): 45－47.

上海市急性呼吸道传染病综合监测体系优化策略研究

邱　琪　郑雅旭　毛盛华　姜晨彦　陈　健　吴寰宇
时慧琳　陈胤孜　方绮雯　张春哲　陈　昕

【导读】 急性呼吸道传染病作为最常见的传染病之一，病原种类繁多，传播速度快，极易在人群间引起暴发流行，甚至是全球大流行。加强急性呼吸道传染病的监测预警是我国疾病预防控制和公共卫生领域的一项重要工作。为应对呼吸道传染病对特大城市持续存在的公共卫生安全威胁，进一步提升监测及时性和精确性，文章对上海市现有呼吸道传染病监测系统运行情况进行评估分析，在既往监测工作基础上，优化完善急性呼吸道传染病综合监测体系，信息化赋能推动上海市监测预警系统智慧化转型，开发构建传染病监测预警能力建设培训课程体系，以期全面提升多点智慧触发、多源数据支撑的急性呼吸道传染病预测预警能力，应对呼吸道传染病对特大型城市持续存在的公共卫生安全威胁。

一、研究背景

21 世纪以来，随着城市化加快、人口流动性越来越大，埃博拉病毒感染、中东呼吸综合征、新冠病毒感染等新发传染病不断发生，使得上海这座超大型国际口岸城市不断面临新的呼吸道传染病的风险和挑战[1]。然而，三年新冠疫情防控的实践经验表明，上海市原有的呼吸道传染病监测体系仍存在不足。建立传染病综合监测网络，增强早期风险预警能力，健全智慧化监测预警机制，对呼吸道传染病的有效防控具有重要的公共卫生意义[2]。本文旨在评估上海市呼吸道传染病监测系统运行现状，优化完善急性呼吸道传染病综合监测体系，并提出合理的政策建议。

二、研究方法

本文采用文献分析法、问卷调查和现场调研、典型案例分析法。以"呼吸道传染病""监测预

基金项目：上海市卫生健康委员会"上海市急性呼吸道传染病综合监测体系优化完善的策略研究"（课题编号：2024HP80）；上海市加强公共卫生体系建设三年行动计划（2023—2025 年）"超大城市传染病综合监测预警和公共卫生应急体系能力提升（课题编号：GWVI－1）。
第一作者：邱琪，女，主管医师。
共同第一作者：郑雅旭，女，上海市疾病预防控制中心急性传染病防治科科主任。
通讯作者：陈昕，女，上海市疾病预防控制中心主任。
作者单位：上海市疾病预防控制中心（邱琪、郑雅旭、毛盛华、姜晨彦、陈健、吴寰宇、时慧琳、陈胤孜、方绮雯、张春哲、陈昕）。

警”“体系建设”为主题词，检索期刊文献、政策文件和工作方案等，对标相关资料，对上海市主要的急性呼吸道传染病监测系统进行梳理和比较，分析其局限性。在全市16家区疾控中心和39家哨点医疗机构开展问卷调查和现场调研，收集呼吸道传染病监测系统运行情况，了解不同机构对于现行呼吸道监测系统的需求及期望。以新冠疫情为例，深入剖析“6个维度、11个方面”的综合监测体系，为优化和完善基于多源数据的急性呼吸道传染病综合监测预警体系提供经验和参考。

三、研究结果

（一）评估急性呼吸道传染病监测系统运行现状

1. 哨点监测工作启动情况

全市16家区疾控中心和39家哨点医院均已启动流感病毒、新冠病毒以及呼吸道多病原监测工作，其中9个区制定了区级监测方案。呼吸道多病原监测工作启动时间集中在2023年底至2024年初。

2. 哨点监测工作人员配置

上海市急性呼吸道传染病综合监测相关工作人员累计547人，其中区疾控中心138人，哨点医院409人。区疾控中心平均每家为9人，哨点医院平均每家为11人。

3. 哨点医院监测科室分布

目前已开展急性呼吸道传染病哨点监测的医疗机构中，流感样病例监测主要在发热门诊、儿科门急诊和内科门急诊开展，其中发热门诊占比最高(64%)；严重急性呼吸道感染病例监测主要在呼吸内科、儿内科、重症监护室、感染科开展，其中呼吸内科占比最高(48%)。

4. 实验室检测能力

10家区疾控中心实验室具备《全国急性呼吸道传染病哨点监测工作方案（试行）》要求的全部21种病原体（新冠病毒、流感病毒、呼吸道合胞病毒、腺病毒、人偏肺病毒、副流感病毒、普通冠状病毒、博卡病毒、鼻病毒、肠道病毒、肺炎支原体、A族链球菌、百日咳鲍特菌、肺炎链球菌、流感嗜血杆菌、军团菌、肺炎克雷伯菌、曲霉菌、隐球菌、鹦鹉热衣原体和肺炎衣原体）的核酸检测能力。所有实验室均可完成流感病毒的分离培养与鉴定。各区普遍具备对新冠病毒和流感病毒的测序能力。5个区（徐汇、静安、普陀、杨浦、嘉定）具备宏基因组测序能力。

5. 需求分析

调研发现，目前上海市已初步建立起急性呼吸道传染病监测网络，提高了呼吸道病原体的监测能力和检测水平，但仍存在不足，亟须进一步优化完善，提高监测工作质量和效率。一是整合现有监测系统，优化监测体系构架；二是完善信息平台建设，提升传染病监测预警的自动化、智慧化水平；三是开发培训课程体系，提升监测预警能力，加强人才队伍建设。

（二）优化完善急性呼吸道传染病综合监测体系

1. 完善哨点监测网络

建立健全省级临床、流行病学、病原学“三位一体”的急性呼吸道传染病综合监测网络，全方位提高监测灵敏性、规范性、科学性。哨点监测网络由市、区疾控局，市、区疾控中心，各区卫生健康委、各办医主体和哨点医院构成，整合流感病毒、新冠病毒和呼吸道多病原哨点监测工作，全年在全年龄段人群中开展急性呼吸道传染病的症状和病原学监测[3]。定期对各报告渠道的监测结果进行汇总整理和分析评估，与医疗、气象、海关、教育等部门合作，完善信息收集、综合研判和发布预警全流程工作规范，优化"部门协作、区域联动"的传染病综合监测预警工作平台和机制。

2. 建立社区自然人群队列

在急性呼吸道传染病哨点监测的基础上，从全市 16 个区的全部街道（镇）开展抽样，建立约 1.2 万人的有代表性的上海市社区自然人群急性传染病症候群队列。通过对社区人群开展长期、连续、系统的随访，描述队列人群的健康状况，掌握不同年龄段的社区自然人群中发热呼吸道症候群的流行特征和发病、就诊情况，及时发现社区人群中潜在传染病风险和异常变化趋势，从而强化早期监测预警和处置能力，达到急性呼吸道传染病预防和控制的目的。

3. 探索不明原因肺炎监测新模式

在既往不明原因肺炎病例主动搜索基础上创新探索，提出"不明原因肺炎监测病例"理念，聚焦公共卫生风险从个体重症、群体传播、病原学意义 3 个维度筛选异常风险肺炎病例，"有规则地大海捞针"。根据病例风险分级分类标准，在跨前一步开展疫情排查处置的同时做到科学精准。通过专家研讨，形成不明原因肺炎监测病例定义指标共识，提高医疗机构对不明原因疾病等的发现与报告意识和临床可操作性。同时，利用最新信息技术、检验检测技术优化排查诊疗路径，重点提升医疗机构对不明原因肺炎法定报告和主动监测结合互补能力，为早期识别发现提供新思路、新方法。

4. 构建全要素风险感知体系

基于传统病例监测，拓展监测范围和方法，构建哨点医院和社区自然人群队列相结合的症候群监测网络。同时，创新应用传染病定量评估技术，监测范围由单纯病例报告扩展至病例、症候群、事件、病原、环境、疫情相关影响因素等 6 个维度 11 个方面风险因素，开发多维度预警指标，构建多点触发、反应快速、科学高效的传染病监测预警体系，形成上海市传染病疫情风险分级分类标准（2024版）。在新冠病毒感染"乙类乙管"后的监测预警中发挥重要作用，为政府决策提供有力支撑。

（三）信息化赋能推动上海市监测预警系统智慧化转型

1. 基于医院电子病历直推的传染病疫情报告管理系统

2014 年，上海市疫情直推系统试点项目在松江区启动，于 2016 年底建设试点成功。2019 年底，完成全市系统建设、部署和市区试运行。2020 年 1 月起，疫情直推系统正式在全市范围实行双轨测试运行。

作为疫情直推系统建设应用基础，上海市研制了一套基于诊断代码的传染病报告病种触发标准。一旦触发标准，即可由医生工作站智能插件端对病例信息"自动抓取"，并完成电子报卡的"实时推送"，实现全程传染病报告管理无纸化。同时，疫情直推系统结合智能提示报告能有效识别及校验院内重复报告病例，并对病例报告全过程记录，可真实体现报告与审核及时性，系统提升传染病报告质量。目前，疫情直推系统可实现医疗机构对重点关注传染病报告管理的全程记录，及时预警医疗机构聚集性就诊病例和各类集体单位可疑聚集信息，正与其他信息系统不断整合以及数据对接和共享。

2. 建立基于多源数据的传染病综合监测预警信息平台

依托上海市公共卫生体系建设三年行动计划(2020—2022年)项目,市疾控中心开展"基于多源数据的传染病综合监测预警和应急处置信息平台"建设,进一步提高传染病及环境危险因素监测相关信息传输的及时性和准确性,实现对新冠病毒感染等重点传染病和突发公共卫生事件的在线监测和实时预警。

(1) 优化急性呼吸道传染病综合监测平台:综合运用现代化计算机技术、网络技术和通信技术,通过联通临床诊疗、个案流调、实验室检测等多源数据形成统一的数据资源池,开展数据清洗、质控、整合、数据建模、基础数据管理、元数据管理、资源目录管理、数据追溯,目前系统已收集逾200万条发热病例个案信息,形成超过1.1万急性呼吸道感染病例监测信息的大数据库。

(2) 构建门急诊发热病例在线实时监测网络:根据新冠疫情防控急切需要,在平台中完成发热门诊监测模块开发,启动全市住院发热病例信息采集报告工作,初步构建了全市门急诊发热病例在线实时监测网络,并与城市运行"一网统管"实现了实时对接,为政府决策提供依据。目前全市发热门诊通过平台的报告比例已达82.5%,10个区的报告比例超过95%。

(3) 建立基于天气气候的基准传染病预警预报体系:市疾控中心和环境气象中心通过信息系统接口获取双方监测数据和预警预测结果,并使用模型计算预测疫情趋势和气象影响因素。目前已明确影响流感的关键气象条件,用气象数据研制感冒风险预测模型算法,可提前0~3周预测全市流感的流行趋势。同时研发感冒指数指标,分为低、轻微、中等、较高和高5个等级,制定相应等级的疾病相关建议和气象相关建议。

(四) 开发构建传染病监测预警能力建设培训课程体系

1. 培训课程开发

针对不同对象的培训目标,组织来自疾控中心、医疗机构、卫生监督机构、动物疫控中心、海关和高校等单位的专家,开展多轮次咨询与讨论,形成监测预警分级分类培训总体框架,并进行模块化课程开发。通过教学组集体研讨备课的形式,开展课程内容和教学案例编写。培训课程共设置4个模块170学时,并组建了一支包括北京大学、复旦大学、中国疾控中心等近80位相关领域专家的授课团队。

不同于以往的传统培训模式,该课程体系在集中理论教学的基础上,更加偏重于现场实践,通过采用"干中学"的培训模式,学员在指导老师全程指导和管理下,开展案例学习,并参与不同机构和专业科室的轮转实践,从而强化专业骨干传染病监测预警专业知识,利用多源数据和跨专业检测数据预测潜在传染病发生风险、发展和流行规律。

2. 课程体系设置

(1) 基层人员课程体系设置:基层人员通常指的是在市、区、县级疾控中心、社区卫生服务中心以及地方医疗机构中,负责日常监测和初步疫情报告的公共卫生从业人员。在这一体系中,培训目标在于夯实理论基础,课程重点主要为传染病监测的基本概念、监测系统的使用及数据报告规范。授课内容覆盖传染病监测、突发公共卫生事件与苗子事件监测、风险报告与沟通、传染病监测预警分析与报告、暴发疫情调查、案例分析等,使学员能够理解并掌握如何使用传染病疫情报告管理信息系统，进行病例数据的收集与分析。基于该课程体系框架，已完成两批次共计927名基层人员的培训，提升了学员对传染病监测、报告等工作的敏感性、及时性和规范性，增强了对监测数据的分析利用能力。

（2）骨干人员课程体系设置：骨干人员指在传染病监测体系中起关键作用的核心技术人员，他们通常具有较高的专业素养和丰富的工作经验，负责更为复杂的监测分析、预测模型的应用及策略制定等工作。在这一体系中，培训目标深入到数据分析与预警模型的应用。通过传染病传播动力学、地理信息系统等相关模型的学习，使学员能够理解如何构建数学模型来模拟疾病的传播路径，并建立科学的预警阈值和触发机制，利用模型进行风险评估和预警预测。基于该课程体系框架，已完成两批次骨共计97名干人员的培训，增强了学员对多源数据、跨专业数据的利用能力，提升对传染病疫情风险的研判分析和预测能力。

四、政策建议

（一）推动传染病监测预警多源数据库开发和新技术应用

建设传染病专业语料库，开展重大公共卫生事件的知识挖掘和知识库建设，为监测预警和突发应急工作提供快速决策支持。构建多源异构的传染病监测预警大数据库，建立相关部门间信息自动推送和主动抓取的信息共享平台。同时强化数据标准化建设，促进不同信息平台之间的数据交互与共享。积极开展跨地域、跨部门、跨学科合作，研发基于机器学习、大数据、云计算、人工智能等智慧化预警技术，提高预警模型的敏感性、准确性和及时性。

（二）开展有效应对重大生物安全风险挑战的科学技术研发工作

建立上海市重大感染性病原体生物本地数据库建设，阐明重要病原体的演化演进及传播规律。针对超大城市重点、新发、突发和输入传染病防控需求，开展对“X疾病”的快速识别和分离鉴定技术研发，实现适宜不同场景的一体化、智能化、自动化和标准化的传染病风险识别和控制技术体系和操作规范[4]，建立本市新发突发传染病疫情精准研判和快速反应能力，持续提升新发突发传染病的防治水平。

（三）强化监测预警人才队伍建设

以培养“学研用”兼优的疾控专业人才为目标，以需求为导向、以质量为核心，通过申报各类人才项目和参与现场流行病学培训、基层监测预警培训等项目，加快推进疾控人才梯队建设。加强与高校、医疗机构等单位合作，建设医教结合的人才培养平台，加快培养“预防、临床、管理”交叉复合型人才。制定科学合理的考核标准，定期组织经验交流，促进各地监测预警人员之间的沟通与合作，共同提高应对传染病的能力。

（四）总结完善急性呼吸道传染病综合监测体系经验，建立可复制可推广的传染病监测预警“上海模式”

上海作为超大型国际口岸城市始终面临新发、突发和输入性传染病风险，通过急性呼吸道传染病综合监测体系的构建和完善，上海市已经基本建成以多维度风险监测、全要素风险评估、分级分类风险管理为特点的新型传染病综合监测预警和应急处置模式[5]。此模型目前也正在逐步运用于上海市开展重点、新发、突发和罕见传染病的监测预警。

同时随着长三角一体化的稳步推进，通过沪、苏、浙、皖传染病联防联控机制的交流和学习，推动以急性呼吸道传染病综合监测体系为模板的传染病监测“上海模式”，助力长三角三省一市率先实现疾病预防控制高质量一体化发展。

参考文献

[1] 陈昕，吴寰宇. 转变模式，创新发展——构建超大城市现代化传染病综合监测体系. 上海预防医学，2022，34(1)：1-6.

[2] 陈健，郑雅旭，孔德川，等. 上海市实施急性呼吸道感染综合监测应对新发呼吸道传染病的实践与思考. 中华流行病学杂志，2020(12)：1994-1998.

[3] 杨津，冯录召，赖圣杰，等. 急性呼吸道传染病症状监测及预警技术的现状与展望. 中华流行病学杂志，2023(1)：60-66.

[4] 赖圣杰，李中杰，金连梅，等. 传染病暴发早期预警系统评价内容及其指标. 中华流行病学杂志，2009(6)：637-640.

[5] 马宇航，殷一，江欣，等. 新发呼吸道传染病多渠道监测和多维度预警体系研究与思考. 中华流行病学杂志，2023(4)：529-535.

上海市开展呼吸道合胞病毒单克隆抗体注射使用的实践与思考

吴国柱　吴立明　孙晓冬　黄卓英　倪一宏　张震巍

【导读】 呼吸道合胞病毒(respiratory syncytial virus,RSV)是婴幼儿下呼吸道感染的主要病原体,冬春季节高发,严重威胁婴幼儿健康。监测结果显示,在儿童流感样病例、严重急性呼吸道感染病例中,RSV 检出阳性率高。目前已有 RSV 单克隆抗体可用于预防婴幼儿感染。2024 年 6 月,上海市在国内率先印发试点工作方案,在 7 家市级专科医疗机构接种门诊试点使用 RSV 单克隆抗体,卫生健康、疾控、药监等多部门协同联动,加强全过程管理,推动试点工作稳妥、有序开展。截至 10 月底,已有 500 余名适龄儿童使用 RSV 单克隆抗体,未收到不良反应报告。此项试点工作针对在预防接种门诊规范使用生物制剂开展了积极探索。

呼吸道合胞病毒(RSV)是导致婴幼儿下呼吸道感染的主要病原体之一,尤其在冬春季节呈现高发病率。该病毒可导致毛细支气管炎和肺炎等严重并发症,严重威胁婴幼儿健康。自 20 世纪 60 年代以来,国内外进行了大量的疫苗和治疗方法的研发,但至今尚没有可直接供婴幼儿注射使用的 RSV 疫苗上市,而单克隆抗体(以下简称"单抗")已可用于预防 RSV 感染。2023 年底,首个针对婴儿的 RSV 单抗注射液获国家药品监督管理局批准在我国上市。2024 年,上海市积极开展试点,探索将该生物制剂纳入预防接种管理范畴,在降低新生儿和婴儿 RSV 感染风险,提升婴幼儿整体健康水平方面主动跨前一步。

一、背景情况

RSV 感染尚未纳入我国法定传染病监测。部分地区疾病预防控制中心的流感样监测数据研究显示,RSV 也是婴幼儿呼吸道感染最重要的病原体之一。中国疾控中心 2009~2019 年急性呼吸道传染病(acute respiratory infection,ARI)监测结果显示,RSV 是 5 岁以下儿童 ARI 患者中最常见的病原体(占 25.7%),在儿童肺炎患者中,RSV 阳性率同样位居首位(占 28.1%)[1]。与北半球其他国家和地区的情况类似,我国 RSV 流行季主要为冬季和春季,部分南方省份受地理位置、

第一作者:吴国柱,女,上海市疾病预防控制局卫生与免疫规划处处长。
作者单位:上海市疾病预防控制局(吴国柱、吴立明、张震巍),上海市疾病预防控制中心(孙晓冬、黄卓英),上海市黄浦区疾病预防控制中心(倪一宏)。

湿度和温度的影响,可能会在夏季出现小高峰[2]。

目前常规用于预防 RSV 感染引起的婴幼儿下呼吸道感染的单抗制剂有帕利珠单抗、莫维珠单抗、Clesrovimab 和尼塞韦单抗[3]。美国、西班牙、英国等十余个国家已将 RSV 单抗推荐用于婴幼儿预防。1998 年,帕利珠单抗首先获得 FDA 批准用于预防特定高危人群的严重 RSV 感染。2023 年,美国免疫实践咨询委员会(Advisory Committee on Immunization Practices,ACIP)和疾病控制与预防中心(Centers for Disease Control and Prevention,CDC)建议将预防严重 RSV 疾病的长效单克隆抗体——尼塞韦单抗用于在第一个 RSV 流行季出生或即将进入第一个 RSV 流行季的 8 月龄以下婴儿,以及进入第二个 RSV 流行季时发生严重 RSV 疾病风险增加的 8~19 月龄婴幼儿[4]。

尼塞韦单抗于 2023 年 12 月 26 日获国家药品监督管理局批准上市,注册类别为生物制品,为处方药,是我国唯一获批用于为广大婴幼儿群体应对 RSV 感染的单抗注射液,说明书上注明“适用于即将进入或出生在第一个 RSV 感染季的新生儿和婴儿,可预防 RSV 引起的下呼吸道感染”,单次注射提供的保护时效至少为 5 个月。中华预防医学会针对我国婴幼儿 RSV 感染的被动免疫预防提出了专家共识,认为在我国对婴幼儿尽早实施针对 RSV 的免疫预防措施十分重要和必要[2]。

二、上海市探索实践

2024 年 6 月,市疾病预防控制局(以下简称“市疾控局”)、市卫生健康委员会(以下简称“市卫生健康委”)、市药品监督管理局(以下简称“市药品监管局”)在全国率先联合印发《上海市呼吸道合胞病毒单克隆抗体注射液使用管理试点工作方案(暂行)》(以下简称“试点工作方案”),按照“有序推进、分步实施、属地管理”原则,在预防接种单位试点使用 RSV 单抗注射液,随后北京、天津、广东、湖南等地区也陆续印发了当地的工作方案。2024 年 9 月,RSV 单抗注射液陆续在各地试点医疗机构使用。截至 10 月底,全国已有 2 000 余名新生儿和婴儿使用 RSV 单抗注射液,其中上海市的使用量超过 500 剂,未接到不良反应报告。

(一)建立多部门协同联动工作机制

市疾控局、市卫生健康委、市药品监管局组织医疗机构、疾控机构、相关企业以及专家召开多轮论证会,分析上海市 RSV 疫情现状和流行趋势、国内外研究进展、市民接种意愿、接种门诊管理要求和服务能力等,在综合研判的基础上,协同推进试点工作。编制和印发试点工作方案,明确疾控、卫生健康、药品监管等部门、医疗卫生机构的工作职责。疾控部门牵头组织实施试点工作,督促疾控机构加强全流程使用管理。卫生健康部门指导试点单位规范使用 RSV 单抗注射液、做好婴幼儿健康保健和医疗救治。药品监管部门负责做好 RSV 单抗注射液流通和质量监管,会同疾控部门做好不良反应监测、报告和处置工作,与疾控机构共同做好不良反应数据互通共享。相关各区落实属地管理职责,指导试点单位规范使用 RSV 单抗注射液,组织开展可疑不良反应的医疗救治和调查处置。疾病预防控制中心负责 RSV 单抗注射液评估遴选,组织医疗机构开展集中采购,为试点工作提供技术支持和指导;协助药品监管部门做好不良反应调查、处置及数据汇总分析。各试点单位制定RSV单抗注射液使用管理工作制度，明确工作流程，组织开展儿科执业医师、接种门诊工作人员等业务培训，加强处方审核管理，规范落实冷链储存、安全注射及信息报送和管理等工作要求，做好不良反应监测、报告和调查处置。

（二）统筹谋划精心组织

充分考虑婴幼儿冬春季呼吸道传染病疫情防控，结合RSV单抗注射液的适用人群和国内外使用情况，根据药监部门批准文件、产品说明书，以“确保安全、分步实施、有序推进”为原则，上海市确定在7家专科医疗能力强且新生儿、儿童数量多的市级专科医院开展试点，建立儿科医生开具处方、内设接种门诊使用的工作流程，理顺院内管理要求，确定RSV单抗注射液使用管理规范，确保试点工作安全、有序推进。同时，加强沟通协商，推动药品上市许可持有人完善不良反应处置机制，对于怀疑在使用RSV单抗注射液后出现的不良反应，除按照现有药品不良反应报告和监测要求处置外，结合该产品特性，建立药监、疾控机构联合开展疑似不良反应监测处置的工作流程。对调查诊断后确定或不能排除为异常反应的使用者，参照非免疫规划疫苗接种异常反应开展补偿，切实保障使用者健康权益。

（三）建立全过程管理制度

RSV单抗注射液是一种新型预防用单克隆抗体类制剂，其使用管理属性为药品，但使用人群主要是健康的新生儿和婴儿，在预防接种门诊注射使用可以减少与患病儿童的交叉感染，降低感染风险。为此，疾控、卫生健康和药品监管部门多次专题研究，根据《中华人民共和国药品管理法》《中华人民共和国疫苗管理法》等规定，细化管理要求，在试点工作方案中明确了RSV单抗注射液“招采—配送—储存—使用—不良反应监测和处置”闭环管理工作流程。在采购与配送环节，由市疾病预防控制中心开展RSV单抗注射液的适用性评估和遴选，试点使用单位所在区的疾病预防控制中心汇总使用需求，在上海药品集团采购平台开展采购，并由集团采购平台中标的配送企业负责配送。在储存与使用环节，试点使用单位严格按照法律、法规以及《预防接种工作规范》等要求，做好RSV单抗注射液的出入库管理、冷链管理，规范开展注射服务，并将相关信息通过上海市免疫规划信息系统做好登记与记录。在不良反应监测和处置环节，试点使用单位按照《中华人民共和国药品管理法》《药品不良反应报告和监测管理办法》做好怀疑与RSV单抗注射液使用有关的不良反应的登记、报告、调查和处置等工作。不良反应发生的相关数据由提供注射服务的医疗机构收集，疾控机构、药品不良反应监测机构联合开展数据汇总分析，并做好数据共享。

（四）规范使用管理确保安全

按照试点工作方案，RSV单抗注射液必须由试点单位接种门诊具备接种资质的工作人员根据儿科执业医师开具的处方开展注射使用。为确保试点工作有序推进，针对试点工作相关的医疗卫生机构、各个环节所涉及的工作人员开展了全覆盖的业务培训，明确管理要求、使用流程和操作规范。工作人员在使用前应按照RSV单抗注射液说明书做好知情告知，并由使用RSV单抗注射液的婴儿的家长签署知情同意书；按照预防接种工作规范严格落实“三查七对一验证”[5]。

在使用过程中应确保注射安全，完成注射后现场留观 30 分钟。

（五）多渠道开展健康科普宣传

通过健康上海 12320、上海疾控等微信公众号和报纸、电视等媒体发布传染病疫情防控、个人防护和 RSV 单抗注射液使用等健康知识，各试点使用单位通过官方公众号等平台发布 RSV 基本知识、防治手段的科普文章及 RSV 单抗注射液预约使用指引等。同时，借助上海进口博览会等平台，做好 RSV 单抗注射液试点使用的宣传推广。

三、思考与建议

（一）及时开展总结评价

根据试点工作进展情况，应进一步开展试点工作效果评价，对 RSV 单抗注射液使用情况、安全性数据以及注射后的预防效果进行汇总分析，同时开展不同人群的知信行调查，综合评估 RSV 单抗注射液使用在减少 RSV 感染所引起的下呼吸道疾病住院率和死亡率、减少疾病负担、减轻儿科医疗资源挤兑等方面的作用。结合相关评价结果，逐步拓展至有条件的预防接种单位，满足市民使用需求。

（二）积极支持新型生物制剂引入和使用

随着生物医药产业飞速发展和市场进一步开放，新型预防性生物制剂的研发、生产和使用层出不穷。上海市在综合评估传染病疫情监测和疾病负担的基础上，充分关注市民健康需求，试点使用 RSV 单抗注射液的探索，在政策层面为同类型产品的使用积累了可供借鉴的经验，在制度层面创新建立了生物制剂采购使用流程、管理要求和不良反应补偿机制。下一步，卫生健康、疾控、药监等部门将进一步强化协同联动，总结试点工作经验和成效，在现有工作机制的基础上，推进政策的制度性建设，更好地服务于市民，切实维护市民健康权益。

（三）大力开展公众教育

目前 RSV 感染的治疗手段有限，以支持性治疗为主，因此预防 RSV 感染更为重要。但不少家长对 RSV 感染的危害性和预防感染的重要性仍缺乏认识。今后，上海市将不断拓展宣传途径，以"内容准确、通俗易懂、有针对性"为原则，充分利用各类主题宣传活动、专题讲座、科普视频等方式，结合新媒体平台的话题互动、短视频、直播等新型表达形式，普及 RSV 等呼吸道传染病预防控制相关知识技能，提升市民主动防病意识。

参考文献

[1] Li Z J, Zhang H Y, Ren L L, et al. Etiological and epidemiological features of acute respiratory infections in China. Nat Commun, 2021, 12(1): 5026.

[2] 中华预防医学会. 我国婴幼儿呼吸道合胞病毒感染被动免疫预防专家共识. 中国预防医学杂

志,2024,25(10):1223－1234.

[3] 吕娜,李岩异,马祝青. 人呼吸道合胞病毒感染的预防和治疗研究进展. 生物技术进展,2024,14(1):26－34.

[4] Jones J M, Fleming-dutra K E, Prill M M, et al. Use of Nirsevimab for the prevention of respiratory syncytial virus disease among infants and young children: recommendations of the Advisory Committee on Immunization Practices-United States, 2023. Morb Mortal Wkly Rep, 2023, 72(34): 920－925.

[5] 国家疾控局综合司,国家卫生健康委办公厅. 国家疾控局 国家卫生健康委办公厅关于印发预防接种工作规范(2023年版)的通知. www.gov.cn/zhengce/zhengceku/202312/content_6920274.htm[2023－12－01].

上海市慢性传染病医防融合协同共管工作模式探索

刘　杰　陈　静　沈　鑫　宁　镇　凌志毅　陈玮华
岳　清　任　宏　徐　昊　肖　筱　吴立明

【导读】 上海市聚焦肺结核、艾滋病及病毒性肝炎等慢性传染病，探索以社区为基础的慢性传染病医防融合协同共管工作新模式。依托社区慢性病健康管理支持中心，整合实施社区慢性病和慢性传染病的协同管理、早期筛查和干预治疗，推动进一步控制上海市慢性传染病疫情，助力 2030 年终结结核病、艾滋病流行和消除病毒性肝炎目标的实现。

一、背景

肺结核、艾滋病和病毒性肝炎等慢性传染病是危害全球和我国的重大公共卫生问题。《联合国可持续发展目标》(sustainable development goal，SDGs)中提出到 2030 年终结结核病、艾滋病的流行，世界卫生组织(WHO)也提出了到 2030 年消除病毒性肝炎公共卫生威胁的目标。近年来，上海市慢性传染病防控已经取得了显著成效，疫情维持在较低水平，但仍面临感染者和病人发现不足、慢性传染病“共病”以及慢性传染病与慢性非传染病“共病”[1] 导致治疗管理难度大等挑战，距离实现 2030 年目标还存在一定差距。

2023 年 12 月，《国务院办公厅关于推动疾病预防控制事业高质量发展的指导意见》(国办发〔2023〕46 号)，其中要求创新医防协同、医防融合机制。这一机制是有效应对慢性传染病和突发公共卫生事件的关键抓手，通过全面推进医疗机构和公共卫生机构专业深度协作，及早发现潜在感染者，有效控制感染者的病情恶化，不断提高医疗卫生服务的适宜性和有效性。

同时，社区卫生服务中心是上海市医疗卫生体系的重要组成部分，充分利用基层卫生的服务流程和设施，加强风险人群早期识别发现，增加感染者和病人检测和治疗机会，是有效遏制慢性传染病流行的关键措施。2023 年 4 月，上海市政府办公厅印发的《进一步提升本市社区卫生服

基金项目：上海市加强公共卫生体系建设三年行动计划(2023—2025 年)“结核病、艾滋病等重大慢性传染病精准综合防治模式构建”项目(项目编号：GWVI-9)。
第一作者：刘杰，男，上海市疾病预防控制局传染病防控处处长。
共同第一作者：陈静，女，主任医师。
通讯作者：吴立明，男，上海市疾病预防控制局副局长。
作者单位：上海市疾病预防控制局(刘杰、吴立明)，上海市疾病预防控制中心(陈静、沈鑫、宁镇、岳清、任宏、肖筱)，上海市黄浦区疾病预防控制中心(凌志毅、陈玮华、徐昊)。

务能力的实施方案》(沪府办发〔2023〕7号)中要求社区卫生服务中心要强化医防融合的公共卫生网底功能,不断完善社区健康管理中心建设。在此基础上,结合家庭医生签约服务,以及国家和上海市基本及重大公共卫生服务等项目,探索开展以社区为基础的慢性传染病医防融合协同共管试点工作,对上海市进一步控制慢性传染病疫情具有十分重要的意义。

二、主要方法

依托第五轮加强公共卫生体系建设三年行动计划项目,上海市在全国率先建立社区慢性病健康管理支持中心,为多种常见慢性病提供包括风险评估、疾病筛查等在内的综合健康管理服务。在此基础上,为进一步强化慢性传染病防控工作,2024年3月起,市疾控局组织市疾控中心、黄浦区打浦桥街道社区卫生服务中心率先启动社区慢性传染病医防融合协同共管模式试点工作,探索建立“六个整合”的工作机制。

(一)服务策略整合

充分发挥社区卫生服务中心公共卫生网底作用,结合社区相关医疗卫生服务管理,强化相关人员“防、筛、诊、治、管”等措施的整合衔接,进一步提升工作效率和质量。

(二)服务对象整合

将家庭医生签约服务、基本和重大公共卫生服务、社区慢性病健康管理支持中心、周边商务楼宇等功能社区健康管理服务的管理对象进行整合,及时识别和动员慢性传染病相关风险对象,提供针对性医疗卫生服务。

(三)筛查措施整合

依托慢性病健康管理支持中心及其他基层医疗卫生服务功能,推动慢性传染病筛查工作,如为居民提供慢性病随访管理(如血糖、血压测量)的同时,提供肺结核的症状筛查和艾滋病、丙型肝炎的高危行为评估,在慢性病健康管理支持中心为存在感染风险的居民提供快速检测的一站式服务,高效开展多病种联合筛查。

(四)转诊转介整合

依托社区卫生服务中心与慢性传染病定点医院之间的转诊机制,慢性病健康管理支持中心为筛查发现的肺结核、艾滋病和丙型肝炎疑似病例提供有效转介服务,改善病人的就诊体验,减少病人在不同科室之间奔波,有利于转介的归口落实和管理。

(五)治疗干预整合

结合工作实际,推动在社区卫生服务中心设置医防融合门诊,如将结核病预防性治疗门诊、艾滋病暴露前后预防门诊、艾滋病自愿咨询检测门诊、丙型肝炎社区诊疗门诊等有机整合,为有需求的对象提供相应医疗服务。充分考虑就诊人员隐私,设置于独立空间,提供延时服务,深化

"医防融合"综合防治的内涵。

（六）随访管理整合

对明确诊断的肺结核、艾滋病、肝炎等慢性传染病病人，由家医团队开展随访管理，实现"以人为中心，多病种共管"模式，提高工作效率。在病人随访管理过程中，加强密切接触者等风险人群主动排查、健康宣教和干预评估等，从而使整个服务链路形成闭环。

三、试点成效

（一）提升病例发现力度

依托社区慢性病健康管理支持中心，开展慢性传染病医防融合协同共管工作，在社区卫生服务中心现有网络架构基础上，整合了多病共防需求，梳理优化了工作流程，提供一站式筛查及转诊、转介服务，与原有慢性传染病病人发现措施有机融合，形成互补，进一步提高老年人群通过早期机会性筛查发现慢性传染病的概率。黄浦区打浦桥街道社区服务中心在9个月的试点期间，共开展肺结核症状筛查5 730人，其中胸部影像学检查500人；艾滋病高危行为筛查511人，快检13人；丙型肝炎高危行为筛查541人，快检41人。

（二）提升服务便捷性和可及性

试点工作充分依托信息化手段，将丙型肝炎等风险评估量表嵌入慢性病健康管理支持中心的随访屏中，为有隐私保护需求的人群提供自我风险评估的途径。同时，慢性病健康管理支持中心现场安装设置艾滋病、乙型肝炎等筛查试剂销售或发放机器，放置健康提示单等，方便就诊人员开展自助筛查，增加健康意识和知识。

（三）提升临床治疗和公共卫生管理能力

医防融合门诊进一步推动社区层面医疗功能和公共卫生功能的整合，提高了综合服务效率和水平，并为尚未感染和发病的HIV/AIDS、肺结核高风险人群等提供"跨前一步"的医疗服务，遏制"健康人群—感染者—病人"的发展，助力进一步控制疫情。试点期间，黄浦区打浦桥街道社区卫生服务中心开展结核病预防性治疗评估20人，接受预防性治疗及随访管理17人；艾滋病暴露后预防性治疗评估1人，及时接受了治疗及随访管理。

四、思考与建议

（一）巩固成效进一步扩点实施

通过开展的试点工作证明，依托社区慢性病健康管理支持中心开展慢性传染病医防融合协同共管工作，实现慢性传染病风险评估及早期筛查干预等与慢性病管理的有机整合，取得了一定成效，是上海市探索以社区为基础开展医防协同、医防融合迈出的重要一步，可在全市已建成慢性病健康管理支持中心的社区扩大试点，并积极鼓励各区、各社区卫生服务中心针对辖区特点，结合上海市无结核社区创建和艾滋病综合防治示范区建设等工作，进一步创新优化防控措施。

（二）继续深化医防协同、医防融合

医防协同、医防融合在传染病防控工作中发挥着至关重要的作用，其本质和最终目的是实现卫生服务的协同和整合[2]。医疗服务与公共卫生服务有效协同，根据个体健康状况与疾病所处阶段，针对性地提供医疗服务和公共卫生服务，从而实现为人民群众提供全方位全周期的健康保障。上海市以社区为基础开展的慢性传染病医防融合协同共管试点工作，进一步优化了慢性传染病感染者和病人的发现和管理工作流程，促进了社区卫生服务中心和定点医院的紧密协作。下一步应继续强化公共卫生专业技术人员和医疗机构临床医师交叉培训机制，不断夯实医防协同、医防融合人才基础，提升社区传染病防控能力水平。

（三）进一步加强信息化建设

信息化建设对医疗系统与公共卫生系统实现协同融合至关重要，信息与数据的互通共享是不同体系间协同融合的重要基础，为实现医防融合提供信息技术支撑。通过整合临床诊疗、社区体检、智能随访等多元数据，赋能社区、赋能家庭医生，通过向公众提供诊疗、预防、健康管理为一体的医防服务全流程信息，促进公众更好实现自我健康管理，做好“自己健康的第一责任人”。

参考文献

[1] Li Y, Guo J, Xia T, et al. Incidence of pulmonary tuberculosis in Chinese adults with type 2 diabetes: a retrospective cohort study in Shanghai. Sci Rep. 10. 8578(2020).

[2] 刘珏，闫温馨，刘民，等. 新时期健康中国建设中的医防协同：理论机制与政策演变. 中国科学基金，2023，37(3)：451－460.

公共卫生数据可靠性评估系统的研究与设计

钱晨嗣　夏　寒　夏　天　刘星航　付　晨　赵丹丹

【导读】 随着信息技术的快速发展，卫生健康数据不断增多，数据的可靠性评估是数据实践应用、科学研究的前提和保障。传统的人工、统计学数据可靠性评估方法难以适用于海量数据的可靠性评估，而且造成人力资源的浪费。文章构建一种基于机器学习的公共卫生数据可靠性评估系统，首先对数据进行存储、标注和规则性质控，并对数据进行特征工程处理，然后选取部分数据由机器学习算法自主训练数据特征并形成数据可靠性评估模型，通过模型来评估其他数据的可靠性，最后进行数据量检验并综合评价数据的可靠性。由此形成数据可靠性评估的新方法、新模式，有助于弥补现有评估方法的不足，提升数据可靠性评估的准确率和效率。

数据可靠性是指数据的准确性和可信程度，描述数据系统或平台中的数据是否均处于客观、真实、完整、可信的状态[1]。近年来随着技术的快速发展，公共卫生领域聚集了庞大的数据，但数据存在一定问题，世界卫生组织指出，主要原因：报告要求定义不清、功能不健全；数据收集不完整、不准确；统计数据来源广泛，没有使用标准化的收集方法，数据格式难以保持一致性；缺乏统计数据报告标准[2]。数据从初始产生和存储，到处理（包括转化或移植）、使用、数据保留、存档/恢复和销毁全生命周期都有可能产生数据质量问题[3]；同时数据之间的共享越来越广泛，跨学科交叉领域研究越来越多，很多时候数据使用者不是数据采集者，不知悉数据的采集情况，也无法评估数据的可靠性。公共卫生数据可靠性的高低，直接影响和决定数据应用，如数据挖掘、诊疗决策、统计分析的正确性、适用性及其价值性[4]。因此在开展科学研究前，采用科学的方法对拟纳入研究数据的可靠性进行准确评估是大数据时代科学研究的必要步骤。

机器学习可以通过数据特征发现数据隐藏的函数关系或关联关系，并模拟现实世界中事物间的联系。将机器学习技术应用到数据可靠性评估上，由计算机自主学习部分数据的特征并形成数据可靠性评估模型，并通过模型来评估剩余数据的可靠性，形成数据可靠性评估的新方法、

基金项目：2021 年科技部科技创新 2030—新一代人工智能重大项目“新冠肺炎疫情等公共卫生事件的智能流调研究”（项目编号：2021ZD0114005）；2022 年度上海市卫生健康委员会卫生行业临床研究专项“基于机器学习的公共卫生数据可靠性评估模式研究”（项目编号：20224Y0328）。
第一作者：钱晨嗣，女，工程师。
通讯作者：赵丹丹，男，书记。
作者单位：上海市疾病预防控制中心（钱晨嗣、夏天、刘星航）；上海申康医院发展中心（夏寒、赵丹丹）；上海市卫生健康委员会（付晨）。
本文已发表于《中国卫生资源》2023 年第 26 卷第 3 期。

新模式，有助于弥补现有评估方法的不足，提升数据可靠性评估的准确率和效率。这是大数据时代数据可靠性评估的发展趋势，也是很好的研究方向，值得深入挖掘。

一、公共卫生领域数据可靠性的评估方法研究现状

在公共卫生领域，现有的数据可靠性评估方法主要分为基于规则的评估方法、基于内容的评估方法和基于统计的评估方法3类。

（一）基于规则的评估方法

主要通过借助规则库实现数据自动校验，提高数据校验效率[5]，基于规则的评估方法虽然可以对全量数据进行评估，但需要更专业的人员建立编码规则库，该类人员既需要相应的医学背景，还需要相应的计算机编码知识[6-8]。该方法难以有效应用于多来源、跨行业的数据。

（二）基于内容的评估方法

主要通过其他来源数据对待评估的数据内容进行交叉验证，从而评估数据的可靠性。该方法对于信息偏差具有很好的评估效果，但存在高可靠度验证性数据难以获得的情况[9]，也能在一定程度上提供选择偏差和混杂偏差的线索，但是获取其他来源的数据通常需要耗费大量的时间、精力和经济成本。

（三）基于统计的评估方法

主要通过对待评估数据整体统计结果和分布情况的计算与分析来整体评估数据的可靠性[10]。该方法对选择偏差与信息偏差有着良好的评估效果，也可对全量数据进行评估，但这种方法对数据量有一定的要求，只能得出整体数据的评估结果，难以对每条数据形成独立的评估结果，无法适应大数据时代卫生健康数据可靠性评估的需求。

传统的人工、统计学数据可靠性评估方法难以发现大数据隐藏的客观联系及存在的问题，大数据、机器学习、人工智能等技术能够从海量数据中快速提炼数据经验并形成智能判断。目前已有许多学者采用机器学习方法对数据的可靠性进行评估的探索研究，主要集中在财务审计[11-13]、人力资源审计[14]、新闻伪造检测[15]、舆情监控与预警[16]、生态环境数据监测[17]、电力系统[18]等方面，卫生领域的研究较少。现有的卫生数据可靠性评估方法无法满足大数据时代海量数据的可靠性评估需求，所以需要探索一种新机器学习的方法以更准确地评估公共卫生数据的可靠性。

二、系统设计

本研究提出并构建一种基于机器学习的数据可靠性评估系统，包括数据准备模块、特征工程模块、多模型量化评价模块、数据可靠性评估模块，总体框架如图1所示。其中，数据准备模块负责存储数据，对数据进行可靠性标注和规则性校验；特征工程模块负责对数据进行特征工程处理，主要包括数据格式处理、离散特征处理、数据降维和平衡标签类别；多模型量化评价模块负责

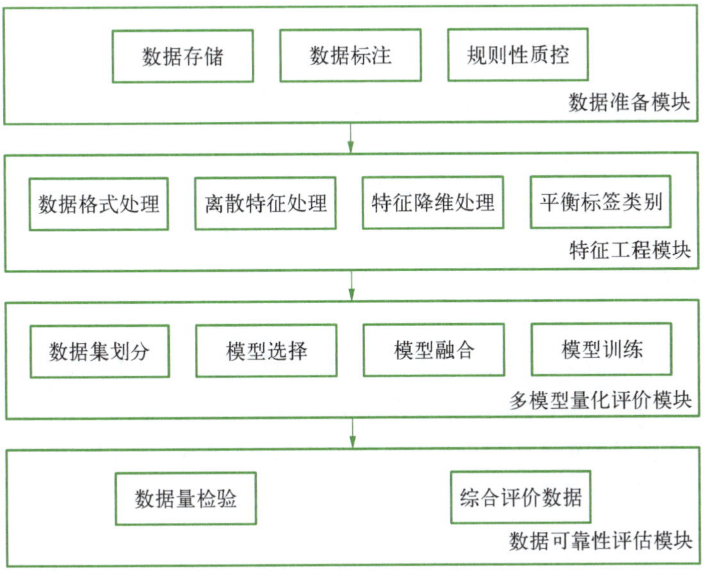

图 1　数据可靠性评估系统架构

选取多种机器学习算法进行训练，并进行多模型的融合与训练；数据可靠性评估模块负责检验数据量，并对整体数据集数据可靠性进行综合评估。

该系统能够确保数据的原始性、安全性、真实性，对已有业务数据采用多种类型的机器学习模型进行实验，在各模型构建完成后，通过量化指标对各模型的性能进行评价和横向比较，判断各类模型在公共卫生数据可靠性评估方面的适用情况，必要时选择合适的模型进行融合，构建多模型融合模型，以改善模型性能，提升对数据可靠性评估的准确率。

（一）准备模块

该模块主要负责数据的存储、选取部分数据的可靠性标注和数据的规则性质控。

1. 数据存储

数据采集的业务范围广泛，包括但不限于公共卫生领域，但只针对已形成规范的格式化业务数据。本系统采用分布式文件系统对业务数据进行分布式存储，同时数据存储采用加密模式，以确保数据的安全性[19-20]。此外，系统中设有数据审计跟踪功能，该功能负责记录操作人员对原始数据的存储和修改，包括存储修改时间、修改前后的数据等，以确保数据安全。

2. 数据标注

从系统中采选取部分数据进行人工标注可靠性，对可靠的数据赋予可靠性标签，对不可靠的数据赋予不可靠标签。通过少量标签数据预先定义了分类模式，规避了完全无监督机器学习算法可能导致的模型无法解释或构建出无效模型的风险。

3. 规则性质控

数据规则性质控包括完整性检验、数据范围检验、Dixon 法、传统 Z 值法等。其中数据缺失值是评价数据可靠性的重要指标[21]，缺失值检验既包括每条记录的数据项缺失值（即每条记录有几个数据项缺失），又包括整个数据集中的数据项的缺失值（即在总数据中每个特征有多少条记录缺失该特征）。

（二）特征工程

该模块主要通过特征工程处理已通过规则性质控的数据。

1. 数据格式处理

对数据的格式进行规范化处理，包括数值类型、特征单位；判断连续型的特征的数据值是否符合正态分布，若符合正态分布则可以通过归一化或标准化的方法对特征数据值进行压缩和平移，保留特征的分布状态。

2. 离散特征处理

对于离散型的特征，需要将其进行数值化处理，将具体的分类名称转换为编码。如果特征涉及超过两种分类，则需要为不同的分类生成哑特征，利用 one-hot 编码对特征进行标记。此外，对于时间戳类别的特征，可根据实际情况抛弃一些无用信息（例如，对于数据可靠性结果没有影响的年份或毫秒数据）以简化模型的构建。

3. 特征降维处理

有些数据的特征重复项很多，为简化模型并提升模型的可解释性，同时为缩短模型训练时间，降低模型过拟合风险，避免“维度灾难”，需要对特征进行选择，必要时构建新特征来取代原有特征。

4. 平衡标签类别

根据标签数据在各类别上的数据量（本标签类别为可靠性和不可靠性），判断是否需要对各类别的数据量进行平衡。若数据标签在各类别上的数据量极不平衡则会影响后续模型训练，需要重新整理数据的标签，增加数据量少的分类下的数据量来平衡各分类的数据量，避免对量大数据分类时使用欠采样的方法，从而减少丢弃标签的情况。

（三）多模型量化评价

该模块的功能是对已处理过的数据建立模型，然后用该模型来评价测试数据。模型构建采用的是半监督学习，需要进行数据集的划分，包括划分测试集、验证集和测试集。在本模块预置若干算法模型，即备选模型，分别采用多个备选模型对数据集进行实验。若在备选模型中找到性能很好的模型，则该备选模型为最终模型；若未能找到在全区间内性能最优的模型（即存在多个在局部区间性能最优的模型），则选取多个较优模型进行融合来构建综合模型，以提升模型在全区间内的性能。最后采用选好的模型对测试集数据进行实验，并输出测试结果。

1. 数据集划分

依据数据集的总量并结合实际，将数据划分为训练集、验证集及测试集。训练集用于模型的训练，验证集用于模型的验证和超参数的调优，测试集用于最终模型的测试、定型和性能评价。

2. 单模型训练

分别采用每个候选模型对训练集进行训练，在训练集上分别对模型的参数等进行调优，在测试集上对模型的性能进行评价，最终得到模型的最优参数组合。若候选模型中某几个模型在验证集上的实验结果很好，则选定该模型为备选模型。

3. 多模型融合

若在备选模型中单个模型实验结果都不佳，则选取实验结果较佳的模型进行模型融合。模型融合策略一般包括加权法、投票法及学习法。

4. 模型训练

直接采用已经训练好的模型对测试集的数据进行实验，判断每条测试记录是否可靠，并采用F1得分、混淆矩阵、ROC曲线、准确率等一个或多个指标评价测试集数据的可靠性情况。

（四）数据可靠性评估

该模块对整个数据集进行可靠性评估，首先进行数据量统计，包括通过规则性质控的数据，和通过模型检验的数据，通过前面的数据准备模块、多模型量化模块已经分别得到数据质控的情况、数据并选取合适的权重比来综合评价整个数据集的可靠性。

1. 数据量检验

对相关数据进行计数统计和计算，定义每条记录的数据可靠性，整个数据集的总量为 N_{total}，通过数据规则性质控的数据量为 $N_{control}$，数据处理模块处理的数据量和模型实验的数据量均为 N_{model}，模型中训练集、验证集和测试集的数据量分别为 N_{train}、$N_{verification}$、N_{test}，其中 $N_{total}=N_{control}+N_{model}$，$N_{model}=N_{train}+N_{verification}+N_{test}$。

2. 综合评价数据可靠性

首先要根据多模型量化模块生成的模型对测试集进行评价，得出每条记录的可靠性评价结果，并对其打上标签（合格、不合格）。数据可靠性评价包括2个部分：规则性质控结果是对整个数据集中经规则性质控的数据的评价，即通过规则性质控的数据占总数据量的比例；模型校验结果是对经模型检验为可靠性数据的评价，即通过模型检验为可靠性的数据占总模型实验数据的比例。为此采用一个加权融合的方法来综合评价数据可靠性：定义整个数据集的可靠性为 R，通过规则性校验的数据量为 $N_{control}$，其占总数据量的比例 R_1，则 $R_1=N_{control}/N_{total}$，定义通过模型检验的可靠性数据量为 N_{model_pass}，则其占总数据的比例为 R_2，则 $R_2=N_{model\_pass}/N_{model}$，则 $R=a\times N_{control}/N_{total}+b\times N_{model\_pass}/N_{model}$，其中 a 和 b 为权重系数，取值依赖于实际业务情况。

三、实验案例与结果

（一）实验数据

以上海市部分辖区的糖尿病随访卡数据为例，共1 226 472条，随访时间为2018年10月至2022年12月，数据包括血压值（包括收缩压、舒张压）、体重和身高字段。

（二）实验结果

1. 数据标注和规则性质控

随机选取总数据中的24 000条进行数据标注，通过电话回访和人工比对得到24 000条数据中612条数据标注不可靠，23 388条数据标注可靠。本实验中定义缺失项超过包括两项的数据为不可靠数据，分别对总数据集和已标注数据标注进行缺失值统计，结果如表1所示，其中总数据集有1 226 472条，其中36 264条数据未通过数据规则性质控，1 190 208条数据通过数据规则性质控。

表 1　数据缺失值统计结果

数据集	缺失 0 项		缺失 1 项		缺失 2 项		缺失 3 项		缺失 4 项	
	数量	占比/%	数量	占比/%	数量	占比/%	数量	占比/%	数量	占比/%
总数据集 n=1 226 472	1 148 253	93.62	41 955	3.42	23 496	1.92	11 832	0.96	936	0.08
已标注数据集 n=24 000	21 654	90.23	1 377	5.74	669	2.79	261	1.09	39	0.16

2. 多模型量化评价

因为研究数据的特征少，为血压收缩压、血压舒张压、体重和身高 4 个数据特征，且这 4 个特征简单明了，故没有对数据进行特征工程处理。模型实验数据为通过了规则性质控的数据，共 1 190 208 条，划分得到训练集 18 426 条、验证集 4 605 条（训练集和验证集为已标注数据中通过了规则性质控的数据，共 23 031 条）、测试集 1 167 177 条，选取了逻辑回归模型、C4.5 决策树、随机森林（random forest）、支持向量机（SVM）、Bagging、Xgboost 6 个模型进行实验，采用平衡 F1 得分（F1 - score）评价实验结果，模型的 F1 - score 和运行时间如表 2 所示。

表 2　单一模型的 F1 - score 和运行时间

单一模型	F1 - score	运行时间/s
逻辑回归模型	0.605 5	0.067 1
C4.5 决策树	0.638 4	3.443 5
随机森林	0.710 8	16.430 1
支持向量机	0.661 4	5.966 3
Bagging	0.731 7	22.343 3
Xgboost	0.747 2	33.340 8

由表 2 可以看出随机森林、Bagging、Xgboost 这 3 个模型能够取得较好结果，采用平均值融合的方法将这 3 个模型两两融合，模型融合的结果如表 3 所示。由表 3 可以看出模型融合的运行时长显著增加，但 F1 - score 有所提高，其中 Bagging+Xgboost 模型融合效果最好。采用 Bagging+Xgboost 对测试集数据进行实验，结果判断 354 932 条数据可靠。

表 3　模型融合的 F1 - score 和运行时间

模型融合	F1 - score	运行时间/s
随机森林+Bagging	0.741 2	33.671 0
随机森林+Xgboost	0.748 8	57.132 9
Bagging+Xgboost	0.760 9	78.432 8

3. 数据可靠性评估

通过计算得到通过规则性质控的数据占总数据集的比为 1 190 208/1 226 472＝0.970 4，通过融合模型得到测试集中可靠性数据有 354 932 条，占测试集数据的比为 1 064 796/1 167 177＝0.912 3，则整个数据集的可靠性为 0.7×0.970 4+0.3×0.912 3＝0.953 0，0.7 和 0.3 为工作人员依据实际业务情况确定的权重系数，最终整个数据集的可靠性得分为 0.953 0，可见整个数据集可靠性较高，可进一步对该数据进行探索研究和利用。

四、总结

数据的可靠性对相关应用和科学研究而言是一个至关重要的影响因素。传统人工和统计学的数据可靠性评估方法难以适应大数据背景下百万级、千万级的数据量可靠性评估。本研究提出的基于机器学习的数据可靠性评估模型完善了数据可靠性的评价机制，可在广泛的领域业务条线和业务场景的数据可靠性评估过程中得以应用。

参考文献

[1] 赵宇. 可靠性数据分析. 北京：国防工业出版社，2011.

[2] World Health Organization Regional Office for the Western Pacific. Improving data quality：a guide for developing countries. https://apps.who.int/iris/handle/10665/206974[2023－04－28].

[3] 刘琦，肖勇，陈壮，等. 基于全民健康信息平台的数据质量治理与思考. 中国卫生信息管理杂志，2022，19(5)：681－686.

[4] 何萍，于广军，李莉. 数据质量评估在区域医疗信息化中的应用与分析. 中国数字医学，2010，5(3)：53－55.

[5] 林琳，王韬，邓超颖. 智能化病历内涵质控平台设计及应用. 中国数字医学，2019，14(11)：48－50，112.

[6] 王芸，刘正荣，严华倩. 建立审核规则库以提升病案首页质量的实践探索. 中国数字医学，2021，16(10)：41－44.

[7] 刘静，刘丽红，张竹绿，等. 使用数据清洗技术进行中医药数据仓库质量控制研究. 中国数字医学，2012，7(4)：81－82，85.

[8] Medlock S，Ploegmakers K J，Cornet R，et al. Use of an open-source electronic health record to establish a "virtual hospital"：a tale of two curricula. Intern J Med Inform，2023，169：104907.

[9] Gray W N，Weng C H. Methods and dimensions of electronic health record data quality assessment：enabling reuse for clinical research. J Am Med Inform Assoc，2013，20(1)：144－151.

[10] Iyen-Omofoman B，Hubbard R B，Smith C J，et al. The distribution of lung cancer across sectors of society in the United Kingdom：a study using national primary care data. BMC Public Health，2011，11：857.

[11] Patel H，Parikh S，Patel A，et al. An application of ensemble random forest classifier for detecting financial statement manipulation of Indian listed companies. Recent Developments in Machine Learning

and Data Analytics, 2019, 740: 349 - 360.
[12] 王月,王玥. 基于 Logistic 回归分析的我国上市公司财务舞弊识别模型研究. 商场现代化,2021,10: 134 - 136.
[13] 刘思茹. 基于特征工程的信用卡欺诈识别研究. 兰州: 兰州大学,2021.
[14] 贺雅喆,蔡真捷. 基于 Python 的随机森林算法在电网企业人力资源审计中的应用研究. 中国内部审计,2021,8: 44 - 50.
[15] Nasir J A, Khan O S, Varlamis I. Fake news detection: a hybrid CNN-RNN based deep learning approach. International Journal of Information Management Data Insights, 2021, 1(1): 100007.
[16] 马帅. 面向在线旅游服务的网络舆情监控与预警研究. 太原: 山西财经大学,2019.
[17] 李美娇,何凡能,赵彩杉,等. 全球历史 LUCC 数据集新疆地区耕地数据可靠性评估. 生态环境学报,2022,31(6): 1215 - 1224.
[18] 左先旺,荣先钊. 电力系统运行可靠性分析与评估. 电子测试,2019,14(24): 65 - 69.
[19] 金国栋,卞昊穹,陈跃国,等. HDFS 存储和优化技术研究综述. 软件学报,2020,31(1): 137 - 161.
[20] 林素标. 数据存储加密技术进展研究. 数字化用户,2022,28(16): 144 - 146.
[21] 梁力中,陶光毅,孙丽,等. 某市 400 余万份住院病案首页数据质量分析. 中国卫生信息管理杂志,2021,18(3): 426 - 430.

上海市黄浦区老龄化社区突发公共卫生事件应急能力建设研究

张 珊 赵加奎 顾怡沁 潘 匀
陆蕴慧 高淑娜 杨怀霞 凌志毅

【导读】 近年来,随着老龄化社会的加速发展,突发公共卫生事件应对能力建设逐渐成为重要议题。文章从老龄化的视角出发,采用定性研究方法,通过专家访谈、小组访谈和田野观察,梳理了老龄化社区在突发公共卫生事件应急能力建设中存在的问题。研究发现,虽然老龄化社区在应急资源配置和物资储备方面已具备一定基础,但在应对大规模突发公共卫生事件时,仍存在法律法规不完善、部门协作不畅、资源投入不足及老年人知识储备和信息获取能力有限等问题。基于此,本文尝试从完善顶层设计、优化资源配置的角度提出相应的策略和对策,为提升老龄化社区突发公共卫生事件应急能力建设、制定科学有效的政策提供参考,以共同应对老龄化社会面临的公共卫生挑战。

突发公共卫生事件是指突然发生,造成或可能造成社会公众健康严重损害的重大传染病疫情、群体性不明原因疾病、重大食物和职业中毒及其他严重影响公众健康的事件[1]。随着全球气候变暖、城市人口的过度集中与密集、日益频繁的国家和地区间交流和新发传染病的不断出现,全球逐渐进入了一个突发公共卫生事件高发时期[2]。国外专家、学者对突发公共卫生事件已经开展了多方向、多角度的研究[3-5]。2003 年 SARS 之后,我国的突发公共卫生事件应急体系建设一直处于不断发展和完善中[6],2019 年暴发的新冠疫情,直接挑战了我国的突发公共卫生事件应急体系。

上海是我国最早进入老龄化社会的城市,2022 年统计显示,上海 2 475. 89 万常住人口中,老年人口已达 550 万人,其中 60 岁及以上人口占比 25%,65 岁及以上人口占比 18. 7%[7]。本研究借鉴老龄化社会国际标准[8],定义老龄化社区为 60 岁及以上人口占总人口的 10%以上或 65 岁及以上人口占总人口的 7%以上的社区,尝试从老龄化的视角出发,分析目前黄浦区社区应对突

基金项目:2024 年度上海市疾病预防控制政策研究课题“城市社区突发公共卫生事件应对能力建设实施路径及相关策略的研究”(项目编号:2024JZ04);2024 年度上海市黄浦区卫生健康系统科研项目“超大城市社区公共卫生应急能力建设评估指标体系的开发与利用”(项目编号:HLM202439);上海市黄浦区医学重点专科(2023~2026):健康教育与健康促进科(项目编号:2023ZDZK08)。
作者简介:张珊,女,研究生,主管医师。
通信作者:凌志毅,男,研究生,主任医师。
作者单位:上海市黄浦区疾病预防控制中心(上海市黄浦区卫生健康监督所)(张珊、赵加奎、潘匀、陆蕴慧、高淑娜、杨怀霞、凌志毅);上海市黄浦区卫生健康委员会(顾怡沁)。

发公共卫生事件方面的现状，探索构建老龄化社区突发公共卫生事件应急能力建设的可行路径，进而推进社区突发公共卫生事件应急管理能力的提升和建设的可持续发展，为今后政府制定相关政策提供参考。

一、对象与方法

（一）研究对象

1. 小组访谈

根据信息饱和原则，选取 8 组共计 57 人进行小组访谈，对象包括居委干部、医务人员、社区居民、志愿者。

2. 专家深入访谈

共访谈 13 名专家，包括应急管理专家 2 人、卫生部门专家 2 人、基层医疗机构专家 2 人、高校专家 3 人、社区管理工作者 3 人、老龄工作者 1 人。

3. 田野观察

选取 8 个社区和 2 个社区卫生服务中心进行田野观察。

（二）研究方法

采用定性访谈和田野观察的研究方法，在 2023 年 7 月至 9 月期间开展。小组访谈时间为 2 小时左右；专家深入访谈时间为 1.5 小时左右。访谈内容主要包括以下内容。

（1）身边的老人在新冠疫情防控中遇到的困难及解决方法。

（2）目前社区配置的资源是否能够满足老龄化社区应对突发公共卫生事件的需求。

（3）加强老龄化社区突发公共卫生事件应急能力建设应该从哪些方面入手。

（4）后疫情时代，怎么样才能更好地提高老龄化社区突发公共卫生事件应对能力。

在实际访谈过程中，小组访谈侧重于第(1)点，专家深入访谈侧重于第(2)(3)(4)点。田野观察是指以非问卷填答方式进行的社会学实地调查，此次研究田野观察内容涵盖社区环境、老年友好设施、应急设施、宣传氛围、志愿者服务，每个项目根据实际观察情况的“有”或者“无”进行评价。

（三）质量控制

研究开始前，通过广泛查阅文献，咨询相关专家，设计访谈提纲，并在访谈过程中根据获取的信息及时调整访谈提纲。访谈主持人和记录员经过统一培训，掌握访谈技巧，访谈中主持人不做诱导性提示和暗示，访谈过程中征得访谈对象同意后录音，访谈结束后进行整理和核对；资料分析时，由 2 名课题组成员按照确定的主题分别进行分析，互相补充和核对，最大限度地保证信息不会丢失。田野观察开始前进行预实验，对发现的问题进行修正；观察结束后，观察员现场进行质控，对发现的问题当场进行改正，并保留纸质资料，便于后期的查缺补漏。

（四）数据整理与分析

定性访谈结束后，通过访谈录音和记录员整理，采用 Epidata 3.0 和 MS Excel 2013 建立数据库，进行数据录入，整理访谈内容；采用 SPSS 21.0 进行数据统计分析，定量资料采用($\bar{x}±s$)、定性资料采用构成比(%)表示。采用主题框架法对访谈内容进行分析。

二、结果

(一) 定性访谈研究对象基本情况

专家深入访谈共 13 人，其中男性 7 人(53.85%)、女性 6 人(46.15%)；年龄最小 34 岁，最大 48 岁，平均年龄(40.92±4.65)岁；文化程度本科 5 人(38.46%)、硕士 5 人(38.46%)、博士 3 人(23.08%)；职称正高 3 人(23.08%)、副高 7 人(53.85%)、其他 3 人(23.08%)；工作年限最低 8 年、最高 24 年，平均(15.77±4.34)年，详见表 1。

表 1　上海市黄浦区老龄化社区突发公共卫生事件应急能力建设定性访谈研究对象基本情况

访谈专家	性别	年龄	最高学历	职　称	本专业工作年限	工作/研究领域
1	女	44	博士	教授	18	卫生管理与政策研究
2	男	39	硕士	主任医师	13	老龄化与健康，慢性病，疫情防控
3	女	36	硕士	副主任医师	8	卫生应急管理
4	男	36	博士	副教授	13	预防医学、健康教育与健康促进
5	男	46	本科	副主任医师	18	老龄管理、健康教育与健康促进
6	男	40	硕士	副主任医师	14	卫生应急，教育培训
7	男	47	博士	副教授	20	健康教育与健康促进，卫生应急管理教学
8	男	40	本科	副主任医师	18	公共卫生
9	女	36	硕士	副主任医师	15	公共卫生
10	女	44	硕士	主任医师	20	健康教育与健康促进
11	女	42	本科	其他	12	社区管理
12	男	48	本科	其他	24	社区管理
13	女	34	本科	其他	12	社区管理

小组访谈共 8 组 57 人，其中男性 18 人(31.58%)、女性 39 人(68.42%)；年龄最小 24 岁，最大 83 岁，平均年龄(37.34±5.78)岁；工作年限最低 2 年，最高 46 年，平均年限(18.14±10.21)年；职业包括基层医务工作者 29 人(50.89%)、社区工作者 13 人(22.81%)、社区居民 15 人(26.32%)。访谈对象均经历了新型冠状病毒感染疫情，对社区老龄化现状和突发公共卫生事件均有一定的了解。

（二）老龄化社区突发公共卫生事件应对现状

（1）政府在应对突发公共卫生事件方面，已经有了较好的基础，但在应急机制建设、应急能力建设、应急资源配置、社会宣传方面仍然存在不足。

92.31%的访谈专家和33.33%的小组访谈对象认为政府在突发公共卫生事件应对方面，已经积累了较好的基础，采取了多项措施，并取得了积极的成果，100.00%的访谈对象认为对老年人的关注度逐渐增加，但仍存在较多问题。92.31%的访谈专家和29.82%的小组访谈对象认为突发公共卫生事件相关法律法规、制度条例存在不完善、不健全的部分；100.00%的访谈专家和61.40%的小组访谈对象认为部门之间的沟通、协调与信息流通不通畅；100.00%的访谈专家和87.72%的小组访谈对象认为突发公共卫生事件应急处置时网格资源与任务不对称、人员短缺、能力不足、信息化建设不健全等；100.00%的访谈专家和89.47%的小组访谈对象认为应急资源配置存在物资储备不足、缺乏统筹、人力资源结构老化、信息化管理程度不足等问题；100.00%的访谈专家和61.40%的小组访谈对象认为政府信息发布不够及时，尤其是在自媒体的发酵下，政府不能很好的起到舆论引导的作用。

（2）老龄化社区在应对突发公共卫生事件方面有自身独特性，已引起相关部门的关注，但是在多部门合作方面仍然存在瓶颈。

社区老年人包含较多独居老人、夫妻均为高龄老人、子女移居国外的老人等。100.00%的研究对象认为老龄化社区相对传统社区而言，在人员构成、所需应急物资种类和数量、信息传递方法与途径等方面均有差别，因此在应对突发公共卫生事件时具有一定的特殊性。新冠疫情防控过程中发生了很多独特的需求，主要体现在：100.00%的访谈对象认为老年人的生活物资保障存在一定的困难；100.00%的访谈对象认为大多数老人都存在一些基础疾病，就医、配药的需求尤其突出；76.92%的访谈专家和92.86%的小组访谈对象认为独居老人和家属的联系问题比较严重；76.92%的访谈专家和87.72%的小组访谈对象认为老龄化社区独特的数字鸿沟问题，一些需要使用信息化设备的工作无法完成，加剧了应对突发公共卫生事件的难度。

（3）老龄化社区在应对突发公共卫生事件时，在物资、人员储备方面已有较大提高，但短板仍然明显。

100.00%的访谈专家和61.40%的小组访谈对象认为老龄化社区在突发公共卫生事件应对时，已经建立了相应的物资储备制度，并且经过新冠疫情，在人员数量、能力储备等方面也均有所提升，但是92.31%的访谈专家和78.95%的小组访谈对象认为社区能够调配的资源有限，没有应对大规模突发公共卫生事件的能力。100.00%的访谈专家和87.92%的小组访谈对象认为社区应急物资储备不足，保障程度低，并不能满足应对突发公共卫生事件的需求；100.00%的访谈对象认为社区工作人员不足，志愿者人员不足，尤其是遇到突发公共卫生事件时，更加凸显了人手不足的问题，值得注意的是，有38.46%的访谈专家和5.26%的小组访谈对象重点强调了志愿者队伍的稳定性、长期性和激励措施；100.00%的访谈专家和78.95%的小组访谈对象认为突发公共卫生事件发生时，社区应急队伍规模不足，且专业化程度比较低。

（三）田野观察结果

结果显示100.00%的社区有应急通道标志，80.00%的社区设置了方便老年人行动的相关设施，100.00%的社区有应急物资储备，但仅有70.00%的社区有应急相关宣传内容、50.00%的社区有志愿者在岗，详见表2。

表2 上海市黄浦区10家社区田野观察结果

项目	特征	结果	百分数/%
社区环境	较为优美	7	70.00
	应急通道标志	10	100.00
	“毒鼠强”等危险标志	10	100.00
	禁止烟火/禁止吸烟标志	10	100.00
老年友好设施	方便老年人行动的相关设施，如扶手、轮椅通道	8	80.00
	健身设施/健康步道	9	90.00
	方便休息的设施，且布局合理	9	90.00
应急设施	消防设施/灭火器	9	90.00
	消防通道通畅无阻碍	6	60.00
	应急物资储备（隔离衣、口罩、消毒剂、洗手液等）	10	100.00
宣传氛围	宣传画廊/宣传栏/宣传海报	10	100.00
	宣传页/小册子/报纸	6	60.00
	应急相关宣传内容	7	70.00
志愿者服务	志愿者着装在岗	5	50.00

三、讨论

此次研究结果表明，社区是应对突发公共卫生事件的薄弱环节，尤其是老龄化社区，存在着多重问题。首先，从政府层面来看，突发公共卫生事件相关法律法规仍有待进一步完善，部门之间的协调合作与信息流通也有待畅通；其次，从专业机构层面来看，专业机构针对性的培训、宣传和评估多限于社区卫生服务中心，缺少对社区的评估和指导，以至于社区成为薄弱环节；再次，从社区层面来看，存在社区应急资源配置不合理、社区工作人员不足、资金投入不足等问题；最后，老年人普遍存在物资储备不合理、自身知识储备不足、信息获取能力有限、就医买药通道不畅等难题。为提升老龄化社区突发公共卫生事件应对能力，需要政府部门、专业机构、社区和居民的多方努力、共同参与。建议从以下方面着手。

1. 坚持政府主导地位，健全法律法规体系

政府部门制定顶层规划，完善老龄化社区应对突发公共卫生事件的相关法律法规，包括应急

物资储备、医疗资源调配、志愿者服务与保障等，做到有法可依，明确职责分工和工作流程，为应对突发公共卫生事件提供明确法律依据[9-10]；统筹协调部门间的关系，积极与卫生部门、民政部门、社会组织与志愿者等建立合作与协调机制，建立突发公共卫生事件统一指挥体系，建立统一的信息平台，打破部门间的信息壁垒，减少大量的重复性劳动；建立常态化突发公共卫生事件风险管理机制[11]；坚持正确的舆论引导，及时发布权威信息，透明公开回应群众关切；保证资金投入，保证应急物资储备，加强资源调配与支援，确保老龄化社区能够及时获取充足的医疗资源和应急物资，包括提供防护用品、紧急医疗救援设备、常用药品、日常生活用品等。

2. 加大社区应急资源投入和适老化改造，建立全覆盖的社区服务体系

社区卫生服务中心应加强老龄化社区居民健康档案管理，充分发挥家庭医生的作用，提供更为便捷的医疗服务，包括远程医疗咨询、药品配送等；在建设智慧城市的时代背景下，对社区进行公共环境无障碍和适老化改造，增加老龄化卫生设施和设备，加强卫生设施的消毒，特别是公共区域和常用设施；社区工作人员在深入了解社区内部人员信息的基础上，建立老年人健康档案和紧急联系人备案制度，确保在突发公共卫生事件中能够及时获取老年人的健康信息和联系方式；加强社区应急资源投入，全面吸收具有专业知识的应急管理人员、社区工作人员、楼组长、党员、志愿者、物业人员作为志愿者加入应急队伍，增加应急物资储备[10,12-14]；加大对老年人群的关怀和支持力度，尤其是在突发公共卫生事件期间，可以设立专门的热线电话和咨询服务，提供心理支持和物资援助等，保障老年人的身心健康；随着大数据、智能化、区块链技术的越来越成熟，未来社区需要加强智慧社区建设，打造智慧化的数据平台，打破信息孤岛，运用信息化技术提升社区应急管理水平[15]，建立覆盖社区全部人群的服务体系。

3. 发挥专业部门技术优势，提高老龄化社区突发公共卫生事件应对能力

专业技术部门应制定应急预案，定期组织突发公共卫生事件应急演练和评估[16]，检验老龄化社区的应对能力，并根据评估结果，及时进行改进和完善[17]；加强对老龄化社区的技术支持，包括提供专业的突发公共卫生事件培训和咨询，提升社区工作人员和志愿者的突发公共卫生事件应对能力；通过发放宣传资料、举办科普讲座、制作宣传视频等老年人喜闻乐见的方式开展应急相关知识的科普宣传，提高居民突发公共卫生事件的应对知识和意识；开展针对老龄化社区应急能力建设的科研工作，为政府部门制定决策提供科学依据；通过开展合作项目、举办交流研讨会等方式，加强国际交流与合作，借鉴其他国家和地区在老龄化社区突发公共卫生事件应对方面的经验和做法，提高专业部门自身突发公共卫生事件应对能力[18]。

突发公共卫生事件应对是一项复杂的系统工程，随着社会的发展和人口老龄化的加剧，突发公共卫生事件的发生也将变得更加复杂。对老龄化社区突发公共卫生事件应对能力进行深入研究，将为更有效地应对突发公共卫生事件奠定良好的基础，以共同应对老龄化社区面临的重大公共卫生挑战。

参考文献

[1] 中华人民共和国国务院. 突发公共卫生事件应急条例(中华人民共和国国务院令第376号). https://www.gov.cn/zhengce/content/2008-03/28/content_6399.htm[2008-03-28].

[2] 鲍甜甜. 突发公共卫生事件背景下的韧性社区建设研究——以山东省B区新冠肺炎疫情防控为例. 济南：山东大学,2023：13-19.

[3] Lee J M, Jansen R, Sanderson K E, et al. Public health emergency preparedness for infectious disease emergencies: a scoping review of recent evidence. BMC Public Health, 2023, 23(1): 420.

[4] 詹承豫,徐浩. 韩国应急管理体系的演变及其启示. 国家行政学院学报,2016(4)：114-118.

[5] 谈在祥,吴松婷,韩晓平. 美国、日本突发公共卫生事件应急处置体系的借鉴及启示. 卫生经济研究,2020,37(3)：11-16.

[6] 杨维中. 中国公共卫生70年成就. 现代预防医学,2019,46(16)：2881-2884.

[7] 国家统计局. 中国第七次人口普查数据. 北京,2021.

[8] 吴中晏. 深度老龄化背景下的上海基层社区体育. 上海：上海体育学院,2019.

[9] 张培东,蒋俊俊,李炫蓉,等. 现阶段我国突发公共卫生事件的应急体系建设. 内科,2022,17(4)：428-431.

[10] 孙梅,吴丹,施建华,等. 我国突发公共卫生事件应急处置政策变迁：2003—2013年. 中国卫生政策研究,2014,7(7)：24-29.

[11] 张昊. 突发公共卫生事件下社区应急能力问题研究. 长春：吉林大学,2022.

[12] 郑立羽,郑吴梦,杨薇. 社区韧性：基层新冠肺炎疫情的应对与挑战——基于社区抗逆力理论的视角. 福建医科大学学报(社会科学版),2020,21(4)：22-25,91.

[13] 张鑫,周文婧,张久瑞,等. 中国突发公共卫生事件社区抗逆力构建过程中关键节点问题综合评价. 中国公共卫生,2022,38(2)：149-152.

[14] 曲永军,杨添淳. 基层社区疫情防控应急能力建设研究. 长春师范大学学报,2022,41(5)：26-29.

[15] 王鸿江,申俊龙. 应对突发公共卫生事件社区韧性能力提升探讨——以新冠肺炎疫情防控为例. 中国农村卫生事业管理,2022,42(3)：215-218.

[16] 王刚. 应急预案演练对公共卫生管理人员应对突发事件能力的影响. 中国卫生标准管理,2024,15(15)：49-52.

[17] 王笑笑,柴程良. 风险管理在突发公共卫生事件中的应用. 预防医学,2016,28(9)：899-902.

[18] 肖海燕. 我国城市突发公共卫生事件政府应急管理研究. 大连：大连海事大学,2023.

上海市健康副校（园）长制度试点管理实践与思考

吴立明　吴国柱　孙晓冬　罗春燕　孙力菁　张　霞　朱　蓉

【导读】 上海是最早提出并实践“医教结合”理念的省市之一，2011 年上海市卫生局和上海市教育委员会联合下发了《关于在本市中小学和托幼机构开展“医教结合”工作的指导意见》（沪卫疾妇〔2011〕43 号），建立“医师进校园”制度，实施“一校一医”工作模式。这个模式在当时取得了较好的成效，但难以应对当下儿童青少年健康所呈现的“多病共存”的现状。2024 年 5 月，上海市疾病预防控制局、上海市卫生健康委和上海市教育委员会联合下发了《关于组织开展上海市“健康副校（园）长”制度试点工作的通知》（沪疾控局卫免〔2024〕5 号），正式开启上海市健康副校（园）长制度试点工作，目前已有 348 所中小学校和托幼机构、300 名健康副校（园）长参与试点。建议在试点实施过程中总结先进经验，全方位提升健康副校（园）长能力水平，进一步探索多种工作模式的可行性，应用信息化精准服务管理模式，为健康副校（园）长赋能。

一、工作背景

学校是学生日常生活和学习的主要场所，学校卫生工作对学生的身心健康起着至关重要的作用，新时期新形势对学校卫生工作提出了更高要求[1]。《“健康中国 2030”规划纲要》《“十四五”国民健康规划》《国务院办公厅关于推动疾病预防控制事业高质量发展的指导意见》以及《“健康上海 2030”规划纲要》《上海市人民政府办公厅关于推动本市疾病预防控制事业高质量发展的实施意见》等纲领性文件都提出要加强对近视、肥胖等学生常见病及健康危险因素的监测和综合干预。

上海是最早提出并实践“医教结合”理念的省市之一。2011 年，上海建立了“医师进校园”制度，实施“一校一医”，由卫生专业技术人员定期到学校指导学校卫生工作，并取得了较好成效。但对照日益增长的学生健康服务需求，上海市学校卫生工作仍有提升空间[2]。当前，学校传染病聚集性疫情风险始终存在，儿童青少年健康呈现“多病共存”状况，近视、肥胖、脊柱弯曲异常、龋

第一作者：吴立明，男，上海市疾病预防控制局副局长。
作者单位：上海市疾病预防控制局（吴立明、吴国柱），上海市疾病预防控制中心（孙晓冬、罗春燕、孙力菁、张霞、朱蓉）。

齿等常见病发生率居高不下，学校卫生服务管理能力有待进一步提升[3]。2024年，上海试点实施健康副校（园）长制度，聚焦"以学生健康为核心"，巩固强化医教结合工作机制，发挥健康副校（园）长的专业支持能力、协调沟通能力，整合医疗卫生资源，支持学校全面提升卫生管理能力，切实保障学生健康成长。

二、试点工作进展

（一）总体情况

2024年5月，上海市疾病预防控制局（以下简称"市疾控局"）、上海市卫生健康委员会（以下简称"市卫生健康委"）、上海市教育委员会（以下简称"市教委"）联合印发《关于组织开展上海市"健康副校（园）长"制度试点工作的通知》，组织市疾病预防控制中心（以下简称"市疾控中心"）建立市级专家组，对全市中小学校开展公共卫生服务调查，掌握学校对专业技术支持服务的需求。各区卫生健康（疾控）、教育部门密切配合，成立区级专家组，制定辖区试点方案并有序推进实施。截至10月底，全市共有348所中小学校和托幼机构、300名健康副校（园）长参与试点，健康副校（园）长主要由社区卫生服务中心副主任、防保科长、家庭医生、学校卫生条线工作人员等担任。针对健康副校（园）长，上海已完成两轮全覆盖的市级培训。市疾控局负责加强过程管理，对部分区工作推进情况开展督导和调研。

（二）工作措施

1. 强化顶层设计，进一步巩固医教结合工作机制

卫生健康、疾控、教育等部门多次专题协商讨论，联合起草试点工作方案，经广泛征求各级行政管理部门、专业机构、社区卫生服务中心、学校和托幼机构等的意见建议并修改完善后予以印发，对健康副校（园）长的工作职责、工作内容、选聘条件和管理保障措施等提出了具体要求。市疾控局等领导带队走访调研，了解学校需求，指导试点工作开展。各区政府高度重视，认真贯彻落实文件精神，区卫生健康（疾控）、教育部门结合区域实际，根据儿童青少年健康发展需要、在校儿童健康成长需求等，确定辖区试点单位，同时择优遴选政治素养好、业务熟练、综合协调能力强的优秀骨干担任健康副校（园）长，参与学校的健康决策，强化技术支持，为在校儿童和学生提供安全、便捷、优质的公共卫生服务。截至目前，市疾控局已开展了两轮调研，通过实地专题调研、多部门联合调研等，掌握各区试点工作进展情况，了解各区的经验和做法、存在的问题和困难，进一步明确工作要求，积极推动形成规范化操作流程，总结优秀经验和案例形成模板，不断深化试点工作。

2. 组建专家团队，加强技术支撑和服务指导

在市级层面，整合公共卫生学、营养学、心理学、少儿卫生学等多学科专业骨干，儿科、传染病科、骨科、眼科等临床专家力量，组建起42人的市级专家团队，建立分组、全片区、多层次的对口支持工作模式，全力支撑健康副校（园）长工作，及时答疑解惑，协助学校做好学生健康服务管理。市疾控中心开展了覆盖全市中小学校（1 931个校区）的公共卫生服务调查，针对传染病、肥胖、脊柱弯曲异常、伤害、近视、龋齿、心理行为、学校卫生信息化建设等8个方面，了解学校对专

业技术支持服务的需求。调查结果显示,学校对近视防控、学校传染病防控和肥胖防控的服务需求最高。据此,市疾控中心编制了健康副校(园)长工作手册,依托上海市第六轮加强公共卫生体系建设三年行动计划“上海市儿童青少年重点疾病整合型防控模式的实践与评估项目”,制作完成了适宜技术工作包,以向学校提供不同主题的宣传海报、课件及音视频素材。

3. 细化工作内容,明确工作重点和要求

健康副校(园)长制度是根据儿童青少年健康发展需要、在校儿童健康成长需求等,选派卫生健康专业人员参与学校的健康决策,强化技术支持,为在校儿童和学生提供安全、便捷、优质的公共卫生服务。健康副校(园)长的工作模式可以用“7+X”概括,即七项常规工作要求和一项特色工作要求。各区、各学校可结合实际,细化工作措施、积极探索形成工作特色,丰富“7+X”工作模式。同时提出“七个‘一’”的具体举措,包括每月至少一次到试点学校进行实地检查、查阅材料、访谈座谈以提供现场指导,每季度至少为试点学校的全校师生协调组织开展一次健康教育课,指导试点学校每学期至少组织开展一次面向家长的健康教育讲座,每学期至少参加一次试点学校行政例会,每学期形成一份试点学校整体卫生健康工作的评价与建议报告,每学年审核一次试点学校卫生工作管理制度,每年参加一次试点学校年终工作总结会议,聚焦学校卫生工作进行年度述职。与2011年实施的“一校一医”工作相比较,健康副校(园)长的工作定位于管理层面,加强了组织管理方面的工作要求;在工作方法上增加了协助学校开展工作和协调卫生服务资源等要求。概括起来,就是用“一个‘长’带动一张‘网’”,用一张工作网络、一支专家团队力量以及区域卫生资源来赋能健康副校(园)长,实现岗位胜任能力的提升和学校卫生服务的升级。

三、思考与对策

(一) 加强健康副校(园)长的能力建设

加强学生常见病多病共防,推动儿童青少年健康适宜技术转化和应用,是当前教育与卫生健康、疾控领域共同关注的重大课题。当前,大部分健康副校(园)长不是学校卫生专业人员,对儿童青少年身心发展规律、学生常见病防治技术等掌握得不够精、不够深。下一步,首先要加强健康副校(园)长的专业能力和综合能力培养,使他们能够深入理解儿童青少年生长发育的规律、心理发展特点以及常见健康问题的预防与管理,能够根据学校主要健康问题,针对性推广使用经过验证的、适宜于儿童青少年身心发展的健康适宜技术、方法和策略,并转化为可操作的、易于在学校及幼儿园环境中实施的具体措施。其次是要建立健康副校(园)长持续学习和定期交流制度,通过交流与合作,促进健康适宜技术的推广与应用,形成资源共享、经验互鉴的良好氛围。再次是要鼓励医疗卫生机构、科研机构及专业社团参与,共同搭建儿童青少年健康服务平台,通过项目合作、课题研究等形式,推动健康适宜技术的研发与创新,为儿童青少年健康成长提供科学、精准的支持保障方案。

(二) 推动建立和应用整合型防控模式

积极构建医教体协同的儿童青少年重点疾病整合型防控模式,建立多部门共管,专业机构联防,“家—校—社区”共防的工作机制,是推进健康副校(园)长制度试点的重点抓手。要坚持以儿童青少年健康为中心的发展思想，以生长发育为主线，以构建并实施儿童青少年“多病共防”整合型防控模式为目标[4]，优化完善儿童青少年健康管理模式，推动建立多层次、多来源的综合监测系统，并在此基础上以学校、学生为中心开展综合干预，通过监测—干预—评估全过程管理，不断提高学校卫生工作质量和效率。

（三）积极应用信息化建立精准服务管理模式

以“健康副校（园）长”为纽带，推动建立和完善学生健康相关数据互联互通工作机制，进一步强化学校传染病、学生常见病防控工作，巩固优化学生健康服务管理制度，依托信息化手段加强学生健康管理，推动健康教育、监测预警、咨询服务、干预处置等工作的数字化转型，进一步提升学生常见病早期发现和干预服务能力，提高传染病疫情及时发现和精准处置效率，为有效防范学校重大传染病疫情和突发公共卫生事件提供有力支撑，更好地服务保障师生健康和校园安全。同时，通过数字画像等技术的应用，进一步赋能健康副校（园）长，为全面推广健康副校（园）长制度打下扎实基础，支持学校不断提高卫生工作能力，更好地保障学生健康[5]。

参考文献

[1] 王一帆. 当前学校卫生工作的机遇和挑战. 中国校医，2019，33(4)：316－317.

[2] 侯晓静，冯诗颖. 医教融合型学校卫生保健教师核心能力调查. 中国学校卫生，2024，45(10)：1500－1504，1510.

[3] 吴燕霞，马婷婷. 五维推进，大学生心理健康教育“医教结合”模式探索与实践——以上海师范大学“医教结合”工作为例. 大众心理学，2022(2)：10－11.

[4] 董彦会，陈璐，马军，等. 构建高水平学校卫生体系促进学生常见病共防行动. 中国学校卫生，2024，45(5)：609－614.

[5] 刘培俊. 中国儿童青少年健康促进发展方式的历史性转变. 中国学校卫生，2024，45(1)：11－15.

提升上海市职业健康培训质量的思考与实践

曹　诚　胡思成　吕嘉欣　赵淑琦　何雪松

【导读】 随着全球工业化进程加速，各行业生产工作环境所涉及的职业病危害因素越来越多，对劳动者的健康与生命安全的影响也日益凸显。职业健康培训作为预防职业病、提升劳动者职业健康素养的重要手段，是用人单位职业健康管理体系中不可或缺的环节。然而，当前我国职业健康培训领域普遍存在一些问题，如培训方式单一、教学内容陈旧且缺乏统一的管理体系等，最主要的问题是对培训效果的评价不足，往往导致"走过场"现象，这将直接影响职业健康培训的质量，最终可能成为用人单位职业健康管理体系中的短板。文章通过梳理国内外职业健康培训的现状及存在的问题，针对上海市职业健康培训工作现状，从培训内容、培训方式、培训师资、培训效果评估等方面，提出了具体应对策略及针对性的政策建议，为进一步加强上海市职业健康培训质量控制提供理论依据，以期为推动职业健康培训事业的发展提供有力支持。

一、研究背景与目的

根据国家卫生健康委员会数据显示，截至 2009 年，我国接触职业病危害的劳动者数量已超过 2 亿人[1]。传统职业病和新型职业健康问题均受到广泛关注。职业健康培训是职业病防治的基础和前提，其在保障劳动者身心健康、提高劳动者工作效率、降低事故风险、促进企业可持续发展等方面具有重要意义。近年来，政府在职业健康培训方面的关注度不断提升。2022 年，上海市卫生健康委员会发布《关于加强职业健康培训工作的通知》（沪卫职健〔2020〕011 号），从督促用人单位严格落实职业健康培训主体责任、加强用人单位职业健康培训工作交流和数字化建设，以及对用人单位职业健康培训质量监督管理和指导等方面作出了明确部署和安排。尽管这些举措取得一定成效，但在具体培训实施的预期成效方面仍然面临较多的不确定性。主要原因在于我国现有的职业健康培训相应的管理制度和相关体系尚不健全，各地对培训流程的管理要求尚无统一标准，更缺少对培训数据信息的归集统计，使得各地职业卫生监管部门难以掌握辖区内用人单位开展职业健康培训的总体情况。因此，亟须建立一套统一、有效的职业健康培训质量控制

第一作者：曹诚，男，工程师。
通讯作者：何雪松，男，副研究员。
作者单位：上海市化工职业病防治院（曹诚、胡思成、吕嘉欣、赵淑琦），上海市卫生健康委员会（何雪松）。

体系，以提高劳动者职业健康素养和用人单位职业病防治水平。

从国际上看，欧美发达国家普遍建有较为完善的职业健康培训体系，主要由法律法规体系、组织管理体系、课程内容体系、教学方法体系及评估反馈体系共同构成[2]。我国可借鉴国外成熟经验，构建适合本国用人单位的职业健康培训质量控制模式与体系。

二、上海市职业健康培训现状

作为我国经济高质量发展的重要引擎，上海市肩负着发展新质生产力的责任使命，全市工业战略性新兴产业发展不断推进。进一步提高上海市职业健康培训的整体质量，是增强劳动者自我保护意识和能力，提高劳动者职业健康素养，推进职业健康教育与健康促进工作的重要保障措施。

尽管上海在职业病防治方面取得一定成效，但职业健康培训工作仍沿袭传统安全生产培训模式，存在以下问题：一是普遍采用传统授课方式，难以激发劳动者的兴趣和积极性，培训效果有限；二是缺乏高水平、专业的培训师资队伍，导致培训效果难以达到预期；三是用人单位宣传教育力度不足，劳动者对职业健康知识的知晓率较低[3]；四是培训资源分配不合理，且由于缺乏科学、有效的培训效果评估体系，多数职业健康培训由培训部门自主策划、编写教材、设计考试、批改试卷并上报以领取证书。无论培训效果如何，参与者只要参加培训，通常都能顺利通过。培训部门很少对培训后在实际岗位上的表现进行回访或开展培训效果评估。培训质量缺乏严谨的考核体系，对培训机构和学员未能形成有效的双向监督，导致"轻松入学、轻松毕业""高分低能"，甚至"付费即得证"的现象难以消除，这也是培训形式化的根本原因[4]。

总体来看，上海市职业健康培训工作尚未建立起统一完善的职业健康培训体系和质量控制体系，在如何提高培训质量、增强培训效果、落实用人单位责任、合理分配培训资源等方面还需进一步加强。

三、提升职业健康培训质量的发展策略

（一）落实法律要求，依法推进职业健康培训规范化管理

《中华人民共和国职业病防治法》第三十四条明确规定，用人单位的主要负责人和职业卫生管理人员应当接受职业卫生培训，遵守职业病防治法律、法规，依法组织本单位的职业病防治工作。用人单位应当对劳动者进行上岗前的职业卫生培训和在岗期间的定期职业卫生培训，普及职业卫生知识，督促劳动者遵守职业病防治法律、法规、规章和操作规程，指导劳动者正确使用职业病防护设备和个人使用的职业病防护用品。我国从法律层面赋予了劳动者接受培训的权利，对职业健康培训的责任主体和实施落实提出了要求，规定了用人单位必须对劳动者进行定期的职业健康培训，明确了职业健康培训的全面性、系统性和强制性，同时要求对培训效果开展评估并完善持续改进机制，并在制度层面对违反培训规定的企业进行处罚。要依法推动职业健康培训规范化管理，把法律要求落到实处，为构建和谐劳动关系和实现可持续发展提供有力支撑。

（二）构建质控体系，逐步推行“五统一”职业健康培训规范

结合上海市实际情况，应构建全面的质量控制体系，并建立相应的评估标准，涵盖培训准备、过程监督、评估反馈等环节，确保职业健康培训全过程管理规范化。由市级职业健康主管部门牵头成立质控工作领导小组，委托专业机构成立职业健康培训质量控制中心，定期审核培训体系，把控内容、学时、质量、人群等要素的合规性，逐步实现职业健康培训大纲、培训机构、培训教材、考试题库以及培训证书“五统一”[5]，提升培训规范性。利用大数据、云计算等技术手段，提高服务效率和质量；通过一网通办等信息平台每年公示质控结果，并为用人单位、培训机构和劳动者提供培训机构、培训讲师、证书等相关信息的查询服务，加强信息共享。

（三）推动讲师库发展，提升授课质量

鼓励职业健康专家和技术人员参与职业健康培训工作，建立上海市职业健康培训讲师库，进一步丰富职业健康培训的人才队伍[6]。上海市已建立由 142 名专家组成的职业健康讲师库，遵循开放流动、择优保留原则，实行年度动态管理。讲师库信息对社会公开，供培训机构和用人单位聘请，由质控工作组负责对讲师库成员的授课内容与效果进行评估。专业讲师库的建立将有效提升上海市职业健康培训授课质量和水平，增强劳动者的职业健康素养、防护意识及对职业病危害的重视程度，从而降低职业病的发生率。

（四）加强用人单位培训指导

根据《国家卫生健康委办公厅关于进一步加强用人单位职业健康培训工作的通知》（国卫办职健函〔2022〕441 号），职业健康培训应针对不同行业和职业的特点，提高培训的针对性和实效性。市、区级卫生健康委应通过多种途径加大对中小微型企业的帮扶力度，为各类用人单位提供培训便利，并通过发布权威知识资料以供下载转训，组织培训机构之间、用人单位之间的职业健康交流会进行经验分享；采用组织开展职业健康科普资料评比活动等形式，鼓励全民分享传播职业健康知识，并将优秀作品投放至社交平台，扩大传播范围。同时，探索数字化展示馆建设，利用现代技术打造“互联网+职业健康”培训新业态，让职业病防治知识更生动有趣，丰富培训形式。

（五）强化监督，提升培训自觉性

建议市、区级卫生健康委加强职业健康培训监督管理，采用“双随机、一抽查”方式检查培训记录，核验学时和内容，确保培训实效，督促用人单位建立健全职业健康培训管理制度，包括制定年度培训计划、明确管理部门和人员、规范培训档案资料管理等，同时关注劳务派遣、实习生等人员培训的实施情况；对发生职业病事故的单位进行倒查培训落实情况；对培训流于形式、不符合大纲要求的机构或单位，可由行政部门进行约谈、教育、通报并限期整改。

四、结语

职业健康培训旨在提升劳动者对职业健康安全的认识和知识技能，使其能够正确地识别职

业病危害因素，采取相应的预防和保护措施，从而减少职业病和职业伤害的发生，保护劳动者的身体健康和生命安全。2023 年，上海市发布《关于印发上海市用人单位职业健康培训质量控制管理实施方案的通知》（沪卫职健〔2023〕29 号），旨在强化上海市用人单位的主体责任，严格落实职业健康培训制度，进一步提高职业健康培训的质量。该方案通过全面的培训质量控制，力求实现用人单位主要负责人、职业健康管理人员和劳动者职业健康培训的全覆盖，并提高培训的针对性和有效性[7]。因此，应尽快搭建满足工作需求的培训平台工具，建立精准有效的质量控制体系，持续推动上海市职业健康管理水平向更高层级前进，促进各行业新质生产力的协同发展。

参考文献

[1] 张斌，陈娅，徐敏. 我国职业卫生面临的挑战与机遇. 劳动保护，2012(12)：74－76.

[2] 何正标. 国外职业安全健康社会化服务概览. 中国安全生产，2016，11(3)：56－57.

[3] 李静芸，陈娜，张忠彬，等. 新时代职业健康形势、挑战和对策建议. 中国职业医学，2022，49(1)：85－91.

[4] 樊晶光，王宇航. 我国企业安全生产培训工作问题及对策. 中国安全生产科学技术，2005(4)：66－89.

[5] 上海市卫生健康委员会. 关于转发《国家卫生健康委办公厅关于进一步加强用人单位职业健康培训工作的通知》的通知(沪卫职健〔2023〕18 号)[2023－05－12].

[6] 上海市卫生健康委员会. 关于成立上海市用人单位职业健康培训讲师库的通知(沪卫职健〔2023〕35 号)[2023－09－13].

[7] 上海市卫生健康委员会. 关于印发上海市用人单位职业健康培训质量控制管理实施方案的通知(沪卫职健〔2023〕29 号)[2023－07－31].

上海市商务楼宇从业人员职业健康管理现状及对策研究

杨　凤　毛贝宁　刘　燕　丁文彬　郭薇薇　尹　艳　何雪松

【导读】 楼宇白领人群的职业健康水平对社会经济发展与稳定起着重要支撑作用，但我国尚未建立针对楼宇从业人员的职业健康管理服务体系。上海承担深化建设国际经济、金融、贸易、航运和科技创新“五个中心”的战略定位，其中第三产业蓬勃发展，楼宇经济成为上海市重要的经济发展方式。楼宇从业人员的职业健康管理问题亟须解决，上海应率先探索职业健康保护策略，对标国际先进水平，为打造“全球健康城市典范”做出更大贡献。文章基于调研分析上海市商务楼宇从业人员健康管理现状，结合服务链理论，从服务保障、服务指导、服务提供与服务评估四个关键层面，提出整合型职业健康管理模式，为探索构建楼宇健康管理策略提供参考。

健康管理是指基于个人和群体的健康数据及影响健康的危险因素，开展健康监测、健康评估及健康危险因素干预的过程[1]。职业健康管理以劳动者的健康为中心，聚焦各种职业健康风险因素，能够有效防控各种工作相关疾病和损伤[2-3]。服务链理论最早由 Edward G 等于 1999 年提出，其核心是通过现代化技术，将服务中的企业、机构结合形成链状结构，以提高服务效率和服务质量[4]。近年来，该理论在医疗领域得到了广泛应用。例如，张永春(2018)基于服务链理论探索构建养老机构的长效服务机制[5]，石欣怡通过服务链理论构建紧密型医共体整合健康管理模式，整合优化医疗服务提供流程[6]。

一、研究背景与目的

（一）商务楼宇从业人员职业健康危险因素突显

随着我国社会经济的转型升级，新型职业危害因素日益突出，职业紧张等心理健康问题以及肌肉骨骼疾患等工作相关疾病成为职业人群面对的新挑战[7]。商务楼宇是上海市职业人群最集中的工作场所，其办公人群以白领人群为主。白领多从事脑力劳动，工作压力大，常面临长时间

基金项目：上海市卫生健康委政策研究课题“上海市商务楼宇从业人员职业健康管理现状及对策研究”（课题编号：2024HP84）。
第一作者：杨凤，女，副主任医师。
通讯作者：尹艳，主任医师。
作者单位：上海市疾病预防控制中心（杨凤、刘燕、丁文彬、郭薇薇、尹艳），上海健康医学院（毛贝宁），上海市卫生健康委员会（何雪松）。

视屏、久坐、职场激烈竞争等，面临职业紧张、焦虑、干眼症、腰背痛等工作相关疾病[8]。

（二）我国职业健康管理尚处于初步发展阶段

工作场所健康管理在国际上已发展较为成熟，而我国仍处于初步发展阶段[9]。在政府主导方面，政策文件力度不足，缺乏具体的指导性意见；健康管理项目多局限于企业内部等小范围实施，覆盖面广的项目较为缺乏[10]。因此，有必要借鉴国内外已有经验，进一步探索具有推广性的职业健康管理策略。

二、上海市商务楼宇从业人员健康管理现状分析

2021 年 5 月，上海市启动了功能社区社区卫生服务试点[11]。功能社区是基于活动区域进行划分的场所类型，包括学校、楼宇、机关单位、养老机构等。根据区域特点与人群需求，将辖区内功能社区纳入社区卫生服务中心服务范围，提供基本医疗和公共卫生服务。关于印发《上海市职业病防治规划（2021~2025 年）》的通知（沪卫职健〔2021〕34 号）提出开展健康园区、健康企业、职业健康达人等创建活动，深入推进功能社区和职业人群的健康促进，推进园区（楼宇）健康服务点建设[12]。为进一步推动白领职业人群的健康管理工作，《关于印发 2024 年上海市职业健康工作要点的通知》（沪卫职健〔2024〕9 号）提出开展商务楼宇从业人员整合型职业健康保护模式创建工作[13]。

本文通过问卷调查与访谈结合的形式，调研了上海市商务楼宇从业人员存在的健康问题与需求，以及楼宇健康管理现状，并分析了商务楼宇从业人员健康管理存在的问题与面临的挑战。

（一）楼宇从业人员职业健康管理缺乏指导性政策文件

职业健康管理相关政府部门包括卫生健康委、人社局、医保局及工会等，均已认识到楼宇从业人员职业健康管理的重要性[14-16]。各管理各部门针对性的健康管理刚刚起步，相关健康管理尚无政策文件规范。多元供给主体之间衔接不畅、关联度不高，组织方式及服务内容不一。各部门间尚未形成高效合力，资源整合与利用不足，难以实现健康管理服务供给的连续性和完整性。

（二）楼宇从业人员职业健康管理内容不规范

现有服务内容主要集中在医疗咨询、健康宣教或健康促进活动等方面，缺乏对楼宇从业人员的职业环境及工作方式中不良健康影响因素的监测与干预；现有服务的开展往往基于各供给单位的常规工作，尚未根据楼宇从业人员特有的健康问题提供专项服务[17]；各项服务得到的该人群的健康信息未能充分利用，难以辅助开展系统、持续、全过程的健康管理[18]；同时，各类健康服务缺少相关技术规范和标准，难以保证和评估服务质量和效果。

（三）企业员工健康管理体系落实不到位

楼宇内多数小微型企业未设置专门或兼职的职业健康管理部门或管理人员，也缺少相应的

职业健康管理资源,未建立员工健康管理制度与服务体系。部分员工普遍存在对健康管理认识不到位的现象,参与意愿低[2]。

三、上海市商务楼宇从业人员整合型职业健康保护策略

本研究结合前期调研与访谈结果,依托服务链理论,从服务保障、服务指导、服务提供与服务评估四个关键层面[6],构建了上海市楼宇从业人员整合型职业健康管理模式(见图1)。

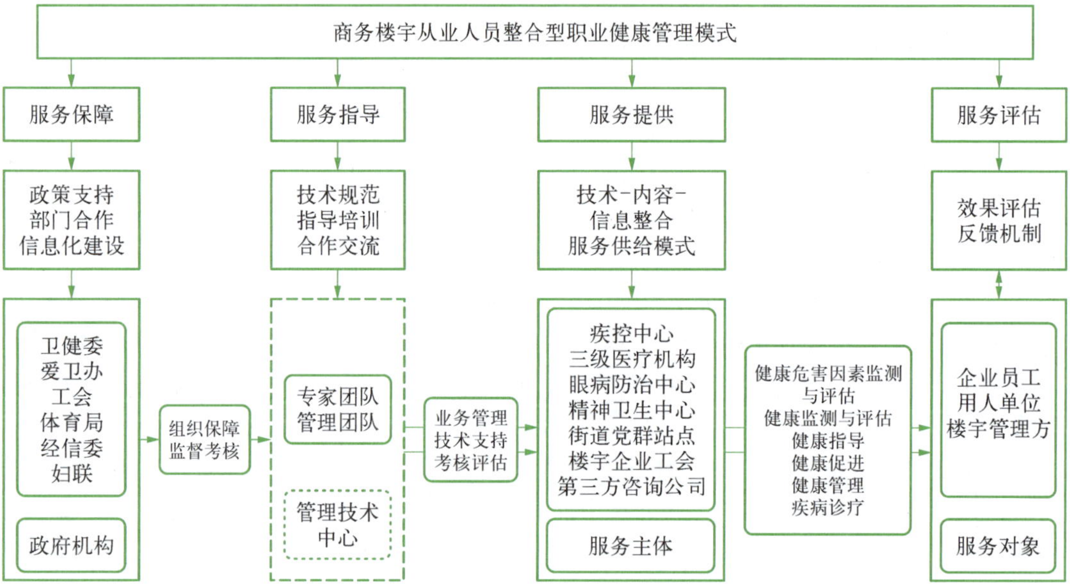

图1 上海市商务楼宇从业人员整合型健康管理模式

服务保障是健康管理的前提。应加强政策支持,通过建立部门联席会议机制,加强政府部门间合作,制定相关倡导政策与技术规范,提升管理效能,共同推进商务楼宇从业人员职业健康保护工作。通过政策引导,鼓励用人单位发挥主体责任,推动楼宇从业员工积极参与,全面提升员工的健康素养与健康水平。

服务指导是健康管理的技术保障。通过组建多专业领域的专家技术团队和相关管理团队,共同制定商务楼宇从业人员全面职业健康管理与服务内容规范以及相关技术指南。通过现场带教、培训进修、合作交流等方式,加强各服务提供方优质资源共享,促进服务团队技术能力提升。

服务提供是健康管理的主体部分。通过建设区域内医共体、医联体模式,整合服务资源、内容与技术,不断完善服务体系。在服务资源整合方面,要充分整合区域内社区卫生服务中心、疾控机构、医疗机构、健康促进中心、社会办健康管理公司的技术力量,为职业人群提供全面健康保护。在服务内容整合中,应将健康危害因素监测、健康监测、健康指导、健康促进、健康管理和疾病诊疗等内容有机结合。同时,应整合多环节监测数据,包括健康危险因素监测、人群监测等数据,加强数据分析,识别重点干预因素,有效构建危险因素识别-评估-精准干预体系,将工作相关疾病预防关口前移。

服务评估是确保健康管理可持续供给与利用的重要保障。应进一步规范服务评估机制，加强对各类服务机构的服务流程、服务团队及服务内容的规范评估，建立服务供给-服务输送-服务利用各环节的评估指标，保障服务可持续发展。应结合根据服务对象实际需求和服务利用的真实反馈，持续完善服务策略和服务流程。

四、商务楼宇从业人员职业健康管理的对策建议

楼宇经济是上海市经济发展的重要支柱，商务楼宇是上海市职业人群最为集中的工作与生活场所，其白领人群职业健康水平直接关系到社会经济发展的稳定与可持续性。目前，我国尚未建立楼宇针对从业人员的职业健康管理服务体系。本课题组根据政策流程、现状调查、人员访谈及专家论证分析结果，提出进一步完善上海市商务楼宇从业人员职业健康管理的对策建议。

（一）逐步建立全职业人群健康管理的政策体系

1. 完善职业病防治地方性法规体系

建议修订《上海市职业病防治条例》，增加对楼宇从业人员职业健康管理的相关内容。自1996年5月1日起，《上海市职业病防治条例》施行并于2003年修订以来，其内容已不能满足全职业人群职业健康保护的需求，目前缺少对楼宇从业人员职业健康相关保护的具体内容与要求，建议通过《上海市职业病防治条例》的修订，逐步完善职业人群全面健康管理的相关法规要求。

2. 探索建立商务楼宇从业人员职业健康管理的地方政策体系

制订《上海市商务楼宇从业人员职业健康管理工作规范》，明确商务楼宇从业人员职业健康管理的组织机构、工作内容、工作方法、考核评估方法等；逐步编制《上海市商务楼宇健康环境建设指南》《上海市商务楼宇从业人员心理健康促进指南》《上海市商务楼宇从业人员视屏作业健康指南》等健康管理工作指南，为重点行业员工健康管理提供精准指导；鼓励企业、事业单位、个体经济组织等用人单位制定用人单位职业健康保护工作标准，为制订符合该人群所属行业从业人员特点的职业健康保护指南奠定基础；出台《上海市用人单位职业健康管理服务工作指南》及配套文件，规范第三方社会组织开展用人单位职业健康管理服务工作，使职业人群全面健康管理更科学、规范、并具有针对性。

（二）建立商务楼宇从业人员整合型职业健康组织管理体系

1. 强化政府管理

完善上海市职业病防治工作部门联席会议工作任务，重点推进开展商务楼宇从业人员职业健康管理工作；各部门应统一规划、相互沟通、组织协商，进一步完善该职业人群健康监督管理链。建设该人群职业健康管理架构，建立“市—区—镇—用人单位”四级职业人群健康管理体系，明确职责分工，建立工作机制。

市级层面设立相关工作领导小组，统筹协调推进商务楼宇从业人员职业健康管理全局工作，指导各地区、各部门开展工作，建立相应考核机制和问责制度。

2. 完善职业人群健康业务管理体系

建立或指定市、区、社区三级职业人群健康业务管理机构(或内设机构),全面负责全职业人群健康管理业务工作。建立商务楼宇从业人员职业人群全面健康监测制度,开展职业人群与工作相关的健康信息监测(包括生理和心理)、分析、评估与报告,为政府实施职业人群健康管理提供技术支撑。同时,开展商务楼宇从业人员职业人群健康危险因素监测,包括办公环境、工作方式、组织管理等内容,评估区域、行业职业人群健康危害风险,提出控制职业人群健康危害风险策略。

充分利用信息化技术,整合各类监测数据,综合分析职业人群健康管理信息,依托大数据信息开展职业健康风险评估工作,加强该人群的职业健康保护。开展职业人群健康管理技术研究,积极推广商务楼宇从业人员职业健康管理适宜技术,指导各类健康服务机构、用人单位或组织规范开展职业人群健康管理相关业务工作。

(三) 建立整合型商务楼宇从业人员职业健康服务体系

根据楼宇从业人员职业健康需求,构建健康危害因素监测、健康监测、健康指导、健康促进、健康管理和疾病诊疗等内容整合型服务体系,建立相关技术规范文件,科学开展相关服务内容,对个体和群体的整体健康状况及其影响健康的危险因素进行全面检测及连续跟踪。

通过整合各级政府相关部门技术力量构建区域整合型职业健康服务团队,建立相关合作模式,帮助个体或用人单位完善健康管理措施,指导纠正不健康的行为,最终帮助个体或用人单位实施有效的健康管理措施。同时,鼓励社会组织积极参与职业人群健康促进工作,为职业人群健康管理提供宣传路径、文体娱乐场地、文体娱乐活动的支持等。

(四) 推进落实用人单位职业人群健康管理责任

1. 建立员工(或职工)健康管理制度

用人单位结合行业性质、工作内容、员工健康需求和健康影响因素等,建立完善与员工健康相关的各项规章制度,规范用人单位劳动用工管理。

2. 提供职业健康管理与服务

为员工提供布局合理、设施完善、整洁卫生、绿色环保、舒适优美和人性化的工作生产环境。推进落实员工健康检查制度,建立劳动者健康管理服务体系,实施人群分类健康管理和指导。制定应急预案,防止传染病等传播流行。为职业人群工作相关肌肉骨骼疾患提供预防、治疗和康复服务。针对工作压力症,制定并实施员工心理援助计划,提供心理咨询等服务。组织开展适合不同工作场所或工作方式特点的健康促进活动。

(五) 加强职业人群健康管理理念的宣传教育

加强商务楼宇从业人员职业健康管理工作的宣传推广、科学引导和典型报道,营造良好的宣传氛围。在各行各业开展争创职业健康达人活动,树立典型,扩大宣传,形成“人人关注职业健康”的社会共识。推进健康教育和健康科普工作,以有效方式引导员工了解和掌握必备健康知识,建立商务楼宇从业人员健康知识科普资源库,推动践行健康生活方式,促进职业人群健康管理工作的发展。

参考文献

[1] 符美玲,冯泽永,陈少春. 发达国家健康管理经验对我们的启示. 中国卫生事业管理,2011,28(3):233-236.

[2] 李静芸,陈娜,张忠彬,等. 新时代职业健康形势、挑战和对策建议. 中国职业医学,2022,49(1):85-91.

[3] 李涛,李霜. 健康中国战略与职业健康保护. 中国职业医学,2020,47(5):505-511.

[4] 刘秋生,尹昊聪. 服务链模型的构建与实现. 科技进步与对策,2011,28(3):23-26.

[5] 张永春,杜凝. 科学构建社区参与的养老机构长效良性机制——基于"服务链理论"的分析视角. 福建论坛(人文社会科学版),2018(9):151-157.

[6] 石欣怡,彭明瑶,张子楠,等. 服务链理论视域下紧密型医共体整合健康管理模式构建与案例研究. 中国卫生事业管理,2023,40(5):321-325,339.

[7] 王祖兵,刘武忠,黄沪涛. 实施健康中国战略提高劳动者职业健康水平——《国家职业病防治规划(2021~2025年)》解读. 职业卫生与应急救援援,2022,40(1):1-4.

[8] 张佳蕾,钱蕾,夏庆华. 上海市长宁区商务楼宇职业人群亚健康现状及影响因素分析. 中国初级卫生保健,2019,33(4):10-12.

[9] International Labour Organization. A safe and healthy working environment is a fundamental principle and right at work. https://www.ilo.org/publications/safe-and-healthy-working-environment-fundamental-principle-and-right-work [2024-10-21].

[10] 李霜,张巧耘. 工作场所健康促进理论与实践. 南京:东南大学出版社,2016.

[11] 上海市卫生健康委员会. 关于推进本市功能社区社区卫生服务的指导意见(沪卫基层〔2021〕5号). 2021.

[12] 上海市卫生健康委员会,上海市发展和改革委员会,上海市教育委员会,等. 关于印发上海市职业病防治规划(2021~2025年)的通知(沪卫职健〔2021〕34号). 2021.

[13] 上海市卫生健康委员会. 关于印发2024年上海市职业健康工作要点的通知(沪卫职健〔2024〕9号). 2024.

[14] 长宁区人力资源和社会保障局. 长宁区创新开展"人社服务进楼宇"持续助推楼宇高质量发展. https://rsj.sh.gov.cn/tzn_17096/20240813/t0035_1427025.html [2024-10-22].

[15] 上海市医疗保障局. 关于本市职工基本医疗保险2024医保年度转换有关事项的通知(沪医保规〔2024〕3号). 2024.

[16] 工人日报. 上海长宁"职工代表工作站"助力解决职工关心事. https://baijiahao.baidu.com/s?id=1813208028024311692&wfr=spider&for=pc [2024-10-22].

[17] 骆潇蔓,郝勇. 城市功能社区健康服务保障机制研究. 中国发展,2021,21(5):3-13.

[18] 陈雪冬. 我国工作场所健康促进研究现况及展望. 应用预防医学,2023,29(2):129-132.

新业态背景下网约配送员职业安全健康风险及对策建议

奥宇宏　田雨来　郑　光　翟　岳　吴瑞龙　陈思百　何雪松

【导读】　互联网经济的快速发展催生了以网约配送员(即外卖骑手)为代表的新业态劳动群体,其规模不断扩大。这种平台化、灵活化、去雇主化的新用工模式,为其带来一系列的职业安全健康风险,主要表现:劳动关系不明确,难以享受相应的法律及权益保护;个体竞争、算法管理、商家拖延、客户评价、职业歧视等多方压力,对外卖骑手生理及心理健康造成不利影响;职业健康保障更关注事后补偿而忽视事前预防。为更好地促进外卖骑手职业健康保障体系运行,相关部门应完善新业态劳动者身份认定及其相关权益保障,加强对平台算法的规制与监管,重视职业伤害事前预防,充分发挥各主体联动作用,为外卖骑手职业健康保驾护航。

新就业形态是伴随着互联网技术进步与大众消费升级出现的、去雇主化的就业模式,同时也是一种偏离传统正规就业并借助信息技术升级的灵活就业模式。与传统由雇主组织生产、工作时间与工作场所相对固定的就业形态相比,这种新业态呈现出关系灵活化、工作碎片化及工作安排去组织化的特征[1]。2020 年 2 月,国家职位分类目录里新增了“网约配送员”(即外卖骑手)[2],这一群体已成为新业态人员的重要组成部分。根据相关调查数据显示,2022 年在线外卖收入占全国餐饮业收入比重约为 25.4%,同比增长 4%,在线外卖用户规模达到 64 581 万人[3],表明我国外卖市场规模持续扩大、外卖用户呈爆发式增长。

作为新业态劳动者中的庞大群体,外卖骑手缺乏明确的劳动者身份,难以享受相关劳动权益。在平台算法管理与消费者实时监控的双重作用下,其劳动权、休息权、健康权及自主权在不同程度上受到侵蚀[4],随之引发的职业健康风险也同步凸显。

一、研究方法

(一) 文献归纳法

本研究将全面查阅国内外新业态网约配送员职业健康相关的期刊文献、文件、网站等,收集

基金项目:2023 年上海市卫生健康委员会卫生健康政策研究课题“互联网新经济职业健康风险分析及对策研究”(课题编号:2023HP34)。
作者简介:奥宇宏,女,主管医师。
通讯作者:何雪松,男,副研究员。
作者单位:上海市化工职业病防治院(奥宇宏、田雨来、郑光、翟岳、吴瑞龙、陈思百),上海市卫生健康委员会(何雪松)。

并分析目前我国新业态网约配送员所面临的职业健康风险及相关保障措施。

（二）关键知情人半结构式访谈

本研究选取某外卖平台5名外卖骑手、3名站点管理人员及某区社会保障服务中心及区总工会作为关键知情人，通过半结构式访谈了解外卖骑手的管理模式、现有保障措施及日常可能存在的职业健康风险等内容，具体见表1。

表1 访谈对象信息表

编号	性别	年龄	平台从业年限	职位/骑手类型
骑手1	男	57	6年	专送
骑手2	男	35	6年	专送
骑手3	男	58	7年	专送
骑手4	男	29	4个月	专送
骑手5	男	36	3个月	专送
站长1	男	—	—	人事
站长2	男	—	—	站长
站长3	男	—	—	站长
区社会保障服务中心	—	—	—	职员
区总工会	—	—	—	职员

二、外卖骑手职业安全健康风险主要原因分析

（一）劳动关系不明确难以享受相应的法律及权益保护

现阶段我国劳动法对劳动关系认定采取单一调整模式，即按照现行劳动关系的认定标准，若符合劳动关系则受劳动法保护，反之则不受劳动法保护[5]。然而新业态背景下，外卖平台则采用灵活用工的管理模式[6]，主要分为“众包”及“专送”两种模式。众包骑手通过平台自主注册、与第三方劳务公司签署用工协议，本质上属于“自雇者”。专送骑手是平台将配送业务外包给第三方合作公司（可能存在层层外包），由第三方公司对骑手进行管理，其雇佣方是劳务派遣公司[4,7-9]。无论众包或专送骑手，平台企业通过模糊用工关系来规避与其建立正式的劳动关系，导致大多数骑手难以纳入现行劳动保障法律法规调整范围，进而面临社会保险缺失（尤其是医疗及工伤保险）、工作时间过长、职业安全难以保障及发生劳动纠纷维权困难等情况[7]。

（二）多方的压力催生生理与心理健康问题

数字技术的应用便利了平台的运行，但也为平台从业者带来了多方压力，以外卖骑手为例，

其压力来源主要包括个体竞争、算法管理、商家拖延、消费者评价及职业身份歧视等方面[4,10-12]。

1. 个体竞争

外卖骑手通常没有底薪保障，其收入主要依靠计件工资，且大多数呈阶梯计费规则。研究显示，骑手日均工作时长大多集中在10小时以上，最高可达16小时[13-14]，通过对站点骑手访谈发现，其日均工作时长为10~12小时，月休息天数为0~3天。在高峰时段，骑手每小时完成的订单通常在10单左右，而善于抢单的“单王”骑手1小时内甚至可完成16单。同时，上海市外卖订单也呈现出工作日市区较多，周末郊区较多的情形。除常规派单外，骑手还需通过“抢单”及参与各种“激励机制”来增加收入，如高温战役、节假日补贴、全勤奖、冲单奖等政策，从而被引入到个体竞争中[15]。为追求高收入，骑手往往选择自主延长工作时间并时刻关注抢单信息[15-16]，这便造成了该群体呈现过劳[17]及交通事故的高发风险。

2. 算法管理

平台通过算法对网约工进行管理。平台通过定位系统、传感系统、可视化系统及大数据系统等技术手段，对从业人员进行实时跟踪、发布指令，以及工作绩效和服务质量的评定[18]。然而，在算法管理制度下，骑手可能面临无法拒单、不了解平台定价规则及无法对客户的投诉进行申诉等情形，这些情况均会造成骑手相应权益的损害。访谈显示，骑手订单完成情况平台会进行服务质量评分(主要依据跑单量、订单完成时效、客户好差评等因素)。其中等级高的骑手具有优先派单权且每单质量较高、提成较多[4,16,19]，而等级低的骑手可能会接到距离较远或需要爬楼较多的订单。因此，为维持良好的评分等级，骑手在工作过程中不仅要保证完成足够的订单量，也要保证订单完成质量。

3. 商家拖延

到店取餐是外卖骑手劳动过程中必不可少的环节，而商家出餐的速度直接影响着骑手能否准时完成配送。访谈显示，多名骑手反映商家出餐慢会给其后续配送造成压力[10]。由于订单完成时间是固定的，商家出餐时间越长，骑手可用于配送的时间越短，因而易产生超时风险。另外，商家出餐慢也会存在消费者因长时间等待而取消订单的风险，由此导致的损失需由骑手承担。

4. 客户评价

外卖骑手不仅受到平台、代理商及站点等管理，还需面对消费者对其劳动过程的可视化监督，而消费者的人为监督对其影响尤为重要[20]。访谈可知，站点规定骑手差评需支付罚款50元/单，而投诉罚款高达200元/次。若是骑手的原因导致差评，站点通常会优先进行批评教育，屡教不改(3次以上)则进行罚款；若是消费者恶意差评，站点管理人员可单方剔除。然而，目前消费者投诉由系统自动推送，骑手无法进行申诉。为避免差评和投诉，面对消费者不合理要求，骑手往往选择委曲求全。

5. 职业歧视

骑手的社会地位较低，易遭受来自社会各界的歧视。调查显示，38.24%的骑手曾遭遇过职业歧视，且身份歧视对其精神状况的影响甚至超过劳动权益侵害[12,21]。在高风险、高强度、低自主性的工作环境下，外卖骑手易出现情感衰竭、人格疏离和个人成就感较低的情形[22]。本次访谈中，一些骑手表示此份工作仅为暂时过渡，但也有骑手表示，他们的工作在便利大众生活方面具有重要意义。

在新业态工作模式下，外卖骑手面临多方压力，从而迫使其可能出现闯红灯、超速、逆行等危险驾驶行为[23-25]。此外，日常饮食及如厕不规律、长期静坐、重复姿势劳作及经常爬楼梯等行为也使得该群体罹患胃肠道疾病、泌尿系统疾病及肌肉骨骼疾病的风险增大[10,26]。无固定工作场所的庇护易导致其发生中暑、冻伤及摔伤等情况[27]。高峰时间和极端天气的爆单压力及客户恶意差评等因素，也直接或间接导致该群体职业健康风险的增加。

（三）重点关注职业伤害事后保障而忽视事前预防

职业伤害保障应是包含职业伤害预防、职业伤害保险、组织行业协会、组建工会等一系列保障措施在内的完善的保障体系[25]。然而，现有的职业伤害保障主要以职业伤害保险为主，如上海市于2022年试点的新就业形态劳动者职业伤害保障，其性质属于社会保险，由工伤保险基金统一管理但分列收支；上海市总工会推出了新就业专享保障；各平台/代理商为骑手购买的商业保险等。这些保障措施有效地覆盖了骑手意外伤害的赔付，特别是对重大伤亡事故起到了兜底作用。但针对骑手的职业伤害预防也不容忽视。然而，目前针对外卖骑手的职业伤害预防存在社保缴纳人数较低[28]、健康体检参与人数较少及职业安全健康培训[25]不足等情况。

访谈可知，骑手与平台代理商签署的是劳务协议而非劳动合同，代理商也未为骑手缴纳社会保险或提供健康体检。大多数骑手职业健康体检覆盖率较低[29]，他们参加的体检也仅限于每年健康证更新时的例行检查。依托上海市总工会联合市/各区卫生健康委员会开设的健康服务点，可为骑手等新业态人员提供简单义诊问询服务[30]。然而，目前参与此类活动的医护人员主要来自区内社区卫生服务中心，缺少更多优质医疗资源加入。此外，平台及站点为骑手提供培训也存在培训时间短、内容单一、针对性不强等问题，容易流于形式[25]。而且，由于培训可能导致收入损失，大多数骑手对参与培训意愿不强，进而导致该群体职业安全健康意识较为薄弱。

三、保障外卖骑手职业健康的对策建议

事前预防胜于事后补救。完善的职业健康保障体系除了要重视职业伤害补偿，更要注重职业健康风险预防。

（一）完善新业态劳动者身份认定及其相关权益保障

在现行劳动二分法的模式下，劳动者身份的认定决定其劳动权益的“全有”或“全无”[31]，目前，针对平台员工身份认定主要形成“劳动二分法”及“劳动三分法”两种学说[32]。顶层立法保护的缺失及政策指导滞后于平台经济的快速发展，导致外卖骑手相关权益保障在法律制度上面临束缚和阻碍。因此，应借鉴国外的优秀实践经验，结合国内实际情况及各试点地区的探索成果，制定符合平台员工身份的法律类型，或将其纳入现行劳动法律框架的调整范围之内[31,33]。这样可以明确各方权利、义务和法律责任，以便在发生分歧时的司法裁决有明确统一的法律依据。

在网约工劳动者身份尚未明确前，应允许其作为灵活就业人员参加社会保险，并通过政府给予社会保险费补贴，减轻其缴费负担[34]。同时，应适度松绑社会保险与劳动关系的关联，尤其要重点落实新业态劳动者的基本医疗保险和工伤保险[9,35]。对于基本医疗保险，可将与平台形成

经济从属性的长时网约工作为基本医疗保险的强制参保人，由平台与网约工按照《中华人民共和国社会保险法》规定的比例共同缴纳参保[36]。对于工伤保险可参照工伤保险制度另设“职业伤害保险制度”，其本质仍属于社会保险，并要求从业者强制参保[35,37]。但在保障情形、待遇水平及经办管理等方面，应较传统工伤保险具有更大的灵活性[35]。

应突破新业态人员加入工会劳动者身份的限制，积极引导其加入工会组织，其中，平台专职员工可加入平台工会，而兼职员工可加入社区工会。工会组织可以围绕薪资待遇、派单规则、奖惩机制等方面与平台进行集体协商，同时监督企业履行用工责任，从而更好地维护新业态人员合法的劳动权益[38-39]。

（二）加强对平台算法的规制与监管

健全对平台算法的监管机制是保障网约工职业安全与健康的重要手段之一。首先，应明确算法主体应承担的法律责任，将算法开发者和算法使用者（平台）作为责任主体，承担产品责任，从而规制算法侵害的出现[40]。其次，应提高算法的透明度，要求平台定期公开算法规则并进行简要清晰的解释，保证劳动者了解职业风险及具体数据运算，避免出现用工歧视、过度劳动、过度处罚等行为[40-41]。同时，应加强对算法的监督管理，一方面平台企业应设立自我监督管理的责任；另一方面也应加强第三方的监督，如制定相关平台规则时可引入专家技术指导及政府相关部门监督[40,42]。最后，应借助算法优化网约工派单及申诉机制，完善骑手拒单率与派单优先级挂钩的平台规则同时防止消费者权利滥用导致网约工被过度处罚[4]。

（三）应重视职业伤害事前预防

在职业伤害事故发生前做好相关预防工作，可以有效降低职业伤害发生率，并减少康复治疗和补偿费用支出的压力[25]。例如，浙江金华市在职业伤害保险试点政策中提出，通过依托商业保险公司与用人单位双方的力量，共同加强工伤预防，从源头上树立“预防优先”的职业安全理念，进而减少新业态人员工伤事故的发生[43]。上海市于 2022 年启动了新业态人员职业伤害保障试点工作，借鉴了工伤预防所实行的差别费率和浮动费率（即企业工伤事故发生率高则上调费率，反之则下调费率）[25]，根据企业职业伤害保险费使用、职业伤害发生率等情况实行浮动费率，以确定不同平台企业的缴费标准[44-45]，进而敦促平台企业强化安全保障意识。

1. 加强有针对性的职业安全健康及技能培训

应针对外卖骑手等新业态人员建立专业化、智能化的职业安全健康知识库，其中可涵盖安全教育、健康防护、权益维护等多个维度，并结合骑手工作特点创新学习方式。同时，也应通过多方联动防止外卖骑手出现“去技能化”现象，如建立科学合理的职业技能培训模式、定期开展职业技能大赛、探索建立新业态人员社会化职业技能等级认定及职称评审政策等方式。此外，还应加大职业技能培训的补贴力度，增加其参与培训的积极性[39]。

2. 加强职业健康体检筛查

企业应为与平台建立稳定合作关系的长时网约工提供职工体检项目，同时可联动长期合作的商业保险公司，在现有意外伤害保险的基础上，为员工推出免费或优惠体检套餐。政府部门可通过多方主体联动，为新业态人员提供更多优质医疗资源，如上海市总工会提供的免费体检活动

（流动体检车）、上海市总工会联合上海市卫生健康委员会开展的健康服务站点等活动，定期开展职业健康咨询、健康状况监测、高危疾病筛查及心理健康支持等服务，从而提高外卖骑手群体职业健康的关注度，从源头上为其职业健康长远发展保驾护航。

参考文献

[1] 张成刚. 就业发展的未来趋势，新就业形态的概念及影响分析. 中国人力资源开发，2016(19)：86－91.

[2] 人力资源社会保障部办公厅，市场监管总局办公厅，统计局办公室. 人力资源社会保障部办公厅 市场监管总局办公厅 统计局办公室关于发布智能制造工程技术人员等职业信息的通知. http://www.mohrss.gov.cn/xxgk2020/fdzdgknr/rcrs_4225/jnrc/202112/t20211227_431388.html [2023－12－28].

[3] 国家信息中心.《中国共享经济发展报告(2023)》. http://www.sic.gov.cn/sic/93/552/557/0223/10741.pdf [2023－12－28].

[4] 李营辉. 被算法裹挟的"裸奔人"：新就业形态下网约工群体劳动权益调查. 中国青年研究，2022(7)：12－19.

[5] 谢增毅. 我国劳动关系法律调整模式的转变. 中国社会科学，2017(2)：123－143.

[6] 白艳莉. 新业态从业人员职业伤害保障体系构建研究. 中州学刊，2022(7)：80－89.

[7] 孙洁. 快递配送青年权益保障现状、瓶颈与对策建议. 中国青年研究，2022(1)：28－34+52.

[8] 王茜. 平台三角用工的劳动关系认定及责任承担. 法学，2020(12)：176－191.

[9] 岳经纶，刘洋. "劳"无所依：平台经济从业者劳动权益保障缺位的多重逻辑及其治理. 武汉科技大学学报(社会科学版)，2021，23(5)：518－528.

[10] 何良春. 上海市外卖员职业伤害保障问题研究. 上海：上海师范大学，2022.

[11] 李胜蓝，江立华. 新型劳动时间控制与虚假自由——外卖骑手的劳动过程研究. 社会学研究，2020，35(6)：91－112.

[12] 李卓，王延涛，罗雅楠. 劳动权益侵害、职业身份歧视与骑手精神健康风险——基于针对北京地区非京籍快递外卖骑手的超大城市流动人口精神健康调查. 中国流通经济，2024，38(3)：67－79.

[13] 郑祁，詹婧，冯喜良. 基础技能数字零工工时与职业伤害——基于外卖骑手数据的实证研究. 人口与经济，2022(5)：110－128.

[14] 闫冬. 平台用工劳动报酬保护研究：以外卖骑手为样本. 中国人力资源开发，2020，37(2)：114－123.

[15] 邓智平. "接单游戏"与平台经济中的劳动实践——以外卖骑手为例. 求索，2021(3)：108－117.

[16] 冯向楠，詹婧. 人工智能时代互联网平台劳动过程研究——以平台外卖骑手为例. 社会发展研究，2019，6(3)：61－83.

[17] 胡放之，白泽阳，姚艳茹. 网约工过度劳动及职业伤害保障的困境及对策——以外卖骑手为例. 中国经贸导刊(中)，2021 (2)：142－144.

[18] 田思路. 技术从属性下雇主的算法权力与法律规制. 法学研究，2022，44(6)：132－150.

[19] 陈龙. “数字控制”下的劳动秩序——外卖骑手的劳动控制研究. 社会学研究,2020,35(6): 113-135,244.

[20] 李胜蓝,江立华. 新型劳动时间控制与虚假自由——外卖骑手的劳动过程研究. 社会科学文摘, 2021,(1): 65-67.

[21] 廉思,周宇香. 城市快递小哥群体的风险压力及疏解对策研究——基于北京市的实证分析. 青年探索,2019,(6): 41-52.

[22] 苗梓欣,郭彤梅. 外卖骑手感知算法控制、职业污名感和自我效能感对职业倦怠的影响. 职业与健康,2024,40(3): 320-324.

[23] 沈锦浩. 外卖骑手交通违法行为的民族志研究. 重庆交通大学学报(社会科学版),2020,20(2): 29-35.

[24] 王伟进,王天玉,冯文猛. 数字经济时代平台用工的劳动保护和劳动关系治理. 行政管理改革, 2022(2): 52-60.

[25] 泮洁. 新业态背景下网约配送员职业伤害保障研究. 上海: 华东政法大学,2022.

[26] 刘昱煊,张建芳,王海椒,等. 新业态从业人员职业安全健康现状及保障对策研究. 环境与职业医学,2023,40(8): 950-957.

[27] 北京义联劳动法援助与研究中心. 新业态从业人员劳动权益保护 2019 年度调研报告. http://www.yilianlabor.cn/yanjiu/2020/1906.html[2024-03-14].

[28] 袁朝辉. 新就业形态人员社会保险状况研究. 中国劳动关系学院学报,2021,35(1): 75-84.

[29] 北京市职业病防治研究院. 坚持预防为主 防治结合的工作方针 保障新就业形态劳动者健康. 健康中国观察,2023(4): 39-41.

[30] 梁嘉蕾. 优质健康服务延伸“最后一公里”! 上海工会园区(楼宇)健康服务点“破圈”之路. 劳动报,2023-05-04.

[31] 娄宇. 新就业形态人员的身份认定与劳动权益保障制度建设——基于比较法的研究. 中国法律评论,2021(4): 61-71.

[32] 王天玉. 平台用工的“劳动三分法”治理模式. 中国法学,2023(2): 266-284.

[33] 田方圆,卢继宏. 新就业形态下灵活从业者职业伤害保障需求影响因素及对策探析——以成都市外卖骑手为例//2021 年劳动保障研究第六次会议,成都: 2021.

[34] 谢增毅. 互联网平台用工劳动关系认定. 中外法学,2018,30(6): 1546-1569.

[35] 邹会聪,邓志强. 青年自雇型就业的脆弱性研究——以网约工为例. 中国青年研究,2022(12): 101-109.

[36] 王全兴,王茜. 我国“网约工”的劳动关系认定及权益保护. 法学,2018(4): 57-72.

[37] 王天玉. 试点的价值: 平台灵活就业人员职业伤害保障的制度约束. 中国法律评论,2021(4): 51-60.

[38] 谢晖,胡燕. 新就业形态劳动者“过劳”问题治理困境及对策研究. 湘潭大学学报(哲学社会科学版),2024,48(4): 70-74.

[39] 程顺森. 新就业形态亟需关注四方面问题——以上海为例. 统计科学与实践,2021(10): 40-42.

[40] 项定宜,李盈盈,陈梦汐,等. 算法控制下平台就业人员的权益保障——以外卖骑手为例. 经济师,2024(6): 258-261.

[41] 徐智华,解彩霞. 算法逻辑下平台从业者权利保护的危机及应对. 西安交通大学学报(社会科学版),2022,42(1):155－162.

[42] 张衡. 算法经济下网约工劳动权益保障实证研究——以上海市外卖骑手为例. 北京劳动保障职业学院学报,2022,16(4):31－39.

[43] 陈露. 新业态下灵活就业者职业伤害保障研究. 上海:华东政法大学,2022.

[44] 田思路,郑辰煜. 平台从业者职业伤害保障的困境与模式选择——以外卖骑手为例. 中国人力资源开发,2022,39(11):74－89.

[45] 杨思斌. 新就业形态劳动者职业伤害保障制度研究——从地方自行试点到国家统一试点的探索. 人民论坛·学术前沿,2023(16):36－49.

上海市健康食堂和健康餐厅建设路径及评价机制研究

孙　卓　徐奕丽　袁微嘉　买淑鹏
宋　琪　余江月　汪正园　臧嘉捷

【导读】　为实现《国民营养计划(2017—2030年)》和《健康中国行动(2019—2030年)》的远景目标,更好地开展示范健康食堂、健康餐厅等健康支持性环境建设工作,改善在外就餐营养健康服务水平,满足人民群众日益增长的营养健康服务需求。文章通过文献综述、问卷调查、数据汇总等方式,介绍了上海市健康食堂餐厅的建设路径和评价机制,总结了2019~2023年间上海市健康食堂、餐厅创建情况,提出了当前建设存在的问题和对未来的建议。经过几年来的探索,目前上海市健康食堂、餐厅建设模式已初步形成,未来应在推进重点人群健康食堂、餐厅建设的基础上,动员线上订餐平台、外卖参与建设,加强针对建设单位的激励机制,加强对已建设单位的维护与动态管理。

一、健康食堂、餐厅创建背景

(一)膳食模式变迁,在外就餐加剧人群营养风险

随着经济发展和生活水平提高,我国居民膳食模式逐渐从传统的谷物为主、蔬菜为辅的饮食模式转变为多样化、快餐化、高油高盐的饮食模式。我国居民膳食粮谷类摄入量降低,能量、动物性食物、脂肪供能比迅速增加[1-2],且钠摄入长期过量[3]。这些变化除了受到家庭饮食改变影响,还与近年来居民高频在外就餐密切相关,而居民在外就餐易接受更大分量的食物,易摄入更高的能量、脂肪、盐和添加糖。

在外就餐指人们出于工作、社交、休闲或节省时间等多种原因在家庭以外的场所进行的餐饮消费活动,其服务模式包括堂食、快餐、外卖等[4]。据报道,2023年我国餐饮市场规模达5.3万亿元,是2010年市场规模的3倍。而随着互联网的普及和发展,外卖更是已经成为现代人生活中

基金项目:上海市加强公共卫生体系建设三年行动计划(2023—2025年)重点学科建设项目"新兴饮食方式下营养和新型污染物风险评估"(项目编号:GWIV-11.1-42);上海市青年科技英才扬帆计划"正常体重学龄儿童含糖饮料摄入与心血管代谢风险的剂量-效应关系及代谢组学研究"(项目编号:23YF1437000);上海市加强公共卫生体系建设三年行动计划优秀学科带头人:基于真实场景的含糖饮料健康提示标识环境干预效果评估(2023~2025)(项目编号:GWVI-11.2-XD21);上海市东方英才拔尖项目(项目编号:BJWS2024048);基于助推理论的餐饮数智化干预效果研究(项目编号:CNS-YUM2024-122)。
第一作者:孙卓,女,公共卫生医师。
通讯作者:徐奕丽,女,上海市卫生健康委员会食品处处长;臧嘉捷,女,公共卫生主任医师。
作者单位:上海市疾病预防控制中心(孙卓、买淑鹏、宋琪、余江月、汪正园、臧嘉捷);上海市卫生健康委员会(徐奕丽、袁微嘉)。

不可或缺的一部分[5]。2023 年中国外卖行业市场规模已达到 1.5 万亿元，占餐饮业总额约 28%[6]。网络订餐人数激增至 5.45 亿[7]，13.52%的外卖消费者每周点外卖 11~20 次，4.08%的外卖消费者每周点外卖超过 20 次[8]。

我国人群能量主要来源于餐饮食品，这与西方国家 2/3 的能量来源于预包装食品有所不同，因此更应加强对餐饮食品的营养指导。而随着居民在外就餐频次的增加，对在外就餐场所进行营养改造尤为重要，这不仅可为就餐者带来健康收益，还可将效益扩展至家庭及社交就餐环境。

（二）我国健康食堂、餐厅建设政策背景及标准指南

为了应对在外就餐营养风险，在外就餐场所营养改善的相关政策、标准、指南相继出台。2014 年，国务院办公厅印发的《中国食物与营养发展纲要（2014—2020 年）》，提出"加强对在外就餐人员及新型城镇化地区居民膳食指导"[9]。2016 年发布的《"健康中国 2030"规划纲要》中明确提出了"开展示范健康食堂和健康餐厅建设"的要求[10]，在后续《国民营养计划（2017—2030 年）》[11]和《健康中国行动（2019—2030 年）》[12]中也强调这一要求。2020 年，国家卫生健康委员会印发《营养健康食堂建设指南》[13]和《营养健康餐厅建设指南》[14]，旨在科学指导餐饮业提升营养健康服务的供给能力。2024 年 3 月 14 日发布的《商务部等 9 部门关于促进餐饮业高质量发展的指导意见》中亦提出，要"推广健康烹饪模式与营养均衡配餐，传播营养健康理念"[15]。

各地健康食堂建设标准相继出台，主要涉及党政机关、公共机构、医疗机构、高校、中小学校等食堂、餐厅（表 1）。健康食堂相关建设标准对营养的要求更具体，包括详细的合理膳食搭配要求、"三减"（减油、减盐、减糖）原则、健康烹饪方式要求、营养标识要求、营养健康教育要求、特殊人群营养配餐要求；而绿色食堂相关标准仅将营养要求作为一个维度，其要求较为概括。

表 1　我国现行健康食堂、餐厅建设地方标准（按实施日期）

项目/序号	标准号	标准名称	省区市	实施日期
健康食堂				
1	DB50/T 1058—2020	机关健康食堂管理规范	重庆市	2021/2/1
2	DB36/T 1486—2021	中小学校营养健康食堂建设规范	江西省	2022/6/1
3	DB52/T 1694—2022	医疗机构营养健康食堂建设管理规范	贵州省	2022/12/1
4	DB36/T 1644—2022	医疗机构营养健康食堂建设规范	江西省	2023/4/1
5	DB3305/T 297—2023	健康食堂营养供餐规范	湖州市	2023/12/20
6	DB43/T 2913—2024	营养健康食堂建设管理规范	湖南省	2024/4/9
7	DB36/T 2027—2024	普通高等学校营养健康食堂建设规范	江西省	2025/4/1
绿色食堂				
1	DB33/T 2422—2021	公共机构绿色食堂建设与管理规范	浙江省	2022/1/30
2	DB3715/T 24—2022	党政机关绿色食堂建设指南	聊城市	2022/10/26

续 表

项目/序号	标 准 号	标 准 名 称	省区市	实施日期
3	DB65/T 4654—2023	公共机构绿色食堂建设与管理规范	新疆维吾尔自治区	2023/6/20
4	DB43/T 2631—2023	党政机关绿色食堂建设管理规范	湖南省	2023/8/29
5	DB3704/T0039—2023	机关绿色食堂建设与管理指南	枣庄市	2024/1/27

（三）国外健康食堂、餐厅建设策略

全球在外就餐营养干预策略层出不穷，但仅有少数真正触及社会餐饮场所。如自 2018 年起，美国食品药品监督管理局要求所有拥有 20 家以上门店的连锁餐饮场所在菜单上标注食物的热量[16]。据报告，此做法能使消费者每餐卡路里摄入量减少 7.8%[17]。而大多数策略实施场所仍集中于中小学食堂、高校食堂、医疗机构或企业员工餐厅。例如，美国“国家学校午餐计划”“学校早餐计划”，以及澳大利亚“国家健康学校食堂项目”[18-19]，这些针对学校食堂的项目指南严格限制学校供应不健康食品[18-19]。虽然这些项目是非强制的，但通过发放财政补贴、增加供应商优惠、提供技术支持、促成健康促进项目资源、设立表彰或奖项等方式，仍激励了不少学校参与其中。而高校食堂的健康建设常依托于学校的营养教育资源。如哈佛大学学校在线菜单网站可为就餐者生成全天营养分析报告[20]，网站同时链接由公共卫生学院开设的营养专栏[21]。类似地，医院场所的健康建设也常依托于健康促进项目。如健康计划“Choosewell 365”通过为期一年的医院餐厅营养干预措施，改善员工的食品选择[22]。

可见，健康食堂、餐厅创建实施路径不尽相同，如何建设、评价以及监督管理需要根据实际情况调整优化。健康食堂、餐厅应首先动员具有如下特征的场所参与：① 就餐人群更固定，人群具有特殊或较高的营养改善需求及营养素养；② 市场竞争压力较低，就餐者流失小，不单靠口味留住就餐者；③ 管理上更易协调，能使用财政补助或项目资源途径获得支持。

二、上海市健康食堂、餐厅建设路径和评价机制

（一）建设路径

上海市健康食堂、餐厅的建设路径可总结如图 1，工作架构由牵头单位、动员/管理单位、实施主体、技术支持单位组成。按照“自主申报、重点培育、树立典型、以点带面”的工作原则，由牵头单位制定工作方案，确定时间节点、参与单位，明确激励机制；动员/管理单位负责监督总体建设进度，提供中间联络；实施主体组建健康食堂建设委员会，开展建设并定期开展效果自评；市级、区级技术支持部门分别全程负责提供框架性、针对性技术指导。

（二）建设要求及评价机制

按照《上海市健康食堂建设规范》方案，上海市健康食堂、餐厅创建需达到七方面的要求：① 基本要求，强调营养健康食堂以食品安全作为基石；② 组织管理要求，凸显申报单位作为建设

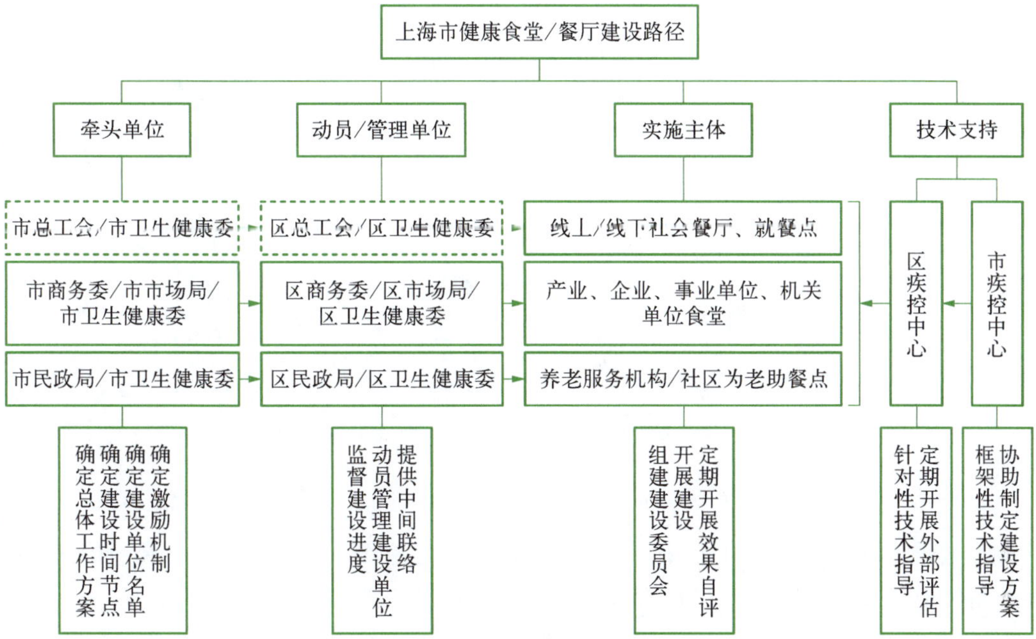

图1　近年来上海市健康食堂、餐厅建设路径

虚框代表实际中未完全参与

主体的主观能动性，单位管理层决策-基层实施-就餐者监督多方共建；③ 营养环境要求，重视营养健康支持性环境构建，包括提供科普书籍、健康自测工具等；④ 培训及活动要求，着重于工作人员的周期性营养培训和针对就餐者的营养互动；⑤ 供餐服务要求，对食物种类、烹饪方式提出要求，公示菜品营养成分及便于消费者辨别的营养指导标识；⑥ “三减”要求，明确“三减”目标，推出“三减”措施，建立健全油盐糖采购及台账制度；⑦ 评估要求，采用百分制的标准化建设效果评价打分表，且由建设主体定期进行内部自评。

相较于已有的其他地方标准，上述要求更具体，实操性更强。此外，该标准还提供了详细的内部及外部评估方案，标准化打分表可减少因评审专家主观性因素而导致的差异，进而实现对同期多家单位的横向比较与不同年份的建设单位的纵向比较。

三、上海市健康食堂、餐厅创建效果

（一）总体建设情况

健康食堂、餐厅的建设已被写入健康上海行动的合理膳食行动中。自2019年上海市启动健康食堂、餐厅建设起（图2），截至2023年，已创建成功335家健康食堂、餐厅。

（二）就餐者营养知晓率改变

随着健康食堂的推进，就餐者的营养相关知识首先随之改变。

2019~2021年间的创建单位以医疗卫生系统、企事业职工食堂（以下统称“职工食堂”）为

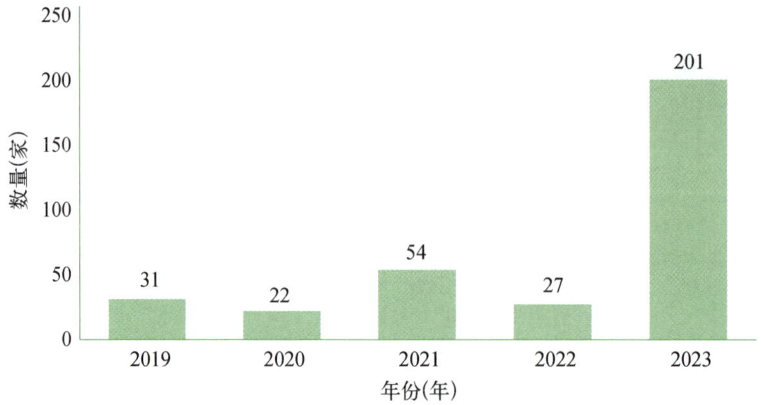

图 2　2019~2023 年上海市健康食堂、餐厅建设数量

主,2022 年的创建单位以养老服务机构食堂、社区为老助餐点(以下统称“老年食堂”)为主,2023 年的创建单位以社区食堂、社会餐厅为主(以下统称“社会就餐点”)。对于以上场所的就餐者而言,营养知识的知晓率均有所提升(表 2)。

表 2　2019~2023 年上海市健康食堂、餐厅建设效果

项　目	2019~2021 年 职工食堂	2022 年 老年食堂	2023 年 社会就餐点
营养核心知晓率/%			
烹调油摄入限量①	24.1→38.0	34.1→36.5	33.1→35.0
盐摄入限量①	58.5→71.3	41.5→48.7	61.0→63.0
添加糖摄入限量①	26.9→45.0	56.9→65.0	56.9→65.0
日推荐摄入食物种类数量①	43.1→56.5	47.9→62.1	48.1→51.3
周推荐摄入食物种类数量①	49.5→64.3	53.7→62.1	52.2→55.6
人均油盐糖下降比例/%			
烹调油	18.3	9.20	—②
烹调盐	14.8	12.50	—②
烹调糖	13.7	12.50	—②
“红黄绿”营养标签投放			
投放总数(张)	—②	2 037	6 926
平均投放数(张)	—②	75	48
注意到的就餐者比例/%	—②	76.6	81.5
根据标签选餐的比例/%	—②	61.1	83.7
营养标签知晓率/%			
正确理解营养标签内容①	66.9→76.9	53.7→71.4	83.2→94.6

续 表

项　　目	2019~2021年 职工食堂	2022年 老年食堂	2023年 社会就餐点
食堂满意度(10分制)			
供餐服务①	—②	7.7→8.4	7.9→8.2
营养水平①	—②	7.5→8.1	7.7→8.0

注：①"→"左侧数据为创建初基线水平，右侧数据为创建后水平；②"—"代表数据缺失。

(三) 食堂供餐情况改变

上海市健康食堂针对供餐的核心要求有二：其一是提供更丰富的食物；其二是通过改变烹饪方式、进行油盐糖控制等措施减少限制性食物的供应。建设后食堂、餐厅供应的食物种类数量有所提升，尤其是全谷物、蔬菜、水果供应次数有所增加，煎炸类、明火烧烤及熏制食物供应次数有所下降。通过分析建设期间油食堂、餐厅的油盐糖台账记录发现，人均每餐的烹调油、烹调盐和添加糖的平均使用量均出现下降(表2)。

(四) 营养标签的使用与理解

在食堂、餐厅提供更健康的食物后，更重要的一步是简化就餐者的营养知晓方式。除了基础的营养成分表外，食堂、餐厅还将菜肴进行"红黄绿"营养分类，将营养信息简单、直观呈现，以指导食物搭配。在上海市健康食堂、餐厅建设中，采用红色标识提醒消费者菜肴"可能含有更高热量、脂肪、盐"。健康食堂、餐厅建设中实际"红黄绿"营养标签投放的情况及就餐者营养标签知晓情况见表2。调查显示，就餐者对"红黄绿"标签的颜色信息非常敏感，92.1%的调查对象能接收到"绿色"代表"更健康"的信息，但对于文字信息，仅50.6%的调查对象能接收。此外，就餐者阅读"红黄绿"标签的容易程度、对标签信任度、标签对就餐者自身健康的启发度和在未来与他人讨论的可能性均显著提高。

(五) 就餐者选餐改变

2023年创建前后，对就餐者选餐变化的评估发现：在饮食习惯上，自认有低脂(增加7.6%)、低糖(增加7.7%)、低盐(增加6.5%)饮食习惯的人数比例显著上升；在口味偏好上，喜好甜食的人数比例有显著下降(减少1.3%)，而口味偏辣(减少1.2%)、偏咸(减少0.4%)、偏酸(减少0.6%)比例有轻微下降，但尚无统计学差异。

另外，消费者对健康烹饪方式和多食材的菜肴的偏好有所上升：具体来看，自报选择清蒸肉禽、水产作为常点菜品的顾客比例提高5.2%，而偏好选择清蒸蔬果、根茎类菜品的顾客比例提高4.7%($P<0.001$)；选择含有2种食材的菜品的常点顾客比例提高2.3%，选择含有3种及以上食材菜品的常点顾客比例提高4.2%($P<0.001$)。

(六) 就餐满意度

2021年，就餐者对供餐的营养水平的满意率从创建前的84.3%提升至87.7%；对供餐服务的满意率从创建前的84.7%提升至87.8%。2022年、2023年，就餐者满意度通过10分制打分评估，满意度分数均有提高，见表2。

四、健康食堂、餐厅建设政策启示

（一）存在问题

1. 较低的厨师烹饪标准化程度和较不准确的带量食谱数据

长期以来，中餐烹饪标准化难以完全实现，中餐食谱中“少量”“适量”“几勺”等笼统概念亦不利于计算菜肴的能量和营养素。标准化烹饪可确保风味统一，减少对厨师个人技艺的依赖。准确的带量食谱数据也有利于准确评估菜肴的营养成分，明确菜肴中油盐糖的含量，确保营养标签准确性。建立标准化烹饪过程和标准化带量食谱制度，提高厨师烹饪的标准化程度和带量食谱数据的准确性这对于健康食堂、餐厅的建设具有重要意义。

2. 健康食堂、餐厅建设效果的可持续性减弱

健康食堂、餐厅的建设周期一般为5~6个月，如何维持建设效果是一大难点。随着阶段性评估结束，食堂的重视程度逐渐下降，油盐糖用量久而久之也可能恢复到建设前水平。而营养活动的开展和宣传，营养标识、“三减”工具、健康自测工具的更新与维护需要持续投入人力、物力，若作为建设主体的食堂、餐厅的主观能动性下降，建设效果将难以维持。开展定期的营养复训、交叉复评，建立电子化、常态化、简单化的油盐糖出入库台账和人均油盐糖摄入复盘，将有利于维持建设效果。

3. 缺乏就餐者的个性化就餐管理

目前健康食堂、餐厅的建设仍停留在以场所为单位的总体营养供应改善上，缺乏针对就餐者的个性化就餐管理。对有条件开展个性化就餐管理的企业或机构食堂，可增加相应要求和指导，探索利用智能化和信息化技术手段进一步扩展个体营养指导服务。如在获得用户同意的基础上，专业营养师将依据个人的健康状况和营养需求，提供定制化的饮食建议和就餐指导，这些建议通过线上推送和线下咨询服务持续传达，以深化用户对营养健康理念的认识。此外，结合阶段性体格测量、穿戴式智能设备健康监测，可以更精准地监测和评估个体的健康行为及健康状况的变化，从而实现个性化健康干预。

（二）工作建议

1. 优先推进重点人群健康食堂、餐厅建设

优先推进针对学生、老人、医疗场所等重点人群的健康食堂、餐厅建设。例如，公立中小学校、幼儿园、高校、养老机构、医疗卫生机构食堂均应参与营养健康食堂、餐厅建设。这将有助于提高重点人群的健康水平，减少营养相关疾病的发生。

2. 动员线上订餐平台参与健康食堂餐厅建设

积极推动线上订餐平台参与到健康食堂、餐厅的建设中来，将健康融入万策。鉴于线上平台中的餐厅规模参差不齐，监管难度相对较大，建议优先从那些标准化和自动化程度较高的连锁餐厅着手，试行健康食堂、餐厅的建设工作。同时，可以充分利用线上平台的资源和优势，协同推进

创建工作。在这类特殊点餐场所的建设中，不仅要提供给就餐者营养均衡的餐食选择和低盐、低油、低糖的菜品选项，还要积极推广营养健康理念，扩大健康饮食的影响力。线上健康食堂、餐厅的建设或将有效引导以年轻人为主的线上点餐群体，展现线上订餐企业的社会责任感，并推动线上餐饮行业的健康发展，实现三方共赢。

3. 加强对建设单位的激励机制

为了鼓励更多的单位和食堂、餐厅参与到建设中，可采取多种激励措施。例如，可以给予一定的建设经费补贴，减轻建设单位在过程中的经济负担。此外，建议将健康食堂、餐厅的建设纳入文明单位的建设评价体系中，对于达到标准的单位给予荣誉称号，提升其社会影响力和竞争力。这些措施或将激发建设单位的积极性，有效地提升健康食堂、餐厅建设的效果可持续性，促进健康食堂、餐厅建设的广泛开展。

4. 加强对已建设单位的维护与动态管理

建设周期内加强交叉质控，尤其需要根据不同食堂、餐厅的运营模式逐一进行指导和完善，帮助食堂建立常态化的油盐糖台账和标准化带量食谱制度。实施定期复审制度，对健康食堂、餐厅的建设效果进行周期性检查，确保持续符合建设标准，并根据反馈进行调整优化，加强动态管理。

参考文献

[1] 何宇纳. 膳食模式. http://health.people.com.cn/n1/2016/0526/c404225-28382362.html [2024-11-09].

[2] Zeng W, Jin Q, Wang X. Reassessing the Effects of Dietary Fat on Cardiovascular Disease in China: A Review of the Last Three Decades. Nutrients. 2023, 15(19): 4214.

[3] Tan M, He F J, Wang C, et al. Twenty-four-hour urinary sodium and potassium excretion in China: a systematic review and Meta-analysis. J Am Heart Assoc. 2019, 8(14): e012923.

[4] 中国营养学会，内蒙古西贝餐饮集团. 2022儿童在外就餐及其相关因素调查，2022.

[5] 澎湃新闻. 突破5万亿大关，2023年餐饮行业"十大关键词"回顾2024. https://www.thepaper.cn/newsDetail_forward_26180942 [2024-11-09].

[6] 中研普华产业研究院. 2024—2029年餐饮外卖行业市场深度分析及发展规划咨询综合研究报告. 2023.

[7] 中国互联网络信息中心. 中国互联网络发展状况统计报告2024. https://www.dsb.cn/242313.html[2024-11-09].

[8] 艾媒咨询. 2023年中国外卖行业消费者洞察2023. https://data.iimedia.cn/13075662/13075670/49227098[2024-11-09].

[9] 国务院办公厅. 国务院办公厅关于印发中国食物与营养发展纲要(2014—2020年)的通知(国办发〔2014〕3号)[2024-01-28].

[10] 新华社. 中共中央 国务院印发《"健康中国2030"规划纲要》. https://www.gov.cn/zhengce/202203/content_3635233.htm[2024-11-09].

[11] 国务院办公厅. 国务院办公厅关于印发国民营养计划(2017—2030年)的通知(国办发〔2017〕60

号). 2017.

[12] 中华人民共和国中央人民政府. 健康中国行动(2019—2030 年). [2019-07-15].

[13] 国家卫生健康委员会办公厅. 营养健康食堂建设指南. www.nhc.gov.cn/sps/s7885u/202012/95a58c9edaa645e1adab956e278c2794/files/30881d1a4cd2435196f2b518073b54a8.pdf[2020-12-30].

[14] 国家卫生健康委员会办公厅. 营养健康餐厅建设指南. https://wjw.tjbh.gov.cn/upload/files/2024/6/附件 1 营养健康餐厅建设指南.pdf[2020-12-30].

[15] 中华人民共和国商务部. 商务部等 9 部门关于促进餐饮业高质量发展的指导意见(商服贸发〔2024〕46 号)[2024-03-04].

[16] 人民网. 餐单标注卡路里 美健康饮食新规生效 2018. http://world.people.com.cn/n1/2018/0508/c1002-29972483.html[2024-11-29].

[17] Crockett R A, King S E, Marteau T M, et al. Nutritional labelling for healthier food or non-alcoholic drink purchasing and consumption. Cochrane Database Syst Rev. 2018, 2(2): Cd009315.

[18] Agriculture USDo. National school lunch program 2023. http://www.fns.usda.gov/school-meals/national-school-lunch-program-nslp[2024-11-29].

[19] National Healthy School Canteens - Guidelines for healthy foods and drinks supplied in school canteens 2013. https://www.health.gov.au/resources/publications/national-healthy-school-canteens-guidelines-for-healthy-foods-and-drinks-supplied-in-school-canteens? language=en[2024-11-29].

[20] University H. Harvard University Dining Services-This Week's Menu 2024. https://www.foodpro.huds.harvard.edu/foodpro/menu_items.asp? type=30&meal=1[2024-11-29].

[21] University H. Harvard University Dining Services-Nutrition & Dietary Preferences 2024. https://dining.harvard.edu/campus-dining/undergraduate-dining/dining-harvard/nutrition-dietary-preferences[2024-11-09].

[22] Dashti H S, Hivert M F, Levy D E, et al. Polygenic risk score for obesity and the quality, quantity, and timing of workplace food purchases: A secondary analysis from the Choose Well 365 randomized trial. PLoS Med. 2020, 17(7): e1003219.

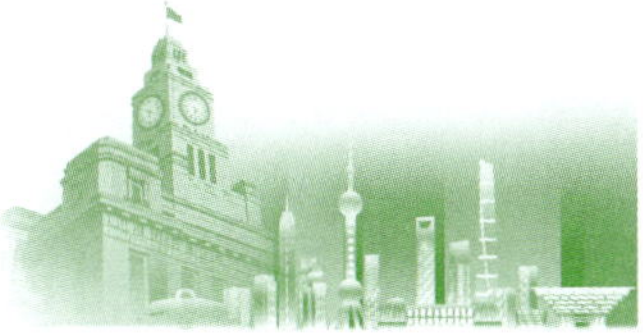

第六章

综合监管

本章围绕上海市卫生健康领域的“综合监管”主题，系统呈现了新时代背景下的监管创新与实践成果，聚焦“非接触式”执法、疾控监督员制度、互联网医疗、信息化监管及执业规范管理等关键领域，深入剖析当前监管工作的重点与难点，提出了科学、高效的长效治理路径与对策建议。

“非接触式”执法方面，《上海市卫生监督领域“非接触式”执法模式探索——以餐(饮)具集中消毒服务单位为例》和《上海市辅助生殖技术服务机构“非接触式”执法模式思考》展示了数字化时代下，“非接触式”监管在提升执法效率、降低执法风险方面的应用与成效，为执法模式的现代化提供了实践支撑。疾控监督员制度方面，《上海市医疗机构疾控监督员制度创新实践与实施路径探讨》和《上海市医疗机构疾控监督员胜任力特征研究》围绕制度创新与能力建设提出了优化建议，强化了疾控监督工作的基层基础与专业队伍建设。信息化与互联网医疗监管方面，《上海市互联网医疗服务发展现状与监管路径构建的思考》和《上海市医疗服务信息化监管思路研究》立足数字化转型背景，分析了互联网医疗发展的机遇与挑战，提出了智能化、系统化的监管路径，为医疗服务监管升级提供了思路。非法行医治理方面，《上海市构建非法行医综合监管长效工作机制研究》提出了多维度的长效治理方案，为维护医疗秩序、保障群众健康权益提供了有力支持。执业规范管理方面，《临床类别医师学习中医执业管理政策现状与思考》和《上海市卫生健康系统从业人员自媒体运营与规范管理的对策思考》分别针对中医执业管理和自媒体运营规范化问题，提出了改进政策与防范风险的具体路径，以助力行业规范管理与健康发展。

本章的9篇文章紧扣卫生健康监管领域的重点问题，既有实践创新的深度总结，也有前瞻性的思考与对策，充分体现了监管工作的科学化、智能化与现代化发展方向，为推动卫生健康领域的高质量监管提供了理论支撑与实践借鉴。

上海市卫生监督领域“非接触式”执法模式探索

——以餐(饮)具集中消毒服务单位为例

张　浩　孙　瑾　胡丹丹　周晓鹂　应　亮

【导读】“非接触式”执法作为一种新的执法模式，在交通、城市管理等执法部门已逐步推广应用。上海市作为全国卫生监督工作模式创新先锋，利用“智慧卫监”信息化项目的建设契机，初步探索“非接触式”执法新模式。文章以餐(饮)具集中消毒服务单位监管为切入点，回顾了“非接触式”执法模式在该行业中逐步形成的过程，梳理了建立监管风险模型及预警机制需兼顾的影响因素。通过该执法模式在实际监管工作中取得的初步成效，提出要抓紧完善“非接触式”执法的相关制度，为新模式的落地提供法律保障，为其在更多卫生监督领域中的推广应用提供参考。

餐(饮)具集中消毒服务单位[以下简称“餐(饮)具集中消毒单位”]一直是上海市卫生健康部门的高风险监管对象，消毒后的餐(饮)具套装被广泛用于餐饮单位，与老百姓的身体健康密切相关。由于整个生产过程涉及多个风险因素，传统的“现场监督+产品抽检”的监管方法具有一定的局限性和滞后性，无法在风险发生前将隐患排除掉。因此，为了提高监管效率和效果，并且尽可能将风险隐患排除在萌芽阶段，上海市卫生健康部门利用信息化手段，尝试建立在生产关键环节实施远程在线监控-数据分析-风险预警-处置反馈的“非接触式”执法新模式。

一、研究背景和意义

(一)“非接触式”执法的定义

“非接触式”执法又称“非接触性”执法或“非现场”执法，即执法人员运用信息技术等方式对当事人的违法事实进行搜集与记载，并形成客观的影像数据材料，将这些材料作为执法证据，经一系列执法程序后，对已违法的相关当事人依照法律法规给予行政处罚[1]。对餐(饮)具集中消毒单位实施“非接触式”执法的形式除了对管理相对人的行政处罚，还有对餐(饮)具集中消毒单位在生产关键环节中风险行为的预警和纠偏。

第一作者：张浩，男，上海市卫生健康委员会副主任、上海市疾病预防控制局局长。
作者单位：上海市卫生健康委员会(张浩、孙瑾)，上海市疾病预防控制局(张浩、胡丹丹、周晓鹂、应亮)。

（二）上海市餐（饮）具集中消毒单位监管现状

截至2024年10月30日，上海市持有工商营业执照的餐（饮）具集中消毒单位有14家，分布在郊区，每个区约1～2家，呈现出区域化的餐（饮）具集中消毒模式。全市每天消毒餐（饮）具约23万套，供应上海9 000余家餐饮单位。

近几年来，虽然企业规模逐渐扩大，硬件设备设施也不断更新，但企业在自身管理上仍存在诸多问题，如车间的微生物污染指标超标、消毒工艺参数不符合规定、批次出厂检验未落实等卫生问题，这与外省市多项调查研究结果较为一致[2-3]。传统的执法模式采取“终产品”随机抽样的方式，由于集中消毒餐（饮）具的经营模式常常是3～4天内完成1次周转，当监督机构收到检测不合格的报告时，不合格的产品批次已经流入餐饮市场，甚至已再次回收、重新清洗，因而对于消毒卫生质量问题产生的原因难以分析，缺乏预见性和可溯性[4]，风险因素没有真正得以消除，企业可能会再次出现同样问题。

二、“非接触式”执法模式探索

（一）“非接触式”执法模式的基础

行业企业规模的扩大和硬件设备设施的更新为信息化监管提供了硬件基础，同时借助全面推进上海城市数字化转型的契机，餐（饮）具集中消毒单位的“非接触式”执法模式已奠定了信息化基础。

1. 探索视频监控，确定关键控制点

上海市自2016年开始建设餐（饮）具集中消毒单位信息化平台（以下简称“信息平台”），依托信息平台开展以视频监控为主的“非接触式”执法的尝试，借助企业已安装的视频监控设备，将视频监控接入信息平台，初步实现对部分企业生产过程的实时视频查看。因受企业视频监控安装数量、位置，以及信息平台的数据流量传输速度等的影响，采取关键点监控的方式，通过德尔菲法确定整个清洗消毒流程中的“关键控制点指标”，监控几个重要点位，在兼顾风险控制最大化原则的同时，满足信息平台数据传输的要求。

2. 远程视频巡查，试点实时在线监督

2020年，多家企业的视频监控信息陆续接入信息平台，初步实现除渣、清洗、消毒和内包装等关键环节的实时、闭环、可追溯的视频监控。2021年中国花卉博览会期间，上海市卫生监督员首次将远程视频监控运用到重大活动的保障中，对崇明区3家餐（饮）具集中消毒单位进行每日巡查，对巡查过程中发现的问题，根据风险程度分别反馈至企业和辖区卫生监督员，“非接触式”执法模式的雏形已基本形成。

（二）“非接触式”执法基础建设

2021年，以餐（饮）具集中消毒单位卫生监督为主要场景的信息化建设内容被纳入《上海市加强公共卫生体系建设三年行动计划（2020—2022年）》“智慧卫监”建设项目，在前述“非接触式”执法模式雏形的基础上，增加视频监控人工智能识别、消毒温度和消毒时间在线监测等物联

网技术，再联动“智慧卫监”平台的“卫生监督综合事件处理中心”和“风险事件处置平台”，以形成餐(饮)具集中消毒单位“非接触式”执法模式。上海市的14家餐(饮)具集中消毒单位均已配备一体化生产流水线，也为全市实现“非接触式”执法提供了硬件条件基础。整个“非接触式”执法模式分为风险确定、风险识别预警、风险处置3个环节。

1. 风险确定需兼顾监督执法需求和社会信息化发展水平

风险确定是整个执法模式是否有效的基础，既要满足监督执法需求，又要兼顾当前社会信息化发展水平。风险的确定原则为聚焦有明确法律依据且能体现行业特点的关键控制点，主要以《食品安全国家标准餐(饮)具集中消毒卫生规范》(GB 31651—2021)为准，该标准对餐(饮)具集中消毒单位提出了详细的卫生要求，具有很好的操作性和指导意义，把标准中的具体要求尽可能多地转化为人工智能自动识别是本模式的最终目标。然而，当前计算机的自主学习能力仍处于模仿人类动作与感受的较低发展阶段，这种有限的自主学习能力致使人工智能自动识别的算法只能先选择一些最容易被量化的简单要求来实现。因此，在平衡了工作需要和技术能力后，确定了“内包装间工作人员未规范穿戴口罩、帽子、工作服”“内包装间周转箱未加盖”“人员通过物流通道进入包装间”“餐(饮)具未按照规定方法进行自检”共4个风险场景，以及“消毒温度”“消毒时间”2个关键工艺参数，以此进行智能风险识别。

2. 风险识别预警需基于风险判断规则与风险知识库完善

风险识别预警环节的原理为将实时采集的数据对标系统内已设定的标准数据或图形，当存在不匹配或超出正常值范围的情况时，系统发出报警信号，提示出现异常情况，相关风险信息将推送至卫生监督员和企业。以消毒温度和消毒时间为例，每家的清洗消毒工艺流程都在企业建档时申报了消毒温度和消毒时间，在系统内设置了温度和时间的正常值，并允许有一定的波动范围。在生产过程中，当数据采集设备实时传回的数据超过或低于正常值范围，即在消毒温度或时间的波动曲线上标记为红色异常值，同时形成一条风险信息显示在“卫生监督综合事件处理中心”，并发短信推送给辖区卫生监督员和企业负责人。在这个环节，风险判断规则是核心。从以上几个风险点起步，餐(饮)具集中消毒单位的风险知识库初步建立，并随着技术的发展不断丰富完善。

3. 风险处置需建立健全风险评估和风险处置预案

风险识别的落脚点为处置风险，而本环节的核心是建立健全风险评估和风险处置预案，即解决每个风险的预警频率、风险研判、派单对象、处置时长、处置方式和结案条件的流程设置。①预警频率：受限于人工智能识别场景的准确度，目前的推送频率设置为每家企业、每个风险场景、每日推送一次。②风险研判：由“卫生监督综合事件处理中心”的工作人员核实是否为真实风险，若人工智能识别错误则选择“忽略”且系统自动消除该项风险，若为真实风险即进入派单环节。③派单对象：目前“智慧卫监”系统部署于上海市政务内网，派单对象均为卫生监督员，可通过手机端接受任务进行处置。④处置时长：根据风险类别和处理复杂程度设置处置时长，目前处置时长分为1小时、2小时、4小时、24小时和48小时。⑤处置方式：分为在线巡检和现场监督。⑥结案条件：风险整改完成或进入行政处罚流程。

4. 在线监管赋能执法人员守护卫生安全底线与执法震慑

“内包装间工作人员未规范佩戴口罩”“内包装间周转箱未加盖”“消毒温度”“消毒时间”4

个风险情景已投入使用,“内包装间工作人员未规范穿戴帽子和工作服”的风险识别尚在训练中,前期应用结果表明对提高企业管理水平有积极作用。2023 年度的数据分析表明,在风险识别的准确率方面,“内包装间工作人员未规范佩戴口罩”的识别准确率高于 98%,其他的风险识别还在学习中;在实时数据传输的准确率方面,消毒温度和消毒时间的数据传输稳定且与现场实测速度一致;在风险处置的完成情况方面,系统人工智能识别和在线监测发现风险 3 178 条,均予以处置。实际应用中,卫生行政执法人员通过在线巡查监督 33 户次,远程责令企业立即改正违法违规行为 33 次;相关区卫生行政执法人员通过在线巡查监督 66 户次,通过在线巡检发现违法线索,现场核实后对企业违法违规行为立案处罚 3 户次。

三、“非接触式”执法模式发展建议

2022 年底,上海市人民政府出台《上海市消毒管理办法》,自 2023 年 2 月 1 日起正式施行,该规章明确了“提供餐具、饮具集中消毒的消毒服务机构应当配备在线监控设施,对清洗消毒工艺参数进行实时监测”,为“非接触式”执法模式提供了法律保障。对餐(饮)具集中消毒单位的“非接触式”执法依托于上海市餐(饮)具集中消毒单位信息化平台,是上海市卫生行政执法领域首次探索“非接触式”执法模式,其风险自动识别、风险预警和推送功能在一定程度上提高了相关单位的主体责任意识,提升了监管部门发现违法违规行为的能力和监督效率,为今后在更多的卫生监督领域中推广应用“非接触式”执法模式提供了一定的借鉴。后续还需进一步完善“非接触式”执法的相关制度,明确“非接触式”执法的具体含义、适用主体、适用范围、执法程序,规范工作流程和相关要求,为新模式的落地提供法律保障。

参考文献

[1] 潘凌. 非接触执法:开启城管执法新模式. 城市管理,2019(11):36-38.

[2] 谢颖珏,王冬月,吴东,等. 江苏省餐饮具集中消毒单位调查及现状分析. 食品安全质量检测学报,2019,10(17):5958-5961.

[3] 张文香,朱婷娟. 集中消毒餐饮具行业现状及监管对策探讨. 实用医技杂志,2020,27(9):1258-1259.

[4] 徐敏,范凤兰. 互联网和物联网技术在卫生监督执法中的应用. 管理观察,2018(27):176-177.

上海市医疗机构疾控监督员制度创新实践与实施路径探讨

毛　洁　孙　瑾　王绍鑫　杨　帆
林建海　秦晓东　李　然　赵世莹

【导读】 2023年，上海市作为9个省市试点区之一，开展了医疗机构疾控监督员制度试点工作创新实践。文章系统总结了上海市创新实践模式，探索疾控监督员“一对一”“多对多”“多对一”及“一对一、多对多”并行派驻模式，明确了疾控监督员的角色定位与权责，打造全流程规范化管理，形成以问题为导向的发现与处置的闭环管理，进而提高了医疗机构对传染病疫情早发现、早报告、早处置的能力，并建立了可借鉴、可复制的工作样板。同时，深入分析医疗机构疾控监督员“正名、定位、明责、建制”方面的问题，提出对策与建议，为上海市及其他省市全面深入推进疾控监督员制度试点工作提供借鉴经验。

为了更好地发挥疾病预防控制事业在国家战略发展中的作用，国家印发了《国务院办公厅关于推动疾病预防控制事业高质量发展的指导意见》（国办发〔2023〕46号）、《国家疾病预防控制局职能配置、内设机构和人员编制规定》等一系列改革有关方案和文件[1]，并明确要求探索建立医疗机构疾病预防控制监督员（以下简称“疾控监督员”）制度。医疗机构疾控监督员是指在公立医院、基层医疗卫生机构和社会办医院内，负责监督医疗机构疾病预防控制工作开展情况，督促落实传染病疫情和突发公共卫生事件报告责任的专职或兼职人员（上海市将专职疾控监督员称为“疾控专员”）。医疗机构疾控监督员制度是医防融合理念的具体实践，其核心在于将疾控检查指导功能嵌入医疗机构，实现医疗与预防的深度融合。2023年8月，国家疾控局开展医疗机构疾控监督员制度试点工作[2]，上海市作为9个省市试点区之一，选取了浦东、长宁、嘉定3个区开展试点工作，探索医疗机构疾控监督员制度的创新实践。2024年6月，试点工作已扩展至全市16个区。

一、上海市推进疾控监督员制度创新实践模式

（一）建立制度推进的全链条管理机制

上海市在试点疾控监督员制度的过程中，建立了多层级、多部门的协同管理体系，涵盖市、区

第一作者：毛洁，女，上海市疾病预防控制局副局长。
作者单位：上海市疾病预防控制局（毛洁、王绍鑫、林建海、秦晓东），上海市卫生健康委员会（孙瑾），复旦大学公共卫生学院（杨帆），上海市黄浦区疾病预防控制中心（黄浦区卫生健康监督所）（李然），上海市宝山区疾病预防控制中心（宝山区卫生健康监督所）（赵世莹）。

及医疗机构3个层面，以实现决策、执行、落实的有机衔接。在区级，各试点区设立领导小组，明确疾控专员管理办公室，负责日常执行以推动试点工作。医疗机构则组建院级领导小组，由分管院长牵头负责，协助疾控专员进驻开展工作。这一架构强化了各级机构的组织协调，提高了医疗与公共卫生的结合度，确保职责清晰，避免重叠。同时，建立了多层级的试点工作例会制度，促进信息共享与协作，提升疾病防控的整体协调能力。创新将疾控监督员制度纳入公共卫生体系建设和医院管理体系，形成条块结合、上下联动的工作格局。探索建立“三位一体”的专业支撑体系，整合疾控机构（卫生监督机构）、医疗机构和专家团队力量，为疾控专员的工作提供全方位的技术支持。

（二）创立3种疾控专员派驻模式

上海市探索多种试点工作路径与创新举措，采取“一对一”“多对一”“多对多”等方式，向公立医院、基层医疗卫生机构和社会办医院派驻疾控专员。对城市医疗集团和县域医共体，采取综合派驻方式，在牵头单位派驻疾控专员，对牵头单位和成员单位开展疾控工作的技术指导。在2024年的16个试点区中，6个区采取“多对多”模式，10个区采取混合模式。采取混合模式的10个区中，5个区采取“多对一”和“多对多”并行模式，“多对一”为选派2人进驻1家二级及以上医疗机构；5个区采取“一对一”和“多对多”并行模式，“一对一”为对二级及以上医疗机构进行驻点指导，“多对多”为对基层医疗卫生机构、社会办医院进行巡查指导。

（三）打造疾控专员全流程规范化管理

上海市疾控部门正在制定《上海市医疗机构疾病预防控制专员工作指南（试行）》，聚焦驻点检查、巡查指导、风险排查、信息报送等工作要点，明确标准化工作流程和工作内容，编制9类场景疾控专员工作手册，制订6类作业指导书，以及现场督导检查记录、书面告知书及线索移送书等文书模板，细化具体任务要求，促进现场督导工作的规范化、标准化[3]。同时，建立“周报告、月分析、季总结”制度，形成常态化工作机制。探索实施“分类指导+精准督导”模式，根据医疗机构的规模、类型和风险等级，制定差异化工作指南。建立医疗机构疾控工作督导检查档案，实现问题发现、处置、整改全过程可追溯。设立专门的技术指导专家组，为疾控专员提供专业支持。

（四）形成以问题为导向的发现与处置的闭环管理

建立系统化的问题处置机制，按照风险等级和整改难度实施分类管理。探索建立问题发现、分类处置、协同解决、评估反馈机制。建立重大问题会商制度，定期组织专家进行研判和分析。设立问题整改督导专班，跟踪督促整改落实。建立问题整改效果评估机制，形成整改—复查—再评估的工作闭环。特别是充分发挥疾控专员发现问题的“前哨”作用，把检查“触角”延伸到“最后一米”。在医疗机构传染病报告管理中，疾控专员通过疫情报告与监测的督导检查，直插一线提出优化流程、提高工作质量的建议。在监督执法案件整改的过程中，疾控专员发挥督促作用，及时跟踪指导反馈进度。通过建立问题清单、整改台账和追踪复查机制，形成全程闭环管理。

二、实践不足之处

（一）工作定位问题

推进实施医疗机构疾控监督员制度是疾病预防控制体系改革方案中明确的重要任务，是在疾控机构日常监测、技术指导及监督机构日常执法的基础上，所创新设置的管理形式。然而，“疾控监督员”这个称谓易引起医疗机构误解，易将其等同于监督执法人员。首先，“疾控监督员”的称谓不等同于监督执法人员（正名问题）。卫生监督执法是卫生健康行政部门的法定职责，而疾控监督员在医疗机构负责现场技术指导任务，不是执法工作，也没有执法权力。其次，疾控监督员的工作职责不等同于疾控专业人员和卫生监督执法人员（定位问题）。医疗机构疾控监督员制度是在医疗机构日常自我管理和政府部门监管职责外的、一种互不替代的新型工作方式，疾控监督员主要承担技术指导、技术服务的任务，起到联通医疗机构、疾控机构（卫生监督机构）的桥梁、纽带作用。

（二）专业能力问题

疾控监督员队伍的成立时间较短，专业素质和能力还有待全面提高。一是工作思维还局限于原岗位。由于原岗位专业各有侧重，因而工作能力参差不齐，工作方式各有差异。二是检查指导的全面性不够，发现问题的专业性不足，现场检查的手段不丰富，提出解决方案的能力不强。三是普遍缺乏综合管理经验，在协调医疗机构业务科室、院领导和疾控机构（卫生监督机构）、行政部门等方面经验不足[3]。

（三）工作规范问题

2024 年 5 月，国家疾控局综合司、国家卫生健康委办公厅、国家中医药局综合司联合下发了《2024 年医疗机构疾控监督员制度试点工作方案》，明确了疾控监督员的工作职责，但对工作内容尚未提出具体要求。疾控监督员在各地区的工作内容不统一，有的以传染病防治分类监督综合评价为基础开展工作，有的以艾滋病、结核病、肝炎等重点传染病为基础制订工作表单。为解决各地区之间工作内容不统一、不一致的问题，迫切需要国家制订实施指导性工作规范或工作指南（明责问题）。同时，在派驻模式上，虽然国家方案提出可采取“一对一”“多对一”“多对多”等方式，但由于不同地区医疗机构的数量和疾控监督员人才储备有很大差异，因而医疗机构疾控监督员派驻覆盖率的地区差异明显。

（四）制度保障问题

缺乏明确的疾控监督员选拔、派驻、激励保障等一系列管理方面的制度（建制问题）。首先，人才来源渠道单一。根据《2024 年医疗机构疾控监督员制度试点工作方案》要求，疾控监督员原则上由各级疾控部门从本部门和疾控机构（监督机构）等单位中遴选产生，未明确从医疗机构中遴选的机制。根据上海市疾控部门对全市 16 个区医疗机构疾控监督员试点工作的初步调研结果，疾控监督员来自疾控机构的占 85.9%，来自医疗机构的占 7.8%，来自卫生监督机构的占

6.3%。其次,激励保障机制不完善。虽然各单位在工作经费、办公条件、设备等硬件方面提供了充足保障,但在编制保障、职称职务晋升、绩效分配、评先评优、工作补助等软件支撑方面缺乏有效的政策突破,激励保障政策亟待加强。第三,信息化平台建设需要加快推进。要提高医疗机构医防融合的质效,建立全过程、全链条的疾控监督员信息系统必不可少。目前,尚未建立全市统一的疾控监督员管理平台、业务信息平台,且传染病防控风险感知、监测预警、隐患消除数字化全闭环管理模式还不健全。

三、对策与建议

针对疾控监督员制度试点过程中发现的"正名、定位、明责、建制"等迫切需要解决的问题,建议以疾控体系高质量发展为契机,厘清疾控监督员(疾控专员)的工作定位,建立发展路径,打造核心工作机制,探索实施路径框架(图1),以推动疾控监督员制度真正落地见效。

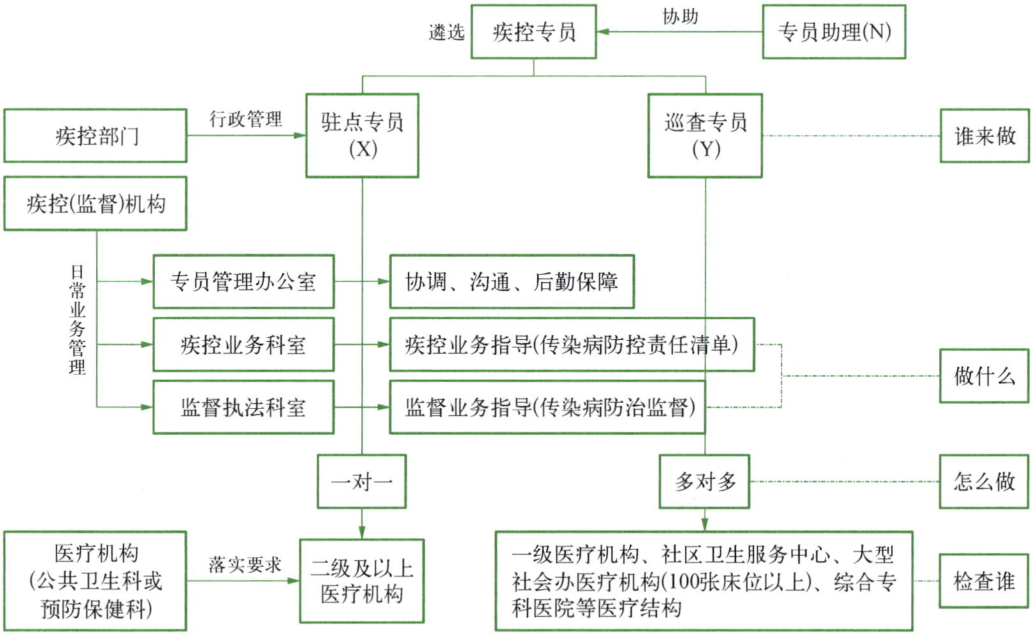

图1 医疗机构疾控监督员制度的实施路径框架

(一)准确把握疾控监督员工作定位

厘清疾控监督员与卫生监督执法人员在工作性质上的差异性。卫生监督执法是执行卫生法律法规的行政执法行为,而疾控监督员主要承担技术指导任务,不具有执法权力。将疾控监督员定位为医疗机构中落实传染病防控责任清单和疾病预防控制工作的"一口受理"对接人,在维持原有疾控条线技术指导、监督条线执法作用不变的情况下,增加了一条更快速、有效的问题反馈和技术指导途径。为突出技术指导和服务属性,建议统一称谓标准,将整体称为"医疗机构疾控监督员制度";专职人员称为"疾控专员",其中驻点工作者称为"驻点疾控专员",巡查工作者称为“巡查疾控专员”；协助人员称为“专员助理”。

（二）形成“四位一体”全链条发展机制

以医疗机构疾控监督员制度为纽带，协同推进4个方面的建设。一是推动二级及以上医疗机构和社区卫生服务中心规范化设立公共卫生科室或预防保健科室，配备专兼职人员，这是制度落地的根本保障。二是推动医疗机构落实《医疗机构传染病防控责任清单》和传染病防治分类监督综合评价工作要求。三是在地方疾控机构（监督机构）内明确设立疾控专员管理部门，负责人员管理和业务指导。四是加强部门之间的协调联动，形成工作合力。

（三）建设“X+Y+N”人才队伍体系

当前为制度试点阶段，疾控机构人力资源尚可支撑工作需求。若疾控监督员制度在各地全面铺开，单纯依靠疾控机构的人力资源恐怕难以满足疾控监督员制度的工作要求。建议疾控专员队伍按照承担的工作责任与能力要求的不同，建立合理的梯队架构和人才来源途径。建议建立“X+Y+N”人才队伍体系：“X”为驻点疾控专员，主要是来自疾控机构（卫生监督机构）的核心骨干，负责二级及以上医疗机构的指导；“Y”为巡查疾控专员，可来自疾控机构或医疗机构，负责基层医疗卫生机构等单位的检查指导；“N”为专员助理，作为后备人才培养。驻点疾控专员需具备中级及以上职称、3年以上管理经验；对于巡查疾控专员和专员助理可适当放宽条件，拓展至医疗机构人员。

（四）因地制宜采取多样化派驻模式

因地制宜采取“一对一”“多对一”和“多对多”并行模式。针对不同类型的医疗机构，因地制宜采取派驻模式。对医联体、医共体，采取综合派驻模式；对二级及以上医疗机构，采取“一对一”或“多对一”模式；对基层医疗卫生机构等单位，采取“多对多”巡查模式。可通过医防融合团队等形式，以实现“非脱产组团常态化全覆盖”。

（五）明确纳入制度管理的医疗机构范围

实施疾控监督员制度的目标是进一步提升医疗机构的疾病预防控制、传染病疫情管理和突发公共卫生事件“早发现、早报告、早处置”能力。应重点覆盖公立医院和具备100张床位以上的社会办医院。公立医院具有公益性，承担着公共卫生责任。具备100张床位以上的社会办医院其就诊人员多、重点科室多，其传染病防控责任同样重要。为此，在制度试点初期，建议重点将公立医院和具备100张床位以上的社会办医院纳入试点范围，建立完善工作机制，逐步将试点范围推广到其他医疗机构。

（六）建立分类评价与责任清单的工作标准与规范

医疗机构传染病防治分类监督综合评价，以及医疗机构传染病防控责任清单是疾控专员聚焦的2项重点工作内容。医疗机构传染病防治分类监督综合评价涵盖了传染病防治监督8大项工作内容，包括综合管理、预防接种、法定传染病疫情报告、传染病疫情控制、消毒隔离制度执行情况、医疗废物处置、病原微生物实验室生物安全管理和监督抽查。2023 年，国家疾控局、国家卫生健康委、国家中医药局联合印发了《医疗机构传染病防控责任清单》(国疾控传防发〔2023〕21 号)，涉及 7 大类、33 小类的工作要求。2024 年，上海市疾控局、上海市卫生健康委、上海市中医药管理局制定了《上海市医疗机构传染病防控责任清单(2024 年版)》(沪疾控局传防〔2024〕12 号)，涉及 7 大类、40 小类的工作要求。建议以医疗机构传染病防治分类监督综合评价为基础，深度融合传染病防控责任清单要求，形成统一的工作标准。

(七) 强化保障支撑体系

一是加强信息化平台建设。依托《上海市加强公共卫生体系建设三年行动计划(2023—2025 年)》，推动医疗服务信息系统与传染病监测系统的数据交换，提升数据集成和风险识别能力，构建“医疗机构自查—疾控专员协查—卫生监督员监督执法”的三级信息化工作流程。二是建立激励机制，加强与组织、人社、财政等部门之间的协调工作，在职称晋升、绩效分配、评先评优等方面出台政策，支持疾控监督员参加学术交流、继续教育等活动。三是加强培训体系建设，拓展培训知识面，强化实景式培训，建设培训基地，提升疾控监督员的专业胜任能力。

参考文献

[1] 国务院办公厅. 国务院办公厅关于推动疾病预防控制事业高质量发展的指导意见(国办发〔2023〕46 号). https://www.gov.cn/yaowen/liebiao/202312/content_6922513.htm[2024-10-09].

[2] 国家疾控局. 国家疾控局召开医疗机构疾控监督员制度试点工作启动会. https://www.ndcpa.gov.cn/jbkzzx/c100008/common/content/content_1698990342344667136.html[2024-10-09].

[3] 孙瑾，王绍鑫，范力星，等. 上海市试点推进医疗机构疾控监督员制度创新探索与实践. 中国卫生资源，2023，26(6)：633-636.

上海市医疗机构疾控监督员胜任力特征研究

陈冬华　张子艺　石国政　王绍鑫
郝　立　张伟峰　于宏杰　蔡雨阳

【导读】医疗机构疾控监督员制度的建立，是创新医防协同机制的重要举措。这一新型监督形式的设置决定了医疗机构疾控监督员的工作职责不同于一般公共卫生人员及其他医疗机构工作人员，而制定更加明确的岗位胜任力标准有利于促进疾控监督工作的进一步落实。本研究依据麦克利兰胜任力理论，通过文献研究与专家访谈设计了医疗机构疾控监督员胜任力特征池，并对208名医药卫生从业者开展疾控监督员胜任力要素问卷调查，以获取有关胜任力特征的数据，最终确定了包含专业知识、专业技能、综合能力、个人特质与态度4个核心维度及40个子维度的胜任力模型。该模型可以为未来疾控监督员的选拔、考核与培训提供一定的参考。

一、研究背景

长期以来，中国的医疗体系一直存在着“重医轻防”的情况。新冠疫情的暴发暴露出了我国公共卫生人才数量不足、结构不合理[1]，部分医疗机构传染病防控意识薄弱、医院感染预防与控制工作松懈[2]，重大传染病疫情防控体制机制和公共卫生体系存在短板等问题。为完善疾控体系的决策部署，推动疾控事业的高质量发展和健康中国战略目标的实现，2023年8月28日，国家疾病预防控制局召开了医疗机构疾控监督员制度试点工作启动会，在上海市等9个省市开展医疗机构疾控监督员制度试点工作。2023年12月26日，国务院办公厅印发《关于推动疾病预防控制事业高质量发展的指导意见》（国办发〔2023〕46号），明确提出在公立医院、基层医疗卫生机构、社会办医院等设立专职和兼职疾控监督员，接受属地疾控部门的业务管理，探索建立疾控监督员制度，建立疾控监督员队伍。

基金项目：2024年度上海市疾病预防控制政策研究课题“医疗机构疾控监督员胜任力评估”（课题编号：2024JZ11）。
第一作者：陈冬华，男，上海市嘉定区外冈镇社区卫生服务中心副主任。
通讯作者：蔡雨阳，男，副教授。
作者单位：上海市嘉定区外冈镇社区卫生服务中心（陈冬华），上海交通大学医学院公共卫生学院（张子艺、蔡雨阳），上海市嘉定区卫生健康委员会（嘉定区疾病预防控制局）（石国政、郝立、张伟峰），上海市卫生健康委员会、上海市疾病预防控制局（王绍鑫），上海市嘉定区疾病预防控制中心（于宏杰）。

医疗机构疾控监督员是指在公立医院、基层医疗卫生机构和社会办医院中，负责监督医疗机构疾病预防控制工作的开展情况，督促落实传染病疫情和突发公共卫生事件报告责任的专职或兼职人员[3]。作为联系“医”和“防”的纽带，疾控监督员是创新医防协同机制的重要举措，其工作职责不同于疾控专业人员、卫生监督员及其他医疗机构工作人员，而对其能力的要求也不限于基本能力、职业能力、岗位能力、自我发展能力等。

胜任力是由哈佛大学麦克利兰教授提出的概念，是指在工作情境中，深层次的特征可以区分出有杰出成就的人和普通人。评价胜任能力，即是去发掘那些能够真正影响工作绩效的个人条件和行为特征[4-5]。胜任力模型则是指要做好某一特定的任务角色需要具备的胜任力要素的总和，包括专业知识、专业技能、综合能力、个人特质与态度等。对于疾控监督员来说，其胜任力的高低直接影响到其工作绩效和公共卫生安全，因此，对疾控监督员胜任力的研究尤为重要。本研究旨在深入了解与挖掘疾控监督员所需具备的岗位胜任力特征，并为其构建胜任力模型，从而为选拔、评估疾控监督人才及提高其岗位胜任力提供有价值的参考，推动医疗机构疾控监督员制度的落实、完善和发展，为公共卫生安全提供更加坚实的保障。

二、研究对象和方法

（一）研究对象

本研究选取 8 位来自全国首批试点区卫生行政部门、疾病预防控制中心、卫生监督部门的专家作为访谈对象，其任职主要为疾控监督员（疾控专员）、卫生监督科科长、疾病预防控制中心分管主任等。此外，共选取 208 名来自全国首批试点区的医疗机构中层及以上的医药卫生从业者作为问卷调查对象，这些试点区均有派驻或派出的疾控监督员（疾控专员），问卷调查对象主要包括公共卫生专业从业者，以及临床、护理、行政、医学检验等专业从业者。

（二）研究方法

本研究通过查阅文献资料及相关政策，形成上海市疾控监督员胜任力特征项的原始指标池，并设计了专家访谈提纲。选取 8 位上海市公共卫生专家进行半结构式专家访谈，内容主要涉及其对疾控监督员基本能力素质的认识与理解，每位专家的访谈时间均大于 60 min。通过专家访谈分析结果，对胜任力原始指标池进行扩充与完善，形成《上海市医疗机构疾控监督员胜任力要素调查问卷》。问卷包括 3 部分内容：① 引导语；② 基本情况调查表；③ 胜任力要素等级值评分表，其中每个条目采用 Likert 5 级评分法，依次从 1 分（非常不重要）~5 分（非常重要）进行评分。问卷收集完成后，整理、录入数据，并对问卷结果进行统计分析，最终确定上海市医疗机构疾控监督员所需具备的岗位胜任力特征，并构建胜任力模型。

统计学处理采用双人录入的方式，通过 SPSS 24.0 统计软件对数据进行分析，以 $P<0.05$ 为差异有统计学意义。专家的基本信息以百分比（%）表示，使用肯德尔和谐系数检验专家意见一致性。最后，统计计算各特征项与所有被选等级值的出现频度，以此确定被调查者选择的优先性，并作为建立框架、体系与标准的依据。考虑并接受适当扩大比例的假阳性率，以 67%作为界定该特征项是否入选应用模型的标准。

三、研究结果

（一）基本情况

本研究共回收调查问卷208份，有效回收率为100%。208名医药卫生从业人员主要来自卫生行政部门（43.75%）、医疗机构（41.83%）、公共卫生机构（13.46%），文化程度包括高中及以下（0.48%）、大专（2.88%）、大学本科（85.58%）、硕士研究生（10.58%）、博士研究生（0.48%），大部分工作年限为10～29年（78.36%）。在编、在岗人员的年龄为36～45岁者占比最高（54.81%），而在各职称中，中级职称者占比最高（69.23%），具体信息见表1。

表1　被调查者基本情况表

变　量		人　数	百分比(%)
性别	男	62	29.81
	女	146	70.19
年龄	35岁及以下	14	6.73
	36~45岁	114	54.81
	46~55岁	70	33.65
	56岁及以上	10	4.81
单位	医疗机构	87	41.83
	公共卫生机构	28	13.46
	卫生行政部门	91	43.75
	其他	2	0.96
职称	无职称	9	4.33
	初级职称	13	6.25
	中级职称	144	69.23
	副高级职称	39	18.75
	高级职称	3	1.44
文化程度	高中及以下	1	0.48
	大专	6	2.88
	大学本科	178	85.58
	硕士研究生	22	10.58
	博士研究生	1	0.48

续 表

变　量		人　数	百分比(%)
最高学历专业	公共卫生	52	25.00
	临床医学	40	19.23
	医学检验	4	1.92
	行政类专业	16	7.69
	其他	96	46.16
工作年限	10 年以下	12	5.77
	10~19 年	68	32.69
	20~29 年	95	45.67
	30 年及以上	33	15.87

(二) 上海市医疗机构疾控监督员胜任力模型的构建

本研究共访谈了 8 位来自全国试点区上海市部分的疾控监督员(疾控专员)专家,整理访谈记录近 2 万字,通过提取访谈记录中出现的与胜任力特征相关的关键词,对文献政策研究结果进行补充。本研究初步构建出了包含专业知识、专业技能、综合能力、个人特质与态度 4 个核心维度,以及 45 个子维度的候选胜任力特征库(图 1、表 2)。

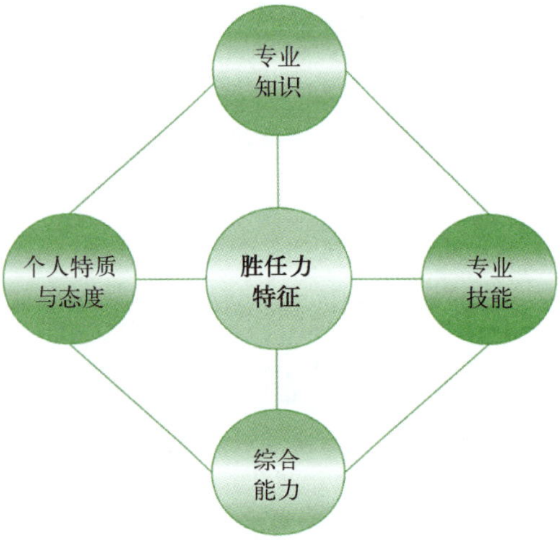

图 1　疾控监督员胜任力核心维度

数据分析结果显示,本研究问卷调查的肯德尔系数为 0.57,该值大于 0.5 表明调查对象对候选胜任力特征的评估一致性相对较高。通过一致性检验后,本研究对候选胜任力特征项的频度进行统计分析,以"67%频度"作为界定标准,以筛选出能够被选定为医疗机构疾控监督员胜任力模型的特征项,合格的特征项一共有 40 个。因此,通过删除频度小于 67%的候选胜任力特征项,最终确定了包括专业知识、专业技能、综合能力、个人特质与态度 4 个核心维度,以及 40 个子维度的上海市医疗机构疾控监督员胜任力模型(表 3)。

表 2　候选胜任力特征及其频度

核心维度	子　维　度	频度(%)
专业知识	传染病学	88.46
	流行病学	84.62

续 表

核心维度	子维度	频度(%)
专业知识	微生物学	59.62
	卫生统计学	62.98
	医院管理学	72.12
	消毒与院感控制学	87.98
	卫生监督学	80.29
	卫生经济学	50.96
	卫生法律法规与标准	79.33
	临床基础知识及诊断标准	65.38
	行政管理基础知识(卫生系统部门间组织架构、关系、管理模式等)	71.63
专业技能	流行病学调查	82.21
	传染病监测预警与风险排查	84.62
	传染病疫情报告	87.50
	传染病疫情控制	86.06
	消毒隔离	93.27
	预防接种	78.85
	疫苗管理	77.40
	实验室生物安全管理	72.60
	医疗废物处置	89.42
	应急处置	90.87
	职业防护	88.46
	数据解读与分析	69.23
综合能力	沟通能力与技巧	88.94
	组织协调能力	87.98
	指导与管理能力	87.50
	发现、反馈与解决问题能力	88.46
	文字书写与汇报能力	84.13
	敏锐的洞察力	86.06
	形势判断能力	87.98
	抗压能力	85.58
	适应能力	86.54

续 表

核心维度	子维度	频度(%)
综合能力	科研能力	63.46
	持续学习能力	86.06
	职业规划能力	76.92
个人特质与态度	责任意识	93.27
	大局意识	94.23
	吃苦耐劳	92.79
	爱岗敬业	93.75
	清正廉洁	94.71
	认真仔细、严谨审慎	93.75
	善于思考	92.79
	逻辑清晰	92.79
	主观能动性	94.23
	灵活、善于变通	92.79

表3　上海市医疗机构疾控监督员胜任力模型

核心维度	子维度
A. 专业知识	A1. 传染病学　A2. 流行病学　A3. 医院管理学 A4. 消毒与院感控制学　A5. 卫生监督学　A6. 卫生法律法规与标准 A7. 行政管理基础知识(卫生系统部门间组织架构、关系、管理模式等)
B. 专业技能	B1. 流行病学调查　B2. 传染病监测预警与风险排查　B3. 传染病疫情报告 B4. 传染病疫情控制　B5. 消毒隔离　B6. 预防接种　B7. 疫苗管理 B8. 实验室生物安全管理　B9. 医疗废物处置　B10. 应急处置 B11. 职业防护　B12. 数据解读与分析
C. 综合能力	C1. 沟通能力与技巧　C2. 组织协调能力　C3. 指导与管理能力 C4. 发现、反馈与解决问题能力　C5. 文字书写与汇报能力 C6. 敏锐的洞察力　C7. 形势判断能力　C8. 抗压能力 C9. 适应能力　C10. 持续学习能力　C11. 职业规划能力
D. 个人特质与态度	D1. 责任意识　D2. 大局意识　D3. 吃苦耐劳　D4. 爱岗敬业　D5. 清正廉洁 D6. 认真仔细、严谨审慎　D7. 善于思考　D8. 逻辑清晰　D9. 主观能动性 D10. 灵活、善于变通

四、讨论

本研究所构建的医疗机构疾控监督员胜任力模型共包含专业知识、专业技能、综合能力，以及个人特质与态度4个核心维度。其中，个人特质与态度代表了疾控监督员的性格特点、动机及其对待职业的态度与精神，该维度的胜任力特征是最难以获得和衡量的，综合能力次之，而专业知识与专业技能2个维度的胜任力特征则相对容易获得与衡量。

（一）专业知识

在专业知识方面，由于疾控监督员的工作职责范围广泛且往往涉及一些复杂的公共卫生问题，因此，疾控监督员必须掌握和熟悉流行病学、医院管理学、消毒与院感控制学、卫生监督学等多学科知识。其次，由于医疗机构还承担传染病相关临床工作，若医疗机构疾控监督员不具备相关知识储备，监管也可能流于形式，因此，疾控监督员还需掌握传染病学基础知识，并熟悉传染病的临床诊断标准，促进医疗机构把传染病的早发现、早报告、早处置落到实处。为了能够在复杂的卫生事件中有效地执行法律规定，疾控监督员还需理解政策制定的背景和法律框架，熟悉传染病防治法、疫苗管理法、生物安全法及消毒管理办法等卫生相关的政策、法规和标准，从而确保措施的合规性。未来进行人员选拔时，建议以公共卫生与预防医学相关专业背景为优先，并且在入职后定期开展培训工作，帮助疾控监督员保持专业素质、更新前沿知识。除此之外，本研究还强调了疾控监督员对行政管理基础知识的掌握，即疾控监督员需要对卫生系统各单位、部门之间的隶属关系、职能划分、管理范围等有明确的了解，这有助于监督员明确责任主体，从而针对具体公共卫生问题进行有效的监督和指导，并及时、准确地向有关上级部门反馈，促进卫生系统间的跨部门合作，提高工作效率。

（二）专业技能

在专业技能方面，扎实掌握流行病学调查、传染病监测预警与风险排查、传染病疫情报告与控制、消毒隔离、医疗废物处置、应急处置等技能是疾控监督员的职责所在，也是确保公共卫生安全的重要基础。日常工作中，疾控监督员应指导和监督医疗机构采取有效的消毒隔离措施，减少病原体的传播，在突发公共卫生事件发生时及时阻断传染途径；应确保医疗机构严格遵循医疗废物处置规范与标准，减少其对环境和人群的二次污染与病原体传播风险。此外，疾控监督员还需及时识别异常疾病趋势或暴发的早期迹象，提前做出预警。当面临突发公共卫生事件时，疾控监督员应在疫情暴发初期迅速、准确地报告疫情，确保各级卫生部门掌握最新情况，同时寻找传染病的潜在源头和传播模式，制定和实施应急处置措施，防止疫情进一步扩散。由于及早识别卫生隐患对传染病疫情的防控有着至关重要的作用，因此，本研究建议将数据解读与分析这一技能也作为疾控监督员胜任力的评判标准之一，如果出现疾病卫生数据的异常波动，其需要将信息及时传递给疾控中心或卫生监督部门等相关上级部门，并分析致使异常信号的原因，从而有效控制暴发因素。

（三）综合能力

疾控监督员在掌握专业知识与专业技能的同时，亦需兼顾沟通协调、指导与管理、抗压等综合能力。其中最重要的一项便是沟通能力与技巧，此前便有多项研究指出沟通能力是公共卫生人员所需具备的主要能力[6-7]，而疾控监督员更是如此。由于疾控监督员工作涉及的对象较为多元，包括医疗机构、上级卫生部门及其他相关单位，良好的沟通技巧有助于促进跨部门的合作与信息交流，沟通能力强的疾控监督员能够更加有效地组织协调多方力量，推动政策执行和处理公共卫生问题。与此同时，疾控监督员还需及时发现卫生问题，立即指出并帮助医疗机构改进，若碰到性质性问题，则应迅速与疾控中心等上级部门联系，反馈并协调解决问题，因此，本研究也将敏锐的洞察力，以及发现、反馈与解决问题的能力纳入了胜任力模型中。其次，由于疾控监督员在工作过程中经常需要进行案例汇编、报告书写等工作，并需清楚明了地向上级机构汇报，因此，文字书写与汇报能力也是疾控监督员需具备的综合能力之一。此外，疾控监督员需要面对多方的沟通协调及复杂的监督任务，在具有不确定性的突发公共卫生事件来临时，更是需要判断形势、迅速做出反应，抗压能力强的疾控监督员能够在这种工作环境下不被焦虑与恐慌情绪干扰，有助于其保持冷静、做出正确决策并有效开展工作，由此可见，具备抗压能力对于疾控监督员胜任其工作亦有重要作用。

（四）个人特质与态度

个人特质与态度属于深层次的隐性胜任力特征，反映了人的动机、个性、态度与价值观。疾控监督员的工作涉及政策执行、传染病防控、应急处置等多方面，因此，其需要具备大局意识，从整体和长远的角度落实疾控监督工作和相关政策，促进医疗机构和专业公共卫生机构深度协作，还需具有高度的责任意识和爱岗敬业的精神，从而确保充分履行监督指导职责，保障公共卫生安全。此外，疾控监督员还需要具备清正廉洁、严谨审慎的品质与态度，认真、仔细且公正地执行监督任务，确保不漏报、瞒报，而逻辑清晰、灵活变通的特质则能够使疾控监督员高效地处理复杂的公共卫生问题，并做出准确的判断与应对决策。从另一方面来说，职工的职业归属感对其工作态度也有着一定影响[8]，建议在医疗机构设立专门的管理部门，如医防融合办公室，为疾控监督员提供一个专注于跨部门协作与政策执行的支持平台，从而增强其在医疗机构中的归属感和影响力。此外，未来还需要建立与完善形式多样、科学有效的激励和保障机制，可以依据胜任力模型制定评优评先、职称晋升、绩效分配等规定，并支持疾控监督员参加学术交流、继续教育等活动，调动其工作积极性[3]。

参考文献

［1］吴宛情，张筱荣．新时代公共卫生人才队伍建设问题与对策．中国医院，2023，27(5)：65－68.

［2］王姣．合肥市医疗卫生机构传染病防治分类监督综合评价试点工作效果分析．公共卫生与预防医学，2019，30(6)：33－36.

［3］孙瑾，王绍鑫，范力星，等．上海市试点推进医疗机构疾控监督员制度创新探索与实践．中国卫生资源，2023，26(6)：633－636.

［4］Mcclelland D C. Testing for competence rather than for "intelligence". The American Psychologist, 1973, 28(1): 1－14.

［5］蔡雨阳，张君闻，李际，等．上海市社区卫生管理人才胜任力模型研究．上海交通大学学报(医学版)，2011，31(2)：229－233.

[6] 黄彬彬，程思宇，张栗，等. 基于德尔菲法和层次分析法的公共卫生人员卫生应急工作胜任力评价指标体系的构建. 现代预防医学，2024，51(10)：1815－1820.

[7] 王智帆，郭玲伶，简伟研. 高层次公共卫生人才核心能力培养指标体系研究. 预防医学，2023，35(5)：401－405.

[8] 沈玲玲，刘睿，赵芳. 护理专业实习护生职业态度的影响因素及对策. 教育教学论坛，2024，(36)：185－188.

上海市构建非法行医综合监管长效工作机制研究

吴惟予　范力星　杨　华　孙　瑾　周晓梅

【导读】 非法行医不仅扰乱了医疗卫生行业的发展和服务秩序，还可能导致人民群众的生命安全、健康权益等受到严重侵害。前期，上海市已连续开展了3轮防范和打击无证行医三年行动计划，有力打击了非法行医相关的违法犯罪行为。文章系统梳理了上海市整治非法行医的工作现状和现实需求，提出构建以专项工作机制文件为核心的制度体系、完善跨部门常态化联动监管机制、深化大数据应用等监管技术手段、促进医疗卫生服务业提质扩容等长效路径，有助于上海市持续加强对非法行医的综合监管，以构建常态化、规范化、系统化的非法行医整治机制。

2015年、2018年和2021年，上海市连续出台3轮《上海市防范和打击无证行医三年行动计划》，通过不断加强制度建设、提升部门协作、强化违法震慑、鼓励社会公众参与，整治工作取得了显著进展，有效遏制了非法行医乱象。本文通过梳理既往工作成效、分析形势变化、提炼有效做法，基于当前形势与监督执法工作的实践需求，探索提出长效监管工作机制建议。

一、上海市整治非法行医的工作现状

（一）概念界定

“非法行医”一词源于《中华人民共和国刑法》（1997年修订）对“非法行医罪”的规定[1]，意义上主要是指未取得医生执业资格的人非法行医，情节严重或严重损害就诊人的身体健康，甚至造成就诊人死亡的情形，包括“未取得或者以非法手段取得医师资格从事医疗活动，被依法吊销医师执业证书期间从事医疗活动，以及未取得乡村医生执业证书从事乡村医疗活动”等行为。上海市卫健委已连续多年部署开展整治无证行医专项行动，主要包括查处单位无证行医与自然人无证行医。执法实践中，单位无证行医往往伴随自然人的非法行医行为，即非法行医与无证行医具有高度重合性；管理逻辑上，发生违法行为的关键在“人”，治理工作应围绕具体行为人展开，

基金项目：上海市卫生健康委员会政策研究课题“上海整治非法行医长效机制构建研究”（课题编号：2024HP58）。
第一作者：吴惟予，男，上海政法学院人工智能法学院办公室主任。
作者单位：上海政法学院人工智能法学院（吴惟予、杨华），上海市卫生健康委员会（范力星、孙瑾、周晓梅）。

在无特别说明的情况下，本文所提及的非法行医可代指无证行医。

（二）总体情况

至2023年底，上海市全面完成了3轮三年行动计划的既定工作目标，全市非法行医的风险点从千余处降至600余处，非法行医“钉子户”显著减少，挂牌非法行医基本消除，有效维护了全市医疗卫生行业的服务秩序和市民群众的健康权益。其中，2023年上海全市查处无证行医案件278件，罚款2 827万余元，没收违法所得117万余元，没收药品158箱，没收医疗器械8 869件，共计向其他部门移送案件40件。查处案件在有效遏制非法行医行为的同时，也说明非法行医行为仍时有发生。从近年的查处案件来看，医疗美容、内科、牙科、中医是容易发生非法行医行为的相对高频领域。以2023年的案件为例，医疗美容137件，占比49.3%；内科61件，占比21.9%；牙科29件，占比10.4%；中医22件，占比7.9%。

（三）面临形势

1. 违法行为的隐蔽性不断提升

随着上海市不断增强整治力度，许多非法行医人的行为越来越隐蔽[2]，老乡、熟人或利益相关人之间互相掩护，通过口口相传或点对点联系开展非法行医，形成一个比较稳定且隐蔽的行医服务圈，增加了整治工作的发现和打击难度。例如，流窜型“游医”等常从事风险较高的内科输液行为，非法行医人常常采用人、药分离方式，一般采取电话预约、上门诊疗、非工作日（工作时间）营业的方式以规避检查，且“上楼”“入户”“进工地”等情况已成为常态。此外，一些美容美发、中医养生等场所开始出现利用暗门、隔间等主动逃避行政机关执法检查的新动作。

2. “技术侵入”现象愈发凸显

新技术的发展应用与治理措施滞后是一对矛盾。从近年非法行医案件的高发领域来看，一是非法医美快速增长。有的非法医美隐藏在商务楼宇，个别甚至进居民家中开展美容注射，使用的所谓“高科技”仪器设备难以认定，顾客多不愿配合调查，有纠纷时又仅注重经济赔偿，给查处带来了较大困难。二是高端中医类非法行医日渐增多。据投诉举报线索及行政处罚等数据分析，中医类非法行医的占比呈上升态势，且常以科技养生为掩盖幌子，导致发现较为困难。三是部分案件出现新技术形态。如排查发现地下代孕已形成较成熟的技术分工链，信息中介、实验室、养胎照护由不同团伙分包；还出现非法应用基因编辑、干细胞治疗等医学新技术行医，或使用互联网平台、人工智能等技术手段开展非法行医，此类更隐蔽、更分散的行为模式给监管带来了严峻挑战。

3. 部门协作机制仍需完善

得益于前3轮三年行动计划，各区基本形成了卫生与公安、市场监管（药品监管）等多部门的联动执法机制，建立了案件办理的合作流程。但现有协作机制仍受到部门联络员变动、跨部门沟通效率等不同因素的影响，常态化的工作机制仍需完善和加强。

4. 源头治理机制亟须加强

从供需关系看，群众对非法行医的危害认识不足是非法行医的需求所在。部分群众认为大病正规治，小病可随意，因而成为了部分非法行医行为的需求方。医疗美容相关宣传的渗透也可能导致寻求非正规医美诊疗服务的人群增多[3]。此外，药品、医疗器械供应及行医点房屋租赁管理也是整治非法行医中的重要环节。跨区域流通的药品、医疗器械监管困难导致无法切断供应途径；出租房屋内发生非法行医行为的发现报告是源头治理的关键。

二、构建非法行医综合监管长效工作机制的现实需求

通过对2015年、2018年、2021年分别发布的《上海市防范和打击无证行医三年行动计划》进行梳理，上海市已经在联动协作、排摸跟踪、药械核查、行刑衔接、宣传教育等方面做了有效探索。但整治非法行医不断面临新的形势，贻误诊疗时机、造成交叉感染、使用劣质药械等风险或致伤、致残、致死等不良后果依然存在，同时，医疗卫生领域新技术、新业态不断涌现，需要进一步构建长效整治机制，以持续加强对非法行医行为的有效监管。

（一）打破信息壁垒、推进区域共治的需求

信息共享是提高执法效率的重要手段。通过实现跨区域，甚至跨省处罚人员“黑名单”信息的共享，可以更有效地查处非法行医者流窜作案。在信息共享方面，卫生健康、公安机关、市场监管（药品监管）等部门通过定期召开会议，可以互通典型案例和疑难事项查处工作情况，完善行刑衔接工作机制等；发现涉嫌非法行医违法犯罪线索时，相关部门及时相互通报并提供工作材料，能实现线索信息的及时有效利用。因此，有必要建立更完善的跨区域、跨部门信息共享机制。

（二）整治无证行医相关法律适用一致性的需求

对非法行医的行政处罚主要依据《中华人民共和国基本医疗卫生与健康促进法》及《中华人民共和国医师法》，其中《中华人民共和国基本医疗卫生与健康促进法》第九十九条规定对无证行医的处罚起点为5万元，但在查处一些美容美甲店、饰品店等开展低风险医疗美容行为时，容易造成过罚不当的问题。此外，不同区域的行政、司法部门对非法行医行为的法律适用意见与解释未完全统一，存在处罚条款适用不一致的现象。因此，有必要建立并施行针对非法行医的分级分类处罚指导标准，以实现既彰显处罚力度又提高执法效率的规范有力执法。

（三）药品器械源头治理与监管的需求

药品和医疗器械的源头治理是重要环节。药品器械的网络销售渠道较难溯源，部分非法行医者常利用网络平台购买药械以逃避监管。此外，统一无证药品器械的认定标准，并确保质量和安全，是减少患者风险的重要措施。因此，加强对药品、医疗器械生产经营单位的监管，建立有效的药品器械溯源机制，加大对非法行医涉案药品、医疗器械，尤其是制售、使用假药、劣药或不符合规定标准的医疗器械的查处力度，有助于更好地防止药品、医疗器械流入非法行医市场。

（四）新形势下证据固定方式的优化需求

部分非法行医行为的隐蔽性、流动性和沟通即时性导致行政执法的证据固定变得更加困难。开发新的取证技术和方法有助于加强对非法行医的证据固定，提高工作效率和执法震慑。例如，在取证方面，需要利用现代科技手段加强非法行医行为监控，如通过视频监控、电子取证等收集

和固定证据。此外，也应加强对执法人员的培训，提高优化其取证能力，以确保执法的有效性和准确性。

（五）提升公众对非法行医风险认知的需求

提升公众对风险的认知是减少非法行医的有效手段。通过在“城中村”、外来人员较多的重点区域和单位，以宣传横幅、海报、单片，或播放警示片、集中宣讲等形式开展无证行医风险宣教，可改变部分群众图便利和便宜的心理，引导有序正规就医意识。此外，加强基层医疗服务能力建设，满足民众，尤其是外来务工人员的医疗需求，也是减少非法行医行为的重要措施。

三、对上海市构建非法行医综合监管长效工作机制的建议

进一步完善非法行医综合监管长效工作机制，践行综合监管理念的关键是不断构建综合性、制度性工作机制与组织协同体系，明确从预防、监管到惩处的全方位措施，同时注重运用数字化技术赋能监管，兼顾包容审慎监管理念，结合全市提升医疗卫生服务能力的各项举措，持续巩固系统整治、部门协调、条块结合、齐抓共管的非法行医治理工作格局。

（一）构建综合监管制度体系

一是出台整治非法行医工作的专项文件。全面梳理前期工作经验，在明确部门分工职责的基础上，要进一步固化并细化部门定期会商机制、联合办案工作机制、线索摸排发现机制、基层网格化巡查机制、市区联动执法机制等具体做法，以文件形式形成较完整的制度体系，实现整治非法行医工作的常态化、体系化、规范化。

二是完善多部门、跨区域长效联动机制。一方面深化卫生健康、公安、市场监管（药品监管）等整治非法行医跨部门联动机制[4]，通过联席会议、信息共享平台等方式加强部门沟通协作，强化对非法行医的线索通报与处置分析，适时组织联合整治行动。另一方面，要进一步加强跨区域执法数据互通，加强市级统筹与各区联动，推进长三角区域工作协同与执法一体化。同时，加强与专业机构、临床质控中心、行业协会等第三方协作，强化专业领域技术支撑。

三是统一执法工作依据与工作规程。进一步梳理非法行医执法办案中面对的相关场景，加强与司法机关的沟通协同，明确相关法律法规在不同情形下的对应适用关系，如《中华人民共和国医师法》《中华人民共和国基本医疗卫生与健康促进法》在不同情形下的具体适用范围。整治非法行医需要开展对部分不确定监管对象的行政检查，应当推进制定相应监督执法工作规程，规范统一相关监督执法工作。

四是定期开展制度评估与修订。基于非法行医行为随科技、社会、技术发展而快速变化的现状，要定期组织对整治非法行医专项制度文件内容和实施效果的评估，及时修订完善工作制度与具体做法，确保其时效性和有效性。

（二）适度体现包容审慎式监管理念

践行包容审慎式监管理念是推动科技进步发展的内在需求，也是加强监管合理性与精准性

的实践需要。一方面，包容监管可为医疗新技术、新业态的创新发展提供一定容错空间，审慎监管则有助于守好安全底线，确保医疗服务的质量和安全。另一方面，对一些低风险轻微违法行为或需专家讨论方可确认的非典型违法行为，应探索采取多样化的柔性监管手段，如整改提示、约谈警示、巡查指导等，以引导自觉主动守法。

（三）深化新技术赋能非法行医监管能力

基于非法行医追踪监控平台等既有工作基础，要进一步强化数字技术赋能整治非法行医工作。一是加强风险预警。推行数字画像、行为预测等智能监管技术，如通过既有案例的行为数据分析与风险指标体系，绘制非法行医高风险区域或个体的精准化数字画像，强化监测预警，提升监管效能。二是推进“人工智能+监管”，加强信息监测、在线监控、移动执法、远程交互、快速处置的功能整合，推动监管方式从粗放向精准、从单一向集成、从局部向全程转变，以实现智能化系统性管理。

（四）持续促进医疗卫生服务提质扩容

增强不同层次的健康服务供给，满足公众不断增长的医疗卫生需求，是消除非法行医土壤的基础条件[5]。当前，上海市正持续提升基层卫生健康服务能力，通过完善 15 分钟就医服务圈、加强社区药品配备保障、强化家庭医生服务、推行延时服务等举措，不断提升群众就医保障能力。同时，以推进公立医院高质量发展、加强国际合作医疗、联合攻关团队、开展国际医疗旅游等多种形式，不断研发或引入国际领先的医疗技术，以提供高品质、多样化和创新性医疗服务。后续应进一步夯实相关基础性、支撑性工作，满足群众多元化就医需求，提升改善群众诊前、诊中、诊后等医疗全过程体验，不断压缩非法行医行为空间。

参考文献

[1] 张红升，谢伟雄，郭东亮，等. 非法行医行为认定与法律适用. 中国卫生法制，2019，27(4)：21－28.

[2] 李先仁，曹俊梅，向凯朋. 非法行医新特点及其规制. 检察风云，2023(3)：13－15.

[3] 最高人民法院. 非法行医类犯罪典型案例. 人民法院报，2023－12－28(003).

[4] 刘惠萍，蔡纪平，曾德才，等. 上海市金山区无证行医查处情况分析. 上海预防医学，2023，35(6)：594－598.

[5] 中燕. 各国严厉打击无证非法行医. 检察风云，2023(3)：16－17.

上海市互联网医疗服务发展现状与监管路径构建的思考

周益众　卢泽昌　田志伟　孙明明　侯立丽　何露洋　姜胜耀

【导读】　互联网医疗服务是互联网技术在医疗卫生领域的延伸与拓展。近年来，我国互联网医疗服务快速发展，线上医疗服务机构数量与诊疗人次均出现了规模性增长。然而，互联网医疗服务过程中的风险问题如影随形，行业监管却显乏力。为加强对上海市互联网医疗服务的监管，进一步完善监管体系，明晰监管路径，助推互联网医疗服务健康发展，文章通过文献分析、访谈调研、问卷调查和专家咨询等方法的综合运用，对上海市互联网医疗机构的发展现况、执业风险点与存在问题等进行了分析；借鉴典型地区监管制度规范和监管实践经验，从宏观和微观层面探索建立了上海市互联网医疗服务线上线下一体化监管路径，并从 5 个方面提出了完善上海市互联网医疗服务监管的政策建议。

一、研究背景

互联网医疗服务是互联网技术在医疗卫生领域的延伸与拓展，是以互联网为载体、以信息技术为手段、与传统医疗健康服务深度融合而形成的一种新型医疗健康服务业态的总称[1-2]。相较于传统医疗服务，互联网医疗服务的突出特点是快捷、简便，能均衡优质的医疗资源，满足人们的健康医疗需求[3-4]。2018 年 7 月，国家卫健委发布《关于印发互联网诊疗管理办法(试行)等 3 个文件的通知》，明确依托实体医疗机构开展“互联网+医疗服务”的要求，并对互联网医疗服务的准入、执业规则、监督管理等事项予以规定[5]。新冠疫情发生以来，互联网医疗服务充分发挥了优势作用，较好满足了群众日常基本医疗服务需求，同时降低了交叉感染风险[6-8]。2021 年底，全国的互联网医院已达 1 700 多家[9]，以公立医院为主。

不可否认的是，互联网医疗服务也蕴藏着风险，如线上执业人员资质、处方审核、电子病历管理、患者隐私保护、信息数据安全等问题，迫切需要加强监管。2022 年 3 月，国家卫健委办公厅发布《关于印发互联网诊疗监管细则(试行)的通知》(国卫办医发〔2022〕2 号)，进一步明确要求互

基金项目：2022 年度上海市卫生健康委员会卫生行业临床研究专项项目“上海互联网医疗服务发展现状与监管路径研究”(项目编号：202240263)。
第一作者：周益众，男，博士。
作者单位：上海市卫生健康委员会(周益众、卢泽昌、孙明明、侯立丽)，上海财经大学公共政策与治理研究院(田志伟)，上海市胸科医院(何露洋)，上海交通大学医学院附属瑞金医院(姜胜耀)。

联网医疗服务的过程和结果必须有完整记录，线上病历、处方等关键信息的流转应可追溯等，以确保线上诊疗的质量与安全[10]。互联网医疗服务并非法外之地。从国家政策导向清晰可见，对于互联网医疗服务，国家层面已由“支持鼓励”逐步过渡为“支持鼓励”与“加强监管”并重的格局，既要大力推动发展，也要予以严格规范。

在医疗服务监管数字化转型的大背景下，如何通过完善监管体系、创新监管手段等举措，提升监管效能，推动互联网医疗服务高质量发展，已成为互联网医疗服务行业发展所面临的关键核心问题。本文遵循“问题导向”的原则，通过文献分析、调研访谈和问卷调查等方法的综合运用，分析了上海市互联网医疗服务的发展现状、存在的风险点，并系统梳理了互联网医疗服务的行业监管困境，在借鉴典型地区监管制度规范和监管实践的基础上，探索建立上海市互联网医疗服务线上线下一体化监管路径，并提出了完善互联网医疗服务监管的政策措施与建议，以期积极推动互联网医疗服务规范、有序、健康发展。

二、上海市互联网医疗机构执业基本情况

本研究对全市互联网医院及具有互联网诊疗服务方式的医疗机构（以下简称“互联网医疗机构”）开展了全覆盖调查，共回收有效问卷 262 份。调查结果显示，提交调查问卷的 262 家医疗机构中，有 237 家医疗机构已开展线上诊疗服务，其余 25 家医疗机构因系统测试等原因尚未开展线上诊疗。

开展线上诊疗业务的 237 家医疗机构中，开设最多的线上诊疗科目（一级科目）为全科、中医科、内科、外科和妇产科；线上诊疗疾病谱以糖尿病、高血压、冠心病、呼吸道感染等常见病为主；提供最多的线上便民就诊服务有挂号预约、线上缴费、电子票据获取、药品配送进度查询和电子病历查询服务；开展最多的线上医疗类业务包括线上处方（续方）、图文问诊、预问诊、视频问诊和语音问诊；提供线上医疗服务以微信/支付宝公众号、微信/支付宝小程序和手机 APP 这 3 种方式为最多。其中，214 家医疗机构提供的线上医疗服务已纳入医保结算。

三、互联网医疗服务的风险点

互联网医疗服务以信息网络为载体，将部分诊疗行为从线下迁移至线上，降低了医疗成本，优化了就医流程，提高了就医效率，改善了患者的就医体验，有利于公众及时、快速、便捷地获得医疗健康服务。但互联网医疗服务也是一把双刃剑，广大群众在享受便利医疗的同时，其执业过程中也蕴藏着风险[11]。本研究将互联网医疗服务的风险点分为 3 类。

（一）线上诊疗服务客观固有特性产生的风险

通过互联网进行疾病诊疗，医生与患者间往往缺乏面对面的信息交流，相较于线下诊疗服务，医生无法充分收集患者的病情信息，无法近距离观察患者的症状和体征，医疗技术风险大大增加[3]。本研究分别以互联网医疗机构和卫生监督机构为调查对象，对线上诊疗执业风险点的认知进行了调查。结果显示，监管方与被监管方都不约而同地把“医生无法充分收集患者的病情

信息”作为排名第一位的风险点。

（二）互联网医疗服务过程中自身管理缺位所带来的风险

这些风险点可表现为线上执业人员资质不合规、处方审核不规范、电子病历等医疗文书管理存在缺陷、患者隐私保护与信息数据安全方面的漏洞等。就互联网医疗机构自身而言，产生这些管理风险的原因主要包括：

一是互联网医疗服务制度建设与自身管理欠缺。如管理制度不健全、没有专门管理部门和管理人员、未开展互联网医疗服务自查工作机制或自查管理流于形式等。调查结果显示，有 38 家互联网医疗机构制定的相关管理制度不足 5 项，有 21 家互联网医疗机构表示至今尚未开展线上执业活动自查。

二是日常管理不到位。如对线上执业医务人员未定期开展培训、未开展医务人员的日常考核管理等。调查结果显示，有 84 家互联网医疗机构尚未开展以线上执业医务人员为对象的互联网医疗服务依法执业相关培训。

三是线上执业过程存在缺陷。如患者复诊条件把控不严或流于形式、执业人员资质和药品等信息公示不到位、患者告知义务履行不规范、处方用药管理不规范、电子病历记录不完整、数据接口未向监管平台开放等[9,12-13]。调查结果显示，部分互联网医疗机构对患者复诊条件把控不严，有个别互联网医疗机构甚至未设定任何复诊条件，挂号即诊；91. 14%的互联网医疗机构信息公示内容不全；有 26 家互联网医疗机构未将互联网诊疗过程中所产生的电子病历纳入质控管理；41 家被调查互联网医疗机构仅通过前置审方系统进行互联网处方审核（无药师审核）；43 家运营中的互联网医疗机构（占 18. 14%）未实现与监管平台对接。

四是风险管控措施落实不力。如未落实医务人员电子实名认证、电子病历和线上诊疗记录保存期限未达规定要求、互联网医疗服务平台系统安全等级未达标、未购买医疗责任保险等。调查结果显示，19 家互联网医疗机构未对从事互联网诊疗活动的医务人员进行电子实名认证；44. 87%的互联网医疗机构其电子病历保存期限未达到规定要求（不少于 15 年）；28 家互联网医疗机构对互联网诊疗中生成的图文对话、音视频资料等过程记录的保存期限未达到规定要求（不少于 3 年）；20 家互联网医疗机构未达到三级等保要求；67 家互联网医疗机构尚未购买医疗责任保险。

（三）线上执业中的违法违规行为风险

这类违法违规行为风险更多与互联网医疗服务机构追求商业利益和经营业绩利润有关。如超范围执业、故意泄露患者个人信息、隐私信息等问题，以及利用人工智能技术代替医师接诊开具处方、因药配方与变相卖药等互联网医疗乱象[9,13]。

四、互联网医疗服务监管存在的主要问题

互联网医疗服务的快速发展与诸多执业风险对行业监管部门提出了更高要求。然而，当前互联网医疗服务监管在实践中也面临着诸多问题与困境，监管路径亦不明晰。

（一）监管体系尚不成熟

被调查的互联网医疗机构对目前上海市互联网医疗服务监管现状的总体评分（均值）为7.05分（1分代表"监管缺失"，10分代表"监管到位"），而被调查的卫生监督机构对互联网医疗服务监管现状的总体评分（均值）为6.19分（1分代表"监管缺失"，10分代表"监管到位"）。调查结果显示，卫生监督机构和互联网医疗机构都将"行业评价和质控体系尚未建立"作为互联网医疗服务监管体系中最主要的问题。此外，政府监管不成熟、没有专业化的监管队伍、社会监督有待加强等问题进一步凸显了互联网医疗服务监管体系不完善[14]。

（二）监管机制存在掣肘

由于互联网诊疗服务均在线上开展，形成了对传统医疗服务监管模式的颠覆，但目前对互联网医疗的监管仍然沿袭对实体医疗机构监管的思路[15]。调查结果显示，16个区均未利用市级互联网医疗服务监管平台开展日常监管工作，有15个区的卫生监督机构认为目前线上监管平台功能不完备。可见，互联网医疗服务监管平台功能不完备与利用不足并存，监管手段尚无法对线上执业人员资质、处方用药、诊疗全过程等开展实时动态监管。

（三）监管履职不到位

有5个区的卫生监督机构在3年内均未对辖区互联网医疗机构组织开展相关普法宣传。8个区的卫生监督机构在上述时间内未对辖区互联网医疗机构组织开展过相关医疗法规规范的培训。2个区的卫生监督机构目前尚未组织辖区互联网医疗机构开展依法执业自查工作。市级卫生监督机构和6个区级卫生监督机构均未将互联网医疗服务纳入"双随机、一公开"监督抽查范围。互联网医疗服务的政府监管履职并不到位，甚至在部分区域存在"监管空白"。

（四）监管规范和依据有待进一步完善

调查结果显示，"监管规范和依据有待进一步完善"也是被调查互联网医疗机构和卫生监督机构反映较多的共性问题。虽然国家层面已出台《互联网诊疗监管细则（试行）》，上海市也已更新制定了《上海市互联网医院管理办法》，但目前尚未制定符合本市特点的互联网医疗服务监管工作规范，监管性的制度安排尚不完善[1]。

五、互联网医疗服务线上线下一体化监管路径构建分析

在互联网医疗服务快速发展、功能不断拓展的背景下，如何构筑监管顶层设计，完善监管机制和监管路径，并形成相关的监管制度安排和对策建议，对坚守互联网医疗服务质量和患者安全底线显得尤为必要和紧迫。基于文献分析、访谈调研和问卷调查，本研究分别从宏观和微观层面尝试提出互联网医疗服务线上线下一体化监管路径。

在宏观层面，监管路径的构建遵循"机构自律、政府监管、行业管理、社会监督"监督管理框架，以互联网医疗机构（包括办医主体）落实自我管理为基础，以政府（部门）监管为核心，以

行业管理为专业支撑，以社会监督为重要补充，形成多元共治的互联网医疗服务监管格局（图1）。

在微观层面，监管路径的构建主要聚焦政府（部门）监管的实施，具体可分为线上医疗服务监管和线下医疗服务监管2种类型。对于单一互联网医疗机构的监管，原则上先实施线上监管，再针对性地开展线下监督检查。线上医疗服务监管分为线上诊疗平台“体验式”执法检查和监管平台大数据监测预警2种方式，并分别遵循不同的监管路径设计；而线下医疗服务监管主要采用“双随机、一公开”的监督抽查方式，对被抽查的互联网医疗机构的制度建设、人员资质等进行实地核查。在监管路径的实施上，通过制定《互联网医疗服务监督工作指南》，形成线上诊疗平台“体验式”执法检查事项清单和随机抽查现场检查事项清单（即明确查哪些和怎么查），并分别确定相应的检查内容和检查方法，以及违法违规行为的处理方式和流程（图2）。

六、完善互联网医疗服务监管的相关政策建议

（一）构筑多元共治的互联网医疗服务监管格局

以互联网医疗机构落实自我管理为基础，以政府（部门）监管为核心，以行业管理为专业支撑，以社会监督为重要补充，构筑多元共治的互联网医疗服务监管格局。一是建立卫生健康、医疗保障、药品监督、市场监管、经济和信息化等多部门参与的政府监管会商机制，各司其职，协同配合，发挥好政府监管的核心作用；二是积极培育行业组织，建立行业评价和质控体系，在市级层面组建成立上海市互联网医疗质量控制中心，各区组建质控小组，承担互联网医疗服务相应的技术与专业标准的研制、互联网医院医疗服务专业评价和评级等工作；三是委托第三方机构定期开展互联网医疗服务利用公众满意度、易用性等测评并公布测评结果，以更好地发挥社会监督作用。

（二）制定出台互联网医疗服务监管实施办法

建议适时制定《上海市互联网医疗服务监管实施办法》，一是以规范性文件的形式，确立和引导多元共治的互联网医疗服务监管格局的形成；二是对医疗机构的互联网医疗服务自查管理提出明确规定，要求医疗机构定期开展自查、报告自查结果并及时纠正自查发现的违法违规行为；三是采用“平战结合”的策略，明确线上患者复诊条件，在常态化期间，对于线上复诊条件的设定必须明确接诊疾病（科室）的范围和就诊间隔时限，并确定线上诊疗服务的终止条件；四是建立互联网医疗服务不良执业行为积分管理、互联网医疗服务评价和退出机制等内容。

（三）打造功能更加完备的互联网医疗服务监管平台

上海市已建立了互联网医疗服务监管平台，以实现相关业务信息的互联互通[16]。建议在借鉴学习兄弟省建设经验的基础上，打造功能更加完备的互联网医疗服务监管平台，一是实现与医护人员电子注册系统、居民健康档案系统等的对接；二是实现对诊疗过程、处方开具、病历书写、药品配送等核心业务的全过程监测预警和反馈；三是实现对医疗机构与监管平台对接情况、信息上传情况等的日常监测功能。

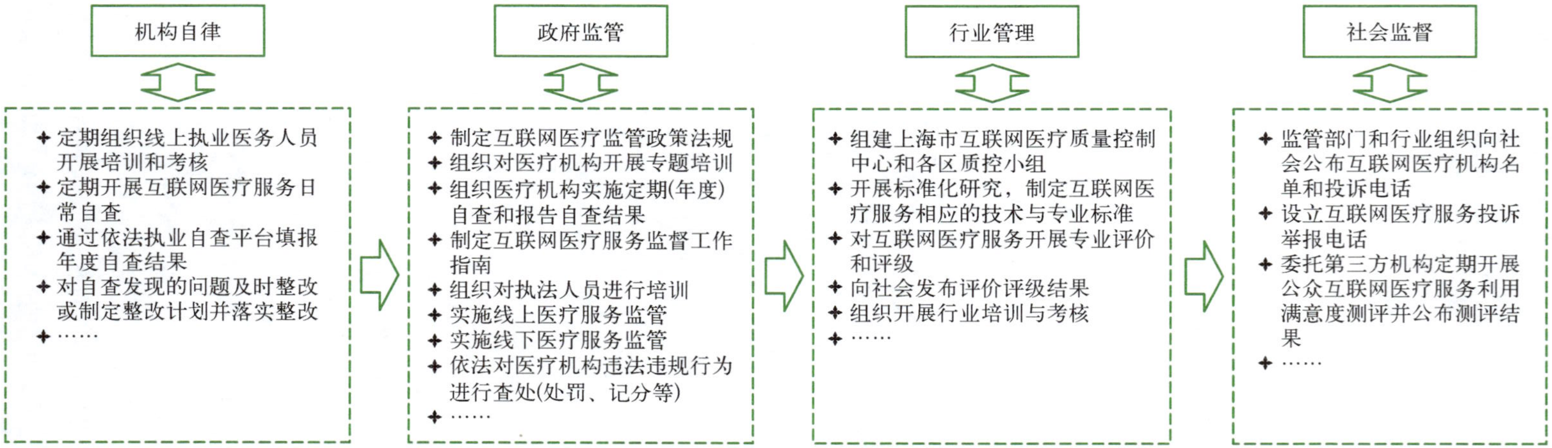

图 1　互联网医疗服务线上线下一体化监管路径(宏观层面)

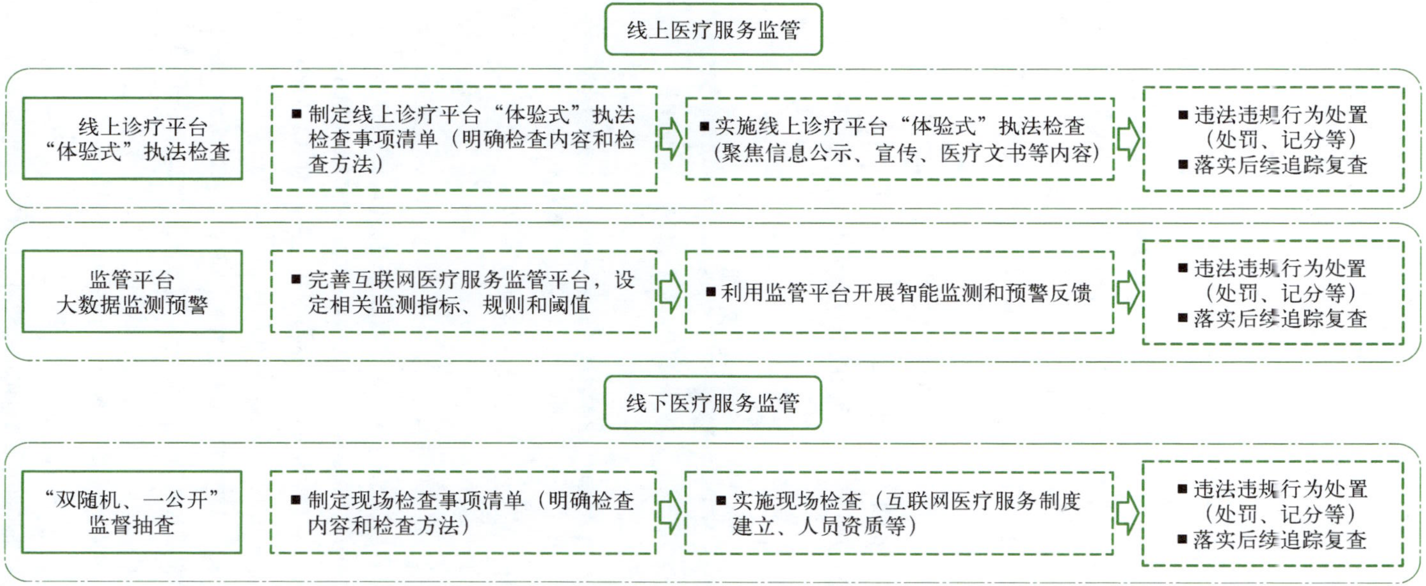

图 2　互联网医疗服务线上线下一体化监管路径（微观层面）

（四）加强互联网医疗服务普法宣传和业务培训

一是对互联网医疗机构和医务人员开展普法宣传，使管理对象明确国家和上海市互联网医疗服务管理的具体要求和规定，切实做到依法依规线上执业；二是加强对执法人员的专业培训，重点对监管平台的监测使用、线上线下监督检查的方法等开展定期培训，努力提升执法人员的监管胜任力。

（五）依法履职加强互联网医疗服务监管

一是制定《互联网医疗服务监督工作指南》，明确对互联网医疗服务查哪些、怎么查和发现问题怎么处置，并建立线上诊疗平台“体验式”执法检查事项清单和随机抽查现场检查事项清单；二是将互联网医疗服务纳入全市“双随机、一公开”监督抽查事项，开展现场执法抽查；三是依据《互联网医疗服务监督工作指南》开展执法检查，及时发现互联网医疗机构的管理缺位与违法违规行为，并依法予以查处。

最后，在对互联网医疗服务加强监管的同时，建议通过市级线上诊疗大平台建设、患者信息核验与跨院共享等方式，在整合集约化的基础上持续提升“互联网+医疗服务”的便捷性、易用性，进一步助推互联网医疗服务的健康发展，以更好地为人民健康服务。

参考文献

[1] 刘汉强，张宇飞，孙宇航，等．“互联网+医疗”的监管问题与对策探析．中国卫生质量管理，2020，27(3)：1－4．

[2] 孟群．构建“互联网+健康医疗”服务新模式打造分级诊疗就医新秩序．中国卫生信息管理杂志，2017，14(2)：101．

[3] 方鹏骞，谢俏丽，胡天天．论互联网与医疗服务的关系．中国卫生政策研究，2016，9(1)：65－68．

[4] 叶琴．关于完善我国互联网医疗相关立法的思考．医学与法学，2020，12(4)：50－55．

[5] 国家卫生健康委员会．关于印发互联网诊疗管理办法(试行)等3个文件的通知．http://www.nhc.gov.cn/yzygj/s3594q/201809/c6c9dab0b00c4902a5e0561bbf0581f1.shtml[2022－12－24]．

[6] CDC. Trends in the Use of Telehealth During the Emergence of the COVID－19 Pandemic — United States，January－March 2020. Atlanta：2020.

[7] 上海交通大学健康长三角研究院．后疫情时代，互联网医疗的现实与未来．上海：2021．

[8] 王睿君．“互联网+医疗健康”让就医更便利．甘肃日报，2022－11－03(综合)．

[9] 新华网．互联网诊疗监管细则公布，如何更好保证线上诊疗质量？http://www.news.cn/legal/2022-06/20/c_1128758722.htm[2022－12－25]．

[10] 国家卫生健康委员会．关于印发互联网诊疗监管细则(试行)的通知．http://www.nhc.gov.cn/yzygj/s3594q/202203/fa87807fa6e1411e9afeb82a4211f287.shtml[2022－12－24]．

[11] 香港经济导报．焦雅辉：互联网医疗是一把双刃剑，正研究出台相关规范和监管措施．http://www.jdonline.com.hk/index.php? m=content&c=index&a=show&catid=83&id=59262[2022－

05－26].
[12] 动脉网,蛋壳研究院. 2022 互联网医院行业报告. 重庆,2022.
[13] 上海交通大学医学院. 2022 中国互联网医院发展调研报告. 上海,2022.
[14] 何达,石瑛,顾一纯,等. 新型冠状病毒肺炎疫情下我国互联网诊疗的发展. 中国卫生资源,2021,24(1):79－84.
[15] 陈绍辉,廖安泽. 互联网医疗监管制度的变迁与发展完善. 医学与法学,2022,14(6):32－36.
[16] 盛军. 城市数字化转型:上海互联网医院智能监管创新. 上海信息化,2021(1):18－21.

上海市医疗服务信息化监管思路研究

孙心怡　侯立丽　周益众　曹晓红　朱亚捷

【导读】 近年来,国务院及相关政府部门相继出台多项政策,强调利用大数据、互联网等技术,推动医疗服务信息化监管方式的创新,以实现远程、移动和预警防控等非现场监管,提升监管的精准化和智能化水平。文章通过梳理上海市医疗服务信息化监管中存在的问题,从强化顶层设计、统筹整体布局的角度,探索形成基于规则库开展医疗服务信息化监管的总体思路,提出系统、全面、高效的医疗服务监管规则库的构建路径,构建严谨且符合逻辑的信息化监管比对规则体系,探讨基于规则库开展医疗服务信息化监管中可能面临的挑战和问题,并提出对应的建议和对策,以提升监管效率和质量,保障医疗服务的质量和安全。

一、研究背景

随着国家医药卫生体制改革的深化、医药卫生领域"放管服"改革的推进和医疗卫生行业综合监管制度的实施,信息化手段在医疗服务监管中的应用逐渐成为焦点[1]。通过梳理当前医疗服务信息化监管中存在的问题与不足,探索构建基于规则库的医疗服务信息化监管模式,能够进一步提高监管效率和质量,提升医疗服务监管能力,从而有力推动医疗机构依法执业和高质量发展。

二、上海市医疗服务信息化监管中存在的问题

一是全市层面信息化监管平台建设的整体性与系统性的考虑不足。本市虽然开展了母婴保健技术、限制类医疗技术临床应用等的信息化监管实践,但仅是一些点上的探索,缺乏顶层设计和整体系统布局,导致信息化建设碎片化,难以形成合力,影响了整体效能的发挥。

二是监管精准度有待提升。尚未形成严谨且符合逻辑的信息化监管比对规则体系,数据质量问题和规则的不完善影响了监管的精准度,存在"误伤"和"漏网"现象,影响了监管的有

基金项目:2024 年度上海市卫生健康委员会政策研究课题(自选类)"基于规则库的医疗服务信息化监管思路研究"(课题编号:2024HP10)。
第一作者:孙心怡,女,上海市卫生健康委员会行政执法处三级主办。
通讯作者:曹晓红,女,上海市卫生健康委员会行政执法处处长。
作者单位:上海市卫生健康委员会(孙心怡、侯立丽、周益众、曹晓红、朱亚捷)。

效性。

三是医疗机构虽然大多建设有自己的信息化系统，但其信息化管理过程中多侧重于内部临床诊疗和绩效管理，且不同医疗机构间在信息基础设施建设和管理方面存在明显差异，这种差异不仅阻碍了医疗信息的流通和共享，也制约了行业主管部门信息化监管方式的有效实施[2]。

二、基于规则库开展医疗服务信息化监管的总体思路

通过文献分析、专家咨询访谈等方式，结合兄弟省市的医疗服务信息化监管实践和医保部门的医保基金智能监管经验[3-12]，形成了基于规则库开展医疗服务信息化监管的总体思路。

第一步：针对大数据信息化监管过程中缺少完备的判定依据作为支撑的情况，全面梳理现行医疗卫生法律规范，研究确立规则库构建路径，分专业条线建立各项规则（包括判断逻辑、参数指标、参考阈值等），并逐步细化完善、更新维护并汇总形成规则库。

第二步：借助信息化平台的开发建设与优化，利用健康网平台诊疗数据（适用公立医疗机构）和（或）医疗机构信息系统（hospital information system，HIS）导出数据（制定导出规则、数据库结构表及数据校验逻辑），以获得诊疗数据源。

第三步：运用规则库对获取的诊疗数据源进行对比筛选和分析，筛选出医疗机构违法违规行为的线索信息（疑点数据）。

第四步：卫生行政执法人员对筛选出的医疗机构违法违规行为的线索信息进行核查甄别，对查实的违法违规行为依法依规进行处置。

第五步：卫生行政执法人员通过针对性的线上数据复查和（或）现场追踪复查的方式，对违法违规行为的整改情况进行评判分析，形成监管闭环。

四、医疗服务信息化监管规则库的构建路径

（一）规则库的定义

医疗服务信息化监管规则库是医疗服务信息化监管中使用的规则集合，通过建立对医疗机构违法违规行为智能判定的逻辑和比对规则，实现对医疗服务活动的科学监控和分析。

（二）规则分类

通过对医疗服务监管领域现行有效的法律法规和规章的全面梳理，结合专家咨询意见及监督执法经验，根据法律规范设定要素及违法行为的性质差异，将监管要求划分为以下 4 个维度。

约束性要素：主要指法律法规中规定的资质类规则，用于行为人资质的判断与比对，包括机构资质和人员资质等。

规范性行为：聚焦于法律法规中规定的行为类规则，即依照专业规范对行为人活动的判定。如执业医师开具的麻精药品专用处方内，药品的最大用量应当符合国务院卫生主管部门的规定。

符合性程序：关注法律法规中规定的必须遵循的程序和流程，特别是从事专业性活动的顺序规定，即程序类规则。如在特殊使用级抗菌药物的开具过程中，未经抗菌药物管理工作组指定的专业技术人员会诊同意在医嘱中开具特殊使用级抗菌药物。

真实性记录：强调法律法规中要求的真实、准确、完整的记录和报告，即载体类规则，涵盖病历、处方等医疗文书的保存、管理等。

基于上述 4 类规则类型，建立医疗服务信息化监管规则库框架。

（三）规则库的构建路径

从医疗卫生相关法律法规出发，结合医疗信息化开发细节和诊疗数据特点，以对应地逐条梳理并提炼出判断规则，具体内容包含判断依据、规则类型、违法违规行为、规则描述、信息化判断（比对）规则、依托的信息平台与数据来源等，汇总形成规则集合，即规则库（图 1）。

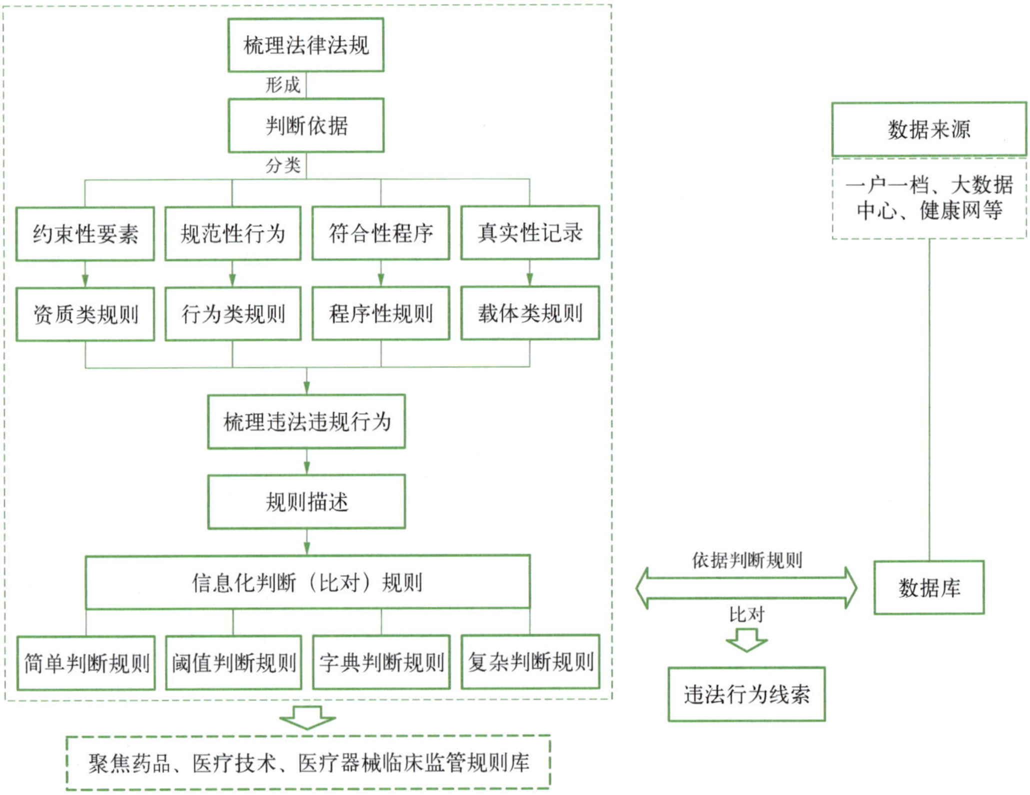

图 1　规则库的构建路径图

1. 违法违规行为的梳理和规则描述的形成

在执法实践中，法律法规中描述的每一个规则条款可能对应多种具体的违法情形，需要结合执法实践对其进行梳理和描述，以形成基于法律法规的监管规则清单。以《处方管理办法》第八条作判断依据为例，其对应的违法违规行为是“使用未取得处方权的医师开具处方或医嘱”，更具体的规则描述分为 4 种情况（表 1）。

表 1 违法违规行为的梳理和规则描述示例

判断依据	违法违规行为	规则描述
第八条 经注册的执业医师在执业地点取得相应的处方权	使用未取得处方权的医师开具处方或医嘱	处方开具者未取得医师执业证书
		处方开具医师未注册或未备案在本机构
		处方开具医师被取消处方权
		处方开具医师为进修医师且本机构未授予其处方权

2. 信息化判断(比对)规则的设定

若要构建一套完整的规则库,还需要理清每条规则的判断逻辑、参数指标、参考阈值等,将规则描述可视化。经过梳理研究,信息化判断(比对)规则主要有 4 种形式。

第一种是简单判断规则:直接通过“有/无”进行规则判断。如《处方管理办法》“第六条(十)除特殊情况外,应当注明临床诊断”,其信息化判断(比对)规则即为判断处方中有无临床诊断即可。这种判断规则通常出现在行为类、载体类、程序类规则中。

第二种是阈值判断规则:根据明确的参数数值指标,将诊疗数据中具体信息项的取值与规则预设的阈值进行判断。通常是通过小于、等于、大于、不等于等的比较符,进行数值的比较判断。《麻醉药品和精神药品管理条例》中涉及的超常处方行为,如“为治疗儿童多动症开具哌醋甲酯,每张处方超过 30 日常用量”,信息化判断(比对)规则将处方开具的哌醋甲酯剂量与药品使用说明书规定的 30 日常用量进行数值大小比对,若处方开具的剂量大于药品使用说明书规定的 30 日常用量,则判定违规。这种判断规则通常出现在行为类规则中。

第三种是字典判断规则:判断标准来源于指定的明确范围,将诊疗数据中具体的信息项与指定的范围(通常采用字典形式)进行匹配判断。通常是通过包含、不包含等字符形式,来进行匹配判断。如《处方管理办法》中涉及的规则描述“处方开具者未取得医师执业证书”,信息化判断(比对)规则就是将开方者的身份信息与医师信息字典库(民科系统)中的执业医师信息进行匹配,若医师信息字典库中不包含开方医师的身份信息,则判定违规。这种判断规则通常出现在资质类规则中。

第四种是复杂判断规则:无法通过简单判断、阈值判断、字典判断实现,需要使用更复杂的语言结构或模型进行判断。这种判断规则可能出现在行为类、程序类规则中。

3. 确定依托的信息平台与数据来源

规则库运行的基础是数据,不仅要系统考虑规则库的组织框架和推演逻辑,还需要考虑数据来源和可及性。经研究,规则库作用的对象——医疗机构诊疗信息,其获取有 2 种接入方式可供采用,一种是通过制定明确的导出规则从医疗机构 HIS 等信息系统导出数据,对数据进行清洗、校验,形成标准化的结构数据表单;另一种则是借助大数据中心的健康网平台,按照《〈上海市卫生资源与医疗服务调查制度〉数据采集方案 V3.0》的固定格式采集标准化数据。

除了诊疗数据的接入,上文提及“字典判断规则”,字典库的构建也是规则库运行调用的数据基础来源,是规则库内置的知识数据集,包括医疗机构的资质信息、人员的资质信息、收费编码信息、药品使用说明书等内容，针对每一项内容，整理构建完整可及的字典库或知识库。这部分数据的获取可以通过与现有卫生健康监督综合业务一户一档信息系统或跨部门系统的对接实现，也可以通过医疗机构主动上报，卫生行政部门对数据校验把关的方式形成。

五、基于规则库开展医疗服务信息化监管所面临的挑战和问题

（一）数据安全性问题

在进行基于规则库的医疗服务信息化监管过程中，与医疗机构数据的交换和互联互通必然使得大量的诊疗数据和个人隐私信息数据流动。在近年来针对医疗行业的勒索软件攻击和数据泄露事件不断增加的情况下，医疗行业面临的数据安全挑战将越来越严峻。如果数据安全措施不到位，被恶意攻击可能导致数据信息泄露，若被不法之徒利用，会给患者招致一定程度的损失，不同病种的患者对隐私泄露的容忍度存在差异，可能会给部分患者带来心理压力。医疗机构数据的泄露可能会降低公众对医疗机构的信任度，影响医疗服务的质量和效率。

（二）诊疗数据和字典库数据的可获得性问题

医疗执业行为数据归集的难度较高。规则库的运行高度依赖于与医疗机构执业行为相关的原始诊疗数据的接入，但不同的机构使用的信息系统不同，同一家机构也存在使用多种业务系统的情况。全市医疗信息数据接口复杂多样，数据格式也各不相同，若直接对接传输，则开发工作量巨大，数据标准化和规范化也是不可回避的难点。若制定统一的接口标准，如本研究述医疗执业行为数据信息采集均参照《〈上海市卫生资源与医疗服务调查制度〉数据采集方案 V3.0》所规定的格式标准进行，理论上可以缓解开发的压力，但该数据链路高度依赖医疗机构的填报自主性和配合程度，难以保证数据的真实、全面、有效性，难以确保信息及时更新，监管部门信息抓取相对被动。另外，即使能够通过固定的数据接口传输可靠完整的医疗信息，数据采集中心与监管部门之间也存在数据交换壁垒，尚未能很好地实现数据共享。

监管部门尚未全面掌握资质相关的本底信息。资质相关的本底信息是保证规则库有效运行的重要信息来源，目前监管部门明确掌握的只有民科系统内动态更新的医师信息，包括医师姓名、证件号、执业地点名称、执业范围等。对医师职称信息，以及是否参加过抗菌药物培训、麻精培训并未能通过信息化途径采集掌握。药学人员的本底信息也尚未掌握。这部分字典库信息的缺失对规则库的运用产生了极大的阻碍。

（三）医疗机构信息化建设水平的参差不齐问题

在公办医疗机构信息化水平稳步提升的背景下，社会办医疗机构的信息化发展水平却呈现出明显的参差不齐。公立医疗机构普遍建立了健全的院级信息化管理系统，而民营医疗机构则良莠不齐，甚至有部分机构尚未建立信息化管理系统。这种状况导致各类数据无法实现实时抓取、处理和传输，严重制约了信息的及时性和准确性，基于规则库开展医疗服务信息化监管的范围也受到极大的限制。

六、政策建议与展望

（一）信息化监管系统的开发及试点应用

信息化平台的建设是一个复杂的系统工程，包括信息化平台的开发建设与完善、业务需求的梳理、规则的建立和维护等，需要协调各方资源，包括资金和多部门支持，建立成立专门的项目工作组，由卫生健康行政部门领导和推动，建立跨部门的合作机制，统筹协调，确保基于规则库的信息化监管平台的建设和运用能够得到充分的重视和资源支持；制定规则库建设与试点运用工作方案，明确试点工作的主要目标，确定信息化监管的条线范围，在公立医疗机构中选择试点机构，在强化全生命周期的数据管理的前提下开展试运行。根据试点情况，对规则内容及系统平台进行优化完善；按照“分步走”的方式，由点及面，逐步扩大试点医疗机构面，将更多的医疗机构逐步接入信息化监管范围，从而有力推动医疗机构依法执业和高质量发展。

（二）开发医疗机构用户端，推动自我管理

医疗机构虽然建立了院级信息化管理系统，系统内也内置了许多规则，但医疗机构自定的规则多是为了服务于临床诊疗和绩效管理而开发的。而卫生行政部门从牢守法律法规底线的角度出发构建医疗服务行为监管规则库，不仅可以用于卫生行政部门对医疗机构的事后信息化监管，还可以向医疗机构开放合适的端口，供医疗机构用于事中依法依规执业的自我审查，自查自纠，帮助医疗机构及时发现并处理违法违规行为，提高医疗机构依法执业自查效能，帮助医疗机构守住法律法规底线，落实医疗卫生机构自我管理主体责任。

（三）对数据安全性问题予以前瞻性分析

数据安全至关重要，需要进一步深入探究全生命周期的数据管理，细致且前瞻性地考虑数据的传输、存储、使用、共享、销毁等各个环节中可能存在的风险点，尤其需要考虑重要数据和敏感字段的保护，提高数据安全防护能力和个人隐私保护力度。

（四）对诊疗相关信息的数据可获得性深入调研

规则库有效运行的基础是数据，必须依赖稳定的数据来源、可靠的数据处理、较高的数据质量才能实现。针对医疗机构诊疗信息的获取，需要通过进一步的研究明确医疗机构诊疗数据的传输路径、传输接口及数据标准，以保证诊疗数据的可及性。就字典库的设置而言，需要梳理出明确的字典目录清单，制定对应的数据格式、字段要求，通过跨部门系统对接或自建字典库的方式，完整、准确地建立可控调用的基础知识库。甚至可以考虑通过制定出台相关的配套文件，以保证信息收集获取的及时性、有效性、完整性。

参考文献

[1] 陈育庆，邢烨，廖维维，等. 基于全域医疗大数据的医疗行为新型监管方式探索应用. 中国卫生

监督杂志,2021,28(5):426－430.

[2] 高峰,罗雪琼,张建伟. 医院大数据平台建设及其在医疗行为监管中的应用. 中国医学装备,2019,16(3):168－171.

[3] 项芳. 广东社会办医疗机构执业政府监管研究. 广州:华南理工大学,2021.

[4] 宋金洋,蒋雪莉,张子武,等. 基于医疗机构、医务人员、医疗行为监管指标体系构建与应用. 医学信息,2021,34(5):12－15.

[5] 宋金洋,蒋雪莉,张子武,等. 四川省"医疗机构、医务人员、医疗行为"信息监管系统建设实践. 医学信息,2021,34(3):16－19.

[6] 邓勇,毛云鹏. 四川省互联网医疗服务监管平台建设及思考. 中国卫生质量管理,2020,27(3):15－18.

[7] 段占祺,苏畅,谭坤,等. 信息化在卫生行政监管中的应用探讨. 中国卫生信息管理杂志,2020,17(2):145－150.

[8] 苟聪,王孜,于永齐,等. 基于大数据分析探讨社会办医事中事后监管新模式的建立. 中国卫生法制,2020,28 (2):45－49+104.

[9] 陈璐瑶. 浙江"智慧卫监"建设现状与发展对策研究. 南昌:江西财经大学,2020.

[10] 国家医疗保障局. 国家医疗保障局关于印发《医疗保障基金智能审核和监控知识库、规则库管理办法(试行)》的通知. http://www.nhsa.gov.cn/art/2022/4/7/art_37_8067.html[2024－12－17].

[11] 龚忆莼. 规范知识库、规则库管理,推动医保基金智能监控向高层次发展. https://news.qq.com/rain/a/20220407A0BDWR00? suid=&media_id=[2024－12－17].

[12] 段秀秀. 医保智能监控系统知识库、规则库建设的分析研究. 中国医疗保险,2022(9):88－93.

上海市辅助生殖技术服务机构“非接触式”执法模式思考

徐蔚华　王跃龙　曹晓红　陈梦琪

【导读】 随着互联网+的快速发展，市场业态日渐多元、监管对象越发复杂，给传统的医疗卫生监管模式带来了极大的挑战和冲击。上海市以辅助生殖技术服务机构的监管为切入点，通过梳理26个关键监管点，建立合规行为标准库和违规医疗行为分类分级特征库，构建监管风险模型及预警机制，探讨基于“智慧卫监”系统的“非接触式”执法模式，以形成监管闭环，为新时期的医疗卫生执法提供参考。

随着人类辅助生殖技术在我国的迅速发展，其安全性、有效性及涉及的伦理、法律等问题日益引起广泛关注[1-2]。加强对辅助生殖技术服务机构的监管，对其违法违规行为进行早预警、早防范，是卫生行政执法的工作方向。近年来，上海市依托大数据、云计算、智能终端等技术基础，持续推进“智慧卫监”的信息系统建设，逐步打造了医疗执业行为“非接触式”监管模式。本文以辅助生殖技术服务机构为切入点，对构建该领域的“非接触式”执法模式进行探索思考，旨在提高执法效能。

一、执法背景和现状

（一）辅助生殖技术服务机构基本情况

目前，上海市取得《人类辅助生殖技术批准证书》的医疗机构共有18家，其中综合医院13家(72.22%)，妇产专科医院4家(22.22%)，专科门诊部1家(5.56%)。18家核准了夫精人工授精技术、常规体外受精-胚胎移植技术、卵胞浆内单精子显微注射技术，7家核准了供精人工授精技术，10家核准了植入前胚胎遗传学诊断技术。

统计显示，上海市辅助生殖技术服务的从业人员现有725人，其中妇科医生224人、男科医生44人、实验室技术人员185人、护士272人。高级职称临床医生及实验室技术人员有164人，

第一作者：徐蔚华，女，上海市卫生健康委员会行政执法处一级主办。
通讯作者：曹晓红，女，上海市卫生健康委员会行政执法处处长。
作者单位：上海市卫生健康委员会(徐蔚华、王跃龙、曹晓红、陈梦琪)。
本文已发表于《中国卫生质量管理》2022年第29卷5期。

中、高级职称护士有 124 人。

（二）管理模式分析

目前，上海市辅助生殖技术服务机构实行多部门合作管理模式，其中上海市卫生健康委妇幼处负责本市辅助生殖技术的整体管理工作；上海市卫生健康委行政执法处承担监督执法工作；上海市辅助生殖技术质控中心负责全市的技术质量考核、统计数据信息等工作。此外，组建由临床专家、律师、伦理专家及管理人员组成的市级人类辅助生殖技术管理工作专家组，发挥政府部门的智囊和参谋作用[3]。同时，上海市卫生行政部门积极加强与公安部门、市场监管部门、通信管理部门的紧密合作，互相交流，落实多部门联防联控机制，形成对本市人类辅助生殖技术服务的监管合力。

在监管过程中，执法人员采用日常监督、专项整治、随机抽查等方式进行监管，以现场实地检查为主，检查方式存在一定的局限性。具体表现为：① 违法证据收集难。由于现场条件限制，执法人员收集证据的途径和方法有限，可能出现证据收集不充分等情况，影响违法行为认定及处罚工作；② 执法效能缺乏前瞻性。执法人员在现场检查中以回看病历记录、台账资料等为主，所发现的违法违规行为处于完成状态，或已对患者造成损害，未能提前预警；③ 同质化监管难。由于目前国内尚未建立统一的辅助生殖技术质量评估标准，且多数卫生执法人员缺乏医学专业背景，因而监管存在一定差异。

二、"非接触式"执法的思考

（一）梳理关键监管点

上海市卫生健康委行政执法处借鉴"危害分析和关键控制点体系（hazard analysis and critical control point，HACCP）"概念[4]，以人工授精技术、体外受精-胚胎移植技术及其衍生技术的临床操作流程为基础，筛选出关键监管点，并结合《人类辅助生殖技术管理办法》《国家卫生健康委办公厅关于印发加强辅助生殖技术服务机构和人员管理若干规定的通知》（国卫办妇幼发〔2019〕20 号）等要求，对关键监管点的合规行为进行细化。经过梳理，目前形成人工授精技术的 12 个关键监管点和体外受精-胚胎移植技术及其衍生技术的 14 个关键监管点。以体外受精-胚胎移植技术及其衍生技术的操作流程为例，该技术的关键监管点包括机构资质、人员资质、硬件环境、管理制度、适应证和禁忌证等（图 1）。

（二）建立合规行为标准库

组织 6 名辅助生殖技术临床专家、5 名实验室专家、5 名医疗管理人员及 9 名卫生执法人员等对关键监管点的合规行为及合规值开展多轮头脑风暴，以形成合规行为标准库，并确定辅助生殖技术服务的合规边界，即合规限定值。

1. 机构资质的规则库

人类辅助生殖技术服务机构在执业资质方面的合规性内容包括《医疗机构执业许可证》上的机构名称、执业地点、诊疗科目，以及人类辅助生殖技术批准证书上的机构名称、执业地点、核准项目、校验管理等信息。以符合与不符合的判定规则对各项具体细节进行比对，判断其行为是否合规（表 1）。

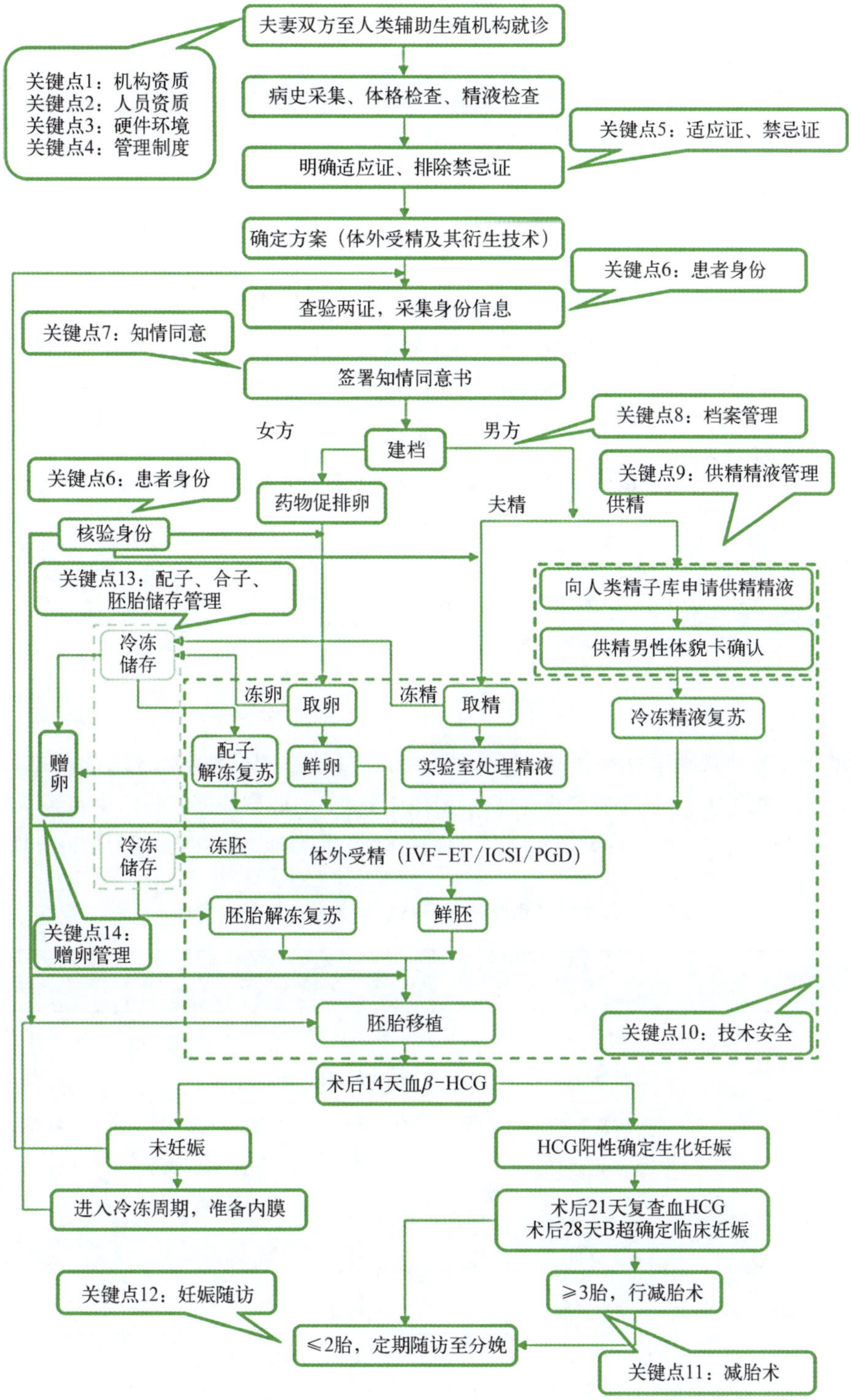

图1　体外受精-胚胎移植技术及其衍生技术的操作流程图

注：IVF－ET为体外受精-胚胎移植技术（in vitro fertilization-embryo transfer）；ICSI为卵胞浆内单精子显微注射技术（intracytoplasmic sperm injection）；PGD为胚胎植入前遗传学诊断（preimplantation genetic diagnosis）；HCG为人绒毛膜促性腺素（human chorionic gonadotropin）

表 1　人类辅助生殖技术服务机构资质的规则库

一级指标	二级指标	三级指标	判定规则
《医疗机构执业许可证》	机构名称	与实际名称匹配	符合/不符合
	执业地点	与实际地点匹配	符合/不符合
	诊疗科目	妇产科专业：生殖健康与不孕不育专业；外科：泌尿外科专业	符合/不符合
《人类辅助生殖技术批准证书》	机构名称	与《医疗机构执业许可证》上的机构名称一致	符合/不符合
	执业地点	在《医疗机构执业许可证》上的执业地点范围内	符合/不符合
	核准项目	夫精人工授精技术	符合/不符合
		供精人工授精技术	符合/不符合
		常规体外授精-胚胎移植、卵胞浆内单精子显微注射技术	符合/不符合
		胚胎植入前遗传学诊断	符合/不符合
	校验管理	每两年校验 1 次，结果合格	符合/不符合

2. 人员资质的规则库

人类辅助生殖技术从业人员主要包括妇科医生、男科医生、实验室技术人员及护士等。以临床妇科医师的执业资质规则库为例，其执业资质的合规性内容包括《医师执业证书》上的姓名、执业地点、执业范围、变更记录等，以及妇产科专业中级职称及以上的职称证书和临床生殖医学的生殖医学培训证明。以符合与不符合的判定规则对各项具体细节进行比对，判断其行为是否合规（表 2）。

表 2　人类辅助生殖技术服务机构人员资质的规则库

一级指标	二级指标	三级指标	判定规则
《医师执业证书》	姓名	某某某	符合/不符合
	执业地点	与医疗机构名称一致	符合/不符合
	执业范围	妇产科专业	符合/不符合
	变更记录	变更内容	符合/不符合
职称证书	妇产科专业	中级职称及以上	符合/不符合
		临床负责人具有高级职称	符合/不符合
生殖医学培训证明	培训基地	临床生殖医学	符合/不符合

3. 临床操作的规则库

人类辅助生殖技术是指运用医学技术和方法对配子、合子、胚胎进行人工操作，以达到受孕目的的技术，分为人工授精和体外受精-胚胎移植技术及其衍生技术[5]。以体外受精-胚胎移植技术为例，在该技术的临床应用中，涉及的合规性行为种类较多。结合日常诊疗情况及医疗质量管理要求，以患者身份信息、知情同意告知、技术操作3个关键监管点为切入点，判断其行为是否合规（表3）。

表3　人类辅助生殖技术临床操作的规则库

一级指标	二级指标	三级指标	判定规则
患者身份信息	身份信息采集与核实	留存身份证、结婚证、承诺书	符合/不符合
		采集指纹或掌纹信息	符合/不符合
		手术日患者身份信息与留存身份信息一致	符合/不符合
知情同意告知	知情同意书的签署情况	患者夫妇均签署姓名及日期	符合/不符合
		医生签署姓名及日期	符合/不符合
		签署日期在促排卵用药之前	符合/不符合
技术操作	促排卵药物应用	每日监测促排卵药物用量	符合/不符合
	实验耗材	取卵针、移植管等实验耗材具有医疗器械注册证	符合/不符合
	配子、合子、胚胎核查	处理、转移、保存、使用等关键环节由2人以上同时现场核对	符合/不符合
	周期内胚胎移植数	首个周期移植胚胎数目1枚	符合/不符合
		其余每个周期移植胚胎数≤2枚	符合/不符合
	年取卵周期数核查	≤10 000个取卵周期	符合/不符合
	年移植周期数	囊胚移植周期数比例≤7%	符合/不符合
	减胎术	存在≥3胎的妊娠情况	符合/不符合
	赠卵管理	来源只限于治疗周期中剩余的卵子	符合/不符合
		每个赠卵者的卵子最多只能使5名妇女妊娠	符合/不符合

（三）建立违规医疗行为分类分级特征库

通过上海市卫生行政处罚系统平台，以人类辅助生殖技术服务机构为筛选对象，查阅近五年的违法违规行为处理情况，以案由库为基础进行医疗行为分类，以行政处罚、监督意见等为依据进行风险分级，形成分类分级特征库，并由此确定医疗行为分类分级违法违规行为判定规则。以实施人类辅助生殖技术未遵循知情同意原则的行为举例说明（表4）。

表4　人类辅助生殖技术知情同意的违规医疗行为分类分级特征库

违规医疗行为	分类	分级	判定内容	判定规则
实施人类辅助生殖技术未遵循知情同意原则	违反《人类辅助生殖技术管理办法》的行为	高风险	知情同意书的医生、日期填写不全	符合/不符合
			知情同意书的患者夫妻双方签名、日期不全	符合/不符合
			知情同意书的签署日期在实施辅助生殖技术之后	符合/不符合

（四）构建监管风险模型及预警机制

以电子证照库、上海市健康信息网为主要数据来源，采集医疗机构执业资质、医务人员执业资质、药品处方、手术操作等诊疗数据；以人类辅助生殖技术合规行为标准库和违规医疗行为分类分级特征库为基础，设置“符合、不符合、大于、小于、区间”等智能比对逻辑算法，构建出围绕机构、科室、人员的动态执业行为数据基础模型，以及违规开展人类辅助生殖技术服务的判定模型。

通过动态执业行为数据基础模型，“智慧卫监”的指挥中心屏幕上可全景展示辅助生殖技术服务机构的布点情况及实时开展的临床技术服务信息。基于此，对违法违规行为进行风险预警，并由市级指挥中心根据风险等级进行任务派发和追踪结果，形成监管闭环（图 2）。

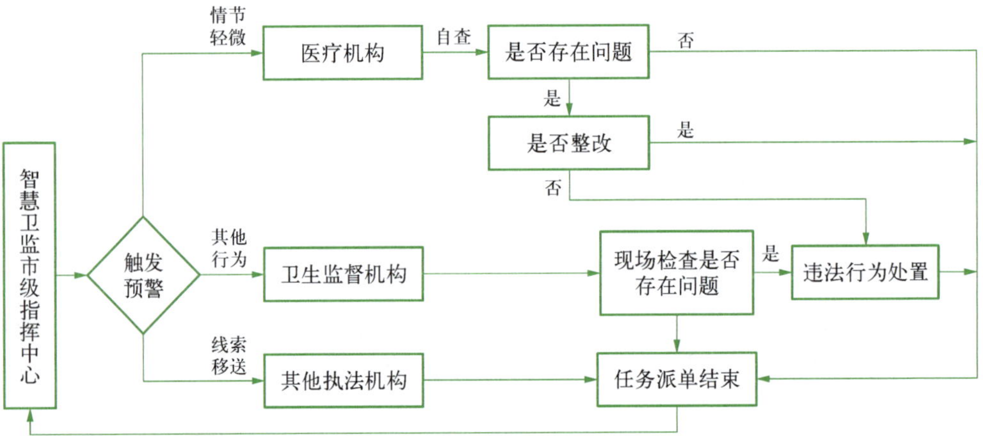

图 2　人类辅助生殖技术服务机构“非接触式”监管闭环

三、思考分析

（一）“非接触式”执法的优势

随着信息技术的不断发展，互联网+的管理模式已逐步应用于医疗质量监管等多个领域[6]。“非接触式”执法具有以下显著优势：① 有力锁定证据。监控平台可精确判别违规行为并锁定证据，既防止了证据湮灭，又丰富了证据类型，有助于对违法机构或人员的准确定责及依法处置。② 降低违法危害。监控平台的实时监管及预警信息有利于执法人员第一时间掌握违法行为并启动闭环管理，可有效降低违法危害，保护患者健康权益。③ 提升同质化监管能力。监控平台搭载的数据模型可无差别化地识别不同医疗机构发生的违法违规行为，提升执法人员发现问题的能力，同时保障执法的公平公正。

（二）“非接触式”执法面临的难题

首先是网络安全问题。互联网+信息系统不仅收集了大量人员信息，而且包含执法部门信息，涉及个人隐私、商业机密，乃至国家机密，一旦泄露将造成巨大损失。

其次是数据共享问题。医疗领域的监督执法工作不仅需要法治能力，还需要较高的临床医学能力。“非接触式”执法的推动不只是卫生执法机构的“个人赛”，而是医疗机构、各专业的质控中心、市场监督局等多部门协同合作的“团体赛”。如何畅通信息渠道，实现数据共联共享，是信息平台的建设要求，也是各部门实现联防联控的主要抓手。

再次是智能化问题。现有的“非接触式”执法模式虽已与人工智能系统相结合，但仍需要依靠执法人员分析采集信息。如何让业务数据搭载更智能化的程序，高效精准发现违法线索，提升同质化监管水平，是执法部门目前面临的难题。

（三）对“非接触式”执法的工作建议

一是加强顶层设计，完善制度保障。一方面，卫生行政部门要加快制定“非接触式”执法工作的制度，明确适用范围，规范执法程序和要求；另一方面，各级政府要重视网络安全建设，在协调推进多部门合作、打破信息壁垒的同时，注重数据传输安全，以安全、便捷、可靠的“智能+平台”来切实提高卫生健康管理水平。

二是健全培训体系，加强人员保障。“非接触式”执法的有效应用，离不开一支高素质、高水平、高技能的执法队伍。卫生执法培训要突出信息化运用水平，以“科技+监管”的执法思维，提升人员发现问题的能力；同时，使其掌握相关法律知识，提升解决问题的能力[7]。

三是依托信用体系，完善执法保障。随着市场经济的快速发展，全社会对于信用的需求愈发强烈[8]。卫生行政部门可将“非接触式”执法与信用工具深度结合，了解不同地区、不同医疗机构的失信和守信情况，抓住失信重点领域进行重点整改，有的放矢地合理分配监管资源，提高监管效率，营造良好社会生态。

参考文献

[1] 张尊月，王昆华，唐莉，等. 人类辅助生殖技术的伦理思考. 医学争鸣，2019，10(6)：38－41.

[2] 刘爱霞，朱依敏. 国际人类辅助生殖技术监督与质量管理模式. 中华生殖与避孕杂志，2018，38(8)：632－635.

[3] 单政，姚楠，王芳. 上海市辅助生殖技术监管现状分析. 中国社会医学杂志，2015，32(3)：224－227.

[4] 什么是HACCP. 农业科技与信息，2014(6)：16.

[5] 文娅，张清学. 体受精-胚胎移植技术及其衍生技术的子代健康研究现状. 实用妇产科杂志，2017，33(5)：332－334.

[6] 廖生武. 互联网+背景下区域医联体医疗质量管理创新服务模式研究. 中国卫生质量管理，2019，26(3)：126－129.

[7] 林永新，郑晓霞，缪伟，等. 互联网医疗卫生监督中电子数据取证现状和对策研究. 中国卫生监督杂志，2020，27(4)：333－337.

[8] 韩家平. 信用监管的演进、界定、主要挑战及政策建议. 征信. 2021，39(5)：1－8.

临床类别医师学习中医执业管理政策现状与思考

刘 洪 曹晓红 毕宏达 殷玮玮 管红叶

【导读】 临床类别医师学习中医是继承、创新和发展中医药学,促进中医药现代化发展的重要途径之一,有利于丰富中医内涵、充实中医人才、创新中医发展理念,可以破解发展难题,解决中医药发展困局,形成更加丰富、更加深刻、更加适合中医药发展的道路和方法。文章从卫生监管角度系统梳理临床类别医师学习中医执业管理政策和经验,汇总分析中医药教育培训和临床需求的现状及所面临的问题,从而进一步明晰执业管理范畴,规范执业行为,为政策制定提供参考。

中医药是我国重要的卫生、经济、科技、文化和生态资源,传承创新发展中医药是新时代中国特色社会主义事业的重要内容,是中华民族伟大复兴的大事。临床类别医师学习中医,与中医共同开展中医药实践及研究符合我国国情和医学发展规律,是对中、西医学优势的互补和集成[1]。

一、临床类别医师学习中医执业管理政策的研究背景与意义

(一) 坚持中西医并重、守正创新为核心的政策导向

传承创新发展中医药是新时代中国特色社会主义事业的重要内容,中医药发展"十三五"规划确定的中医药传承与创新"百千万人才工程"(岐黄工程),组织实施的"西学中"优秀人才研修项目和"西学中"骨干人才培训项目均取得了丰硕成果。"十四五"中医药人才发展规划继续贯彻落实《关于加快中医药特色发展的若干政策措施》(国办发〔2021〕3 号)等文件要求,实施"西学中"高级人才班、研修项目等专项,培养"西学中"领军人才、青年拔尖人才。同时,2022 年颁布的《中华人民共和国医师法》也鼓励中、西医相互借鉴学习,临床类别医师按照国家有关规定,经培训和考核合格,在执业活动中可以采用与其专业相关的中医药技术方法。

基金项目:国家中医药管理局中西医结合与少数民族医药司委托开展临床类别医师学习中医执业管理相关政策研究(项目编号:2023047)。
第一作者:刘洪,男,上海市卫生健康委员会行政执法处三级高级主办。
通讯作者:管红叶,女,上海市卫生健康委员会中医药服务监管处副处长。
作者单位:上海市卫生健康委员会(刘洪、曹晓红、毕宏达、殷玮玮、管红叶)。

（二）突显以人为中心、促进健康为目标的需求导向

习近平总书记指出："新形势下，我国卫生与健康工作方针是：以基层为重点，以改革创新为动力，预防为主，中西医并重，把健康融入所有政策，人民共建共享。"中西医协同治疗能减少西药使用，减轻毒副作用，对治疗长期、慢性、老年性、疑难疾病都具有积极效果，采用中医药开展多种疾病和疑难杂症的诊疗取得实际疗效，奏非常之功[2]。特别是新型冠状病毒感染疫情发生以来，坚持中西医结合、中西药并用，中医药全面参与疫情防控救治，作出了重要贡献。

（三）持续以创新开拓、破解中医难题为发展导向

当前，中医药发展存在高素质中西医结合人才紧缺，中医药内涵和临床价值无法体现，中西协同长效机制需要完善[3]等问题。因此，要不断开拓创新思路，总结优化好的办法、好的经验，加强中西医结合规范化、标准化建设，加强组织协调，建立和完善具有中西医结合特点的诊断标准、治疗方案和疗效评价体系。以发展眼光谋求解决当前中医药发展的现实问题，改革中西医结合教育，鼓励临床类别医师学习中医药，开展中医药执业，努力培养造就一批高水平中医临床人才和多学科交叉的中医药创新型领军人才，以及高层次创新团队。

二、临床类别医师学习中医执业管理的现况

对全国临床类别医师开展中医药诊疗服务情况进行调查，通过访谈、问卷的形式，评估临床中医药诊疗技术服务需求，探讨开展中医药服务的条件、内容、范围、培训模式等内容。

（一）临床类别医师学习中医执业管理政策梳理

对临床类别医师学习中医执业管理的一些规定和措施散见于国家和地方文件。经对相关的文件资料进行梳理，各地对临床类别医师学习中医执业管理的侧重虽有所不同，但均主要集中在人员培训、考核标准、结果运用等方面。结合辖区中医教育资源配置与临床需求制定和落实相应政策，如河南省实施"仲景人才工程"，建立有机衔接的中医药人才梯队[4]；安徽省探索高层次中西医结合人才培养，鼓励临床医学专业学生报考中医专业学位研究生和西医离职学习中医。充分聚焦人员遴选条件、培训机构资质、培训方式方法、考核形式与内容、临床执业活动等问题，如北京市成立"西学中"培训管理办公室具体负责"西学中"相关工作；浙江省采用线上理论考试、线下理论考评和临床实践考核等形式。根据不同情况进行资质登记备案和授权，纳入日常管理，如江苏省制定统一的项目实施方案，审核考核结果；上海市由《医师执业证书》发证的卫生健康行政部门办理登记备案。

（二）临床类别医师学习中医执业管理所面临的问题

1. 亟待高层级指导、方针和原则引领

目前尚缺乏针对临床类别医师学习中医执业管理的高层级法律法规文件，具体细化到中医执业活动管理则缺少实质性的指导和原则，而造成管理脱节。医师坦言即使经过中医药学习，还

是对开具中成药、中药饮片处方及使用中医技术存在顾虑，中医和临床执业范围、内容不同，害怕超出执业范围而受到处罚[5]；卫生行政部门则对临床类别医师学习中医执业的活动性质内涵与外延认识模糊，感觉法律法规依据不充分，依法管理底气不足。

2. 接受培训不同，能力不同，执业需求亦不同

临床类别医师学习中医有多种途径，如全日制中医院校教育，取得中医执业资格或职称，以师承学习或经多年实践；脱产或在职培训、人才研修项目、中西协同医院和科室培养；面向科室的系统培训和轮训、中医专项培训。接受中医药教育培训方式程度不同，结构层次不同，能力也有所不同，因而缺乏高层次人才。人才发展体制机制有待进一步完善，培养体系有待进一步健全，结构层次有待进一步优化。调研还发现，临床类别医师在学习中医以后开展中医药诊疗活动有不同需求，并非覆盖所有的中成药、中药饮片，各类中医技术可能仅仅涉及部分内容，应当考虑灵活调整。有医师反映，希望能在临床开展一些简单、易学、易用的中医药诊疗活动，但如果是要进行 1~2 年的中医药教育培训，他们就望而却步了。

3. 中医执业登记、备案、授权要求不尽相同

临床类别医师学习中医以后将中医药知识运用于临床，希望得到相应的认可或确认，形式主要有登记、备案和授权。各地大部分已经执行培训考核颁证制度，部分地区还纳入了信息化管理，但是对医师培训后开展中医执业活动的登记备案各不相同，授予执业内容权限也不尽相同。有颁发考核合格证、培训合格证、结业合格证，还有仅对人员名单备案的，形式不一；有些规定仅可以开具中药处方(中药饮片、中成药)，有些还可以在专业内开展中医技术，各地差异较大，跨省、跨地区标准也不一样；部分地区实现信息化管理，纳入医师执业注册管理系统，自建管理系统，但还有些地区没有实现信息化；有些地区将日常管理下放至医疗机构，部分地区只要取得培训合格证明即可开展相应的中医执业活动，要求不统一。

4. 需要创新管理理念，发挥医疗机构管理职能

当前，临床类别医师学习中医执业活动定性，临床开具中药饮片、中成药处方，开展中医技术的要求和医疗、法律风险防范等问题都亟待解决，监管过程中还出现了超出医师执业范围、技术能力开展中医药执业活动，临床类别医师学习中医跨省执业、多点执业等新问题亟待解决。同时，医疗机构自我管理在规范临床类别医师学习中医执业作用没有得到充分重视。北京市要求医疗机构加强对“西学中”医师管理，将中药饮片处方纳入点评；上海市则提出医疗机构应加强对临床类别医师学习中医后开展中医执业医疗的质量和安全进行定期评估，并建立动态管理制度，但是总的来讲，细化内容少，较为笼统，医疗机构的具体管理职责、分工较为模糊。

5. 中医继续教育作用有待进一步重视

临床类别医师学习中医执业涉及中医继续教育有 2 个阶段，一是通过西医学习中医制度，攻读中医专业学位，在职或离职学习中医，跟师或多年实践学习和熟悉中医药理论知识；二是通过继续教育，终身学习体系，围绕职业发展需求，学习和提高中医药技能。目前，对人才培养没有统一规范的管理体系，教育缺乏层次。继续教育要求相对较低，对执业前教育培训有课时、内容、完成情况的框定，但是对执业后继续教育的规定较少，对于医疗机构内部的教育轮训和评估则甚少论及。

三、临床类别医师学习中医执业管理的政策建议

（一）进一步明确总体思路、管理模式和监管要求

党的十八大以来，以习近平同志为核心的党中央把推进中医药事业发展摆在突出位置，中医药改革发展取得了显著成绩，有了长足的进步。近年来，各地不断探索和创新管理思路、理念，产生了一些很好的做法，但在总体思路、管理模式、监管要求等方面缺乏国家层面的统一要求。建议国家中医药管理局根据临床类别医师学习中医执业管理的总体要求，结合各地实践情况，出台对临床类别医师学习中医执业管理的规定，满足临床类别医师学习中医后执业的不同需求，体现各地特色的同时实现同质化管理。如制定临床类别医师学习中医执业管理的规定，进一步明确总体方针、工作目标、教育培训机制、资质登记授权、日常执业管理、中医继续教育要求及监督管理职责等，有效指导全国各地系统、深入地推进此项工作。

（二）根据培训情形及中医执业的难易和风险程度，实行分类分级管理

临床常见的中医药服务包括中药和中医技术，其难易程度、医疗风险、不良反应有所不同，建议根据不同教育培训程度进行分类管理[6]。临床类别执业医师经过中医药教育或培训合格，参加省级以上不少于2年的“西学中”系统学习，经登记或授权，开展与其原执业范围相关的中医诊疗活动。参加省级专项中医医疗技术培训班并考核合格后，可以开展专项中医药技术。经医疗机构培训并考核合格后，可以应用本专业临床诊疗规范或指南推荐的单方中药饮片。根据不同培训内容和执业范围，实施分级管理，明确不同情形登记许可的机构和具体要求。完成系统学习培训后，在《医师执业证书》备注“西学中”可以开展中医药诊疗活动；经过中医技术专项培训并考核合格，由医疗机构审核同意后予以授权。使用诊疗规范或指南推荐的单方中药饮片，由医疗机构评估并审核同意后予以授权。

（三）加强中医药教育培训全过程管理

中医药教育培训是临床类别医师开展中医药执业活动的前提和重要环节，在体现各地特色的同时实现同质化管理，完善培训制度，充实师资库资源；编制全国统一培训考核大纲，编订培训教程；拓展教育形式，采用学分制、模块化、线上线下培训、临床实践等[7]。同步加强继续教育学习，搭建学习平台，组织开展医师在职培训进修，纳入医师管理体系。

（四）强化各机构组织管理作用

卫生行政部门要明确监管主体责任，完善监督内容、监管标准，开展监管效果评估，对不规范执业行为落实教育、服务、处罚三位一体的处理，督促遵守医疗质量安全核心制度，不断提升中医诊疗规范化水平。依托中医学会协会、质控组织，开展专业质控标准的制定，加强专业质控管理，组织开展业务培训、继续教育和人才建设，提升医疗质量和医疗风险防控能力。医疗机构加强内部管理主体责任，鼓励和组织学习中医执业活动，实施动态全过程管理，建立健全临床类别医师学习中医执业的评估、授权和退出机制。

（五）积极探索管理创新

临床类别医师学习中医执业管理是随着中医药改革创新发展而涌现的新任务，是临床医药发展的要求，是综合运用多种治疗手段进行疾病治疗的要求，是积极推进中医与西医相结合的要求，以破除制约中医药高质量发展的政策障碍为切入点，完善政策举措和评价体系，持续推进改革创新。例如，委托中医医院建立“西学中”培训基地；对基层医疗卫生机构普及中医药培训，鼓励临床医师和乡村医生参加培训；在临床医学类专业住院医师规范化培训中，增加中医药知识技能的内容；加强评价和激励机制，在职称评定、薪酬待遇、进修学习、评优晋升、重大人才工程评选等方面进行倾斜，给予优惠政策。

参考文献

[1] 陈宏志，尹永田．协同创新背景下“西医学习中医”继续教育人才培养的实践．中国成人教育，2017(3)：127－129.

[2] 毛平，孔令青，刘岩，等．中西医结合人才社会需求调研报告．中国中西医结合杂志，2012，32(12)：1684－1686.

[3] 苏锦英，管红叶，聂爱国，等．传承创新背景下中西医协同发展关键问题与优化路径．中医药管理杂志，2023，31(9)：207－209.

[4] 祝传鹏．河南省鼓励西医离职学习中医．中医药管理杂志，2017，25(22)：175.

[5] 曹于，赵丹阳，庞博，等．西学中人才培养助力中医药发展的实践与思考．中国中医药现代远程教育，2022，20(16)：178－180.

[6] 陈斯斯，冷方奥．首创“西学中”执业分级分类管理，上海全面推进中西医结合创新发展．上海中医药报，2022－02－18(002).

[7] 孙茜，王乙．新时代“西学中”继续教育人才培养模式研究．高教学刊，2022，8(28)：165－168.

上海市卫生健康系统从业人员自媒体运营与规范管理的对策思考

罗　蒙　任　健　艾晓金　吴　涛　曹婉伊　潘明华
刘雪梅　孙　平　汤　丽　沈　静　沈芳芳　齐璐璐
陈其琪　董　晨　何　洁　金　平　沈　莉　龚纾碧

【导读】　虽然我国卫生健康类自媒体监管与服务起步较晚,但多部门(机构)协力合作的协同管理工作现已基本起步。上海市作为互联网发展和医疗发展高地,国家、上海市卫生健康行政管理部门虽对自媒体健康科普工作提出了引领方向与规制要求,但面对国内卫生健康类自媒体蓬勃发展的新态势,其仍存在亟待改进的问题。文章通过问卷调查和专家访谈等方法,系统分析了上海市卫生健康系统从业人员科普自媒体运营实际,综合提出了制约其健康发展的10个问题,并从精准、协同、专业与服务4个维度提出了加强从业人员科普自媒体规范管理的对策建议,以期为后续管理工作提供参考。

一、引言

相较于报纸、广播、电视等传统媒体,新媒体的发轫与成长是随着互联网及人工智能技术的进步而得以催生与发展的。相应地,我国对后者的政府行政管理工作也起步较晚,其管理构架与体系至2011年中央网信办成立才逐步建立与完善。自2011年以来,中央与地方政府在制定并颁布法律依据、职能部门发布具体规定及指导意见2个层面做了大量工作。期间,以卫生健康科普为主题的自媒体传播行业开始迅速成长。经过十余年的迭代与完善,一个管理责任明确、管理主体结构合理、管理效能明显的国家与地方层面的网络媒体行政管理体系已基本建立。

就互联网信息传播与安全监管而言,在中央、地方网信办的指导下,关于网络传播(包括卫生健康自媒体传播)的管理工作,上海市卫生健康政府职能部门会同有关政府部门、机构,沿着破与

基金项目:上海市卫生健康委员会卫生健康政策研究课题"关于上海市卫生健康系统从业人员自媒体规范管理的研究"(课题编号:2024HP63)。
第一作者:罗蒙,男,上海市卫生健康委员会副主任。
通讯作者:任健,男,教授、博士生导师;艾晓金,男,上海市卫生健康委员会新闻宣传处处长。
作者单位:上海市卫生健康委员会(罗蒙、艾晓金、潘明华、刘雪梅、孙平、龚纾碧),上海理工大学出版学院(任健、吴涛、曹婉伊),上海交通大学医学院附属仁济医院(汤丽),上海市第一人民医院(沈静、金平),复旦大学附属华山医院(沈芳芳),复旦大学附属中山医院(齐璐璐),上海交通大学医学院附属新华医院(陈其琪),上海市疾病预防控制中心(董晨),上海中医药大学附属龙华医院(何洁),上海中医药大学附属岳阳中西医结合医院(沈莉)。

立同步、堵与疏并举、激励与约束共存，以及营造新型管理（服务）文化的方式路径展开、推进。2022年以来，国家、上海市卫生健康行政管理部门陆续下发重要文件，对包括系统内从业人员自媒体制作与传播在内的全媒体健康科普工作提出了引领方向与规制要求。但面对国内卫生健康类自媒体蓬勃发展的新态势，国内，特别是上海市卫生健康系统在自媒体科普管理与服务状况中仍存在值得重视、亟待改进的问题。

针对发现的问题，又囿于卫生健康类自媒体这一新生事物的特殊属性，卫生健康行政管理对其进行规范性施政的抓手需是在网信办的指导下，联合其他政府执法部门和机构协同、间接进行。因此，本文还从精准管理、协同管理、专业管理及服务管理4个方面给出建议，以规范管理。

二、上海市卫生健康系统从业人员自媒体管理工作中存在的问题及分析

在对前期文献梳理、政策研究、问卷数据分析及专家访谈报告进行汇总的基础上，我们发现在上海市卫生健康系统从业人员自媒体管理工作中尚存如下问题亟待重视、改进与完善。

（一）对管理对象的需求缺乏精细化研究

“知己知彼，百战不殆”。近年来，上海市卫生健康系统从业人员自媒体账号所体现出的社会责任感、专业性、内容丰富性、互动性与传播效果都取得了长足进步。但参与者也面临着时间不足、平台规范性要求高等挑战。调查显示，89.23%的参与者表示缺乏充足的时间与精力是其面临的最大困难。此外，61.54%的医务人员认为平台的规范性要求也对其运营产生了显著影响。对于上述类似问题，总体而言，尚缺乏精细化的分析与研究。

（二）对医院管理自媒体账号的难题缺乏分析

总体而言，上海市公立医院缺乏专门的技术科普人员来帮助医生制作和发布内容，导致医生需要在繁忙的工作中额外承担这些任务。医院需要确保医生发布的内容既科学又合规，但内容审核和把控存在难度，尤其是当内容涉及专业医疗知识时。当医生与多渠道网络（multi-channel network，MCN）机构或其他第三方合作时，医院很难确保这种合作模式不会导致传播内容失控或医院品牌形象受损。此外，还存在患者隐私保护、自媒体培训和教育成本高、对突发自媒体舆情监控和应对能力不足等问题。

（三）传播规制的精准性不足和系统性不够

在网信部门规制管理框架下，近年来，国家、地方卫生健康行政部门陆续出台了若干科普传播的促进、奖励政策。具体到网络传播，针对宏观范围的媒体传播，卫生健康行政管理部门出台的网络传媒管理政策以鼓励性、引领性政策居多，针对自媒体制作与传播的规制已经起步，但总体数量偏少，且约束性、精准性不足，系统性、体系化程度不够。现在出台的针对自媒体制作与传播的约束性规制主要为国家卫健委颁发的《关于建立健全全媒体健康科普知识发布和传播机制的指导意见》（国卫宣传发〔2022〕11号）[1]，与卫生健康类自媒体制作与传播迅猛发展的行业背景相比，相关政策数量偏少，其系统性、体系化程度也不够。

(四) 多部门协同机制不全

我国对新媒体的政府行政管理工作起步较晚,其管理构架与体系至2011年中央网信办成立才逐步建立与完善。经过十余年的迭代与完善,构成了以中央与地方网信办领导与协调,公安、市场监督、文旅执法及卫生健康行政等政府执法部门(机构)各司其职、相互配合的联合管理体系。但是,其内部的执法协同机制、管理协同机制、服务协同机制尚存在不及时、不到位、不落地问题[2-3]。进而言之,上述问题主要出现在卫生健康委内部新闻宣传部门与健康促进等部门的内部协同,以及卫生健康行政机关与相关政府行政执法机构的外部协同2个方面。

(五) 分工多元、职能交叉导致管理流程不够明晰

在卫生健康类自媒体行政管理中,既有卫生健康委系统内各部门之间业务上的对接、职能上的交叉,更有卫生健康委与其他政府部门之间的业务合作。从专家访谈的反馈来看,存在的问题主要是由工作分工多元、职能交叉而导致的管理流程、权责不够明晰。

(六) 缺乏精准的行业标准和规范

当前,针对卫生健康类自媒体的精准行业标准和规范相对较少,且存在诸多空白和模糊地带,这使得一部分账号偏离卫生健康科普本位,产生某些不良影响。

(七) 专家库资源支持不足

目前,用户比较集中的微博、抖音、小红书、快手等平台均具有不同的平台调性、内容属性与传播特色,但对卫生健康这专业领域而言,平台审核人员往往缺乏专业背景,这导致一些专业内容被误判为不合规。为了规避这一风险,除了自媒体运营者在内容创作上要始终遵循医学指南和行业规范,以确保内容的合规性以外,重要的是需要卫生健康行政部门会同网信部门来整合专家库资源,通过行业专家的力量来给平台的审核、鉴证提供背书。

(八) 以平台为中心的循环流程尚未建立

就微博、抖音、小红书、快手等平台而言,囿于对平台机制和规定的跟进不及时、研究分析不透彻,卫生健康部门处置突发负面舆情时,会遭遇平台层面卡壳现象,相应地,以平台为中心的"卫生健康行政—医疗机构—账号—平台—医疗机构—卫生健康行政"舆情迅速反馈、沟通与处置的循环流程也运行不畅。如近期根据《互联网信息服务管理办法》[4]《抖音社区自律公约》等相关法律法规与平台规则,抖音平台专门对治理规则进行了更新。对上述规定都需要做相应分析,并谋划对策。

(九) 缺失行业自律机制

从他律到自律,由网信部门牵头,通过地方网络文化协会会员单位共签《网络文化行业自律公约》的形式,共同建设积极向上、和谐文明的网上精神家园,是一种积极有效的行政抓手[5]。就上海卫生健康系统从业人员自媒体运营而言,尚缺乏由网信部门统揽管理、卫生健康部门具体指

导的、全市层面的卫生健康系统从业人员自媒体运营行业联盟等自律组织，导致卫生健康部门的具体行政缺乏抓手。

（十）服务意识、服务内容、服务方式需要更新

医务从业人员在自媒体内容创作中扮演着重要角色，他们不仅是专业知识的传播者，更是公众健康教育的推动者。面对挑战，他们需要不断提升自身的专业能力与运营技巧，以适应快速变化的自媒体环境。对卫生健康系统从业人员自媒体运营这一新生事物，相关管理与服务工作虽已起步，但总的来看，管理对象的服务意识、所提供服务内容的丰富度、服务方式的创新性均有待进一步提升[6]。未来，随着技术的发展与社会需求的变化，医务人员在自媒体领域的作用将愈加重要，可为公众健康的提升贡献更大的力量。

三、精准、协同、专业与服务：加强规范管理的对策研究

针对上述问题，为加强上海市卫生健康系统从业人员自媒体运营规范管理专项工作（以下简称“专项工作”），本部分拟从精准管理、协同管理、专业管理及服务管理 4 个方面进行分析，并在此基础上提出对策建议。

（一）精准性、精细化、针对性的定位与政策

1. 精准性定位

就上海市卫生健康系统从业人员自媒体运营的行政管理及后续服务，从政府而言，首先要对系统从业人员从事该项工作进行清晰、精准的定位，并在今后出台的引领性、规制性文件里有所体现。

从业人员创作、制作与传播的自媒体账号要谨守“卫生健康科普知识传播者”“病患治疗与康复问题解决专家”的内容定位，在内容的专业性、丰富性及互动性方面下功夫，处理好专业性与娱乐性的结合、互动性与参与感、风险管理与合规意识等问题。同时，自媒体账号的精准性定位还在于要坚守从业人员的专家形象，切忌以蹭社会敏感热点与公共话题来获得流量与粉丝量，避免引发负面社会舆情。

2. 精细化制策

由国家与地方层面网信办引领、国家与地方卫生健康委牵头负责、有关自媒体平台随之跟进、多部门（机构）协力合作的协同管理工作已经基本起步，相应的法律、法规、意见、引领与做法等多层面、多视角的管理与服务依据体系也逐渐建立、健全[7-8]。但总的来看，目前，管理与服务依据相对泛化的，与网络传播治理的规制、科普传播的促进和激励相关的政策文件居多。

因此，建议上海市卫生健康委在现有的《关于健全全媒体健康科普知识发布和传播机制　增加健康科普优质资源供给的实施意见》（沪卫健康〔2023〕2 号）的基础上，针对专项工作，酝酿出台精细化的工作导引，对账号定位、内容边界、专业形象、病患隐私、商业合作等具体问题提出明确的底线要求与后续健康发展建议。

3. 针对性引领

在今后出台的专项工作工作导引中，除了对一些敏感、模糊地带进行规范性提示和限制外，建议鼓励我市医疗机构从业人员在临床诊疗科普之外，对参与对口支援、远程医疗、带教基层进修医生的公益性工作进行宣传与报道，分享工作心得和体会，以亲身经历展示我市医疗机构医生专业、热诚、负责的职业形象。

（二）建立健全多部门协同、工作流程清晰的专项工作协同机制

1. 以管理主体的开放性与兼容性为协同流程、机制的建立与优化奠定基础

首先，就管理主体而言，促进上海市卫生健康系统内部与该专项工作相关的委机关处室、委属事业单位之间的内部协调，紧紧围绕“健康中国建设”主题，从科普传播的影响力与美誉度等角度建立便捷、通畅的沟通机制。其次，在现有的网信部门引领、各政府执法部门参与的联合执法与服务体系中，建议建立由上海市卫生健康委发起、由市网信部门指导、由市直有关部门参与的专项工作联席会议制度，以联席会议为平台，为协同流程与机制的落实奠定基础。

2. 持续关注专项工作流程、机制建立健全中的几个关键

就行政管理学而言，一般要把握工作方向、工作节奏、工作权限（授权）及时间节点管控等环节。在今后出台有关专项工作的针对性文件中，卫生健康委系统内、外各管理主体应对协同响应、协同处置、协同评估与协同改进问题提出明确的意见与要求，从关键环节入手，不断优化协同流程与机制，通过与平台便捷协同机制的建设，来提升专项工作的处置效率。

（三）建立专业自媒体形象，发挥学科专家库价值

1. 专业形象定位

在今后出台的文件中，建议明确提示，自媒体运营者的形象就是权威而亲切的健康知识传播者、和谐医患关系的维护者、医疗改革的鼓号手和医疗行业自媒体实践的先行者。建议强调要用心塑造专业、权威、公益的专家形象，要将医学伦理的要求自觉贯彻到自媒体之上。

2. 医学科普专家库的赋能与链接

根据《国家健康科普专家库管理办法》，自 2020 年国家健康科普专家库第一批成员入库以来，在推进健康知识普及行动，为健康科普工作提供技术支持，以及为人民群众提供科学的健康科普知识方面发挥了重要作用。建议在国家级科普专家库的基础上，尝试构建上海市市级医学科普专家库（或专家联盟），以文献链接、病例解析、经验分享、在线远程赋能等方式，有组织地加强与上海市专项工作的链接，积极发挥专家库的作用，体现自媒体的专业价值。

（四）管理即服务，创新服务，提升管理规范

要在前期行之有效的“大众化”“个性化”“主题式”培训服务，以及建立并运作网络自律联盟的基础上，从政治引领、主题活动、职称评审、执法处置、跨领域沟通、专项治理等方面，将日常管理、专项管理与创新服务有机结合起来，推进上海市对专项工作的管理规范见效。

参考文献

[1]《关于建立健全全媒体健康科普知识发布和传播机制的指导意见》印发. 中医健康养生,2022,8(7):2.

[2] 潘开灵,白列湖. 管理协同机制研究. 系统科学学报,2006(1):45－48.

[3] 杜栋. 协同、协同管理与协同管理系统. 现代管理科学,2008(2):92－94.

[4] 薛虹. 新《互联网信息服务管理办法》剑指何方. 保密工作,2021(2):50－51.

[5] 曹永福. 从他律到自律:能否使中国的医务人员将遵循职业伦理变成自觉. 中国医学伦理学,2006(6):18－20.

[6] 王丽平,韩艺. 创新政府管理和服务方式的原则和领域. 中国行政管理,2008(1):36－38.

[7] 唐刚,彭英. 多元主体参与公共体育服务治理的协同机制研究. 体育科学,2016,36(3):10－24.

[8] 余力,左美云. 协同管理模式理论框架研究. 中国人民大学学报,2006(3):68－73.

第七章

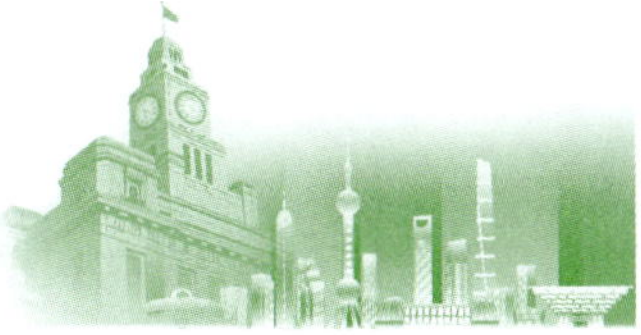

中医药发展

“十四五”时期是实现中医药振兴发展的关键时期，党中央、国务院持续加大对中医药发展的支持和促进力度，着力推动中医药振兴发展。上海深入贯彻落实国家关于中医药工作的战略决策和部署，以国家中医药综合改革示范区建设为导向，深化中医药传承创新，加快推进深化中医药改革。本章从中西医协同、长三角中医药区域协同、中医药、中医医院等不同角度对高质量发展进行研究，《上海市中西医协同高质量发展策略》从规划布局、内涵发展、制度创新、人才培养和学科融合等方面阐述了上海中西医协作发展方面的进展，完善中西医融合发展新机制；《长三角中医药区域协同高质量发展研究》梳理总结长三角地区中医药协同发展的历程和模式，探讨其中的关键因素，为推动长三角中医药区域协同发展提供参考；《上海市中医药高质量发展评价研究》基于上海中医药发展相关情况及“十四五”以来各年份数据，测算上海市中医药高质量发展指数，对上海中医药发展趋势进行分析及评估；《上海中医医院高质量发展综合评价指标体系研究》在体现中医医院高质量发展的基础上，统筹不同类型评价体系，突出上海特色，研制中医医院高质量发展综合评价体系指标。此外，《上海进一步深化中医药传承创新发展的前瞻性研究》回顾了上海历次中医药行动计划的实施成效与存在的挑战，分析该计划对公共卫生体系优化、学科创新、人才培养及国际化推进的深远影响，并提出了未来发展的策略建议；《加强中医医院管理能力政策研究》研究梳理了中医医院管理能力的影响因素，阐述了中医医院管理能力现状及面临的问题，并提出政策建议。

上海市中西医协同高质量发展策略

管红叶　刘　华　殷玮玮　黄绮芸

【导读】 上海是中西医结合事业的发源地，具有优良的中西医结合传统。上海深入学习贯彻习近平总书记关于“中西医结合、中西药并用”的指示精神，认真落实“中西医并重”卫生健康工作方针，以国家中医药综合改革示范区建设为导向，特色引领，不断完善中西医融合发展新机制。本文从规划布局、内涵发展、制度创新、人才培养和学科融合等方面阐述了上海中西医协作发展具体做法，开创了中西医协同创新发展的新局面。

上海深入学习贯彻习近平总书记关于中医药工作的重要论述，认真贯彻落实国家中医药管理局关于中西医工作部署和市委市政府工作要求，以国家中医药综合改革示范区建设为导向，始终坚持中西医同规划、同部署，不断完善制度保障体系，努力构建中西融合发展新机制，开创协同创新新局面。

一、加强中西医协作体系建设，夯实服务基础

上海着力完善中西医结合资源规划布局，积极构建优质高效的中西医结合服务网络。上海现有的 8 家三级中医类别医院中 5 家为中西医结合医院。100%的二、三级综合医院、妇幼保健机构和社区卫生服务中心设置了中医科，提供了半数以上全市中医药服务。在全国公立三级医院绩效考核中，上海中医药大学附属岳阳中西医结合医院连续 5 年位列中西医结合第一名，上海市第七人民医院、上海市中西医结合医院等也先后多次排名第二，其余 5 家中西医结合医院也都处于前 20 位。

上海率先在上海交通大学医学院附属瑞金医院等 6 家全国领先的西医医院开展省市级中西医结合旗舰医院建设，制定中西医结合旗舰医院评价体系，探索建立医疗机构中西医结合发展水平评价制度。复旦大学附属中山医院、上海中医药大学附属岳阳中西医结合医院、上海交通大学医学院附属瑞金医院、复旦大学附属妇产科医院 4 家医院入选国家中西医协同“旗舰”医院建设。推进区属综合医院转型中西医结合医院，闵行区吴泾医院经过转型，中西医医疗服务水平、人才

第一作者：管红叶，女，副处长。
通讯作者：刘华，男，上海市卫生健康委员会中医药服务监管处处长。
作者单位：上海市卫生健康委员会（管红叶、刘华、殷玮玮），上海市普陀区中医医院（黄绮芸）。

梯队建设质量、科技创新能力实现跨越式提升。目前，上海市崇明区第三人民医院、上海市徐汇区大华医院、上海市嘉定区南翔医院等一批综合医院正在积极转型中。

二、完善中西医协作制度建设，营造良好氛围

长期以来上海在推进中西医协同方面逐步建立了相对完善的制度环境。上海先后出台《关于促进中医药传承创新发展的实施意见》《上海市中医药条例》，明确提出坚持中西医并重，积极推进中西医临床融合发展。2022 年，上海市人民政府办公厅印发《上海市国家中医药综合改革示范区建设方案》（沪府办〔2022〕26 号），将“中西医协同”作为上海“特色卷”建设内容。印发《关于加快推动综合和专科医院临床科室运用中西医结合诊疗方案的通知》指导综合医院西医临床科室围绕中西医联合诊疗有优势的住院病种，针对临床治疗难点和薄弱环节，制定和推广实施“宜中则中、宜西则西”的中西医结合诊疗方案，建立常态化中医会诊、巡诊制度，对符合条件的患者提出中医诊疗方案、指导临床科室使用中药协定方和相关中医医疗技术。

2022 年，上海中医药、卫生、医保、财政等多部门启动中医优势病种按疗效价值付费试点工作，印发《关于扩大中医优势病种按疗效价值付费试点范围的通知》，2024 年将试点单位扩大到包括旗舰医院在内的市、区综合医院与专科医院和社区卫生服务中心，推动综合医院积极参与中医优势病种试点工作。

针对制约西学中人员开展中医执业的政策限制，2021 年修订的《上海市中医药条例》明确规定非中医类别执业医师通过中医学历教育，或参加相关的中医药系统培训并合格后，可以依规提供中医药服务，并可以参加中西医结合职称评聘。在国内率先制定西医开展中医药服务的地方规范性文件，出台《上海市非中医类别执业医师开展中医诊疗活动执业管理办法》，不断完善以技术难度和风险为要素，建立起西学中分级分类管理体系，打破固有执业障碍。

三、创新中西医临床协作发展模式，增强发展动力

上海连续十余年设立中西医结合工作专项经费，从专科专病、临床研究、人才队伍等方面全力滚动支持综合医院开展院内外中西医协同工作。连续五轮在“上海市中医药事业发展三年行动计划”中，围绕重大疑难危重病或中西医协同重点领域开展专项支持，并优先支持旗舰医院相关科室。依托本市四大儿科医联体建设，整合中西医优质资源，构建覆盖全市的儿科中西医协同诊疗网络。复旦大学附属华山医院康复医学科、复旦大学附属中山医院中西医结合科、上海交通大学医学院附属瑞金医院血液科和上海中医药大学附属岳阳中西医结合医院心血管病科等 43 个科室纳入国家中西医协同“旗舰”科室建设。

上海交通大学医学院附属瑞金医院罕见淋巴管肌瘤病、上海中医药大学附属岳阳中西医结合医院儿童特应性皮炎、复旦大学附属妇产科医院宫颈恶性肿瘤、复旦大学附属中山医院系统性硬化等 52 个病种纳入国家重大疑难疾病中西医临床协作项目推荐名单。在白血病、肺淋巴管肌瘤、慢性筋骨病和心血管病等重大、罕见病方面形成上海方案并于全国推广，打造了一批具有相当影响力的中西医结合临床和研究平台。

四、建立中西医结合人才培养制度，促进可持续发展

长期以来，上海通过实施高级中西医结合人才计划、社区非中医类别医师中医药知识技能培训等项目，构建了多层次中西医结合人才培养体系。出台《上海市中医类别执业医师开展康复服务执业管理规定》，启动中医医师康复诊疗规范化培训，认定 200 余名具有康复服务资质的中医医师。“十四五”以来，共举办了 9 期西医学习中医在职培训班，培养了 991 名临床类别执业医师，并优先对转型医院、旗舰医院等开设专班，吸引了以宁光院士为代表的一大批高层次西医专家学习中医，形成了中西汇通的生动局面。

五、推进中西医学科汇聚融合模式，形成创新合力

依托上海中医药大学和上海交通大学医学院联合成立中医西医汇聚创新研究院，建设“中西医结合转化医学”国家高水平中医药重点学科，通过医学、工科、理科等学科的深度交叉融合，实现高质量中西医结合的研究和转化。上海中医药大学和复旦大学的“中西医结合医学”在教育部第四轮学科排名分别位居 A+和 A-。复旦大学利用中西医结合学科优势，成立“中西医结合创新药物研发校企联合实验室”，搭建中西医结合医药专业技术服务平台。

长三角中医药区域协同高质量发展研究

康 乾 徐燎宇 贾 杨

【导读】 随着长三角一体化的不断深入，上海、江苏、浙江和安徽三省一市凭借丰富的中医药资源和地区优势，共同推进长三角中医药事业高质量发展。本文梳理总结区域协同背景下长三角地区中医药协同发展的历程和模式，基于三省一市中医药服务能力相关的统计数据运用熵权法和优劣解距离（technique for order preference by similarity to an ideal solution，TOPSIS）法进行综合评价，定性和定量研究相结合，探讨影响长三角中医药高质量发展的关键因素，为推动长三角中医药区域协同发展提供参考。目前，长三角中医药发展存在资源分布不均衡、发展存在差异、人口发展新形势对中医药发展提出更高要求等问题。应当因地制宜制定中医药发展策略，积极发挥上海龙头引领作用，加强长三角中医药科技创新和人才储备，搭建长三角中医药发展交流平台，进一步推动长三角中医药高质量发展。

中共中央、国务院于2019年12月印发《长江三角洲区域一体化发展规划纲要》，提出长三角全区域一体化高质量发展，在科创产业、基础设施、生态环境、公共服务等领域全面建立一体化发展的体制机制。加强区域合作，旨在通过深化区域合作，消除地域壁垒，强化区域整体发展观念，使区域内不同地区的生产要素能自由流动，优化配置，协同发展。

当前，优质医疗资源扩容和区域均衡布局作为深化医药卫生体制改革重点工作，长三角地区凭借其独特的资源和优势，正积极推进中医药事业的均衡与高质量发展。长三角不仅拥有深厚的中医药文化底蕴和众多享誉盛名的中医大师，还拥有丰富的中药资源及数十所医学院校，包括四所中医药教育的高等学府。随着长三角区域一体化的推进，上海、江苏、浙江和安徽三省一市正逐步凝聚成一股强大的合力，促进了中医药资源的优化配置和有效整合，也为中医药事业的创新与传承提供了坚实的支撑。长三角地区的中医药事业正迎来快速融合和高质量的发展新阶段，展现出勃勃生机和广阔的发展前景。

基金项目：上海市哲学社会科学规划青年项目“后疫情时代传统医学参与构建健康社区的实证研究”（项目编号：2021EGL008）；上海市卫生健康委员会中医药科研项目“国家中医药综合改革示范区建设评价指标体系研究”（项目编号：2022ZG001）。
第一作者：康乾，女，助理研究员。
通讯作者：徐燎宇，男，主任医师；贾杨，男，研究员。
作者单位：上海市中医文献馆（上海市中医药科技情报研究所）（康乾、徐燎宇、贾杨）。

一、长三角中医药协同发展历程与模式

长三角一体化发展是习近平总书记亲自谋划、亲自部署、亲自推动的重大国家战略。长三角一体化发展紧扣“一体化”和“高质量”两个关键，作为区域协调发展的代表城市群，长三角地区在经济总量、综合实力、医疗资源、人才储备、科研实力、交通互联等均处于我国城市群的前列。在区域一体化背景下，长三角统筹部门及各地方政府积极响应国家政策和总体规划，相继出台了诸多政策法规，促进中医药健康稳步发展。

区域合作是指一定区域内的各地方政府基于共同的利益追求，经过磋商与沟通，将资源在地区之间进行优化组合，以获得最大的经济效益和社会效益的活动。这一概念包括以下内容：一是区域合作的组织形式包括高层联席会议、城市政府联合体、政府倡导下的非政府组织合作论坛、跨经济区的地方政府联合、区域一体化发展咨询委员会、区域协调联合会、区域一体化促进会等组织。中医药领域积极探索长三角中医药区域合作的多种模式，主要可以概括为签订府际合作协议、建设多种类型的中医药医疗联合体、开设名医工作室与互联网医院等三种类型。

（一）府际合作协议

府际合作协议的协商、磋商模式与我国促进区域协调发展的战略模式具有匹配性。府际合作协议是区域政府协作的有效途径，已获得普遍运用，成为实现区域合作的重要方式。合作协议是一定区域内的各地方政府为协调相互间的行政合作事宜、实现区域的共同发展，经协商而形成的对各自行政管理活动进行规制的协议。表1展示了长三角地区发布的中医药相关政策文件。

表1　长三角地区中医药发展相关政策

发布时间	文件名	内容概述
2019年5月	《长三角卫生健康一体化发展合作备忘录》	明确了深化中医药创新合作的目标任务
2021年2月	《上海市进一步加快中医药传承创新发展三年行动计划(2021—2023年)》	推动打造长三角一体化发展高地
2021年5月	《浙江省中医药发展“十四五”规划》	加强理念融合、资源整合、标准耦合，促进长三角中医药一体化发展
2021年10月	《长三角地区一体化发展三年行动计划(2021—2023年)》	启动“长三角中医优势病种质控提升行动”“长三角中医药大学特色创新人才发展平台”“长三角中医药产教融合共同体”
2021年11月	《协同推进长三角中医药一体化高质量发展行动方案》	上海、江苏、浙江、安徽四地共同制定了协同推进长三角中医药一体化高质量发展行动方案
2021年12月	《上海市中医药发展“十四五”规划》	上海市中医药服务、治理、人才支撑、传承创新、文化引领等五大能力持续提升，服务长三角一体化高质量发展

续　表

发布时间	文 件 名	内 容 概 述
2021 年 12 月	《江苏省“十四五”中医药发展规划》	推动长三角地区中医医疗服务同质化进程，提升中医药整体服务能力和水平。共同组织实施长三角中医药一体化重大工程和项目
2022 年 6 月	《安徽省“十四五”中医药发展规划》	共建“北华佗、南新安”中医药传承创新中心。柔性引进沪苏浙等地名中医在安徽建设“长三角名中医工作室”
2022 年 7 月	《上海市国家中医药综合改革示范区建设方案》	建设成果有力服务和辐射长三角一体化高质量发展
2022 年 9 月	《浙江省国家中医药综合改革示范区建设方案》	基本建成中医药强省，为推进中国特色社会主义共同富裕先行和省域现代化先行贡献中医药力量
2023 年 6 月	《关于进一步推进长三角生态绿色一体化发展示范区中医联合体建设的通知》	进一步加快长三角生态绿色一体化发展示范区（以下简称示范区）中医医联体建设，提升一体化示范区中医药服务能力，促进长三角地区中医事业发展

近几年，长三角地区在中医药领域的一体化发展趋势日益明显，尤其是在 2021 年，长三角地区发布了多份与中医药一体化发展相关的政策文件和行动计划，如《长三角地区一体化发展三年行动计划（2021—2023 年）》和《协同推进长三角中医药一体化高质量发展行动方案》等，进一步明确了长三角中医药一体化发展的目标和任务，要努力把长三角地区打造成国家中医药医疗服务、教育和人才培养的高地、国家中医药产教融合模式创新的制高点和策源地。围绕中医质控管理、重点专科合作、中西医汇聚创新、人才培养、中医流派传承创新、中医药标准体系建设、中医药健康旅游 7 大重点领域深入开展一体化合作。

长三角地区在中医药领域的政策文件体现了由点到面、由浅入深的发展策略。从最初的合作备忘录到具体的行动计划，再到纳入地方的“十四五”规划和示范区中医医联体建设，政策文件逐步细化并具备更明确的实施举措。同时，上海和浙江作为首批建设国家中医药综合改革示范区的地区，通过政策引领和制度创新，为长三角中医药一体化发展提供了有力支持，有助于促进各自区域内中医药事业发展，也为区域间协同合作奠定了坚实的基础。

（二）中医药医联体

自 2018 年长三角一体化发展成为国家战略以来，中医药领域通过建立跨区域医联体、专科联盟等形式，积极探索长三角区域间中医药协同合作发展，打破区域壁垒，推动长三角中医药一体化发展。2023 年 6 月，一体化示范区执委会、上海市卫生健康委、“两区一县”人民政府（上海青浦、江苏吴江、浙江嘉善）、上海市中医医院六方签订了《长三角生态绿色一体化发展示范区区域中医联合体战略合作框架协议》，这是长三角一体化示范区的第一个中医医疗联合体，将为进一步促进区域中医联合体乃至长三角绿色一体化的建设与发展进行积极有益尝试。

此外，长三角中医医疗机构探索成立了多种类型的专科联盟。2019 年上海市曙光医院牵头成立了长三角健康一体化发展战略首个中医专科协作联盟——长三角中医肝病协作联盟，长三角中医肝病协作组共有 28 家成员单位，包括长三角范围内 17 家三级甲等中医医院、5 家二级中医医院及6家综合性医院，按照开放、合作、共享的原则，把“曙光肝病”的特色中医药品牌融入长三角健康一体化建设之中，并充分发挥长三角地区中医肝病的诊疗优势，共同为长三角地区慢性肝病患者提供高效、安全、优质、全生命周期的中医药服务。2022年7月，中国中医科学院联合上海中医药大学、南京中医药大学、浙江中医药大学、安徽中医药大学等高校，共同成立长三角中医药高等教育联盟，探索长三角区域中医药高级人才培养模式，为中医药的传承创新发展提供有力支撑。目前，长三角范围内已经成立了多种类型覆盖不同范围的中医药医疗联合体，如长三角中医联合体脾胃病专科联盟、长三角中医联合体中医痛症专科联盟等，共同致力于长三角地区更高层次的医疗同质化发展。

（三）名医工作室与互联网医院

通过支持在区域内开设长三角名中医工作室，柔性引进长三角地区知名中医专家资源，能够进一步促进长三角中医药的深度对接。2021年安徽省卫生健康委、安徽省中医药管理局确定12个工作室为第一批长三角名中医工作室项目建设单位，包括阜阳市中医医院的石学敏（国医大师）工作室、芜湖市中医医院的方邦江工作室、马鞍山市中医院的程海波工作室、太和县中医院的毛静远工作室等。工作室导师及其所带领的团队成员主要开展临床诊疗服务，提高项目建设单位专科专病救治水平，通过师带徒形式，促进本专科人才培养，利用工作室导师及团队的优势资源和平台，提升项目建设单位学科整体水平。

《关于进一步推进长三角生态绿色一体化发展示范区中医联合体建设的通知》中明确指出，将谋划“长三角名中医诊疗中心”，以长三角各流派特色诊疗服务为核心的高端名医诊疗中心，汇聚国医大师、全国名中医及江浙沪名中医团队，以高层次卫生人才坐诊为基础，结合创新管理模式，为患者提供卓越的中医诊疗服务。与此同时，还将利用互联网医疗的便捷性，打造一体化的远程智慧医疗平台，实现远程名医会诊、学术交流与培训及数据共享等功能。为加强合作，中医联合体成员单位将与复旦大学附属中山医院青浦分院、长三角（上海）互联网医院及吴江区第五人民医院等专科实力强劲的医疗机构签署合作协议。还将深化区域中医联合体数据共享等工作，依托长三角远程医疗会诊网络平台，不断提升示范区中医药服务的能力与可及性。

二、长三角中医药协同发展现状分析

随着我国将中医药发展上升为国家战略，中医药“五种资源”（卫生资源、经济资源、科技资源、文化资源和生态资源）的优势不断彰显，活力持续释放，不仅为社会提供了医疗卫生服务价值，而且激发了科技价值和经济产业价值，对社会发展的贡献率日益提升。运用熵权TOPSIS法对长三角三省一市的中医药发展现状进行综合评价，分析长三角各地区中医药服务能力现状，以期为中医药区域协同高质量发展提供参考。

（一）长三角中医药服务能力评价指标构建

梳理国内已有研究，现阶段对中医药发展评价有关的研究以中医医院为主体、以中医药服务能力评价为主[1-2]，依据《“健康中国2030”规划纲要》（2016年第32号）和《中医药发展“十四五”

规划》(国办发〔2022〕5号)等政策文件中有关中医药发展的具体要求选取评价指标，主要从中医药卫生资源配置、中医药服务量、中医药服务效率三方面进行评价。不少省份在发展中提到了中医药强省[3-5]的建设目标，在中医药发展的评价中增加了中医药产业、中医药健康文化传播、中医药财政投入等评价指标，进一步扩大了中医药综合评价范围。已有研究表明[6]，中医药发展已经具备了一定的发展规模，但仍存在资源配置不均衡、发展不平衡等问题，外延式规模扩张已不适应新发展要求，应当重点提升中医药的整体服务效率、强化中医药发展内涵建设。

因此，本研究在参考已有研究成果[7-9]的基础上，综合考虑数据的可获得性、科学性与易操作性，将区域的基本情况、中医药服务效率和中医药人才、教育、科研等纳入评价体系，综合考虑数据的可获得性、科学性与易操作性，从长三角区域基本情况、中医药服务规模、中医药服务水平、中医药发展要素4个系统9个维度选取21个指标对长三角中医药服务能力进行评价(表2)。

表2　长三角中医药服务能力熵权 TOPSIS 评价指标体系

系　统	维　度	指　标
区域基本情况	经济状况	人均地区生产总值(元)
		居民人均可支配收入(元)
	人口结构	人口密度(人/平方公里)
		60岁以上人口占比(%)
中医药服务规模	中医药资源规模	中医类医疗卫生机构(个)
		中医类别执业(助理)医师数(人)
		中药师(士)数(人)
		中医类医疗机构床位数(张)
	中医药医疗服务规模	中医类医疗机构诊疗人次数(万人次)
		中医类医院出院人数(人)
中医药服务水平	中医药服务供给	每万人口中医类医院床位数(张)
		每万人口中医执业(助理)医师数
	中医药服务效率	中医医院病床使用率(%)
		中医医院平均住院日(日)
		中医医院医师人均每日担负诊疗人次数(人次数)
		中医医院医师人均每日担负住院床日(日)
中医药发展要素	中医药人才	中医药高层次人才数(人)
		非中医类执业(助理)医师：西学中人员占比(%)
	中医药教育	中医类医院师承教育指导老师人数(人)
		中医类医院参与省级及以上师承教育人数(人)
	中医药科技	公立中医类医院中医药科研成果转化总金额(千元)

（二）长三角中医药服务能力评价指标权重

熵权法利用评价指标的固有信息来判别指标的效用价值，在一定程度上避免了主观因素带来的偏差，给出的指标权重值具有更高的可信度[10]，计算得到的权重系数反映了各个指标在长三角地区中医药发展中的重要性。权重系数越高，表明该指标对中医药发展的贡献越大，对整体发展状况的影响也越显著。各指标的权重结果见表3。

表3　2022年长三角中医药服务能力评价熵权法计算权重结果

指　　标	信息熵值E	信息效用值D	权重系数W(%)
人均地区生产总值	0.769	0.231	3.55
居民人均可支配收入	0.755	0.245	3.77
人口密度	0.405	0.595	9.14
60岁以上人口占比	0.434	0.566	8.70
中医类医疗卫生机构	0.805	0.195	2.99
中医类别执业(助理)医师数	0.790	0.210	3.22
中药师(士)数	0.747	0.253	3.89
中医类医疗机构床位数	0.806	0.195	2.99
中医类医疗机构诊疗人次数	0.628	0.372	5.72
中医类医院出院人数	0.678	0.322	4.95
每万人口中医类医院床位数	0.782	0.218	3.36
每万人口中医执业(助理)医师数	0.656	0.344	5.28
中医医院病床使用率	0.784	0.216	3.32
中医医院平均住院日	0.800	0.200	3.07
中医医院医师人均每日担负诊疗人次数	0.697	0.303	4.65
中医医院医师人均每日担负住院床日	0.735	0.265	4.08
中医药高层次人才数	0.499	0.501	7.70
非中医类执业(助理)医师：西学中人员占比	0.617	0.383	5.89
省级以上中医类医院师承教育指导老师人数	0.739	0.261	4.01
中医类医院参与省级及以上师承教育人数	0.679	0.321	4.94
公立中医类医院中医药科研成果转化总金额	0.690	0.310	4.77

根据指标权重结果来看，人口密度和60岁以上人口占比的权重系数最高，分别为9.14%和8.70%，说明高人口密度地区和老龄化趋势在一定程度上影响着民众对中医药的偏好与需求。

其次，中医药高层次人才数和非中医类执业(助理)医师：西学中人员占比(以下简称：西学中医师占比)的权重系数分列第三、第四，分别为7.70%和5.98%，这表明中医药人才在中医药发展中的核心作用，高层次人才对中医药的创新和传承具有重要影响，中西医协同发展是促进中医药传承创新发展的重要途径，也是推动中医药现代化、产业化、国际化的重要抓手。中医类医疗机构诊疗人次数和每万人口中医执业(助理)医师数的权重系数分别为5.89%和5.28%，这两个指标都与医疗服务的提供能力有关，说明中医药发展评价始终还是围绕着中医医疗服务总量，也再一次强调了中医药人才的重要性。相对应的是，中医类医疗卫生机构数、中医类别执业(助理)医师数等指标的权重相对较低，这在一定程度上验证了中医药发展已经从简单的数量扩展，逐步转变成重视服务效率的内涵发展。中医类机构数和中医医师数虽然也对中医药发展有贡献，但相对于其他指标来说，其影响力在逐渐减少。

(三) 长三角中医药服务能力综合评价结果分析

中医药发展是一个复杂而多维的过程，其评价涉及多个方面，逼近理想解排序法(technique for order of preference by similarity to an ideal solution，TOPSIS)能够综合考虑多个指标，通过计算各指标与理想解和最劣解的距离，得出评价对象的综合排序。结合熵权法的TOPSIS可以依据各评价指标的变异大小对其赋予权重，充分利用了指标所含信息，做到了优势互补，评价可信度较高，结果更具有科学客观性。从熵权TOPSIS评价结果来看，上海、江苏、浙江、安徽中医药发展各有优势、各有侧重。

具体而言，上海在多个关键指标上表现突出，主要包括人均地区生产总值、居民人均可支配收入等经济指标，中医医院病床使用率、中医医院医师人均每日担负诊疗人次数等中医药服务效率指标，以及中医药高层次人才数、西学中医师占比、公立中医类医院中医药科研成果转化总金额等中医药发展要素指标，这些因素共同促使上海中医药发展综合排名领先。虽然在地理面积和资源总量上受限，在中医药资源总量上较少，难以像其他省份那样快速扩张医疗设施，但上海在人才、科研、服务效率和质量上具有一定优势，目前上海拥有的两院院士、国医大师、岐黄工程首席科学家、岐黄学者、杰青等人才数量位居前列，中医药高层次人才方面优势较为明显，这些高层次人才对中医药的传承、创新和发展具有重要作用，能够进一步推动中医药理论和实践的进步。

浙江在中医医疗服务供给上表现突出，尤其是在中医类医疗卫生机构数量、中医类医疗机构诊疗人次数、每万人口中医执业(助理)医师数等指标上优势明显。浙江省中医药医疗资源丰富，在中医药临床服务方面具有较强的实力，能够满足当地居民的中医药服务需求，为当地中医药事业的发展奠定了坚实的基础，但在中医药高层次人才数量和科研成果转化等方面尚不够突出，浙江中医药高层次人才数仅位列第三，中医药科研成果转化总金额也低于上海和安徽，这在一定程度上制约了浙江中医药发展。

江苏在中医教育方面具有显著优势，包括中医类别执业(助理)医师数、中药师(士)数、中医类医疗机构床位数、省级以上中医类医院师承教育指导老师人数、中医类医院参与省级及以上师承教育人数等指标。江苏省在中医药人才培养方面具有优势，为其中医药事业的可持续发展提供了有力的人才支撑，但在医疗服务资源和服务效率上存在不足，如每万人口中医类医院床位数、中医类医院出院人数、中医医院平均住院日等指标均处于落后位置，这提示相对较少的床位数限制了医院接收患者的能力，未能充分发挥中医医疗资源的作用。

安徽在人口密度、60 岁以上人口占比和每万人口中医类医院床位数等指标上表现突出，但在其他指标上表现较弱。对于安徽来说，整体经济水平相对较低，可能意味着在中医药发展上可投入的资金相对有限，医疗设施建设、人才培养还是科研投入等方面都可能受到制约，60 岁以上人口占比指标优势也能未充分转化为中医药发展动力。这也进一步验证，尽管人口密度和 60 岁以上人口占比的权重系数最高，但中医药发展需要各领域的均衡发展作为支撑，方能实现全面的繁荣与进步。

三、长三角中医药区域协同发展对策探讨

（一）长三角中医药发展中存在的问题

习近平总书记强调“必须更好统筹质的有效提升和量的合理增长，始终坚持质量第一、效益优先”，同时要满足“提高发展的平衡性、协调性、包容性”这一内在要求。因此，中医药高质量发展应当以新发展理念为指引，告别简单以数量增长论英雄，把推动发展的立足点转到提高质量和效益上来，兼顾均衡性、协调性与可持续性。从沪苏浙皖三省一市的中医药发展综合评价结果可以看出长三角中医药发展中仍存在一些问题，在一定程度上制约着中医药高质量发展。

首先，长三角中医药资源分布不均衡。尽管上海在中医药高层次人才、科研和服务效率方面表现突出，但其中医药整体资源受制于地理条件限制，相较于其他省市相对较少。而江苏、浙江和安徽在中医药资源总量上较为丰富，但在高层次人才、科研创新和服务质量上稍有不足。中医药医疗资源和人才分布的不均衡，可能会导致疾病诊断标准、治疗方案、质量控制、数据归纳和疗效分析等方面的标准化程度不足，阻碍长三角中医药发展的同质化、标准化发展，需要进一步对区域内的中医药资源进行优化配置。

其次，长三角中医药发展存在差异。由于长三角地区内部经济和文化的多样性、在自然资源和生态环境方面的优势各异，各地区的中医药发展方向和发展重点也随之呈现差异。尽管长三角区域一体化战略的提出为长三角中医药发展指明了方向，但目前仍面临协调性不足和区域共识缺失的问题。随着长三角区域一体化战略的不断深入和持续扩展，区域内中医药医疗监管工作将面临更多挑战，发展目标和监管机制的不统一将进一步增加工作的复杂性和挑战性[11]。

最后，中医药发展的关键因素发生了转变，从简单的追求中医药医疗资源和服务总量的扩张，逐渐转变为强调中医药服务人均供给和中医药服务效率的提升，尤其是强调了中医药高层次人才、中西医协同发展和科技创新能力的关键作用。同时，人口发展新形势对中医药发展提出了更高要求，当前我国人口发展呈现少子化、老龄化、区域人口增减分化的趋势性特征，既面临人口众多的压力，又面临人口结构转变带来的挑战。因此，准确把握人口变化趋势性特征，深刻认识这些变化对中医药发展带来的机遇和挑战，对于推动中医药高质量发展具有重大意义。这也符合满足人民日益增长的美好生活需要为出发点和落脚点，把发展成果不断转化为生活品质，不断提高人民群众对中医药服务的获得感和满足感。

（二）区域协同中医药高质量发展对策建议

因地制宜制定中医药发展策略。鉴于地域性差异的存在，在长三角一体化进程中，各地应精准把握区域特色与优势，制定符合各地特色的中医药发展策略。同时，加强区域内的紧密合作和深度交流，在关注地区差异性的基础上，更要注重推动区域间中医药同质化进程，探索既求同又求异的区域协同发展模式，协调推动长三角中医药均衡、可持续、高质量发展，从而为全国区域中医药发展提供先进范例。

积极发挥上海龙头引领作用。上海作为长三角龙头城市，应当充分发挥自身示范引领作用，依托自身拥有的强大科研力量和创新资源，积极推动中医药的传承与创新发展。在区域协调发展中，发挥其桥梁和纽带的作用，带动其他三省实现区域间的紧密关联、均衡发展及结构调整，通过跨区域产业合作、培育多个新核心城市等方式，加强区域一体化建设，推动政策、资源、信息的互联互通，为长三角地区中医药的协同发展贡献力量。

加强长三角中医药科技创新和人才储备。科技创新和人才储备，对于推动中医药领域的协调创新发展至关重要。区域一体化发展的进程中，应当不断加强区域内的中医药科研合作和高层次中医药人才的培养与交流，丰富人才培养途径，优化人才培养机制，构建符合中医药发展规律的科研及人才评价体系，为长三角中医药振兴发展注入新的活力。数据挖掘技术等新兴信息技术在传承沪苏浙皖名老中医学术经验方面发挥着关键作用，推动大型科学仪器设备、科技文献、科技数据等平台的共享，将有助于中医药的传承与创新。

搭建长三角中医药发展交流平台。长三角地区应当加快探索跨区域合作模式，尽快构建完善的分级诊疗和转诊体系，建立医疗一体化协作网络平台，打造和完善诊疗示范区，加强三省一市的中医药院校之间的学术交流与合作。在此基础上，搭建并完善长三角区域整体协作网络平台，并依托这种跨区域平台，推动医疗、信息、交通共同体的深度融合，协同推进长三角中医药一体化高质量发展。

参考文献

[1] 翟诺，陈沛军，李建国. 基于改良 TOPSIS 法的广东省中医医院医疗服务能力综合评价. 中国卫生统计，2019，36(2)：291－294.

[2] 马婷婷，王志伟，赵慧，等. 基于熵权 TOPSIS 法的全国中医医院医疗服务能力分析. 卫生软科学，2021，35(6)：61－64.

[3] 林鹏，徐爱军，姜帆，等. "十三五"末我国中医药强省建设水平综合评价与比较研究. 中国卫生事业管理，2023，40(8)：567－571，615.

[4] 廖娟，曾福生. 基于中医药强省战略的湖南省中医药高质量发展对策研究. 湖南中医杂志，2023，39(7)：215－220.

[5] 高水平推进国家中医药改革示范区建设高质量建设中医药强省. 江苏政协，2023，(3)：29－30.

[6] 康乾，徐燎宇，贾杨，等. 基于 DEA－Tobit 模型的基层中医药服务效率及影响因素分析. 中国卫生事业管理，2021，38(8)：602－605，614.

[7] 伍宁杰,陈瑞,邱映贵,等. 我国中医医疗服务能力与社会经济发展协调性研究. 时珍国医国药,2022,33(7):1780－1783.

[8] 刘晶. 基于中医药特色的三级公立中医医院高质量发展评价指标体系研究. 中国中医科学院,2023.

[9] 陈珂瑄,王永强,杨世兰,等. 我国中医医院医疗服务能力评价研究. 中国医院,2024,28(4):18－21.

[10] 杜挺,谢贤健,梁海艳,等. 基于熵权 TOPSIS 和 GIS 的重庆市县域经济综合评价及空间分析. 经济地理,2014,34(6):40－47.

[11] 衡敬之,杨支才,徐正东. 我国中医药健康服务新业态现状及对策. 中国医院,2022,26(7):18－21.

上海市中医药高质量发展评价研究

徐燎宇　康　乾　王　勇　余恒先　周　晴　张慧倩　贾　杨

【导读】“十四五”时期是实现中医药振兴发展的关键时期，党中央、国务院持续加大对中医药发展的支持和促进力度，着力推动中医药振兴发展。上海深入贯彻落实国家关于中医药工作的战略决策和部署，以国家中医药综合改革示范区建设为统领，加快推进深化中医药改革，打造中医药事业产业高质量发展排头兵。文章基于上海中医药发展相关情况及2016~2023年相关数据，测算上海市中医药高质量发展指数，对上海中医药发展趋势进行分析及评估。

高质量发展是习近平新时代中国特色社会主义思想的重要组成部分，具有鲜明的时代特征，是适应我国社会主要矛盾变化的必然要求，体现了新时代中国经济社会发展的战略选择。《“十四五”中医药规划》(国办发〔2022〕5号)规划了中医药高质量发展的新思路和重点任务，为新时期中医药发展做出了全局性、战略性、保障性的谋划。上海市以创建国家中医药综合改革示范区为重要抓手，深入践行“人民城市人民建，人民城市为人民”重要理念，以维护人民群众健康为中心，坚持中西医并重，着力推进体制机制创新，着力发扬“海派中医”特色优势，推动中医药治理能力现代化和中医药特色发展、内涵发展、转型发展、融合发展，加快构筑新时代上海中医药发展的战略优势。

本课题组根据国家和本市中医药发展的新要求，结合“打造中医药事业产业高质量发展的排头兵和创建国家中医药综合改革示范区”的建设目标，完善上海市中医药高质量发展指标及指数体系，全面覆盖中医药发展主要领域，形成六维二十四项的框架结构。本报告基于2016~2023年上海中医药发展数据，应用该指标及指数系统对本市中医药发展进行全面回顾和评估。

一、“十四五”中医药发展目标

国务院办公厅印发《中医药振兴发展重大工程实施方案》(国办发〔2023〕3号)指出：中医药

基金项目：上海市哲学社会科学规划青年项目“后疫情时代传统医学参与构建健康社区的实证研究”(项目编号：2021EGL008)；上海市卫生健康委员会中医药科研项目“国家中医药综合改革示范区建设评价指标体系研究”(项目编号：2022ZG001)。
第一作者：徐燎宇，男，主任医师。
共同第一作者：康乾，女，助理研究员。
通讯作者：贾杨，男，研究员。
作者单位：上海市中医文献馆、上海市中医药科技情报研究所(徐燎宇、康乾、王勇、余恒先、周晴、张慧倩、贾杨)。

是我国重要的卫生、经济、科技、文化和生态资源，传承创新发展中医药是新时代中国特色社会主义事业的重要内容，是中华民族伟大复兴的大事，提出到2025年，优质高效中医药服务体系加快建设，中医药防病治病水平明显提升，中西医结合服务能力显著增强，中医药科技创新能力显著提高，高素质中医药人才队伍逐步壮大，中药质量不断提升，中医药文化大力弘扬，中医药国际影响力进一步提升，符合中医药特点的体制机制和政策体系不断完善，中医药振兴发展取得明显进展，中医药成为全面推进健康中国建设的重要支撑。

上海作为首批被确定为国家中医药综合改革示范区的城市之一，深入贯彻落实国家和本市关于中医药工作的决策部署，贯彻实施《上海市中医药条例》（上海市人民代表大会常务委员会公告第66号）和《中共上海市委、上海市人民政府关于促进中医药传承创新发展的实施意见》，全面落实《上海市中医药发展“十四五”规划》（沪卫中发〔2021〕22号），印发《上海市国家中医药综合改革示范区建设方案》（沪府办〔2022〕26号），以本市国家中医药综合改革示范区建设为统领，加快推进深化中医药改革，推进中医药治理体系和治理能力现代化，着力提高发展质量和效益，着力提高服务能力和水平，打造中医药事业和产业高质量发展排头兵。

从这一系列政策文件的发展目标来看，上海中医药发展立足于建设创新之城、人文之城、生态之城、卓越的全球城市和社会主义现代化国际大都市的功能定位，充分发挥中医药在深化医改和健康上海、科创中心建设中的独特作用，围绕“打造中医药事业产业高质量发展的排头兵和创建国家中医药综合改革示范区”的目标，建立健全本市中医药管理体系，创新中医药工作体制机制，推进中医药事业高质量发展。

二、中医药高质量发展指数测算结果

（一）数据的采集与处理

2021年12月31日，上海、浙江、四川等7个省市首批获准建设国家中医药综合改革示范区，课题组根据国家中医药综合改革示范区的建设目标，结合“十四五”上海市中医药发展要求，在第一版指标体系基础上，课题组对部分指标进行了优化调整。在深入分析和研究综改示范区建设目标、任务的基础上，经过专家论证和广泛征求意见后，对指标体系进行了修改和完善，新增了若干与国家中医药综改示范区建设相关的指标，以期更全面地反映国家中医药综改示范区建设的进展情况和中医药发展的新特点。同时，新增指标与原指标体系保持衔接和逻辑一致，满足前后阶段数据的可及、可比及兼容。

新修订的指标体系覆盖中医药发展主要领域，突出指标的引领性、前瞻性、创新性，兼顾普适性、可及性，形成六大类二十四项的框架结构，可综合反映上海中医药事业产业全面发展现状，监测中医药发展的总体生态环境，持续评估中医药各领域情况，分析中医药发展态势。

为了保障测算的可靠性，具体测算数据主要来源于国家官方机构发布或出版的年度统计报告、统计年鉴、中医药统计摘编及部分调研数据。为保证中医药高质量发展指数的延续性及可对比性，本研究以2016年为基准年，设定基准值为100，并基于2016~2023年上海中医药发展相关数据进行指数测算，与基准年进行比较，分析评估上海市中医药发展变化。

（二）中医药高质量发展指数测算

中医药高质量发展指标体系主要包括中医药服务、中医药科技、中药及产业、中医药人才、中医药开放发展、中医药治理等六大方面，在确定各级指标权重后，对相关指标进行拟合，进行中医药高质量发展指数测算，综合反映中医药发展的总体状况及趋势。根据指标体系和各年度数据，测算得到中医药高质量发展指数，测算结果如表1、图1所示。

表1 2016～2023年上海市中医药高质量发展指数实测表

年份	2016年	2017年	2018年	2019年	2020年	2021年	2022年	2023年
指数	100	101.03	106.71	105.35	107.39	113.46	115.56	116.80

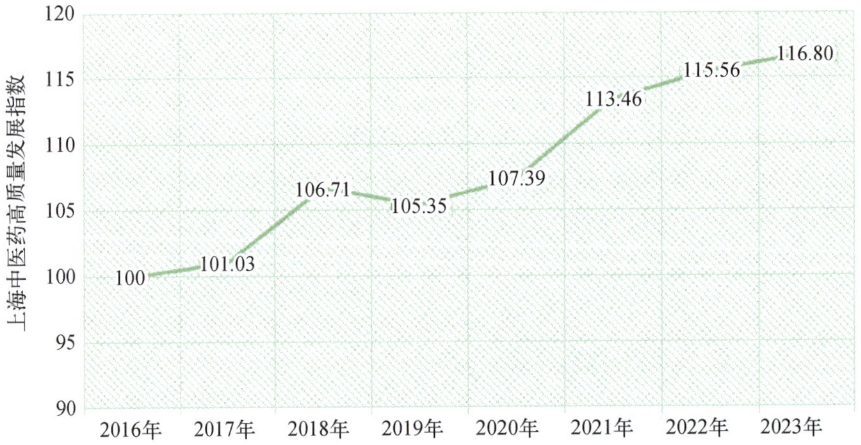

图1 2016～2023年上海市中医药高质量发展指数趋势图

（三）上海中医药高质量发展指数测算结果分析

从测算结果可知，“十四五”以来，上海市中医药事业发展呈现稳步增长的趋势，综合实力持续提升，在健康服务、传承创新、人才教育、中药产业、开放发展、治理体系等方面取得了一定成效。

1. 中医药服务持续优化

根据中医药服务指数趋势来看（图2），2021～2023年上海市中医药服务指数呈现逐年增长趋势，这表明本市在中医药服务方面取得了较为显著的成效，上海全面推进中医药医疗服务体系高质量发展。上海中医药大学附属龙华医院、上海中医药大学附属曙光医院、上海中医药大学附属上海市中西医结合医院被列为公立医院高质量发展试点单位。上海市卫生健康委、上海市中医药管理局制定了《上海市中西医结合旗舰医院评价指标体系（试行）》（沪卫中管〔2022〕27号），支持和推动综合医院开展中西医协同旗舰医院建设，上海交通大学医学院附属瑞金医院、复旦大学附属妇产科医院、上海中医药大学附属岳阳中西医结合医院、复旦大学附属中山医院纳入国家中西医协同旗舰医院建设，立项支持16项综合医院中西医协同引导专项。2023年，我市新增18个国家高水平中医药重点学科，启动首批29个区级中医医院特色专科和7个中医急诊能力提升项目建设。

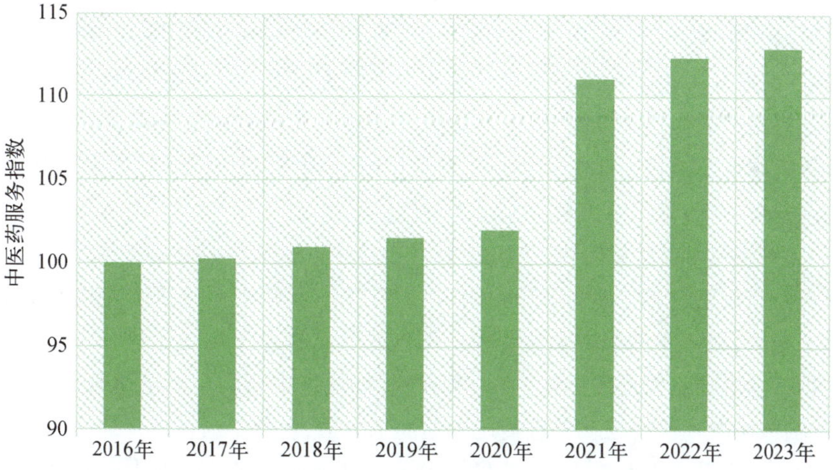

图2　2016~2023年上海市中医药服务指数趋势图

社区卫生服务能力持续提升。2023年，出台了《上海市基层中医药服务能力提升实施方案(2023—2025年)》(沪卫中管〔2023〕6号)、《关于开展上海市中医药特色示范社区卫生服务站(村卫生室)建设的通知》(沪卫中管〔2023〕4号)等要求，依托2023年上海市为民办实事项目，全市16区建设62个中医药特色示范社区卫生服务站(村卫生室)，进一步提升本市基层中医药服务能级，满足居民高品质的中医药健康服务需求。同时，开展首批76个社区中医药特色专科专病建设，建设100个市级名中医工作室基层工作站，推动中医优质资源下沉社区。

2. 中医药科技创新不断推进

根据中医药科技指数趋势来看(图3)，近年上海中医药科技发展呈现波动增长的趋势。虽然2022年中医药科技指数略有下降，但2023年上海中医药科技指数继续上升，高被引论文数量

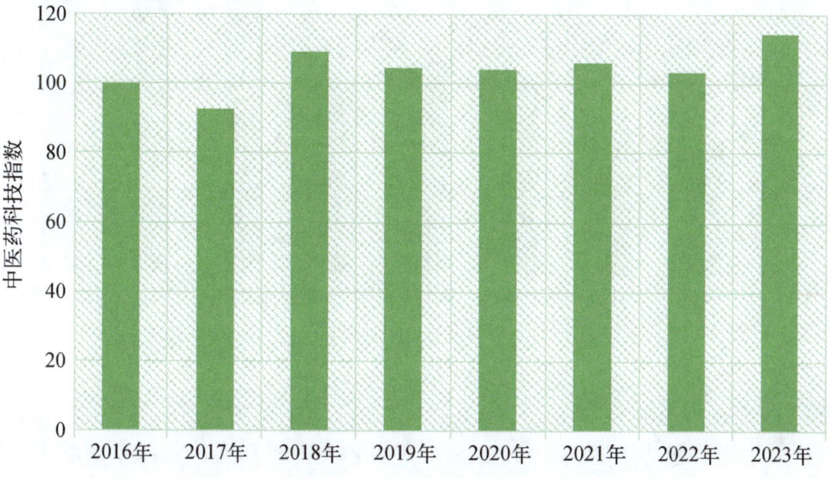

图3　2016~2023年上海市中医药科技指数趋势图

逐年增长，创新成果持续增加。上海现有国家中医药传承创新中心 3 个、国家中医临床研究基地 3 个，强化临床服务与科学研究双向联动、协同发展。2023 年上海中医药大学成功获批国家医学攻关产教融合创新平台（经典名方新药创制产教融合平台），着力建设高水平研究平台。上海中医药大学附属曙光医院张炜教授团队参与的“中医药防治新冠病毒感染诊疗技术体系创建与应用”项目，荣获 2023 年度国家科学进步奖二等奖。中国人民解放军海军军医大学张卫东教授、刘霞教授联合西南医科大学段大跃教授，上海市普陀区中心医院刘成研究员团队和上海中医药大学附属曙光医院陈红专教授团队分别解析了黄芪甲苷、辣椒素等中药活性成分的部分药效机制，这两项结果入选了 2023 年度中医药十大学术进展。

3. 中药及产业发展稳步前行

根据中药及产业指数趋势来看（图 4），2021～2023 年上海市中药及产业指数呈现稳步增长态势。上海发布了《关于中药配方颗粒管理工作有关事宜的通告》《关于进一步加强中药饮片质量管理和促进产业高质量发展的通知》等一系列政策，强化中药质量安全监管，保障公众用药安全、有效、可及，鼓励医疗机构挖掘整理传统中药加工方法，优化中药饮片代煎、配送等药事服务，方便人民群众就医用药。上海市卫生健康委、中医药管理局等多部门通力合作、明确分工，充分发挥上海市中医药行业协会、市中医质控中心作用，依托区块链技术构建“中药安心达”平台，汇总医疗机构、企业的处方、中药饮片生产加工、代煎配送等关键环节信息，医疗机构、卫生行政管理部门、行业协会通过平台可以对饮片服务全流程实现追溯管理，同时依托上海中药行业协会制定了饮片代煎服务和追溯饮片的质量标准体系，提升了中药服务质量，保障人民群众用药安全。截至 2023 年 9 月底，在本市已覆盖全市 380 余家医疗机构、30 余家中药饮片生产企业，累计上链中药饮片溯源数据 11 万余条，代煎配送处方 750 余万张。溯源饮片试点范围也扩大到 35 家医院、16 家饮片企业和 23 个大品种，占 35 家试点医院饮片量的 20%。

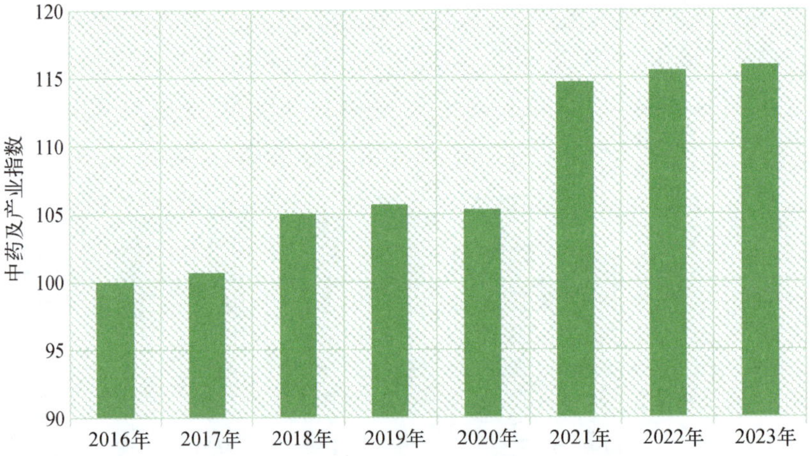

图 4　2016～2023 年上海市中药及产业指数趋势图

4. 中医药人才队伍不断壮大

据中医药人才指数趋势来看（图 5），上海市各级各类中医药人才队伍不断壮大。2022 年，上海中医药大学教授严世芸，上海中医药大学主任医师、教授施杞被授予第四届“国医大师”称号，上海中医药大学附属曙光医院主任医师、教授石印玉，复旦大学附属妇产科医院教授俞瑾，中国人民解放军海军军医大学主任医师、教授凌昌全被授予第二届"全国名中医"称号。2023 年，上海市卫生健康委、市中医药管理局、市教委、市人社局联合印发《上海市关于加强新时代中医药人才工作的若干举措的通知》(沪卫中发〔2023〕4 号)，探索中医药高层次人才的培养机制和模式创新。2023 年，本市认定了 25 家中医专科医师规范化培训基地和 32 家协同基地，增加了全国西学中优秀人才 5 名、全国中药特色技术传承人才培训项目培养对象 5 名、国家中医药国际交流人才 9 名等一批国家级人才。为了有力推动上海市中医药人才发展，亟须加大对中医药人才培养的投入力度，强化政策扶持的强度与精准度，为中医药人才的培育营造更为良好的发展环境，充分激发其发展活力与潜力。通过聚焦于本市中医药高层次人才的增长态势，以此激发市级层面优秀人才的奋进动力，使其持续向上攀升，从而更加鲜明地彰显市级人才项目作为人才储备与培养的重要"蓄水池"作用，为中医药人才的持续发展筑牢根基。

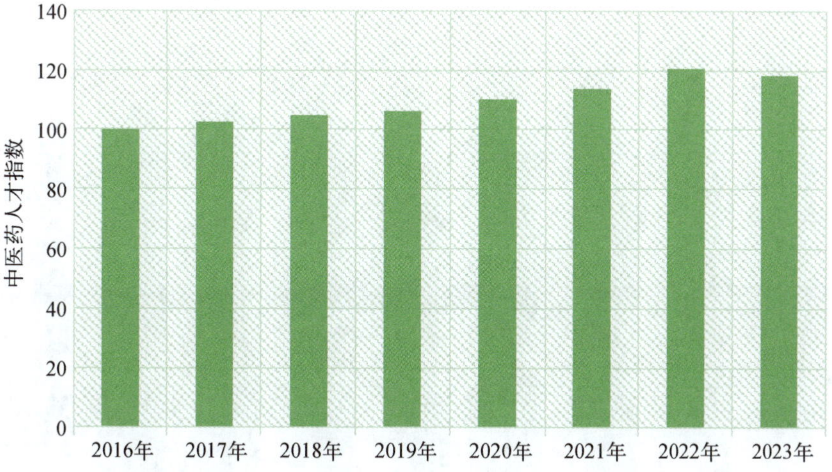

图 5　2016~2023 年上海市中医药人才指数趋势图

5. 中医药国际化标准化不断深化

根据中医药开放发展指数趋势来看(图 6)，2022 年上海市中医药开放发展指数大幅增长，2023 年略有增长，这表明本市的中医药开放发展取得显著成效。2022 年 9 月，上海市委编办批复成立"上海市中医药国际标准化研究院"，以 3 个国际组织的工作机构为核心，实行开放式、国际化、跨行业、多元化的运行模式，有力推动中医药国际标准化建设，掌握中医药国际标准制定的主导权。国际标准化组织/中医药技术委员会(ISO/TC249)共发布中医药国际标准 101 项，其中由上海主导研制的标准有 25 项，占比 24.8%。2023 年上海市卫生健康委和上海市中医药管理局启动中医药标准化项目建设，积极鼓励开展前期基础研究工作，为国际标准制定做储备。

6. 中医药治理体系不断健全

根据中医药治理发展指数趋势来看(图 7)，2016 年至 2023 年本市中医药治理指数呈现波动趋势，2023 年中医药治理指数有所下降，主要原因在于政府中医药投入占财政支出比例明显下降。上海持续推进建设国家中医药综合改革示范区，在"促进中西医协同""推进中医药国际化"

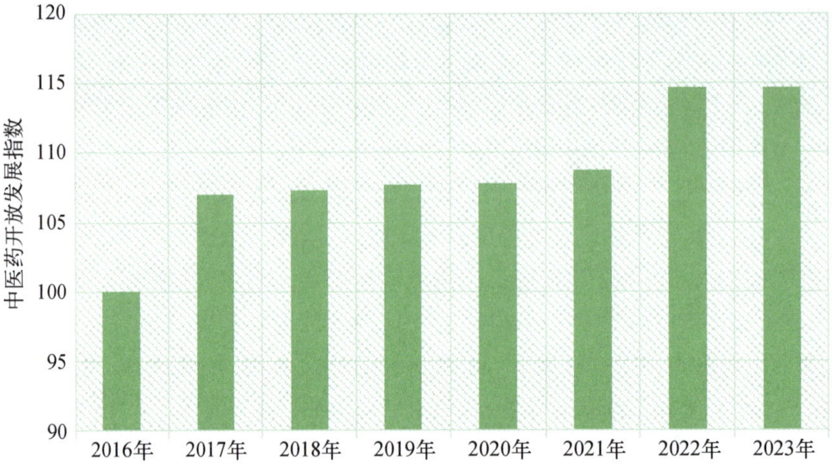

图 6　2016~2023 年上海市中医药开放发展指数趋势图

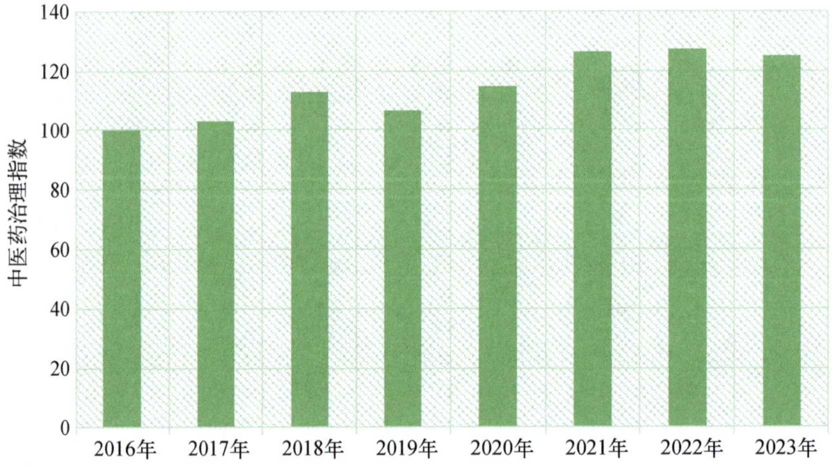

图 7　2016~2023 年上海市中医药治理指数趋势图

"推进中医药科技创新"方面,答好"特色卷",全面构建"规划引领、内涵导向、系统评价、多元激励、提升能级"五位一体的中医药高质量发展"制度链"。2023 年,浦东新区获批中央财政支持中医药传承创新发展示范试点项目。为不断鼓励和释放中医药特色优势,上海出台了《关于进一步推进本市中药饮片全流程追溯临床应用试点工作的通知》(沪卫中管〔2023〕10 号)、《关于开展社区卫生服务机构中医馆和中医阁能力建设的通知》(沪卫中管〔2023〕14 号)、《关于进一步推进长三角生态绿色一体化发展示范区中医联合体建设的通知》(沪中医药〔2023〕3 号)等一系列政策文件。中医药作为中华传统文化的瑰宝,其发展迫切需要政府在政策制定、资源配置以及资金投入等方面给予高度的重视与有力的支持。唯有政府持续加大扶持力度,确保稳定充足的中医药投入,才能为中医药事业的蓬勃发展提供足够的动力源泉,使其在现代社会中焕发出新的生机与活力,更好地服务于民众健康,推动中医药事业的传承与创新发展,为人类健康福祉贡献独特的中国智慧和中国方案。

三、建议

（1）中医药服务方面。中医药资源配置进一步优化，中医诊疗人次数明显上涨，但是社区中医诊疗数略有下降。在打造中医药基层服务主阵地的方面，仍有待提高。在推进中医药服务体系建设的同时，也要注重中西医协同发展，加强综合医院与中医医院之间的合作与交流，推动中医药与现代医学的深度融合和优势互补。促进中医类医院特色发展，深化公立中医医院高质量发展试点，加强中医优势专科建设，提升中医内涵和疗效，总结并推广试点医院的成功经验，形成可复制的“上海模式”。加大对中西医协同旗舰医院建设的投入力度，总结并推广“有机制、有团队、有措施、有成效”的中西医结合医疗模式。

（2）中医药科技方面。持续加大医药科研的资金投入，完善科研资源配置结构，优化经费投入结构，有助于科研潜能的释放和科技实力的提升。进一步健全完善以市场需求为导向的研发机制，吸引高校、医院、科研院所等与企业、组织开展联合研发，建立中医药科研多元投入机制，拓宽中医药研发经费的获取渠道。建立健全中医药科技成果评价体系，提高科技成果的质量和影响力。注重关键领域的技术培育，推动中医药科技创新与产业发展融合，以应用为导向的项目要立足相关产业的发展需求，充分考虑到中医药全产业链的同步发展，鼓励有实力、有基础的医疗机构、科研院所主动承担重难点的科技攻关。强化临床服务与科学研究的双向联动和协同发展，加强中医古籍、名老中医学术经验、民间经方验方等的深入挖掘。基于现有科技创新平台，进一步推动产学研用结合，促进中医药科技成果的转化和应用。

（3）中药及产业方面。依托现有政策，进一步加强对中药配方颗粒、中药饮片等的政策支持和引导，持续加强中药质量安全监管力度，鼓励创新和技术进步。定期收集医疗机构、中药饮片企业等相关主体在执行政策过程中遇到的问题和建议，以便及时对政策进行调整优化，更好地实现保障中药质量。鼓励中医医疗机构积极挖掘整理传统中药加工方法，优化中药饮片代煎、配送等药事服务流程。在上市中药新药临床试验、申请注册、审评审批和知识产权保护上提供政策支持，激励中药创新药的研发。促进中药产业链价值链循环畅通，推进现代中药产业体系建设，鼓励中药龙头企业培育具有国际竞争力的高附加值产品，形成自己独特的技术优势，提升国际知名度和影响力。

（4）中医药人才方面。创新中医药特色人才的评价和激励机制，建立科学、客观、公正的中医药人才评价标准，充分激发中医药人才的创造力和活力，推动形成有利于中医药人才成长和发展的良好环境。充分利用国医大师和全国名中医等优秀高层次人才的示范引领作用，发挥其在中医药传承创新、学术引领、人才培养等方面的作用，鼓励和支持本市国医大师和全国名中医开展学术传承、经验交流等活动，促进中医药学术的繁荣和发展。将高层次中医药人才的学术思想、临床经验和技术专长整理升华以利后学，通过“传帮带”的师承教育，发掘、培养青年中医药人才，为中医人才队伍建设蓄力。支持青年骨干人才跨学科学习，培养多学科复合型创新人才。夯实基层中医药人才队伍，通过定向培养、政策扶持等方式，吸引更多优秀中医药人才服务基层，推动中医药服务在基层的普及和发展。

（5）中医药开放发展方面。通过多种渠道和方式加强对中医药文化的宣传和教育，提升公众对中医药的认知度和接受度。加大对上海市中医药国际标准化研究的支持力度，包括资金、人才、政策等方面，鼓励更多的中医药机构和企业参与到中医药国际标准的制定中来，提升我国在中医药国际标准制定中的话语权和影响力。加强与国际中医药组织和机构的交流与合作，共同推动中医药的国际化和标准化进程，提升中医药在全球范围内的认可度和影响力。

（6）中医药治理方面。继续健全中医药发展的相关政策，完善相应法律法规，健全监管和评价体系，进一步完善医保支持、人才培养、信息化发展等方面的政策。引入第三方评价机制，科学运用中医药发展评价体系和中医药高质量发展指数，及时跟踪本市中医药改革进展，梳理发展中存在的问题，提炼发展经验。政府应当结合中医药事业发展的实际需要，适当提高中医药投入占财政支出的比例，或者通过设立中医药专项发展资金、引导社会资本参与等多种方式，以保障中医药在基础设施建设、人才培养、科研创新等各方面有充足的资金支持。

上海中医医院高质量发展综合评价指标体系研究

石 云 贾 杨 刘 华 李洁怡 蔡轶明

【导读】 上海中医医院综合评价指标体系执行10年来对促进中医医院围绕中医的办院方向发展起到了至关重要的推动作用，其中很多指标被国家中医药管理局纳入中医医院绩效考核指标体系。但是指标体系执行10年来，部分指标已经滞后于医院发展现状，为探索构建上海中医医院高质量发展综合评价指标体系。文章通过文献研究，现场研究和专家访谈，确定指标体系重点条目进行修订完善，最终在金额类指标、服务质量指标、医疗技术类指标和海派中医流派等中医药传承人才指标做出调整，形成新的高质量发展评估体系。该研究结果被上海市卫生健康委和上海市中医管理局采纳。

一、背景情况

2021年，《国务院办公厅关于推动公立医院高质量发展的意见》（国办发〔2021〕18号）[1]和《关于印发公立医院高质量发展促进行动（2021—2025年）的通知》（国卫医发〔2021〕27号）[2]提出公立医院高质量发展坚持和加强党对公立医院的全面领导和“五个新”。2023年，《中医药振兴发展重大工程实施方案》（国办发〔2023〕3号）[3]出台，提出以建立健全中医药政策体系、法规体系、管理体系、评价体系、标准体系为重点，破解制约中医药发展的瓶颈。

上海是国家中医药综合改革示范区，《2023年上海市中医药工作要点》[4]提出35条具体工作要求，探索中医医院高质量发展的“上海模式”。

上海市中医、中西医结合医院综合评价（评审）中心设在上海市中医文献馆，2023年4月，完成本周期全市21所中医、中西医结合医院的等级评审，同时也是上海公立中医医院绩效考核情况的日常监测单位，亦承担本市中医医院综合评价工作。由于不同类型评价体系存在明显差异，因此亟需开展中医医院高质量发展综合评价体系指标的研制，在体现中医医院高质量发展的基础上，统筹不同类型评价体系，突出上海特色，最大程度通过一套指标体系，让中医医院沿着中医办院方向发展，适应国家和上海的多维度评价。

基金项目：上海市卫生健康委员会卫生政策课题“中医医院高质量发展综合评价指标体系研究”（课题编号：2023HP88）。
第一作者：石云，男，副主任医师。
通讯作者：贾杨，男，研究员。
作者单位：上海市中医文献馆（石云、贾杨、李洁怡、蔡轶明），上海市卫生健康委员会（刘华）。

二、问题分析

上海公立中医医院如何在全国不同评价标准中可以保持领先是一个重要问题。前期研究发现，绩效考核评价指标体系突出中医药特色，强调中医药服务能力，因此中医药类指标权重较大；等级评审则突出公立中医院的整体服务功能和综合保障能力，在评估体系中虽然强调中医特色指标权重高于综合服务能力权重，但是两者的比例较为接近。

（一）文献研究关键问题确认

以“中医医院”“高质量发展”“绩效考核”“等级评审”为关键词，检索到近5年相关文献23篇，其中15篇纳入分析。结果显示5个省的5所中医院也具有与上海类似情况，表明中医医院在不同考核体系之间的适宜差异并非个案。5所医院的情况如下（表1）。

表1　文献报道情况

序　号	医 院 名 称	评审结果(2022)	绩效考核(2021)
1	北京中医药大兴房山医院	三级甲等	B+,722.5分,全国第135位
2	山东济南市章丘区中医院	三级甲等	B+,712.45分,全国第155位
3	江苏如东县中医医院	三级乙等	B+,712.03分,全国第156位
4	四川邛崃市中医医院	三级乙等	B+,636.97分,全国第192位
5	云南鹤庆县中医医院	二级乙等	A+,883.34分,全国第28位

由此梳理的问题集中在7个方面[6-10]，分别是“门诊散装中药饮片和小包装中药饮片处方比例”“门诊中医医疗服务项目收入占门诊医疗收入比例”“门诊次均费用增幅”“医护比”“每百名卫生技术人员科研项目经费”“中医药特色优势发挥不够充分”“持续发展性不强”，主要为门诊中的指标。本市集中在“中医非药物疗法使用比例”“出院者中医非药物治疗比例”“以中医为主治疗的出院患者比例”“医院三四级手术比例”“出院手术患者微创手术占比”，主要为住院部的指标。导致这一差异的原因或许与外省和上海在门诊和住院部的医保支付政策不同相关，外省门诊部分报销比例较低，如铅山县中医院单次门诊医保上限仅为100元。

（二）现场研究和专家访谈

2023年，课题组分别到上海市静安区中医医院、上海市浦东新区中医医院、上海市杨浦区中医医院、江西省上饶市铅山县中医医院和云南省大理州宾川县中医医院开展现场研究；对上海中医药大学附属曙光医院、光华中西医结合医院和大理白族自治州中医医院领导开展三甲中医院专家访谈。相关调查研究汇总意见为，上海市综合评价体系制订较早，采用的评判标准是较为简单的“有或无”。实施8年多来，公立中医医院均能够达到“有”但达不到“优”，因此在构建高质量发展综合评价体系中必须要进行调整。

1. 重点指标情况

（1）重点指标排序：医院被访谈的领导和医疗专家普遍认为反映中医医院高质量发展的指标遴选，应以中医药指标为主，最核心的是反映中药饮片使用情况和中医非药物疗法使用情况的指标。具体选择指标过程中，要以量为优先，以金额为次。因此，优先排序以中药饮片使用率、门诊散装饮片和小包装中药饮片处方比例、中医医疗服务项目收入占医疗服务比例、中医非药物疗法使用比例、中医类别执业医师占比、以中医为主治疗的出院患者比例、中药饮片收入占药品收入比例和住院手术患者围手术期中医治疗比例。

（2）重点指标权重：由于中医医疗服务项目价格普遍偏低，中药饮片价格随行就市，忽高忽低。单纯以定价为标准，不能反映中医医疗服务的实际绩效；单纯以工作量或使用量的比例为标准，也不能真实反映中医医疗服务的有效性。综合二者，中医院以能够更多开展中医药技术和使用中药饮片才是中医特色和绩效的体现。在服务量与金额的关系上，重点应向量倾斜，兼顾金额。

2. 有争议的指标

（1）中医非药物疗法使用比例评价方法：上海当前的中医医院综合评价指标体系中，有一项中医非药物疗法使用比例的指标，是访谈专家普遍存在疑问的指标。该指标是反映中医医院绩效的关键指标，以就诊人次计算还是项目次数计算存在争议。两种评价方式各有优缺点（表 2）。

表 2　以人次计算和以项次计算之差异

	以人次计算（单位：%）	以项次计算（单位：项/人）
内涵	使用过中医非药物疗法的人次÷总诊疗人次×100%	医院中医非药物疗法发生项次÷总诊疗人次×100%
优势	从卫统报表可以得出精确的人次数，统计结果以百分比形式体现	从卫统报表可以得出精确项次数，统计结果以项/人为单位
劣势	卫统报表不能体现开具一次治疗单后多次治疗的人次数，导致实际比例被低估	统计结果不能完全反映医院中医非药物疗法开展的广度，可能导致某些患者做了过多的项目

课题组倾向于选择以人次兼顾技术难度开展评估。

（2）出院者中医非药物治疗人数的计算方式：与前条相似，本指标的问题同样在于非药物疗法治疗人数的统计方式。总结优缺点归纳（表 3）。

表 3　做一次记录绩效和做满疗程记录绩效的差异

	做一次即算绩效	做满一定疗程方计算绩效
优势	目前卫统有现成数据，抓取比较方便，统计病案首页中医治疗有金额即可	目前卫统有金额数可以反映是否开展过，可以通过满足 2 个项目类别以上，或总金额超过一定数值体现满足一定疗程
劣势	不能反映中医非药物疗法的难度和水平，难以体现高质量	比左项更能还原中医非药物疗法的质量，但现有计算方法为估算，不能反映疗程

部分专家建议不能以仅发生一次治疗即算作完整应用，应体现“疗程”。

（3）以中医为主治疗的出院患者比例：该指标的“中医为主”当前考核方法为中医药治疗费÷住院治疗费用×100%的比例不小于60%。但是上海现行中医医疗服务定价较低，一般只有中医手术科室才有可能超过60%。该指标即便在全国的比例也只有百分之十几。因此，该指标的统计方式也应当调整：一是考虑的调整方式是降低“中医为主”60%的比例；二是可以维持统计比例不变，增加中药饮片、院内制剂的金额，分母作相应调整；三是参考“中医治疗率”的方法，将主病主证使用中医治疗的病案纳入统计。

（4）医院三四级手术比例：本指标对于二级医院而言实现度较差。课题组倾向于二、三级中医医院采用不同的评估方法，对于二级中医医院拟删去或作为监测指标。

（5）出院手术患者微创手术占比：该指标为高质量发展指标，在部分开展微创手术的医院和科室受较大关注。专家认为该指标具有一定导向性，将来可以多开展微创手术，体现中医医院综合服务能力提升。研究中部分专家认为西医微创手术与中医高质量发展之间未见明显关联性，该指标在标准体系中应作调整。

3. 拟增加的特色指标

（1）体现中医药人才的指标：中医药人才的比例是体现中医医院综合能力的重要评价点。拥有国医大师、全国名中医、全国老中医药专家学术经验继承班导师、岐黄学者、省级名中医、中医优才等称号越多的医院，越可以体现其中医传承发展水平和影响力。课题组认为，从国家到地方，中医药类人才评定项目虽然有不同称谓，但是依据层级定位，依然可以明确划分出高下，由此可以为不同层级中医药人才建立评定体系，给予相应赋值，在此基础上，构建“中医药人才指数”。

（2）体现党建引领的指标内涵修订：当前高质量发展指标第一部分就是党建。课题组认为，党建工作做到实处，就是要求党组织号召党员在医疗实践中主动融入医院发展战略，主动撑起医院的党建品牌。这就需要在“党建工作责任落实情况”中，将中医党支部与医院重点发展方向相结合围绕重点工作出成绩作为重点指标内涵。

三、政策建议

在以上研究的基础上，就上海市中医医院高质量发展综合评价体系的构建，形成如下政策建议。

（1）综合评价体系以2016年版本为基础，降低金额类指标20%的权重，将降低权重分别增加到中医药特色发挥的指标和海派中医传承人才指标中。

（2）对于住院中医药服务类指标，应当改变以往的统计方式，探索引入符合“疗程使用”的统计方式，即患者在院期间使用中医非药物疗法或中药饮片治疗的，如应不少于3天方可纳入统计等。目前，尚未能实现规范统计，但仍应逐步建立以符合疗程的治疗作为质量提升的考核。

（3）门诊中医非药物疗法的指标，应当同时考量使用人次和使用项次两个维度，而非以往只考虑项次；评价权重按人次评价占六成，按项次评价占四成。

（4）三、四级手术在三级中医医院列入考核项，对于二级中医医院作为监测指标。

(5) 增加海派中医传承人才指标,将国医大师、全国名中医、全国名老中医药专家学术经验继承工作指导老师、上海市名中医、海派中医流派总站和分站数量作为统计指标进行评价,指标权重从金额类指标调整而来。全国基层名老中医和上海市基层名老中医数量作为二级中医医院监测指标使用。

四、政策意见结果

通过本研究制订的《上海中医医院高质量发展综合评价指标体系(2024)》,经进一步比对修订已被上海市卫生健康委和上海市中医药管理局纳入《上海市中医、中西结合医院中医药服务综合评价(2024 年版)》,后续将用于对本市公立中医医院考核,持续推动中医药服务内涵建设。

参考文献

[1] 国务院办公厅. 国务院办公厅关于推动公立医院高质量发展的意见(国办发〔2021〕18 号). [2021-05-14].

[2] 国家卫生健康委,国家中医药管理局. 关于印发公立医院高质量发展促进行动(2021—2025 年)的通知(国卫医发〔2021〕27 号). [2021-09-14].

[3] 国务院办公厅. 国务院办公厅关于印发中医药振兴发展重大工程实施方案的通知(国办发〔2023〕3 号). [2023-02-10].

[4] 上海市中医药事业发展领导小组办公室. 关于印发 2023 年上海市中医药工作要点的通知(沪中医药〔2023〕2 号). [2023-03-28].

[5] 安源源,李崇瑞. 浅析国家三级公立中医医院的绩效考核. 新疆中医药,2022,40(3):91-93.

[6] 张强. 关于三级公立中医医院绩效考核中存在的问题和持续改进措施的思考. 中文科技期刊数据库(全文版)经济管理,2023(2):43-46.

[7] 王毅. 国家公立三级中医院绩效考核经验交流与实践探索——无锡市中医医院国考成绩实例研究. 中医药管理杂志,2022,30(5):140-141.

[8] 段志祥. 国家三级公立中医医院绩效考核的思考与建议. 中医药管理杂志,2022,30(9):96-98.

[9] 张培培,陆伟玮,徐建德,等. 上海市嘉定区中医医院绩效管理实施效果评价. 山西医药杂志,2020,49(19):2669-2672.

[10] 王若薇,李士雪,韦苏晴,等. 山东省县级公立中医医院绩效考核指标体系的构建及应用. 中国卫生经济,2021,40(10):65-68.

上海进一步深化中医药传承创新发展的前瞻性研究

王　瑾　聂爱国　覃湫珺　奚之骏
甘银艳　宋文华　冯依曼　陈珉惺

【导读】 在全球公共卫生挑战不断加剧的大背景下，上海市深入实施新一轮中医药传承创新三年行动计划，旨在推动中医药在现代社会中的有效融合与发展。文章围绕回顾了上海历次中医药行动计划的实施成效与存在挑战，上海市在深化中医药服务体系中的主要思路与措施进行探讨，分析该计划对公共卫生体系优化、学科创新、人才培养及国际化推进的深远影响。文章回顾了上海历次中医药行动计划的实施成效与存在挑战，并提出了未来发展的策略建议，包括加强中医药在公共卫生中的作用、优化服务网络与资源配置、推动学科创新、提升中医药国际化水平及促进中医药产业的融合创新。通过具体的政策建议和未来发展方向，文章为上海市推动中医药高质量发展提供了清晰的思路，并助力中医药在全球健康治理中的角色提升。

随着全球公共卫生挑战日益加剧，特别是新冠疫情的爆发，传统的医疗卫生服务体系面临着前所未有的压力。作为中国传统医学的核心组成部分，中医药凭借其独特的理论体系和治疗方法，在疫情防控、慢性病管理及老龄化社会的健康应对中发挥了重要作用[1-2]。上海市作为中国的经济、科技与文化中心，深入挖掘深知中医药在提升公共健康水平中的潜力，制定多轮中医药传承创新三年行动计划，推动中医药在现代社会中的有效融合和发展，在中医药传承创新尤其是在中西医结合应用、基层医疗服务提升及中医药国际化发展等方面取得了显著成效[3]。然而，随着全球健康产业的快速发展及市民健康需求的多元化，上海的中医药服务体系仍面临诸多挑战。为了进一步巩固和发展中医药在公共卫生体系中的作用，上海市正在实施新一轮的中医药传承创新三年行动计划（2025—2027 年）（以下简称新一轮行动计划），目标是在更高起点、更高层次、更高目标上推进中医药传承创新发展，为国家提升中医药治理体系和治理能力现代化水平提供

项目基金：上海市卫生健康委员会中医药科研项目“新一轮上海市进一步加快中医药传承创新发展三年行动计划建设思路研究”（项目编号：2024ZC001）。
第一作者：王瑾，女，助理研究员。
通讯作者：陈珉惺，女，副研究员，上海市卫生和健康发展研究中心（上海市医学科学技术情报研究所）卫生政策研究部主任。
作者单位：上海市卫生和健康发展研究中心（上海市医学科学技术情报研究所）（王瑾、覃湫珺、宋文华、冯依曼、陈珉惺），上海市卫生健康委员会（聂爱国、奚之骏），广西壮族自治区医学科学信息研究所（甘银艳）。

改革示范和制度保障。

本文梳理了《行动计划》的主要思路与措施，分析其对公共卫生体系优化、服务网络建设、学科创新及人才培养、国际化推进等方面的深远影响，提出推动中医药持续发展的具体建议，并探讨上海市如何应对全球健康挑战，进一步实现中医药的现代化、产业化与国际化。

一、上海近四轮行动计划经验成效与不足

上海市中医药三年行动计划自2010年实施以来，历经四轮政策推进，每一轮都在中医药的发展与创新上取得了显著成效。第一轮(2010—2012年)聚焦中医药服务建设与公共卫生服务的融合，推动了中医药文化的繁荣与国际化进程，但也暴露了中医药资源分配不均、基层服务能力不足等问题[4-5]。第二轮(2014—2016年)进一步完善服务体系，强化了基层中医药工作，特别是通过人才培养与国际合作增强了中医药的国际竞争力，但跨地区资源整合与国际化进程面临挑战。第三轮(2018—2020年)关注中医药与现代科技的结合[6]，尤其在中西医结合模式推广和健康管理领域取得了重要进展，特别是在公共卫生应急响应中发挥了积极作用[7]。然而，科研创新与基础设施建设仍需进一步加强。第四轮(2021~2023年)政策深化了中医药与大健康产业的融合，推动了区域协调和国际化发展[8]，提升了中医药在全球健康体系中的影响力。但在跨地区合作、人才追寻及国际化进程加速等方面，仍面临更大挑战。总体来看，上海市中医药三年行动计划在服务体系建设、产业融合和国际化发展方面取得了重要进展，但仍需加强资源整合、人才创新与全球合作，推动中医药在更广泛领域的应用与发展。

二、上海进一步深化中医药传承创新发展的背景环境

(一) 全球中医药影响力不断提升

近年来，全球对中医药的兴趣不断增加，中医药在全球健康治理中的角色逐步提升，成为国际卫生体系中重要的组成部分。随着“一带一路”倡议的推进，中国积极推动中医药文化和技术的全球传播[9]。许多国家对中医药的认可度和应用逐年增加，特别是在治疗慢性病、老龄化健康管理、心理健康等领域。世界卫生组织(World Health Organization，WHO)已将中医药纳入其全球健康政策框架，并推动中医药标准化建设，以促进其在全球范围的应用。在全球卫生政策变动的背景下，越来越多的国家通过中医药的实践探索“健康中国”的概念，尤其是在应对流行病防控和慢性病管理等方面的应用。这为中医药的国际化发展提供了新的机遇，同时也要求中医药不断创新与适应全球化的健康治理需求。

国内政策的支持为中医药的发展提供了坚实的保障。《中华人民共和国中医药法》的实施使中医药的发展得到了法律层面的正式认可，强调了中医药在促进全民健康中的核心作用。“健康中国战略”提出中医药要发挥在公共卫生、老龄化社会和慢性病防治等领域的重要作用，进一步推动中医药服务在国家健康战略中的深度融入。同时，《中华人民共和国国民和社会发展第十五个五年规划和2035年远景目标纲要》明确指出，推动中医药高质量发展是国家战略的重要内容，尤其是在中医药服务体系建设、科研创新和国际化发展等方面[10]，国家通过财政资金、人才

政策等手段给予了有力支持，特别是鼓励将中医药与现代科技结合，推动中医药现代化、智能化，大力支持中医药在公共卫生应急管理中的应用。

（二）上海的战略定位与发展需要

上海致力于建设具有全球影响力的健康产业高地，这与中医药的发展战略高度契合。上海健康战略不仅聚焦市民的生活质量提升，还强调在智慧医疗、健康产业、老龄化社会应对等领域的创新发展。在这一过程中，中医药的传统优势和现代服务技术的结合将是上海健康战略的关键内容。中医药在预防性健康干预、个性化治疗、慢性病管理等方面的潜力，为上海的健康产业升级和全球影响力提升提供了契机。此外，上海还将中医药与数字健康、智慧医疗等现代科技领域结合，通过大数据、人工智能等手段创新中医药的诊疗、服务和管理模式，为城市居民提供更加高效、个性化的中医药服务。作为中国的科技创新中心和国际金融中心，推动中医药创新发展不仅有助于上海提升市民的健康水平，还能够为全球中医药产业的现代化和国际化提供经验和样板。

上海具备中医药发展的一系列独特优势，包括中医药学科体系完整、科研实力雄厚、医疗资源丰富等[11]。上海市拥有一批具有国际影响力的中医药科研机构和中医医院，这些机构在传统中医药研究和现代化中医药应用研究方面走在全国前列。上海的中医药资源优势在于其较强的中西医结合模式的实施，上海市多家大型医院中医科的建设，使得中医药能够与现代医学互补并创新发展。然而，上海也面临着全球健康产业快速发展的压力，中医药服务面临着如何持续创新、保持竞争力的挑战。特别是在中医药资源的合理配置、服务网络的普及和人才的跨学科培养等方面，仍需解决中医药资源分布不均、人才储备不足、中医药在基层普及度不高难以覆盖全民健康服务等问题。尤其是中医药在基层医疗机构和乡村地区的普及度不高，这使得中医药在覆盖全民健康服务方面存在一定困难。

（三）重大传染病防控的时代需求

新冠疫情暴露出全球公共卫生体系中的脆弱环节，特别是在应急响应、资源配置、疾病防控等方面，疫情应急管理和公共卫生体系建设对上海提出了新的挑战。中医药在抗击疫情中证明了其独特价值。上海市通过创新的中西医结合策略，充分利用中医药在治未病、提高免疫力、加速康复等方面的优势，有效减轻了疫情压力，并为公共卫生应急体系的改革提供了实践依据。然而，疫情也暴露出上海公共卫生体系在应急响应速度、资源调配和综合治理能力方面的短板。未来上海需要进一步完善公共卫生体系，提升其在应对重大突发公共卫生事件中的应急响应能力，尤其是增强中医药在这类危机中的灵活性和有效性。

新冠疫情后，上海市民的健康管理意识明显提高，"治未病"理念得到了前所未有的关注，推动了中医药健康管理服务的普及，成为中医药发展的重要机遇。民众对预防性健康管理的需求急剧上升，中医药在慢性病防控和老年健康管理方面通过个性化治疗、整体调节、预防干预等手段，能够为市民提供定制化的健康方案。未来，上海可以依托这一需求，加速推进中医药在健康管理中的服务创新，探索中医药与现代健康管理工具的结合，推动健康管理从治疗转向预防，并提高市民的整体健康水平。

三、上海进一步深化中医药传承创新发展的思路与建议

（一）强化中医药在公共卫生中的作用

上海应进一步深化中医药在公共卫生应急管理中的应用，特别是在疫情防控、重大公共卫生事件的应急响应和康复治疗中，充分发挥中医药的独特优势。中医药通过其"整体观"和"辨证施治"的治疗思维，在提升群体免疫力、控制流行病传播、加快患者康复等方面具有重要作用。在疫情防控中，应继续推广中西医结合治疗模式，尤其是在初期症状、轻型病例和康复期患者的干预中，提升治疗效果、减少重症转化。上海应推动中医药服务在公共卫生应急管理中的深度融入，制定如《公共卫生应急响应中中医药服务指南》这样的政策文件，确保中医药能够在突发公共卫生事件中发挥重要作用。

中西医结合模式的深化也是上海推动公共卫生中医药应用的关键。上海应继续推广中西医结合治疗方案的标准化和可复制化，特别是在癌症、心血管疾病、糖尿病等慢性病的治疗中。这一模式已在疫情期间取得成功，未来可以通过制定相关治疗规范，推动中西医结合成为现代公共卫生体系的一部分，从而提升全民健康水平。

（二）优化中医药服务网络和资源配置

上海应继续加强中医药服务下沉至基层和乡村地区的力度。基层中医药服务的覆盖面和服务能力仍有提升空间，为此，上海应进一步优化中医药资源配置，特别是加强基层中医药人才的培训和服务设施的建设[12]。根据《上海市基层中医药服务能力提升实施方（2023—2025年）》等政策文件，上海应加大对基层医疗机构的支持力度，提升中医药服务质量，确保中医药能够普及到每个社区和家庭，特别是在慢性病防治和老年健康等领域。此外，推动中医药服务的智能化与信息化建设是提升服务效率和质量的关键。通过大数据、人工智能等技术，上海可提高中医药诊疗的精准度和效率。比如，利用人工智能辅助中医诊断，提升辨证施治的精准度，减少人为差异；通过大数据分析，制定个性化的健康管理方案。这些创新措施将推动上海中医药服务的现代化，提升服务的普适性和高效性。

（三）加强学科建设与人才培养

中医药的持续发展离不开学科创新与高素质人才的支持。上海应推动中医药学科与现代医学、公共卫生学、生命科学、数据科学等领域的跨学科融合，提升中医药的科研水平。特别是在中医药药理学、临床疗效评估等方面的基础研究投入，推动中医药从传统实践向现代科学的转型。人才培养是中医药创新的关键。上海应继续加强高层次中医药人才的引进与培养，特别是复合型、国际化人才的培养。通过与国际高校、科研机构的合作，培养具有全球视野的中医药专家，并为他们提供更多的学术交流平台[13]。此外，还应加强青年人才的培养，建立国际化科研平台，培育未来的中医药领军人物。通过加强中医药教育与现代医学、公共卫生等学科的融合，提升人才的跨学科素养。

（四）推动中医药国际化与全球影响力提升

中医药国际化是未来发展的关键方向之一。上海应继续推动中医药国际标准化建设，特别是在治疗方法、药材使用和疗效评估等方面的国际标准化。通过加强与世界卫生组织、国际中医药联合会等组织的合作，推动中医药治疗规范的国际认证，提升中医药在全球的应用影响力。同时，中医药文化的全球传播也至关重要。上海应通过建设国际化中医药服务平台，加强与全球卫生组织、国际医学机构的合作，推动中医药文化的全球传播。通过国际合作与文化交流，上海可成为中医药国际化的桥头堡，提升中医药的全球影响力。

（五）推动中医药产业的融合与创新

上海应加速推动中医药与大健康产业的深度融合，特别是在营养、养生、健康旅游等领域。通过跨界合作，推动中医药的创新应用，拓展其在大健康产业中的市场份额。例如，在健康旅游领域，将中医药与旅游结合，发展健康养生旅游产品，推广中医药养生理念；在健康管理领域，通过大数据与人工智能结合，为市民提供定制化的健康管理服务，提升中医药产业的现代化水平。同时，上海应加大对中医药新药、新疗法的研发支持，推动中医药产业创新和现代化，提升产业链的整体竞争力[14]。政府可通过政策支持，如《中医药产业发展规划（2021—2030）》等，推动中医药产业向技术创新和全球化发展，特别是在中药新药研发、智慧医疗、精准医疗等领域，提升中医药产业的全球竞争力。

参考文献

[1] 邓鑫，刘丽静，庞雅煦，等. 中医药融入突发公共卫生事件应急体系的研究与思考. 中国公共卫生管理，2022，38(5)：592－595.

[2] 丛凡超，贾仓仓，李志光. 中国式现代化进程中医防融合的发展路径研究. 卫生经济研究，2024，41(10)：6－9.

[3] 黄萍，王丽丽，李敏，等. 基于 SWOT－PEST 分析的上海中医药传承创新发展战略研究. 中医药管理杂志，2022，30(15)：1－5.

[4] 凌丽，吕祥，孙永宁，等. 新型冠状病毒肺炎疫情防控常态化下中医药临床研究实践与管理的思考. 上海中医药杂志，2022，56(10)：4－7.

[5] 高围溦，康乾，徐燎宇，等. 上海基层中医药事业高质量发展现状与对策建议. 中国卫生资源，2023，26(6)：628－632，673.

[6] 王瑾，刘华，金春林，等. "十四五"时期国家中医药综合改革示范区构建中药饮片溯源体系实践与探讨——以上海为例. 卫生软科学，2024，38(2)：56－59，64.

[7] 张学超，冯煜，陈健慧，等. 新冠肺炎中医定点救治医院运营模式初探. 中国医院管理，2022，42(8)：47－49.

[8] 李静，刘莉. 长三角地区中医药区域创新共同体的构建模式与路径探索. 中国医药导报，2024，21(4)：157－160.

[9] 钱玺，张宗明. 中医药参与全球卫生治理的路径探究. 中国医药导报，2019，16(36)：160－164.

[10] 李华章,王庆华,王春艳,等. “十三五”期间上海市中医药科技创新发展情况、亮点及能力提升策略研究. 中国初级卫生保健,2022,36(8):1-4.

[11] 詹淑惠,郭子为,吴欣仪,等. 长三角一体化背景下构建中医药卫生健康命运共同体. 科技风,2021,(34):98-100.

[12] 王丽丽,荆丽梅,杨洋,等. 上海市基层中医药服务能力现状研究. 卫生经济研究,2024,41(9):48-52,57.

[13] 郑秀棉,王峥涛,张彤,等. 中药学高层次人才培养的实践与探索——以上海中医药大学为例. 中医教育,2024,43(5):31-33.

[14] 贯杨. 上海建设全球领先的中医药高地研究. 科学发展,2021,(2):19-26.

加强中医医院管理能力政策研究

蔡轶明 石 云 程 勇 贾 杨

【导读】 中医医院是中医药事业发展的主阵地,也是建立健全中医药服务体系的关键环节。中医医院想要在激烈的市场竞争中实现高质量发展,必须顺应大势,服从国家政策导向,找定位,找短板;持续加强中医医院管理能力,制定最适合自身发展的管理机制,提升竞争力。文章研究梳理了中医医院管理能力的影响因素,阐述了中医医院管理能力现状以及面临的问题、形势与要求。提出加强管理人员职业化能力、加快完善中医医院现代管理制度、加强医院文化发展建设、加强信息化建设提高管理效能、强化监督与健全评价考核体系的政策建议,为充分发挥中医特色,提升中医医院服务能力和核心竞争力,健康可持续发展提供有力支撑和参考。

当前中医医院迎来了新的发展起点,机遇和挑战并存,科学技术、信息技术、医疗水平的不断发展,都对中医医院的医疗模式提出了更高要求。中医医院想要在激烈的市场竞争中实现自身更好发展,就必须加强中医医院管理能力,制定最适合自身发展的管理机制,不断提升竞争力。

一、中医医院管理能力的内涵与影响因素

(一) 中医医院管理能力的内涵

中医医院管理能力是指医院根据自身特点、实际情况与外部环境的变化,通过优化病种结构、合理分配自身资源成本、提高流程管控能力、提高信息化建设水平、转变传统运营观念,不断提高医疗服务能力,提高医院的精细化管理能力,推动医院合理、规范、可持续地健康发展[1-2]。

(二) 中医医院管理能力的影响因素

医院管理是一个复杂的过程,其管理能力受到多种因素的影响,主要有以下方面。

1. 管理人才

医院管理团队中人的素质能力和管理水平直接影响医院的整体建设和发展。中医医院领导

基金项目:国家中医药管理局 2023 年度项目"加强中医医院管理能力政策研究"。
第一作者:蔡轶明,女,助理研究员。
通讯作者:贾杨,男,上海市中医文献馆馆长,研究员。
作者单位:上海市中医文献馆(蔡轶明、石云、程勇、贾杨)。

或领导班子中的主要成员是否具有中医药背景，医院管理人员是否接受过系统、现代管理知识培训，医院管理层是否具备创新思维能力和处理各种复杂问题的能力与经验[3]。

2. 团队协作

医院管理能力离不开团队协作。医务人员之间的紧密合作和有效沟通是关键。通过引入团队协作工具和项目管理方法，可以促进协同工作和任务分工，提高工作效率和管理质量。定期组织管理团队会议和交流活动，提高凝聚力和合作意识[4]。

3. 管理制度

医院管理制度的健全与完善是提高医院服务质量和医疗水平、提高组织协调和管理有效性的重要保障。一些医院在制订各项制度时生搬硬套，管理制度不严谨，导致不能有效地执行，管理能力低下[5]。

4. 应用技术创新

当前信息技术、人工智能、大数据等创新技术，可以优化医院管理流程、提高工作效率和质量控制，电子病历系统可以提高信息的准确性和可及性，远程医疗技术可以改善医疗资源的分配和利用效率，实现管理的智能化[4]。

5. 服务质量

医院管理能力的提升必须以改进服务质量为核心。医院通过改善就诊流程、提升医疗技术水平、优化患者体验和加强医患沟通等方面关注患者需求，持续改进和创新来提高医院服务质量[4]。

6. 医院文化

卓越的医疗服务和管理能力必须建立在良好的文化氛围之上。医院文化是现代医院管理的新趋势和新发展，现代医院管理主张大力利用和开发医院的人文资源，通过医院文化建设促进管理能力提升，实现医院建设和发展的目标[6]。

7. 监督反馈

对医院管理的全过程实行监督，动态反馈，及时纠偏，保证各项工作目标的顺利实施，是医院执行力的重要因素。医院应当以抓住管理部门工作执行力评价为基础，逐级负责，过程监督，评估反馈，形成自上而下的以目标管理为手段的综合管理模式[7]。

二、中医医院管理能力的现状分析

（一）中医医疗服务行业现状

2021 年全国中医类医疗卫生机构总数 77 336 个，比上年增加 4 981 个。其中：中医类医院 5 715 个，中医类门诊部、诊所 71 583 个，中医类研究机构 38 个。2021 年全国中医类医疗卫生机构床位 150.5 万张，其中：中医类医院 119.7 万张（占 79.5%）[8]。2021 年全国中医医疗服务行业市场规模达 6 063 亿元，公立中医医疗市场规模为 5 331 亿元，占比 87.93%；民营中医医疗市场规模为 732 亿元，占比 12.07%[9]。2021 年公立中医医院住院及门诊服务仍占据较大市场，分别占比 50.52%、37.41%。2022 年全国线上中医诊疗服务市场规模从 2016 年的 1 亿元左右逐渐增长至 15~20 亿元[10]。

(二)医院管理人员情况

我国目前医院院长90%是专家型院长,大多数没有接受过系统的管理教育。卫生部曾对全国7个省市的299家医院的院级领导调查显示,有78.2%的人专业为临床医学,仅有13.7%的人接受过管理学历教育。在担任医院领导之前,有71.6%的人做临床医生,只有19.8%的人过去从事管理工作[11]。

在欧美国家,医院院长一般由管理专家担任。美国医院院长任职前应有10年以上管理经验,且要参加继续教育,接受经济学、市场学、人力资源学等课程强化培训。澳大利亚规定医院高层管理者必须是皇家医院管理学会成员,且必须经过医学管理硕士(MHA)或工商管理硕士(MBA)学习。德国医院的行政院长必须是经医院管理培训并取得硕士学位者,医疗副院长必须是资深医师并接受过医院管理或卫生经济学等硕士课程教育[11]。

(三)中医医院运营与服务情况

近年来,二、三级公立中医医院的中医药服务能力和运营能力持续提升。中医药领域从业人员数量不断增长,2021年全国中医机构中医药人员总数为377 556人,比2020年增长7.55%。中医药特色优势持续发挥,2021年全国三级公立中医医院门诊中药饮片使用率为35.25%、门诊中医非药物疗法使用比例为16.9%,较2020年均有明显提升。2021年全国二级公立中医医院门诊中药饮片使用率为26.97%,较2020年增长1.60%;门诊中医非药物疗法使用比例为15.03%,较2020年增长1.47%。在次均医药费用方面,2021年全国二级公立中医医院门诊患者次均医药费用增幅和住院患者次均医药费用增幅分别为2.05%和3.64%,较2020年降低8.14%和3.67%。2021年全国三级公立中医医院门诊次均费用增幅为-2.48%,住院次均费用增幅为1.94%,增幅趋于平稳[12-13]。

(四)可持续发展

人才是实现持续发展的根本。在人员结构方面,全国二级公立中医医院中医类别执业(助理)医师占执业医师总数比例为48.17%。全国三级公立中医医院中医类别执业(助理)医师占执业医师总数比例为57.24%。全国二、三级公立中医医院的麻醉、儿科、重症等紧缺医师数量较2020年有所增长。医护比、每百张病床药师人数基本保持稳定。在人才培养方面,2021年全国二级公立中医医院人才培养经费投入占比为0.27%,较2020年有所增长。2021年全国三级公立中医医院人才培养经费投入占比为0.81%,较2020年增加0.02%[12-13]。

三、中医医院管理能力面临的问题

基于中医医院管理能力的现状,结合现场调研及专家访谈、座谈等调研结果,中医医院管理能力面临的突出问题主要体现在以下方面。

(一)管理人员的非职业化现象

我国许多医院管理岗位由临床一线技术骨干担任,还有一些由临床医护人员转为行政人员,在一定程度上造成管理外行的问题[14]。非职业化的管理人员缺乏管理专业知识,缺乏科学民主管理的思维与能力。部分管理人员同时兼顾医疗业务与管理工作,因精力有限而不能保证足够时间钻研管理。部分公立医院院长并未接受过完整的医院管理培训,有的中医医院领导班子中的主要成员也并非中医药背景出身。

(二)管理制度不健全和管理模式落后

中医医院的管理工作经常会受到传统管理模式影响,影响工作的有效落实。部分医院管理体制和制度都比较落后,未能跟上现代医疗服务需求和发展趋势,工作制度的可操作性不强,一旦医护人员在工作中出现问题,内部工作的有序性就会受到影响,进而影响服务质量与效率[15]。一些运行机制不健全的医院,没有适应信息时代和网络经济下对管理职能的要求。

(三)资源配置不合理

在资源有限的情况下,医院管理者如何制定科学的分配策略,确保资源的合理配置,提高医院的服务效率及如何平衡资源配置和患者需求的矛盾。尽管现代技术的发展为医院管理带来了新机遇,如利用大数据分析来预测资源需求、采用智能化设备提高资源利用效率等,但是有效地优化资源分配,提高医疗服务水平,仍然是医院发展中迫切需要解决的问题。

(四)创新思维能力和技术创新缺乏

一些医院的管理观念比较陈旧,缺乏创新意识。部分医院没有意识到医院作为公共社会资源的创新管理的重要作用,没意识到资源优化配置的巨大社会作用。管理改革难度大,导致医院管理一直处于较为保守的状态。虽然许多医院引入信息技术、人工智能、大数据等创新技术,智慧医院发展取得了较大的进步,但整体处于初级阶段,不同医院间差距悬殊。

(五)医院监督评估和激励机制欠完善

大多数医院的监督机制不完善,对科室、医生监管机制不够透明化、信息公开性低、缺少社会监督和反馈、患者及其家属对医院服务很难做出客观性评价。同时,缺乏评估机制也造成了制度执行情况的不透明,导致医院管理流程混乱、工作效率不高。目前,大多数医院缺乏完善的为管理人员提供良好的职业发展路径的方案,管理人员看不到未来的成长与发展。

四、加强中医医院管理能力的政策建议

推进中医医院特色发展和高质量发展,是中医药振兴发展及建设健康中国的重要战略任务。中医医院要坚持中医特色的办院方向,坚持中医药服务为主的办院模式,坚持中医原创思维,集聚优质资源,要将提高中医临床疗效、推动中医药特色发展作为中医药传承创新发展的核心任务。加强中医医院管理能力建设工作,是一项长期且艰巨的任务。行政主管部门、医院管理者及医护人员应该共同努力,当前需要重点做好的工作,主要体现在以下几个方面。

（一）加强管理人员职业化能力

行政主管部门应该加强政策引导，完善相关管理考核制度，逐步建立分级、分层职业化培训管理体系。将中医医院院长职业化培训作为重要内容，纳入公立中医医院综合改革总体部署之中，逐步实现培训范围全覆盖，逐步建立职业化培训品牌，通过制度把职业化培训的模式、管理机制固定下来。医院应结合上级主管部门的培训政策和制度制定出针对本院不同培训对象、不同级别，多种培训形式的培训方案，及时、科学地更新培训内容，并以制度的形式规定下来。同时围绕最新国家政策和改革方向，进行政策解读学习。人事部门应当从人事制度改革的角度，为管理专业人员提供职称晋升通道[16]。

（二）加快完善中医医院现代管理制度

现代医院管理制度是公立中医医院高质量发展的关键。医院应做好精细化管理，落实全面预算管理，科学配置医疗资源，提高资金使用效益。进一步健全决策管理机制和绩效考核、财务资产、质量控制等制度。建立内控管理办法，将内部管理控制节点纳入各业务系统。医院内部建立相互制约、相互监督的业务组织形式和职责分工制度，对经济活动及相关业务活动的运营风险进行有效防范和管控。

（三）加强医院文化发展建设

中医药文化是中华民族几千年来认识生命、维护健康、防治疾病的思想和方法体系，是中医药服务的内在精神和思想基础。中医药文化不仅丰富了中医医院的管理内涵，更重要的是，更新了传统的中医管理理念，凝聚了人心、鼓舞了士气，成为推动中医医院可持续发展的强大精神动力。只有坚持把中医药文化作为医院发展的灵魂，才能坚持以中医为主的办院方向，保持中医药特色优势。

（四）加强信息化建设提高管理效能

高效的信息化建设是实现中医医院现代化管理的关键所在。要积极推动智慧财务、打造智慧运营，为医疗业务提供决策支持；要强化智慧监管，全面利用大数据完善监管机制。加强医院内部运营管理信息系统建设，确保各个信息系统的有效对接。对于信息化应用水平较高的中医医院，应积极开展智慧医院建设，探索数字化建设新场景，利用好临床大数据开展精准考核，推动医院运营管理的科学化和精细化。对于信息化程度低的区县中医医院，应当将信息化建设纳入医院建设规划，提升电子病历应用能力。

（五）强化监督职能，健全反馈评价考核体系

医院应当建立完善和持续改进的监督与反馈机制，定期对机制进行评估，确保各科室的监督与反馈机制持续有效。科室管理者应制定科室具体目标，并建立科室业绩评估、成员间相互评价、患者满意度调查与反馈、质量问题反馈等机制，同时建立奖惩机制和持续改进机制，以实现科室管理的科学化与规范化。医院应建立一个质量问题的收集和分析系统，及时掌握医院内部的问题和漏洞，并提供解决方案和改进措施。

参考文献

[1] 人民日报. 提升医疗水平 提供优质服务 健全管理制度——推动公立医院高质量发展. https://www.gov.cn/xinwen/content_5616111[2021-06-08].

[2] 奇点财经说. 提高医院的精细化管理能力,并且要提高医院的核心竞争力. https://baijiahao.baidu.com/s?id=1757987879883714211&wfr=spider&for=pc[2023-02-16].

[3] 蒋联群,朱迎阳. 谈医院管理的精细化. 卫生经济研究,2007,38(6):46.

[4] 霍尔斯智库2023. 医院管理能力提升之道:创新策略引领医疗机构发展. https://baijiahao.baidu.com/s?id=1769932306612046771&wfr=spider&for=pc[2023-06-28].

[5] 田国强. 医院管理中执行力不足的原因分析与提升策略. 医院管理论坛,2012,29(4):26-28.

[6] 搜狐网. 现代医院管理与医院文化语论阐述. https://www.sohu.com/a/[2018-04-19].

[7] 郭琳. 加强职能部门的执行力 保障医院可持续发展. 江苏卫生事业管理,2011,22(1):41-42.

[8] 卫生健康委网站. 2021年我国卫生健康事业发展统计公报. https://www.gov.cn/content_5700670.htm[2022-07-12].

[9] 锐观咨询. 2023中医医疗服务:线上线下结合的模式成为未来行业发展新风向. https://baijiahao.baidu.com/s?id=1761149912798484701&wfr=spider&for=pc[2023-03-23].

[10] 智研咨询. 一文了解2022年中国中医诊疗服务行业发展现状及未来趋势. https://m.baidu.com/bh/m/detail/ar_10039242577022787652[2023-03-31].

[11] 人人文库. 医院院长职业化培训. https://www.renrendoc.com/paper/199995235.html[2022-03-03].

[12] 国家中医药管理局综合司. 关于2021年度全国三级公立中医医院绩效考核国家监测分析情况的通报. http://www.natcm.gov.cn/yizhengsi/gongzuodongtai/28592.html[2022-12-23].

[13] 国家中医药管理局. 关于2021年度全国二级公立中医医院绩效考核国家监测分析情况的通报. http://www.natcm.gov.cn/yizhengsi/gongzuodongtai/30038.html[2023-04-11].

[14] 彭彦慧. 中医医院管理的四大核心要素. 中医药管理杂志,2017,25(8):53-58.

[15] 王旗. 论医疗体制改革中医院管理模式的创新. 新疆医学,2008,38(6):126-127.

[16] 曲歌,王健,高天,等. 我国卫生管理人员人力资源现状及预测分析. 医学与社会,2023,36(2):14-18.

第八章

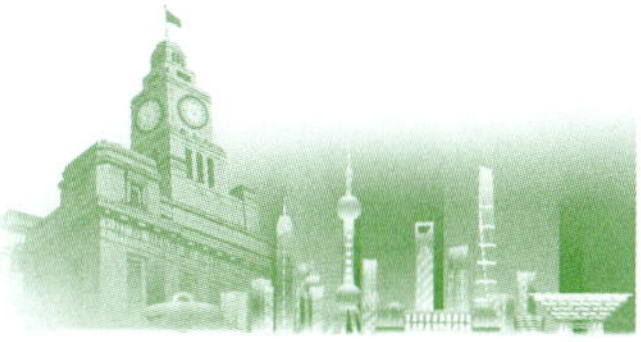

人口与家庭发展

本章聚焦人口与家庭发展，探索上海市婚孕保健一体化工作思路，调查上海市育龄妇女生育支持需求，分析辅助生殖技术纳入医保对上海市育龄青年生育意愿的影响，研究上海市长期照护资源与人口和经济发展的耦合协调，分析轻度认知障碍高危老年人认知水平下降的影响，研究上海市社区老年人肌少症筛查服务管理模式，探索上海市家庭健康指导员队伍长效运行管理机制。

上海市婚孕保健一体化工作的探索与思考

闵 琛 张 炜 吴向泳 吴乾渝

【导读】 婚前、孕前、孕早期保健是出生缺陷一级预防、二级预防的重要环节,也是降低出生缺陷发生率,促进优生优育的关键举措。为更好贯彻落实党的二十届三中全会、妇女儿童发展"两纲"和健康中国、健康上海有关工作要求,助力生育友好型社会建设,文章梳理分析了上海市婚孕保健工作现状和面临的主要问题,从拓展婚孕保健服务网络、优化婚孕保健服务项目、创新婚孕保健协作模式、加强婚孕保健数据比对、强化婚孕保健科普宣传等方面,思考提出了整合资源开展婚孕保健一体化工作的探索性建议。

党的二十届三中全会决定指出:要健全覆盖全人群、全生命周期的人口服务体系,促进人口高质量发展,推动建设生育友好型社会。《"健康中国 2030"规划纲要》《中国妇女发展纲要(2021—2030 年)》均将倡导优生优育,全面普及生殖健康和优生优育知识;加强出生缺陷综合防治,构建涵盖婚前、孕前、孕期等各阶段的出生缺陷防治体系作为主要目标和工作任务。

一、上海市婚孕保健工作现状

婚前保健是对准备结婚的男女双方,在结婚登记前进行的婚前医学检查、婚前卫生指导和婚前卫生咨询服务,是《中华人民共和国母婴保健法》规定的重要内容之一,是保障母婴健康的一项重要措施。早在 20 世纪 80 年代,上海即开始实施婚前医学检查,每个区妇幼保健所为婚前医学检查机构(以下简称"婚检机构"),中国福利会国际和平妇幼保健院为全市唯一 1 家涉外婚检机构。2005 年 8 月,上海市政府转发原市卫生局、市民政局、原市人口计生委、市财政局《关于进一步做好本市婚前保健服务工作的意见》,全市开展婚前保健咨询和免费婚前医学检查。上海自开展婚前医学检查以来,婚检率始终保持在 95%以上,但 2003 年取消强制婚检后,婚检率呈断崖式下降,尽管经卫生健康部门多重努力有所回升,但近 15 年来,婚检率始终徘徊在 15%~20%。

孕前优生健康检查是预防出生缺陷的重要环节,上海 2007 年起积极倡导孕前优生健康检查,并设立免费检查项目。2010 年,国家对符合计划生育的农村夫妇提供免费孕前优生健康检

第一作者:闵琛,女,主治医师,四级调研员。
通讯作者:吴乾渝,女,主任医师,教授,上海市卫生健康委员会一级巡视员。
作者单位:上海市卫生健康委员会(闵琛、张炜、吴向泳、吴乾渝)。

查。2012~2014 年，上海连续 3 年将免费孕前优生健康检查服务列入市政府为民服务实事项目，2015 年纳入卫生健康系统常规工作项目。孕前优生健康检查项目除结核病筛查、男性精液检查外，其余婚前医学检查所做项目均包含在内，每对夫妇 500~1 000 元。

二、面临的主要问题

上海市 10 余年来，婚检率始终在低位徘徊的原因，除了取消强制婚检这一重要因素外，还面临以下主要问题。

（一）婚检机构设点布局不充分

上海婚检机构长期以来，一直是每个区设置 1 家，由各区妇幼保健所承担，中国福利会国际和平妇幼保健院为全市唯一 1 家涉外婚检机构，未考虑不同城区区域面积大小和服务对象的服务需求，婚检服务便捷性不够。以浦东新区为例，2016 年，原浦东新区妇幼保健院服务点停业，导致整个浦东新区仅有 1 家位于惠南镇的区妇幼保健所婚检服务点，浦东新区婚检率降低至停业前的约 1/10，从一个侧面反映了服务便捷性对婚检率低迷造成的影响。

（二）婚检服务项目偏固化

上海自 2005 年实施免费婚前医学检查项目以来，项目内容和补贴经费近 20 年来未曾改变，主要包括保健咨询、体格检查、妇科检查、阴道分泌物检查、肝功能检测、乙肝表面抗原、结核菌抗体检测、梅毒螺旋体筛查和艾滋病病毒抗体筛查，每对夫妇 120 元，加之有些项目在孕前优生健康检查、单位或个人常规体检中已包含，一定程度影响了婚检服务项目对育龄夫妇的吸引力。

（三）婚检人力资源较匮乏

婚前保健服务涉及临床医学、基础医学和预防医学等多门学科，需要服务提供者知识面广，并具有临床医生执业资质。但提供婚前保健服务的主体，各区妇幼保健所这方面人员短缺，尤其体现在男婚检医生（执业范围要求为外科或泌尿外科）的缺乏，由于薪资待遇、职业发展等因素很难招募到符合规范要求且愿意从事婚前医学检查的男婚检医生。

（四）婚孕检服务信息未比对

现有的婚检信息仅局限于 16 家区妇幼保健所和 1 家涉外婚检机构的服务信息，未与孕前优生健康检查的数据进行比对，也未与育龄夫妇常规体检信息进行比对，现有数据未能全面反映本市婚孕保健工作的实际。

（五）社会面协同配合待完善

取消强制婚检一定程度反映了对公民个人选择权的尊重，但也可能增加未来婚姻生活的健康风险，影响子代安全。卫生健康部门更多的是提供婚检的技术服务，在宣传婚检利国利民的重要性上，需要全社会共同努力，营造自觉参加婚前医学检查、孕前优生健康检查，预防出生缺陷，保障母婴安全的良好氛围。

三、建议

面对出生人口减少，高龄、多产次、高风险孕妇增多，疾病谱改变等新形势、新挑战，进一步加强关口前移，整合资源做好婚前、孕前、孕早期保健，为育龄妇女提供更加便捷、更加优质的优生优育服务，显得尤为重要。基于面临的主要问题，提出以下探索性建议。

（一）拓展婚孕保健服务网络

鼓励各区结合辖区母婴保健专项技术规划的制定和辖区实际，扩大婚孕保健机构的布点设置；鼓励符合条件的医疗机构申请婚前医学检查、孕前优生健康检查和产前筛查机构，开展婚孕保健一体化服务。通过微信公众号、网站等主动公告辖区内婚孕保健相关机构信息、服务时间和服务内容，制作机构分布电子地图，方便育龄人群就近、便捷预约选择。

（二）优化婚孕保健服务项目

坚持分类指导和需求导向原则，针对服务对象的不同婚育阶段，既提供免费的基本项目，又提供个性化的自选项目，满足育龄夫妇多元化需求。对于准备结婚、暂无怀孕计划的男女双方，提供婚前医学检查和生殖健康咨询服务。对于新婚、已婚待孕的计划怀孕夫妇，优化选择免费婚前医学检查、孕前优生健康检查项目，推动各级各类医疗机构检查检验结果互联互认，避免重复检测。对于高龄、有遗传病家族史等有特殊需求的育龄夫妇，科学选择成熟度高、安全有效的检查项目，推进婚前、孕前保健与孕早期保健有效衔接。

（三）创新婚孕保健协作模式

鼓励各区动态掌握区内母婴保健技术服务医疗资源，积极组织医疗机构参加婚前医学检查、孕前优生健康检查、产前筛查人员上岗培训。探索通过医联体、专科联盟、多点执业、双聘等方式，推进各区妇幼保健院（所）具备母婴保健技术服务资质的医师上行下沉至区内其他医疗机构。鼓励医疗机构做好人力资源共享等功能承接，重视和支持医务人员参加婚孕保健相关上岗培训，缓解婚孕保健人力资源短缺状况。市级层面对婚前医学检查、孕前优生健康检查等上岗培训进行优化完善。

（四）加强婚孕保健数据共享

结合医疗机构数智赋能工作，推动婚孕保健、体检等检验检查信息的互联互通和共享。开展全市婚孕保健相关医疗机构的数据采集、比对的培训和督导，从信息化层面助力婚孕保健一体化工作。

（五）强化婚孕保健科普宣传

依托妇儿工委、卫生健康委、民政、教育、妇联、共青团、残联等部门大力协同，多渠道多形式积极宣传婚前医学检查、孕前优生健康检查、早孕检查的重要意义，普及科学权威、有吸引力的优生优育健康知识，引导目标人群主动接受婚前医学检查、孕前优生健康检查和早孕检查服务。

上海市育龄妇女生育支持需求状况和改进建议

周海旺　李萌萌　沈　朋

【导读】 当前中国已进入生育主导型的人口负增长阶段。上海作为国际化大都市，育龄妇女的生育水平下降得非常早、非常快，远低于全国平均水平，且人口构成多元。上海人口发展当前面临少子老龄化的严峻挑战，户籍人口自然变动负增长趋势日益严重。文章基于上海市卫生健康委员会与上海社会科学院城市与人口发展研究所于2024年联合开展的一项覆盖全市近1.8万名育龄妇女的生育调查，旨在探究影响上海市育龄妇女生育意愿的关键因素及她们对生育支持政策完善的期待。文章通过对经济、时间、服务和文化4个维度的深入分析，提出一系列提升生育意愿的政策建议，为上海市进一步优化生育支持政策提供参考。

一、研究背景和意义

（一）我国人口发展形势背景与国际前瞻

近年来，我国人口发展形势发生了重大变化。2022年起我国人口进入负增长阶段，2023年进一步减少了208万人。有关研究指出，当前我国的人口负增长为生育主导型，即低增长主要由低生育水平引起[1]。生育率过低及人口负增长可能会导致一系列的社会风险与经济风险[2]。为提高生育率，中国政府近十年来出台了“单独二孩”“全面两孩”和放开三孩等一系列生育政策，并陆续出台一系列配套生育支持政策。2022年17部委联合发布《关于进一步完善和落实积极生育支持措施的指导意见》，2024年7月党的二十届三中全会审议通过的《中共中央关于进一步全面深化改革 推进中国式现代化的决定》，对全面生育支持政策做了进一步部署，要“完善生育休假制度，建立生育补贴制度”。如何减轻育龄妇女家庭生育后顾之忧，促进生育水平提升，是我国面临的重大问题。

根据相关预测，到2030年，全球约2/3的人口生活的国家（地区）总和生育率都将低于2.1的更替水平[3]。为应对低生育率的问题，很多国家或地区都采取过一系列应对策略，包括育儿假、现金津贴及日托中心建设等，对于我国的政策建设有一定的参考价值。

第一作者：周海旺，男，研究员。
作者单位：上海社会科学院城市与人口发展研究所（周海旺、沈朋）；台州第一技师学院（李萌萌）。

（二）上海市人口发展形势背景与研究意义

上海市作为国际化大都市，人口转变走在中国的最前列。上海市是我国开展计划生育最早的地区，育龄妇女的生育水平有着下降早、下降快且长期低于全国平均水平的特点[4]。上海市自 1994 年以来，已持续近 30 年总和生育率处于 1 以下的极低水平[5]，是全国第一个出现人口自然负增长的地区[6]，2023 年上海市育龄妇女总和生育率仅为 0.6。受人口年龄结构变动、生育旺盛期育龄人群数量减少、生育意愿不高等多重因素影响，上海市人口出生数量逐年下降。婴儿活产数由 2016 年的 23.05 万人下降至 2023 年的 9.60 万人。与此同时，上海市也是我国最早（1979 年）进入人口老龄化阶段的超大城市。长此以往，人口年龄结构失衡问题会愈加严重。少子老龄化伴随着劳动年龄人口供给的减少，对全国和上海的社会发展带来不利影响。

基于以上事实背景，探索适应上海市需求的低生育问题解决方案，促进上海市进一步优化生育支持政策，构建生育友好型社会，不仅对于上海市的发展具有重要意义，对全国其他大城市也具有前瞻性的借鉴意义。

二、上海市育龄妇女生育支持政策抽样调查分析

2022 年 7 月，国家卫生健康委、国家发展改革委等 17 部门印发《关于进一步完善和落实积极生育支持措施的指导意见》，明确要深入实施三孩生育政策及配套支持措施，即通过生育支持政策及相关经济社会政策发挥合力。党的二十届三中全会通过的《中共中央关于进一步全面深化改革 推进中国式现代化的决定》进一步明确，要“完善生育支持政策体系和激励机制，推动建设生育友好型社会”。

本次问卷调查以抽样调查的形式开展。由居委相关工作人员负责落实本区域内抽中问卷的育龄妇女或其配偶进行问卷填写。抽样调查要求包括：覆盖全市 16 个区的 20~49 岁育龄妇女，其中浦东新区不少于 1 500 份，其他 15 个区各不少于 1 000 份；生育过一孩的育龄妇女占总样本数的 45%，生育过二孩的占 30%，生育过三孩及以上的占 5%，未生育过的占 20%；本市户籍育龄妇女占 65%，外来育龄妇女占 35%。

本次调查旨在把握上海生育动态，了解生育意愿影响因素，有的放矢，把国家促进人口高质量发展的要求落到实处，完善支持生育的经济、服务、就业、文化等综合政策，为解决上海市育龄妇女“不能生、不想生、不敢生”现象提出对策建议。

（一）育龄妇女生育状况

1. 育龄妇女及其家庭基本情况

本次调查共有效抽样 18 560 位育龄妇女。其中，本市户籍 14 495 人，占比 78.10%，外省市户籍 4 065 人，占比 21.90%；平均年龄 38.01 岁；大学及以上学历 7 711 人，占比 54.94%；已婚育龄妇女 15 146 人，占比 81.61%。本次调查中，家庭年收入在 10 万（含）到 20 万的育龄妇女有 5 595 人，占比最高，为 34.62%。家庭主要收入来源是工资的有 17 373 人，占比 93.6%，其他

收入来源占比低;平均住房面积为107.97平方米,其中本市户籍为112.71平方米,外省市户籍为91.04平方米。

2. 育龄妇女生育现状

首先,本次抽样的育龄妇女中,认为理想子女数为2个的比例为57.21%,占比最高。其次为理想子女数1个,对应的占比34.67%。而在实际的生育情况中,已生育过的育龄妇女,生育1个孩子的比例最高,为49.71%,生育两个孩子的比例为28.79%。首先,总生育意愿(已生育子女与未来还想生育子女数之和)为1个孩子的比例最高,为50.61%,其次是2个孩子的比例,为35.31%。可以发现,上海市育龄妇女的实际生育孩子数及总生育意愿都是1个孩子的比例最高,而理想子女数为2个孩子的比例最高,现实中的生育子女数低于理想子女数。"理想"与现实存在显著差异,可见上海市育龄妇女仍存在一定的生育势能未能释放。此外,外省市户籍育龄妇女家庭理想数大于本市户籍,本市户籍育龄妇女总生育意愿略低,见表1。

表1 2024年上海市育龄妇女生育状况及生育意愿

生育状况及生育意愿	数量(个)	本市户籍		外省市户籍		总计	
		样本数(人)	占比(%)	样本数(人)	占比(%)	样本数(人)	占比(%)
生育孩子数	0	2 894	19.97	655	16.12	3 549	19.12
	1	7 304	50.39	1 922	47.28	9 226	49.71
	2	3 979	27.45	1 364	33.55	5 343	28.79
	≥3	318	2.19	124	3.05	442	2.38
总生育意愿	0	1 438	9.92	268	6.60	1 706	9.20
	1	7 559	52.15	1 835	45.14	9 394	50.61
	2	4 888	33.72	1 666	40.98	6 554	35.31
	≥3	610	4.21	296	7.28	906	4.88
理想子女数	0	935	6.45	130	3.20	1 065	5.74
	1	5 205	35.92	1 229	30.24	6 434	34.67
	2	8 029	55.41	2 587	63.64	10 616	57.21
	≥3	322	2.22	119	2.92	441	2.38

(二) 育龄妇女生育意愿

1. 养育孩子的现实情况

本次抽样中,育龄妇女在养育最近生育的孩子时遇到困难的比例为35.42%。其中外省市遇到困难的比例为41.40%,显著高于本市户籍的33.64%,见表2。

表 2　2024 年上海市育龄妇女养育最近生育的孩子遇到的困难情况

是否有困难	本市户籍		外省市户籍		总计	
	样本数(人)	占比(%)	样本数(人)	占比(%)	样本数(人)	占比(%)
没有困难	7 699	66.36	2 037	58.60	9 736	64.58
有困难	3 902	33.64	1 439	41.40	5 341	35.42
合计	11 601	100	3 476	100	15 077	100

在遇到的困难类型中，最常见的五类困难类型按比重依次为经济压力大、自己没精力带、影响自己正常工作、双方父母没有精力带及住房紧张。其中外省市户籍育龄妇女涉及经济因素方面的原因困难更大，包括经济压力、正常工作与住房紧张，而本市户籍育龄妇女在精力上遇到的困难更大，包括自己没精力带及双方父母没精力带，见表 3。

表 3　2024 年上海市育龄妇女养育最近生育的孩子遇到的困难类型

困难类型	本市户籍		外省市户籍		总计	
	样本数(人)	占比(%)	样本数(人)	占比(%)	样本数(人)	占比(%)
经济压力大	3 054	78.27	1 232	85.62	4 286	80.25
自己没精力带	2 643	67.73	897	62.33	3 540	66.28
影响自己正常工作	2 064	52.90	791	54.97	2 855	53.45
双方父母没有精力带	1 650	42.29	509	35.37	2 159	40.42
住房紧张	1 350	34.60	580	40.31	1 930	36.14
合计	3 902	—	1 439	—	5 341	—

在养育孩子对育龄妇女工作事业发展的影响中，最多的五类影响按比重依次为花在工作上的时间精力减少、社交活动时间减少、改变原有职业规划、收入减少和工作晋升机会变小，其中外省市户籍育龄妇女因生育导致收入减少的情况显著高于本市户籍，见表 4。

表 4　2024 年上海市育龄妇女养育孩子对工作事业发展的影响

影　响	本市户籍		外省市户籍		总计	
	样本数(人)	占比(%)	样本数(人)	占比(%)	样本数(人)	占比(%)
改变原有职业规划	5 214	44.94	1 632	46.95	6 846	45.41
花在工作上的时间精力减少	5 744	49.51	1 696	48.79	7 440	49.35
工作晋升机会变小	3 249	28.01	946	27.22	4 195	27.82

续 表

影 响	本市户籍		外省市户籍		总 计	
	样本数(人)	占比(%)	样本数(人)	占比(%)	样本数(人)	占比(%)
收入减少	3 298	28.43	1 291	37.14	4 589	30.44
社交活动时间减少	5 750	49.56	1 677	48.25	7 427	49.26
合计	11 601	—	3 476	—	15 077	—

2. 育龄妇女想生育或再生育的原因

育龄妇女想再生育的原因中，排名前三位的分别为多子多福、养儿防老和传宗接代。其中，外省市户籍育龄妇女以多子多福为想要再生育的原因的比例为27.85%，高于本市户籍育龄妇女对应的24.64%。此外，排名第四和第五的原因分别为独生子女风险较大和加深夫妻感情，外省市户籍育龄妇女选择这两项的比例均高于本市户籍育龄妇女，见表5。

表5　2024年上海市育龄妇女想生育或再生育的原因

想生育或再生育的原因	本市户籍		外省市户籍		总 计	
	样本数(人)	占比(%)	样本数(人)	占比(%)	样本数(人)	占比(%)
多子多福	634	24.64	252	27.85	886	25.47
传宗接代	529	20.56	177	19.56	706	20.30
养儿防老	609	23.67	209	23.09	818	23.52
独生子女风险较大	438	17.02	181	20.00	619	17.80
加深夫妻感情	438	17.02	172	19.01	610	17.54
合计	2 573	—	905	—	3 478	—

3. 育龄妇女不愿生育或再生育的原因

育龄妇女不愿生育或再生育的原因中，排名前三位的分别为教育成本高、养育成本高和房价高，且外省市户籍育龄妇女对这三个因素都更加敏感。相较之下，外省市户籍育龄妇女因为年龄大选择不生育的比例更小，因为影响个人享受生活而不生育的比例也更小，见表6。

表6　2024年上海市育龄妇女不愿生育或再生育的原因

不愿再生育的原因	本市户籍		外省市户籍		总 计	
	样本数(人)	占比(%)	样本数(人)	占比(%)	样本数(人)	占比(%)
影响个人享受生活	3 011	25.26	643	19.89	3 654	24.12
养育成本(吃穿用)高	7 520	63.09	2 264	70.05	9 784	64.58

续 表

不愿再生育的原因	本市户籍		外省市户籍		总计	
	样本数(人)	占比(%)	样本数(人)	占比(%)	样本数(人)	占比(%)
教育成本高	8 547	71.71	2 438	75.43	10 985	72.50
房价太高	5 219	43.79	1 683	52.07	6 902	45.55
影响个人工作或职业发展	2 914	24.45	884	27.35	3 798	25.07
父母养老压力大	2 975	24.96	781	24.16	3 756	24.79
年龄大	4 750	39.85	958	29.64	5 708	37.67
合计	11 919	—	3 232	—	15 151	—

（三）育龄妇女生育支持需求

1. 经济支持需求

生育津贴发放建议，16 277 位育龄妇女认为应该发放育儿津贴，占比 87.7%。对于津贴发放对象，认为应该给一孩、二孩和三孩家庭发放津贴的人数分别为 13 909 人、12 145 人和 9 731 人，占比分别为 76.37%、66.68%和 53.43%。对于生育津贴发放方式，认为应该一次性发放占比为 53.94%，按月发放 46.06%，见表 7。

表 7　2024 年上海市育龄妇女育儿津贴发放建议

育儿津贴发放建议	本市户籍		外省市户籍		总计	
	样本数(人)	占比(%)	样本数(人)	占比(%)	样本数(人)	占比(%)
发放对象						
生育第一孩	10 964	76.96	2 945	74.24	13 909	76.37
生育第二孩	9 352	65.65	2 793	70.41	12 145	66.68
生育第三孩	7 479	52.50	2 252	56.77	9 731	53.43
发放方式						
一次性发放	7 665	53.80	2 160	54.45	9 825	53.94
按月发放	6 581	46.20	1 807	45.55	8 388	46.06

生育津贴发放金额方面，58.73%的育龄妇女认为应该一次性发放 3 万元，3 006 人认为应该按月发放 3 000 元，占比 35.84%，二者均为问卷中所提供的最高金额档次。生育津贴按月发放时间方面，4 582 人认为应该发放到孩子 6 周岁，占比 54.63%，同样为问卷中所提供的最长年限。此外，本市户籍与外省市户籍育龄妇女需求相近，本市户籍育龄妇女对于金额要求略高，外省市户籍育龄妇女对于津贴发放时间的需求略长，见表 8。

表8　2024年上海市育龄妇女生育津贴一次性发放金额和时间建议

育儿津贴金额发放建议	本市户籍		外省市户籍		总计	
	样本数(人)	占比(%)	样本数(人)	占比(%)	样本数(人)	占比(%)
一次性发放金额建议						
5 000元	448	5.84	115	5.32	563	5.73
10 000元	745	9.72	209	9.68	954	9.71
15 000元	336	4.38	98	4.54	434	4.42
20 000元	906	11.82	282	13.06	1 188	12.09
25 000元	206	2.69	73	3.38	279	2.84
30 000元	4 529	59.09	1 241	57.45	5 770	58.73
其他	495	6.46	142	6.57	637	6.48
按月发放金额建议						
500元	510	7.75	123	6.81	633	7.55
1 000元	1 515	23.02	410	22.69	1 925	22.95
1 500元	639	9.71	169	9.35	808	9.63
2 000元	1 200	18.23	355	19.65	1 555	18.54
2 500元	129	1.96	46	2.55	175	2.09
3 000元	2 361	35.88	645	35.69	3 006	35.84
其他	227	3.45	59	3.27	286	3.41
育儿津贴发放截止时间建议						
1周岁	169	2.57	47	2.60	216	2.58
2周岁	167	2.54	41	2.27	208	2.48
3周岁	1 627	24.72	451	24.96	2 078	24.77
4周岁	89	1.35	34	1.88	123	1.47
5周岁	236	3.59	58	3.21	294	3.50
6周岁	3 558	54.06	1 024	56.67	4 582	54.63
其他	735	11.17	152	8.41	887	10.57

2. 时间支持需求

本次被调查的育龄妇女有7 232人认为应该延长产假,占比38.97%。7 506人建议延长本市女性生育假,占比40.44%。7 220人建议延长配偶陪产假,占比38.90%。12 716人认为应当对有需求的生育女职工实行弹性工作制,占比68.51%。可见当前育龄妇女的时间支持需求并未被充分满足,见表9。

表 9　2024 年上海市育龄妇女生育假期长度建议

对目前各类生育假期长度的看法建议	本市户籍		外省市户籍		总计	
	样本数(人)	占比(%)	样本数(人)	占比(%)	样本数(人)	占比(%)
产假						
保持不变	4 584	31.63	1 156	28.44	5 740	30.92
建议延长	5 442	37.54	1 790	44.03	7 232	38.97
无看法	4 469	30.83	1 119	27.53	5 588	30.11
生育假						
保持不变	4 808	33.17	1 241	30.52	6 049	32.59
建议延长	5 657	39.03	1 849	45.49	7 506	40.44
无看法	4 030	27.80	975	23.99	5 005	26.97
配偶陪产假						
保持不变	4 558	31.44	1 148	28.24	5 706	30.74
建议延长	5 454	37.63	1 766	43.44	7 220	38.90
无看法	4 483	30.93	1 151	28.32	5 634	30.36
育儿假						
保持不变	4 917	33.92	1 233	30.33	6 150	33.14
建议延长	5 810	40.08	1 901	46.77	7 711	41.55
无看法	3 768	26.00	931	22.90	4 699	25.31
弹性工作制						
应当实行	10 146	70.00	2 570	63.22	12 716	68.51
无看法	4 349	30.00	1 495	36.78	5 844	31.49
合计	14 495	100.00	4 065	100.00	18 560	100.00

本次被调查的育龄妇女建议实行灵活上下班弹性工作制的有 15 742 人，占比 84.82%。7 680 人建议在孩子上小学前实行弹性工作，占比 41.38%，见表 10。

表 10　2024 年上海市育龄妇女弹性工作制度安排建议

弹性工作制安排建议	本市户籍		外省市户籍		总计	
	样本数(人)	占比(%)	样本数(人)	占比(%)	样本数(人)	占比(%)
弹性工作制类型建议						
灵活上下班	12 301	84.86	3 441	84.65	15 742	84.82
上半天班	2 626	18.12	721	17.74	3 347	18.03

续 表

弹性工作制安排建议	本市户籍		外省市户籍		总计	
	样本数(人)	占比(%)	样本数(人)	占比(%)	样本数(人)	占比(%)
在家办公	3 088	21.30	819	20.15	3 907	21.05
部分时间在家办公	4 274	29.49	1 203	29.59	5 477	29.51
弹性工作制覆盖孩子年龄建议						
1 周岁前	1 584	10.93	335	8.24	1 919	10.34
2 周岁前	1 210	8.34	344	8.46	1 554	8.37
3 周岁前	5 614	38.73	1 504	37.00	7 118	38.35
上小学前	5 850	40.36	1 830	45.02	7 680	41.38
其他	237	1.64	52	1.28	289	1.56

3. 服务支持需求

希望0~3岁的婴幼儿能够进入幼儿园托班的育龄妇女人数和希望设置专门收托0~3岁婴幼儿托育机构的育龄妇女人数分别为14 873人和10 469人，分别占比80.13%、56.41%。

针对一些大龄青年找对象难的现象，13 614人(73.35%)认为政府有关部门或社会组织应该举办公益婚介活动，增加青年人的交友机会；10 960人(59.05%)认为应该鼓励用人单位组织开展青年交友活动；9 522人(51.30%)认为应该加强对商业婚介机构的监管，提供可信的婚介服务。

4. 文化支持需求

13 778位育龄妇女赞成在高中、大学开展人口国情教育，占比74.23%，其中本市户籍育龄妇女的赞成比例更高。13 884位育龄妇女赞成在高中、大学开展婚恋观、生育观、家庭观等教育，占比74.81%，其中同样为本市育龄妇女的赞成比例更高，见表11。

表11　2024年上海市育龄妇女文化支持建议

是否赞成文化支持类型	本市户籍		外省市户籍		总计	
	样本数(人)	占比(%)	样本数(人)	占比(%)	样本数(人)	占比(%)
人口国情教育						
赞成	10 837	74.76	2 941	72.35	13 778	74.23
不赞成	792	5.47	278	6.84	1 070	5.77
无所谓	2 866	19.77	846	20.81	3 712	20.00
婚恋观、生育观、家庭观等教育						
赞成	10 976	75.72	2 908	71.54	13 884	74.81

续 表

是否赞成文化支持类型	本市户籍		外省市户籍		总计	
	样本数(人)	占比(%)	样本数(人)	占比(%)	样本数(人)	占比(%)
不赞成	1 054	7.27	431	10.60	1 485	8.00
无所谓	2 465	17.01	726	17.86	3 191	17.19
合计	14 495	100.00	4 065	100.00	18 560	100.00

三、上海市生育支持政策现状

依照目前上海市育龄妇女的需求情况,可以将生育支持政策分为经济支持、时间支持、服务支持及文化支持4个维度。通过分析上海市生育支持政策目前在这4个维度的现状情况,可以针对性进行政策优化。

(一)生育经济支持现状

2024年5月1日,上海市正式实施《关于对生育三胞胎以上家庭给予生活补助的通知》(沪民规〔2024〕8号)。通知规定在三胞胎中确定一个补助对象,每月按标准给予一份生活补助,三胞胎以上按每增加一个子女,增加一个补助对象,每月增加一份生活补助,目前补助标准为1 970元/月。此外,上海市提升生育医疗费补贴,2024年6月1日(含)之后生育或者流产的符合条件的参保生育妇女,生育医疗费补贴(妊娠7个月及以上生产)按4 500元计发,危重为8 300元。目前为生育家庭提供的经济支持仍然比较匮乏和单一。

(二)生育时间支持现状

上海市积极响应国家生育政策,通过增加法定生育假期加强生育时间支持。婚假除国家规定婚假外增加7天。产假外可再享受生育假60天,男方享受配偶陪产假10天。在子女年满3周岁之前,夫妻双方每年可以享受育儿假各5天。

根据调查结果,样本中享受到法定产假天数的育龄妇女,平均享受天数为93.22天;享受到法定生育假天数的育龄妇女,生育假平均享受天数为58.37天;哺乳假平均天数为71.12天;育儿假平均天数为15.01天;享受到陪产假的配偶,平均享受天数为8.97天;配偶育儿假平均天数为8.71天。整体来看,本市户籍育龄妇女获得生育时间支持略高于外省市户籍育龄妇女,见表12。

表12 2024年上海市近期生育育龄妇女生育假期平均享受天数

享受假期平均天数	本市户籍		外省市户籍		总计	
	天数(天)	样本数(人)	天数(天)	样本数(人)	天数(天)	样本数(人)
产假	93.53	10 132	91.99	2 580	93.22	12 712
生育假	58.39	9 368	58.27	2 443	58.37	11 811

续 表

享受假期平均天数	本市户籍		外省市户籍		总计	
	天数(天)	样本数(人)	天数(天)	样本数(人)	天数(天)	样本数(人)
哺乳假	72.73	4 269	64.27	1 008	71.12	5 277
配偶陪产假	8.9	7 910	9.23	2 196	8.97	10 106
育儿假	15.12	3 041	14.61	881	15.01	3 922
配偶育儿假	8.87	2 398	8.24	782	8.71	3 180

(三) 生育服务支持现状

从托育服务支持来看,共有 9 191 位育龄妇女最近生育的孩子已入托,占比 61.22%,4 363 位不准备入托,占比 29.07%。政策在兼顾入托儿童以及不入托儿童的养育支持方面尚有施展空间。

医疗辅助生殖服务支持方面,782 个填写问卷的家庭接受过孕检以外的医疗辅助生殖服务,占比 6.49%;接受对象中,男性占 14.19%,女性占 39.26%,双方均接受占 46.55%。

(四) 生育文化支持现状

上海市政府目前已通过一系列手段加强优化生育政策宣传倡导。2024 年,上海市已举办"建设生育友好型社会,促进人口高质量发展"专题报告会、"好孕来——生育促进暨家庭健康宣传服务直通车"网络知识竞赛、"适龄婚育、生育友好——构建新型婚育文化"2024 年国际家庭日主题宣传活动、"生育友好文艺作品"征集活动及展演宣传活动,"全国托育服务宣传月活动"等多元文化宣传活动。活动形式多样,包含传统媒体宣传,也具备新媒体元素。

四、上海市生育支持政策改进建议

上海市面临着老龄化、少子化现象严重,外来常住人口比例高等一系列人口形势的挑战。与此同时,上海市作为国家经济发展的前沿城市,积极响应国家政策,政策支持与实施力度大,在执行生育政策方面具有独特优势,有能力持续优化生育支持政策,迎接和应对形势挑战。生育支持政策应当以经济支持为支柱,以时间支持为保障,以服务支持为依托,以文化支持为特色,持续推进上海市生育支持政策优化。

(一) 以经济支持为支柱,降低教育、养育、住房成本

建议上海要从税收、社保、医保、住房、生育补贴等方面,进一步完善相关政策和制度,显著减轻家庭生育、养育、教育负担。一是税收、社保与医保支持方面。对于多子女家庭,考虑提高个税起征点或增加专项附加扣除。完善生育保险制度,扩大保险覆盖人群。提高儿童医保待遇,确保儿童能够获得必要的医疗服务。二是住房支持方面。实施差异化住房政策,为多子女家庭提供

住房补贴或优惠，降低其住房成本。发展长租房市场，增加长租房供应，推进租购权利均等。三是生育补贴方面。提供育儿津贴，建立生育补贴制度，减轻家庭养育负担。补贴可以是一次性的，也可以是按月发放，直至儿童达到一定年龄。额度根据家庭经济状况进行合理设定。四是就业保障方面。确保生育妇女的就业权益，防止因生育导致的职场歧视。提供职业培训和再就业支持，帮助生育妇女顺利重返职场。政府可以通过税收减免等方式，激励企业参与生育成本的分担。

（二）以时间支持为保障，落实生育休假和弹性工作制度

建议上海要从假期安排、女性就业及育儿服务多个方面，为育龄妇女提供生育支持。一是提高法定假期的覆盖率和落实情况。需要政府加强监管，督促用人单位严格执行相关法律法规，鼓励用人单位采取有利于照顾婴幼儿的灵活休假和弹性工作措施，支持家庭生育、养育。二是支持育儿假的灵活使用。建议允许夫妻双方根据家庭实际情况，调整生育假、育儿假的假期分配。三是促进育儿服务发展。建议政府和社会共同投资，发展普惠性的托育服务。

（三）以服务支持为依托，提高优生优育服务水平

建议上海应体系化搭建托育服务，增加多元服务项目。一是托育服务体系建设方面。推进托幼一体化，积极推进社区嵌入式托育服务，探索开展家庭托育点建设，完善家庭科学育儿网络，通过新媒体等多种渠道，普及科学育儿知识与技能。二是育儿设施建设方面。支持社区和工作场所建立育儿设施，如母婴室、儿童活动区等。三是妇幼健康服务体系方面。加强儿科建设，进一步完善产前诊断、新生儿疾病筛查网络，扩大新生儿疾病筛查病种范围，以提高优生优育服务水平。四是生殖健康服务方面。加强优质生殖健康服务和生育力保护，强化青少年性与生殖健康教育。规范提供不孕症综合诊疗服务，逐步扩大生殖类医疗服务项目纳入医保支付范围。

（四）以文化支持为特色，树立新型婚育观念

一是教育体系内加入人口国情教育。强调生育权利、责任和多元家庭观念，通过婚姻家庭课程和辅导讲座提升年轻人营造幸福婚姻的能力。二是利用新媒体和传统媒体宣传生育政策和家庭支持政策。举办公益婚介活动，提供婚恋服务，增加育龄妇女婚恋机会，并通过影视文化精品和婚俗文艺作品展演展播，传播新时代美好爱情、幸福婚姻、和谐家庭故事。三是构建生育友好型社会。加强青年婚恋观、生育观、家庭观引导，开展婚姻咨询、生育指导、家庭辅导等宣传服务，构建新型婚育文化。促进观念转变，发挥群团组织作用，推动婚育教育进社区、单位、家庭，营造婚育友好社会氛围。

参考文献

［1］胡湛. 新时代家庭政策发展的中国路径：基于人口负增长的视角. 社会科学辑刊，2023(5)：97－104.

[2] 童玉芬,杜旭. 激励还是惩罚:延长产假对中国生育水平的影响研究. 人口学刊,2024,46(6):5-18.

[3] 陈梅,张梦皙,石智雷. 国外生育支持理论与实践研究进展. 人口学刊,2021,43(6):54-67.

[4] 陈蓉. 中国大城市不同人群生育意愿的变迁趋势及比较研究——以上海市为例. 人口学刊,2020,42(1):17-29.

[5] 陈蓉,顾宝昌. 低生育率社会的人口变动规律及其应对——以上海地区的生育意愿和生育行为为例. 探索与争鸣,2021,(7):70-79,178.

[6] 顾宝昌. 从上海看人口负增长. 中国人口科学,1994,(6):35-42.

辅助生殖技术纳入医保对上海市育龄青年生育意愿及其影响因素的研究

李镇羽　韩奕菲　郑庭佳　何梓涵　朱雪琴　熊　熊　陈　玮

【导读】 2023 年 10 月，国务院办公厅印发《关于加快完善生育支持政策体系推动建设生育友好型社会的若干措施》（国办发〔2024〕48 号），从 4 个方面提出 13 条具体举措，营造全社会尊重生育、支持生育的良好氛围。其中提到，加强生殖健康服务，指导各地将适宜的分娩镇痛及辅助生殖技术（assisted reproductive technology，ART）项目纳入医保报销范围。2024 年 6 月 1 日，上海也将取卵术等 12 个辅助生殖类医疗服务项目纳入医保支付范围。文章通过实地访谈、问卷调查分析上海辅助生殖类医疗技术纳入医保近半年来的成效，以及该新政对本市育龄青年生育意愿的影响，旨在更好地落实并完善生育支持政策体系，促进建设生育友好型社会。

习近平总书记强调，人口发展是关系中华民族发展的大事情[1]。近年来，随着经济社会发展和人口结构变化，我国人口拐点提前出现，远早于先前预期[2-4]。生育率问题在上海尤为严峻，2023 年上海户籍人口总和生育率跌至 0.6，平均初育年龄推迟至 31.66 岁[5]。生育率下降由多因素导致，其中包括不孕不育。我国不孕率在 2020 年已增至 18%[6]，推动辅助生殖技术（assisted reproductive technology，ART）成为刺激生育的关键途径之一。截至 2024 年 10 月 30 日，已有 27 个省份及新疆生产建设兵团将 ART 纳入医保报销范围。上海也于 2024 年 6 月 1 日，将取卵术等 12 个辅助生殖类医疗服务项目纳入医保支付范围。在此背景下，调查研究上海辅助生殖纳入医保支付范围（以下简称新政）近半年来的成效，如何更快落实并完善生育支持政策体系并推动建设生育友好型社会，成为人口学、社会学乃至管理学的一个重要问题，更是制定公共政策的重要依据之一。

一、调查对象与方法

（一）访谈对象

选取 2024 年 7 月在上海市一所综合医院的辅助生殖中心及两所专科医院就诊患者且正处于治

基金项目：2024 年上海交通大学暑期社会实践（项目编号：20247000001688）。
第一作者：李镇羽，男，本科生。
通讯作者：陈玮，女，副研究员。
作者单位：上海交通大学医学院（李镇羽、韩奕菲、郑庭佳、何梓涵），上海市妇女儿童服务指导中心（朱雪琴），上海市黄浦区政协常委（熊熊），上海交通大学医学院附属瑞金医院（陈玮）。

疗阶段的人群作为访谈对象，共28人（表1）。纳入标准：① 打算或正在进行ART治疗者；② 具有一定的语言组织及表达能力，能正确表达想法者；③ 充分了解并同意访谈形式及隐私内容处理办法，自愿接受访谈者。排除标准：① 采取非国家法律认可的辅助生殖手段或使用供卵助孕者；② 选择胎儿性别或单身、同性恋群体；③ 存在精神疾病、认知障碍或其他严重身心疾病威胁生命者。

表1　访谈对象的基本情况与特征分布（$n=28$）

受访者	年龄（岁）	户籍地	医保地	现有孩子数量（个）	不孕原因	助孕周期（次）
G1	38	上海	上海	0	女方因素	2
G2	34	江苏	上海	0	男方因素	2
G3	38	安徽	上海	0	/	4
G4	38	江西	上海	0	女方因素	4
G5	34	上海	上海	0	女方因素	1
G6	28	上海	上海	0	女方因素	1
G7	34	上海	上海	0	女方因素	2
G8	34	上海	上海	0	女方因素	1
G9	31	重庆	现无	2	女方因素	2
R1	36	上海	上海	0	男方因素	1
R2	32	浙江	上海	0	女方因素	3
R3	39	新疆	新疆	0	女方因素	1
R4	30	上海	上海	0	女方因素	>3
R5	35	江苏	上海	1	女方因素	1
R6	35	安徽	苏州	0	女方因素	0
R7	/	外省	上海	0	女方因素（遗传病）	2
R8	/	上海	上海	0	女方因素	1
Y1	32	江西	浙江	1	/	7
Y2	33	上海	上海	0	/	2
Y3	37	上海	上海	0	双方因素（遗传病）	3
Y4	31	安徽	上海	0	女方因素	3
Y5	33	江苏	江苏	0	/	2
Y6	37	安徽	上海	0	男方因素	4
Y7	32	上海	上海	0	/	2

续 表

受访者	年龄(岁)	户籍地	医保地	现有孩子数量(个)	不孕原因	助孕周期(次)
Y8	32	外省	苏州	0	/	2
Y9	31	上海	上海	0	男方因素(遗传病)	2
Y10	36	山西	上海	0	双方因素(遗传病)	2
Y11	33	上海	上海	0	/	1

注：受访者 G、R、Y 分别来自三家不同的医院。“/”为未知原因或暂时还没明确诊断原因。

(二) 问卷调查对象

采用目的抽样方式，于 2024 年 7 月在本市三级医院、市级机关单位、国有企事业单位、民营和私营企业等渠道发放问卷，共计发放问卷 618 份(表 2)。针对辅助生殖科可开展年龄段，将育龄青年的年龄段覆盖 20~49 岁；通过数据清洗及质量控制，得到有效问卷 494 份，有效率 80%。

表 2　问卷调查对象的基本情况与特征分布($n=618$)

基本维度		人数	占比(%)
年龄	≤20 岁	84	13.6
	20~40 岁	314	50.8
	40~49 岁	180	29.1
	≥50 岁	40	6.5
性别	男	215	34.8
	女	403	65.2
医保所在地	上海	475	76.9
	外省	143	23.1
职业/身份属性	国家机关	74	12.0
	国有企事业	133	21.5
	合资企业	23	3.7
	外资企业	38	6.1
	民企/私企	113	18.3
	自由职业	50	8.1
	务农	3	0.5
	学生	82	13.3
	其他	102	16.5

续 表

基本维度		人数	占比(%)
学历	初中及以下	12	2.2
	中专及高中	39	7.3
	大专	103	19.2
	大学本科	276	51.5
	研究生及以上	106	19.8
年薪	≤5 万	45	7.3
	5~10 万	123	19.9
	10~20 万	181	29.3
	20~30 万	125	20.2
	≥30 万	144	23.3
现有子女数量	0	272	44.0
	1	281	45.4
	2	61	9.9
	≥3	4	0.7

(三) 调查方法

1. 访谈资料分析方法

采用 Colaizzi 分析方法进行访谈资料的分析,由 3 名组员反复熟悉完整访谈资料,归纳和提炼出多个结论,并对每个结论可用的访谈内容进行标注。以受访者的医保所在地、助孕周期次数、现有子女数量、不孕因素为标准,按一定比例来选择样本,并依次编号。

2. 问卷数据分析方法

使用 SPSS 25.0 和 Excel 进行数据统计分析。依据数据特点,通过描述性分析、交叉表检验、独立样本 t 检验、回归分析与排序题综合评分进行辅助生殖意愿影响因素分析,假设检验中 $P<0.05$ 为差异具有统计学意义。

二、结果

(一) 一般人口学特征

根据辅助生殖可开展年龄,定义年龄区间在 20~49 岁的 494 人为研究对象,在这些研究对象中,年龄区间在 20~40 岁有 314 人,占比 63.56%;上海医保有 372 人占比 75.30%;现有一孩有 242 人,占比最高,为 48.99%,现无孩子有 190 人,占比 38.46%;本科学历有 264 人,占比最高,为 53.44%;就职于国有企事业单位人员有 125 人,占比最高,为 25.30%;家庭年薪在 10~20 万元区间有 156 人,占比 31.58%。

（二）上海育龄青年对医保新政了解程度

在494位研究对象中，尚不了解上海医保新政有216人，占比43.72%，听说过但未具体了解有167人，占比33.81%，具体了解过有111人，占比22.47%；对ART了解程度，63.0%的群体不了解或仅听说过。毋庸置疑，在当下辅助生殖技术属于非主流生育方式，绝大多数人都会选择自然受孕，使得医保新政影响范围相对有限。另外，该项医保新政普及性、宣传度不够，甚至ART治疗者在就诊付费时才了解到新政。因此，医保新政对上海育龄青年生育意愿影响十分有限。

我是在新闻里看到过这个新政策发布，但是当时也没有仔细研究，在付费的时候发现可以节省一大笔费用，相比以前靠自费还是比较好的，这点蛮有切身体会的……（R4女士，30岁，上海户籍，上海医保，已婚5年无子女，R医院辅助生殖中心，2024年7月9日）

访谈得知，虽有很多患者像P13女士一样在前期不是很了解这个政策，只是通过患者交流群或社交媒体简单知晓，不过在发现新政策的减价效果后患者均表示非常惊喜。同时，患者交流群是很重要的一个信息共享平台，在很大程度上帮助这项新政精准推送给更多目标人群。

（三）医保新政对上海育龄青年生育意愿的影响

1. 医保新政推动有生育意愿的家庭实现生育愿望

对辅助生殖技术关注因素的排序结果作频数分析，倒序赋值反向计分，第一位计3分，第二位计2分，第三位计1分，计算平均值，得到综合评分。结果发现，问卷调查对象对ART关注因素位居前三分别是成功率、经济负担、技术安全性（表3）。

表3　上海育龄青年对ART关注因素的排序分析

变　量	选　项	第一位(人)	第二位(人)	第三位(人)	综合得分	排序
有生育意愿（$n=123$）	技术安全性	33	11	8	1.049	2
	成功率	46	32	12	1.740	1
	经济负担	18	25	17	0.984	3
	伦理道德	4	1	3	0.138	6
	对身体的影响	8	24	18	0.732	4
	女性承受压力	10	14	30	0.715	5
尚无生育意愿（$n=343$）	技术安全性	74	33	21	0.901	3
	成功率	50	65	37	0.924	2
	经济负担	80	52	36	1.108	1
	伦理道德	12	8	11	0.184	6
	对身体的影响	24	46	32	0.571	5
	女性承受压力	48	39	52	0.799	4

续 表

变　量	选　项	第一位(人)	第二位(人)	第三位(人)	综合得分	排序
总体情况	技术安全性	107	44	29	0.940	3
	成功率	96	97	49	1.139	1
	经济负担	98	77	53	1.075	2
	伦理道德	16	9	14	0.172	6
	对身体的影响	32	70	50	0.614	5
	女性承受压力	58	53	82	0.777	4

对“现有子女数量”进行比较发现，现无孩子的家庭对辅助生殖成功率关注最高；已有孩子的家庭对经济负担关注最高（图 1）。首先，尚无孩子的家庭，新政对其影响较小；已有孩子的家庭更易受新政的影响。其次，有生育意愿的家庭更关注辅助生殖成功率，医保新政对其影响较小；没有生育意愿的家庭（已有孩子）更易受医保新政的影响。

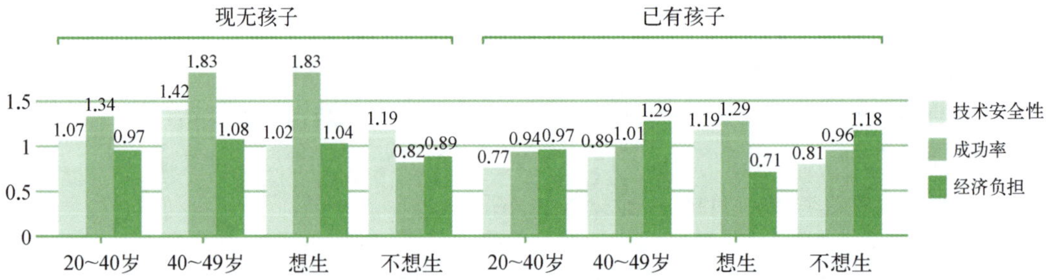

图 1　不同子女数量人群对辅助生殖关注点

注：图中展示的是问卷调查对象对辅助生殖关注因素的均值，不同选择位次按不同权重计算的平均值，呈现关注因素的主次情况

因此，新政能帮助有生育意愿的家庭减轻经济负担，刺激没有生育意愿的家庭产生生育愿望；能帮助有意愿生二孩、三孩的家庭实现生育愿望，对有意愿生头胎的家庭影响有限。

2. 医保新政更大程度上减少了患者追求成功率所带来的心理压力

新政对育龄青年经济压力减弱是肯定的，只是可能对大部分患者来说，减弱程度不明显或感受不明显，但总体而言，辅助生殖患者对新政出台还是很高兴的。

因为一直在进行（辅助生殖治疗）所以（“新政”对生育决策）影响不大……以前一次取卵+移植需要 3~4 万元，现在取卵手术在 1 万元以下，对经济压力有很好改善……（Y4 女士，31 岁，安徽户籍，上海医保，不孕 3 年，Y 医院辅助生殖中心，2024 年 7 月 20 日）

流程还是挺好的，和原来医保结算/自费缴费的方式一样，没有不便……看到一次好多进医保了还是很开心的；之前一次付费就要好几千上万元，看起来有点吓人……现在就付进口药的钱就行了，不过国产药现在也变得比较便宜……医保给了一种幸福感，以前全自费，现在能扣一部分交一部分……但是医保开放不开放也没什么，主要是为了完成自己的任务。（G3

女士，38 岁，安徽户籍，上海医保，已婚 7 年不孕 3 年，G 医院辅助生殖中心，2024 年 7 月 10 日）

和这两位女士一样表示明显感受到费用降低的患者占了访谈对象的大多数，但也都表达出这对她们选择辅助生殖技术的决策没什么影响。因此，对于这部分有一定生育意愿的人群不会因为医保支付与否影响了生育意愿，新政出台更多是锦上添花。

3. 医保新政在一定程度上提高了辅助生殖患者多次进周治疗的意愿

辅助生殖是一项周期很长的治疗过程，因为上海新政刚实施，而大部分访谈患者都是多次进周的，她们治疗开始时间远早于新政实施时间。为了研究已进周次数与生育意愿或接受辅助生殖治疗意愿的关系，本文分析了 28 位受访者的进周时间。数据表明，多次进周的患者相比首次进周的患者更易受到新政影响（图 2）。

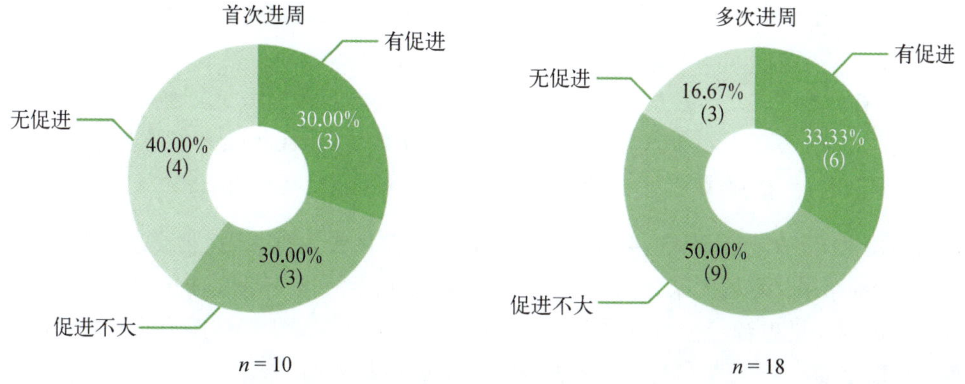

图 2　接受不同助孕周期的患者对医保新政的看法

我们在 6 月份就开始准备了，正好赶上政策，不是特意因为政策才来的……感受到价格的下降，但是不会影响到我的决定，其实对医保政策也没有太多的感知，进是好事，不进也会选择辅助生殖……（Y11 女士，33 岁，上海户籍，上海医保，不孕 1 年，Y 医院辅助生殖中心，2024 年 7 月 25 日）

初次接受辅助生殖的 Y11 女士作为新政的受益者，与其他初次进周的患者有着相同的看法：对新政没有很强的体验感。因为对于首次进周的患者来说，治疗的未知与不稳定感远超于支付费用的担忧，加上首次治疗的沉没成本较小，新政对她们影响较小。

新政会有影响，现在报销力度比较大，之前的话如果再失败可能考虑放弃，现在的话如果再失败可能考虑继续尝试……（Y1 女士，32 岁，江西户籍，浙江医保，不孕 6 年，有一子，Y 医院辅助生殖中心，2024 年 7 月 20 日）

多次进周的 Y1 女士在反复的失败和重新尝试中，心理压力很大。对于经验相对丰富的 Y1 女士，新政出台后的费用减少是显而易见的，这种可感知的费用降低对曾经历失败的患者而言是一种安慰。医保新政有效缓解了多周期治疗带来的经济压力，增强多次进周治疗的信念。

4. 医保新政影响了外省市育龄青年的就医选择

上海医保新政正式施行一个多月后，对上海三家医院的辅助生殖中心调查发现，其中两家医院都反映在新政出台后出现门诊量小高峰，另一家医院则反映门诊量并没有明显增长，门诊量增长不明显的可能原因是上海并非最早颁布该项医保政策的城市。

新政发布后，我们门诊量没有出现小高峰。因为上海不是最早的，患者也在观察其他地方政策，心理是有预期的。而且对于大部分的上海人的经济情况来说，要做还是会做的，对这部分人来说意愿影响不大。加之整体生育人口下降等多因素影响……（陈医生，G医院辅助生殖中心医师，2024年7月17日）

粗略对比了三家医院辅助生殖中心就诊患者情况，发现新政后出现门诊量小高峰的两家医院中，R医院外省患者占比80%～90%、Y医院外省市患者占比50%～60%；而门诊量相对平稳的G医院患者则大部分都为上海本市居民。

新疆开通异地医保，在上海能使用，账单带回去能报销就报销，以前是自费，由于经济压力做不了试管……（之前）已经促排卵3次了，费用大概已经十几万元，不过公务员收入还算稳定，一开始家乡那边有很多人因为没钱不能来大城市就诊，（政策放开之后）现在有更多人愿意来上海，自己也在帮忙宣传……如果需要做第二次，也就没太大负担了……（R3女士，39岁，新疆户籍，新疆医保，已婚5年无子女，R医院辅助生殖中心，2024年7月8日）

来自新疆的R3女士在2023年10月也曾来到R医院接受ART治疗，但高昂的费用和"子宫内膜薄"的诊断结果让移植无奈延后。今年6月再度来到上海接受移植时，R3女士也成为新政下得到优惠的第一批患者。有不少和R3女士一样的患者，能在减少经济压力的前提下享受到更加成熟、优质的治疗。

综上，随着辅助生殖纳入医保政策在多地实施，新政短时间内促进上海育龄青年生育意愿的作用并不明显。此外，上海居民家庭经济条件相对不错，部分辅助生殖患者生育决策不会受新政太大影响，这与问卷调查结果相一致。再者，上海新政出台，影响了部分外省市患者的就医选择。对于不孕不育疑难杂症，上海仍是辅助生殖患者的青睐之地，外省市患者会有一定的回流，这与上海较强的医疗水平相关。

5. 平衡好治疗与工作是辅助生殖患者考虑的主要因素之一

除了经济压力因素，访谈中也发现，很多患者都为治疗时间与工作时间冲突而感到苦恼。

在职很难请假，随时得来，天天跑医院打针，因为通勤等，精力上还是比较痛苦的……而且用人单位不支持……但家里有护士，这个对我们来说还好……（R1女士，36岁，上海户籍，上海医保，已婚3年无子女，R医院辅助生殖中心，2024年7月8日）

在经济上没什么压力的R1女士仍对这样不稳定的治疗流程感到苦恼，往往需要患者一个人面对种种问题。辅助生殖患者往往在忍受治疗的心理压力同时，还要面对工作上的压力。

心理压力来源于工作压力，更多的是为了比较个人的原因……目前停止工作做试管，进行体育锻炼……（G1女士，38岁，上海户籍，上海医保，不孕4年，G医院辅助生殖中心，2024年7月10日）

心理压力挺大，主要是时间方面，一边要考虑上班，一边要进行治疗，工作和治疗冲突了……最难熬的是移植期，可能会想很多……（G3女士，38岁，安徽户籍，上海医保，已婚7

年不孕 3 年,G 医院辅助生殖中心,2024 年 7 月 10 日)

G1 女士和 G3 女士的情况很相似,前者选择停下工作专心备孕,后者选择兼顾。当这种不平衡感与辅助生殖成功率的压力相联系,患者情绪将变得更加焦虑。当今,工作生活上的压力往往成为辅助生殖患者们能否坚持治疗的重要因素之一。平衡好工作和治疗是提高辅助生殖成功率的前提条件。

(四) 上海育龄青年生育意愿影响因素

根据上海市青少年研究中心与上海社会科学院社会学研究所于 2021 年联合开展的《上海市青年民生民意调查》数据,已婚有孩青年群体近三个月最大开销占比排前三位的是养育子女(83.0%)、基本日常开销(56.0%)和赡养父母(35.7%),养育子女已经成为青年有孩家庭的最大支出。

问卷调查对象对生育影响因素排序结果作频数分析,倒序赋值反向计分,第一位计 3 分,第二位计 2 分,第三位计 1 分,计算平均值,得到综合评分。数据表明,“生育过程经济负担大”“义务教育内卷严重”“大环境不稳定没安全感”是影响生育意愿的前三位因素(表 4)。

表 4　2024 年上海育龄青年生育意愿影响因素

选　　项	第一位(人)	第二位(人)	第三位(人)	综合得分	排序
生育过程经济负担大	209	22	26	1.411	1
义务教育内卷严重	89	77	29	0.911	2
儿童医疗经济负担	9	21	27	0.194	8
青年思潮的西方化	2	13	7	0.079	9
大环境不稳定没安全感	67	75	45	0.802	3
工作/学业太忙	35	59	52	0.557	4
新生儿到婴幼儿照料	16	38	38	0.328	7
地方生育政策未有效落实	2	9	15	0.079	9
教育医疗公共资源分配不均	15	44	43	0.356	6
房价太高住房条件有限	24	50	59	0.468	5

三、讨论与建议

(一) 医保新政有助于“全面三孩”政策实施

为了维持人口结构的健康平衡,国家以提高育龄青年生育意愿为目标在生育支持政策方面陆续出台了开放二孩与三孩的政策,但都没有对生育率的持续走低踩下有效的刹车。医保新政实施后,更多家庭开始关注辅助生殖技术并认识到其在解决不孕问题方面的价值。

对于有意愿生二孩、三孩的家庭而言,生育年龄的上升伴随着不孕风险变大,更有可能需要辅助生殖实现生育愿望;对有意愿生头胎的家庭则主要考虑辅助生殖的成功率。因此,已有孩子的家庭对经济压力考虑更多,而医保新政能一定程度缓解这些家庭在生育上的经济负担,从而帮助其实现生育愿望,有助于“全面三孩”政策的落地实施。

(二) 医保新政有望提高不孕不育夫妇生育意愿

据统计,我国不孕发病率正在不断上升,2007~2020 年,我国不孕发病率已从 12%上升至 18%,而在中国不孕症患者使用辅助生殖技术的比例低于国际平均水平[6-8]。不孕不育问题已成为影响育龄青年生育的重要因素之一。在此背景下,医保新政的出台,无疑是经济支持,一定程度也减轻了患者追求成功率所带来的心理压力,增强了不孕不育夫妇的治疗信心,提高了进入助孕周期次数,进而提高了不孕不育夫妇的生育意愿。

此外,随着医保新政出台,政府对辅助生殖监管力度不断加强,相关技术和服务也逐渐规范。规范化发展有助于提升辅助生殖技术的安全性和有效性,从技术安全性、成功率方面,增强了不孕不育夫妇的生育意愿。

(三) 医保新政须完善行辅助生殖技术家庭的配套措施

随着女性受教育程度的提高,接受教育的时间逐渐延长,导致青年结婚、生育的年龄也不断推迟。而对于已婚家庭而言,对子女未来教育预期的提升,加剧了“义务教育内卷”偏好,财富挤出效应抑制了生育行为。此外,职场竞争日益加剧,越来越多女性选择在事业上投入更多精力,以期获得较高的收入和社会地位。然而,社会对女性的“母职惩罚”表现出的隐性歧视,进一步降低了女性的生育意愿。

本文还发现,辅助生殖技术为许多家庭带来了生育希望,但这一过程往往伴随着巨大的心理压力,其中平衡好治疗与工作是压力的主要来源。辅助生殖治疗是一个漫长且充满不确定性的过程,加上频繁请假影响工作稳定,对患者带来心理压力。“助孕生殖假”实施可以让患者放下工作顾虑,帮助其更好地应对治疗全过程,提高其治疗的成功率。此外,“助孕生殖假”还有助于构建生育友好型社会。只有观念、政策、服务三者协同改善,才能吸引并鼓励更多有生育意愿的不孕不育家庭选择接受辅助生殖治疗。

(四) 医保新政提高外省市青年来沪就医意愿

辅助生殖技术作为帮助生育障碍患者实现生育梦想的重要手段,我国正尝试通过政策支持扩大该技术的影响力。上海作为新政刚实行的地区,应适时观测政策实施效果,参考政策相对成熟地区的经验,并进一步加强宣传力度与广度。

在各地政策落地前,为了规范行业医疗服务项目和价格,2023 年 6 月,国家医疗保障局印发《辅助生殖类医疗服务价格项目立项指南(试行)》,将各地不一的辅助生殖项目分类整合为 12 项,如人工授精、胚胎培养、胚胎移植、取卵术等。截至目前,已有 24 个省份对照立项指南整合辅助生殖项目,23 个省份将定价方式由市场调节价改为政府指导价。广西壮族自治区、青海、山东等地实行固定指导价，而上海采取最高收费标准限价模式[9]。

除了各省市客观条件差异，本文还对比了其他省市政策和上海新政。从报销次数来看，上海新政规定每人每家医院可以报销三次，而之前实施的内蒙古自治区、甘肃、广西壮族自治区等省市规定只能报销两次，吉林只能报销一次；从纳入的项目数量来看，各省市纳入医保的辅助生殖项目平均个数约为10.4项，其中内蒙古自治区、山东、河北、安徽、福建等地数量较少为8项，而上海、北京、甘肃、浙江、江苏、海南等地将更多的辅助生殖项目纳入医保报销范围内。又如，北京市自2024年7月1日起扩大政策覆盖面，让领取失业保险金人员也享受到生育保险待遇等。综上，上海医保新政在一定程度上给予患者更多尝试和选择的可能性，这也更加吸引外省市患者来沪就医。

参考文献

[1] 新华社. 习近平主持召开二十届中央财经委员会第一次会议. https://www.gov.cn/yaowen/2023-05/05/content_5754275.html[2024-07-01].

[2] 国家统计局. 中华人民共和国2022年国民经济和社会发展统计公报. https://www.stats.gov.cn/sj/zxfb/202302/t20230228_1919011.html[2024-07-03].

[3] 张现苓，翟振武，陶涛. 中国人口负增长：现状、未来与特征. 人口研究，2020，44(3)：3-20.

[4] 王广州，王军. 中国人口发展的新形势与新变化研究. 社会发展研究，2019，6(1)：1-20，242.

[5] 上海市卫生健康委员会. 2023年上海市人口监测统计资料主要数据汇编. https://wsjkw.sh.gov.cn/tjsj2/20240520/2dafb45f564a4aabb1a9c22e67ae753e.html[2024-07-01].

[6] Qiao J, Wang Y, Li X, et al. A Lancet Commission on 70 years of women's reproductive, maternal, newborn, child, and adolescent health in China. Lancet, 2021, 397(10293): 2497-2536.

[7] Zhou Z, Zheng D, Wu H, et al. Epidemiology of infertility in China: a population-based study. BJOG, 2018, 125(4): 432-441.

[8] 北京大学新闻网. 北医三院乔杰团队在The Lancet发表妇幼健康特邀重大报告. https://news.pku.edu.cn/jxky/c78bac82dc814bb9b095c90c44b56f45.htm[2024-08-13].

[9] 健康报. 辅助生殖进医保，各地政策有何不同？健康报，2024-08-15.

上海市长期照护资源与人口和经济发展的耦合协调研究

张诗文　荆丽梅　张小雨　王丽丽　范　怿　金慧鑫　唐友阳

【导读】 通过基于耦合协调理论构建的评价体系，文章对 2019~2021 年长期照护资源、经济发展和人口结构这三个子系统进行了分析，计算综合评价指数（U 值）并评估系统间的耦合度（C 值）和耦合协调度（D 值）。结果显示 2019~2021 年间，上海市长期照护资源、人口和经济发展三个子系统呈现良好的总体发展态势并体现出动态变化特征，尽管子系统间耦合性较强，协调性仍存在改进空间。未来应加强系统的动态、协同调整和持续监测，优化政策和资源配置，促进长期照护资源与人口和经济的协调可持续发展。

一、引言

在全球老龄化加速的背景下，长期照护成为国际关注的焦点。2017 年，世界卫生组织（WHO）发布了《2016—2020 年老龄化与健康的全球战略和行动计划》，强调各国应建立可持续和公平的长期护理系统。中国也在积极应对老龄化带来的挑战。2016 年，中共中央和国务院发布的《“健康中国 2030”规划纲要》明确提出，要发展居家养老和社区长期照护服务，特别是为经济困难的高龄、失能老人提供经济补贴，并建立多层次的长期护理保障制度。相关的政策措施推动了我国长期照护试点工作的启动和发展。然而，我国的长期照护事业仍面临资源供给不足、专业机构和人员短缺等问题[1]，无法满足日益增长的需求。优化资源配置，提高服务效率已成为亟待解决的问题。

长期照护与人口结构变化和社会经济发展紧密相关。社会老龄化的不断加深使长期照护需求与经济发展的关系日益复杂[2]。经济发达的地区能够更多社会投资完善多样化的养老服务体系，以满足不断增长的长期照护需求。同时，人口结构的变化，如老年人口的增加和家庭规模的缩小，也显著影响了长期照护资源的需求[3]。因此，深入理解人口老龄化趋势对于优化长期照护

基金项目：国家卫生健康委统计信息中心科研项目“我国城乡老年人失能及照护状况研究”；老年长期照护教育部重点实验室开放基金培育项目“健康老龄化背景下长照老人服务需求测算及资源匹配研究”（项目编号：LNZDPY－2023－02）；上海市卫生经济学会科研项目“上海市长期照护资源与人口和经济协同发展研究”（项目编号：XHZC04）。
第一作者：张诗文，女，硕士研究生。
通讯作者：荆丽梅，女，研究员。
作者单位：上海中医药大学公共健康学院（张诗文、张小雨、王丽丽、范怿），上海交通大学公共卫生学院（荆丽梅、金慧鑫、唐友阳）。

资源分配和提供个性化照护服务至关重要。2016 年,国务院发布的《国家人口发展规划(2016—2030 年)》强调,促进人口均衡发展和资源环境的协调,是实现可持续发展的基础。在此背景下,从系统视角探讨长期照护服务在社会经济和人口变化中的发展潜力尤为必要。

近年来,协调发展理论和耦合效应研究成为热点,并广泛应用于经济、生态、社会和科技等领域。然而,在长期照护领域,现有研究多集中于长期护理保险的经济效应和筹资水平[4-7],而从宏观和系统的角度探讨长期照护资源与社会经济、人口协调发展的研究较为不足。因此,本研究选取人口老龄化程度最高的上海市作为典型案例,运用耦合协调理论,构建长期照护资源、经济发展和人口结构三者之间的耦合协调评价体系和模型。通过分析三者的相互作用及其协调程度,探讨经济和人口发展对提升长期照护资源配置能力的可能路径,为实现长期照护资源的有效配置和协调发展提供理论支持和实证参考。

二、资料与方法

(一)资料来源

系统收集整理 2019~2021 年《中国卫生健康统计年鉴》《上海统计年鉴》《上海市老年人口和老龄事业监测统计信息》中与本研究密切相关的指标数据,对于个别缺失数据利用线性插补计算。

(二)指标筛选

根据科学性、完备性、层次性和数据可得性原则,结合研究设计广泛检索长期照护资源配置[5,8-10]、经济发展[11-12]与人口结构[13]密切相关文献的指标证据,初步建立指标池。选取的每个指标均有明确的理论基础。例如,养老床位数、社区养老服务机构数等指标能直接反映长期照护资源的物力水平,地区生产总值和居民可支配收入是衡量经济发展水平的常用指标。通过系统化的专家咨询和指标筛选过程,最终构建了本研究长期照护资源、人口结构和经济发展的评价指标体系(表 1)。

表 1 长期照护资源、人口结构和经济发展的评价指标及权重

系统层	一级指标	二级指标	单位	指标属性	指标权重
长期照护资源子系统(U1)	长期照护物力	养老床位数	万张	+	0.045
		社区老年人日间服务机构数	个	+	0.058
		长者照护之家数	个	+	0.044
		长者照护之家床位数	张	+	0.116
		医养结合养老机构数	个	+	0.080
		医养结合养老机构与医疗机构签约数	个	+	0.045

续 表

系统层	一级指标	二 级 指 标	单 位	指标属性	指标权重
长期照护资源子系统(U1)	长期照护物力	社区养老服务组织数	个	+	0.047
		老年助餐服务组织数	个	+	0.050
		社区综合为老服务中心	个	+	0.097
		老年医疗机构数(老年医院、老年护理院)	个	+	0.055
		老年护理院床位数	万张	+	0.050
		家庭病床数	张	+	0.070
	长期照护财力	长护险受益老年人数	万人	+	0.047
		老年综合津贴	亿元	+	0.050
		老年基金会资产	亿元	+	0.050
	长期照护人力	护理院人员数	人	+	0.052
		疗养院人员数	人	+	0.044
经济发展子系统(U2)	经济总量	地区生产总值	亿元	+	0.141
		一般公共预算收入	亿元	+	0.147
		一般公共预算支出	亿元	+	0.130
	经济结构	常住人口城镇化率	%	+	0.086
		第三产业占 GDP 比例	%	+	0.138
	经济效益	人均生产总值	万元	+	0.145
		居民可支配收入	元/人	+	0.115
		居民人均消费支出	元/人	+	0.099
人口结构子系统(U3)	人口规模	常住人口数	万人	+	0.083
		人口自然增长率	%	+	0.101
		死亡率	万人	-	0.112
	人口结构	60 岁及以上人口数	万人	+	0.087
		65 岁及以上人口数	万人	+	0.095
		80 岁及以上人口数	万人	+	0.108
		人口密度	人/平方公里	+	0.082
	人口质量	老年抚养系数(60 岁及以上)	%	-	0.131
		人口预期寿命	岁	+	0.202

注:“+”表示正向指标,即该指标的值越高,表示系统发展越好或情况越理想;“-”表示负向指标,即该指标的值越低,表示系统发展越好或情况越理想。

（三）研究方法

1. 综合发展评价模型

（1）标准化处理：由于各指标的量纲不同，因此对指标原始数据标准化处理，把全部的数据按指数分为一个矩阵，将所有数据按照指标划分为初始矩阵 $X=(x_{ij})mn, i=1,2,\cdots,m, m$ 代表研究区个数；$j=1,2,\cdots,n, n$ 代表指标个数。正向指标与负向指标公式如下：

$$\text{正向指标：} x_{ij}^{0}=\frac{x_{ij}-\min(x_j)}{\max(x_j)-\min(x_j)} \tag{1}$$

$$\text{负向指标：} x_{ij}^{0}=\frac{\max(x_j)-x_{ij}}{\max(x_j)-\min(x_j)} \tag{2}$$

（2）指标权重确定：熵值法是指标权重确定的常用方法，运用熵值法确定综合评价指标体系的各项指标权重。计算指标相对比重 P_{ij}、熵值 H_j、熵权值 W_j，公式如下：

$$P_{ij}=\frac{x_{ij}^{0}}{\sum_{i=1}^{m}x_{ij}^{0}} \tag{3}$$

$$H_j=-\frac{1}{\ln n}\sum_{i=1}^{m}P_{ij}\ln P_{ij}\left(\frac{1}{\ln n}>0, H_j\geqslant 0\right) \tag{4}$$

$$W_j=\frac{1-H_j}{\sum_{i=1}^{n}(1-H_j)}\ (0<W_j<1, \sum_{i=1}^{m}W_j=1) \tag{5}$$

各指标权重计算结果见表1。

（3）综合评价指数计算：通过线性加权法模型计算长期照护资源水平（U_1）、经济发展水平（U_2）、人口结构水平（U_3）计算综合发展水平，评判3个子系统发展水平的高低。各子系统指数的值越大，则发展状况越好；指数的值越小，则发展状况越差。

$$U_l=\sum_{i=1}^{n}W_j x_{ij}^{0}(l=1,2,3) \tag{6}$$

2. 耦合协调度模型

（1）耦合度

$$C=\left[\frac{U_1U_2U_3}{\left(\frac{U_1+U_2+U_3}{3}\right)^3}\right]^{\frac{1}{3}}\ (0\leqslant C\leqslant 1) \tag{7}$$

（2）耦合协调度

$$T=\alpha U_1+\beta U_2+\gamma U_3 \tag{8}$$

$$D=\sqrt{C\times T}\ (0\leqslant D\leqslant 1) \tag{9}$$

D 为耦合协调度，T 为三者之间的综合协调指数，α、β、λ 为待定系数。本研究认为长期照护资源、经济与人口子系统的重要程度相同，因此待定系数 α、β、γ 取值均为 1/3。结合本文耦合协调度、耦合协调度分布特点并参考相关研究[8,14-16]，长期照护资源和人口与经济发展水平的耦合协调发展划分标准见表 2。

表 2　长期照护资源和人口与经济发展水平的耦合协调发展划分标准

耦合度	耦合程度	耦合协调度	耦合协调程度	耦合协调类型
0	无序耦合	[0,0.1)	极度失调	失调衰退区间
(0,0.3]	低水平耦合	[0.1,0.2)	严重失调	失调衰退区间
		[0.2,0.3)	中度失调	失调衰退区间
(0.3,0.6]	拮抗耦合	[0.3,0.4)	轻度失调	失调衰退区间
		[0.4,0.5)	濒临失调	过渡调和区间
		[0.5,0.6)	勉强协调	过渡调和区间
(0.6,0.8]	磨合耦合	[0.6,0.7)	初级协调	协调发展区间
		[0.7,0.8)	中级协调	协调发展区间
		[0.8,0.9)	良好协调	协调发展区间
(0.8,1.0]	高水平耦合	[0.9,1.0)	优质协调	协调发展区间

3. 统计学方法

采用 Excel 2019 建立 2019~2021 年长期照护资源和人口与经济发展水平的数据库并计算耦合协调度等指标，采用 SPSS26.0 软件对各指标的权重进行计算，并依据熵值法确定权重。

三、结果

（一）长期照护资源、经济发展、人口结构的综合发展水平比较

2019~2021 年，长期照护资源、经济发展和人口结构 3 个子系统的综合发展水平呈现动态变化。长期照护资源子系统的综合发展水平从 2019 年的 0.160 跃升至 2020 年的 0.593，增幅达 270.63%，2021 年进一步增至 0.653，环比增长了 10.12%。经济发展子系统的综合发展水平在 2019 年相对较高（U_2=0.240），2020 年显著下降至 0.175，2021 年迅速反弹达至 0.890。人口结构子系统的综合发展水平从 2019 年的 0.344 略微下降至 2020 年的 0.318，2021 年回升至 0.574，环比增幅 80.51%（图 1）。

从综合发展指数的排序来看，2019 年 3 个子系统的综合发展指数表现为 $U_1 < U_2 < U_3$，表明在人口结构、长期照护资源和经济发展之间，人口结构的综合发展水平明显优于其他两个子系统。到 2020 年，综合发展指数的排序变为 $U_2 < U_3 < U_1$，反映出长期照护资源的发展速度显著

加快，超过了经济和人口的发展。进入2021年，综合发展指数的顺序转变为 $U_3 < U_1 < U_2$，经济发展跃居首位。

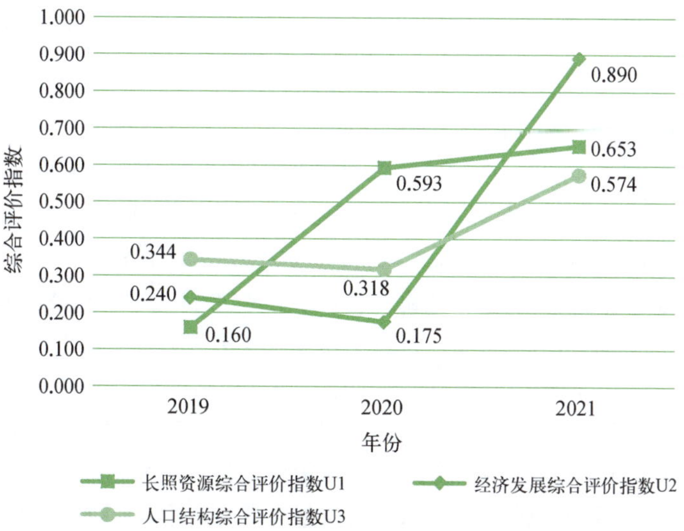

图1　2019~2021年上海市长期照护资源、经济、人口发展综合水平

（二）长期照护资源、经济发展、人口结构耦合协调水平

2019年和2020年，子系统的耦合度（C 值）分别为0.953和0.886，系统之间耦合性较强。2021年，C 值上升至0.983，相较2020年增长了10.94%，系统耦合性愈发紧密。与此同时，2019年和2020年的耦合协调度（D 值）分别为0.486和0.566，系统间协调性较差。2021年，D 值大幅上升至0.833，相较2020年增长了47.17%，系统间协调性显著提高。

表3　2019~2021年长期照护资源和人口与经济发展水平的耦合度、耦合协调度及分级

年　份	耦合度（C 值）	耦合度等级	耦合协调度（D 值）	耦合协调类型	耦合协调程度
2019	0.953	高水平耦合	0.486	过渡调和区	濒临失调衰退
2020	0.886	高水平耦合	0.566	过渡调和区	勉强耦合协调
2021	0.983	高水平耦合	0.833	协调发展区	良好耦合协调

进一步根据耦合协调度进行耦合协调程度与类型的分级（表3），从时序上看，2019年耦合度等级为“高水平耦合”，D 值为0.486，系统处于“过度调和区”，属于“濒临失调衰退”类型。2020年耦合度等级仍为“高水平耦合”，D 值上升至0.566，系统依然处于“过渡调和区”，但改善为“勉强耦合协调”类型。2021年耦合度等级保持为“高水平耦合”，D 值大幅提高至0.833，系统进入“协调发展区”，达到了“良好耦合协调”状态。此时，系统的相互作用和协调性显著增强，内部各子系统之间的互动达到了新的平衡，整体系统的运行更加顺畅和高效。

四、讨论与建议

（一）各子系统综合发展水平逐年变化，应关注长期趋势和动态调整

2019~2021 年，3 个子系统的总体发展呈现动态变化特征，长期照护子系统综合发展水平逐年提高，经济发展子系统经历初期波动下降后迅速复苏，呈现“U”型增长，人口结构子系统则保持相对稳定的上升趋势。2019 年，人口结构发展显著领先，长期照护资源和经济增长相对滞后，系统失衡明显。2020 年，长期照护资源在政策支持和老龄化需求驱动下快速提升，超越经济和人口系统，但 3 个子系统协调性仍显不足。到 2021 年，经济发展子系统强劲复苏，系统协调性显著改善，各子系统趋于稳定。这些动态变化反映政策支持、经济波动和社会需求对各子系统的不同影响。长期照护资源的快速提升，主要得益于国家政策的强力支持与社会对老龄化及残疾化严峻态势的迅速响应[17]。而经济发展则受到全球经济波动和疫情的影响，但政策刺激和经济恢复能力使其在 2021 年强劲反弹，后期随着疫情形势逐步好转，上海市各项政策效果持续显现[18]。人口结构的平稳变化则体现了长期人口政策的成效。然而，系统间协调性仍存在不足，政策和资源在推动单一系统发展的同时，未能有效整合带动其他子系统同步发展。

建议未来应注重长期趋势和动态调整，构建更加灵活和综合的政策框架，加强对各子系统的长期监测和趋势分析，定期评估各子系统的发展状况和相互关系，及时调整政策和措施，确保政策制定和资源分配能够及时、综合响应快速变化的社会和经济环境。

（二）3 个子系统间显示强耦合但协调性不足，需优化系统间的协同机制

3 个子系统间耦合性强但协调性低，整体协调水平亟待优化。从耦合度来看，2019 年和 2020 年系统间具有很强的耦合性。然而，同期的耦合协调度（D 值）较低，表明尽管各系统之间存在强烈的相互依赖，但实际协调性不足。这与陈珂瑄等人的研究结果一致[19]。这可能是由于在资源配置和政策实施过程中缺乏有效的整体协调机制[20]，各子系统在应对外部变化和内部互动中存在不足，在各自领域的快速发展未能充分考虑其他系统的同步发展，导致资源和政策的局部提升而非整体优化，这种系统间的协调性不足会导致资源的浪费和整体效能的降低，阻碍长期的可持续发展。到 2021 年耦合协调度显著提升，系统间达到较高水平的耦合协调状态。

建议未来在政策调整和资源配置上，更多关注系统间的协同效应和互动机制，建立和加强跨系统的协同治理框架，包括设立跨部门的协调发展部门和策略，推动资源和政策的综合配置和动态调整。同时需推动多方利益相关者的参与，加强部门间的数据共享和联合监测，确保及时了解系统间的互动状况和协调需求，满足多样化的社会需求和促进系统间协调发展。

（三）长期照护资源当前发展与未来需求不匹配，要加强持续投入并建立多层次保障制度

尽管上海市长期照护资源近年来取得显著进展，综合发展水平和耦合协调度均有所提升，但长期照护资源的增长速度相对于经济发展和人口结构而言仍显滞后，难以满足日益加剧的老龄化进展需求。首先，当前上海市在长期照护领域的投入虽然有所增加，但经济增长并未充分转化

为对长期照护资源的投资，造成总体资源短缺和区域分配不均，资源投入规模和结构仍有较大的调整空间[21-22]。其次，多层次的长期照护保障制度尚待完善[23]。最后，长期照护服务体系的覆盖面和服务质量仍有待提升，特别是社区和居家照护领域，存在护理人员短缺和服务标准化不足等问题[24]。

首先，建议政府相关部门加大对长期照护资源的持续投资，通过增加财政预算、吸引社会资本、鼓励企业和非营利组织参与等多种方式，调整存量资源的同时，扩大长期照护资源的增量。其次，构建覆盖面广、层次多样的长期照护保障体系，从行政管理机制、融资机制、照护人力资源培训、照护服务供给体系、照护质量评估与监督体系等方面，发展符合我国国情的长期照护保障体系。最后，加强社区和居家护理服务的发展，扩大长期照护服务覆盖面和提高服务质量，注重培养和培训专业护理人员，提高长期照护服务职业化、专业化、规范化水平，更好满足高龄、失能、半失能和经济困难老年人等弱势群体的需求。

参考文献

[1] 朱凤梅．长期照护服务供给研究．卫生经济研究，2019，36(2)：28－31，34.

[2] 曹丽丽，陈鸣声．社会经济因素对老年长期照护方式选择的影响：基于安德森健康行为模型的实证研究．健康发展与政策研究，2024，27(2)：104－111.

[3] 李建伟，吉文桥，钱诚．我国人口深度老龄化与老年照护服务需求发展趋势．改革，2022，(2)：1－21.

[4] 陈凯，赵娜．长期护理保险制度与区域经济发展协调度评价与优化．金融理论与实践，2019，(6)：87－93.

[5] 张永梅，李强，刘保春．山东省长期照护保险和经济高质量发展耦合协调度及影响因素研究．山东农业大学学报(社会科学版)，2022，24(3)：92－99.

[6] 刘文，王若颖．我国试点城市长期护理保险筹资效率研究：基于14个试点城市的实证分析．西北人口，2020，41(5)：29－45.

[7] 钱丽，沈梦园．长期护理保险筹资水平与人口经济的耦合协调关系研究．西安建筑科技大学学报(社会科学版)，2022，41(3)：76－83.

[8] 陈媛，李伟．广东省卫生资源配置与经济高质量发展耦合协调分析．中国公共卫生管理，2024，40(2)：196－200.

[9] 卓唯佳，王宇琴，裴晓梅．养老机构服务质量提升与以人为本的整合性照护——基于3个养老机构的实地调查．学术论坛，2024，47(1)：16－28.

[10] 刘效冰．城市失能老人社区居家照护的供需匹配研究．上海：上海工程技术大学，2021.

[11] 江海兰，王军永，吴海波，等．中医医疗资源配置与区域经济耦合协调研究．中国医院，2024，28(9)：32－36.

[12] 廖丽冰，曾志羽．西部地区基层医疗资源配置-经济发展-科技创新耦合协调发展研究．卫生软科学，2024，38(5)：59－64.

[13] 张晓婧，孙雯，黄欢．我国人口老龄化、养老事业和产业耦合协同发展测度及障碍因素分析．中国经贸导刊，2023，(12)：77－80.

[14] 仇丽霞. 医学统计学. 北京：中国协和医科大学出版社,2018.

[15] 刘佩芸,黄思沂,康静,等. 广西卫生资源配置状况与经济发展水平的耦合协调关系研究. 医学与社会,2024,37(2)：26－32.

[16] 黄瑞,许晴,李建国,等. 广东省区域医疗服务能力与新型城镇化耦合协调发展研究. 医学与社会,2022,35(11)：33－37.

[17] 周璇,周兰姝. 我国老年长期照护的现状及未来发展的思考. 海军军医大学学报,2024,45(3)：255－259.

[18] 何嘉泉. 从2022年主要经济调查数据看上海经济走势和民生保障实效. 统计科学与实践,2023,(4)：39－41.

[19] 陈珂瑄,王永强,杨世兰,等. 我国医疗卫生资源配置与服务利用耦合协调关系分析. 现代预防医学,2024,51(7)：1255－1259,1289.

[20] 郭凌云,郑秋莹,杨路莹,等. 京津冀一体化下卫生资源配置和经济发展的耦合协调研究. 中国卫生经济,2023,42(11)：37－43.

[21] 张录录. 上海市长期护理保险问题研究. 经济研究导刊,2018(31)：77－78,83.

[22] 谭敏,苏岱,张云钒,等. 社会经济与卫生资源协调发展定量研究——基于2010—2018年31个省(自治区、直辖市)的面板数据. 中国卫生政策研究,2021,14(4)：18－27.

[23] 胡亚琼,万曜,达罗,等. 上海失能失智老人健康服务保障体系研究. 中国卫生经济,2021,40(3)：55－60.

[24] 王琦. 上海市长期护理保险制度试点实践中的问题及对策研究. 经济研究导刊,2022,(4)：63－66.

轻度认知障碍高危老年人认知水平下降的影响因素及预测

曹宜播　张蕴伟　薛　佳　丁秋然　庄　唯　丁汉升

【导读】　由于人口老龄化的加深,老龄人口的不断增加和阿尔茨海默病(Alzheimer disease, AD)的长期隐匿性,阿尔茨海默病的患病人数还将不断增加,如果能尽早识别认知障碍的危险因素并及时采取措施进行控制,将大幅度降低其患病率和发病率。文章通过文献梳理、问卷调查、统计分析等研究方法,对2014~2022年上海市某一行政区的街道社区的具有轻度认知障碍高危风险因素的老年人开展分析,对造成老年人认知功能下降的高危因素进行识别,为社区层面重点人群识别,建立和完善早期干预机制提供参考。

轻度认知障碍(mild cognitive impairment, MCI)是一种神经系统的慢性退行性病变,是介于正常的老化与痴呆之间的一种认知缺损状态,包括语言能力、视觉空间功能、意识、注意力及记忆力减退等,具有向阿尔茨海默病(Alzheimer disease, AD)转归的高可能性[1-2]。每年10%~15%的MCI患者会转化为AD,6年转化率可高达80%,而正常老年人每年仅1%~2%会转化成AD[3],所以MCI可作为AD早期检测、诊断和防治最为重要的窗口[4]。少数局部地区小样本研究调查我国MCI患病率得出了不一致的结果,范围在9.7%~23.3%[5-6]。

随着新兴的社区嵌入式养老模式的不断发展[7],未来发展重点势必落在社区居家养老,需要充分发挥社区层面对老年人MCI风险筛查和综合干预的作用。研究显示,MCI的患病并非受单一因素的影响,而是多种因素综合作用的结果[8-11]。社区中老年人的年龄、经济收入、文化水平、兴趣爱好和家庭背景等因素都会对MCI预防和干预效果产生影响。然而,目前对于MCI高危老年人认知水平下降的影响因素及风险预测的长期纵向随访队列研究有限。基于此,本研究采用对认知功能的连续跟踪筛查和社会学入户调查等手段,对社区MCI高危老年人认知水平影响因素及其进展情况进行研究,探索社区MCI预防和干预中需要重点关注的因素及特征,为社区层面具有MCI高危风险人群的筛查与个体防治提供依据。

基金项目:上海市卫生健康委员会卫生行业临床研究专项"老年轻度认知障碍(MCI)社区预防和干预措施研究——基于社区老年认知障碍长期跟踪队列调查"(项目编号:20204Y0504)。
第一作者:曹宜播,女,助理研究员。
通信作者:丁汉升,男,研究员。
作者单位:上海市卫生和健康发展研究中心(上海市医学科学技术情报研究所)(曹宜播、张蕴伟、薛佳、丁汉升),韩亚银行(中国)有限公司(上海分行)(丁秋然),上海工程技术大学数理与统计学院(庄唯)。
本文已发表于《健康发展与政策研究》2024年第27卷第2期。

一、对象与方法

(一) 研究对象

本研究队列纳入居住在上海市静安区某街道社区内的居家老年人。纳入标准: ① 年龄在60岁及以上;② 至少连续参与《老年照护需求评估标准基础数据监测及其实施》调查6年;③ 至少暴露于1种MCI高危风险因素。排除标准: ① 长期卧床,无生活自理能力;② 队列纳入前已被诊断为MCI;③ 拒绝参与研究。随访时间为2014~2022年。根据随访期间是否出现MCI结局,将研究对象分为MCI组和非MCI组。所有受试者均签署知情同意书。本研究获得上海市卫生和健康发展研究中心(上海市医学科学技术情报研究所)伦理委员会的正式批准(编号: 2022009)。

(二) MCI高危因素的确定

采用文献评阅与分析方法,通过检索中国知网、维普资讯、PubMed、Scopus、Web of Science等国内外数据库及国内外相关机构网站,收集社区老年人MCI影响因素,为后期形成随访数据库提供参考。

(三) 人口统计学变量收集

采用《老年照护统一需求评估问卷》获取研究对象的人口学特征(性别、年龄、受教育年限、居住情况)、生活方式和习惯(是否独居、财务管理)、健康状况(自评健康状况、疾病状况、日常生活活动能力、睡眠、情绪、认知能力)、健康行为(家庭支持、照护需求)等方面的信息。

采用巴氏量表对日常生活能力进行评分。日常生活能力满分为20分,日常生活能力评分小于上一年评分时,即视为日常生活能力下降。

(四) 认知功能评估

蒙特利尔认知评估量表(Montreal cognitive assessment,MoCA)在MCI筛查方面优于简易精神状态量表(minimum mental state examination,MMSE)[12],尤其当患者表现出超出记忆力衰退的认知障碍时,MoCA可以提供更全面的测试[13]。因此,本研究采用MoCA对研究对象的认知功能进行测评。MoCA总分为30分,测试的认知领域包括: 注意与集中、执行功能、记忆、语言、视空间技能、抽象思维、计算和定向力。得分≥26分表示认知功能正常,<26分表示可能患有不同程度的认知功能障碍,其中18~26分为轻度认知功能障碍,10~17分为中度认知功能障碍,<10分为重度。认知能力的下降速度计算方式: (随访最后1年的MoCA分数-随访第1年的MoCA分数)/随访年数。

(五) 统计学分析

采用SAS 9.4软件进行统计学分析。运用单因素分析比较MCI组与非MCI组老年人在研究变量的组间差异,将单因素分析中具有统计学意义的变量纳入多因素线性回归模型进行分析。采用Cox回归模型进行疾病风险预测。检验水准 $\alpha=0.05$。

二、结果

（一）研究对象人口学特征

基于2014~2022年上海进行的纵向年度随访，采用多阶段抽样选择研究对象：① 在上海市16个行政区中随机抽取1个区（静安区）；② 从该区边界内的不同社区中随机抽取1个街道社区。共纳入1 141名老年人，在随访过程中，有363名老年人出现MCI结局（31.81%）。

通过文献研究法，年龄、性别、受教育年限、金钱管理、独居、家庭支持、ADL是否下降、照护需求、自评健康状况、兴趣保持、情绪波动、睡眠情况、高血压和糖尿病被最终被选为MCI的高危因素。研究结果显示，MCI组老年人与非MCI组老年人在年龄、受教育年限、金钱管理、家庭支持、日常生活能力是否下降、照护需求、自评健康状况、兴趣保持、睡眠情况、糖尿病等方面的差异有统计学意义（P值均<0.05），见表1。具体而言，相对于非MCI组，MCI组中年龄较大、受教育年限少（≤6年）的偏多，完全不支配金钱的比例大，日常生活能力下降的比例大，需要照护、自评健康差的比例大，大部分对原有兴趣不再保持。

表1 非MCI组与MCI组人口学特征比较

变量	非MCI组/人(%) (n=778)	MCI组/人(%) (n=363)	χ^2	P值
年龄/岁			297.91	<0.001
60~69	181(23.26)	16(4.41)		
70~79	426(54.76)	74(20.38)		
≥80	171(21.98)	273(75.21)		
性别			0.45	0.504
男	383(49.23)	171(47.11)		
女	395(50.77)	192(52.89)		
受教育年限/年			170.73	<0.001
≤6	70(9.00)	152(41.87)		
7~12	584(75.06)	173(47.66)		
≥13	124(15.94)	38(10.47)		
金钱管理*			537.67	<0.001
自由支配金钱	728(93.57)	104(28.81)		
每月支配1 000元左右	11(1.42)	35(9.69)		
基本不支配金钱	27(3.47)	73(20.23)		
完全不支配金钱	12(1.54)	149(41.27)		

续 表

变 量	非 MCI 组/人(%) (n=778)	MCI 组/人(%) (n=363)	χ^2	P 值
独居*			0.38	0.536
否	673(87.18)	315(88.48)		
是	99(12.82)	41(11.52)		
家人的支持情况			18.04	<0.001
足够的物质和情感支持	527(67.74)	207(57.02)		
仅物质/情感支持	244(31.36)	144(39.67)		
缺乏物质和情感支持	7(0.90)	12(3.31)		
ADL 是否下降			338.57	<0.001
否	678(87.15)	122(33.61)		
是	100(12.85)	241(66.39)		
照护需求*			463.43	<0.001
不需要	668(86.08)	74(20.67)		
需要	108(13.92)	284(79.33)		
自评健康状况*			131.79	<0.001
很好	49(6.30)	11(3.06)		
好	226(29.09)	18(5.01)		
一般	448(57.66)	245(68.25)		
差	54(6.95)	85(23.68)		
兴趣保持*			133.59	<0.001
没有或很少时间	151(19.48)	159(44.54)		
小部分时间	152(19.61)	106(29.69)		
相当多时间	235(30.32)	44(12.32)		
绝大部分时间	181(23.35)	46(12.89)		
全部时间	56(7.23)	2(0.56)		
情绪波动*			3.15	0.207
没有或很少时间	566(73.13)	258(71.67)		
每月 1 次左右	163(21.06)	71(19.72)		
每周不少于 1 次	45(5.81)	31(8.61)		

续 表

变　量	非 MCI 组/人(%) (n=778)	MCI 组/人(%) (n=363)	χ^2	P 值
睡眠情况*			82.74	<0.001
差	39(5.01)	67(18.56)		
一般	475(61.06)	241(66.76)		
好	264(33.93)	53(14.68)		
高血压			2.72	0.099
否	281(36.12)	113(31.13)		
是	497(63.88)	250(68.87)		
糖尿病			8.10	0.004
否	658(84.58)	282(77.69)		
是	120(15.42)	81(22.31)		

注：MCI 为轻度认知障碍(mild cognitive impairment)，ADL 为日常生活能力(activity of daily living)。＊表示该组别存在缺失值，因此存在样本总和与总人数不相等的情况。

（二）认知水平影响因素分层分析

本研究根据 MCI 发生情况进行分层分析，将研究对象分为非 MCI 组和 MCI 组，将组间差异显著的变量作为自变量，以认知下降分数为因变量，进行多因素线性回归模型分析。结果显示，高龄(≥80 岁)是认知分数下降的危险因素(β=0.51 和 4.28，P<0.05)，且对 MCI 组老人的影响大于非 MCI 组老人。对于 MCI 组老年人来说，完全不支配金钱、ADL 值下降是认知下降的危险因素(β=9.52 和 2.68，P<0.05)，兴趣保持是认知下降的保护因素；受教育年限(≥13 年)是非 MCI 组的保护因素，见表 2。

表 2　非 MCI 组与 MCI 组认知水平影响因素的多因素线性回归分析结果

变　量	非 MCI 组			MCI 组		
	β	95%CI	P	β	95%CI	P
年龄/岁						
60~70(<70)						
70~80(<80)	0.09	−0.13~0.30	0.427	3.35	−0.53~7.23	0.090
≥80	0.51	0.23~0.78	<0.001	4.28	0.49~8.07	0.027
受教育年限/年						
≤6						

续 表

变　量	非 MCI 组			MCI 组		
	β	95%CI	P	β	95%CI	P
7~12	-0.24	-0.55~0.08	0.148	0.69	-0.83~2.21	0.370
≥13	-0.55	-0.92~-0.18	0.004	0.55	-1.80~2.89	0.646
金钱管理						
自由支配金钱						
每月支配 1 000 元左右	-0.49	-1.30~0.31	0.228	1.86	-0.90~4.52	0.191
基本不支配金钱	0.23	-0.31~0.77	0.402	1.27	-1.02~3.57	0.278
完全不支配金钱	0.39	-0.35~1.14	0.301	9.52	7.21~11.83	<0.001
家庭支持						
足够的物质和情感支持						
仅物质/情感支持	0.05	-0.14~0.23	0.636	0.20	-1.19~1.59	0.776
缺乏物质和情感支持	0.80	-0.12~1.71	0.087	0.06	-3.81~3.92	0.977
ADL 是否下降						
否						
是	0.13	-0.16~0.43	0.376	2.68	1.07~4.29	<0.001
照护需求						
不需要						
需要	0.09	-0.22~0.41	0.558	0.46	-1.63~2.55	0.666
自评健康状况						
很好						
好	0.27	-0.12~0.65	0.173	3.69	-1.46~8.85	0.160
一般	0.24	-0.18~0.65	0.262	1.06	-3.03~5.15	0.611
差	0.08	-0.49~0.65	0.780	1.03	-2.96~5.02	0.611
兴趣保持						
没有或很少时间						
小部分时间	0.26	-0.02~0.54	0.067	-4.14	-5.83~-2.44	<0.001
相当多时间	0.28	0.02~0.53	0.033	-4.24	-6.50~-1.97	<0.001
绝大部分时间	0.15	-0.12~0.43	0.272	-3.97	-6.43~-1.51	<0.001
全部时间	0.34	-0.04~0.73	0.080	-5.81	-14.60~2.99	0.195

续 表

变量	非MCI组			MCI组		
	β	95%CI	*P*	*β*	95%CI	*P*
睡眠情况						
差						
一般	0.06	−0.46~0.57	0.829	−1.72	−3.84~0.40	0.112
好	−0.13	−0.69~0.43	0.646	−4.07	−6.72~−1.41	0.003
糖尿病						
否						
是	0.66	−0.11~−0.13	0.355	0.01	−1.57~1.59	0.990

注：MCI为轻度认知障碍(mild cognitive impairment),ADL为日常生活能力(activity of daily living)。

(三) MCI危险因素与认知下降速度关系

将MCI组按年龄、金钱管理、日常生活能力是否下降等3个危险因素分为不同亚组,比较不同亚组中老年人认知分数下降的速度。结果显示,MCI老年人年龄增加,认知分数下降速度加快;MCI老年人金钱管理的能力越差,认知分数下降速度越快;日常生活能力受损的MCI老年人认知下降速度快于日常生活能力未受损的MCI老年人,见表3。

表3 MCI发病影响因素与认知下降速度($n=363$)

危险因素	MCI患病人数/人	平均时间/年	认知下降分数/分	下降速度/(分/年)
年龄/岁				
60~70(<70)	16	3.14±1.70	−6.75±4.47	−3.58±3.19
70~80(<80)	74	3.66±2.03	−8.03±5.78	−3.51±3.91
≥80	273	2.76±1.77	−10.19±6.89	−6.17±6.55
金钱管理*				
自由支配金钱	104	3.76±2.11	−6.96±4.66	−3.25±3.92
每月支配1 000元左右	35	3.09±1.87	−7.33±4.08	−3.84±3.84
基本不支配金钱	73	2.90±1.67	−7.96±4.79	−4.58±4.72
完全不支配金钱	149	2.39±1.52	−12.82±7.76	−7.80±7.41
ADL是否下降				
否	122	3.36±2.05	−8.09±5.07	−4.36±4.52
是	241	2.75±1.71	−10.41±7.24	−6.14±6.71

注：MCI为轻度认知障碍(mild cognitive impairment),ADL为日常生活能力(activity of daily living)。* 金钱管理变量组存在缺失值,因此存在样本总和与总人数不相等的情况。

（四）危险因素对认知能力下降的风险预测

使用 Cox 模型分析多因素对认知能力下降时间的影响，以认知能力下降结果及下降时间为因变量，以年龄、金钱管理、日常生活能力是否下降等 3 种危险因素为自变量进行分析。结果显示，年龄（≥80 岁）、金钱管理能力、日常生活能力下降对老年人认知能力下降有显著影响（P 值均<0.05）。年龄≥80 岁的老年人认知能力下降的风险高于 60～70 岁组（HR=4.23），每月支配金钱 1 000 元左右、基本不支配金钱、完全不支配金钱的老年人认知能力下降的风险高于自由支配金钱组（HR=4.48、4.54 和 7.3），日常生活能力下降的老年人其认知能力下降的风险高于日常生活能力不下降的老年人（HR=1.61），见表 4。

表 4　社区老年人 MCI 发生风险 Cox 回归分析结果

危险因素	自由度	β 值	标准误差	χ^2	P 值	HR
年龄/岁						
60～70（<70）	参照					
70～80（<80）	1	0.57	0.29	3.79	0.052	1.77
≥80	1	1.44	0.28	25.86	<0.001	4.23
金钱管理						
自由支配金钱	参照					
每月支配 1 000 元左右	1	1.50	0.22	46.08	<0.001	4.48
基本不支配金钱	1	1.51	0.19	66.65	<0.001	4.54
完全不支配金钱	1	1.99	0.17	131.62	<0.001	7.30
ADL 是否下降						
否	参照					
是	1	0.47	0.15	10.62	<0.001	1.61

注：MCI 为轻度认知障碍（mild cognitive impairment），HR 为风险比（hazard ratio），ADL 为日常生活能力（activity of daily living）。

三、讨论

（一）居家老人 MCI 的危险因素及特点

本研究结果显示，在随访过程中，31.81%的老年人出现 MCI 结局。1 项 Meta 分析结果显示，全球 MCI 在社区居民中的总患病率超过 15.00%，遗忘性 MCI 和非遗忘性 MCI 的患病率分别为 10.03%和 8.72%，随年龄增加，MCI 患病率呈现增长势态[14]。社区居家老年人 MCI 的危险因素涉及生理、心理和生活方式等方面。生理和心理影响因素包括年龄、外周听力损失、心脑血管疾病、抑郁症等。生活方式因素包括缺乏社交活动、缺乏兴趣爱好、收入水平低、独居等[15-18]。研究结果显示，患有 MCI 的老年人呈现高龄化，其受教育时间相对短，对金钱管理能力相对较差，自评健康状态较差，日常生活能力下降且绝大部分需要照护，对原有兴趣的保持能力有所削弱，提示这些因素在 MCI 的早期预防中需特别关注。多因素线性回归结果进一步揭示了高龄（≥80 岁）、完全不支配金钱和 ADL 下降是 MCI 老年人认知能力下降的危险因素，而兴趣保持有助于其维持认知水平。

（二）影响认知能力下降速度的关键因素

本研究显示，MCI 老年人认知能力下降的速度，随着年龄的增长、金钱管理能力下降、ADL 受损而显著增加。这些发现强调了年龄、金钱管理能力和日常生活能力受损这几个因素在 MCI 向 AD 进展中的关键作用。

大脑组织自发育成熟后，机能就开始随着年龄的增长而衰退，出现正常老化。额叶的衰退会引起认知功能的减退，包括思维、注意力、词语学习和记忆力降低等[19]。此外，身体机能也会随着年龄增长出现退化，对外界的应激反应能力下降。良好的躯体健康、完全的自理能力不仅是正常生活的前提，也是积极态度和乐观情绪的保障。老年人能否自理，直接影响其对日常生活的态度和情绪。有研究显示，身体健康状况差、患有慢性病的老年人容易对外界刺激表现出消极情绪和行为反应，如情绪低落、失望、抑郁、愤怒、焦虑和无能为力等状态[20]。因此，日常生活能力的下降可能是导致认知能力下降的重要因素之一。

与其他研究[21-22]结果一致，受教育年限多是保护因素，良好的教育可直接刺激认知领域神经元，提高老年人认知功能，还增加了其获取健康知识的意识与机会，有助于提升健康素养，进而保护认知功能。有研究[23]显示，较高的家庭收入和积极的社交活动都能够为老年人提供物质上和精神上的支持，长期处于无社交和低收入状态的老年人，获得外界信息相对较少，有效的思维活动和丰富的情感交流降低，容易增加出现认知障碍的风险。本研究结果显示，糖尿病与老年人认知能力下降无明显相关性，这与一些现有文献[24-25]结果不一致。这可能与本研究的调查人群多为上海市静安区某社区的老年人，且样本量较少有关，需待进一步的调查研究。

四、结论

社区层面，建议相关部门重点关注 MCI 危险因素，定期筛查具有 MCI 高危风险因素的老年人群及尽早介入干预社区层面可控的因素，建立、完善 MCI 早期干预机制。家庭层面，建议照护者对老年人的生活照护遵循“帮助而不包办”原则，鼓励其发挥自主能力，如支配管理适当财务、参加兴趣活动等，预防 ADL 功能过早丧失，从而延缓 MCI 向 AD 的发展进程，提高老年人生存质量。

本研究存在一定局限性：① 本研究为开放式队列，容易产生失访偏倚。② 研究数据主要来源于上海的一个社区，样本的代表性和结果的推广性可能受到一定的限制。③ 本研究部分调查内容如金钱管理能力、家庭支持情况、睡眠情况是依赖于受访者的自我报告，可能容易产生回忆偏差。后续研究应进一步扩大样本规模与地域选择范围，进一步优化信息采集，以提高结果的代表性和普适性。

参考文献

[1] Bolívar J C, Saladie D G. Redefining amnestic mild cognitive Impairment as an early form of Alzheimer's disease based on assessment of memory systems. Alzheimers Dis, 2016, 53(2): 705-712.

[2] Davis M, O Connell T, Johnson S, et al. Estimating Alzheimer's disease progression rates from normal cognition through mild cognitive impairment and stages of dementia. Curr Alzheimer Res, 2018, 15(8): 777-788.

[3] Chaudhury S, Brookes K J, Patel T, et al. Alzheimer's disease polygenic risk score as a predictor of conversion from mild-cognitive impairment. Transl Psychiatry, 2019, 9(1): 167.

[4] Shin S, Kim J H, Cho J H, et al. Mild cognitive impairment due to alzheimer disease is less likely under the age of 65. Alzheimer Dis Assoc Disord, 2015, 29(1): 26-31.

[5] Fei M, Qu Y C, Wang T, et al. Prevalence and distribution of cognitive impairment no dementia (CIND) among the aged population and the analysis of socio-demographic characteristics: the community-based cross-sectional study. Alzheimer Dis Assoc Disord, 2009, 23(2): 130-138.

[6] Zhang Y, Shi Z, Liu M, et al. Prevalence of cognitive impairment no dementia in a rural area of Northern China. Neuroepidemiology, 2014, 42(4): 197-203.

[7] 朱浩. 社区嵌入式养老服务的社会化运作机制及其实践逻辑. 云南民族大学学报(哲学社会科学版),2020,37(5): 98-106.

[8] Cai H, Zhang K, Wang M, et al. Effects of mind-body exercise on cognitive performance in middle-aged and older adults with mild cognitive impairment: a meta-analysis study. Medicine (Baltimore), 2023, 102(34): e34905.

[9] Carvacho R, Carrasco M, Fernández M B, et al. Predictors of unmet needs in chilean older people with dependency: a cross-sectional study. Int J Environ Res Public Health, 2023, 20(20): 6928.

[10] Silva D F, Souza-Talarico J N, Santos J L F, et al. Family dysfunction and cognitive decline in aging: the "Health, Wellbeing, and Aging" (SABE) longitudinal population-based study. Dement Neuropsychol, 2023, 17: e20220109.

[11] Wang Q, Zhou S, Zhang J, et al. Risk assessment and stratification of mild cognitive impairment among the Chinese elderly: attention to modifiable risk factors. J Epidemiol Community Health, 2023, 77(8): 521-526.

[12] Abd Razak M A, Ahmad N A, Chan Y Y, et al. Validity of screening tools for dementia and mild cognitive impairment among the elderly in primary health care: a systematic review. Public Health, 2019, 169: 84-92.

[13] Tsoi K K F, Chan J Y C, Hirai H W, et al. Recall tests are effective to detect mild cognitive impairment: a systematic review and meta-analysis of 108 diagnostic studies. J Am Med Dir Assoc, 2017, 18(9): 807.e17-807.e29.

[14] Bai W, Chen P, Cai H, et al. Worldwide prevalence of mild cognitive impairment among community dwellers aged 50 years and older: a meta-analysis and systematic review of epidemiology studies. Age Ageing, 2022, 51(8): afac173.

[15] Hu M, Shu X, Wu X, et al. Neuropsychiatric symptoms as prognostic makers for the elderly with mild cognitive impairment: a meta-analysis. J Affect Disord, 2020, 271: 185 - 192.

[16] Lau K, Dimitriadis P A, Mitchell C, Martyn-St-James M, et al. Age-related hearing loss and mild cognitive impairment: a meta-analysis and systematic review of population-based studies. J Laryngol Otol, 2022, 136(2): 103 - 118.

[17] Pérez-Blanco L, Felpete A, Patten S B, et al. Do informant-reported subjective cognitive complaints predict progression to mild cognitive impairment and dementia better than self-reported complaints in old adults? A meta-analytical study. Ageing Res Rev, 2022, 82: 101772.

[18] Pike K E, Cavuoto M G, Li L, et al. Subjective cognitive decline: level of risk for future dementia and mild cognitive impairment, a meta-analysis of longitudinal studies. Neuropsychol Rev, 2022, 32(4): 703 - 735.

[19] 赵春善,高玲,方今女. 吉林地区60岁以上农村老年人轻度认知障碍患病现状及影响因素. 中国农村卫生事业管理,2015,(11): 4.

[20] Yang B, He H, Nie Q, et al. Exploring the relationship between depression and multimorbidity in Chinese middle-aged and older people based on propensity score matching. J Psychosom Res, 2023, 174: 111490.

[21] Basu T, Sehar U, Malhotra K, et al. Healthy brain aging and delayed dementia in Texas rural elderly. Ageing Res Rev, 2023, 91: 102047.

[22] Xu T, Bu G, Yuan L, et al. The prevalence and risk factors study of cognitive impairment: Analysis of the elderly population of Han nationality in Hunan province, China. CNS Neurosci Ther, 2024, 30(4): e14478.

[23] 袁琳丽,傅荣,李敬伟,等. 社区老年人轻度认知障碍影响因素Meta分析. 现代预防医学,2019,46(22): 4099 - 4104.

[24] 裴嘉宇,吴红霞,弓巧巧,等. 中国老年人轻度认知障碍危险因素的系统评价和Meta分析. 现代预防医学,2021,48(12): 2249 - 2254.

[25] 张一方,张海鑫,杨继春,等. 中国老年人群轻度认知障碍影响因素的荟萃分析. 中华医学杂志,2023,103(17): 1340 - 1348.

上海市社区老年人肌少症筛查服务管理模式研究

唐　琪　吕　军　徐奕丽　袁微嘉

【导读】 肌少症是一个重大健康问题,是其他严重健康问题的诱因和中介。为实现《"健康中国2030"规划纲要》中提到的"引导合理膳食、强化老年人健康管理"目标,上海市作为我国老龄化程度最高的城市之一,需进一步推动老年人群健康行动,提高老年人群肌肉健康水平,做好肌少症防治工作。在研究项目系统梳理典型国家肌少症服务实践启示及上海市肌少症服务工作开展关键问题的基础上,文章进一步明确了上海市社区老年人肌少症筛查服务管理模式的构建思路;并通过梳理模式要素,构建上海市社区老年人肌少症筛查服务管理模式包,进而展开可行性分析;最终提出完善上海市社区老年人肌少症筛查服务的政策建议。

肌少症(sarcopenia)是指与增龄相关的骨骼肌质量和肌肉力量或躯体功能下降,是常见的老年综合征之一[1]。其与衰弱、跌倒、骨折等存在强相关性,是其他严重疾病的诱因和中介,会引发残疾、失能、疾病恶化等严重结局,对家庭医疗负担与社会公共卫生支出也将造成巨大负面影响[2]。在《"健康中国2030"规划纲要》下[3],立足上海,开展社区老年人肌少症筛查工作有哪些模式选择?针对该问题,本文通过明确上海市肌少症工作的开展思路,探讨上海市肌少症筛查服务管理的模式包并进行可行性分析,提出完善肌少症服务开展的政策建议。

一、上海市社区老年人肌少症筛查服务管理模式构建思路

(一)上海市社区老年人肌少症服务关键问题分析

为预防或延缓老年人跌倒、骨折、衰弱,乃至残疾、失能、疾病恶化等风险,分析明确上海市肌少症服务工作中需重点解决的关键问题。

(1)老年人对肌少症认知不足,依从性差。

(2)社区医务人员还不完全具备肌少症筛查服务能力,积极性不高。

项目基金:上海市卫生健康委员会政策研究课题"上海市社区老年人肌少症筛查服务管理模式构建及可行性研究"(课题编号:2024HP82)。
第一作者:唐琪,女,副研究员。
通讯作者:吕军,女,教授。
作者单位:复旦大学公共卫生学院(唐琪、吕军),上海市卫生健康委员会(徐奕丽、袁微嘉)。

（3）缺乏肌少症诊断的设备支持。

（4）肌少症服务经费筹资来源不足。

（5）分级诊疗格局没有普遍落实，信息化系统功能实现受限，老年人转诊依从性低，区域医疗中心责任科室很难通过转诊接收到肌少症高危人群或患者。

（6）肌少症服务环节及流程不明确，无法实现筛查、诊断和干预服务的全程性管理。

（二）明确上海市社区老年人肌少症筛查服务管理模式构建思路

基于上海市关键问题分析，明确管理模式构建思路要点如下：

（1）将肌少症筛查服务融入老年人健康管理服务体系。

（2）在现有卫生服务体系中做好肌少症三级预防经费保障。

（3）进一步明确肌少症服务相关机构及利益相关者，并做好人员培训。

（4）根据不同模式需要，做好技术工具及设备支持。

（5）基于分级诊疗的筛查-诊断-干预全程管理。

（6）加强信息化建设，支撑肌少症服务全程化管理。

二、上海市社区老年人肌少症筛查服务管理模式构建

（一）上海市社区老年人肌少症筛查服务管理模式要素梳理

本部分梳理了提供主体、服务对象、筹资方式、服务内容、技术及其对应工具/设备、信息化支撑六个部分要素信息，具体见表1。

表1　上海市社区老年人肌少症筛查服务管理模式构建要素梳理

要素	具体内容		
1. 提供主体	1-1 机构	1-1-1 社区卫生服务中心	
		1-1-2 区域医疗中心	
	1-2 人员	1-2-1 社区卫生服务中心	1-2-1-1 社区家庭医生
			1-2-1-2 全科医生
			1-2-1-3 护士
			1-2-1-4 公卫医师
			1-2-1-5 药师
			1-2-1-6 康复科医师
			1-2-1-7 家医助理或志愿工作者
		1-2-2 区域医疗中心	1-2-2-1 营养科医师
			1-2-2-2 全科医学科医师
			1-2-2-3 老年医学科医师
			1-2-2-4 康复医学科医师
			1-2-2-5 护理部护士

续 表

要 素	具 体 内 容	
2. 服务对象	2－1 社区一般老年人群	
	2－2 肌少症高危人群	
	2－3 肌少症老年患者	
3. 筹资方式	3－1 国家基本公共卫生服务	
	3－2 国家基本医疗保险	
	3－3 家庭医生签约服务费	
	3－4 自费	
4. 服务内容	4－1 肌少症筛查	4－1－1 肌肉力量测量
		4－1－2 身体功能评估
		4－1－3 肌肉质量测量
	4－2 肌少症诊断	4－2－1 肌肉力量测量
		4－2－2 身体功能评估
		4－2－3 肌肉质量测量
	4－3 肌少症干预	4－3－1 健康宣教
		4－3－2 饮食指导
		4－3－3 运动指导
		4－3－4 营养处方
		4－3－5 康复训练
5. 技术及其对应工具/设备	5－A 握力测量	5－a 握力器
	5－B 小腿围测量	5－b 非弹性软尺
	5－C 使用 SARC－F 量表评分	5－c 简易五项评分量表
	5－D 使用五次起坐评估躯体功能	5－d 椅子
	5－E 握力测试	5－e 握力器
	5－F 骨骼肌质量测量	5－f 人体成分分析仪
	5－G 骨骼肌质量测量	5－g 双能 X 线吸收仪
	5－H 健康宣教	5－h1 知识手册
		5－h2 宣传扇
	5－I 饮食指导	5－i1 老年人健康餐食手册
		5－i2 素食老年期营养手册
		5－i3 “银”养的餐盘风景
	5－J 运动指导	5－j1 长者活动体能训练方案设计指南
		5－j2 老人防跌工作手册
	5－K 营养处方	/
	5－L 康复训练	/

续 表

要　素	具 体 内 容
6. 信息化支撑	6－1 分级诊疗系统 6－2 慢性病管理系统 6－3 健康管理系统 6－4 家庭医生诊疗系统 6－5 区域医疗中心诊疗系统

（二）上海市社区老年人肌少症筛查服务管理模式包形成

1. 模式一：基于家庭医生签约路径管理模式

模式一依托家庭医生签约服务开展：在筛查阶段，由社区家庭医生团队家庭医生、全科医生或护士等，根据适宜频率和人员可及性，在开展家庭医生签约诊疗服务中对签约老年人进行肌肉力量测量和身体功能评估。在诊断阶段，区域医疗中心营养科或全科医学科等，根据部门及人员可及性，对转诊老年人展开肌肉质量、肌肉力量、身体功能评估。在干预阶段，社区家庭医生团队成员根据各自职责和功能，针对社区老年人一般人群、肌少症高危人群开展健康宣教；社区康复中心康复科医师及技师，针对下沉的肌少症轻度患者展开康复干预服务；区域医疗中心营养科医师、全科医学科医师等，根据患者身体情况及各自岗位职能，为患者提供营养干预、康复指导等治疗服务。模式要素组合及流程示意图见表 2 和图 1。

表 2　基于家庭医生签约路径管理模式要素组合

环节		具 体 内 容
筛查	主体	1－2－1－1 社区家庭医生团队家庭医生或 1－2－1－2 全科医生或 1－2－1－3 护士
	对象	2－1 社区一般老年人群
	筹资	3－3 纳入家庭医生签约服务费
	服务内容	4－1－1 肌肉力量或 4－1－2 身体功能评估，有条件可开展 4－1－3 肌肉质量测量
	信息化支撑	6－1 分级诊疗系统基础上，整合 6－2 各慢病管理系统和 6－3 家庭医生诊疗系统
诊断	主体	1－2－2－1 区域医疗中心营养科医师，1－2－2－2 全科医学科医师或 1－2－2－3 老年医学科医师
	对象	2－2 肌少症高危人群
	筹资	考虑纳入 3－2 国家基本医疗保险或 3－4 自费
	服务内容	4－2－1 肌肉质量测量，4－2－2 肌肉力量测量，4－2－3 身体功能评估
	信息化支撑	6－1 分级诊疗系统，6－5 区域医疗中心诊疗系统
干预	主体	1－2－1－1 社区家庭医生团队家庭医生，1－2－1－2 全科医生，1－2－1－3 护士，1－2－1－4 公卫医师，1－2－1－5 药师，1－2－1－6 康复科医师；1－2－2－1 区域医疗中心营养科医师，1－2－2－2 全科医学科医师，1－2－2－3 老年医学科医师，1－2－2－4 康复医学科医师，1－2－2－5 护理部护士

续　表

环节		具 体 内 容
干预	对象	2－1 社区一般老年人群 2－2 肌少症高危人群 2－3 肌少症患者
	筹资	考虑纳入 3－2 国家基本医疗保险或 3－4 自费
	服务内容	2－1 一般人群：5－H 健康宣教 2－2 肌少症高危人群：5－H 健康宣教，5－I 饮食指导和 5－J 运动指导 2－3 肌少症患者：5－H 健康宣教，开具 5－K 营养处方，5－L 康复训练
	信息化支撑	涉及 6－1 分级诊疗系统，6－2 慢病管理系统，6－4 家庭医生诊疗系统，6－5 区域医疗中心诊疗系统（考虑整合）

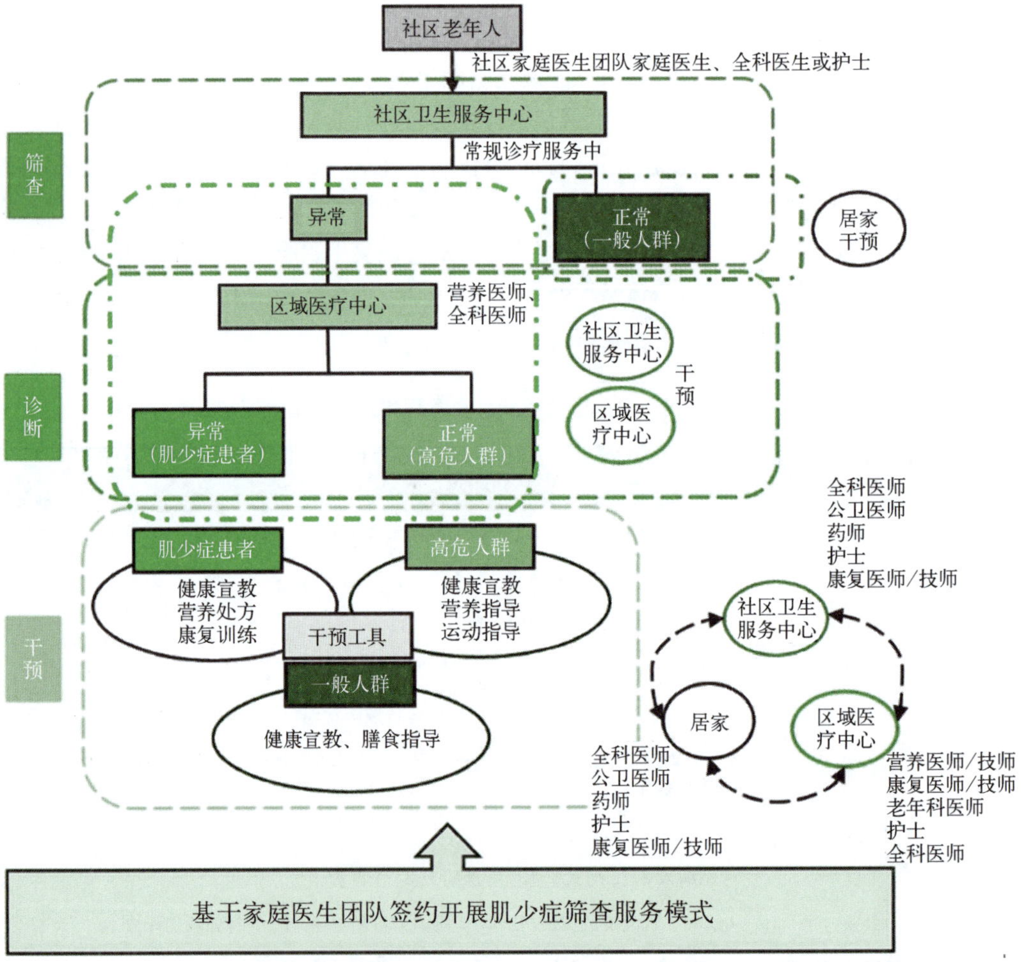

图 1　基于家庭医生签约路径模式流程示意图

2. 模式二：基于老年人健康体检路径管理模式

模式二依托老年人健康体检服务开展：在筛查阶段，社区全科医生在开展老年人健康体检服务时，将肌少症筛查项目与常规体检项目一同开展。在诊断阶段，社区将高危人群上转，由区域医疗中心的营养科医师、全科医学医师等进行肌肉质量、肌肉力量和身体功能评估，从而进行肌少症诊断。干预阶段同模式一。模式要素组合及流程示意图见表 3 和图 2。

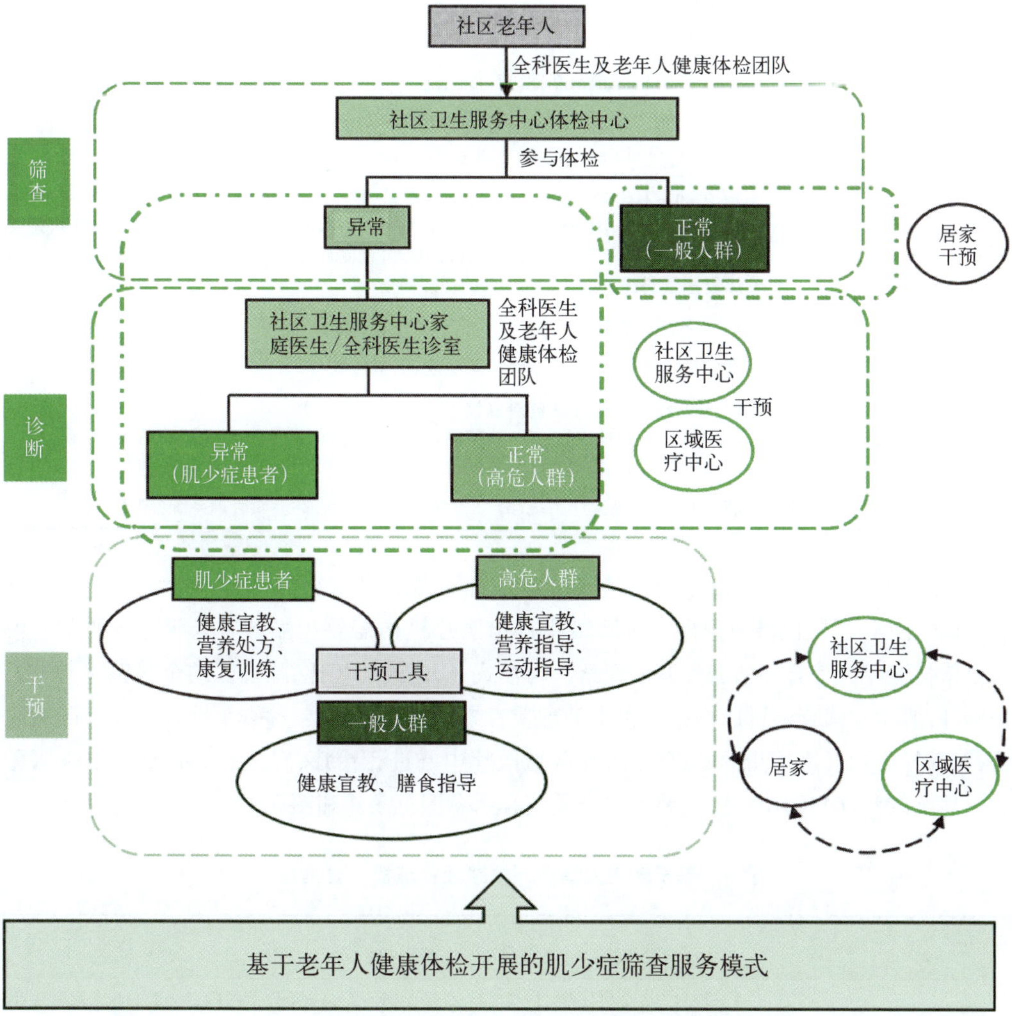

图 2　基于老年人健康体检路径模式流程示意图

表 3　基于老年人健康体检路径模式要素组合

环节		具 体 内 容
筛查	主体	1-2-1-2 全科医生，1-2-1-3 护士，1-2-1-4 公卫医师
	对象	2-1 社区一般老年人群
	筹资	3-1 国家基本公共卫生服务
	服务内容	4-1-1 肌肉力量测量或 4-1-2 身体功能评估
	信息化支撑	6-1 分级诊疗系统，6-3 健康管理系统，考虑整合 6-2 慢病管理系统

续 表

环节		具 体 内 容
诊断	主体	1-2-2-1 区域医疗中心营养科医师,1-2-2-2 全科医学科医师或 1-2-2-3 老年医学科医师
	对象	2-2 肌少症高危人群
	筹资	考虑纳入 3-2 国家基本医疗保险或 3-4 自费
	服务内容	4-2-1 肌肉质量测量、4-2-2 身体功能评估、4-2-3 肌肉力量测量
	信息化支撑	6-1 分级诊疗系统,6-5 区域医疗中心诊疗系统
干预	主体	1-2-1-1 社区家庭医生团队家庭医生,1-2-1-2 全科医生,1-2-1-3 护士,1-2-1-4 公卫医师,1-2-1-5 药师,1-2-1-6 康复科医师;1-2-2-1 区域医疗中心营养科医师,1-2-2-2 全科医学科医师,1-2-2-3 老年医学科医师,1-2-2-4 康复医学科医师,1-2-2-5 护理部护士
	对象	2-1 社区一般老年人群;2-2 肌少症高危人群;2-3 肌少症患者
	筹资	考虑纳入 3-2 国家基本医疗保险或 3-4 自费
	服务内容	2-1 一般人群: 5-H 健康宣教 2-2 肌少症高危人群: 5-H 健康宣教,5-I 饮食指导和 5-J 运动指导 2-3 肌少症患者: 5-H 健康宣教,开具 5-K 营养处方,5-L 康复训练
	信息化支撑	涉及 6-1 分级诊疗系统,6-2 慢病管理系统,6-3 健康管理系统(考虑整合)

3. 模式三:基于老年人综合评估路径管理模式

我国"十四五"国民健康规划[4]等政策中提出医疗机构需要积极开展老年综合评估。模式三考虑依托老年人综合评估服务开展探索。与模式一、模式二相比,除社区的全科医生、护士、公卫医师外,肌少症筛查还可以由家庭医生助理或者志愿工作者开展;筛查阳性者上转至区域医疗中心,对其异常项目进一步诊断;严重者在区域医疗中心进行治疗,轻症患者在社区卫生服务中心进行后续的治疗与随访。模式要素组合及流程示意图见表 4 和图 3。

表 4 基于老年人综合评估路径管理模式要素组合

环节		具 体 内 容
筛查	主体	1-2-1-2 全科医生,1-2-1-3 护士,1-2-1-4 公卫医师,1-2-1-7 家庭医生助理或志愿工作者
	对象	2-1 社区一般老年人群
	筹资	3-1 国家基本公共卫生服务
	服务内容	4-1-1 肌肉力量测量或 4-1-2 身体功能评估
	信息化支撑	6-1 分级诊疗系统,6-3 健康管理系统,考虑整合 6-2 慢病管理系统
诊断	主体	1-2-2-1 区域医疗中心营养科医师,1-2-2-2 全科医学科医师或 1-2-2-3 老年医学科医师
	对象	2-2 肌少症高危人群
	筹资	考虑纳入 3-2 国家基本医疗保险或 3-4 自费
	服务内容	4-2-1 肌肉质量测量,4-2-2 身体功能评估,4-2-3 肌肉力量测量
	信息化支撑	6-1 分级诊疗系统,6-5 区域医疗中心诊疗系统

续 表

环节		具 体 内 容
干预	主体	1-2-1-1 社区家庭医生团队家庭医生,1-2-1-2 全科医生,1-2-1-3 护士,1-2-1-4 公卫医师,1-2-1-5 药师,1-2-1-6 康复科医师;1-2-2-1 区域医疗中心营养科医师,1-2-2-2 全科医学科医师,1-2-2-3 老年医学科医师,1-2-2-4 康复医学科医师,1-2-2-5 护理部护士
	对象	2-1 社区一般老年人群,2-2 肌少症高危人群,2-3 肌少症患者
	筹资	3-2 考虑纳入医保
	服务内容	2-1 一般人群: 5-H 健康宣教 2-2 肌少症高危人群: 5-H 健康宣教,5-I 饮食指导,5-J 运动指导 2-3 肌少症患者: 5-H 健康宣教,开具 5-K 营养处方,5-L 康复训练
	信息化支撑	涉及 6-1 分级诊疗系统,6-2 慢病管理系统,6-3 健康管理系统(考虑整合)

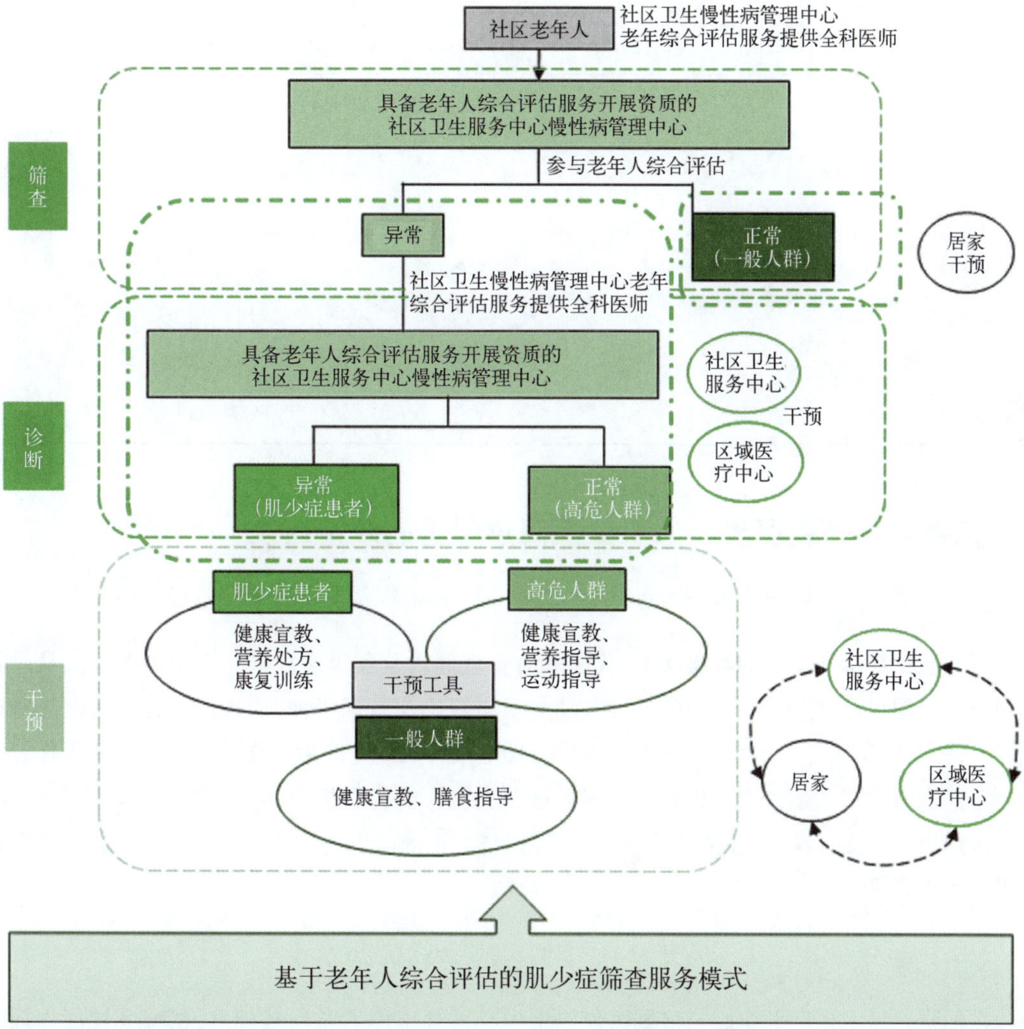

图 3　基于老年人综合评估路径模式流程示意图

（三）上海市社区老年人肌少症筛查服务管理模式可行性分析

分别通过自评与他评视角打分，并进行梳理和比较，发现模式一评分最高，其次为模式二，最低为模式三，具体见表5。其中，他评整体分值均低于自评，主要考虑自评着眼于未来，从政策研究及顶层设计视角考虑问题的可解决性；他评着眼于现实，多基于目前开展的实际情况进行考量。由此可见，基于家庭医生签约路径模式，从政策、经济、人力、服务提供、技术和信息化6个方面可行性或可及性较高，但实际操作过程中仍需明确具体的实施方案、筹资保障、人员培训、服务流程、技术工具以及转诊信息系统功能落实等。

表5　基于自评与他评视角的模式可行性得分比较

评价维度	模式一		模式二		模式三	
	自评打分	他评打分	自评打分	他评打分	自评打分	他评打分
政策可行性	5	4	4	4	3	2
经济可行性	4	2	4	4	2	1
人力可及性	5	3	3	3	2	3
服务提供可行性	5	5	3	4	2	3
技术可行性	5	4	3	3	2	2
信息化可及性	4	2	4	2	3	1
总分	28	20	21	20	14	12

三、完善上海市社区老年人肌少症筛查服务的政策建议

（一）肌少症是一个重大的健康问题，政府及各级医疗机构应给予关注

对于肌少症这一重大的健康问题，我国政府管理部门及各级医疗机构应予以关注。从政策层面健全顶层设计，完善肌少症筛查机制，健全双向转诊及数据管理，加强社区老年人健康宣教力度[5]，强化基层医务人员培训，基于三级预防理论布局肌少症防治工作。考虑肌少症工作开展仍处于探索阶段[6-9]，建议优先以社区老年人这一关键人群为目标客体推进试点及常态化工作。各级医疗机构层面，应明确相关政策要求及实施目标，正确认识提升老年人及重点人群肌肉健康水平的重要意义。

（二）加强健康宣教，提升社区老年人肌少症认知水平

在加强社区卫生服务中心与区域医疗卫生中心医务工作者联动基础上，在城乡社区加强老年肌少症防治知识宣教，利用多种方式和媒体媒介，面向老年人传播肌肉健康、营养膳食、运动健

身、合理用药、康复护理等科普知识[10]。利用老年健康宣传周、敬老月、重阳节等契机，积极宣传老年肌肉健康提升、老年跌倒预防、失能预防[11]等老年健康科学知识及相关健康服务政策。有针对性地加强健康教育，提升老年人整体健康素养。

（三）积极探索基于家庭医生团队签约路径开展肌少症筛查服务

从政策构建的角度，服务工作的开展需要考虑体系的支撑。因此，需要进一步加强家庭医生签约服务宣传推广，提升签约服务质量，提高社区老年人与家庭医生签约紧密度[12]。对常规随访的签约老年患者，设定适宜的频率开展肌少症筛查评估；对于未能按期随访的签约老年患者，家庭医生团队应定期主动联系签约老年人了解其肌肉健康及躯体功能状况，提供针对性的健康指导；基于互联网+平台，提供便利的居家医疗服务[13]，切实提高签约老年人的获得感和满意度。此外，应进一步明确及落实具体实施方案、筹资保障、人员培训、服务流程、技术工具及转诊信息系统等，以保障肌少症工作能够在家庭医生制度背景下常态化、有效性开展。

（四）合理资源投入，逐步完善肌少症服务筹资保障机制

从长期来看，社区肌少症筛查服务管理工作的开展中，如何落实筹资保障及激励机制是不可回避的重要问题。调动广大医务人员积极性的根本思路是要保障医务人员的合理收入，为其发挥和实现职业价值创造良好环境和发展平台。因此，在肌少症服务管理工作开展时应重视完善多层次筹资保障机制，坚持多元化筹资途径，明确肌少症筛查、诊断、干预中不同环节的筹资来源。通过完善对不同层级医疗机构卫生工作人员的激励机制入手，明确坚持多劳多得、优绩优酬，基于人员培训、晋升路径、增加财政补贴等多个方面，使上海市社区老人健康服务管理和提供能力得以切实提升，各项健康服务项目能够被具有资质的从业人员落实，从而增强医务人员改善服务质量和提高效率的积极性[14]。

（五）将肌少症筛查服务融入上海市现有健康服务体系中

应结合目前社区和区域医疗中心开展的老年人健康管理服务，将肌少症的筛查、诊断、干预等不同环节融入上海市现有卫生服务体系中。推动将社区老年人肌少症筛查服务作为重要内容纳入卫生健康服务体系建设规划和卫生健康事业发展规划，深入开展老年肌肉健康促进行动，推动相关项目纳入民生实事项目。同时推进老年肌肉健康预防关口前移，向不同健康状况的老年人提供精准健康服务，促进“以疾病为中心”向“以健康为中心”转变[15]系，持续扩大优质老年健康服务的覆盖面，是促进健康老龄化的必然要求。

数十年来，我国在疾病早筛和关口前移不断探索，在人群健康管理上取得了长足进步。在卫生事业高质量发展新时代，更期待包括肌少症筛查服务在内的老年人健康管理相关政策完善和落地，助力各项工作的可持续推进，实现三级预防，进一步提升老年人健康水平和生活质量。

参考文献

[1] 宇文丽，李团，李月，等. 中国老年人肌少症现状及影响因素的研究进展. 现代医药卫生，2023，

39(7):1194-1198.

[2] 苏琳,曹立,海珊,等. SARC-F 量表及其改良版用于社区老人肌少症评估的筛查和诊断价值研究. 实用老年医学,2020,34(11):1132-1137.

[3] 健康中国 2030 规划纲要制定组. 健康中国 2030 规划纲要. 北京:人民卫生出版社,2016.

[4] 中华人民共和国国务院办公厅. 国务院办公厅关于印发“十四五”国民健康规划的通知. 2022.

[5] Chen L K. Asian Working Group for Sarcopenia: 2019 Consensus Update on Sarcopenia Diagnosis and Treatment. J Am Med Dir Assoc, 2020, 21(3): 300-307.

[6] Won C W. Management of Sarcopenia in Primary Care Settings. Korean J Fam Med. 2023; 44(2): 71-75.

[7] 刘莉,张艳,田雨同,等. 老年肌少症患者自我管理研究进展. 中国慢性病预防与控制,2023,31(12):948-951.

[8] Leanne L G C Ackermans, Joyce Rabou, M Basrai, et al. Screening, diagnosis and monitoring of sarcopenia: When to use which tool?. Clinical Nutrition ESPEN, 2022, 48: 36-44.

[9] 黄倩,徐慧萍,张艳,等. 社区慢性病共病老年患者肌少症筛查工具的比较研究. 中华护理杂志,2022,57(24):3017-3021.

[10] 潘玮敏,黄岗,王兵,等. 社区医院综合干预措施对老年可能肌少症患者肌肉质量及身体功能的影响. 中华老年多器官疾病杂志,2022,21(2):95-99.

[11] 王吉,江长缨. 社区老年居民跌倒预防的综合性干预. 护理学报,2012,19(18):61-64.

[12] 常永智,王少彬. 家庭医生签约服务在实施老年高血压患者社区护理管理中的应用. 中国医药导报,2014,11(10):98-100.

[13] 毕东军,冯静,施欢欢,金艳君. “互联网+护理服务”在落实分级诊疗中的实践与探讨. 中国护理管理,2021,21(1):8-11.

[14] 王通通,刘琛. 新医改背景下医务人员薪酬管理研究. 财经界,2024,(25):174-176.

[15] 林璜. 基于倡导促动理论的社区老年人主动健康管理模式研究. 广州:南方医科大学,2024.

上海市家庭健康指导员队伍长效运行管理机制的探索与思考

曹宜播　宋文华　王月强　陈珉惺　许明飞

【导读】 健康家庭是"健康中国"的重要组成部分,以家庭健康指导员队伍建设为抓手,开展家庭健康促进行动,是推进健康中国战略落地见效的重要措施。文章对上海市中心城区及郊区代表街道的家庭健康指导员队伍运行实践情况开展调研,进一步分析了这支队伍在实际运行过程中的现状、面临的问题与困难,并从制度层面、人员培养、配套机制等方面提出针对性的建议,为不断加强队伍的能力建设,巩固家庭健康促进行动工作成效,推进新时代计生协改革服务转型发展,助力人口均衡发展和家庭和谐幸福提供参考。

一、研究背景

(一) 开展家庭健康促进工作是推进健康中国建设的重要举措

家庭是社会的基本细胞,是民族进步、社会和谐的重要基础。《"健康中国 2030"规划纲要》中提出[1],为推进健康中国建设、提高人民健康水平,应广泛开展健康家庭建设工作;《健康中国行动(2019—2030)》提出[2],为提升全民健康素养水平、落实健康中国战略,个人和家庭应营造健康家庭环境,社会应完善健康家庭标准;2021 年,中共中央、国务院在《关于优化生育政策促进人口长期均衡发展的决定》[3]中明确指出,为进一步适应人口形势新变化和推动高质量发展新要求,要积极发挥计划生育协会作用,做好家庭健康促进工作,传播适龄婚育、优生优育、责任共担、代际和谐等婚恋观、家庭观。以家庭"小切口"撬动全民"大健康",集合社会、政府、家庭多元主体之力开展家庭健康促进行动是推进健康中国战略落地见效的重要举措。

(二) 建设家庭健康指导员队伍是构建家庭健康服务体系的关键环节

建设家庭健康指导员队伍是构建家庭健康服务体系、提升基层健康服务水平的关键环节,有利于以家庭为培养单位,提升家庭成员个人健康素养,协助其养成健康的生活方式。为加快推进

基金项目:上海市计划生育协会项目"探索计生协家庭健康指导员队伍的长效运行管理机制"(项目编号:2024009GB)。
第一作者:曹宜播,女,助理研究员。
通讯作者:许明飞,男,副研究员。
作者单位:上海市卫生和健康发展研究中心(上海市医学科学技术情报研究所)(曹宜播、宋文华、王月强、陈珉惺、许明飞)。

家庭健康指导员队伍建设，切实做好家庭健康促进行动，国家和上海市有关部门相继发文，如中国计划生育协会《关于加快推进家庭健康指导员队伍建设的通知》（国计生协〔2022〕11 号）[4]、上海市卫生健康委员会、上海市计划生育协会（以下简称“市计生协”）《关于本市开展家庭健康促进行动的实施意见》（沪卫人口〔2022〕4 号）[5]、上海市计生协《关于本市加快推进家庭健康指导员队伍建设的通知》（沪计生协〔2023〕9 号）[6]等，对建设家庭指导员队伍的工作目标、工作任务、组织保障进行了全面的指导。

二、家庭健康指导员队伍建设运行现状

（一）队伍构成

依据中国计生协要求的家庭健康指导员选拔条件，各区应指导每个村（居），从基层卫生健康工作者、计生协工作人员、骨干会员和各类志愿者中，择优推荐 2 人作为家庭健康指导员人选，经市级培训合格后，承担所在社区家庭健康指导工作。每个乡镇（街道）至少应指定 1 名计生协工作人员具体负责家庭健康指导员队伍建设工作，做好各村（社区）家庭健康指导员选拔推荐、培训组织、日常管理等工作。

基于调研，目前上海市各区街道已按照相关要求，初步建立起家庭健康指导员人员队伍。通过总结上海市中心城区及郊区代表街道的家庭健康指导员队伍的构成情况，主要可分为 3 种组合模式：① “1+1”模式，即 1 名计生干部+1 名居委其他条线干部；② “1=1”模式，即计生干部兼任家庭健康指导员；③ “1+N”模式，即 1 名计生干部+若干名社区卫生服务中心（医护人员）/社区志愿者。

（二）职责任务

根据《关于本市加快推进家庭健康指导员队伍建设的通知》（沪计生协〔2023〕9 号）文件要求，家庭健康指导员主要承担以下任务：① 宣传卫生健康和人口计生相关政策；② 开展家庭健康指导与服务；③ 倡导健康家庭生活方式；④ 参与村居公共卫生委员会相关工作。

从实践来看，大部分街镇反映家庭健康管理与街镇居委等社区管理工作在活动主体、活动内容、活动形式等方面存在一定的重复交叉，均以街镇和村居居委干部为主，运行和管理与社区日常工作开展相一致，主要开展包括宣传类（科学育儿、家庭健康、婚育理念以及积极健康养老等）、活动类（婚姻生殖健康、青春俱乐部、科学以及特扶对象等类型），以及培训类（线上、线下培训，由区级或街镇级别组织）等工作，服务的形式也都以宣传为主。

此外，个别街道反映部分兼任家庭健康指导员的人员对自身工作职责内容认识不清晰，职业归属感与社会认同感不强，并不清楚自己目前的工作划分依据和工作归属，甚至无法获取更好的发挥家庭健康指导员使命作用的培养方式方法，一定程度上存在应付性心态。

（三）人员培训

在人员培训方面，各街道家庭健康指导员的培训根据上海市计生协的统一组织开展，指导员队伍培训流程规范，参考国家级和市级统一的培训教材，采用线上培训模式开展。2024 年，全市

组织的培训主要针对 2023 年度接受培训但未通过考核的部分指导员,以及尚未接受规范化培训的 6 000 名指导员和 240 名市级家庭健康指导员师资,开展为期 5 天的村居指导员在线培训和 2 天线下市级师资培训,并对 2023 年度已完成规范化培训的 4 000 余名指导员,进行新增课程培训。

(四) 配套保障

由于当前家庭指导员队伍建设还在组建初期,从实践情况来看,各区尚未形成统一的管理制度与配套机制,普遍存在缺失状态,迫切需要上级部门的指导。据悉,目前家庭健康指导员并没有专项的工作经费保障,部分街道反映,由于分管的领导不一致、条线工作独立等情况,导致相关条线工作的整合存在实际困难。此外,在政策的宣传推广与基层工作人员的技术支持方面仍有待进一步提高。

(五) 实践探索

长宁区基于辖区内已构建形成的家庭健康指导员队伍,在儿童养育照护工作方面开展了试点探索与实践。初步形成了以试点街道家庭健康指导员、区妇幼保健院(所)的儿保工作管理人员,社区卫生服务中心儿保条线管理人员、儿保医生为主体的工作网络,为 0~3 岁儿童家庭、家长(包括父母或祖辈)提供包括与幼儿月龄相适应的营养喂养、回应性照护、季节或时令性幼儿常见健康问题及家长感兴趣的健康主题。截至 2024 年 8 月底试点街道均达到了与养育照护有关的 4 项指标的达标率,供需双方对于此种模式的合作也予以高度认同与肯定,参与活动的幼儿家长们(包括父母或祖辈)十分认可医务人员的专业水平,对于活动的内容设计和专业性的满意度都是 100%。

三、存在的问题与难点

(一) 顶层制度保障尚不健全,实操约束力较弱

针对家庭健康指导员培养所制定的官方文件相对匮乏。国家层面以“家庭健康指导员”为核心主题的官方文件仅有一份中国计划生育协会发布的《关于加快推进家庭健康指导员培养的通知》。虽然已有部分省市出台了有关家庭健康指导员的管理办法,但由于这些文件大多属于指导性意见,不具备法律约束力。这意味着,在实际操作中,家庭健康指导员的工作职责、权利义务、选拔标准、培训要求等方面的规定可能缺乏明确性和强制执行力。这种规范性文件与具有法律效力的规章制度相比,在执行过程中更容易受到地方政策变动、行政资源分配等因素的影响,导致在不同地区间的待遇和发展前景存在较大差异,容易影响队伍的稳定性和整体服务水平。

(二) 政策宣传、推广力度不足,缺乏职业身份认同感

当前,居民对于家庭健康指导员这一新兴职业角色的认知普遍存在模糊不清的情况,许多人对其功能属性和服务定位缺乏深入的了解。这种认知上的模糊不清,容易导致社会对家庭健康

指导员的广泛认可度不高，进一步影响了他们在社区内的影响力和工作的开展。

此外，由于计生工作重心的转变，部分指导员对于健康家庭建设、健康中国行动等相关政策文件缺乏深入了解，对家庭健康指导员的职责任务与工作范畴仍较为模糊。这种内外认知上的双重模糊无疑会给后续的家庭健康系列活动带来诸多挑战。在推进健康中国行动的过程中，如果家庭健康指导员不能有效地获得居民的支持和参与，那么诸如健康知识普及、健康行为倡导等活动的开展就会面临阻力，可能无法达到预期的效果。

（三）家庭健康指导员人才培养模式有待优化，专业水平差异大

现阶段家庭健康指导员培训模式还处于初步搭建阶段，针对该类人才的持续教育模式、培训频率以及继续教育途径等均未形成固定体系。在课程培训方面，目前家庭健康指导员多由计生干部和基层工作人员兼任，他们的本职工作已相当繁重，难以抽出足够时间参与长时间的专业培训。此外，现行的线上培训模式难以保证学员的参与度，线上课程离线率高，培训质量难以保障，亟须探索更为有效的培训方式。现有考核内容主要侧重于理论知识的考察，缺少对于实践技能的测评，未能全面反映指导员的实际工作能力，考核内容需进一步优化。

此外，家庭健康指导员的职业发展路径不够清晰，包括继续教育、定期评估、技能认证与职业晋升等方面仍存在空白。同时，师资队伍建设面临跨学科整合的难题，须加强医学、体育学、心理学等多学科的融合，以构建更加专业的教师团队。职能部门在家庭健康指导员的培养上缺乏明确方向，未来仍须克服诸多挑战以促进该领域的发展。

（四）配套保障机制匮乏，信息化技术支撑待加强

结合全市的街道居委的工作实际，目前在市级层面家庭健康指导员并没有专项的工作经费保障。家庭健康指导员若由无固定工资的人员单由社区志愿者等担任，那人员经费将无法得到保障。有学者经调查发现，仅有山西省、江西省、北京市等少数省市能确保财政部门为家庭健康指导员培养提供专项资金，初步建立经费保障体系。但经费来源单一，如何与社会资源合作，激励更多参与，构建多元化经费和物资支持体系仍有待探索。

在激励机制方面，家庭健康指导员的工作缺乏有效的奖励机制，工作时长、工作内容与工资绩效、职称评定之间缺乏必要的关联，指导员工作的积极性难以调动。

在技术支持方面，当前家庭健康指导员队伍在实践工作中存在活动组织协调、人员安排、服务预约等方面信息化程度不足的问题，大多需要手工登记、重复签字，无形中增加了工作人员在处理数据报表和台账、信息登记核对等方面的工作负担，一定程度上影响工作效率。

四、思考与建议

（一）强化组织领导，推动构建家庭健康指导员顶层设计

在上海市计生协《关于本市加快推进家庭健康指导员队伍建设的通知》（沪计生协〔2023〕9号）文件指导下，各区应高度重视，加快推进家庭健康指导员队伍建设，积极制定本地家庭健康指导员队伍建设实施方案。

为确保这一方案的长效运行，并使其经验在未来能够被其他地区复制和推广。建议：一是在项目实施过程中，积极总结和提炼出具有可复制性的成功经验和模式，为其他区域提供有价值的参考。二是倡议构建跨区经验交流平台，促进信息共享与合作，协助其建立起类似的运行机制。三是在该模式在各区得到有效推广的基础上，应进一步提升方案实施的层级和效能，努力推动形成全市范围内统一且具有法律约束力的规章制度，确保家庭健康指导员的工作能够在全市范围内得到一致的执行。

（二）明确职责任务，加强家庭健康指导员人才培养模式

当前，由于家庭健康指导员还是以街镇和村居居委干部为主。因此，目前家庭健康指导员的工作基本是基于社区日常得工作协同开展，这样的优势在于可减少基层原本烦琐工作的额外负担，但是劣势也显而易见，许多基层人员对于家庭健康指导员这一职业身份认同感不强，对家庭健康指导员的职责任务与工作范畴仍较为模糊。

建议：一是强化家庭健康指导员相关政策的宣传与教育，定期更新政策内容、创新宣传方式、拓宽宣传渠道，确保每位家庭健康指导员明晰自己的职责与任务。二是鼓励与相关院校（如医学类和体育类）的深度合作，可以考虑将家庭健康指导培训工作纳入实习大纲，通过将相关专业方向的学生输送基层社区开展见习或实习，承担家庭健康指导员的工作任务，为家庭健康指导员队伍培育具有专业素养或技术的新生力量储备。三是构建多维度、全周期的培训体系，在培训课程设置方面应针对培训对象的不同学历背景和接受能力有所侧重，让上海市计生协人员适度接受医学方面的拓展，并探索其与基层医护人员的融合机制，促进这支队伍更好地转变身份、发挥价值。四是推动家庭健康指导员纳入《中华人民共和国职业分类大典》职业规范，或者探索将其职能纳入已有的职业序列，如社群健康助理员，以提升家庭健康指导员队伍的社会知晓度与职业认可度，畅通其职业发展通道。

（三）完善体制机制建设，探索家庭健康指导服务创新模式

调研发现，各区目前尚未建立或形成统一的针对家庭健康指导员这支队伍的制度规范与配套机制，为确保家庭健康指导员队伍的长效运行，推动形成以家庭为单位的健康治理模式，建议尽快推进家庭健康指导员队伍相关机制、规范的建设。

建议：一是以合作共赢、整合协同为手段，建立可持续性的经费保障体系。通过整合政府资源，链接社会资源。鼓励、引导和支持民间资本进入家庭健康指导员培养与服务市场，多元探索与企业或机构合作共赢的模式。二是以典型榜样为示范引领，探索激励与准入退出机制。对于优秀的家庭健康指导员，应树立示范典型，通过授予荣誉、奖励等措施激发其工作积极性和职业成就感，并利用信息化平台宣传成功经验，形成可复制、可推广的模式。同时，应适时建立相应的退出制度。三是以数字赋能作为有力支撑，探索多元信息化健康服务路径。持续深化“健康知识进万家”试点工作，依托中国计生协“网上计生协”系统，家庭健康服务中心配备健康体征自助检测设备和智能药具机器人等线上线下的数字媒体技术，助力健康教育进家庭。积极探索以家庭为单位、以云服务为手段，利用信息化手段对家庭健康指导员队伍进行规范管理、为居民提供在线健康服务的工作新路径。四是建立家庭健康指导员队伍建设和家庭医生协同工作机制。家庭

健康指导员可以结合家庭医生签约服务，常态化开展“家访”和入户村巡诊等活动，通过链接专业医疗和社会救助资源，解决老年人配药、就医和生活照料问题，并融入覆盖全区的健康自管小组，深化拓展居民健康自管小组内涵，提升群众认可度和社会满意度。

参考文献

[1] 中共中央，国务院印发.“健康中国2030”规划纲要. 2016.

[2] 健康中国行动推进委员会. 健康中国行动(2019—2030年). 国健推委办发〔2019〕1号. 2019.

[3] 国家卫生健康委. 关于贯彻落实《中共中央 国务院关于优化生育政策促进人口长期均衡发展的决定》的通知. 国卫人口发〔2021〕24号. 2021.

[4] 中国计划生育协会. 关于加快推进家庭健康指导员队伍建设的通知. 国计生协〔2022〕11号. 2022.

[5] 上海市卫生健康委员会. 关于本市开展家庭健康促进行动的实施意见. 沪卫人口〔2022〕4号. 2022.

[6] 上海市计划生育协会.《关于本市加快推进家庭健康指导员队伍建设的通知》. 沪计生协〔2023〕9号. 2023.

第九章

筹资与保障

本章关注卫生筹资与保障，核算 2023 年上海市卫生总费用，思考国谈背景下完善支持创新药发展的政策，探索上海市按疾病诊断相关分组和按病种分值付费为主的多元复合支付方式改革，研究上海市中医优势病种支付方式改革效果，评估上海市部分公立医疗机构药品采购联盟集中议价采购成效，构建上海市医疗机构国谈药品遴选与评价指标体系。

2023 年上海市卫生总费用核算研究

覃湫珺 朱碧帆 侯晓慧 李 芬 王力男 金春林

【导读】 2023 年上海市卫生总费用(来源法)名义值 4 276.85 亿元,占上海市生产总值(gross domestic product,GDP)的 9.06%,人均卫生总费用为 17 193.71 元。从筹资结构来看,社会卫生支出、政府卫生支出及个人卫生支出占卫生总费用比例分别为 22.57%、60.17%和 17.26%。同期卫生总费用(机构法)总量为 3 703.29 亿元,其中医院占比达 70.10%,其次为基层医疗卫生机构(14.73%),药品及其他医用品零售机构(4.78%),公共卫生机构(3.36%),卫生行政和医疗保险管理机构(3.26%),其他卫生机构(3.77%)。近年来卫生总费用增速较快,个人现金卫生支出(OOP)维持在较低水平;社会卫生筹资占比最高,保障效率持续提升;但费用机构分配欠合理,基层医疗卫生、公共卫生机构占比偏低。建议进一步关注卫生筹资可持续性,加强监测预警;拓宽筹资渠道,完善多层次医疗保障体系;优化投入机制,加大对基层和公共卫生机构的投入;做实分级诊疗,推进医疗服务体系高质量发展。

卫生费用核算作为国民经济核算的重要组成部分,是反映一个国家、地区卫生事业发展水平的重要宏观经济信息,同时也是政府调整和制定卫生政策的重要依据。上海市开展卫生费用核算至今,已积累了 2001 年到 2023 年共计 23 年的核算结果,为评价本市卫生资金筹集的充足性、可持续性,资金使用效率以及衡量人群就医经济负担提供了重要的数据支撑。本文运用来源法、机构法对上海市卫生总费用进行核算,从总量和结构等方面系统分析卫生费用的筹资来源和机构分配情况,从而提出完善卫生筹资体系的政策建议。

一、卫生费用筹资(来源法)

(一) 筹资总量

2023 年,上海市卫生总费用(Shanghai total expenditure of health,STEH)达 4 276.85 亿元,占 GDP 比重为 9.06%(图 1)。2001~2023 年上海卫生总费用年均增长率(以实际值计算,下同)达

第一作者:覃湫珺,女,研究实习员。
通信作者:金春林,男,研究员,上海市卫生和健康发展研究中心(上海市医学科学技术情报研究所)主任。
作者单位:上海市卫生和健康发展研究中心(上海市医学科学技术情报研究所)(覃湫珺、朱碧帆、侯晓慧、王力男、金春林),上海市卫生健康委员会财务管理事务中心(李芬)。

12.60%,高于同期 GDP 年均增长率(8.31%)。2023 年人均卫生总费用为 17 193.71 元,较上年增加 1 016.54 元(表 1)。

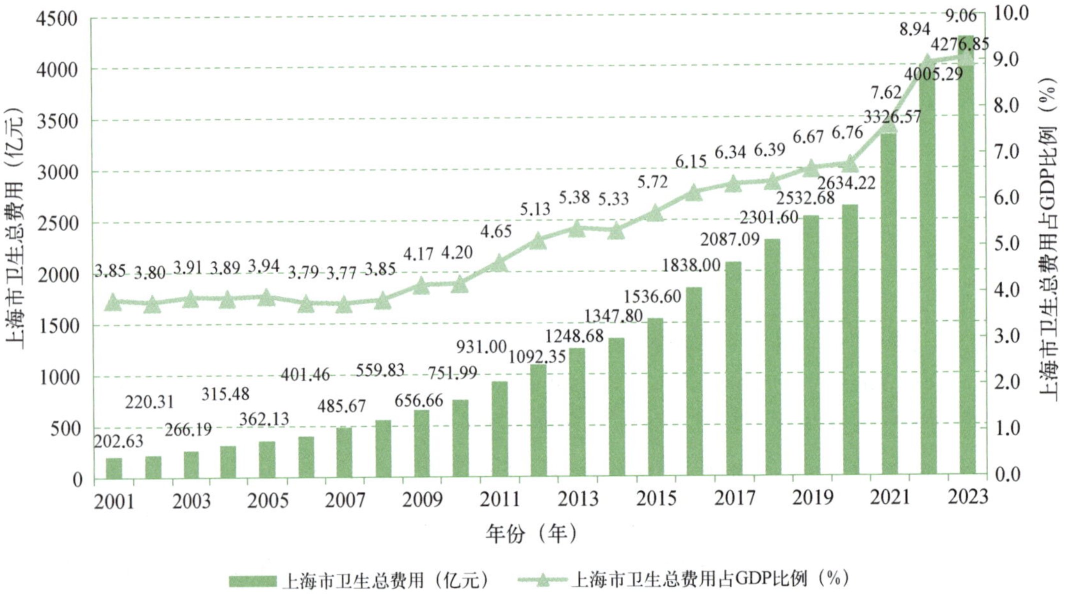

图 1　2001~2023 年上海市卫生总费用及其占 GDP 比例

表 1　2001~2023 年上海市卫生总费用(来源法)时间序列表

年　份	上海市生产总值(GDP)		上海市卫生总费用		上海市卫生总费用占 GDP 比例(%)	人均卫生总费用[③](元)
	名义值[①](亿元)	增速[②](GDP 调整后)(%)	名义值(亿元)	增速[②](GDP 调整后)(%)		
2001	5 257.66	—	202.63	—	3.85	1 214.57
2002	5 795.00	11.40	220.31	9.89	3.80	1 286.13
2003	6 804.00	12.30	266.19	15.57	3.91	1 507.44
2004	8 101.60	13.30	315.48	12.77	3.89	1 719.26
2005	9 197.10	11.50	362.13	12.74	3.94	1 915.77
2006	10 598.90	12.80	401.46	8.51	3.79	2 043.98
2007	12 878.70	15.20	485.67	14.69	3.77	2 353.53
2008	14 536.90	9.70	559.83	12.03	3.85	2 615.23
2009	15 742.40	8.40	656.66	17.41	4.17	2 970.94
2010	17 915.40	10.20	751.99	10.89	4.20	3 265.74
2011	20 009.70	8.30	931.00	20.05	4.65	3 965.98
2012	21 305.60	7.50	1 092.35	18.46	5.13	4 588.86

续 表

年 份	上海市生产总值(GDP)		上海市卫生总费用		上海市卫生总费用占 GDP 比例(%)	人均卫生总费用[3](元)
	名义值[1](亿元)	增速[2](GDP 调整后)(%)	名义值(亿元)	增速[2](GDP 调整后)(%)		
2013	23 204.10	7.90	1 248.68	13.25	5.38	5 170.21
2014	25 269.80	7.10	1 347.80	6.15	5.33	5 556.40
2015	26 887.00	7.00	1 536.60	14.65	5.72	6 362.02
2016	29 887.00	6.90	1 838.00	15.03	6.15	7 595.98
2017	32 925.00	7.00	2 087.09	10.29	6.34	8 630.30
2018	36 011.80	6.80	2 301.60	7.68	6.39	9 495.89
2019	37 987.55	6.00	2 532.68	10.58	6.67	10 430.53
2020	38 963.30	1.70	2 634.22	3.13	6.76	10 591.59
2021	43 653.17	8.10	3 326.57	23.08	7.70	13 362.78
2022	44 809.10	-0.20	4 005.29	17.06	8.94	16 177.17
2023	47 218.66	5.00	4 276.85	6.40	9.06	17 193.71

注：① 上海市生产总值(GDP)名义值来源于国家统计局网站，2018 年及以前年度的 GDP 历史数据根据 2020 年第四次全国经济普查结果进行了系统修订；② 上海市生产总值和上海市卫生总费用(来源法)各年增速按可比价格计算；③ 人口数据根据 2020 年第七次人口普查结果更新。

(二) 筹资结构

对于卫生总费用的筹资结构，我国一般采用三分法进行划分，即政府卫生支出、社会卫生支出和个人现金卫生支出(out-of-pocket payment，OOP)[1]；而国际上通常采用二分法，即广义政府卫生支出和私人卫生支出。本文分别采用三分法(国内口径)和二分法(国际口径)对 2001～2023 年上海市卫生费用的筹资结构进行分析。

1. 国内口径

按照三分法，2023 年上海市卫生总费用中政府卫生支出为 965.50 亿元，占卫生总费用比例为 22.57%；社会卫生支出达到 2 573.26 亿元，占卫生总费用的比例最高，达 60.17%；OOP 则为 738.08 亿元，占比 17.26%(图 2)。2001～2023 年，上海市卫生总费用及三个筹资渠道总体上呈增长态势，仅政府卫生支出在 2023 年较上一年度有所回落(图 3)。

从政府卫生支出来看，2023 年上海市卫生总费用中政府卫生支出达 965.50 亿元，占财政支出的 10.02%，同比降低 4.76 个百分点，但仍高于 2021 年及以前年度占比；占 GDP 的比例为 2.04%，同比降低 1.06 个百分点(图 4)。政府卫生支出主要包括医疗卫生服务支出和医疗保障支出，分别为 670.32 亿元(占比 69.43%)、234.55 亿元(占比 24.29%)。

从社会卫生支出来看，2023 年上海市卫生总费用中社会卫生支出为 2 573.26 亿元。其中，社会医疗保障支出(2 158.58 亿元)占比最高，达 83.88%；其次为商业健康保险费(366.28 亿元),占比14.23%(图5)。从基本医疗保险收入情况来看,2023年上海市城镇职工医保基金收入(含生育险)为2 222.10亿元;城乡居民医保基金收入104.05亿元。

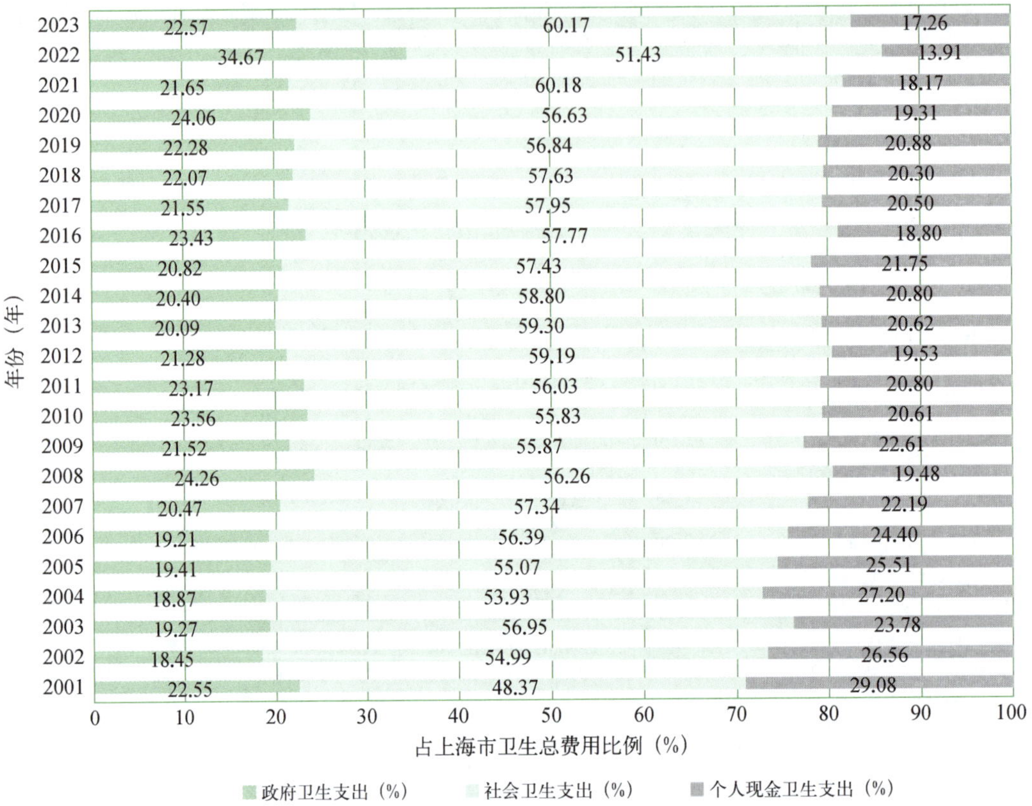

图2 2001~2023年上海市卫生总费用筹资结构(三分法)

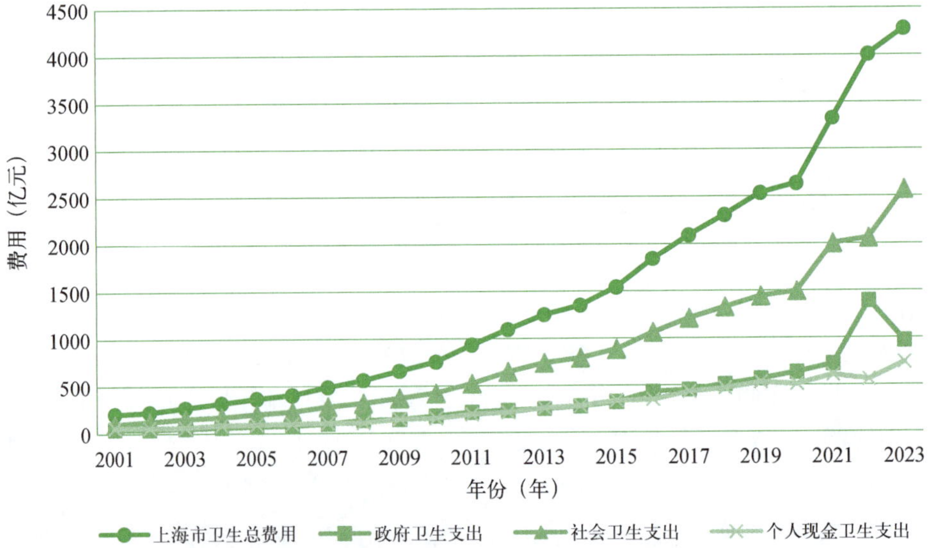

图3 2001~2023年上海市卫生总费用及各筹资渠道增长趋势

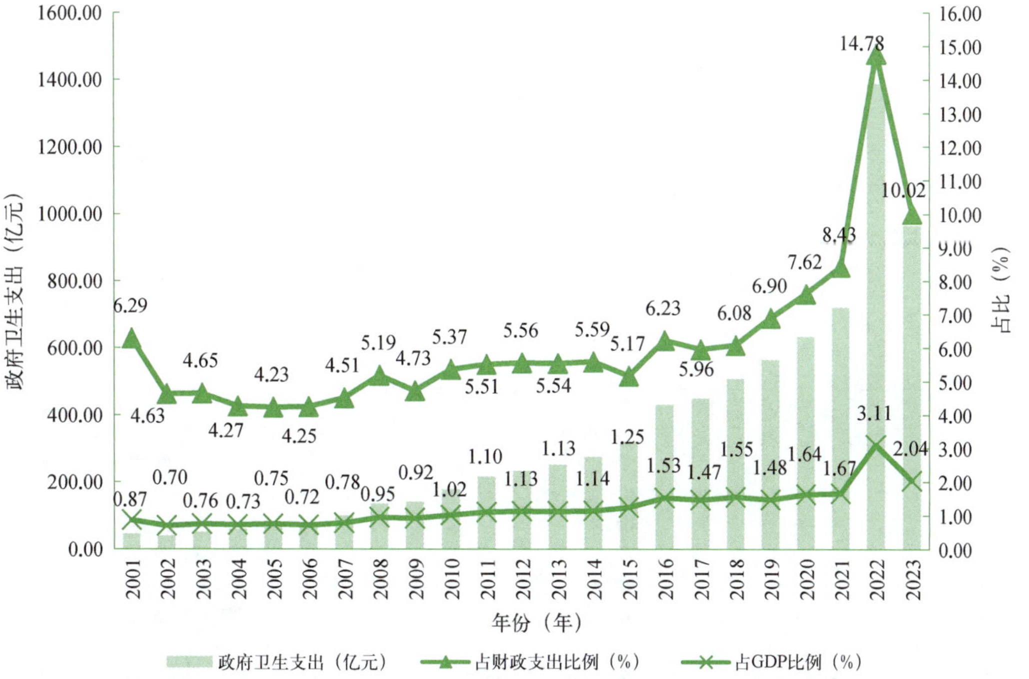

图 4　2001~2023 年上海市政府卫生支出及其占财政支出比例、占 GDP 比例

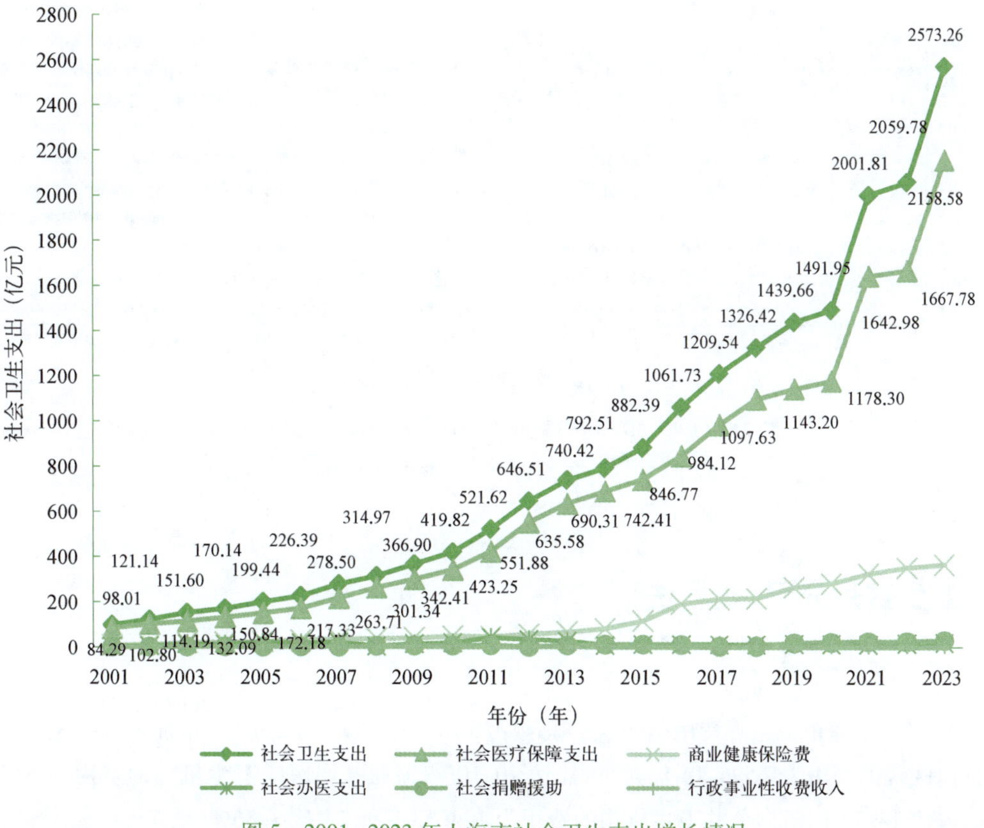

图 5　2001~2023 年上海市社会卫生支出增长情况

从居民 OOP 来看,2023 年上海市卫生总费用中 OOP 达 738.08 亿元,占比卫生总费用比例为 17.26%,同比增加 3.35 个百分点,但较 2021 年及以前年度有所降低。总体而言,2001~2023 年 OOP 占卫生总费用的比例呈波动中下降趋势(图 2)。

2. 国际口径

按照二分法,2023 年上海市广义政府卫生支出占卫生总费用的 73.86%,较 2022 年下降 4.62 个百分点,私人卫生支出(主要为 OOP、商业健康保险费、企业办医支出)占比则为 26.14%。2001~2023 年,广义政府卫生支出占卫生总费用的比例总体上呈"S"形波动,2023 年较 2001 年增长了 7.62 个百分点(图 6)。

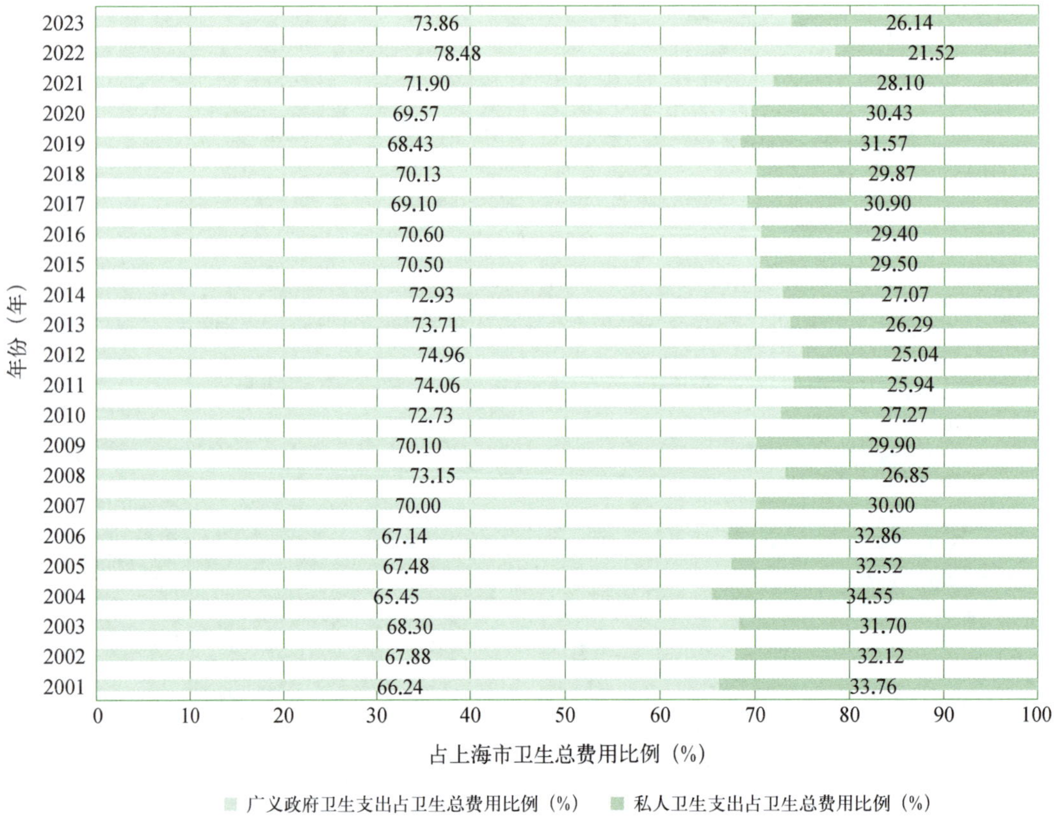

图 6 2001~2023 年上海市卫生总费用筹资构成(二分法)

二、卫生费用分配(机构法)

(一)分配总量

2023 年,上海市卫生总费用(机构法)总额为 3 703.29 亿元,较 2022 年增加 309.45 亿元。其中,流向医院的费用为 2 596.14 亿元,占比达 70.10%;流向基层医疗卫生机构的费用为 545.58 亿元,占比 14.73%;流向公共卫生机构的费用为 124.33 亿元,占比 3.36%(图 7)。

（二）分配流向

2001～2023年，上海市卫生总费用（机构法）流向医院的费用占比最高，23年来始终保持在62%以上，2015年达到峰值71.84%后呈缓慢回落态势，2020年后又有所上升，2023年较2022年增加了4.03个百分点；其次为基层医疗卫生机构，占卫生总费用的比例在13%～19%之间，2023年同比增加1.73个百分点；公共卫生机构费用占比以2010年为节点，经历了从“5%时代”到“3%时代”的变化，2023年较2022年下降2.21个百分点（图8）。

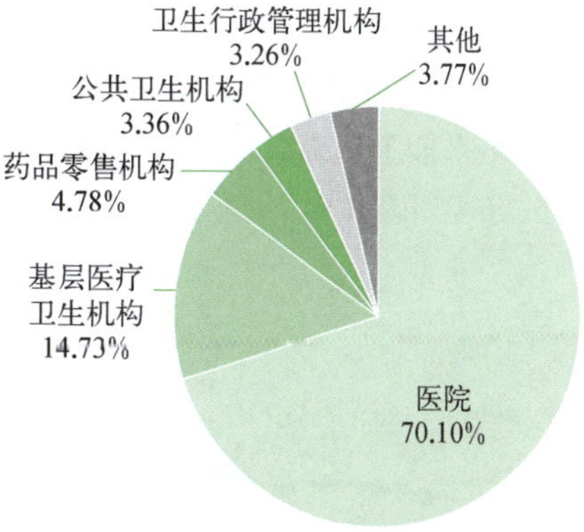

图7　2023年上海市卫生总费用（机构法）构成情况

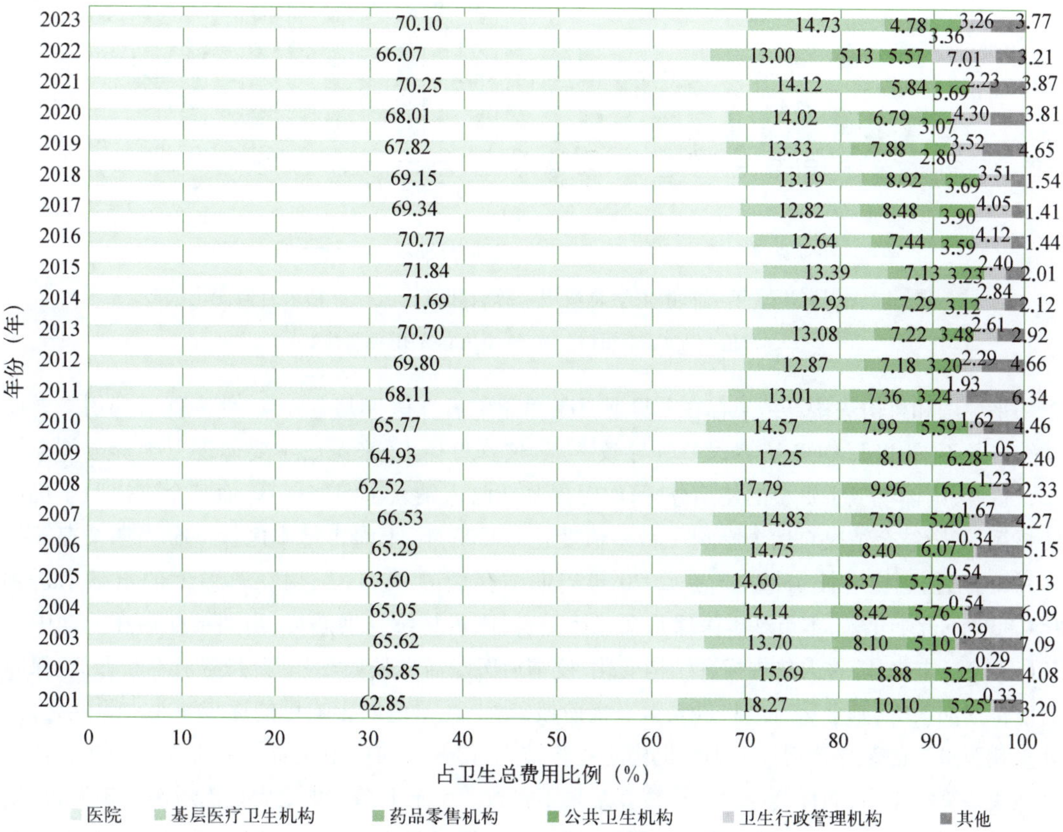

图8　2001～2023年上海市卫生总费用机构分布情况

三、来源法与机构法核算结果差异

从来源法和机构法核算结果来看，2001～2023年上海市卫生总费用总体呈上升趋势，但两种核算结果存在差值(机构法-来源法),且差值先缓慢上升、后快速下降为负值——2020 年及以前,基于机构法核算的卫生总费用高于来源法核算结果;2021 年及以后,情况发生逆转,机构法核算结果低于来源法。2023 年,该差值达到-573.56 亿元,即卫生筹资总额高于卫生机构费用 573.56 亿元(图 9)。

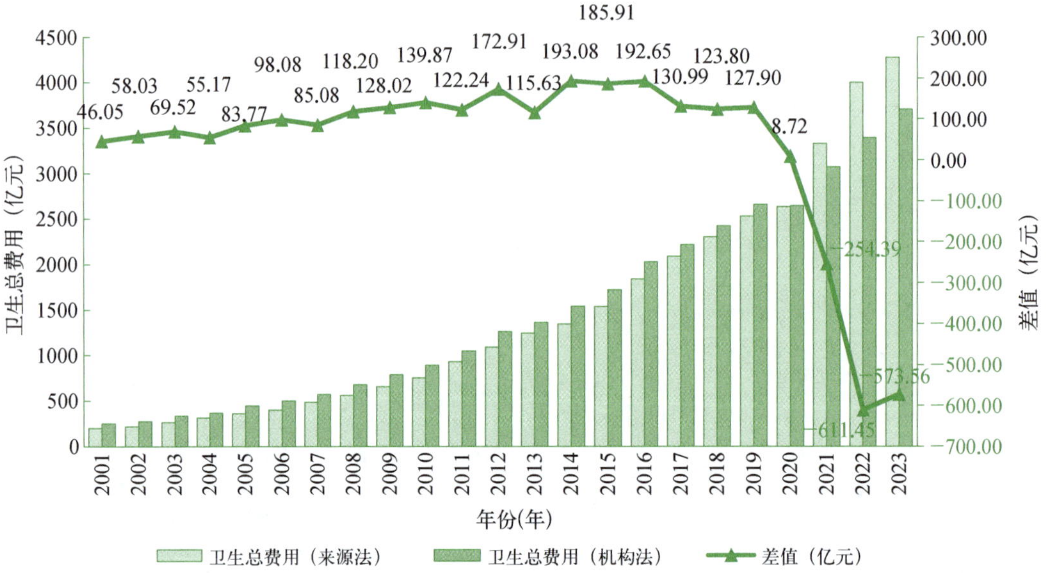

图 9　2001~2023 年上海市卫生总费用来源法和机构法核算结果差值变化趋势

差值=卫生总费用(机构法)-卫生总费用(来源法)

来源法和机构法核算结果存在差异通常是由于二者在医保基金收支、外来就医费用等方面核算口径不同,以及 OOP 核算误差等导致[2-3]。核算口径上,来源法主要体现卫生资金筹集结果,机构法则体现卫生资金的使用分配,如医保基金收入纳入来源法核算,而基金支出归于机构法核算,基金结余情况自然会影响二者差值变化。2023 年,上海市基本医保基金当期结存额为 943.10 亿元,同比增长 48.24%,是 2020 年当期结存额的 3.41 倍,对核算差值的贡献率达到 164.43%。近十年来,本市基本医保基金总体呈良性、可持续发展态势,当期结存额在波动中增长(图 10),未来,随着人口规模和结构变化、疫情后医疗需求强势复苏、新兴需求不断释放、保障力度持续加大等,基金运行或将进入紧平衡阶段,对上述差值的影响可能逐步减小。除此之外,外来就医患者的医疗费用计入本市机构法核算结果,但其对应的卫生资金筹集仅体现在居住地来源法核算结果中,同样会导致两种核算结果不一致。由于上海市集聚大量优质医疗资源,长期以来吸引周边区域乃至全国患者来沪就医,外来就医服务量占全市医疗服务量的 25%左右。仅从住院来看,2023 年外来就医住院规模和费用双双达到新高(图 11),外来就医住院费用(371.84 亿元)对卫生总费用核算差值的贡献率达-64.83%,与当年度医保基金结余共同构成了核算差值的主体部分。随着我国流动就医门槛不断降低、医保异地转诊逐步简化放宽,本市外来就医服务需求预期稳步增长,因此区域卫生规划应充分考虑这部分需求,推动优质资源扩容下沉,合理引导患者就医去向。而在核算方法方面,卫生总费用(来源法)中的 OOP 核算使用调查数据进行估算，调查存在针对性不强、样本量偏小及回忆偏倚等问题，可能导致核算结果存在误差，从而影响卫生总费用核算平衡[2]。

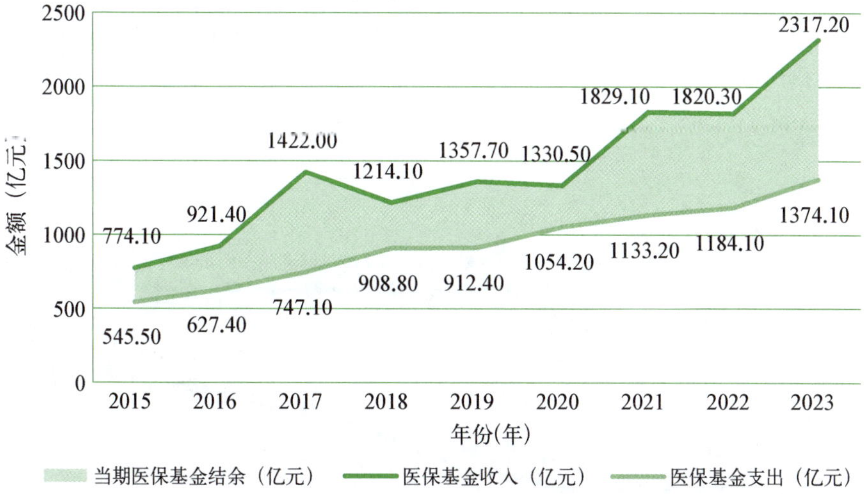

图 10　2015~2023 年上海市基本医疗保险基金收支情况

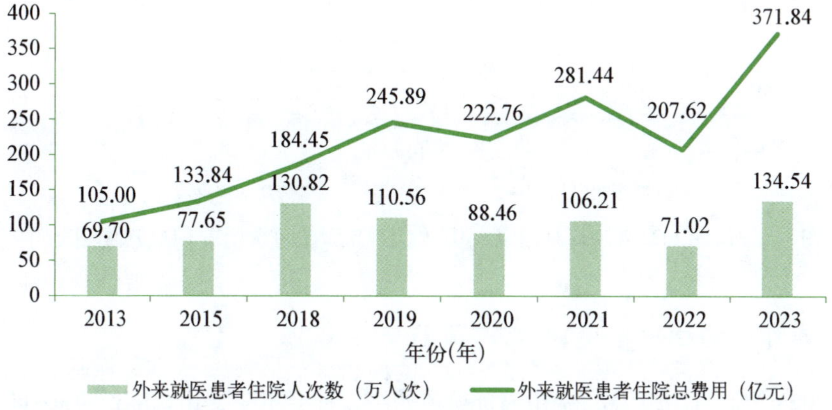

图 11　2013~2023 年上海市外来就医患者住院情况

四、主要特征

（一）卫生总费用持续增长，占 GDP 比重明显上升

纵向来看，随着社会经济发展和医药卫生体制改革深化，2001~2023 年上海市卫生总费用不断增加，以 2010 年和 2020 年为节点呈“三段式”加速增长趋势（图 1），2023 年上海市卫生总费用较上一年增长 6.40%（按实际值计算）；上海市卫生总费用年均增长率高于同期 GDP 年均增长率，上海市卫生总费用占 GDP 的比例明显上升。受新冠疫情影响，近年来 GDP 增速和医疗卫生支出增速“一降一升”，2021 年，上海市卫生总费用占 GDP 比重达 7.62%，首次突破 7%大关，而后持续增长，2023 年占比达到 9.06%。

横向来看,上海市卫生总费用占 GDP 的比例于 2013 年首次超过我国平均水平(5.34%),2021 年后始终高于国家水平,且差距逐步扩大(图 12),2023 年高于国家水平 1.87 个百分点;而与国际相比,上海市卫生总费用占 GDP 的比例与经济合作与发展组织(Organization for Economic Co-operation and Development,OECD)成员国的平均水平差距逐渐缩小,2023 年仅低于 OECD 平均水平 0.16 个百分点。

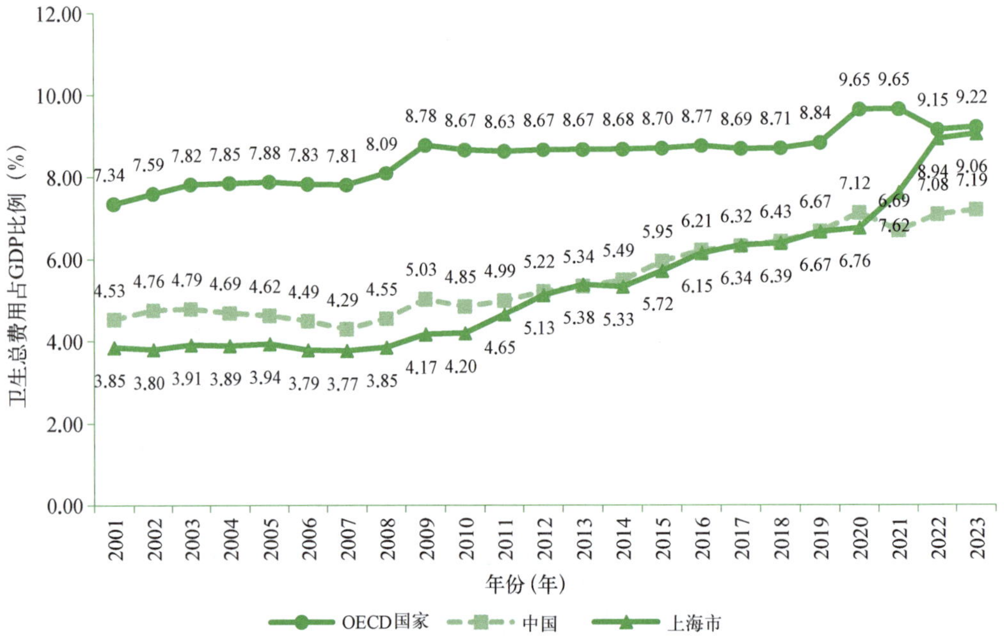

图 12 2001~2023 年 OECD 国家、中国和上海市卫生总费用占 GDP 比例情况[4-5]

(二)筹资结构稳中有变,公共筹资进一步强化

2001~2023 年,上海市卫生总费用筹资渠道始终以社会卫生支出(占比 50%~60%)和政府卫生支出(占比 20%~30%)的公共筹资为主,个人现金卫生支出(占比 15%~30%)为辅,筹资结构较为稳定(图 13)。其中,个人现金卫生支出占比总体呈下降趋势,2023 年占比 17.26%,约为 2001 年的一半,个人负担逐步减轻,筹资结构不断优化。而受新冠疫情影响,2021~2023 年公共筹资内部出现结构性变动,即政府卫生支出占比快速上升后下降,社会卫生支出占比则呈相反变化。2022 年,政府卫生支出达 1 388.49 亿元(其中突发公共卫生事件应急处理费用达 512 亿),同比增长 92.76%,占卫生总费用的比例达 34.67%,较上一年度增加 13.02 个百分点;叠加阶段性减半征收职工医保单位缴费、下调地方附加医疗保险费单位缴费比例、缓缴社会保险费单位缴纳部分等政策,社会卫生支出占比降至 51.43%。2023 年,由于经济社会恢复常态化运行以及补缴前述社会保险费等,社会卫生支出占比回弹至 60.17%,政府卫生支出占比则回落至 22.57%。

政府卫生支出构成了卫生总费用的基础和保障,近年来稳定增长,2001~2023 年年均增长率达 14.87%;同时,政府卫生支出占财政支出和 GDP 的比例总体均呈上升趋势,年均增长率分别

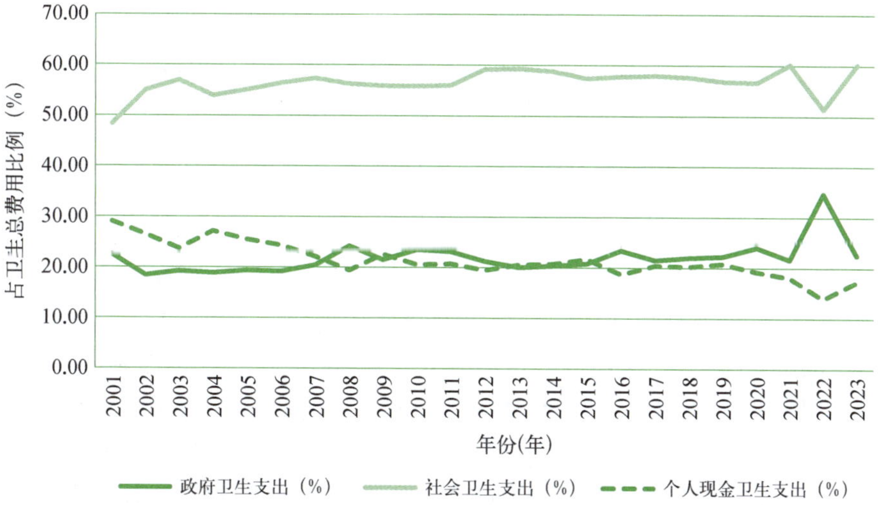

图 13　2001~2023 年上海市卫生总费用筹资结构变化情况

为 2.14%和 3.97%，表明政府对卫生领域的关注和投入持续增加。受新冠疫情影响，2020~2022 年政府卫生支出增幅较大（图 4），特别是 2022 年，政府卫生支出增速从上年度的 13.67%跳增至 92.76%。2023 年恢复常态化后，政府卫生支出规模回落到正常水平（965.50 亿元）。此外，政府投入的结构和方向不断优化，对公共卫生、医疗机构的投入力度加大，同时对中医、专科疾病防治院等公益性较强的医疗机构实行倾斜投入政策。

社会卫生支出作为卫生总费用的重要支撑来源，是优化卫生总费用结构的关键（图 3）。其中，社会医疗保障支出是社会卫生支出的主要牵引动力（图 5）。2001~2023 年，上海市社会医疗保障支出对卫生总费用的平均贡献率为 45.74%，23 年间年均增长 15.88%，明显超过同期卫生总费用增速（12.60%）和 GDP 增速（8.31%）。2023 年，受前期缓缴补缴政策影响，社会医疗保障支出占卫生总费用比例达 50.47%，同比增加 8.83 个百分点。同时，商业健康保险费近年来规模不断扩大，逐渐成为社会卫生支出的第二支柱（图 5）。2017 年 1 月 1 日起，上海市职工医保参保人员可使用本人医保个人账户中的历年结余资金，购买相关商业医保产品。2021 年上海市推出城市定制型商业补充医疗保险“沪惠保”，并可使用个人账户中的历年结余资金为自己和家人购买。同年发布的《上海市医疗保障“十四五”规划》强调建立多层次医保制度体系的重要性，提出要大力支持商业健康保险发展，促进基本医疗保险与商业健康保险的衔接平衡。此外，上海市还通过《健全上海市职工基本医疗保险门诊共济保障机制实施办法》推动建立门诊共济制度，活化医保资金使用、缓解医保资金沉淀压力、提升医保基金支付效率。

个人卫生支出自 2009 年新医改以来占卫生总费用比例逐步降低，近年来维持在 20%以下的较低水平，反映出上海市在改善卫生筹资公平性方面取得显著成效。2023 年，上海个人卫生支出占卫生总费用比例为 17.26%，较 2001 年下降 11.82 个百分点，较 2022 年上涨 3.35 个百分点，低于全国平均水平 10.07 个百分点[4]。2023 年出现较大反弹的原因主要包括：① 新冠疫情防控转段后，诊疗秩序逐步恢复，全市门急诊、住院服务量同比增长 16.91%、47.25%，门诊、住院费用同比增长 35.06%、42.83%[6]；② 财政对突发公共卫生应急的投入大幅下降，2023 年为 134.34

亿元,较 2022 年(512.06 亿元)下降 73.76 个百分点。为进一步优化筹资结构、提高资金使用效率,均衡好个人、社会、政府三方的筹资责任,需持续监测个人卫生支出占比,使个人卫生支出总体维持在合理水平,建立与上海经济发展水平相适应的卫生筹资机制。

(三) 基层公卫占比偏低,分配格局未明显改善

从上海市卫生费用分配结构来看,2023 年基层医疗卫生机构、公共卫生机构费用占卫生总费用的比例分别为 14.73%、3.36%,较 2001 年分别下降了 3.54、5.32 个百分点,而医院仍是机构费用的主要流向(70.10%),医疗卫生资源配置格局未见明显改善(图 14)。长期以来,卫生健康供给侧存在"倒三角"配置和"重医轻防"的结构性矛盾,在居民自由就诊的现实情况下,趋高就医的趋势短期内难以逆转。2023 年 5 月,上海市人民政府印发《进一步提升本市社区卫生服务能力的实施方案》,提出把社区作为卫生健康发展的重要环节,从优化服务网络布局、提升基本医疗服务能力、强化公共卫生服务能力等方面入手,进一步完善分级诊疗体系,推动资源配置格局优化。下一步,仍需加大对基层、公共卫生机构的卫生资金投入力度,联动医保、价格政策等,将卫生费用配置重点由"以治病为中心"转向"以健康为中心"。

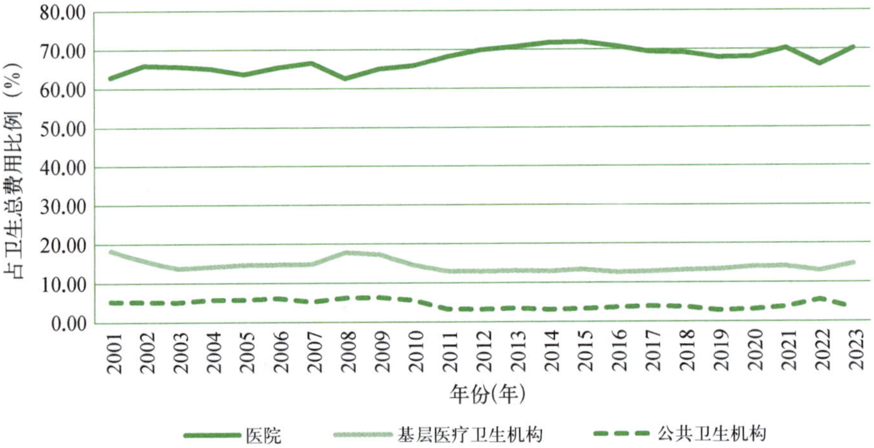

图 14 2001~2023 年上海市卫生总费用主要机构分配情况

五、政策建议

(一) 关注卫生筹资可持续性,加强监测预警

近年来,上海市卫生总费用快速增长,增速显著高于 GDP 增速,这与我国经济社会发展及党和政府长期以来对医疗卫生事业的重视密切相关,为推动全民健康覆盖奠定了坚实基础。进入新阶段,受我国经济增速放缓、人口结构和疾病谱变化等多重因素影响,卫生筹资可持续性面临挑战。2023 年,上海市 GDP 增速为 5.38%[7],低于 2001~2022 年 GDP 平均增速[8];65 岁及以上人口占比 28.82%[9],老龄化趋势不断加剧。在此背景下,政府财力及社会保险筹资能力在未来面临较大下行压力,而超老龄社会下的慢性病高发又将不可避免地驱动卫生费用持续增长。因

此，卫生总费用在总量上要平衡居民合理健康需求与有限资源约束之间的关系，建立“早期预警系统”实时监测卫生费用；加强对卫生费用变化趋势的动态把握，充分衡量费用发展偏离政策目标的可能性和程度，识别可节省空间，及时推出修正措施。在此基础上对已经或者可能出现的风险进行监测预警，以便及时做出筹资政策调整，采取有效调控措施。

（二）拓宽筹资渠道，完善多层次医疗保障体系

尽管我国已经具备了多层次保障体系的基本框架，但补充保障制度的市场规模依旧十分有限。例如，美国的医疗慈善捐赠总量是我国的近 24 倍，反映我国医疗慈善组织的资金募集能力还有待提升[10]。在加大政府卫生投入的同时，可借鉴其他国家经验，拓展多元卫生筹资渠道。加快发展商业健康保险，逐步提高商保赔付支出占保费收入比例，提高保险赔付支出占卫生总费用比例；鼓励社会组织、企业等组织投入卫生，以医疗保障或直接提供服务的形式为居民健康提供一定程度的风险保护；完善社会慈善捐赠等第三次分配政策制度，充分发挥税收对社会捐赠的激励作用，通过免税、税前扣除等政策鼓励组织和个人捐资用于卫生健康，提高民间医疗公益捐赠的积极性[11]。

（三）优化投入机制，加大对公共卫生机构的投入

根据《关于完善重大疫情防控体制机制健全公共卫生应急管理体系的若干意见》和《“健康上海”2030 规划纲要》等文件要求，本市需进一步优化医疗卫生资源投入结构，健全公共卫生服务体系，加大对健康促进、预防保健等方面的投入[12]。一方面，加强公共卫生队伍建设，健全执业人员培养、准入、使用、待遇保障、考核评价和激励机制，提升基层公共卫生人员能力和素养；另一方面，优化财政投入结构，对公共卫生机构的投入由项目支出为主转向人员支出为主，扩大内部分配，提升公共卫生人员待遇水平[13]。

与此同时，推动公共卫生服务与医疗服务高效协同、无缝衔接。探索医防融合机制，为患者提供从预防、治疗到康复护理的全过程服务。针对各项公共卫生服务项目，疾控机构应当研究适用的绩效评价指标，对于应当完成的服务内容和标准进行规定。可从预算资金的响应速度、服务效率的提升情况、预算执行情况、公共卫生服务水平提升情况、居民健康水平提升情况，以及满意度情况等维度来开展绩效评价[14]。分析区域内发病率、患病率、治愈率、生存率的变化，并将考核结果作为公共卫生经费支付的重要依据。

（四）做实分级诊疗，推进医疗服务体系高质量发展

受新冠疫情影响，2020 年至今的上海市卫生总费用与往年情况的可比性并不强。但医疗服务机构间费用变化的差异也为我们提供了分析医疗卫生服务体系的新契机。上海市于 2008 年在全国率先试点分级诊疗，卫生总费用中流向基层医疗服务机构的比例呈现先降后升的趋势，但增幅仍较小（图 8）。卫生统计公报数据显示，新冠疫情后期大型公立医院在业务恢复的过程中表现出了一定的“虹吸效应”，全市三级医院门急诊服务量占比从 2020 年的 39.23%提升至 2023 年的 48.8%。总体而言，近年来三级医院诊疗量占比呈上升趋势，基层医疗机构恰恰相反。

相较于一、二级医疗机构，三级医院借助其学科能力优势具有更强的造血恢复能力，应当警

惕大型医院借助新一轮优质资源扩容，开展外延性扩张，给医疗服务供给侧带来不利影响；应当充分关注基层医疗机构运行，加大政策扶持力度，在明确医疗机构职能定位的基础上，切实推进分级诊疗制度，扭转当前不合理的医疗资源配置格局，实现基层医疗机构医生的价值，推动本市医疗服务体系的高质量发展。

参考文献

[1] 张毓辉，陶四海，赵郁馨．国内外政府卫生支出口径的异同及结果分析．中国卫生经济，2006(3)：10－12.

[2] 金春林，王力男，李芬．上海市卫生总费用来源法与机构法核算结果差异原因分析．中国卫生经济，2013，32(8)：14－16.

[3] 蒋艳，满晓玮，赵丽颖，等．省级卫生总费用两种核算方法差异原因分析．中国卫生经济，2018，37(1)：65－69.

[4] 国家统计局．中国统计年鉴 2024．https://www.stats.gov.cn/sj/ndsj/2024/indexch.htm [2024－11－08].

[5] OECD. Health at a glance 2023：OECD indicators. https://www.oecd-ilibrary.org/social-issues-migration-health/health-at-a-glance-2023_7a7afb35-en[2024－09－09].

[6] 上海市卫生健康统计中心．附录一　上海市医疗卫生服务年度报告(2023 年)//上海市卫生健康委员会，上海市医药卫生发展基金会，上海市卫生和健康发展研究中心(上海市医学科学技术情报研究所)．上海卫生健康政策研究年度报告(2024)．北京：科学出版社，2024：566－580.

[7] 上海市统计局，国家统计局上海调查总队．2023 年上海市国民经济和社会发展统计公报．https://tjj.sh.gov.cn/tjgb/20240321/f66c5b25ce604a1f9af755941d5f454a.html[2024－12－09].

[8] 上海市统计局，国家统计局上海调查总队．上海统计年鉴 2023：表 1.8．https://tjj.sh.gov.cn/tjnj/nj23.htm? d1=2023tjnj/C0108.htm[2024－11－09].

[9] 上海市老龄工作委员会办公室，上海市民政局，上海市统计局．2023 年上海市老年人口、老龄事业和养老服务工作综合统计信息．https://mzj.sh.gov.cn/2024bsmz/20240706/73924c349f4d475a9d46b6019f1a396b.html[2024－11－09].

[10] 余小豆，袁涛．多层次医疗保障的国际比较与启示．中国医疗保险，2019(3)：68－72.

[11] 柴培培，李岩，翟铁民，等．2022 年中国卫生总费用核算结果与分析．卫生经济研究，2024，41(1)：14－19.

[12] 迟福林．以人民健康至上的理念推进公共卫生治理体系变革．行政管理改革，2020(4)：4－12.

[13] 陈晓丽，严非，付朝伟，等．上海市 M 区公共卫生项目绩效考核评价体系探讨．中国初级卫生保健，2022，36(10)：12－14.

[14] 杨耀宇，付梦媛．分级诊疗的制度效果评估．统计与决策．2019，35(23)：105－108.

国谈背景下完善支持创新药发展的政策思考和建议

张昀羿

【导读】 生物医药产业是关系国计民生和国家安全的战略性新兴产业,发展生物医药产业是推动新质生产力发展的重要内容。国家医保谈判(以下简称"国谈")为创新药拓展市场提供了"快速通道"。大多创新药企期望通过国谈,快速打开创新药的中国销售市场。但也有部分创新药企,尤其是仅有单一或少数创新药产品的企业认为,销售国谈纳保产品难以实现快速盈利,带来了投资回报率下降、企业融资困难等困境。文章在回顾总结国谈基本成效的基础上,从企业、政策和市场三端,分析造成药企困惑的原因,并提出完善相关政策的思考和建议。

医药产业是关系国计民生和国家安全的战略性新兴产业,是新质生产力的重要组成部分。国谈是我国医保体系的一项重要制度安排,其宗旨是以纳入全国统一的医保药品目录为筹码,把全国市场的预期药品用量作为标的量,用中国超大规模市场来为药企创造预期,以此支持药企降低价格和成本。为帮助创新药在中国市场快速打开销路,近年来,国谈逐渐从简单的价格谈判策略向更为科学的综合性策略转变。

一、国谈实践成效

自2018年国家医保局成立伊始,国家即启动了"国谈"试点工作,参照国际通行做法,以药品价值为基础,以整个国家市场的大份额与药企谈判,以量换价,实现"药有所值"。国家还建立了"每年一调"的工作机制,连续六年动态调整医保目录,并不断完善谈判规则,由专家遴选制改为企业申报制。截至2023年底,国家医保目录通过国谈新增药品446种,覆盖31个治疗领域,其中大部分为近年来新上市、临床价值高的药品[1]。

(一)提升了创新药的可及性和可负担性,降低了患者用药负担

几年来,医保目录国谈药品不断增加、适应证涵盖范围不断扩大,整体价格降幅在60%左右,

第一作者:张昀羿,男,上海市医疗保障局办公室副主任。
作者单位:上海市医疗保障局(张昀羿)。

最大降幅超过90%[2]。国家医保局通过医保药品目录调整加大对创新药的支持力度，建立了以创新药为主体的医保准入和谈判续约机制。上市创新药纳入医保目录的等待时间从过去的平均近5年缩短至不到2年，很多创新药上市仅半年就被纳入医保目录。纳保的创新药快速惠及相关患者，群众用药负担进一步降低，据统计已累计为患者减负超7 000亿元，受益患者达7.2亿人次[3]。

（二）助力创新药快速拓展市场，实现销售量和销售额同步增长

将医保谈判成功的创新药分年度统计累加采购金额和总用量发现，其金额和用量均实现增长。采购总金额从2019年的494亿元升至2023年的约1 389亿元，用量从10.3亿片/支增加到约76.4亿片/支。仅2022年，就有147种目录外药品参与谈判和竞价（含原目录内药品续约谈判），谈判和竞价新准入的药品，价格平均降幅达60.1%。协议期内275种谈判药报销1.8亿人次。通过谈判降价和医保报销，年内累计为患者减负2 100余亿元[2]。以上海为例，随着国谈创新药快速放量，上海本地国谈创新药的医保费用，从2020年的13.9亿元上涨到2023年的99.5亿元，增长了6.2倍。2023年，上海市医疗机构国谈创新药采购金额为108亿元，同比增长73.1%。2024年上半年，国谈创新药结算金额已达70.6亿元，同比增长100.1%[4]。国谈创新药品纳保后，首年销售量和销售额增长显著，其后保持稳定增长。创新药进入医保后实现了“费量双增”。

（三）建立了一套药物评估体系，提高了创新药定价的科学性和精准性

刚上市的创新药起始价格虚高，未接受市场的检验，定价机制尚不完善。通过借鉴国际上“价值定价”等经验，结合几批国谈实践，我国逐步建立完善了一套符合我国实际的国谈药品评估体系[5]。该体系尽可能兼顾参保个人能负担、医保基金平稳运行、企业研发投入取得合理回报等三方利益，实现了药品评审从经验到循证、从主观到客观、从定性到定量的跨越，提高了创新药定价的科学性与精准性。医保价格谈判实施过程已基本定型[6]，包括企业申报、形式审查、专家评审、谈判竞价、结果公布5个环节，每一环节都力求科学规范、客观公正、提速增效、民主协商、不断优化。

二、国谈对创新药企的影响及因素分析

（一）国谈创新药纳保后的主要困惑

国谈为创新药拓展市场提供了“快速通道”。虽然面临降价，但除部分药企基于自身发展战略考虑不参加国谈纳保外，大多药企都期望通过国谈纳保快速在中国打开销路。但调研中，仍有部分创新药企反映，创新药纳保后，销售额不及预期，面临投资回报率下降、企业融资困难等困境，影响市场投资信心等情况[7]。相关诉求主要集中在两方面：一是相比之前市场定价，国谈纳保后价格降幅大；二是部分创新药通过国谈纳保后，在全国范围内的销量不达预期。双重因素叠加，影响了药企的收益和投资信心。

（二）因素分析

我们可以从企业端、政策端和市场端三个方面来深入分析相关因素。

从企业端看，国内创新药“真创新”水平仍需提高。国谈纳保底价由创新药的临床价值、安全性、经济性等客观数据建模测算得出。目前国内上市的创新药大多为“me too”药，具备颠覆性原创突破技术，以及差异化的原创或首创性疗效突破的创新药不多。一方面，相关数据并不突出，难以获得企业预期的国谈定价；另一方面，即使纳保也无法大规模替代医保目录内已有的同类药品，致使其销量增加有限。而事实上，对于一些疗效显著的创新药，即使未纳入基本医保，也能实现销量额的持续增长。比如，在我国主要销售的PD1/PDL1产品中，默沙东的帕博利珠单抗并未进入医保目录，但从趋势上看，其在医院端的销售额增长水平与2019年和2020年谈判进入医保目录的其他PD1/PDL1产品基本持平。由此可见，“真创新”产品能较好满足临床需求，即使未纳入医保目录，也能实现销量额的持续增长。

从政策端看，国谈药定价机制仍需要完善。国谈定价测算基于创新药与参照药品的比较，因此参照药品的选择是最终谈判价与企业预期产生较大差距的重要原因之一。虽然经过几年时间，国谈规则不断完善，但仍有些机制需要优化完善。比如，国谈测算对真正的首创新药倾斜不够，相关参照药品的支付标准及测算模型等有待公开，国谈定价尚不能根据药品不同上市初期、市场成熟期等不同生命周期阶段，制定差异化的谈判策略，真正的价格保密制度还未建立[8]，药企认为不能有较稳定的价格预期。国内对首创新药没有明确的定义，这也影响了相关支持政策的制定。

从市场端看，创新药入院和支付机制需要进一步完善。创新药销售要实现快速增长，快速“进医院”是前提条件。从全国来看，国谈创新药入院配备率仍然较低，这其中有创新药自身不够“创新”的原因，也有由于创新药纳入医保太快，类似药品较多，临床医生选择困难的原因。此外，还有以下原因：商业健康保险发展较慢，对创新药的覆盖不够，除了基本医保外的其他多元支付机制还未妥善建立，未能形成对创新药的有效支付支持。在2023年7月，上海市医保局等七部门联合出台《上海市进一步完善多元支付机制支持创新药械发展的若干措施》，通过指导医院及时召开药事会、创新药不纳入绩效考核指标、对创新药医保单列支付等措施，上海的创新药入院情况较好，在全国形成示范效应。2024年上半年，上海三级医院2023批次国谈药品的配备率和头部医院国谈药配备平均品种数两项统计遥遥领先，都是全国第一，上海已成为对创新药最友好的城市[4]。

三、思考和展望

医保与医药的高质量发展统一于建设“健康中国”的宏大愿景，二者相互支撑，密不可分。医保部门作为群众看病钱、救命钱的管理部门，支持医药创新必须以“患者受益”为前提，通过推动将更多优质的创新药纳入基本医保和商业健康保险支付范围，使更多前沿的、疗效好的创新药投入临床使用，促进医疗技术水平提升，减轻患者看病就医负担，最终使患者受益。结合存在问题和原因分析，笔者对国谈背景下完善医保政策、支持创新药发展试提出以下几点想法和建议。

第一，要扶持加强重磅创新药研发，鼓励“真创新”。药品监管部门应加快研究明确国内“首创新药”的定义和标准，在此基础上进一步优先配置审评审批资源。产业相关部门应整合资金、人才、资源等优势，聚焦合成生物学、细胞和基因治疗、核酸药物等前沿赛道，针对肿瘤、免疫、神经精神类等未被满足的临床需求的疾病领域，支持企业前瞻布局，开发重磅产品，鼓励首创新药真正脱颖而出，鼓励企业“真创新”。

第二，要优化完善创新药国谈沟通机制，体现“真价值”。医保部门可参考相关国家经验，对真正的首创新药更多价格测算倾斜。对不同生命周期的创新药，制定差异化定价策略，结合药品全生命周期疗效费用和多维价值评估，完善成本效益测算方式，动态调整药品价格。进一步加强企业沟通，在谈判前向药企充分展示测算谈判药品支付标准的关键参数，让企业更加熟悉谈判规则。对于药企而言，建议进一步明确市场定位，选择以高价格满足高端人群的需求，或者走普惠路线满足大众的基本需求。如果定位于中国基本医保的广阔市场，就应考虑医保和患者的支付能力。有的药品如果因为产能跟不上，不能够以量换价，也可考虑在自费市场先销售一段时间，等产能上来、成本下来之后再参加国谈，稳定企业市场预期。

第三，要落实创新药全链条支持措施，促进“真发展”。相关部门应加强联动协同，统筹用好价格管理、医保支付、商业保险、药品配备使用、投融资等政策，优化审评审批和医疗机构考核机制，合力助推创新药取得突破性发展。如在入院方面，可以在全国范围内推广上海等地的经验做法，大幅提高国谈纳保创新药在全国的入院率，以保障临床合理使用国谈纳保创新药，让患者更大获益。为促进临床医生加快深入了解创新药、主动使用创新药，要探索拓展产学研医合作交流新路径。各有关部门需全面认识和落实医疗系统行风考核，避免“一刀切”影响合规的学术交流、创新药推广、项目申请等工作。在多元支付机制方面，要大力推动商业健康保险发展，构建以商业健康险为代表的多元支付保障体系，加大普惠型商业医保险扶持力度，强化创新药支付预期。

2024 年 3 月，政府工作报告首次点题“创新药”；4 月，北京、广州、珠海等多地发文多维度支持创新药的高质量发展；7 月 5 日，国务院总理李强主持召开国务院常务会议，会议内容包括审议通过《全链条支持创新药发展实施方案》，对支持创新药做出系统安排。随着全链条支持创新药发展的政策措施的落实，多维度、多部门、全领域支持生物医药产品发展的大环境已经形成，可以预见，创新药的春天已经来临，创新药必将成为推动中国经济社会高质量发展的重要引擎。

参考文献

[1] 国家医疗保障局. 医保目录每年新增哪些药品？——医保药品目录“极简史”(一). https://www.nhsa.gov.cn/art/2024/7/11/art_14_13184.html[2024-10-08].

[2] 国家医疗保障局. 进目录后　药品价格有何变化？——医保药品目录“极简史”(二). https://www.nhsa.gov.cn/art/2024/7/11/art_14_13186.html[2024-10-08].

[3] 国家医疗保障局. 国家医保局出席国新办“推动高质量发展”系列主题新闻发布会. https://www.nhsa.gov.cn/art/2024/9/10/art_52_13820.html[2024-09-10].

[4] 上海市医疗保障局案例编写组. 新思想引领高质量发展(26)|完善多元支付　促进医药产业创新发展. https://m.163.com/dy/article/JCI6B50905506BEH.html[2024-10-20].

[5] 胡善联. 中国医保药品价格谈判回顾和展望. 卫生经济研究, 2024(1): 9-13.

[6] 国家医疗保障局. 基本医疗保险用药管理暂行办法(国家医疗保障局令第1号). 2020.

[7] 廖义刚, 余梁. 医保价格谈判与医药企业研发积极性. 经济管理, 2024(9): 147-167.

[8] 陈怡. 国谈新药如何通过价格保密实现共赢. 中国改革, 2024(3): 74-77.

上海市按疾病诊断相关分组和按病种分值付费为主的多元复合支付方式改革探索

吕大伟 许 宏 张 超 刘 章 傅亦安 俞勤斐

【导读】 深化以按疾病诊断相关分组(DRG)付费和按病种分值(DIP)付费为核心的医保支付方式改革既是党中央、国务院作出的重大战略部署,也是医疗保障制度完善自身发展、不断提高基金使用效率的必然要求。上海市高度重视医保支付方式改革工作。上海市作为国家首批 DRG/DIP 付费改革双试点城市及国家支付方式改革综合示范点,自 2019 年以来,在国家医保局和市委、市政府坚强领导和国家 DRG/DIP 付费技术指导组的有力指导下,全面实施了以健康价值为导向的“四位一体”(中短期住院 DRG/DIP 付费、长期住院按病种床日付费、中医优势病种按疗效价值付费)多元复合住院支付方式改革。其中,重点在全市三级医疗机构开展了 DRG 付费改革试点,在全市二级及以下医疗机构开展了 DIP 付费改革试点,在全市基层医疗机构开展按病种床日付费改革试点,在全市中医类医院开展了中医优势病种付费试点。经积极推进,管用高效的医保支付机制已基本建立。

一、上海支付方式改革的总体情况

(一) DRG/DIP 付费全覆盖推进情况

上海市提前 2 年完成国家三个全覆盖任务。一是实现了医疗机构全面覆盖。2022 年底,全市符合条件的 26 家三级医院已全部纳入 DRG 实际付费;全市所有 16 个区所有符合条件的 153 家区属医疗机构与 2 家市属三级医院全部纳入 DIP 付费改革范围,实现了国家符合条件的开展住院服务的医疗机构 DRG/DIP 支付方式改革全面覆盖的目标。二是实现了付费病种全面覆盖。2022 年,DRG/DIP 付费病种总体覆盖率为 90.09 %,实现了国家 DRG/DIP 付费病种不低于 90%的全面覆盖的目标。三是实现了医保基金全面覆盖。2022 年,DRG/DIP 付费结算基金合计占比达到 86.60%,实现了国家医保基金不低于 70%的全面覆盖的目标。

(二)《DRG/DIP 支付方式改革三年行动计划》落实情况

在国家医保局出台《DRG/DIP 支付方式改革三年行动计划》(本文简称《国家支付方式改革

第一作者:吕大伟,男,上海市医疗保障局医药服务管理处副处长。
作者单位:上海市医疗保障局(吕大伟、许宏、张超、刘章、傅亦安、俞勤斐)。

三年行动计划》)后,上海市于 2022 年 5 月出台了《上海市 DRG/DIP 支付方式改革三年行动计划实施方案》(沪医保医管发〔2022〕14 号),同步印发《上海市 DRG/DIP 支付方式改革三年行动计划实施方案重点任务分解表》(沪医保办〔2022〕8 号),形成任务书、责任表及路线图,并将支付方式改革列入了年度市委重点任务、市政府总体目标推进任务、市深化医改年度工作要点、市医保局年度工作要点。通过积极推进,上海市以 DRG/DIP 付费为主的多元复合支付体系已基本构建,国家支付方式改革三年行动计划既定任务基本完成。

二、上海支付方式改革的主要做法

按照党中央、国务院的要求,推进支付方式改革的目的是为了建立管用高效的医保支付机制。“管用”指医保支付对医疗资源配置总量和结构发挥杠杆作用,在促进医院主动控本降费中发挥“引擎”作用,在分级诊疗中发挥协同作用;“高效”指通过支付方式改革,以病种为支付单元,尊重医疗服务内在规律,为参保人购买有价值的医疗服务,提高医保基金使用效率。上海市紧紧围绕此核心,重点在总额预算、支付设计及运行管理三个支付方式改革关键机制扎实有序推进。在不断总结试点经验基础上,2023 年 12 月,《上海市医疗保障住院区域点数法总额预算和按疾病诊断相关分组、按病种分值付费方案(试行)》《上海市医疗保障住院区域点数法总额预算和按疾病诊断相关分组、按病种分值付费实施细则(试行)》修订并印发,整体明确了上海市支付方式改革的制度框架和实施规范,标志着本市支付方式改革正式进入了由制度设计为主转向由落地实施为主的新阶段。

(一) 坚持落实传承创新,全面实施区域总额预算

一是落实国家要求,全面建立住院区域总额预算管理。住院机构预算总额转为区域预算总额,不再细化明确各医疗机构的住院总额预算指标;将病组、病种、床日等各种打包付费单元以点数形式体现相对比价关系,按照分类管理原则分配预算至各医疗机构。

二是传承地方实践,确保改革平稳有序。优化建立住院区域总额预算数学模型,形成区域总额预算;延续预付机制,合理确定预拨额度;加强标准规范建设,进一步完善上海技术标准和经办流程规范。

三是探索创新支付,促进医药服务高质量发展。上海市充分借鉴国内外经验,创造性地提出了“基准+增量”的区域总额管理新模式,“基准+增量”服务点数分别对应上一年度医疗机构服务和当年新增医疗服务。“基准+增量”服务点数的设置有利于鼓励医疗机构保障基本、适度的竞争,引导其加强过程管理,稳定预期,合理发展,规范提供适宜的医疗服务,以及引入绩效支付理念,探索建立考核评价和风险调节机制,促进服务质量进一步提升。

(二) 强化关键驱动建立,构建多元复合支付体系

一是探索 DRG/DIP 付费相互借鉴,出台 DRG/DIP 付费分组方案(1.1 版)。2023 年 6 月起,上海市坚持在国家规范下,以实际需求导向、问题导向为核心,最大程度采纳医疗机构、临床专家合理建议,充分依托医保、卫生、申康及医疗机构、专业院校、医院医师协会等多方协商协调机制及优质资源,通过“7 步法”用时 5 个月完成了 DRG/DIP 付费分组方案(1.1 版)论证。其中,上

海 DRG 付费分组方案(1.1 版)共 1 039 个 DRG 付费细分组,实现了《国家医疗保障局疾病诊断相关分组(CHS－DRG)分组与付费技术规范》中 376 个核心疾病诊断相关组(adjacent diagnosis related groups,ADRG)全覆盖,628 组基本全覆盖。上海 DIP 付费分组目录(1.1 版)包括核心病种 12 880 个,综合病种 1 258 个。相较于旧版,新版分组方案分组效能明显提高。分组论证过程及方案结果也得到了国家医保局主管部门、国家 DRG/DIP 技术指导组的充分肯定。

二是体现支付导向,明确权重调整方案。上海市坚持改革导向性,在历史数据法进行基础权重计算基础上,经广泛协商征求意见及数据论证,提出了“4 向 10 法”权重调整方案。适度调整权重,从坚持医改导向、保障重点弱势人群及重点慢特病、保障危急重症、支持创新发展等重点方向入手引导医疗机构提高适宜服务能力,切实体现诊疗价值。此外,结合国家规范和上海市实际,论证形成了上海市 DIP 付费“疾病严重程度”等辅助目录,主要包含 9 个肿瘤或疾病严重程度分型,涉及 102 个肿瘤诊断亚目及 1 013 个次要诊断。并通过机构及等级系数、基层病种等设计,进一步提高了 DIP 付费的合理适用性。

三是支持中医药传承创新发展,实施中医优势病种按疗效价值付费。深入贯彻落实国家和上海市相关要求,服务健康上海建设,充分发挥支付方式改革对上海市中医药传承创新发展的支持促进作用,开展了中医优势病种按疗效价值付费试点工作,遴选了 22 个体现中医独特作用和优势的首批病种,2022 年起在 22 家二三级中医、中西医结合医院开展试点工作,坚持“中西医同病同效同价”原则,发挥医保支付方式对中医价值医疗的导向作用,建立了疗效价值考评机制,明确了每个病种按疗效价值考核的指标内涵、考核规则、数据采集及价值支付办法。专项评估显示,通过医保支付的导向作用,相关中医药应用普及率明显提高,推动了中医特色专科专病发展;中医规范诊疗水平能级逐步提升,进一步鼓励医疗机构发展中医药特色优势,推动中医特色专科专病提质增能;中医质优价廉优势进一步显现,患者费用负担也相应下降,充分彰显中医药在疾病治疗中的费用优势。2024 年上海市进一步扩大了试点范围,病种扩大至 32 种,机构新增全市 37 家有服务能力和意愿的综合性医院。

四是探索长期住院按病种床日付费。通过专题研究,上海市创新性地提出了对长期住院患者开展按病种床日付费的方式,即以住院床日为支付单元,在参照 DIP 付费聚类方式将长期住院疾病进行分组基础上,确定长期住院不同病种每床日的费用支付标准。此种支付方式允许患者根据不同疾病长期住院平均资源消耗水平支付医疗费用。避免了传统床日付费一刀切的不合理问题,更加贴近临床实际。上海长期住院按病种分值床日付费分组目录(1.0 版)包括床日核心病种 328 个,综合病种 119 个。2024 年起,上海市正式开展付费试点。至此,上海市区域总额预算管理下“四位一体”住院多元复合支付方式改革的医保治理新格局基本形成。

(三)坚持配套措施完善,持续细化运行管理

一是强化组织领导,构建了“一二三”工作机制。明确“一条任务主线”。具体包括:在以市政府主要领导牵头的上海医改领导小组总体指挥下,专门成立以医保、卫健、财政主要领导为组长,申康中心、试点医院院长为副组长的市支付方式改革领导小组,将改革内容细化为具体工作任务,以项目化的方式做细做实,明确责任部门及责任人。培育“两个专业队伍”;组建市支付方式改革咨询专家队伍,涵盖国家及全市行业管理、高校院所、医务医保、病案信息、临床科室等各类专家

学者，并先后召开各类咨询会议数百次。扎实开展支付方式改革“双百”培训计划，重点培养市、区医保部门及各级医疗机构支付方式改革业务骨干数千人。形成“三方协调机制”；对上做好沟通汇报，确保在国家总体框架和市政府支付方式改革总体布局下推进；坚持三医联动，与卫健、财政部门及申康中心等实时沟通，形成合力；认真听取医疗机构、医务人员、医药企业和人大代表、政协委员等利益相关方的意见建议，引入高校、学会等社会治理，谋求广泛共识，共同做好支付方式改革。

二是强化标准支撑，实现全市医保编码标准化。上海市已实现以药品、医疗服务项目、医用耗材、疾病诊断与手术操作、结算清单为主的 15 项业务编码标准化贯标已落地应用，并已落实国家医疗保障最新版疾病诊断和手术操作代码(2.0 版)，实现了医保领域内的“车同轨、书同文”。

三是强化数据支撑，实现结算清单全面落地应用。经经办机构积极推进，上海市 2023 年已全面实现结算清单落地应用。通过设置完整性、规范性、合理性三类质控规则，以及与医疗机构申报结算挂钩的方式，形成了结算清单常态化管理工作机制。结算清单上传率、质控通过率等基本实现 100%。

四是强化信息支撑，建立支付方式改革信息反馈系统。上海市已建立“市-区-院”支付方式改革信息服务平台，整合总额预算管理、结算清单质控，以及多元复合支付方式运行监测等多种功能，实现医院、医保实时交流反馈、信息协同。并且，在此基础上，专门成立由局主要领导、分管领导牵头的信息化建设攻坚专班，全面推进国家支付方式改革子系统在上海市落地。目前已初步实现结算清单上传、质控、分组方案上传及形成分组结果等功能，后续将尽早实现支付改革全流程在国拨系统上部署落地。

五是强化引领为先，多举并行，以支持医学创新。作为国家医疗高地，支付方式改革非常注重对医疗机构创新技术(主要包括新项目、新药品、新耗材)应用的合理引导。在符合国家规范的基础上，积极开展了新药新技术激励支付，并设置了四项激励支付举措。主要包括：对国谈竞价药等创新药实行阶段性激励政策，相关药品费用近三年按实支付，年底单独清算。调增新技术应用病例权重，对新技术使用情况进行测算，适度上调相关权重，以此来提高相关支付标准。对新技术应用的高倍率费用病例不设控制比例，全部按实结算。在分组方案更新时，对累计开展病例超过一定比例，且所应用新技术对医疗费用造成较大影响的，可独立成组，单独确定更高、更合理的权重和支付标准。在 DRG 付费分组方案(1.1 版)中，符合条件的予以单独成组，共 17 组。

此外，上海市经办机构、监管部门也按照职责，采取切实举措积极推进了支付方式改革特病单议、协议管理，以及基金监管等方面的工作。

三、上海支付方式改革初步成效分析

上海市 DRG/DIP 付费改革已完成首轮 3 年试点，全面进入了实际付费阶段。通过复旦大学第三方专项评估，初步显示上海市支付方式改革在引导医疗机构改变运行机制，加强内部管理，减轻群众就医费用负担，完善医保管理手段及提高基金使用绩效等方面取得积极效果。

(一) 助推医疗机构高质量发展

一是医疗服务质量提升。整体试点医院的医疗质量得到提升，体现在院内死亡率、低风险组病例死亡率、手术患者并发症发生率的下降,以及出院患者手术占比、微创手术占比、四级手术占比的上升。以 DRG 付费为例,院内死亡率由改革前(2017~2019 年)的 1.15%下降至改革后(2020~2022 年)的 0.89%,低风险组病例死亡率由 0.04%下降至 0.03%,手术患者并发症发生率指标由 5.26%下降至 4.44%。整体出院患者手术占比由改革前 48.59%上升至改革后 63.82%,微创手术、四级手术患者占比分别提升近 3 个和 8 个百分点。

二是医疗资源使用效率提升。2017~2022 年间,DRG 付费医院平均住院天数从 2017 年的 5.58 天下降到了 2022 年的 4.99 天,降幅为 10.57%。DIP 付费试点(为体现区分,这里采用二级医院数据,下同)平均住院天数由改革前第一年度的 9.57 天下降至改革后第三年度的 8.78 天,总体降幅为 8.25%。

(二) 着力人民群众享实惠

一是有效控制了次均费用的过快增长。改革以来,DRG/DIP 付费试点医疗机构患者次均费用历年费用增幅整体较为稳定,但受新冠疫情影响,2022 年增幅明显增大。即便如此,以实行 DIP 付费的二级医院为例,改革前第二年度次均费用同比增幅为 6.24%,改革后第三年度三批次二级医疗机构总体就诊患者次均费用同比增幅为 2.29%。费用增幅依然得到有效控制。

二是患者负担逐渐减少。DRG 付费试点患者次均自负费用(占比)从 2020 年的 8 547.66 元(38.00%)下降到了 2022 年的 8 224 元(32.66%);DIP 付费试点医疗机构次均自负费用占比由改革前第一年度的 27.01%下降至改革后第三年度的 22.95%。

(三) 提升医保治理效能

一是在组织管理方面,无论是 DRG 付费还是 DIP 付费支付方式改革,试点医院都成立了相应的领导小组和工作小组,加强了跨部门的协作以解决复杂问题。医院内部管理的优化和升级,多以医保专员为抓手,加强行政部门与临床科室的动态反馈与沟通,并通过日间诊疗、临床路径等策略提升医疗服务运行效率。

二是在核心要素管理方面,以 DRG/DIP 付费分组方案为例,1.1 版分组方案相较 1.0 版,分组效能明显提升。在 DRG 付费中,$CV<1$ 的 545 组,$CV<0.8$ 的 259 组,总体方差减少系数(reduction in variance,RIV)由 0.60 上升至 0.66。经上海市 2023 年 1~9 月结算清单数据模拟测算,入组率达到 96.2%。在 DIP 付费中,全病种 CV 均值由 0.598 降至 0.586,$CV>1$ 的病种占比由 10.1%下降至 9.6%。经上海市 2023 年 1~9 月结算清单数据模拟测算,入组率达到 97.5%,核心病种占比 92.2%。

三是在经验总结归纳方面,上海市及时总结支付方式改革有关探索经验,会同有关高校学者,先后在《中国医疗保险》《中国卫生》《中国卫生资源》《中国卫生政策研究》《卫生经济研究》等期刊发表专题文章十余篇,并多次在国家各类专业会议作汇报交流,相关经验多次被国家医保工作动态分享。

下一步,上海市将以 DRG/DIP 付费支付方式改革为契机,积极探索价值医疗、绩效付费的科学有效路径,促进完善分级诊疗制度,建立更优质的医疗服务体系,增强群众对健康服务的获得感、幸福感、安全感。

上海市中医优势病种支付方式改革效果研究

张小雨　王丽丽　张诗文　张惠文　嵇　晟　荆丽梅

【导读】　在全面深化医保支付方式改革，推进中医药事业高质量发展的背景下，为建立符合中医药特点的医保支付方式，上海市于2022年9月开始在22家中医类医院积极探索开展中医优势病种按疗效价值付费试点改革工作。文章收集上海市试点改革的所有中医类医院2022年1月至2023年8月出院患者的中医病案数据，并依据22个试点优势病种的编码筛选病例；基于改革实施时点构建间断时间序列模型，纵向和横向分析二、三级医院改革效果及差异。通过实证评价中医优势病种支付方式改革成效，为进一步完善中医优势病种按疗效价值付费试点工作提供科学依据。

一、引言

在以深化改革创新为引领，推进中医药事业高质量发展的进程中，探索符合中医药特点的医保支付方式至关重要。目前，由于传统的按项目付费无法体现中医在治疗成本上的优势[1]，DRG付费的支付方式受限于中医辨证论治和诊断编码不统一等因素，无法充分体现中医特色[2]。对此，2021年12月，国家医疗保障局、国家中医药管理局出台《关于医保支持中医药传承创新发展的指导意见》（医保函〔2021〕229号）提出，探索实施中医病种按病种分值付费，遴选中医病种，合理确定分值，实施动态调整；优先将国家发布的中医优势病种纳入按病种付费范围。为建立符合中医药特点的医保支付方式，上海市于2022年9月开始在22家中医类医院积极探索开展中医优势病种按疗效价值付费试点工作，坚持中西医同病同效同价原则，遴选22个中医优势病种，支持中医药传承创新高质量发展。现有中医优势病种相关研究主要集中于病种的遴选及评价标准、诊疗路径及方案研究、费用分析等[3-5]；医保支付方式改革相关定性研究主要包括改革可行性、实施路径及实施效果研究[6-8]，定量研究聚焦于DRG/DIP付费支付方式改革效果分析及卫生

基金项目：首都医科大学国家医疗保障研究院开放性课题“中医优势病种及支付方式研究”（课题编号：YB2023B08），上海市卫生经济学会科研项目“上海市中医支付方式改革现况与效果评价研究”（项目编号：HXZZ09）。
第一作者：张小雨，女，硕士研究生。
通讯作者：荆丽梅，女，研究员。
作者单位：上海中医药大学公共健康学院（张小雨、王丽丽、张诗文、张惠文），上海市老年医学中心（张惠文），上海健康医学院护理与健康管理学院（嵇晟），上海交通大学公共卫生学院（荆丽梅）。
本文已发表于《中国卫生政策研究》2024年第10期。

经济学评价等[9-11]。由于各地医保支付方式改革方案在政策设计、实施环境等方面存在差异，目前对中医优势病种按疗效价值付费试点改革的效果尚缺乏纵向时间序列和横向医院等级差异的系统定量评价。基于此，本研究旨在对上海市中医优势病种支付方式改革效果进行实证研究，为进一步完善中医优势病种按疗效价值付费试点工作，推进建立符合中医药特点的医保支付方式提供实证依据。

二、资料与方法

（一）研究对象

研究选取试点开展中医优势病种按疗效价值付费改革的上海市作为典型地区，基于全市开展试点改革的所有中医类医院（14 家二级、8 家三级）2022 年 1 月至 2023 年 8 月的中医病案首页数据，以试点的 22 个中医优势病种的中医疾病编码为筛选标准，最终筛选纳入 40 404 例病例。

（二）测量指标

根据上海市开展中医优势病种按疗效价值付费试点文件内涵，要求及时掌握试点医疗机构医疗费用等信息变化，定期开展评估。结合相关文献依据，本研究重点关注医疗费用和医疗资源使用效率，选取次均住院费用、次均自费费用、次均中医类费用、床日费和平均住院天数共 5 个指标作为主要改革效果评价指标[1,10,12]。其中，依据上海市卫生资源与医疗服务统计调查制度，次均中医类费用包含中医诊断、中医治疗和中医其他费用。

（三）统计分析

使用 SPSS 25.0 和 Stata 17.0 进行统计分析。引入间断时间序列纵向分析试点医院中医优势病种支付方式改革的效果，横向比较二、三级中医类医院间改革效果的差异。间断时间序列（interrupted time series，ITS）是通过收集干预实施前后多个时间点上所测量的结果指标数据，比较结果指标在干预实施前后的变化趋势，从而评估干预是否对结果指标产生影响[13]。由于突发公共卫生事件影响，次均住院费用等指标 2022 年 4 月数据存在显著异常，采用填充平均数的方法处理异常值[14]。本研究中采用 ITS 可以建立下列模型：

$$Y_t = \beta_0 + \beta_1 T + \beta_2 X_t + \beta_3 TX_t + \beta_4 Z + \beta_5 ZT + \beta_6 ZX_t + \beta_7 ZX_t T$$

其中，Y_t 为因变量，是描述改革效果的评价指标；β_0 为截距，β_1 为改革前斜率，β_2 为改革时效果指标的变化水平，β_3 为改革后斜率变化量，$\beta_1+\beta_3$ 为改革前后整体趋势的斜率；Z 为对照组和干预组的虚拟变量，β_4 为改革前组间的水平差异，β_5 为改革前组间的斜率差异，β_6 为改革时组间的变化水平，β_7 为改革后组间斜率差异的变化量，$\beta_5+\beta_7$ 为改革前后组间整体趋势的斜率差异[15]。本研究以 2022 年 9 月作为中医优势病种支付方式改革的政策干预时点（改革实施时点），通过 ITS 分段回归模型的单组分析纵向比较改革实施时点前后次均住院费用、次均自费费用、次均中医类费用、床日费和平均住院天数共 5 个效果指标的变化趋势；组间分析横向比较二、三级中医类医院 5 个效果指标变化趋势的差异。构建模型前对各组数据进行自相关检验[16]，并采用 Newey－West 法进行参数估计，以此处理潜在的自相关，检验水准为 $\alpha=0.05$。

三、结果

（一）研究对象基本情况

研究筛选所得 40 404 人次的试点中医优势病种出院患者中，男性患者 18 828 人（46.60%），女性患者 21 576 人（53.40%）；60～79 岁年龄组占比最高（39.69%），20 岁以下年龄组占比最低（0.69%）；职业构成以退（离休）人员（29.47%）和职员（27.35%）为主；绝大多数已婚（91.69%）。

（二）间断时间序列分析

1. 次均住院费用

改革实施时点的组内分析发现，三级医院次均住院费用相关系数均无统计学意义，二级医院改革前后次均住院费用整体趋势斜率为 39.58（$P=0.030$）；组间比较发现，二、三级医院改革前组间的水平差异为 6 088.55（$P<0.001$），改革前后组间整体趋势的斜率差异为－165.81（$P=0.016$），详见表 1 和图 1。

表 1　2022 年 1 月至 2023 年 8 月上海市中医优势病种出院患者次均住院费用 ITS 分析结果

组　别	系　数	改革实施时点	
		系数值	P 值
三级医院	β_1	−110.46	0.616
	β_2	−608.18	0.545
	β_3	−15.77	0.945
	$\beta_1+\beta_3$	−126.23	0.061
二级医院	β_1	−31.06	0.700
	β_2	−362.08	0.450
	β_3	70.64	0.396
	$\beta_1+\beta_3$	39.58	0.030
组间比较*	β_4	6 088.55	<0.001
	β_5	−79.39	0.732
	β_6	−246.10	0.823
	β_7	−86.41	0.720
	$\beta_5+\beta_7$	−165.81	0.016

* 三级医院为分析组，二级医院为对照组。

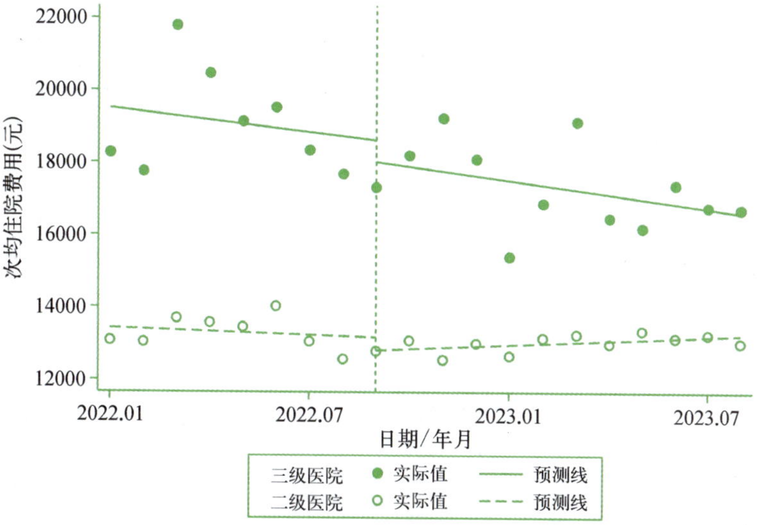

图 1　2022 年 1 月至 2023 年 8 月上海市中医优势病种出院患者次均住院费用变化拟合图

2. 次均自费费用

改革实施时点的组内分析发现，三级医院次均自费费用改革前后整体趋势的斜率为−236.31（P=0.007），二级医院相关系数均无统计学意义；组间比较显示，二、三级医院改革前组间的水平差异为 3 397.85（P=0.014），改革前后组间整体趋势的斜率差异为−226.39（P=0.007），详见表 2 和图 2。

表 2　2022 年 1 月至 2023 年 8 月上海市中医优势病种出院患者次均自费费用 ITS 分析结果

组　别	系　数	改革实施时点	
		系 数 值	P　值
三级医院	β_1	−17.55	0.937
	β_2	239.28	0.814
	β_3	−218.76	0.360
	$\beta_1+\beta_3$	−236.31	0.007
二级医院	β_1	33.24	0.722
	β_2	−593.37	0.314
	β_3	−43.15	0.646
	$\beta_1+\beta_3$	−9.91	0.390
组间比较*	β_4	3 397.85	0.014
	β_5	−50.79	0.832
	β_6	832.66	0.475

续 表

组　别	系　数	改革实施时点	
		系 数 值	P 值
组间比较*	β_7	-175.60	0.487
	$\beta_5+\beta_7$	-226.39	0.007

* 三级医院为分析组，二级医院为对照组。

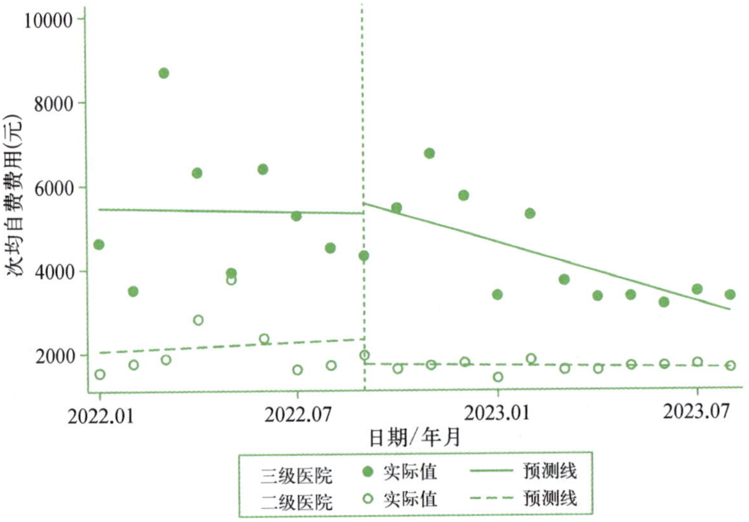

图 2　2022 年 1 月至 2023 年 8 月上海市中医优势病种出院患者次均自费费用变化拟合图

3. 次均中医类费用

改革实施时点的组内分析发现，三级医院次均中医类费用改革后斜率变化量为 63.33(P=0.018)，改革前后整体趋势的斜率为 57.57(P=0.003)；二级医院改革前后整体趋势的斜率为 16.64(P<0.001)。组间比较显示，二、三级医院改革前组间的水平差异为 1 220.60(P<0.001)，改革前后组间整体趋势的斜率差异为 40.93(P=0.019)，详见表 3 和图 3。

表 3　2022 年 1 月至 2023 年 8 月上海市中医优势病种出院患者次均中医类费用 ITS 分析结果

组　别	系　数	改革实施时点	
		系 数 值	P 值
三级医院	β_1	-5.76	0.749
	β_2	-88.69	0.660
	β_3	63.33	0.018
	$\beta_1+\beta_3$	57.57	0.003

续 表

组别	系数	改革实施时点	
		系数值	P 值
二级医院	β_1	40.81	0.297
	β_2	100.03	0.535
	β_3	-24.17	0.534
	$\beta_1+\beta_3$	16.64	<0.001
组间比较*	β_4	1 220.60	<0.001
	β_5	-46.58	0.273
	β_6	-188.72	0.462
	β_7	87.50	0.060
	$\beta_5+\beta_7$	40.93	0.019

* 三级医院为分析组，二级医院为对照组。

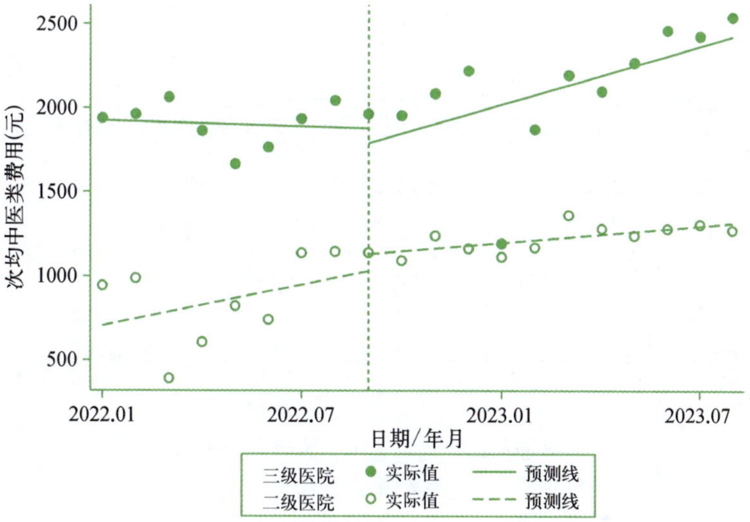

图 3 2022 年 1 月至 2023 年 8 月上海市中医优势病种出院患者次均中医类费用变化拟合图

4. 床日费

改革实施时点的组内分析提示，三级医院床日费改革前后整体趋势的斜率为-68.98($P<0.001$)；二级医院床日费改革前斜率为-35.81($P=0.002$)，改革时水平变化为 219.05($P=0.008$)，改革后斜率变化量为 35.50($P=0.004$)。组间比较发现，二、三级医院改革前组间的水平差异为 1 002.37($P<0.001$)，改革后组间斜率差异的变化量为-75.43($P=0.006$)，改革前后组间整体趋势的斜率差异为-68.67($P<0.001$)，详见表 4 和图 4。

表 4　2022 年 1 月至 2023 年 8 月上海市中医优势病种出院患者床日费 ITS 分析结果

组　别	系　数	改革实施时点	
		系 数 值	P　值
三级医院	β_1	−29.05	0.206
	β_2	300.47	0.083
	β_3	−39.93	0.104
	$\beta_1+\beta_3$	−68.98	<0.001
二级医院	β_1	−35.81	0.002
	β_2	219.05	0.008
	β_3	35.50	0.004
	$\beta_1+\beta_3$	−0.32	0.947
组间比较①	β_4	1 002.37	<0.001
	β_5	6.76	0.780
	β_6	81.42	0.650
	β_7	−75.43	0.006
	$\beta_5+\beta_7$	−68.67	<0.001

① 三级医院为分析组，二级医院为对照组。

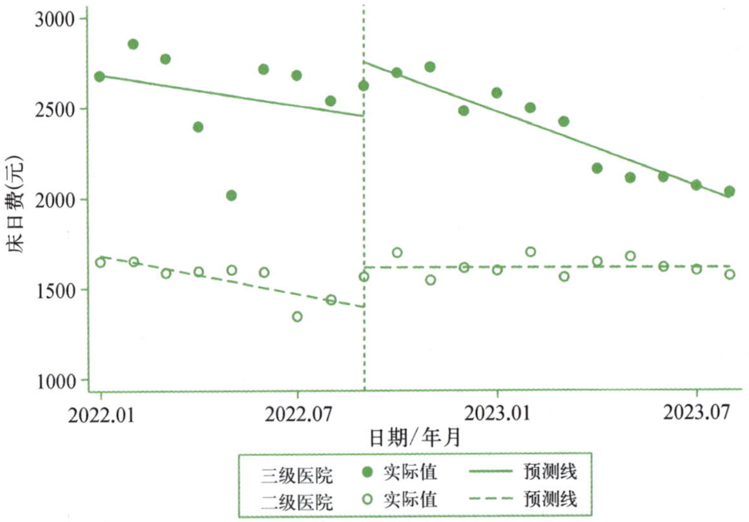

图 4　2022 年 1 月至 2023 年 8 月上海市中医优势病种出院患者床日费变化拟合图

5. 平均住院天数

改革实施时点的组内分析显示，三级医院平均住院天数改革前后整体趋势的斜率为 0.14

(*P*<0.001);二级医院平均住院天数改革前斜率为 0.20(*P*=0.014),改革时水平变化为-1.51(*P*=0.004),改革后斜率变化量为-0.19(*P*=0.016)。组间比较发现,二、三级医院改革后组间斜率差异的变化量为 0.30(*P*=0.043),改革前后组间整体趋势的斜率差异为 0.13(*P*<0.001),详见表 5 和图 5。

表 5　2022 年 1 月至 2023 年 8 月上海市中医优势病种出院患者平均住院天数 ITS 分析结果

组别	系数	改革实施时点	
		系数值	*P* 值
三级医院	β_1	0.03	0.808
	β_2	-0.90	0.162
	β_3	0.11	0.398
	$\beta_1+\beta_3$	0.14	<0.001
二级医院	β_1	0.20	0.014
	β_2	-1.51	0.004
	β_3	-0.19	0.016
	$\beta_1+\beta_3$	0.00	0.693
组间比较①	β_4	-0.67	0.320
	β_5	-0.17	0.242
	β_6	0.60	0.438
	β_7	0.30	0.043
	$\beta_5+\beta_7$	0.13	<0.001

① 三级医院为分析组,二级医院为对照组。

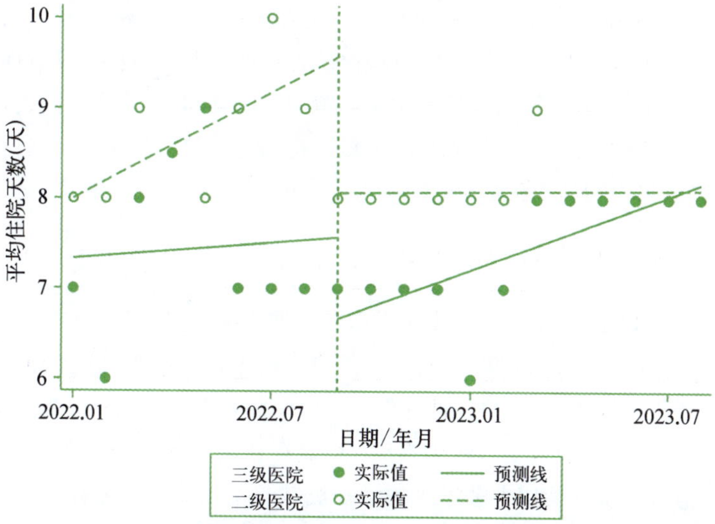

图 5　2022 年 1 月至 2023 年 8 月上海市中医优势病种出院患者平均住院天数变化拟合图

四、讨论与建议

（一）改革后三级中医类医院部分费用下降，仍需关注平均住院天数上涨现象

研究结果显示，中医优势病种支付方式改革后，三级中医类医院次均自费费用和床日费呈现显著下降趋势，可见中医优势病种按疗效价值付费试点政策一定程度上能够有效降低三级中医类医院部分住院费用，减轻患者的经济负担，这与现有相关研究结果一致[17]。此外，改革后三级中医类医院的次均中医类费用和平均住院天数呈现上升趋势。由于中医优势病种按疗效价值付费政策鼓励使用中医药疗法治疗疾病，从而会一定程度上导致次均中医类费用增加。据相关研究证据，在短期内中医保守治疗的医疗质量与西医手术治疗基本等价，但中医保守治疗的平均住院天数会有所延长[17]。考虑到医保要求降低患者的住院天数以提升床位周转效率，从而对住院天数进行考核和限制的相关政策要求[15]，三级中医类医院在执行中医优势病种按疗效价值付费改革政策的同时，需重点关注改革后平均住院天数上涨的问题，建议通过提高医务人员医疗工作效率，完善中医优势病种治疗路径等控制患者的平均住院天数，使其保持在合理范围内。

（二）改革初期二级中医类医院费用调控作用不明显，应持续跟踪和监测

中医优势病种支付方式改革推行的目的之一是控制医疗费用上涨，改善患者体验，激励医疗机构提供高质量的医疗卫生服务。本研究中 ITS 分析发现，中医优势病种支付方式改革实施时，二级中医类医院床日费水平上涨 219.05 元，改革后次均住院费用呈现上升趋势，可见改革对二级中医类医院的费用调控作用不明显。在中医优势病种按疗效价值付费试点改革中，二、三级中医类医院采用相同的病种支付标准，该标准是参照 DRG/DIP 付费结算管理，以试点中医优势病种所在 DRG/DIP 付费病组的支付标准为基准合理确定的。而部分 DRG 付费病组的平均支付价格多由三级医院决定，可能导致二级医院出现次均住院费用上升的现象[18]。此外，改革后二级医院的次均中医类费用也呈现上升趋势，与三级医院趋势一致，考虑是由于试点改革政策鼓励按疗效价值对部分病种采用中医治疗，易促使中医类费用上升，同时次均中医类费用的上升一定程度上也可能导致次均住院费用的增长。对此，应该坚持动态调整病种支付标准，持续关注和监测二级中医类医院各效果指标的变化情况。

（三）不同级别中医类医院改革效果存在差异，亟须建立差异化评价指标

ITS 组间比较结果提示，改革后三级中医类医院次均中医类费用和平均住院天数的上升趋势相对二级医院明显，同时次均住院费用、次均自费费用和床日费的下降趋势也相对二级医院明显，可见由于医院等级不同，中医优势病种支付方式改革的效果存在一定差异。医院级别是中医优势病种支付方式改革推行的重要影响因素[19]，可能存在由于收治患者疾病复杂程度、中医诊疗技术和设备、医务人员主动使用中医疗法的激励机制与主动性等的差异，导致二、三级中医类医院在推行中医优势病种支付方式改革时所取得的效果不一致，甚至与政策预期成效不符。另外，不同类型疾病因诊疗路径、病种分组及病案首页数据质量等差异，也可能影响不同级别医院

的实际控费效果[20]。对此，建议重视二、三级中医类医院在试点中医优势病种和支付方式改革运行等方面的实际差异，在坚持“优势突出、临床成熟、疗效确切、安全可控”的病种遴选原则和按疗效价值付费的基础上，针对不同级别医院的特点建立差异化的评价指标，并坚持动态调整，提升中医优势病种支付的合理性和科学性。

综上，本研究聚焦上海市中医优势病种支付方式试点改革，采用间断时间序列纵向分析改革成效，横向比较二、三级中医类医院改革效果差异。研究显示，上海市中医优势病种支付方式改革已取得一定效果，不同级别中医类医院改革效果存在一定差异。对此，应进一步完善中医优势病种诊疗路径，坚持动态调整病种支付标准，并重视二、三级中医类医院的病种和运行差异，建立差异化评价指标，推进和完善中医优势病种支付方式改革。此外，本研究尚存在一定局限性：首先，ITS 组间分析需假设改革前两组的水平及趋势一致且差异无统计学意义，但实际分析中尽管已对潜在的基线差异进行了调整，部分指标在改革前仍存在组间差异，不能完全排除其对组间分析的影响。其次，由于本研究数据范围限制，试点政策主要体现为短期效果，且同期可能受到带量采购等政策的影响，存在政策叠加效应。在未来深化改革的过程中还应持续关注、监测和分析改革的长期成效。

参考文献

[1] 于森，宋琦，杨燕绥，等. 中医按病种分值医保付费政策效果分析及经验总结. 中国卫生政策研究，2023，16(5)：34－40.

[2] 朱小颖，田侃，方鹏骞，等. 我国中医医院 DRG 付费若干问题与对策探讨. 中国医院，2022，26(5)：10－12.

[3] 杨思红，赵晖，梁宁，等. 中医优势病种遴选和评价技术指导建议. 中国中医基础医学杂志，2022，28(10)：1595－1601.

[4] 宋雪，吴玮，司徒红林，等. 急性乳腺炎中医治疗思路与特色优势分析. 中华中医药杂志，2021，36(12)：7131－7134.

[5] 岳铭坤，李凯，黄娜，等. 按病种付费对中医优势病种住院费用的影响研究——基于 PSM－DID 法. 卫生经济研究，2024，41(3)：62－64.

[6] 李祖兰，周戈耀，梅玉虹，等. 临床医生视角下中医优势病种支付方式改革现状及可行性研究. 中国药房，2022，33(14)：1671－1676.

[7] 刘黎明，宣天惠，满晓玮，等. 中医按病种付费实施路径探讨. 中国医疗保险，2023(3)：72－77.

[8] 廖藏宜，秦纪华，蓝志成. 中医优势病种按疗效价值付费的柳州经验. 卫生经济研究，2023，40(6)：61－63，67.

[9] 刘同心. “循证+价值医疗”视角下中医优势病种的卫生经济学研究. 湖南中医药大学，2022.

[10] 郭慧君，刘晶，胡广宇，等. 基于双重差分法的 DRG 付费对中医医院的影响研究. 中国卫生政策研究，2024，17(6)：47－55.

[11] 胡广宇，刘立煌，吴世超，等. 基于间断时间序列分析的 DRG－PPS 改革效果研究. 中国卫生政策研究，2019，12(10)：23－28.

[12] 王文娟，梁娟娟，胡洋溢，等. 基于合成控制法的 DRG 改革对住院费用的影响——以北京市三级

公立医院为例. 中国卫生政策研究,2024,17(3):1－9.

[13] 朱星月,林腾飞,米源,等. 间断时间序列模型及其在卫生政策干预效果评价中的应用. 中国药事,2018,32(11):1531－1540.

[14] 潘康宁,袁明辉,赵玉娟,等. 基于深度学习的医疗器械不良事件风险类型的研究. 中国医学工程,2024,32(8):34－37.

[15] 楚天舒,王丽丽,许艺帆,等. 基于间断时间序列分析的中医和西医医院同类疾病住院费用差异研究. 中国循证医学杂志,2023,23(3):279－285.

[16] Yu S C, Hao Y T, Zhang J, et al. Using interrupted time series design to analyze changes in hand, foot, and mouth disease incidence during the declining incidence periods of 2008－2010 in China. Biomed Environ Sci, 2012, 25(6):645－652.

[17] 黄成凤,申丽君,杨燕绥. 价值导向型医保付费政策效果探讨——基于柳州市中医优势病种的实证分析. 卫生经济研究,2022,39(5):37－41.

[18] 朱凤梅. DRG/DIP支付改革、费用控制与影响机制——基于19个地区抽样数据的多期双重差分分析. 社会保障评论,2023,7(5):54－67.

[19] 李祖兰,周戈耀,毛佳,等. 贵州省中医优势病种支付方式改革推行的影响因素研究. 卫生经济研究,2023,40(10):61－65.

[20] 徐学萍. 基于疾病诊断相关分组(DRG)原则的住院费用研究. 山东大学,2020.

上海市部分公立医疗机构药品采购联盟集中议价采购成效评估

田文华　楼雨含　凌　云　杜婷玲　赵　岩　冷熙亮

【导读】 药品采供制度改革既是我国医药卫生体制改革的热点和难点，同时也是重要抓手和突破口。2019年以来，国家持续深化药品招采制度改革，鼓励探索多元化药品采购方式和多层次的药品采供体系。文章在政策梳理、文献分析、利益相关者分析，以及专家咨询的基础上，针对上海市部分公立医疗机构药品采购联盟集中议价采购模式，及其实施成效进行评估，分析取得的成效、存在的问题和面临的挑战，并据此提出推进上海市部分公立医疗机构药品采购联盟集中议价采购的政策建议。

药品采供制度改革是医药卫生体制改革中备受瞩目的重点和热点问题。对药品采供问题进行的改革与相关探索，不仅是我国医药卫生体制改革的重要组成部分，而且被视为其重要抓手和突破口。从2015年起，上海就开始学习借鉴国外的药品集团采购组织（group purchasing organization，GPO）模式，开展药品集团采购，并在实践探索中汲取经验[1]。为了适应国家持续深化药品招采制度改革的新形势、构建多方联动采购的新格局、更好地衔接我国的药品采购体系，2020年《上海市深化医改重点行动计划（2020—2022年）》中明确提出鼓励和推进药品集中议价采购试点。同年，市医保局、市卫生健康委出台《关于构建多方联动的药品集中采购格局　鼓励和推进本市药品集中议价采购工作的试行意见》[2]。上海市药品集团采购（1.0版）于2020年转型升级为上海市部分公立医疗机构药品采购联盟集中议价采购（2.0版及2.1版），并进行探索和实践。对上海市部分公立医疗机构药品采购联盟集中议价采购（2.0版及2.1版）进行客观的评估，系统分析存在问题，提出针对性的政策建议，对于完善相关政策，更好地衔接我国药品采供体系，推动医药卫生体制的改革与发展，具有非常重要的意义。

一、评估目的

针对上海市部分公立医疗机构药品采购联盟集中议价采购（2.0版及2.1版）政策的实施成

基金项目：2024年上海市卫生健康委员会医改处委托项目“上海市部分公立医疗机构药品采购联盟集中议价采购成效评估”。
第一作者：田文华，男，教授。
通讯作者：冷熙亮，男，上海市卫生健康委员会医改处处长。
作者单位：复旦大学社会发展与公共政策学院（田文华、楼雨含、杜婷玲、赵岩），上海市卫生健康委员会（凌云、冷熙亮）。

效进行评估，主要目的如下：一是系统梳理和分析上海市药品采供的经验，总结形成具有上海特色的模式；二是评估该模式在探索实践中取得的成效；三是分析政策环境，判断发展趋势；四是提出推进和完善的政策建议。

二、药品集中议价采购的演进

药品集中议价采购是上海市药品采供体系的重要组成部分，在深化医疗卫生体制改革的大背景中应运而生。2015 年，上海市先于国家集采，就医疗机构药品集团采购工作进行探索，并于 2016 年正式启动，组成全国首个公立医疗机构药品集团采购联盟。随着实践经验的积累和政策引导的需要，2020 年 7 月上海市医保局、市卫生健康委联合印发《关于构建多方联动的药品集中采购格局　鼓励和推进本市药品集中议价采购工作的试行意见》（沪医保价采〔2020〕77 号），标志着上海市在药品集团采购基础上向药品集中议价采购提升转型。至 2024 年 4 月，上海市药品集中议价采购工作方案进行了两次调整[3-4]，主要体现在：节约费用的利用，从供应链成本分担转为医保资金结余留用；工作模式逐步调整为“集中议价–区域采购”，明确团体会员单位，形成区域目录。集中议价采购工作方案的规模、特点、成效等演进情况见表 1。

表 1　上海市药品集中议价采购工作方案比较

		药品集团采购（1.0 版）	部分公立医院药品采购联盟集中议价采购（2.0 版）	部分公立医院药品采购联盟集中议价采购（2.1 版）
启动时间		2016 年 2 月	2021 年 2 月	2024 年 4 月
政策依据		《上海市人民政府关于印发〈上海市深化医药卫生体制综合改革试点方案（2016—2020 年）〉的通知》（沪府〔2016〕45 号） 《上海市医药卫生体制改革领导小组办公室关于印发〈上海市深化医药卫生体制综合改革试点实施意见（2016—2020 年）〉的通知》（沪发改医改〔2016〕4 号）	上海市医保局、市卫生健康委联合印发《关于构建多方联动的药品集中采购格局　鼓励和推进本市药品集中议价采购工作的试行意见》（沪医保价采〔2020〕77 号）	
联盟规模	个体会员	复旦大学附属华山医院、上海交通大学医学院附属仁济医院、上海市第一人民医院、上海中医药大学附属岳阳中西医结合医院、上海市东方医院	复旦大学附属华山医院、复旦大学附属肿瘤医院、上海市第十人民医院、上海市东方医院、上海市浦东医院、上海市浦东新区浦南医院、上海市浦东新区周浦医院	
	团体会员	徐汇区、杨浦区、普陀区、闵行区、金山区和崇明县所属公立医疗机构	徐汇区、闵行区、普陀区、杨浦区、金山区、静安区、虹口区、嘉定区所属公立医疗机构	
联盟采购规模（采购金额）		约 100 亿元/年	约 150 亿/年	
方案特点		探索药品“以量换价、量价挂钩”的市场机制及医疗机构“团购”在压缩药品价格水分中作用，医疗机构分享供应链成本压缩空间	作为本市药品采供体系的组成部分之一，发挥医疗机构采购主体作用，组成联盟进行集中议价，对集中议价的医保药品单独核算，实施结余留用	从药品谈判议价向优化临床药品使用的方向转变，形成药品集中议价采购推荐目录，引导医疗机构调整和优化用药结构

续 表

	药品集团采购 (1.0版)	部分公立医院药品采购联盟集中议价采购(2.0版)	部分公立医院药品采购联盟集中议价采购(2.1版)
中选品规数	共5批,6 342个	1 674个	—
平均降价幅度	供应链成本分担比例:10%~15%	5.4%	—
节约费用	5.82亿元(实际获得供应链成本分担金额)	约为1.9亿元*	—
受益情况	医疗机构受益	医保节省费用,患者受益	—

*该数据由药品平均降价幅度结合2023年集中议价中选品种历史药品采购数据进行静态测算获得。

上海市部分公立医疗机构药品采购联盟集中议价采购是指以国家和上海市相关政策为依据,在政府引导下以公立医疗机构为主体形成联盟,并在第三方的组织下,利用统一平台和规则,整合联盟药品需求,集中与药品生产和流通企业议价谈判,以获得符合市场规律的合理价格。该模式形成的药品采购定价机制,是符合实际并且具有特色的有益探索,是药品供应质量和稳定性的保障,是药品采供体系的重要补充。

三、成效评估

(一)总体评估

上海市部分公立医疗机构药品采购联盟集中议价采购是以国家和上海市相关政策为依据,结合上海药品需求和供应、临床用药特点,以及药品实际使用情况等,对药品采购定价模式的积极探索。上海市开展药品集中议价采购工作以来,遵循国家推动药品集中带量采购工作思路,为引导药品价格回归合理水平、推动公立医疗机构改革、促进医药行业健康发展进行积极探索,对国家及上海市药品带量采购体系进行了有效补充。

上海市部分公立医疗机构药品采购联盟集中议价采购从政策视角看,是相关政策落地的具体实践,是药品采供体系的重要补充,是医改的重要举措;从理论视角看,是借鉴集中招采的相关理论,结合实际形成的,以需求导向、市场运行、政府引导和医疗机构为主体的、具有特色的"上海方案";从实践视角看,一方面,兼顾医疗机构与患者的用药选择权,降低了药品采购成本,保障了药品供应质量和稳定性,在合理范围内压缩了医疗机构的药品品种选择,提升合理用药水平,一定程度上实现利益相关者多方共赢,并在促进合理用药、调整医院收支结构和行风建设等方面发挥积极作用,另一方面,在政策支持、协同治理、稳定预期、利益调整、调动各方积极性和科学议价等方面还需要进一步完善。

(二)主要成效

1. 集中议价采购功能不可或缺,成为药品采供体系的重要组成

集中议价采购是市场经济条件下通过市场机制进行议价的行为,其采购覆盖品种广,中选品种贴合公立医疗机构的实际应用情况,基本满足当地百姓的用药需求。降价并非唯一目标,降价

幅度依据中标品种的规模效应和供应情况确定。集中议价采购既减少了单体医院分散议价采购的成本和压力，又切实降低了药品的虚高价格，节约医疗费用成本，同时减轻患者的看病负担，是药品带量采购的有效补充。集中议价采购作为一种探索和实践中形成的有效模式，与国家带量采购、省际（级）集中带量采购共同构成了多层次体系，成为药品采供体系的重要组成部分，并在实践中发挥重要作用。

2. 形成规范的采购流程，逐步完善集中议价采购的制度建设

上海市药品集中议价采购在实践中不断探索和总结，着力打造公平、公正和公开的采购程序和提高采购工作的透明度，形成了"发布公告—企业报名—网上申报—药品评价—供需议价—议价结果通知—医疗机构阳光平台采购"等一系列规范化采购流程，以及明确的要求和规定。在统一的平台和规则下进行议价，减少了不正当竞争和暗箱操作的可能性，为完善集中议价采购的制度建设提供重要支撑，有效提升该模式的政策性、规范性与科学性，为联盟会员的采购工作提供高效且便捷的服务。

3. 有效降低药品采购成本，为实现多方共赢探索一条新路径

自 2023 年底上海市启动实质性药品集中议价采购以来，截至 2024 年 4 月底，各个不同时间加入药品采购联盟的所有医疗机构，累计集中议价发生中选药品采购的总金额为 4.14 亿，节约采购费用 2 208 万元，平均药品价格降幅约为 5.4%。结果表明，药品集中议价采购是一条多方共赢的药品采供路径，具有以下几点优势：一是有效降低医疗机构药品采购成本，加上医保奖励和激励机制，让参加联盟的医疗机构获益；二是有效降低药企销售成本，保证药品合理利润。节省了药企在联盟内医疗机构中的销售成本，让其在参与集中议价采购过程中获益；三是降价并保证药品质量，让患者获益。与以往不同，集中议价采购的药品，既考虑到患者的用药习惯，保证质量和供应，又采用"平进平出"政策，切实提升了患者的受益程度。

4. 优化药品目录，调整收支结构，助力实现医改的"腾笼换鸟"

组织专家根据基药管理的政策、药品临床配置的必要性，结合临床使用现况，提出对集采推荐药品目录分类的工作思路。通过药品目录的优化和区域内的统一和执行，集中议价采购能够有效压缩医疗机构的用药品种。据 2024 年 1~7 月采购金额静态测算，不建议使用药品、未纳入推荐中成药分别占总采购金额的 2.1% 和 20.0%，通过减少临床价值不高、存在明显不合理使用情况或有更优替代的药品品种的临床使用，来促进医疗机构的合理用药水平。药品集中议价采购通过降成本、控费用，降低药占比，调整医疗机构收支结构，促进医疗机构运行机制的转变，实现了医保费用的节约，有利于医保费用的"腾笼换鸟"，有利于推动深化医药卫生体制改革，有利于公立医疗机构高质量发展。

5. 有效保障药品质量和供应，提升患者用药便捷性和满意度

上海市药品集中议价采购是在保障药品质量、药品供应和老百姓用药特点和用药习惯的情况下，与药品供给方进行药品价格的谈判。同时，在集中议价联盟内实现了不同医疗机构间的药品目录的相对统一，大大提升了患者用药的可及性，并促进了医疗机构的合理用药行为。联盟通过不断优化的药品目录，引导联盟内所有医疗机构降低不建议使用品种的药品使用比例，更多地向药品质量好、临床效果明确、患者接受程度较高的药品品种集中，提升患者用药的满意度。

6. 加强服务和监测能力，推进医疗、医药领域行风建设

集中议价采购联盟的第三方机构主要提供服务和监测，负责集中议价的组织和具体实施，以

及实施情况的反馈和改进。通过信息化手段实现药品采购使用的全供应链数字化整合,督促药品生产企业强化供应保障,并加强药品采供监测,保障供应链稳定运行。实践表明,通过联盟对临床药品采购和使用的持续监测,有助于提升医疗机构的药事管理水平和降低医疗机构不合理用药行为的发生。通过保证药企的合理利润,有助于避免药品质量不合格、药品短缺等情况的发生。同时,压缩"回扣"空间,压缩药品价格水分,一定程度上遏制了医疗腐败行为发生,推动医药行业的行风建设不断向好。

(三)存在的不足与挑战

存在的不足:一是在充分理解相关政策的基础上,如何进一步厘清上海市集中议价采购在药品采供体系中的定位和功能,平衡好政策的成本与收益,是当下急需解决的问题;二是集中议价采购部分工作机制有待进一步健全,主要体现在激励补偿机制方面。如结余留用机制和第三方机构服务费支付机制,直接影响到该项工作的推进和深化;三是区域及医疗机构的参与度仍待提升。在当前外部政策环境和内生发展需求的双重影响下,部分区域和医疗机构在达成共识和积极参与方面存在不足,采取观望、等待和被动的态度;四是企业参与积极性仍未充分发挥。相关价格治理的政策对企业产生直接影响,在多种药品采供模式功能和机制不清晰的情况下,企业参与积极性会受到影响。

面临的挑战:一是药品政策仍在探索和实践中,药品采供体系尚缺乏系统设计。目前对药品价格的底价联动政策、"四同药品"等相关政策理解程度不一,各种药品采供模式在功能上如何有效衔接,尚有待探讨;二是政府与市场之间的关系尚需充分厘清。在药品集中议价采购过程中,政府还需通过合理的规则设定和有效的引导和监督做到既不缺位又不越位。这样可以充分发挥市场机制的作用,实现药品价格的合理回归;三是政府部门之间尚需进一步有效协同。面对新的形势和新的要求,在上海市药品集中议价采购的探索实践中,政府各部门更加需要大力支持、协同治理,以推进政策的实施和深化;四是政策环境的不断变化带来了较大的不确定性。外部环境的不断变化带来的不确定性直接影响联盟机构、药企等各方,并形成一定的挑战。

四、趋势判断与分析

(一)总体判断

一是上海市公立医疗机构药品采购联盟集中议价采购模式作为药品采供体系的重要组成部分,是中国特色社会主义市场经济条件下药品集采的有益探索和实践,将一如既往地在深化医改中发挥重要作用;二是受相关政策的影响[5],现阶段各利益相关方根据对预期的主观判断,倾向于采取观望和保守态度,一定程度上影响了该模式的有效实施和成效;三是在新时代、新阶段和新要求下,联盟集中议价采购将由单一降价目标向多元目标转变,其功能和作用还有待于充分发挥。

(二)趋势分析

一是集中议价采购基于市场机制,受当前政策影响,作用尚未充分释放;二是联盟范围和稳固性是核心,行政协同与推动应发挥重要作用;三是集采常态化实施提质扩面,集中议价需要动态优化目录、规范和流程。

五、政策建议

(一) 把握相关政策要求,明确行业主管部门职责并积极推进

上海市医疗机构药品集中议价采购是在深化医疗机构体制机制改革背景下的一项创造性实践,也是医改工作的重要举措。为了进行相关探索和实践,首先要学习和把握政府行政部门相关的法律法规和政策要求。其次要根据对政策环境的分析,明确各行业主管部门职责,积极推进。

(二) 统一认识协同治理,促进药品集中议价采购的深化发展

统一各方对集中议价采购工作价值和意义的认识是持续发展的前提。认识上要实现两个“转变”,即从单一的“以降价为目标”转变到“构体系、调结构、提质量、降成本、促行风、保供应”这一综合目标上来。从以“以量换价”降低医院运行成本为目标转变到调整医疗机构收入结构、助力医疗服务收入“腾笼换鸟”的目标上来。对联盟集中议价采购的定位、价值和意义达成共识,并将其作为深化医药卫生改革的重要任务和突破点。

(三) 拓展区域性联盟采购,调动社区卫生服务中心的积极性

社区卫生服务中心患者的疾病谱相对稳定,使用的药品品种也相对稳定。并且,由于大部分社区卫生服务中心加入联盟的时间不长,目前对于药品集中议价采购的参与程度还有很大的发展空间。各级政府相关部门应充分发挥主导作用,大力支持并引导社区卫生服务中心参与联盟。通过调动社区卫生服务中心的参与积极性,可以有效提升药品对于患者的可及性、切实给患者带来获益的同时,实现药品采购量的提升,这有利于在药品的谈判议价中获取降价优惠,实现医保资金的节约。

(四) 加强采购联盟建设,进一步提升议价采购的集中度

采购联盟不仅仅要从药品集中议价降成本的角度出发,更要从公立医院高质量发展服务的层面,持续发挥好在改革中的试点作用。为此,需要做到以下几点:一是加强采购联盟建设,提升工作参与度;二是优化工作方案,进一步提高药品品种、采购环节、中选药品企业等的集中度;三是拓展第三方服务。拓展采购联盟第三方机构服务能力,发挥好采购联盟的平台作用。

(五) 完善和落实资金支付机制,确保各方的积极性和发展的持续性

在市场经济条件下,以结余留用和第三方服务费为主要表现形式的激励机制和激励措施直接影响到各方积极性,以及集中议价采购模式的有效实施和可持续发展。尽管本市集中议价采购依据相关文件,明确规定了实行医保结余留用支付和第三方服务费支付的激励手段,但是仍然缺乏具体操作方案,并未得到具体落实。因此,应当尽快完善结余留用支付规则,并落实第三方机构服务费用的支付。

（六）完善集中议价工作机制，运用数智技术实现赋能

应根据当前相关政策的要求和指引，结合实际积极探索推进集中议价采购的核心工作机制。如，建立联盟集中议价和区域集中采购并重、联动的工作机制，建立集中议价中选目录与区域用药匹配度的工作机制，建设采购联盟药学服务系统，形成与市场互动的工作机制等。此外，还应充分利用数智技术进行赋能，利用大数据智慧化分析技术手段，对药品集中议价采购的全过程进行智能监测和管理，弱化医疗机构和医药企业的参与阻碍，加快各个流程速度，提升各方的参与积极性。

参考文献

[1] 邢倩，唐文熙．集中采购背景下公立医院参与药品议价的问题与对策．中国医院管理，2021，41(10)：89－92.

[2] 上海市医疗保障局，上海市卫生健康委员会．关于构建多方联动的药品集中采购格局，鼓励和推进本市药品集中议价采购工作的试行意见（沪医保价采〔2020〕77号）．2020.

[3] 上海公立医疗机构（部分）药品集中议价采购联盟办公室．关于根据同通用名同厂牌药品价格治理配套开展动态集中议价工作的通知．http://www.shgpo.com/tzgg/881.jhtml[2024－10－19].

[4] 上海公立医疗机构（部分）药品集中议价采购联盟．上海公立医疗机构（部分）药品集中议价采购联盟药品集中议价采购（试点）工作规则．http://www.shgpo.com/member/readflie.jspx?filePath=/u/cms/www/20240402/251427215mqf.pdf[2024－10－19].

[5] 国家医疗保障局办公室．关于促进同通用名同厂牌药品省际间价格公平诚信、透明均衡的通知（医保办函〔2023〕104号）．2023.

上海市医疗机构国谈药品遴选与评价指标体系研究

符雨嫣　王海银　罗雅双　程文迪　金春林

【导读】 文章探索构建一套科学、合理的医疗机构国谈药品遴选与评价指标体系和实施方案，为制定更有针对性的政策提供理论支撑。文章基于国内外经验和现状调研结果，从医疗机构视角出发，通过德尔菲法和层次分析法构建医疗机构国谈创新药品遴选与评价指标体系以及相应权重。文章调研了18位来自上海市各级医疗机构的药剂科主任，进行两轮问卷调研，形成上海市国谈药品遴选与评价指标体系及权重。指标体系共4个一级指标、8个二级指标、17个三级指标。文章提出医疗机构对于国谈创新药品遴选与评价的实施方案具体建议。文章形成上海市医疗机构国谈药品遴选与评价指标体系，可应用于医疗机构的药品管理流程，提供工具支持。

近年来，随着药监部门审批速度加快，我国创新药品上市数量屡创新高[1]。在国家医保局的大力推动下，每年一次的国谈工作加快了创新药品的医保准入速度[2]。通过国谈进入医保目录的药品称为国谈药品。但是，让这些国谈药品最终惠及广大患者还存在诸多困难，尤其是医院准入这一环节。为此，国家医保局和国家卫生健康委采取一系列举措[3]，如建立“双通道”管理机制、调整医疗机构药品使用考核机制、调动医疗机构配备国谈药品的主动性和积极性等，以促进国谈药品在医院的应用。然而，医疗机构对于引入国谈药品的积极性仍较低，这主要是由于两方面原因导致的：一是国谈药品上市时间较短，在临床普及应用仍需要一定时间；二是医疗机构药品目录管理流程复杂。究其根源在于医疗机构难以识别临床需求高、临床价值高、经济价值高的药品，缺少适用的遴选与评价工具。近年来，国家层面对公立医院高质量发展的政策进一步要求医院提高资源配置和使用效率[4]。因此，如何遴选并准入综合价值高的药品，对医院降本增效和高质量发展具有重要意义。本研究从医疗机构视角出发，构建国谈药品遴选与评价指标体系，并提出实施方案，以期为上海市医疗机构提供工具支持。

基金项目：上海市卫生健康委员会政策研究课题专项“上海市医疗机构创新药品遴选与评价指标体系研究”（课题编号：2023HP51）。
第一作者：符雨嫣，女，助理研究员。
通信作者：金春林，男，研究员，上海市卫生和健康发展研究中心（上海市医学科学技术情报研究所）主任。
作者单位：上海市卫生和健康发展研究中心（上海市医学科学技术情报研究所）（符雨嫣、王海银、罗雅双、程文迪、金春林）。

一、研究对象与方法

（一）指标体系构建基础

1. 指标体系构建原则

在设置指标体系时，应综合考虑以下原则：① 从医疗机构视角出发，以患者为中心，充分考虑药品多维度价值；② 尽量设置客观指标，避免主观偏移；③ 指标为通用型指标，可针对不同疾病病种，且适用于不同级别医疗机构。

2. 现状调研

对上海市各级医疗机构开展问卷调研，充分了解医疗机构国谈药品遴选与评价现状。采用分层抽样法，抽取25家具有国谈药品遴选经验的医疗机构相关专家，其中三甲综合医院占50%，三甲专科医院占25%，三乙综合医院占5%，二甲综合医院占20%。结果显示，目前上海市医疗机构的药品遴选流程遵从2017年发布的《上海市医疗机构药事管理与药物治疗学委员会管理规定》[5]，药品遴选需要经过药事委员会决策，药品遴选维度包含药品的合法性、质量可靠性、药剂学、药理学、药动学、药效学、安全性和经济性。然而，该文件中提及的遴选维度较单一，且未形成标准的量化评分工具。在实际药品遴选中，超过50%的医疗机构主要基于药事委员会成员意见进行遴选，而未形成对国谈药品全面、客观的评价证据。

3. 文献回顾

系统梳理国内外政策文件和学术文献，总结医疗机构药品遴选与评价框架。文献[6-11]显示，加拿大、法国、西班牙等国家的医疗机构在药品遴选时会采用评价框架，我国也已有医疗机构开发了药品遴选指南[12-13]，涵盖社会需求、医疗机构需求、临床价值、经济价值、医疗机构管理负担、生产企业评估、科学性等多个价值维度。各维度下有细分的评价指标。具体而言，在社会需求维度下，主要评价疾病负担、药品可及性、公平性、社会伦理性等指标；在医疗机构需求维度下，主要评价临床必须性、临床不可替代性、药品创新性、医院发展战略和学科布局等指标；在临床价值维度下，主要评价药品的有效性、安全性等指标；在经济价值维度下，主要评价药品的成本效果、价格和治疗费用、预算影响等；在医疗机构管理负担维度下，主要评价药品的政策属性、对医疗机构可持续性发展的影响、投资回报周期等指标；在生产企业评估维度下，主要评价生产企业规模、品牌效应等指标；在科学性维度下，主要评价证据质量、决策透明度、评估独立性等指标。

4. 形成初稿

根据现状调研和文献综述结果，初步形成本研究的指标体系框架和指标条目池，包含进院需求、临床价值、经济价值和医院管理4个一级指标、8个二级指标、18个三级指标。

（二）专家咨询

1. 德尔菲法问卷设计

采用德尔菲法确定指标体系。问卷内容包括首卷语、专家基本信息、专家打分表、熟悉程度及判断依据等4部分。其中，专家基本信息包括年龄、工作年限、职称、专业领域等；专家打分表对各级指标均设置重要性、数据可获得性评价维度。具体情况见表1。

表 1 德尔菲法问卷打分具体说明

维　度	打 分 依 据
重要性	5 非常重要;4 比较重要;3 一般重要;2 较不重要;1 很不重要
数据可获得性	5 非常好;4 比较好;3 一般;2 较不好;1 非常不好
判断依据	4 实践经验;3 理论分析;2 同行了解;1 直觉判断
熟悉程度	5 非常熟悉;4 比较熟悉;3 一般;2 较不熟悉;1 非常不熟悉

2. 层次分析法问卷设计

层次分析法通过制定成对比较的判断矩阵来确定指标的相对重要性,从而计算出各维度和各指标的权重。各指标相对重要程度对比评分标准见表 2。本研究将层次分析法相关问卷内容整合到第二轮德尔菲问卷中进行专家咨询。

表 2 层次分析法相对重要程度打分具体说明

分　值	含　义
1	具有同样重要性
3	一个因素比另外一个因素稍微重要
5	一个因素比另外一个因素明显重要
7	一个因素比另外一个因素强烈重要
9	一个因素比另外一个因素极端重要
2,4,6,8	上述两相邻判断的中值

3. 专家遴选

选取上海市各级医疗机构的药剂科主任作为咨询专家,专家纳入标准: ① 所在医疗机构须具有国谈药品遴选经验;② 为所在医疗机构药事委员会成员;③ 副高级及以上职称;④ 自愿参与本研究。

4. 实施专家咨询

通过电子邮件方式向专家发放德尔菲法及层次分析法问卷。第一轮问卷于 2023 年 10 月 9 日发放,第二轮问卷于 2023 年 11 月 2 日发放,每轮咨询时间为 1 周。第一轮咨询结束后,对重要性评分≥3.5、可获得性评分≥3.5、变异系数≤0.25 的指标予以保留,并根据专家建议对相关条目进行删除或修改,形成第二轮咨询问卷。第二轮咨询结束后,根据专家问卷再修改,形成最终版指标体系。

(三) 统计分析

通过问卷回收率、专家权威系数(Cr)等指标分析专家的积极性和权威性。计算重要性评分及可获得性评分的均值及标准差，用于遴选指标。采用变异系数（CV）和肯德尔协调系数（Kendall's W）分析专家评分的变异程度，评价意见的协调一致性。汇总整理相关数据后，使用 SPSS 软件进行统计分析，检验水准 $\alpha=0.05$。此外，使用 Yaahp 软件检验判断矩阵的一致性，并对矩阵进行归一化处理，计算各指标单层权重值。

二、研究结果

（一）专家基本情况

参加德尔菲法咨询的专家共 20 位，分别来自上海市 20 家医疗机构，其中，65%为三甲综合医院、20%为三甲专科医院、15%为二甲综合医院。最终完成两轮函询的专家共 18 位。专家年龄以 30~50 岁居多，占 83.3%；专家教育程度以博士学历居多，占 72.2%；专家工作年限以>30 年居多，占 55.6%；专家职称全部为高级职称。

（二）专家可靠性

1. 专家积极系数

两轮咨询问卷有效回收率分别为 90%（18/20）、100%（18/18）。

2. 专家权威程度

专家的权威程度用专家权威系数（Cr）表示，由专家对指标的判断依据（Ca）和专家对指标的熟悉程度（Cs）决定，根据公式 $Cr=(Ca+Cs)/2$ 计算而得。18 位专家的判断依据得分为 0.97，熟悉程度得分为 0.83，最终获得 18 位专家权威系数为 0.90，说明专家权威程度较高。

3. 专家意见协调程度

第一轮及第二轮函询后的专家意见协调程度见表 3。第一轮专家意见协调系数取值范围为 0.085~0.395，除了二级指标数据可获得性评分的协调系数不具有显著性（$P=0.218>0.05$），其余评分结果均具有一致性。第二轮专家意见协调系数取值为 0.133（$P=0.000$）、0.105（$P=0.023$）、0.449（$P=0.000$），可见协调系数取值在［0.105，0.488］，所有评分结果均具有一致性，结果可取。

表 3　两轮德尔菲法专家意见协调程度

指标名称	第一轮重要性		第一轮数据可获得性		第二轮重要性		第二轮数据可获得性	
	协调系数	P 值	协调系数	P 值	协调系数	P 值	协调系数	P 值
一级指标	0.395	0.000	0.124	0.097	0.488	0.000	0.133	0.000
二级指标	0.278	0.000	0.085	0.218	0.322	0.000	0.105	0.023
三级指标	0.109	0.000	0.322	0.000	0.125	0.000	0.449	0.000

（三）指标筛选情况

第一轮咨询后，根据专家评分结果和专家意见，结合课题组讨论，对指标修订如下：① 指标删减。删减二级指标“安全性”下的一项三级指标“药物警戒”；② 指标名称或内涵修改。第一，将一级指标“医院管理”下的“药品政策属性”改为“药事政策属性”。第二，将二级指标“需求程度”下的三级指标“是否弥补医院短板专科”更改为“是否助力薄弱专科发展”。第三，将二级指标“药品管理属性”下的三级指标“储藏条件”改为“是否为实行特殊管理的药品”。第二轮咨询后，专家均未提出修改意见。

第一轮及第二轮的三级指标重要性评分平均值、变异系数，及数据可获得性评分平均值、变异系数见表4。两轮结果显示，重要性评分及数据可获得性评分均较高，变异系数减小，说明专家评分一致性程度较好。

表4　两轮德尔菲法指标重要性及数据可获得性评分结果

项　　目	第一轮		第二轮	
	平均值	变异系数	平均值	变异系数
重要性评分	4.60	13.8%	4.60	10.74%
数据可获得性评分	4.45	16.67%	4.46	13.28%

（四）医疗机构国谈药品遴选与评价指标体系及权重

经过两轮专家咨询，最终形成包括4项一级指标、8个二级评价指标及17个三级评价指标的医疗机构药品遴选与评价指标体系。一级指标及三级指标的权重见表5。

表5　医疗机构国谈药品遴选与评价指标体系及权重

一级指标	一级指标权重(%)	二级指标	二级指标权重(%)	三 级 指 标	三级指标权重(%)
进院需求	29.99	需求程度	29.99	1. 替代或优化当前医院目录药品的程度	12.60
				2. 是否体现医院重点学科/专科的作用	9.69
				3. 是否助力薄弱专科发展	7.70
临床价值	38.20	有效性	20.90	4. 临床效果	10.32
				5. 临床指南推荐	7.27
				6. 用药便捷性	3.20
		安全性	17.41	7. 严重不良反应等级及发生率	17.41
经济价值	15.40	性价比	8.48	8. 成本效果分析	8.48
		支出影响	6.92	9. 药品费用相对水平	3.69
				10. 是否带来其他费用减少	3.23
医院管理	16.41	药事政策属性	10.36	11. 国家医保目录内药品	4.44
				12. 基本药物目录内药品	3.02
				13. 重点监控合理用药药品	2.90

续 表

一级指标	一级指标权重(%)	二级指标	二级指标权重(%)	三级指标	三级指标权重(%)
医院管理	16.41	绩效考核属性	3.03	14. 是否影响药占比考核	1.98
				15. 是否影响“一品两规”的规定	1.05
		药品管理属性	3.02	16. 是否为实行特殊管理的药品	1.75
				17. 证据充分性	1.27

三、讨论

(一) 医疗机构国谈药品遴选与评价指标体系构建的必要性和科学性

国家医保药品谈判是党中央、国务院的重大决策部署。国谈药品落地过程中的关键一环是医疗机构准入。目前,国家及各地政府正陆续发布促进国谈药品落地的相关政策[14],医疗机构急需一个标准化的遴选与评价工具来支持国谈药品准入决策。本研究构建的《医疗机构国谈药品遴选与评价指标体系》可为医疗机构遴选国谈药品的工具建设提供参考依据。

本研究从医疗机构视角出发,在现状调研和国际经验的基础上,形成医疗机构国谈药品遴选与评价初始指标体系。选取上海市各级医疗机构药事委员会成员进行专家咨询,通过德尔菲法筛选指标,并通过层次分析法确定指标权重。参与德尔菲法咨询的专家共 18 名,两轮咨询专家积极系数>70%,权威系数均>0.7[15],说明专家积极性和权威性较高。两轮专家咨询的三级指标重要性评分变异系数均值分别为 13.8%、10.74%,可获得性评分变异系数均值分别为 16.67%、13.28%,说明专家意见趋于一致,协调程度较好。因此,本研究构建的医疗机构国谈药品遴选与评价指标体系具有一定的科学性。

(二) 医疗机构国谈药品遴选与评价指标体系内容分析

该指标体系包含 4 个一级指标,即 4 个价值维度,权重占比由高到低分别是临床价值维度(38.20%)、进院需求维度(29.99%)、医院管理维度(16.41%)、经济价值维度(15.40%)。

临床价值是医疗机构遴选国谈药品时考量的最重要的维度,包括待遴选药品在安全性、有效性上与医院内已有药品相比的相对价值或绝对价值。其中,有效性的权重较高(20.90%),包括临床效果、临床指南推荐、用药便捷性 3 个三级指标。临床效果指标是指待遴选药品与医院内已有药品相比的短期疗效及长期疗效,这是有效性中最关键的评价指标。临床指南推荐及用药便捷性指标则是从证据等级强度和患者用药的角度评价药品的有效性。安全性中仅有 1 个三级指标,即严重不良反应等级及发生率。该指标是三级指标中权重最高的指标(17.41%),体现了医疗机构对安全性的重视程度。尽管临床价值维度的重要性较高,但在数据可获得性方面,由于国谈药品一般进入临床的时间较短,临床证据较少,数据可获得性较差,评价方法和数据来源上仍需进一步探索完善。

进院需求是对临床价值的重要补充,反映了医疗机构对发展定位和学科建设的考虑,包括替代或优化当前医院目录药品的程度、是否体现医院重点学科/专科的作用、是否助力薄弱专科发展3个三级指标。其中,替代或优化当前医院目录药品的程度为进院需求中权重最高的三级指标(12.6%),该指标主要评价待遴选药品在当前医院目录内的可替代性,即能填补医院目录的空白,或能替代或优化当前医院目录内其他药品等,这意味着医疗机构对医院药品合理配置的重视程度正逐渐提升。

由于医疗机构对不同属性的药品具有不同的管理难度和需求的考虑,因此在医院管理维度评价了药品的不同属性的程度,包括药事政策属性、绩效考核属性及药品管理属性3个二级指标。如药事政策属性中的三级指标“基本药物目录内药品”,若待遴选药品具有该属性,则需要结合当前政策对医疗机构基本药物配备的要求进行药品遴选。然而,由于这部分与政策密切相关,应及时根据政策动态调整[16]。

经济价值也是医疗机构遴选国谈药品时考量的重要维度,包括性价比、支出影响2个二级指标。性价比是经济价值中权重最高的维度(8.48%),指通过成本效果分析测算待遴选药品与医院内已有药品相比的增量成本效果比,意味着医疗机构越来越重视医院卫生技术评估学科的重要性[17]。

(三)医疗机构国谈药品遴选与评价指标体系应用建议

本研究指标体系在应用时,需严格按照流程执行。结合国谈药品遴选评价内容,具体流程建议包含申请、评估、评审、决策4个环节。本研究指标体系可用于评估、评审及决策。在评估环节,医疗机构相关部门可依据国谈药品遴选与评价指标体系形成评估报告。组建评估小组,小组成员来自临床科室、药学部门、厂商、第三方评估机构等。评估小组根据国谈药品遴选与评价指标体系中的具体指标,逐一形成评估证据。在评审环节,药学部门应组建评审小组,根据医疗机构实际,制定国谈药品遴选与评价的评分细则及评分标准,对评估报告中的证据进行验证,并对各评价指标进行打分,得到初步评审分数。在决策环节,召开药事委员会评审结果讨论会,并进行投票。投票率与评审分数应按一定比例相加后,得到最终评审分数。最后,基于一定标准,决策是否准入评审药品。

四、局限性

本研究指标体系尚未用于实践,未来仍需要结合实际应用情况进行持续调整。下一步工作中,需要选取部分医疗机构作为试点机构,选择部分国谈药品作为评价对象,逐步完善流程细节。另外,随着医疗机构精细化管理的不断推进,未来评价指标体系应基于不同药品领域,并应结合医疗机构特点设置特异性指标,全面考虑不同领域药品的关键价值要素,不同类别和等级医疗机构的关注维度。

参考文献

[1] 国家药品监督管理局. 2021年度药品审评报告. https://www.nmpa.gov.cn/xxgk/fgwj/gzwj/

gzwjyp/20220601110541120. html? type = pc&m = [2024 - 01 - 08].
[2] 中国药学会. 中国医保药品管理改革进展与成效蓝皮书. https://ylbz. yn. gov. cn/uploadfile/ynyb/file/20211109/1636445847828843. pdf[2024 - 01 - 08].
[3] 国家医疗保障局. 关于适应国家医保谈判常态化持续做好谈判药品落地工作的通知(医保函〔2021〕182 号). 2021.
[4] 国家卫健委. 关于推动公立医院高质量发展的意见(国发办〔2021〕18 号). 2021.
[5] 上海市卫生和计划生育委员会,上海市人力资源和社会保障局,上海市医疗保险办公室. 关于印发《上海市医疗机构药事管理与药物治疗学委员会管理规定》的通知. https://wsjkw. sh. gov. cn/ygwj/20180525/0012-30943. html[2023 - 02 - 08].
[6] Martelli N, Hansen P, van den Brink H, et al. Combining multi-criteria decision analysis and mini-health technology assessment: A funding decision-support tool for medical devices in a university hospital setting. Journal of Biomedical Informatics, 2016, 59: 201 - 208.
[7] Lettieri E, Masella C. Priority setting for technology adoption at a hospital level: Relevant issues from the literature. Health Policy, 2009, 90(1): 81 - 88.
[8] Poulin P, Austen L, Scott CM, et al. Multi-criteria development and incorporation into decision tools for health technology adoption. Journal of Health Organization & Management, 2013, 27(2): 246 - 265.
[9] Sampietro-Colom L, Morilla-Bachs I, Gutierrez-Moreno S, et al. Development and test of a decision support tool for hospital health technology assessment. International Journal of Technology Assessment in Health Care, 2012, 28(4): 460 - 465.
[10] Martelli N, Devaux C, VDB Hélène, et al. Harmonizing health technology assessment practices in university hospitals: to what extent is the mini-HTA model suitable in the French context? International Journal of Technology Assessment in Health Care, 2017, 33(2): 307 - 314.
[11] Almeida N D, Mines L, Nicolau I, et al. A framework for aiding the translation of scientific evidence into policy: the experience of a hospital-based technology assessment unit. International Journal of Technology Assessment in Health Care, 2019, 35(3): 204 - 211.
[12] 赵志刚,董占军,刘建平. 中国医疗机构药品评价与遴选快速指南(第二版). 医药导报,2023,42(4): 447 - 456.
[13] 李正翔,张玉,张伶俐,等. 医疗机构药品遴选指南. 中国药房,2022,33(7): 769 - 776.
[14] 国家医保局,人力资源社会保障部. 关于印发《国家基本医疗保险、工伤保险和生育保险药品目录(2023 年)》的通知(医保发〔2023〕30 号). 2023.
[15] 廖子锐,李晓鹤,冯家琪,等. 基于德尔菲法的公立综合医院感染性疾病科综合能力建设评价体系构建研究. 中国卫生质量管理,2023,30(5): 40 - 44+50.
[16] 周明华. 我国三级公立医院绩效考核结果分析与思考. 中国卫生质量管理,2024,31(1): 34 - 37.
[17] 林海蓓,刘昕,罗莉,等. 基于多准则决策分析的公立医院高值医用耗材准入指标及权重研究. 中国卫生质量管理,2023,30(11): 64 - 68.

附　　录

附录一　上海市医疗卫生服务年度报告(2024 年)

上海市卫生健康统计中心

一、卫生资源

(一) 医疗卫生机构数

2024 年,全市各级各类医疗卫生机构总数为 6 431 所(含部队医院)比上年同期减少 100 所。其中:医院 503 所,新增 23 所;基层医疗卫生机构 5 692 所,减少 104 所;专业公共卫生机构 83 所,减少 21 所;其他卫生机构 153 所,新增 2 所。

医院中,公立医院 169 所,其中三级医院 57 所(市属三级 36 所、区属三级 21 所),二级医院 96 所,一级医院 9 所,未评级医院 7 所。民营医院 334 所,其中二级医院 1 所,一级医院 1 所,未评级医院 332 所。

基层医疗卫生机构中,社区卫生服务中心 246 所,减少 2 所;社区卫生服务站 865 所,新增 23 所;门诊部 1 500 所,新增 1 所;诊所、卫生所、医务室和护理站 1 883 所,减少 104 所;村卫生室 1 101 所,减少 17 所。

专业公共卫生机构中,疾病预防控制中心 19 所,妇幼保健机构 16 所,专科疾病防治机构 14 所,急救中心(站)12 所,采供血机构 8 所,健康教育机构 7 所,计划生育服务指导中心 7 所。

详见表 1。

表 1　医疗卫生机构数(单位:所)

机 构 类 别	机 构 数	
	2024 年	2023 年
总计	6 431	6 531
按类别分	—	—
医院	503	480
公立医院	169	169
三级医院	57	57

续 表

机构类别	机构数	
	2024 年	2023 年
市属三级	36	36
区属三级	21	21
二级医院	96	95
一级医院	9	9
未评级医院	7	8
民营医院	334	311
二级医院	1	1
一级医院	1	1
未评级医院	332	309
基层医疗卫生机构	5 692	5 796
社区卫生服务中心(站)	1 208	1 192
其中：社区卫生服务中心	246	248
门诊部	1 500	1 499
诊所、卫生所、医务室、护理站	1 883	1 987
村卫生室	1 101	1 118
专业公共卫生机构	83	104
疾病预防控制中心	19	19
卫生监督所(中心)	—	17
妇幼保健机构	16	19
专科疾病防治机构	14	15
急救中心(站)	12	12
采供血机构	8	8
健康教育机构	7	6
计划生育服务指导中心	7	8
其他卫生机构	153	151

注：① 医疗机构不含内设机构，下同；② 其他卫生机构指疗养院、卫生监督检验所(站)、医学科学研究机构、医学教育机构、临床检验中心、其他卫生事业机构等，下同。

(二) 床位数

2024 年，全市医疗卫生机构实有床位 19.39 万张*，其中：医院 17.61 万张(占 90.81%)，基

* 因数据统计遵循四舍五入的原则，故存在分项之和与总数存在微小差异的情况。

层医疗卫生机构 1.58 万张（占 8.12%），专业公共卫生机构 0.13 万张（占 0.67%），其他机构 0.08 万张（占 0.40%）。

医院中，公立医院 11.58 万张，占全市总床位 59.72%。其中三级医院 7.38 万张：市属三级 5.43 万张、区属三级 1.95 万张；二级医院 3.83 万张。

民营医院 6.02 万张，其中二级医院 0.03 万张。

按 2023 年末全市常住人口 2 487.45 万人计算，每千人口医疗卫生机构床位 7.79 张。

详见表 2。

表 2　医疗卫生机构实有床位数

机构类别	实有床位	
	2024 年	2023 年
总计（万张）	19.39	18.32
按类别分	—	—
医院	17.61	16.52
公立医院	11.58	11.17
三级医院	7.38	7.04
市属三级	5.43	5.12
区属三级	1.95	1.92
二级医院	3.83	3.79
一级医院	0.23	0.22
未评级医院	0.14	0.13
民营医院	6.02	5.35
二级医院	0.03	0.03
一级医院	0.01	0.01
未评级医院	5.99	5.31
基层医疗卫生机构	1.58	1.58
社区卫生服务中心	1.58	1.58
专业公共卫生机构	0.13	0.13
妇幼保健机构	0.11	0.11
专科疾病防治机构	0.02	0.02
其他卫生机构	0.08	0.09
每千人口医疗卫生机构床位（张）	7.79	7.37
每千人口医疗卫生机构床位（张）（不含部队医院）	7.48	7.03

注：① 其他卫生机构指疗养院、临床检验中心、卫生监督检验所（站）、医学科学研究机构、医学教育机构、临床检验中心、其他卫生事业机构等，下同。

（三）卫生人员数

2024 年末，全市卫生人员总数 32.51 万人*，比上年新增 1.4 万人。

卫生人员中，卫生技术人员 26.96 万人，占 82.94%；其他技术人员 1.54 万人，管理人员 1.31 万人，工勤技能人员 2.69 万人，分别占 4.73%、4.04%、8.29%。

卫生技术人员中，执业（助理）医师 9.73 万人，其中：中医类执业（助理）医师 1.35 万人，全科医生 1.25 万人；注册护士 12.31 万人。

按 2024 年末全市常住人口 2 487.45 万人计算，每千人口执业（助理）医师 3.91 人，每千人口注册护士 4.95 人。

详见表 3。

表 3 卫生人员情况

指 标	2024 年	2023 年
卫生人员总数（万人）	32.51	31.11
其中：公共卫生人员	1.76	1.28
卫生技术人员	26.96	25.64
执业（助理）医师	9.73	9.23
内：中医类别	1.35	1.23
全科医生	1.25	1.18
注册护士	12.31	11.63
药师（士）	1.25	1.21
内：中药师（士）	0.22	0.21
技师（士）	2.49	2.18
其他技术人员	1.54	1.42
专职管理人员	1.31	1.36
工勤技能人员	2.69	2.69
每千人口执业（助理）医师数（人）	3.91	3.71
每千人口执业（助理）医师数（人）（不含部队医院）	3.79	3.58
每千人口注册护士数（人）	4.95	4.67
每千人口注册护士数（人）（不含部队医院）	4.74	4.46
每万人口全科医生数（人）	5.03	4.72

注：① 卫生技术人员中包含同时承担临床或监督等工作的管理人员。

* 因数据统计遵循四舍五入的原则，故存在分项之和与总数存在微小差异的情况。

从卫生人员的机构分布看，医院 22.09 万人（占卫生人员总数的 67.97%），基层医疗卫生机构 8.35 万人（占 25.70%），专业公共卫生机构 1.49 万人（占 4.58%）。

详见表 4、表 5。

表 4　各医疗卫生机构卫生人员情况（单位：万人）

机构类别	卫生人员数		卫生技术人员数	
	2024 年	2023 年	2024 年	2023 年
总计	32.51	31.11	26.96	25.64
按类别分	—	—	—	—
医院	22.09	20.84	19.00	17.76
公立医院	17.65	17.02	15.61	14.93
三级医院	13.03	12.52	11.57	11.02
市属三级	9.52	9.10	8.47	8.00
区属三级	3.51	3.42	3.10	3.01
二级医院	4.42	4.33	3.87	3.77
一级医院	0.11	0.11	0.09	0.09
未评级医院	0.09	0.06	0.07	0.05
民营医院	4.45	3.81	3.39	2.83
二级医院	0.04	0.04	0.03	0.03
一级医院	0.01	0.01	0.006	0.005
未评级医院	4.40	3.77	3.35	2.79
基层医疗卫生机构	8.35	8.21	6.66	6.56
社区卫生服务中心	4.02	3.98	3.58	3.52
门诊部	2.52	2.50	2.18	2.16
诊所、卫生所、医务室、护理站	1.78	1.70	0.88	0.85
村卫生室	0.03	0.03	0.03	0.03
专业公共卫生机构	1.49	1.51	1.00	1.03
疾病预防控制中心	0.47	0.36	0.39	0.30
卫生监督所（中心）	—	0.14	—	0.11
妇幼保健机构	0.27	0.28	0.23	0.24
专科疾病防治机构	0.18	0.17	0.15	0.14
急救中心（站）	0.44	0.43	0.16	0.16
采供血机构	0.08	0.08	0.06	0.06
健康教育机构	0.04	0.03	0.012	0.009
计划生育服务指导中心	0.01	0.01	0.001	0.001
其他卫生机构	0.57	0.56	0.30	0.29

表 5 各医疗卫生机构执业(助理)医师及注册护士人员情况(单位:万人)

机构类别	执业(助理)医师		注册护士	
	2024 年	2023 年	2024 年	2023 年
总计	9.73	9.23	12.31	11.63
按类别分	—	—	—	—
医院	6.23	5.80	9.37	8.71
公立医院	5.25	4.98	7.67	7.30
三级医院	3.93	3.71	5.72	5.38
市属三级	2.82	2.65	4.20	3.91
区属三级	1.11	1.07	1.51	1.47
二级医院	1.28	1.24	1.87	1.84
一级医院	0.02	0.02	0.04	0.04
未评级医院	0.02	0.01	0.04	0.03
民营医院	0.98	0.82	1.70	1.41
二级医院	0.01	0.01	0.01	0.01
一级医院	0.002	0.002	0.003	0.002
未评级医院	0.96	0.81	1.68	1.39
基层医疗卫生机构	3.00	2.93	2.68	2.65
社区卫生服务中心	1.55	1.50	1.30	1.29
专业公共卫生机构	0.44	0.43	0.22	0.23
妇幼保健机构	0.10	0.10	0.10	0.11
专科疾病防治机构	0.08	0.07	0.05	0.05
其他卫生机构	0.06	0.06	0.04	0.04

(四)护理人员配置

2024 年,全市医疗机构床护比为 1∶0.63,医护比 1∶1.26。

医院中,公立医院床护比 1∶0.66,医护比 1∶1.46。三级医院床护比 1∶0.77,医护比 1∶1.46。其中市属三级床护比 1∶0.77,医护比 1∶1.49;区属三级床护比 1∶0.78,担负医护比 1∶1.36。二级医院床护比 1∶0.49,医护比 1∶1.46。

民营医院床护比 1∶0.28,医护比 1∶1.73。其中二级医院床护比 1∶0.58,医护比 1∶1.15。

社区卫生服务中心床护比 1∶0.82,医护比 1∶0.84。详见表 6。

表6　护理人员配置情况

机构类别	床护比		医护比	
	2024年	2023年	2024年	2023年
总计	1∶0.63	1∶0.63	1∶1.26	1∶1.26
按类别分	—	—	—	—
医院	1∶0.53	1∶0.53	1∶1.50	1∶1.50
公立医院	1∶0.66	1∶0.65	1∶1.46	1∶1.46
三级医院	1∶0.77	1∶0.77	1∶1.46	1∶1.45
市属三级	1∶0.77	1∶0.76	1∶1.49	1∶1.48
区属三级	1∶0.78	1∶0.77	1∶1.36	1∶1.38
二级医院	1∶0.49	1∶0.49	1∶1.46	1∶1.49
一级医院	1∶0.19	1∶0.20	1∶2.10	1∶2.14
未评级医院	1∶0.29	1∶0.22	1∶2.26	1∶2.21
民营医院	1∶0.28	1∶0.26	1∶1.73	1∶1.72
二级医院	1∶0.58	1∶0.55	1∶1.15	1∶1.14
一级医院	1∶0.32	1∶0.25	1∶1.42	1∶1.24
未评级医院	1∶0.28	1∶0.26	1∶1.74	1∶1.73
社区卫生服务中心	1∶0.82	1∶0.82	1∶0.84	1∶0.86
按性质分	—	—	—	—
公立医疗机构	1∶0.69	1∶0.68	1∶1.30	1∶1.31
民营医疗机构	1∶0.48	1∶0.48	1∶1.33	1∶1.30

二、医疗服务

（一）医疗服务量

1. 门急诊服务

2024年，门急诊人次27 370.99万人次，同比上升6.61%。急诊病人2 030.10万人，占门急诊服务量7.42%，同比下降2.76%。

医院中，公立医院门急诊服务量为16 510.33万人次，同比上升5.78%。三级医院13 143.79万人次，同比上升6.48%；其中市属三级9 819.19万人次，同比上升8.15%，区属三级3 324.60万人次，同比上升1.82%。二级医院3 338.71万人次，同比上升2.85%。

民营医院门急诊服务量为1 500.86万人次，同比上升5.64%。其中二级医院29.89万人次，同比下降5.24%。

社区卫生服务中心门急诊服务量为 7 771.29 万人次，同比上升 8.95%，占全市门急诊总量的 28.39%。详见表 7。

表 7　门急诊服务

机构类别	2024 年		2023 年		同比±(%)
	服务量(万人次)	构成比(%)	服务量(万人次)	构成比(%)	
总计	27 370.99	100.00	25 673.24	100.00	6.61
按类别分	—	—	—	—	—
医院	18 011.18	65.80	17 029.52	66.33	5.76
公立医院	16 510.33	60.32	15 608.75	60.80	5.78
三级医院	13 143.79	48.02	12 344.35	48.08	6.48
市属三级	9 819.19	35.87	9 079.31	35.36	8.15
区属三级	3 324.60	12.15	3 265.04	12.72	1.82
二级医院	3 338.71	12.20	3 246.21	12.64	2.85
一级医院	7.69	0.03	7.58	0.03	1.50
未评级医院	20.14	0.07	10.61	0.04	89.84
民营医院	1 500.86	5.48	1 420.78	5.53	5.64
二级医院	29.89	0.11	31.54	0.12	-5.24
一级医院	4.87	0.02	2.32	0.01	110.27
未评级医院	1 466.10	5.36	1 386.92	5.40	5.71
社区卫生服务中心	7 771.29	28.39	7 132.59	27.78	8.95
门诊部	1 171.23	4.28	1 112.18	4.33	5.31
妇幼保健机构	151.98	0.56	151.66	0.59	0.21
专科疾病防治机构	264.91	0.97	246.93	0.96	7.28
其他卫生机构	0.40	0.001	0.36	0.001	10.37

注：因数据统计遵循四舍五入的原则，故存在分项之和与总数存在微小差异的情况。

2. 出院人数

2024 年，全市医疗机构出院人数 629.66 万人，同比上升 11.60%。

出院总人数中，医院 607.14 万人(占 96.42%)，社区卫生服务中心 7.17 万人(占 1.14%)，妇幼保健机构 5.78 万人(占 0.92%)，专科疾病防治机构 0.001 9 万人，其他卫生机构 9.56 万人(占 1.52%)。

医院中，公立医院出院人数为 557.57 万人，占出院总人数的 88.55%，同比上升 10.67%。三级医院出院455.43万人,同比上升10.22%;其中市属三级出院350.53万人,同比上升10.39%,区属三级出院104.89万人,同比上升9.65%。二级医院出院100.72万人,同比上升11.94%。

民营医院出院49.57万人,占出院总人数的7.87%,同比上升26.43%。其中二级医院出院1.19万人,同比上升32.28%。

详见表8。

表8 出院服务情况

机构类别	2024年		2023年		同比±(%)
	服务量(万人)	构成比(%)	服务量(万人)	构成比(%)	
总计	629.66	100.00	564.22	100.00	11.60
按类别分	—	—	—	—	—
医院	607.14	96.42	543.04	96.24	11.81
公立医院	557.57	88.55	503.83	89.30	10.67
三级医院	455.43	72.33	413.20	73.23	10.22
市属三级	350.53	55.67	317.54	56.28	10.39
区属三级	104.89	16.66	95.66	16.96	9.65
二级医院	100.72	16.00	89.98	15.95	11.94
一级医院	0.68	0.11	0.43	0.08	55.67
未评级医院	0.74	0.12	0.21	0.04	250.57
民营医院	49.57	7.87	39.21	6.95	26.43
二级医院	1.19	0.19	0.90	0.16	32.28
一级医院	0.01	0.002	0.01	0.001	75.31
未评级医院	48.37	7.68	38.30	6.79	26.28
社区卫生服务中心	7.17	1.14	5.20	0.92	37.81
妇幼保健机构	5.78	0.92	5.38	0.95	7.34
专科疾病防治机构	0.001 9	0.000 3	0.002 1	0.000 4	-9.52
其他卫生机构	9.56	1.52	10.60	1.88	-9.78

3. 手术服务量(住院病人手术和介入治疗人数)

2024年,全市医疗机构手术量为237.95万人,同比上升10.90%。

医院中,公立医院手术人数为212.44万人,占全市手术人数的89.28%,同比上升11.21%。三级医院185.59万人,同比上升11.06%;其中市属三级154.51万人,同比上升12.21%;区属三级31.08万人,同比上升5.67%。二级医院26.63万人,同比上升11.36%。

民营医院手术人数21.78万人,占全市手术人数的9.15%,同比上升10.94%。其中二级医院手术人数 0.23 万人，同比上升 1.92%。

详见表 9。

表 9　手术服务量

机构类别	2024 年		2023 年		同比±(%)
	服务量(万人)	构成比(%)	服务量(万人)	构成比(%)	
总计	237.95	100.00	214.56	100.00	10.90
按类别分	—	—	—	—	—
医院	234.22	98.43	210.65	98.18	11.19
公立医院	212.44	89.28	191.02	89.03	11.21
三级医院	185.59	78.00	167.11	77.89	11.06
市属三级	154.51	64.94	137.70	64.18	12.21
区属三级	31.08	13.06	29.41	13.71	5.67
二级医院	26.63	11.19	23.91	11.15	11.36
未评级医院	0.22	0.09	0.00	0.00	—
民营医院	21.78	9.15	19.63	9.15	10.94
二级医院	0.23	0.10	0.22	0.10	1.92
未评级医院	21.55	9.06	19.41	9.04	11.04
妇幼保健机构	3.73	1.57	3.91	1.82	-4.58

4. 各区医疗服务情况

详见表 10、表 11、表 12、表 13、表 14。

表 10　各区医疗机构医疗服务情况

行政区划	门急诊人次			出院人数		
	2024 年(万人次)	2023 年(万人次)	同比±(%)	2024 年(万人次)	2023 年(万人次)	同比±(%)
黄浦区	3 367.74	3 082.10	9.27	96.76	88.92	8.82
徐汇区	3 530.26	3 333.94	5.89	111.37	100.92	10.36
长宁区	908.99	856.08	6.18	23.51	21.43	9.72
静安区	2 695.41	2 498.44	7.88	78.76	72.18	9.11
普陀区	1 399.41	1 345.18	4.03	29.04	27.15	6.96
虹口区	1 565.44	1 463.98	6.93	40.42	36.43	10.96

续　表

行政区划	门急诊人次			出院人数		
	2024 年（万人次）	2023 年（万人次）	同比±（%）	2024 年（万人次）	2023 年（万人次）	同比±（%）
杨浦区	1 763.43	1 671.27	5.51	54.87	50.09	9.54
闵行区	1 799.26	1 706.69	5.42	28.36	22.07	28.53
宝山区	1 227.36	1 165.24	5.33	18.97	16.99	11.65
嘉定区	1 151.38	1 100.87	4.59	23.49	20.48	14.71
浦东新区	4 089.54	3 836.53	6.59	65.63	56.21	16.76
金山区	794.05	760.85	4.36	15.28	13.38	14.27
松江区	893.56	820.18	8.95	12.73	10.45	21.83
青浦区	846.42	751.65	12.61	11.02	9.31	18.40
奉贤区	828.11	792.62	4.48	10.82	10.11	7.09
崇明区	510.64	487.62	4.72	8.61	8.12	6.07

表 11　按执业点分布各区医疗机构医疗服务情况

行政区划	门急诊人次			出院人数		
	2024 年（万人次）	2023 年（万人次）	同比±（%）	2024 年（万人次）	2023 年（万人次）	同比±（%）
黄浦区	2 145.67	1 920.35	11.73	50.43	46.58	8.25
徐汇区	3 089.46	3 020.09	2.30	89.01	82.77	7.54
长宁区	1 004.02	945.09	6.24	25.08	23.11	8.52
静安区	2 221.60	2 103.72	5.60	61.02	58.03	5.16
普陀区	1 293.13	1 245.70	3.81	27.65	25.44	8.71
虹口区	1 340.78	1 244.20	7.76	34.83	30.74	13.31
杨浦区	1 846.51	1 750.71	5.47	63.56	58.46	8.73
闵行区	2 218.51	2 084.95	6.41	43.05	35.08	22.74
宝山区	1 473.48	1 401.85	5.11	29.53	26.83	10.08
嘉定区	1 339.07	1 234.86	8.44	27.42	22.13	23.92
浦东新区	5 258.24	4 857.73	8.24	111.03	96.10	15.54
金山区	767.86	736.56	4.25	14.53	12.75	13.97

续 表

行政区划	门急诊人次			出院人数		
	2024年（万人次）	2023年（万人次）	同比±（%）	2024年（万人次）	2023年（万人次）	同比±（%）
松江区	1 144.41	1 064.25	7.53	19.10	16.79	13.78
青浦区	846.42	731.63	12.61	11.02	9.31	18.40
奉贤区	871.21	823.93	5.74	13.77	12.00	14.75
崇明区	510.64	487.62	4.72	8.61	8.12	6.07

注：市属三级医院总院及其分支机构医疗业务量按各执业地点分别报送。

表12 各区属医疗机构医疗服务情况

行政区划	门急诊人次			出院人数		
	2024年（万人次）	2023年（万人次）	同比±（%）	2024年（万人）	2023年（万人）	同比±（%）
黄浦区	475.27	446.76	6.38	6.31	5.63	11.97
徐汇区	712.73	673.16	5.88	9.58	9.04	5.91
长宁区	639.81	604.74	5.80	12.83	11.86	8.22
静安区	727.05	685.71	6.03	9.88	8.85	11.60
普陀区	763.00	730.21	4.49	12.26	10.88	12.66
虹口区	597.66	566.39	5.52	8.42	7.56	11.40
杨浦区	698.06	650.40	7.33	10.89	10.11	7.77
闵行区	1 265.67	1 206.23	4.93	13.52	12.13	11.46
宝山区	1 135.35	1 079.61	5.16	15.08	13.83	9.06
嘉定区	965.04	930.11	3.76	11.59	10.65	8.86
浦东新区	3 100.99	2 883.09	7.56	45.90	39.32	16.73
金山区	689.86	669.37	3.06	10.32	9.38	10.00
松江区	839.66	777.94	7.93	11.15	9.53	16.93
青浦区	716.13	664.87	7.71	7.37	6.45	14.28
奉贤区	780.57	757.44	3.05	9.63	9.51	1.29
崇明区	475.17	459.72	3.36	7.94	7.75	2.50

注：表中同比以人为单位进行计算。

表 13　各区属医院医疗服务情况

行政区划	门急诊人次			出院人数		
	2024 年（万人次）	2023 年（万人次）	同比±（%）	2024 年（万人）	2023 年（万人）	同比±（%）
黄浦区	192.41	195.28	-1.47	6.12	5.50	11.21
徐汇区	232.89	244.36	-4.69	9.15	8.81	3.96
长宁区	341.07	325.99	4.63	11.03	10.16	8.59
静安区	256.60	253.87	1.08	9.60	8.64	11.06
普陀区	362.01	350.98	3.14	11.18	9.92	12.71
虹口区	259.71	245.02	6.00	8.38	7.54	11.19
杨浦区	292.68	290.31	0.81	10.61	9.90	7.19
闵行区	474.09	471.45	0.56	12.84	11.64	10.25
宝山区	446.45	448.97	-0.56	14.78	13.63	8.43
嘉定区	474.50	477.62	-0.65	9.68	9.05	6.96
浦东新区	1 457.28	1 393.00	4.61	43.68	37.71	15.84
金山区	340.02	330.30	2.94	9.65	8.76	10.09
松江区	379.50	365.26	3.90	9.08	7.80	16.35
青浦区	338.95	324.04	4.60	7.25	6.40	13.26
奉贤区	330.52	335.07	-1.36	9.13	9.16	-0.30
崇明区	215.21	206.38	4.28	7.56	7.31	3.36

注：表中同比以人为单位进行计算。

表 14　各区社区卫生服务中心医疗服务情况

行政区划	门急诊人次			出院人数		
	2024 年（万人次）	2023 年（万人次）	同比±（%）	2024 年（万人）	2023 年（万人）	同比±（%）
黄浦区	269.61	237.73	13.41	0.19	0.13	43.90
徐汇区	398.86	356.16	11.99	0.42	0.24	78.61
长宁区	258.26	237.84	8.58	0.36	0.35	4.19
静安区	433.24	397.85	8.90	0.28	0.21	33.77
普陀区	370.89	349.52	6.11	0.35	0.25	37.79
虹口区	330.20	313.70	5.26	0.04	0.02	95.24
杨浦区	396.12	351.47	12.70	0.28	0.21	35.44
闵行区	774.27	718.57	7.75	0.44	0.25	75.50

续 表

行政区划	门急诊人次			出院人数		
	2024年（万人次）	2023年（万人次）	同比±（%）	2024年（万人）	2023年（万人）	同比±（%）
宝山区	688.91	630.64	9.24	0.30	0.20	52.00
嘉定区	434.24	397.61	9.21	0.27	0.15	81.58
浦东新区	1 614.41	1 462.69	10.37	1.59	1.04	52.28
金山区	343.41	333.01	3.12	0.67	0.62	8.72
松江区	431.76	385.32	12.05	0.99	0.72	38.08
青浦区	377.18	340.83	10.66	0.12	0.05	142.21
奉贤区	390.08	366.46	6.44	0.49	0.35	43.33
崇明区	259.86	253.16	2.64	0.38	0.43	-12.01

注：表中同比以人为单位进行计算。

（二）医师工作负荷

2024年，全市医疗机构医师日均担负诊疗11.57人次，日均担负住院床日1.74天。

医院中，公立医院日均担负诊疗12.65人次，日均担负住院床日2.08天。三级医院医师日均担负诊疗13.46人次，日均担负住院床日1.79天；其中市属三级日均担负诊疗14.02人次，日均担负住院床日1.82天；区属三级日均担负诊疗12.04人次，日均担负住院床日1.70天。二级医院日均担负诊疗10.46人次，日均担负住院床日2.80天。

民营医院日均担负诊疗6.25人次，日均担负住院床日4.82天。其中二级医院日均担负诊疗9.23人次，日均担负住院床日1.51天。

社区卫生服务中心医师日均担负诊疗20.33人次，日均担负住院床日0.75天。

详见表15。

表15 医师日均担负工作量

机构类别	日均担负诊疗（人次）		日均担负住院床日（天）	
	2024年	2023年	2024年	2023年
总计	11.57	11.47	1.74	1.71
按类别分	—	—	—	—
医院	11.64	11.81	2.51	2.51
公立医院	12.65	12.59	2.08	2.12
三级医院	13.46	13.37	1.79	1.84
市属三级	14.02	13.79	1.82	1.86

续 表

机 构 类 别	日均担负诊疗(人次)		日均担负住院床日(天)	
	2024 年	2023 年	2024 年	2023 年
区属三级	12.04	12.30	1.70	1.77
二级医院	10.46	10.55	2.80	2.81
一级医院	1.51	1.70	8.97	8.46
未评级医院	4.34	3.33	6.71	8.49
民营医院	6.25	7.07	4.82	4.87
二级医院	9.23	10.05	1.51	1.65
一级医院	10.22	5.43	2.87	1.42
未评级医院	6.20	7.03	4.87	4.93
社区卫生服务中心	20.33	19.31	0.75	0.71
按性质分	—	—	—	—
公立医疗机构	14.30	14.05	1.74	1.75
民营医疗机构	5.13	5.35	2.17	2.01

(三) 病床使用情况

1. 病床使用总体情况

(1) 病床使用率

2024 年,全市医疗机构病床使用率为 89.90%,比上年增加 1.16 个百分点。

医院中,公立医院病床使用率 96.08%,比上年增加 0.26 个百分点。三级医院病床使用率 97.29%,比上年减少 1.53 个百分点;其中市属三级病床使用率 97.48%,比上年减少 0.92 个百分点;区属三级病床使用率 96.79%,比上年减少 3.12 个百分点。二级医院病床使用率 95.10%,比上年增加 3.00 个百分点。

民营医院病床使用率 82.39%,比上年增加 3.54 个百分点。其中二级医院病床使用率 76.42%,比上年减少 2.11 个百分点。

社区卫生服务中心病床使用率 76.48%,比上年增加 2.22 个百分点。

详见表 16。

表 16 病床使用率

机 构 类 别	2024 年(%)	2023 年(%)	同比百分点±
总计	89.90	88.74	1.16
按类别分	—	—	—
医院	91.49	90.48	1.01

续 表

机构类别	2024年(%)	2023年(%)	同比百分点±
公立医院	96.08	95.82	0.26
三级医院	97.29	98.82	-1.53
市属三级	97.48	98.40	-0.92
区属三级	96.79	99.91	-3.12
二级医院	95.10	92.10	3.00
一级医院	75.80	71.45	4.35
未评级医院	95.76	89.33	6.43
民营医院	82.39	78.85	3.54
二级医院	76.42	78.53	-2.11
一级医院	81.15	51.63	29.52
未评级医院	82.42	78.88	3.54
社区卫生服务中心	76.48	74.26	2.22
按性质分	—	—	—
公立医疗机构	93.52	93.02	0.50
民营医疗机构	82.40	78.85	3.55

(2) 出院者平均住院日

2024年,全市医疗机构出院者平均住院日10.64天,比上年减少0.91天。

医院中,公立医院平均住院日6.82天,比上年减少2.83天。三级医院平均住院日5.67天,比上年减少0.46天;其中市属三级平均住院日5.38天,比上年减少0.41天;区属三级平均住院日6.62天,比上年减少0.63天。二级医院平均住院日10.76天,比上年减少14.06天。

民营医院平均住院日46.03天,比上年增加14.94天。其中二级医院平均住院日6.20天,比上年减少2.74天。

社区卫生服务中心出院者平均住院日为80.42天,比上年增加3.84天。

详见表17。

表17 出院者平均住院日

机构类别	2024年(天)	2023年(天)	同比±(%)
总计	10.64	11.55	-0.91
按类别分	—	—	—
医院	10.02	11.19	-1.17
公立医院	6.82	9.65	-2.83
三级医院	5.67	6.13	-0.46

续 表

机构类别	2024年(天)	2023年(天)	同比±(%)
市属三级	5.38	5.79	-0.41
区属三级	6.62	7.25	-0.63
二级医院	10.76	24.82	-14.06
一级医院	114.88	131.47	-16.59
未评级医院	77.43	174.23	-96.80
民营医院	46.03	31.09	14.94
二级医院	6.20	8.94	-2.74
一级医院	111.36	63.57	47.79
未评级医院	46.99	31.60	15.39
社区卫生服务中心	80.42	76.58	3.84
按性质分	—	—	—
公立医疗机构	7.72	10.27	-2.55
民营医疗机构	46.09	31.14	14.95

2. 二、三级医院病床使用情况

三级综合医院中,病床使用率最高为113.97%,最低为82.98%。平均住院日中最高为8.92天,最低为4.69天。

三级中医(中西医)医院中,病床使用率最高为116.31%,最低为89.44%。平均住院日中最高为8.56天,最低为4.74天。

详见表18、表19、表20。

表18 三级综合医院病床使用情况

顺位	机构名称	病床使用率(%)	出院者平均住院日(天)
1	上海市第六人民医院	113.97	5.75
2	上海市第十人民医院	112.28	4.92
3	上海市闵行区中心医院	109.64	5.78
4	上海市同济医院	107.77	6.03
5	复旦大学附属金山医院	105.65	6.51
6	上海市普陀区中心医院	104.37	6.81
7	上海市浦东新区公利医院	102.99	7.13
8	上海交通大学医学院附属仁济医院	101.05	4.99

续 表

顺位	机 构 名 称	病床使用率(%)	出院者平均住院日(天)
9	上海市第一人民医院	100.86	5.44
10	上海市浦东医院	100.06	6.72
11	上海市东方医院	99.89	5.46
12	上海交通大学医学院附属瑞金医院	99.45	6.55
13	上海交通大学医学院附属第九人民医院	96.64	4.69
14	上海交通大学医学院附属松江医院	96.03	5.98
15	复旦大学附属中山医院	95.80	5.16
16	上海市同仁医院	95.57	6.17
17	海军军医大学第一附属医院	95.38	5.50
18	上海市第五人民医院	94.23	6.83
19	上海市浦东新区人民医院	93.42	7.03
20	上海健康医学院附属崇明医院	93.40	7.51
21	复旦大学附属华山医院	93.14	5.84
22	上海市浦东新区周浦医院	93.02	6.23
23	复旦大学附属中山医院青浦分院	92.83	6.50
24	上海市杨浦区中心医院	92.46	8.92
25	上海市奉贤区中心医院	91.96	6.72
26	海军军医大学第二附属医院	91.32	5.33
27	华东医院	90.42	6.37
28	上海交通大学医学院附属新华医院	86.25	5.39
29	上海市老年医学中心	85.48	5.25
30	上海市徐汇区中心医院	83.06	6.88
31	上海市静安区中心医院	82.98	8.39

表 19　三级中医(中西医)医院病床使用情况

顺位	机 构 名 称	病床使用率(%)	出院者平均住院日(天)
1	上海中医药大学附属岳阳中西医结合医院	116.31	5.86
2	上海中医药大学附属龙华医院	110.03	6.35

续 表

顺位	机 构 名 称	病床使用率(%)	出院者平均住院日(天)
3	上海市第七人民医院	109.38	7.36
4	上海市中西医结合医院	106.56	8.56
5	上海中医药大学附属曙光医院	95.41	4.74
6	上海市宝山区中西医结合医院	94.77	5.83
7	上海市光华中西医结合医院	93.82	5.53
8	上海市中医医院	89.44	5.74

表 20　三级专科医院病床使用情况

顺位	机 构 名 称	病床使用率(%)	出院者平均住院日(天)
1	上海市精神卫生中心	112.68	75.41
2	上海交通大学医学院附属上海儿童医学中心	109.99	5.58
3	复旦大学附属儿科医院	107.28	6.02
4	复旦大学附属妇产科医院	102.85	3.34
5	上海市养志康复医院	100.82	31.87
6	上海市第一妇婴保健院	100.01	3.91
7	上海市皮肤病医院	97.47	5.85
8	上海市肺科医院	96.38	3.39
9	上海市公共卫生临床中心	93.75	7.15
10	中国福利会国际和平妇幼保健院	88.32	3.35
11	复旦大学附属肿瘤医院	87.63	4.28
12	上海市儿童医院	86.57	4.48
13	复旦大学附属眼耳鼻喉科医院	83.04	2.36
14	上海市胸科医院	82.33	2.94
15	海军军医大学第三附属医院	74.41	7.04
16	上海市眼病防治中心	48.69	1.00
17	上海市口腔医院	39.67	2.50
18	上海市同济口腔医院	29.11	3.16

二级综合医院中,病床使用率最高为134.73%,最低为48.23%。平均住院日中最高为79.44天,最低为4.96天。

二级中医(中西医)医院中,病床使用率最高为109.66%,最低为70.54%。平均住院日中最高为32.15天,最低为6.24天。

详见表21、表22。

表21　二级综合医院病床使用情况

顺位	机 构 名 称	病床使用率(%)	出院者平均住院日(天)
1	上海沪东医院	134.73	11.17
2	上海市浦东新区浦南医院	118.59	6.69
3	上海市嘉定区中心医院	108.99	7.50
4	上海市徐汇区大华医院	108.79	9.28
5	上海电力医院	106.59	8.83
6	上海市嘉定区安亭医院	104.30	7.42
7	上海市宝山区仁和医院	104.09	8.14
8	上海市第八人民医院	103.89	7.91
9	上海市宝山区罗店医院	101.80	7.74
10	上海航道医院	101.71	32.76
11	上海市第四人民医院	99.25	6.40
12	上海市松江区泗泾医院	98.62	7.17
13	中国人民解放军海军第九〇五医院	97.83	11.10
14	上海市奉贤区奉城医院	97.13	6.45
15	上海市浦东新区老年医院	96.42	79.44
16	上海市普陀区利群医院	95.44	8.56
17	上海市杨浦区市东医院	95.05	7.88
18	上海市静安区北站医院	93.45	26.82
19	上海市公惠医院	93.18	36.46
20	上海市静安区市北医院	93.09	8.63
21	上海市普陀区人民医院	92.91	8.81
22	上海长航医院	92.43	7.73
23	上海市嘉定区南翔医院	92.01	7.73
24	上海中冶医院	91.70	12.59
25	上海市宝山区大场医院	90.66	4.96
26	上海市静安区闸北中心医院	90.41	7.86

续 表

顺位	机 构 名 称	病床使用率(%)	出院者平均住院日(天)
27	上海市宝山区吴淞中心医院	89.04	6.87
28	上海交通大学医学院附属瑞金医院卢湾分院	88.66	6.12
29	上海市嘉定区江桥医院	88.60	5.80
30	上海市第六人民医院金山分院	87.85	8.28
31	上海交通大学医学院附属第九人民医院黄浦分院	86.19	8.01
32	上海市青浦区朱家角人民医院	85.35	10.13
33	上海市第十人民医院崇明分院	84.48	8.25
34	中国人民解放军海军特色医学中心	83.93	7.77
35	上海市杨浦区控江医院	82.85	9.39
36	上海建工医院	82.62	8.53
37	上海市虹口区江湾医院	82.59	13.07
38	上海市松江区九亭医院	81.92	6.94
39	民航上海医院	81.26	8.71
40	上海市崇明区第三人民医院	79.65	9.25
41	上海市金山区亭林医院	79.02	5.68
42	上海四一一医院	78.14	7.68
43	上海曲阳医院	76.42	6.20
44	上海邮电医院	72.96	14.43
45	上海市监狱总医院	65.76	40.29
46	上海市闵行区浦江医院	57.60	13.33
47	中国人民武装警察部队上海市总队医院	56.16	13.56
48	上海交通大学医学院附属新华医院长兴分院	48.23	5.45

表 22 二级中医(中西医)医院病床使用情况

顺位	机 构 名 称	病床使用率(%)	出院者平均住院日(天)
1	上海市浦东新区光明中医医院	109.66	7.30
2	上海市杨浦区中医医院	102.44	10.59
3	上海市长宁区天山中医医院	101.95	12.41
4	上海市松江区方塔中医医院	94.35	7.68

续　表

顺位	机　构　名　称	病床使用率(%)	出院者平均住院日(天)
5	上海市浦东新区中医医院	92.34	10.09
6	上海市嘉定区中医医院	88.98	6.24
7	上海市普陀区中医医院	87.88	16.66
8	上海市金山区中西医结合医院	85.06	9.52
9	上海市青浦区中医医院	82.46	10.26
10	上海市黄浦区中西医结合医院	78.06	32.15
11	上海市奉贤区中医医院	75.64	8.45
12	上海市闵行区中西医结合医院	75.12	8.85
13	上海市黄浦区香山中医医院	74.14	9.47
14	上海市静安区中医医院	70.54	11.94

三、医药费用

（一）医药总费用

2024年,全市医疗机构门诊医药总费用1 369.31亿元,较上年同期增长4.93%。其中:医院1 005.18亿元,较上年同期增长6.07%;社区192.11亿元,较上年同期下降1.62%。

住院病人医药总费用1 488.73亿元,较上年同期增长8.05%。其中:医院1 466.83亿元,较上年同期增长7.98%;社区14.15亿元,较上年同期增长16.76%。

详见表23。

表23　医药总费用情况

机构类别	门诊医药总费用			住院医药总费用		
	2024年(亿元)	2023年(亿元)	同比±(%)	2024年(亿元)	2023年(亿元)	同比±(%)
总计	1 369.31	1 305.04	4.93	1 488.73	1 377.82	8.05
按类别分	—	—	—	—	—	—
医院	1 005.18	947.69	6.07	1 466.83	1 358.43	7.98
公立医院	877.50	828.01	5.98	1 271.71	1 192.63	6.63
三级医院	740.54	692.19	6.98	1 070.10	1 004.20	6.56
市属三级	593.95	547.85	8.41	866.03	807.74	7.22
区属三级	146.59	144.34	1.56	204.07	196.47	3.87

续　表

机构类别	门诊医药总费用			住院医药总费用		
	2024 年（亿元）	2023 年（亿元）	同比±（%）	2024 年（亿元）	2023 年（亿元）	同比±（%）
二级医院	135.96	135.18	0.58	194.61	182.52	6.63
一级医院	0.18	0.16	15.62	4.10	3.74	9.75
未评级医院	0.82	0.48	71.41	2.90	2.17	33.55
民营医院	127.68	119.68	6.69	195.11	165.80	17.68
二级医院	2.08	2.03	2.48	2.36	1.86	26.67
一级医院	0.22	0.11	95.80	0.13	0.08	66.38
未评级医院	125.38	117.54	6.67	192.62	163.86	17.55
社区卫生服务中心	192.11	195.27	-1.62	14.15	12.12	16.76

注：表中同比以千元为单位进行计算。

（二）门急诊病人次均医药费用

1. 门急诊病人次均医药费用

2024 年，全市医疗机构门急诊病人次均医药费用 500.28 元，较上年同期下降 1.58%；药占比为 43.48%，较上年同期减少 0.26 个百分点。

医院中，公立医院门急诊均次费用为 531.49 元，较上年同期增长 0.19%；药占比 41.25%，较上年同期减少 0.67 个百分点。三级医院门急诊均次费用为 563.41 元，较上年同期增长 0.48%。其中市属三级门急诊均次费用为 604.88 元，较上年同期增长 0.24%；区属三级门急诊均次费用为 440.94 元，较上年同期下降 0.26%。二级医院门急诊均次费用为 407.23 元，较上年同期下降 2.21%。

民营医院门急诊均次费用为 850.71 元，较上年同期增长 0.99%；药占比 28.73%，较上年同期减少 1.25 个百分点。其中二级医院门急诊均次费用为 696.69 元，较上年同期增长 8.15%。

社区卫生服务中心门急诊病人次均医药费用 247.20 元，较上年同期下降 9.71%；药占比 77.81%，较上年同期增长 0.09 个百分点。

详见表 24。

表 24　医药总费用情况

机构类别	门急诊病人次均医药费			门急诊药占比(%)		
	2024 年（元）	2023 年（元）	同比±（%）	2024 年（%）	2023 年（%）	同比百分点±
总计	500.28	508.33	-1.58	43.48	43.74	-0.26
按类别分	—	—	—	—	—	—

续 表

机构类别	门急诊病人次均医药费			门急诊药占比(%)		
	2024 年(元)	2023 年(元)	同比±(%)	2024 年(%)	2023 年(%)	同比百分点±
医院	558.09	556.50	0.29	39.66	40.42	-0.76
公立医院	531.49	530.48	0.19	41.25	41.92	-0.67
三级医院	563.41	560.74	0.48	40.31	40.94	-0.63
市属三级	604.88	603.41	0.24	40.18	40.66	-0.48
区属三级	440.94	442.08	-0.26	40.80	42.02	-1.22
二级医院	407.23	416.41	-2.21	46.43	46.97	-0.54
一级医院	239.59	210.31	13.92	68.31	69.16	-0.85
未评级医院	406.90	450.64	-9.71	28.89	28.87	0.02
民营医院	850.71	842.35	0.99	28.73	29.98	-1.25
二级医院	696.69	644.17	8.15	57.36	55.02	2.34
一级医院	442.45	475.14	-6.88	53.17	61.73	-8.56
未评级医院	855.21	847.47	0.91	28.21	29.52	-1.31
社区卫生服务中心	247.20	273.77	-9.71	77.81	77.72	0.09
按性质分	—	—	—	—	—	—
公立医疗机构	441.80	450.87	-2.01	47.07	48.02	-0.95
民营医疗机构	1 043.03	1 035.53	0.72	29.37	26.66	2.71

2. 各区门急诊病人次均医药费用情况

按不同行政区划分类,各区门急诊次均医药费用最高为 699.29 元,最低为 299.24 元。药占比最高为 61.40%,最低为 33.31%。

详见表 25、表 26、表 27、表 28、表 29。

表 25 各区门急诊病人次均医药费用情况

行政区划	次均医药费用			次均药费			药占比(%)
	2024 年(元)	2023 年(元)	同比±(%)	2024 年(元)	2023 年(元)	同比±(%)	
黄浦区	693.02	719.13	-3.63	235.43	255.60	-7.89	33.97
徐汇区	699.29	672.17	4.03	293.37	261.88	12.02	41.95
长宁区	663.24	680.50	-2.54	220.91	228.03	-3.12	33.31
静安区	535.34	547.38	-2.20	215.79	210.52	2.50	40.31

续　表

行政区划	次均医药费用			次均药费			药占比（%）
	2024年（元）	2023年（元）	同比±（%）	2024年（元）	2023年（元）	同比±（%）	
普陀区	416.48	429.55	-3.04	199.07	217.11	-8.31	47.80
虹口区	490.36	491.86	-0.30	240.34	246.16	-2.37	49.01
杨浦区	506.94	523.36	-3.14	254.63	275.89	-7.71	50.23
闵行区	434.12	437.13	-0.69	188.52	190.32	-0.95	43.43
宝山区	321.69	344.50	-6.62	179.36	191.85	-6.51	55.76
嘉定区	359.44	374.70	-4.07	165.48	176.72	-6.36	46.04
浦东新区	431.56	448.89	-3.86	206.67	216.93	-4.73	47.89
金山区	322.67	317.80	1.53	160.88	165.04	-2.52	49.86
松江区	312.85	312.01	0.27	156.15	166.47	-6.20	49.91
青浦区	352.00	383.46	-8.20	175.74	200.35	-12.28	49.93
奉贤区	312.89	315.79	-0.92	162.40	164.47	-1.26	51.90
崇明区	299.24	311.46	-3.92	183.73	193.91	-5.25	61.40

表 26　各区公立医院门急诊病人次均医药费用情况

行政区划	次均医药费用			次均药费			药占比（%）
	2024年（元）	2023年（元）	同比±（%）	2024年（元）	2023年（元）	同比±（%）	
黄浦区	642.22	665.12	-3.44	223.46	242.60	-7.89	34.80
徐汇区	669.51	640.35	4.55	287.05	269.87	6.37	42.88
长宁区	489.54	508.66	-3.76	204.53	214.95	-4.85	41.78
静安区	537.96	536.25	0.32	225.82	216.92	4.10	41.98
普陀区	420.26	430.86	-2.46	186.06	204.85	-9.17	44.27
虹口区	508.12	511.12	-0.59	239.34	250.57	-4.48	47.10
杨浦区	541.90	548.57	-1.22	251.72	271.86	-7.41	46.45
闵行区	416.73	398.43	4.59	151.75	149.07	1.80	36.41
宝山区	407.97	433.33	-5.85	180.95	194.80	-7.11	44.35
嘉定区	399.53	399.85	-0.08	149.44	153.67	-2.75	37.40

续 表

行政区划	次均医药费用			次均药费			药占比（%）
	2024年（元）	2023年（元）	同比±（%）	2024年（元）	2023年（元）	同比±（%）	
浦东新区	441.32	444.21	-0.65	188.20	191.16	-1.55	42.65
金山区	431.06	416.75	3.43	184.35	183.25	0.60	42.77
松江区	373.21	383.67	-2.73	152.98	152.63	0.23	40.99
青浦区	400.63	409.84	-2.25	175.96	188.42	-6.61	43.92
奉贤区	408.81	399.44	2.35	174.36	167.03	4.39	42.65
崇明区	400.16	409.54	-2.29	168.08	175.25	-4.09	42.00

表27 各区属医疗机构门急诊病人次均医药费用情况

行政区划	次均医药费用			次均药费			药占比（%）
	2024年（元）	2023年（元）	同比±（%）	2024年（元）	2023年（元）	同比±（%）	
黄浦区	400.89	432.91	-7.40	248.14	275.44	-9.91	61.90
徐汇区	368.97	393.04	-6.12	175.64	198.13	-11.35	47.60
长宁区	431.35	455.57	-5.32	213.86	230.92	-7.39	49.58
静安区	308.10	343.50	-10.31	180.60	192.25	-6.06	58.62
普陀区	370.62	393.51	-5.82	213.03	236.86	-10.06	57.48
虹口区	362.33	363.17	-0.23	211.96	219.33	-3.36	58.50
杨浦区	355.95	388.26	-8.32	222.78	247.83	-10.11	62.59
闵行区	321.58	331.82	-3.09	171.79	178.33	-3.67	53.42
宝山区	303.85	330.86	-8.16	179.43	195.86	-8.39	59.05
嘉定区	331.36	351.69	-5.78	167.80	181.27	-7.43	50.64
浦东新区	338.38	357.18	-5.26	192.25	202.72	-5.16	56.81
金山区	257.39	254.39	1.18	130.42	136.44	-4.41	50.67
松江区	292.97	303.51	-3.47	159.31	170.22	-6.41	54.38
青浦区	297.40	323.28	-8.01	177.98	196.05	-9.22	59.85
奉贤区	295.03	296.52	-0.50	158.77	160.40	-1.02	53.81
崇明区	293.59	306.42	-4.19	178.51	190.41	-6.25	60.80

表 28　各区属医院门急诊病人次均医药费用情况

行政区划	次均医药费用			次均药费			药占比（%）
	2024 年（元）	2023 年（元）	同比±（%）	2024 年（元）	2023 年（元）	同比±（%）	
黄浦区	510.09	510.79	-0.14	282.12	281.73	0.14	55.31
徐汇区	435.91	436.75	-0.19	171.62	184.94	-7.20	39.37
长宁区	489.36	498.29	-1.79	217.66	228.14	-4.59	44.48
静安区	421.93	430.36	-1.96	202.71	209.63	-3.30	48.04
普陀区	429.12	445.93	-3.77	209.38	237.11	-11.69	48.79
虹口区	443.79	449.33	-1.23	207.12	220.28	-5.97	46.67
杨浦区	442.58	463.19	-4.45	221.57	234.71	-5.60	50.06
闵行区	392.04	376.62	4.09	147.70	144.78	2.02	37.67
宝山区	404.35	432.60	-6.53	182.99	199.13	-8.11	45.25
嘉定区	396.27	396.02	0.06	152.86	156.52	-2.34	38.57
浦东新区	442.98	446.30	-0.74	193.50	195.10	-0.82	43.68
金山区	366.28	350.51	4.50	139.33	139.99	-0.47	38.04
松江区	367.74	375.22	-1.99	154.28	153.51	0.50	41.95
青浦区	400.72	409.92	-2.24	175.99	188.45	-6.61	43.92
奉贤区	408.81	399.44	2.35	174.36	167.03	4.39	42.65
崇明区	400.16	409.54	-2.29	168.08	175.25	-4.09	42.00

表 29　各区社区卫生服务中心门急诊病人次均医药费用情况

行政区划	次均医药费用			次均药费			药占比（%）
	2024 年（元）	2023 年（元）	同比±（%）	2024 年（元）	2023 年（元）	同比±（%）	
黄浦区	318.97	365.70	-12.78	235.76	285.71	-17.48	73.91
徐汇区	271.11	310.03	-12.55	212.96	246.76	-13.70	78.55
长宁区	325.52	367.25	-11.36	228.03	257.28	-11.37	70.05
静安区	222.96	269.73	-17.34	182.72	197.25	-7.37	81.95
普陀区	303.74	336.47	-9.73	230.17	252.62	-8.89	75.78
虹口区	297.77	294.74	1.03	220.74	223.96	-1.44	74.13

续 表

行政区划	次均医药费用			次均药费			药占比（%）
	2024年（元）	2023年（元）	同比±（%）	2024年（元）	2023年（元）	同比±（%）	
杨浦区	288.49	324.13	-11.00	228.68	264.46	-13.53	79.27
闵行区	273.26	297.77	-8.23	189.60	203.50	-6.83	69.39
宝山区	238.72	258.43	-7.63	177.12	193.54	-8.48	74.20
嘉定区	243.06	282.73	-14.03	198.54	228.18	-12.99	81.68
浦东新区	241.06	269.79	-10.65	193.69	212.84	-9.00	80.35
金山区	144.02	154.73	-6.92	123.74	135.11	-8.42	85.92
松江区	215.95	227.17	-4.94	167.23	191.54	-12.69	77.44
青浦区	204.55	240.92	-15.10	179.77	203.27	-11.56	87.89
奉贤区	197.55	205.20	-3.73	154.99	165.97	-6.62	78.46
崇明区	205.36	222.45	-7.68	187.22	202.90	-7.73	91.17

3. 二、三级医院及社区门急诊病人次均医药费用

按医院划分，三级综合医院中，门急诊病人次均医药费用最高为776.78元，最低为360.56元。门急诊药占比最高为48.04%，最低为18.60%。

三级中医（中西医）医院中，门急诊病人次均医药费用最高为627.51元；最低为440.90元；门急诊药占比（不含中药饮片收入）最高为34.27%，最低为12.15%。

详见表30、表31、表32。

表30　三级综合医院门急诊病人次均费用情况

顺位	机构名称	次均费用(元)	药占比(%)
1	上海交通大学医学院附属第九人民医院	776.78	18.60
2	复旦大学附属中山医院	739.20	33.65
3	上海交通大学医学院附属仁济医院	648.14	31.63
4	上海交通大学医学院附属瑞金医院	622.80	39.19
5	海军军医大学第一附属医院	584.53	47.98
6	上海市第一人民医院	578.75	37.52
7	复旦大学附属华山医院	548.45	45.52
8	华东医院	547.59	44.67

续 表

顺 位	机 构 名 称	次均费用(元)	药占比(%)
9	上海市东方医院	542.93	37.99
10	上海交通大学医学院附属新华医院	526.66	38.88
11	上海市第十人民医院	521.18	37.19
12	上海市徐汇区中心医院	513.85	33.73
13	上海市同仁医院	491.25	38.88
14	上海市第六人民医院	483.67	35.62
15	海军军医大学第二附属医院	461.84	47.18
16	上海市浦东新区人民医院	461.65	41.24
17	上海市同济医院	459.81	45.87
18	上海市普陀区中心医院	459.38	48.04
19	上海市杨浦区中心医院	449.42	43.48
20	上海市老年医学中心	441.56	45.92
21	上海健康医学院附属崇明医院	430.79	40.13
22	上海市浦东新区公利医院	418.84	41.91
23	上海市浦东医院	418.04	41.30
24	复旦大学附属中山医院青浦分院	411.86	39.16
25	上海市奉贤区中心医院	409.92	37.26
26	上海交通大学医学院附属松江医院	406.72	39.29
27	上海市闵行区中心医院	403.70	35.56
28	复旦大学附属金山医院	390.93	33.60
29	上海市静安区中心医院	385.20	43.53
30	上海市浦东新区周浦医院	379.38	39.32
31	上海市第五人民医院	360.56	35.33

表 31　三级中医(中西医)医院门急诊病人次均费用情况

顺 位	机 构 名 称	次均费用(元)	药占比(%)
1	上海中医药大学附属曙光医院	627.51	23.78
2	上海市中医医院	584.66	12.15

续 表

顺 位	机 构 名 称	次均费用(元)	药占比(%)
3	上海市光华中西医结合医院	557.87	32.62
4	上海市中西医结合医院	528.86	24.96
5	上海中医药大学附属龙华医院	522.89	14.32
6	上海中医药大学附属岳阳中西医结合医院	472.61	19.56
7	上海市第七人民医院	463.21	32.40
8	上海市宝山区中西医结合医院	440.90	34.27

注：药占比不含中药饮片收入。

表 32 三级专科医院门急诊病人次均费用情况

顺 位	机 构 名 称	次均费用(元)	药占比(%)
1	复旦大学附属肿瘤医院	1 735.38	44.63
2	上海市胸科医院	861.20	53.39
3	上海市公共卫生临床中心	785.93	54.83
4	上海市第一妇婴保健院	719.24	13.90
5	上海市肺科医院	709.49	56.01
6	复旦大学附属妇产科医院	708.86	20.26
7	上海市同济口腔医院	640.82	1.17
8	上海市口腔医院	639.60	0.92
9	中国福利会国际和平妇幼保健院	619.14	19.79
10	复旦大学附属眼耳鼻喉科医院	604.55	25.05
11	上海市养志康复医院	600.75	16.50
12	复旦大学附属儿科医院	457.86	32.65
13	海军军医大学第三附属医院	429.92	27.34
14	上海市精神卫生中心	416.49	69.19
15	上海市皮肤病医院	414.90	37.97
16	上海交通大学医学院附属上海儿童医学中心	407.55	36.95
17	上海市眼病防治中心	398.59	26.18
18	上海市儿童医院	376.22	35.75

二级综合性医院中，门急诊病人次均医药费用最高为 1 020.01 元，最低为 219.60 元。药占比最高为 69.83%，最低为 20.33%。

二级中医（中西医）医院中，门急诊病人次均医药费用最高为 674.82 元，最低为 338.80 元。药占比（不含中药饮片收入）最高为 35.54%，最低为 12.96%。

详见表 33、表 34。

表 33　二级综合性医院门急诊病人次均费用情况

顺　位	机　构　名　称	次均费用（元）	药占比（%）
1	民航上海医院	1 020.01	20.33
2	上海曲阳医院	696.69	57.36
3	中国人民武装警察部队上海市总队医院	619.79	42.09
4	上海市公惠医院	606.53	48.92
5	上海交通大学医学院附属第九人民医院黄浦分院	568.48	51.10
6	上海沪东医院	567.31	38.15
7	上海长航医院	518.33	20.95
8	中国人民解放军海军特色医学中心	510.41	37.35
9	上海建工医院	476.63	44.23
10	上海市杨浦区市东医院	460.87	48.72
11	上海交通大学医学院附属瑞金医院卢湾分院	459.48	43.48
12	上海市静安区北站医院	450.38	43.72
13	上海市嘉定区中心医院	449.53	32.62
14	上海市宝山区吴淞中心医院	443.48	43.07
15	上海四一一医院	441.16	35.79
16	上海中冶医院	439.27	38.01
17	上海市奉贤区奉城医院	431.84	35.99
18	上海市宝山区大场医院	430.36	34.34
19	上海市第四人民医院	427.36	39.82
20	上海市普陀区人民医院	423.82	47.33
21	上海邮电医院	422.03	55.10
22	上海市静安区闸北中心医院	420.91	44.28
23	上海市第八人民医院	409.38	39.57
24	上海市静安区市北医院	407.24	39.44

续 表

顺 位	机 构 名 称	次均费用(元)	药占比(%)
25	上海市浦东新区浦南医院	403.68	48.10
26	上海市杨浦区控江医院	402.89	52.30
27	上海市嘉定区江桥医院	398.02	33.73
28	上海市徐汇区大华医院	387.57	45.79
29	上海市嘉定区南翔医院	378.49	36.74
30	上海市第十人民医院崇明分院	373.50	40.44
31	上海交通大学医学院附属新华医院长兴分院	367.79	37.44
32	上海市普陀区利群医院	366.28	43.63
33	上海市崇明区第三人民医院	364.35	57.87
34	上海市嘉定区安亭医院	363.97	36.22
35	上海市青浦区朱家角人民医院	363.57	49.04
36	上海航道医院	358.33	27.34
37	上海市宝山区罗店医院	355.29	40.44
38	上海市第六人民医院金山分院	355.13	35.91
39	上海市宝山区仁和医院	352.80	42.92
40	上海市虹口区江湾医院	350.73	51.08
41	上海市金山区亭林医院	322.69	39.46
42	上海市松江区九亭医院	321.90	42.53
43	上海市松江区泗泾医院	320.01	35.83
44	上海电力医院	282.95	51.41
45	上海市浦东新区老年医院	275.21	69.83
46	上海市监狱总医院	256.56	31.90
47	上海市闵行区浦江医院	244.33	57.32
48	中国人民解放军海军第九〇五医院	219.60	29.18

表 34 二级中医(中西医)医院门急诊病人次均费用情况

顺 位	机 构 名 称	次均费用(元)	药占比(%)
1	上海市黄浦区香山中医医院	674.82	26.77
2	上海市静安区中医医院	588.39	12.96

续 表

顺 位	机 构 名 称	次均费用(元)	药占比(%)
3	上海市杨浦区中医医院	559.67	19.54
4	上海市普陀区中医医院	479.68	21.11
5	上海市黄浦区中西医结合医院	478.86	35.54
6	上海市长宁区天山中医医院	455.48	21.55
7	上海市浦东新区光明中医医院	402.65	32.13
8	上海市青浦区中医医院	390.88	27.58
9	上海市闵行区中西医结合医院	387.19	27.65
10	上海市浦东新区中医医院	386.96	23.43
11	上海市奉贤区中医医院	386.42	31.95
12	上海市金山区中西医结合医院	364.93	20.60
13	上海市嘉定区中医医院	362.80	22.23
14	上海市松江区方塔中医医院	338.80	28.96

注：药占比不含中药饮片收入。

社区卫生服务中心中，门急诊病人次均医药费用最高为407.62元，最低为118.47元。药占比最高的为95.97%，最低为60.16%。

详见表35、表36。

表35 社区门急诊病人次均费用情况(顺位前十)

顺 位	机 构 名 称	次均费用(元)	药占比(%)
1	上海市虹口区北外滩街道社区卫生服务中心	407.62	77.31
2	上海市普陀区桃浦镇社区卫生服务中心	363.42	70.49
3	上海市黄浦区老西门街道社区卫生服务中心	362.09	76.75
4	上海市长宁区虹桥街道社区卫生服务中心	359.86	60.16
5	上海市黄浦区豫园街道社区卫生服务中心	356.72	76.09
6	上海市杨浦区五角场社区卫生服务中心	350.99	77.65
7	上海市长宁区华阳街道社区卫生服务中心	350.79	69.29
8	上海市长宁区北新泾街道社区卫生服务中心	350.32	73.98
9	上海市普陀区长寿街道社区卫生服务中心	344.37	79.31
10	上海市杨浦区大桥社区卫生服务中心	339.93	80.11

表 36　社区门急诊病人次均费用情况(末位前十)

顺　位	机　构　名　称	次均费用(元)	药占比(%)
1	上海市金山区枫泾镇社区卫生服务中心	118.47	92.23
2	上海市金山区亭林镇社区卫生服务中心	124.32	84.92
3	上海市金山区漕泾镇社区卫生服务中心	126.49	78.18
4	上海市金山区张堰镇社区卫生服务中心	130.79	83.81
5	上海市金山区吕巷镇社区卫生服务中心	140.43	84.07
6	上海市金山区朱泾社区卫生服务中心	144.09	87.62
7	上海市松江区新浜镇社区卫生服务中心	147.35	75.89
8	上海市奉贤区奉城镇头桥社区卫生服务中心	147.57	83.02
9	上海市金山区廊下镇社区卫生服务中心	150.28	86.50
10	上海湾区高新技术产业开发区社区卫生服务中心	151.92	85.19

(三) 出院病人人均医药费用

1. 出院病人人均医药费用

2024 年,全市出院病人人均医药费用 24 013.87 元,较上年同期下降 0.24%。出院病人日均医药费用 2 257.23 元,较上年同期增长 8.30%。出院药占比为 21.01%,较上年同期减少 1.77 个百分点。

医院中,公立医院出院病人人均医药费用 22 590.38 元,较上年同期下降 4.02%。三级医院出院病人人均医药费用 23 440.72 元,较上年同期下降 2.08%;其中市属三级出院病人人均医药费用 24 662.11 元,较上年同期下降 1.28%;区属三级出院病人人均医药费用 19 359.11 元,较上年同期下降 5.43%。二级医院出院病人人均医药费用 18 273.76 元,较上年同期下降 13.95%。

民营医院出院病人人均医药费用 45 917.76 元,较上年同期上升 17.11%。其中二级医院出院病人人均医药费用 19 784.21 元,较上年同期下降 5.42%。

社区卫生服务中心出院病人人均医药费用 24 138.62 元,较上年同期上升 8.84%。

详见表 37、表 38。

表 37　出院病人医药费用情况

机构类别	出院病人人均费用			出院病人日均费用		
	2024 年(元)	2023 年(元)	同比±(%)	2024 年(元)	2023 年(元)	同比±(%)
总计	24 013.87	24 071.42	−0.24	2 257.23	2 084.28	8.30
按类别分	—	—	—	—	—	—

续 表

机构类别	出院病人人均费用			出院病人日均费用		
	2024 年（元）	2023 年（元）	同比±（%）	2024 年（元）	2023 年（元）	同比±（%）
医院	24 495.07	24 667.55	-0.70	2 445.32	2 203.66	10.97
公立医院	22 590.38	23 535.94	-4.02	3 314.64	2 440.02	35.85
三级医院	23 440.72	23 937.45	-2.08	4 136.58	3 905.80	5.91
市属三级	24 662.11	24 981.64	-1.28	4 583.25	4 314.52	6.23
区属三级	19 359.11	20 471.50	-5.43	2 923.59	2 822.70	3.57
二级医院	18 273.76	21 237.44	-13.95	1 697.77	855.60	98.43
一级医院	65 806.52	82 984.64	-20.70	572.82	631.20	-9.25
未评级医院	47 254.71	94 873.30	-50.19	610.26	544.52	12.07
民营医院	45 917.76	39 208.30	17.11	997.59	1 261.28	-20.91
二级医院	19 784.21	20 916.86	-5.42	3 190.63	2 339.42	36.39
一级医院	86 897.75	53 154.69	63.48	780.34	836.19	-6.68
未评级医院	46 549.34	39 635.40	17.44	990.61	1 254.29	-21.02
社区卫生服务中心	24 138.62	22 177.38	8.84	300.15	289.59	3.65
按性质分	—	—	—	—	—	—
公立医疗机构	22 470.69	23 364.18	-3.82	2 911.51	2 275.12	27.97
民营医疗机构	45 926.63	39 188.93	17.19	996.38	1 258.38	-20.82

表 38　出院病人药费情况

机构类别	出院病人人均药费			药占比		
	2024 年（元）	2023 年（元）	同比±（%）	2024 年（%）	2023 年（%）	同比百分比±
总计	5 045.52	5 483.83	-7.99	21.01	22.78	-1.77
按类别分	—	—	—	—	—	—
医院	5 141.99	5 623.29	-8.56	20.99	22.80	-1.81
公立医院	4 612.88	5 273.49	-12.53	20.42	22.41	-1.99
三级医院	4 605.51	5 223.71	-11.83	19.65	21.82	-2.17
市属三级	4 709.56	5 239.59	-10.12	19.10	20.97	-1.87
区属三级	4 257.79	5 171.01	-17.66	21.99	25.26	-3.27
二级医院	4 569.58	5 420.70	-15.70	25.01	25.52	-0.51

续　表

机构类别	出院病人人均药费			药占比		
	2024年（元）	2023年（元）	同比±（%）	2024年（%）	2023年（%）	同比百分比±
一级医院	11 133.63	13 444.97	-17.19	16.92	16.20	0.72
未评级医院	9 072.16	23 113.46	-60.75	19.20	24.36	5.16
民营医院	11 093.03	10 118.05	9.64	24.16	25.81	-1.65
二级医院	11 108.93	9 680.00	14.76	56.15	46.28	9.87
一级医院	12 037.32	7 161.36	68.09	13.85	13.47	0.38
未评级医院	11 092.36	10 128.97	9.51	23.83	25.56	-1.73
社区卫生服务中心	6 857.63	6 656.43	3.02	28.41	30.01	-1.60
按性质分	—	—	—	—	—	—
公立医疗机构	4 603.91	5 243.16	-12.19	20.49	22.44	-1.95
民营医疗机构	11 093.29	10 108.31	9.74	24.15	25.79	-1.64

2. 各区出院病人人均医药费用情况

详见表39、表40、表41、表42、表43。

表39　各区出院病人次均医药费用情况

行政区划	出院病人人均费用			出院病人日均费用			药占比（%）
	2024年（元）	2023年（元）	同比±（%）	2024年（元）	2023年（元）	同比±（%）	
黄浦区	25 053.31	25 508.19	-1.78	3 991.71	4 133.34	-3.43	20.26
徐汇区	26 459.24	26 239.74	0.84	4 127.28	4 058.75	1.69	18.69
长宁区	19 733.62	22 450.53	-12.10	1 815.40	1 568.30	15.76	21.52
静安区	21 102.50	21 112.97	-0.05	2 982.42	1 915.60	55.69	21.79
普陀区	22 976.40	23 012.60	-0.16	2 392.65	2 256.87	6.02	19.79
虹口区	23 663.96	23 351.06	1.34	2 395.70	2 693.26	-11.05	21.17
杨浦区	25 087.07	26 385.57	-4.92	2 863.33	2 782.29	2.91	20.20
闵行区	27 905.94	28 412.96	-1.78	1 295.12	708.92	82.69	22.09
宝山区	23 422.94	21 711.88	7.88	1 099.61	1 230.59	-10.64	24.34
嘉定区	23 952.34	25 220.26	-5.03	1 453.59	1 003.31	44.88	25.11

续 表

行政区划	出院病人人均费用			出院病人日均费用			药占比（%）
	2024年（元）	2023年（元）	同比±（%）	2024年（元）	2023年（元）	同比±（%）	
浦东新区	23 409.42	23 445.90	−0.16	1 753.70	1 823.59	−3.83	22.71
金山区	19 441.25	18 566.63	4.71	1 244.37	1 517.14	−17.98	23.99
松江区	19 493.23	17 239.31	13.07	1 033.21	1 287.83	−19.77	15.91
青浦区	34 445.24	30 513.75	12.88	1 119.37	1 680.38	−33.39	21.22
奉贤区	21 017.91	18 870.85	11.38	1 151.80	1 244.56	−7.45	26.21
崇明区	15 801.88	15 985.19	−1.15	1 217.70	1 330.42	−8.47	26.55

表 40　各区公立医院出院病人费用情况

行政区划	出院病人人均费用			出院病人日均费用			药占比（%）
	2024年（元）	2023年（元）	同比±（%）	2024年（元）	2023年（元）	同比±（%）	
黄浦区	24 766.92	25 383.74	−2.43	4 368.79	4 261.66	2.51	20.32
徐汇区	25 836.43	25 715.25	0.47	4 628.79	4 260.34	8.65	18.21
长宁区	19 416.18	23 059.83	−15.80	2 285.28	1 738.42	31.46	23.95
静安区	23 379.60	24 537.74	−4.72	3 539.65	1 952.40	81.30	20.74
普陀区	19 894.20	19 912.58	−0.09	2 861.38	2 611.63	9.56	17.60
虹口区	22 666.91	22 930.49	−1.15	3 287.51	3 149.19	4.39	20.38
杨浦区	24 070.99	25 679.41	−6.26	3 998.05	3 582.33	11.60	20.31
闵行区	18 326.10	22 597.42	−18.90	2 842.23	587.77	383.56	21.17
宝山区	18 413.69	18 895.36	−2.55	1 879.34	1 996.09	−5.85	26.07
嘉定区	20 068.59	22 721.36	−11.68	2 726.22	1 304.22	109.03	25.17
浦东新区	21 045.36	22 306.64	−5.65	2 493.75	2 021.09	23.39	20.52
金山区	18 428.10	18 850.11	−2.24	1 745.14	1 919.65	−9.09	24.95
松江区	17 794.73	17 229.29	3.28	1 768.72	1 582.83	11.74	16.35
青浦区	16 285.17	17 406.00	−6.44	2 075.76	2 013.26	3.10	24.05
奉贤区	15 891.52	16 714.23	−4.92	1 849.77	1 621.09	14.11	25.16
崇明区	14 505.19	15 922.89	−8.90	1 637.20	1 851.25	−11.56	26.68

表 41 各区属医疗机构出院病人次均医药费用情况

行政区划	出院病人人均费用			出院病人日均费用			药占比（%）
	2024 年（元）	2023 年（元）	同比±（%）	2024 年（元）	2023 年（元）	同比±（%）	
黄浦区	21 564. 73	23 545. 64	-8. 41	1 455. 27	1 640. 76	-11. 31	31. 38
徐汇区	21 884. 18	24 826. 56	-11. 85	1 572. 30	2 258. 03	-30. 37	33. 00
长宁区	19 494. 20	23 068. 48	-15. 49	2 178. 99	1 495. 38	45. 71	20. 98
静安区	22 277. 34	22 211. 37	0. 30	1 431. 07	1 564. 91	-8. 55	22. 12
普陀区	19 764. 54	20 289. 88	-2. 59	1 550. 13	1 559. 86	-0. 62	20. 03
虹口区	22 340. 60	23 071. 03	-3. 17	2 571. 53	2 437. 88	5. 48	22. 31
杨浦区	20 612. 32	22 994. 13	-10. 36	1 571. 70	1 369. 12	14. 80	23. 99
闵行区	17 289. 55	22 410. 03	-22. 85	1 657. 32	905. 51	83. 03	23. 52
宝山区	18 094. 46	18 584. 11	-2. 63	1 820. 46	1 943. 08	-6. 31	26. 15
嘉定区	15 704. 69	19 941. 33	-21. 25	1 368. 98	633. 37	116. 14	20. 99
浦东新区	20 304. 89	21 249. 13	-4. 44	2 063. 18	2 240. 65	-7. 92	21. 48
金山区	17 407. 93	16 965. 10	2. 61	1 268. 91	1 458. 18	-12. 98	19. 65
松江区	14 415. 51	13 924. 12	3. 53	1 089. 52	1 326. 51	-17. 87	17. 72
青浦区	16 208. 23	17 400. 80	-6. 85	1 832. 18	1 840. 16	-0. 43	24. 16
奉贤区	15 555. 54	16 514. 59	-5. 81	1 489. 73	1 346. 37	10. 65	25. 17
崇明区	14 094. 71	15 391. 86	-8. 43	1 455. 38	1 604. 03	-9. 27	27. 05

表 42 各区属医院出院病人次均医药费用情况

行政区划	出院病人人均费用			出院病人日均费用			药占比（%）
	2024 年（元）	2023 年（元）	同比±（%）	2024 年（元）	2023 年（元）	同比±（%）	
黄浦区	20 824. 39	23 133. 99	-9. 98	1 602. 67	1 765. 96	-9. 25	31. 00
徐汇区	20 781. 30	24 596. 31	-15. 51	2 584. 35	2 779. 46	-7. 02	32. 61
长宁区	20 380. 14	24 507. 02	-16. 84	2 584. 33	1 586. 01	62. 95	21. 71
静安区	21 377. 45	21 809. 23	-1. 98	1 657. 38	1 732. 35	-4. 33	22. 36
普陀区	18 928. 11	20 278. 92	-6. 66	2 139. 52	1 967. 34	8. 75	19. 57
虹口区	22 306. 61	23 045. 01	-3. 20	2 640. 73	2 492. 40	5. 95	22. 35

续 表

行政区划	出院病人人均费用			出院病人日均费用			药占比（%）
	2024 年（元）	2023 年（元）	同比±（%）	2024 年（元）	2023 年（元）	同比±（%）	
杨浦区	20 177.48	22 664.77	−10.97	1 777.88	1 470.76	20.88	23.52
闵行区	17 256.37	22 694.70	−23.96	2 556.02	950.78	168.83	23.99
宝山区	17 964.87	18 509.03	−2.94	1 985.45	2 119.05	−6.30	26.18
嘉定区	16 277.98	20 289.95	−19.77	2 132.87	808.36	163.85	21.36
浦东新区	20 570.95	21 624.66	−4.87	2 706.02	2 654.02	1.96	21.08
金山区	17 969.89	17 604.26	2.08	1 495.27	1 672.19	−10.58	19.31
松江区	15 312.29	15 479.98	−1.08	1 887.57	1 616.23	16.79	18.01
青浦区	16 284.35	17 406.25	−6.45	2 091.64	2 030.24	3.02	24.06
奉贤区	15 891.52	16 714.23	−4.92	1 849.77	1 621.09	14.11	25.16
崇明区	14 505.19	15 922.89	−8.90	1 637.20	1 851.25	−11.56	26.68

表 43　各区社区卫生服务中心（站）出院病人费用情况

行政区划	出院病人人均费用			出院病人日均费用			药占比（%）
	2024 年（元）	2023 年（元）	同比±（%）	2024 年（元）	2023 年（元）	同比±（%）	
黄浦区	45 733.98	40 934.09	11.73	614.78	609.39	0.88	37.08
徐汇区	45 826.53	33 414.16	37.15	323.84	367.13	−11.79	36.83
长宁区	32 170.30	33 706.47	−4.56	512.08	555.28	−7.78	20.21
静安区	53 471.29	39 001.03	37.10	494.77	480.55	2.96	18.82
普陀区	66 826.57	53 345.04	25.27	426.37	367.68	15.96	27.90
虹口区	30 060.08	33 446.14	−10.12	474.82	347.76	36.54	14.90
杨浦区	37 154.14	38 824.69	−4.30	462.83	465.82	−0.64	33.72
闵行区	22 844.64	21 817.92	4.71	189.14	260.02	−27.26	16.81
宝山区	24 394.34	23 700.92	2.93	457.99	358.56	27.73	25.15
嘉定区	37 513.50	113 206.69	−66.86	195.62	164.15	19.17	26.86
浦东新区	17 564.17	14 716.02	19.35	239.47	243.93	−1.83	36.10
金山区	9 342.22	7 905.37	18.18	245.00	289.35	−15.33	29.26

续 表

行政区划	出院病人人均费用			出院病人日均费用			药占比（%）
	2024 年（元）	2023 年（元）	同比±（%）	2024 年（元）	2023 年（元）	同比±（%）	
松江区	14 202. 21	8 059. 32	76. 22	206. 65	285. 09	-27. 53	19. 76
青浦区	11 713. 18	16 712. 94	-29. 92	163. 84	138. 23	18. 52	32. 67
奉贤区	9 349. 42	11 213. 08	-16. 62	209. 49	174. 67	19. 93	25. 52
崇明区	5 981. 52	6 456. 81	-7. 36	230. 17	245. 22	-6. 14	45. 11

3. 二、三级医院出院病人人均医药费用

三级综合医院出院病人人均费用最高为 33 012. 22 元，最低为 15 804. 96 元；日均费用最高为 6 249. 31 元，最低为 2 103. 93 元；药占比最高为 35. 85%，最低为 8. 73%。

三级中医（中西医）医院出院病人人均费用最高为 21 098. 34 元，最低为 12 952. 47 元；日均费用最高为 3 179. 21 元，最低为 2 143. 59 元。药占比（不含中药饮片收入）最高为 27. 79%，最低为 19. 53%。

详见表 44、表 45、表 46。

表 44　三级综合医院出院病人费用情况

顺位	机　构　名　称	人均费用（元）	日均费用（元）	药占比（%）
1	上海交通大学医学院附属瑞金医院	33 012. 22	5 039. 32	19. 08
2	上海市第六人民医院	32 378. 56	5 631. 24	8. 73
3	复旦大学附属中山医院	32 234. 43	6 249. 31	20. 29
4	复旦大学附属华山医院	31 854. 35	5 455. 50	21. 44
5	海军军医大学第一附属医院	31 650. 95	5 756. 65	16. 92
6	上海交通大学医学院附属第九人民医院	26 364. 00	5 624. 34	21. 82
7	上海市第一人民医院	25 601. 71	4 710. 28	14. 81
8	上海交通大学医学院附属仁济医院	25 191. 17	5 050. 02	17. 11
9	海军军医大学第二附属医院	25 062. 80	4 706. 31	22. 28
10	上海市东方医院	24 915. 17	4 565. 33	17. 27
11	上海交通大学医学院附属新华医院	24 717. 02	4 587. 02	17. 76
12	上海市徐汇区中心医院	24 404. 24	3 547. 89	35. 85
13	华东医院	24 184. 50	3 793. 94	25. 76
14	上海市第十人民医院	23 250. 55	4 722. 99	16. 96

续 表

顺位	机 构 名 称	人均费用(元)	日均费用(元)	药占比(%)
15	上海市老年医学中心	23 024.85	4 382.27	25.99
16	上海市同济医院	22 818.93	3 786.26	18.51
17	上海市同仁医院	21 646.63	3 507.04	20.09
18	上海市浦东新区公利医院	21 614.10	3 029.72	20.03
19	上海市杨浦区中心医院	19 897.53	2 230.71	23.24
20	上海市普陀区中心医院	18 657.60	2 739.44	20.11
21	上海市浦东新区周浦医院	18 293.22	2 937.18	22.48
22	上海市第五人民医院	18 210.80	2 665.68	17.30
23	上海市静安区中心医院	18 105.21	2 157.42	24.30
24	上海市浦东医院	17 900.55	2 665.51	23.20
25	复旦大学附属中山医院青浦分院	17 893.50	2 754.03	23.13
26	上海市浦东新区人民医院	17 404.70	2 475.29	23.28
27	上海市奉贤区中心医院	17 147.46	2 552.65	23.63
28	上海市闵行区中心医院	17 110.02	2 959.45	20.26
29	复旦大学附属金山医院	17 043.97	2 619.84	20.44
30	上海交通大学医学院附属松江医院	16 904.89	2 827.69	16.65
31	上海健康医学院附属崇明医院	15 804.96	2 103.93	26.28

表 45　三级中医(中西医)医院出院病人费用情况

顺位	机 构 名 称	人均费用(元)	日均费用(元)	药占比(%)
1	上海市第七人民医院	21 098.34	2 866.32	19.53
2	上海市中西医结合医院	18 342.61	2 143.59	27.79
3	上海中医药大学附属岳阳中西医结合医院	16 618.25	2 837.90	25.18
4	上海市宝山区中西医结合医院	16 273.26	2 789.39	22.66
5	上海中医药大学附属龙华医院	16 009.62	2 519.34	23.20
6	上海市光华中西医结合医院	15 738.07	2 847.96	24.42
7	上海中医药大学附属曙光医院	15 073.93	3 179.21	21.02
8	上海市中医医院	12 952.47	2 258.26	21.25

表 46　三级专科医院出院病人费用情况

顺位	机　构　名　称	人均费用(元)	日均费用(元)	药占比(%)
1	上海市精神卫生中心	56 908.84	754.67	4.68
2	上海市养志康复医院	45 580.08	1 430.13	10.14
3	上海市胸科医院	27 022.48	9 184.72	23.12
4	海军军医大学第三附属医院	24 559.36	3 488.18	28.17
5	上海交通大学医学院附属上海儿童医学中心	23 516.77	4 211.30	17.10
6	复旦大学附属肿瘤医院	22 312.34	5 215.15	20.31
7	上海市肺科医院	20 362.35	6 013.48	25.14
8	上海市公共卫生临床中心	19 498.22	2 725.43	37.10
9	复旦大学附属儿科医院	18 582.98	3 085.28	13.15
10	复旦大学附属眼耳鼻喉科医院	17 747.70	7 523.67	9.14
11	上海市儿童医院	17 143.43	3 822.82	11.06
12	复旦大学附属妇产科医院	13 729.58	4 108.00	17.16
13	上海市第一妇婴保健院	13 479.67	3 448.12	12.02
14	上海市同济口腔医院	12 635.85	3 999.92	6.64
15	中国福利会国际和平妇幼保健院	11 896.84	3 547.46	15.01
16	上海市口腔医院	10 953.73	4 390.07	7.67
17	上海市皮肤病医院	8 087.61	1 382.46	16.67
18	上海市眼病防治中心	7 752.16	7 752.16	3.32

二级综合性医院中，出院病人次均医药费用最高为 54 230.40 元，最低为 8 062.20 元；日均费用最高为 3 912.21 元，最低为 207.47 元；药占比最高为 56.15%，最低为 12.14%。

二级中医（中西医结合）医院中，出院病人次均医药费用最高为 25 261.89 元，最低为 10 358.58 元；日均费用最高为 1 870.85 元，最低为 785.66 元；药占比（不含中药饮片收入）最高为 45.25%，最低为 15.11%。

详见表 47、表 48。

表 47　二级综合医院出院病人费用情况

顺位	机　构　名　称	人均费用(元)	日均费用(元)	药占比(%)
1	上海市浦东新区老年医院	54 230.40	682.68	34.30
2	上海市公惠医院	32 886.20	902.02	20.77

续 表

顺位	机 构 名 称	人均费用(元)	日均费用(元)	药占比(%)
3	上海航道医院	28 459.05	868.64	13.44
4	上海四一一医院	26 831.00	3 494.82	32.29
5	上海市第四人民医院	25 028.22	3 912.21	19.04
6	上海市静安区北站医院	23 089.32	860.79	27.86
7	上海市静安区闸北中心医院	22 679.20	2 885.39	22.53
8	上海市宝山区仁和医院	21 437.94	2 634.28	27.46
9	上海中冶医院	21 024.03	1 670.19	25.32
10	上海曲阳医院	19 784.21	3 190.63	56.15
11	上海市嘉定区中心医院	19 503.52	2 601.33	20.52
12	上海建工医院	19 480.22	2 284.16	23.44
13	上海交通大学医学院附属第九人民医院黄浦分院	19 286.94	2 406.99	32.81
14	上海市杨浦区市东医院	19 211.68	2 438.55	24.75
15	中国人民解放军海军特色医学中心	18 996.85	2 445.65	23.52
16	上海市普陀区人民医院	18 954.02	2 152.36	16.34
17	上海交通大学医学院附属瑞金医院卢湾分院	18 779.86	3 069.53	30.58
18	民航上海医院	18 452.64	2 118.53	29.57
19	上海市宝山区吴淞中心医院	18 165.77	2 642.54	28.50
20	上海市静安区市北医院	18 131.47	2 102.13	21.63
21	上海市嘉定区江桥医院	17 974.35	3 098.07	19.53
22	上海市普陀区利群医院	17 703.82	2 068.65	22.48
23	上海市第八人民医院	17 640.29	2 231.15	28.35
24	中国人民解放军海军第九〇五医院	17 496.22	1 576.63	30.94
25	上海电力医院	17 367.50	1 967.77	30.61
26	上海市第六人民医院金山分院	17 323.71	2 092.61	18.58
27	上海邮电医院	17 252.94	1 195.60	17.55
28	上海市虹口区江湾医院	17 053.93	1 304.70	25.75
29	中国人民武装警察部队上海市总队医院	16 169.40	1 192.82	27.63
30	上海市浦东新区浦南医院	15 852.45	2 368.23	25.15

续 表

顺位	机构名称	人均费用(元)	日均费用(元)	药占比(%)
31	上海市嘉定区南翔医院	14 852.57	1 922.16	23.61
32	上海沪东医院	14 611.19	1 308.15	22.83
33	上海市宝山区罗店医院	14 518.78	1 875.55	23.72
34	上海市第十人民医院崇明分院	14 156.79	1 716.54	26.34
35	上海市杨浦区控江医院	14 053.64	1 497.23	23.51
36	上海长航医院	13 851.41	1 791.98	28.79
37	上海市徐汇区大华医院	13 819.01	1 489.74	30.18
38	上海市奉贤区奉城医院	13 394.57	2 075.59	25.52
39	上海市宝山区大场医院	13 030.50	2 629.52	33.44
40	上海市闵行区浦江医院	12 949.80	971.83	50.74
41	上海市松江区九亭医院	12 623.18	1 818.98	25.63
42	上海市金山区亭林医院	12 076.85	2 127.77	15.11
43	上海市青浦区朱家角人民医院	11 893.06	1 173.95	32.20
44	上海交通大学医学院附属新华医院长兴分院	11 863.98	2 176.57	26.04
45	上海市松江区泗泾医院	11 293.07	1 575.06	23.17
46	上海市嘉定区安亭医院	10 434.08	1 406.17	24.60
47	上海市监狱总医院	8 358.53	207.47	12.14
48	上海市崇明区第三人民医院	8 062.20	871.31	32.36

表 48 二级中医(中西医)医院出院病人费用情况

顺位	机构名称	人均费用(元)	日均费用(元)	药占比(%)
1	上海市黄浦区中西医结合医院	25 261.89	785.66	45.25
2	上海市普陀区中医医院	17 634.35	1 058.20	18.48
3	上海市长宁区天山中医医院	15 695.15	1 264.31	18.99
4	上海市杨浦区中医医院	14 177.51	1 339.30	22.54
5	上海市浦东新区光明中医医院	13 661.37	1 870.85	33.62
6	上海市闵行区中西医结合医院	13 392.20	1 513.19	15.11
7	上海市黄浦区香山中医医院	11 680.02	1 233.39	16.76

续 表

顺位	机 构 名 称	人均费用(元)	日均费用(元)	药占比(%)
8	上海市静安区中医医院	11 076.12	927.72	28.34
9	上海市浦东新区中医医院	11 071.59	1 097.35	27.40
10	上海市松江区方塔中医医院	11 012.56	1 434.85	20.79
11	上海市嘉定区中医医院	10 917.33	1 749.27	21.47
12	上海市奉贤区中医医院	10 875.65	1 286.50	32.02
13	上海市青浦区中医医院	10 829.22	1 055.30	33.63
14	上海市金山区中西医结合医院	10 358.58	1 087.62	20.08

注：药占比不含中药饮片收入。

(四) 西医出院病人疾病分布及费用情况

2024 年，全市西医出院病人中，恶性肿瘤靶向治疗人最多，出院人数为 194 396 人，占总出院人数的 3.14%，其人均住院费用为 13 331.90 元，平均住院 2.57 天；排名第二位的是手术后恶性肿瘤化学治疗，出院人数为 145 576 人，占总出院人数的 2.35%，其人均住院费用为 8 077.20 元，平均住院 2.51 天；排名第三位的是恶性肿瘤维持性化学治疗，出院人数为 144 854 人，占总出院人数的 2.34%，其人均住院费用为 11 057.67 元，平均住院 3.70 天。

详见表 49。

表 49 西医出院人数疾病分类及其费用情况

顺位	疾病分类名称	例数(人)	占比(%)	人均费用(元)	平均住院日(天)
1	恶性肿瘤靶向治疗	194 396	3.14	13 331.90	2.57
2	手术后恶性肿瘤化学治疗	145 576	2.35	8 077.20	2.51
3	恶性肿瘤维持性化学治疗	144 854	2.34	11 057.67	3.70
4	恶性肿瘤免疫治疗	137 837	2.23	10 034.42	2.30
5	姑息性化疗	89 464	1.45	10 099.73	2.52
6	冠状动脉粥样硬化性心脏病	88 435	1.43	34 909.09	38.25
7	社区获得性肺炎，非重症	72 568	1.17	12 613.86	8.65
8	不稳定型心绞痛	53 967	0.87	28 928.96	7.19
9	腔隙性脑梗死	50 887	0.82	21 174.59	27.17
10	恶性肿瘤介入治疗	40 605	0.66	27 135.02	5.25

续 表

顺位	疾病分类名称	例数(人)	占比(%)	人均费用(元)	平均住院日(天)
11	老年核性白内障	40 296	0.65	8 449.81	1.34
12	甲状腺恶性肿瘤	38 843	0.63	24 882.05	4.76
13	脑梗死后遗症	35 404	0.57	67 077.35	142.96
14	恶性肿瘤放射治疗	34 135	0.55	47 317.87	10.87
15	恶性肿瘤术后靶向治疗	34 022	0.55	11 273.76	1.91
16	恶性肿瘤支持治疗	32 108	0.52	14 094.04	8.77
17	混合痔	32 028	0.52	14 378.73	5.62
18	取除骨折内固定装置	30 739	0.50	13 237.51	3.89
19	子宫内膜息肉	30 545	0.49	6 136.38	1.83
20	2 型糖尿病伴多个并发症	28 980	0.47	13 823.67	9.04
21	肺部感染	28 270	0.46	29 882.19	33.66
22	胆囊结石伴慢性胆囊炎	27 836	0.45	22 569.90	4.81
23	物理治疗	26 684	0.43	41 069.53	34.74
24	腰椎间盘突出	26 433	0.43	26 471.59	10.75
25	脑梗死	26 252	0.42	48 454.34	80.23
26	输尿管结石伴有积水和感染	26 055	0.42	18 108.26	3.56
27	肺炎支原体性肺炎	25 628	0.41	8 673.07	6.29
28	2 型糖尿病伴血糖控制不佳	25 477	0.41	12 878.95	8.88
29	康复医疗	25 147	0.41	47 407.01	46.54
30	皮质型老年性白内障	24 696	0.40	7 559.27	1.34
31	后循环缺血	24 334	0.39	12 462.82	8.42
32	手术前恶性肿瘤化学治疗	23 650	0.38	9 510.08	2.64
33	多发性脑梗死	22 979	0.37	28 851.98	27.81
34	早期人工流产	22 689	0.37	2 514.27	2.04
35	慢性阻塞性肺病伴有急性加重	22 669	0.37	21 396.35	15.11
36	恶性肿瘤中医治疗	22 493	0.36	13 426.23	7.08
37	右肺上叶恶性肿瘤	22 478	0.36	59 304.37	6.46
38	肺炎	22 451	0.36	15 970.60	13.07

续 表

顺位	疾病分类名称	例数(人)	占比(%)	人均费用(元)	平均住院日(天)
39	恶性肿瘤手术后的随诊检查	21 749	0.35	6 597.94	2.86
40	乳腺良性肿瘤	21 416	0.35	9 826.99	2.31
41	前列腺增生	20 913	0.34	17 142.54	6.50
42	前列腺恶性肿瘤	20 911	0.34	42 024.41	7.30
43	老年性白内障	20 894	0.34	8 370.46	1.66
44	慢性肾脏病 5 期	19 883	0.32	19 923.00	11.08
45	细菌性肺炎	19 829	0.32	22 842.77	16.64
46	肝细胞癌	19 299	0.31	44 190.97	8.60
47	左肺上叶恶性肿瘤	19 023	0.31	58 570.22	6.43
48	并发性白内障	18 597	0.30	9 303.01	1.40
49	结肠良性肿瘤	18 119	0.29	9 831.23	2.89
50	直肠恶性肿瘤	18 104	0.29	57 956.98	12.14

注：表内疾病分类名称按相关国际疾病分类。

四、中医药主要统计数据

(一) 中医类机构及床位数

1. 中医类机构数

2024 年，全市中医类医疗机构总数为 546 所。其中：中医类医院 39 所，中医类门诊部 190 所，中医类诊所 317 所。

中医类医院中，从机构类别来看，中医医院 28 所，中西医结合医院 11 所；从机构性质来看，公立医院 22 所，其中：三级医院 8 所(市属三级 4 所，区属三级 4 所)，二级医院 14 所，民营医院 17 所。

2. 中医类床位数

2024 年，全市中医实有床位 17 216 张，其中：中医类医院 14 178 张，非中医类医疗机构中医类临床科室 2 498 张。按 2023 年末全市常住人口 2 487.45 万人计算，每万常住人口中医床位数为 6.92 张。

中医类医院中，从机构类别来看，中医医院 9 338 张，中西医结合医院 4 840 张；从机构性质来看，公立医院 11 127 张，其中：三级医院 7 545 张(市属三级 5 040 张，区属三级 2 505 张)，二级医院 3 582 张，民营医院 3 051 张。

详见表 50。

表 50 中医类医疗机构及床位数

指 标	机构数(所)		床位数(张)	
	2024 年	2023 年	2024 年	2023 年
总计	546	563	17 216	15 195
中医类医院	39	36	14 178	12 942
中医医院	28	26	9 338	8 252
中西医结合医院	11	10	4 840	4 690
中医类医院中:	—	—	—	—
公立医院	22	22	11 127	10 580
三级医院	8	8	7 545	6 947
市属三级	4	4	5 040	4 442
区属三级	4	4	2 505	2 505
二级医院	14	14	3 582	3 633
民营医院	17	14	3 051	2 362
中医类门诊部	190	185	—	—
中医类诊所	317	342	—	—
非中医类医疗机构中医类临床科室	—	—	2 498	2 253
每万常住人口中医床位数	—	—	6.92	6.11

注: 中医类临床科室包括中医科各专业、中西医结合科、民族医学科。

(二) 中医药人员

2024 年,全市中医药人员 15 731 人,其中: 中医类别执业(助理)医师 13 480 人,中药师(士) 2 223 人,见习中医师 28 人。按 2023 年末全市常住人口 2 487.45 万人计算,每万常住人口中医药人员 6.32 人。

详见表 51。

表 51 中医药人员情况(单位: 人)

指 标	2024 年	2023 年
中医药人员	15 731	14 528
中医类别执业(助理)医师	13 480	12 340
中药师(士)	2 223	2 145
见习中医师	28	43
每万常住人口中医药人员数	6.32	5.84

1. 中医药人员数

从中医药人员机构分布看，中医类医院 4 929 人，中医类门诊部 1 806 人，中医类诊所 534 人，非中医类医疗机构 8 462 人。

中医类医院中，按中医药人员所属机构类别分类，中医医院 3 457 人，中西医结合医院 1 472 人；按中医药人员所属机构级别分类，公立医院 4 594 人，其中：三级医院 3 060 人（市属三级 2 366 人，区属三级 694 人），二级医院 1 534 人，民营医院 335 人。

2. 中医类别执业（助理）医师数

在中医药人员中，中医类别执业（助理）医师共计 13 480 人，中医类医院 4 185 人，中医类门诊部 1 623 人，中医类诊所 511 人，非中医类医疗机构 7 161 人。

中医类医院中，机构类别来看，中医医院 2 919 人，中西医结合医院 1 266 人；从机构性质来看，公立医院 3 888 人，其中：三级医院 2 590 人（市属三级 2 002 人，区属三级 588 人），二级医院 1 298 人，民营医院 297 人。

详见表 52。

表 52　各医疗机构中医药人员情况（单位：人）

指　　标	中医药人员数		中医类别执业（助理）医师	
	2024 年	2023 年	2024 年	2023 年
总计	15 731	14 528	13 480	12 340
中医类医院	4 929	4 792	4 185	4 059
中医医院	3 457	3 389	2 919	2 855
中西医结合医院	1 472	1 403	1 266	1 204
中医类医院中：				
公立医院	4 594	4 518	3 888	3 817
三级医院	3 060	3 028	2 590	2 569
市属三级	2 366	2 365	2 002	2 004
区属三级	694	663	588	565
二级医院	1 534	1 490	1 298	1 248
民营医院	335	274	297	242
中医类门诊部	1 806	1 633	1 623	1 470
中医类诊所	534	511	511	492
非中医类医疗机构	8 462	7 592	7 161	6 319

（三）中医服务量

1. 中医诊疗人次数

2024 年，中医诊疗人次数共计 5 491. 17 万人次，中医类医院 2 844. 87 万人次（占 51. 81%），中医类门诊部 399.54 万人次(占 7.28%),中医类诊所 38.05 万人次(占 0.69%),非中医类医疗机构中医类临床科室 2 208.71 万人次(占 40.22%)。

中医类医院中,从机构类别来看,中医医院 1 982.50 万人次,中西医结合医院 862.37 万人次;从机构性质来看,公立医院 2 714.03 万人次,其中:三级医院 1 951.61 万人次(市属三级 1 554.15 万人次,区属三级 397.46 万人次),二级医院 762.42 万人次,民营医院 130.84 万人次。

2. 中医出院人数

2024 年,中医出院人数共计 72.52 万人,中医类医院 62.27 万人(占 85.87%),非中医类医疗机构中医类临床科室 10.25 万人(占 14.13%)。

中医类医院中,从机构类别来看,中医医院 37.24 万人,中西医结合医院 25.03 万人;从机构性质来看,公立医院 59.67 万人,其中:三级医院 47.67 万人(市属三级 33.74 万人,区属三级 13.93 万人),二级医院 12.00 万人,民营医院 2.60 万人。

详见表 53。

表 53　中医服务量

机构类别	中医诊疗人次数			中医出院人数		
	2024 年(万人次)	2023 年(万人次)	同比±(%)	2024 年(万人)	2023 年(万人)	同比±(%)
总计	5 491.17	4 885.62	12.39	72.52	63.69	13.86
中医类医院	2 844.87	2 616.24	8.74	62.27	54.02	15.27
中医医院	1 982.50	1 807.02	9.71	37.24	31.22	19.28
中西医结合医院	862.37	809.22	6.57	25.03	22.80	9.78
中医类医院中:	—	—	—	—	—	—
公立医院	2 714.03	2 495.49	8.76	59.67	52.33	14.03
三级医院	1 951.61	1 766.75	10.4	47.67	41.90	13.77
市属三级	1 554.15	1 369.00	13.52	33.74	28.82	17.07
区属三级	397.46	397.75	-0.07	13.93	13.08	6.50
二级医院	762.42	728.74	4.62	12.00	10.43	15.05
民营医院	130.84	120.75	8.36	2.60	1.69	53.85
中医类门诊部	399.54	343.51	16.31	—	—	—
中医类诊所	38.05	42.58	-10.64	—	—	—
非中医类医疗机构中医类临床科室	2 208.71	1 883.29	17.28	10.25	9.67	6.00

(四) 中医(中西医)出院病人疾病分布及费用情况

中医(中西医)出院病人中,眩晕病人最多,出院人数为 25 227 人,在总出院人数中的占比为 4.05%,该疾病人均住院费用 14 189.30 元,平均住院 8.90 天。排名第二位的是胸痹心痛,出院人数为 22 430 人，占中医总出院人数的 3.60%，人均住院费用 20 559.55 元，平均住院 9.13 天。排名第三位的是肺癌，出院人数为 19 434 人，占中医总出院人数的 3.12%，人均住院费用为 14 342.87 元，平均住院 6.14 天。

详见表 54。

表 54　中医出院人数疾病种类及其费用情况

顺位	疾病分类名称	例数(人)	占比(%)	人均费用(元)	平均住院日(天)
1	眩晕	25 227	4.05	14 189.30	8.90
2	胸痹心痛	22 430	3.60	20 559.55	9.13
3	肺癌	19 434	3.12	14 342.87	6.14
4	积病	17 833	2.86	13 535.93	5.58
5	缺血性中风	16 437	2.64	19 907.20	13.92
6	混合痔	15 997	2.57	15 293.02	6.51
7	乳癌	14 996	2.41	10 271.71	3.33
8	肺痺	13 032	2.09	14 763.88	9.20
9	腰痹	12 962	2.08	15 643.82	9.54
10	肠癌	12 724	2.04	16 967.39	6.00
11	尪痹	12 535	2.01	8 984.95	3.42
12	慢性肾衰	10 611	1.70	15 053.57	7.68
13	肛漏	9 746	1.57	17 435.54	7.26
14	消渴病	7 705	1.24	13 607.97	8.62
15	石淋	7 409	1.19	16 546.93	4.03
16	中风病	6 967	1.12	25 509.28	16.15
17	腹痛	6 962	1.12	17 967.30	7.10
18	大偻	6 156	0.99	5 564.66	1.62
19	膝痹	6 114	0.98	15 508.27	6.25
20	骨痹	6 064	0.97	29 981.51	8.19
21	脱疽	5 902	0.95	30 116.04	12.83
22	咳嗽	5 733	0.92	16 361.91	12.55
23	骨折病	5 630	0.90	35 348.84	11.44
24	胃癌	5 603	0.90	15 674.80	7.07

续 表

顺位	疾病分类名称	例数(人)	占比(%)	人均费用(元)	平均住院日(天)
25	肺风痰喘	5 590	0. 90	4 354. 84	6. 27
26	胃痞病	5 457	0. 88	9 573. 68	4. 89
27	肚看	5 453	0. 88	9 858. 07	3. 49
28	肝癌	5 368	0. 86	22 622. 29	8. 32
29	虚损病	5 299	0. 85	14 715. 35	7. 05
30	癌类病	5 250	0. 84	15 949. 87	6. 98
31	胃络痛	5 245	0. 84	5 114. 31	1. 28
32	胁痛	5 027	0. 81	12 670. 23	5. 42
33	颈椎病	5 004	0. 80	13 111. 18	8. 87
34	圆翳内障	4 978	0. 80	8 256. 12	1. 82
35	心水病	4 682	0. 75	18 948. 01	10. 73
36	息肉痔	4 137	0. 66	10 158. 96	3. 56
37	脂瘤	4 096	0. 66	3 802. 79	2. 13
38	风温病	4 010	0. 64	26 498. 49	12. 04
39	内痔	3 924	0. 63	14 381. 44	4. 21
40	咳嗽病	3 661	0. 59	20 742. 32	9. 75
41	痛痹	3 650	0. 59	12 447. 86	5. 37
42	心悸	3 539	0. 57	23 365. 92	9. 64
43	肝癖	3 315	0. 53	9 011. 39	4. 61
44	下消	3 276	0. 53	14 462. 24	8. 51
45	中消	3 186	0. 51	11 746. 53	7. 16
46	胰癌	3 146	0. 51	16 455. 34	7. 47
47	风眩	3 075	0. 49	13 435. 52	7. 14
48	肛痈	3 042	0. 49	10 910. 04	4. 84
49	白疕	3 027	0. 49	5 567. 12	1. 83
50	上消	2 947	0. 47	13 081. 63	6. 65

注：表内疾病分类名称按相关国际疾病分类、中医病症分类。

附录二　2024 年度国家主要卫生健康政策文件一览表

序号	文件名称	文件文号	发文单位	发文日期
1	国家医疗保障局办公室关于加强医药集中带量采购中选产品供应保障工作的通知	医保办函〔2024〕5 号	国家医疗保障局办公室	2024 年 1 月 10 日
2	国家卫生健康委关于命名全国医养结合示范县(市、区)和示范机构的通知	国卫老龄函〔2024〕18 号	国家卫生健康委	2024 年 1 月 19 日
3	国家卫生健康委办公厅关于印发 2024 年国家医疗质量安全改进目标的通知	国卫办医政函〔2024〕40 号	国家卫生健康委办公厅	2024 年 2 月 1 日
4	人力资源社会保障部办公厅 国家医疗保障局办公室关于颁布健康照护师(长期照护师)国家职业标准的通知	人社厅发〔2024〕14 号	人力资源社会保障部办公厅、国家医疗保障局办公室	2024 年 2 月 2 日
5	国家卫生健康委关于调整“十四五”大型医用设备配置规划的通知	国卫财务发〔2024〕8 号	国家卫生健康委	2024 年 2 月 8 日
6	国家医疗保障局办公室 教育部办公厅 国家卫生健康委办公厅 国务院妇儿工委办公室 全国妇联办公厅关于开展儿童参加基本医疗保险专项行动的通知	医保办函〔2024〕14 号	国家医保局办公室、教育部办公厅、国家卫生健康委办公厅、国务院妇儿工委办公室、全国妇联办公厅	2024 年 2 月 8 日
7	国家医疗保障局关于在医疗保障服务领域推动“高效办成一件事”的通知	医保发〔2024〕2 号	国家医疗保障局	2024 年 2 月 8 日
8	关于加强医疗监督跨部门执法联动工作的意见	国卫办医急发〔2024〕6 号	国家卫生健康委办公厅、中央网信办秘书局、最高人民法院办公厅、最高人民检察院办公厅、公安部办公厅、市场监管总局办公厅、国家医保局办公室、国家中医药局综合司、国家疾控局综合司、国家药监局综合司	2024 年 2 月 21 日
9	国家卫生健康委关于印发常用临床医学名词(2023 年版)的通知	国卫医政函〔2024〕54 号	国家卫生健康委	2024 年 2 月 26 日
10	最高人民法院 最高人民检察院 公安部关于办理医保骗保刑事案件若干问题的指导意见	法发〔2024〕6 号	最高人民法院、最高人民检察院、公安部	2024 年 2 月 28 日

续 表

序号	文件名称	文件文号	发文单位	发文日期
11	国家卫生健康委办公厅关于印发国家二级公立医院绩效考核操作手册（2024版）的通知	国卫办医政函〔2024〕86号	国家卫生健康委办公厅	2024年3月15日
12	国家卫生健康委办公厅关于印发国家三级公立医院绩效考核操作手册（2024版）的通知	国卫办医政函〔2024〕87号	国家卫生健康委办公厅	2024年3月15日
13	国家卫生健康委办公厅关于加强助产服务管理的通知	国卫办妇幼发〔2024〕7号	国家卫生健康委办公厅	2024年3月16日
14	关于进一步推进医师电子化信息管理工作的通知	国卫办医政发〔2024〕5号	国家卫生健康委办公厅、国家中医药局综合司、国家疾控局综合司	2024年3月19日
15	国家卫生健康委办公厅关于印发原发性肝癌诊疗指南（2024年版）的通知	国卫办医政函〔2024〕97号	国家卫生健康委办公厅	2024年3月21日
16	国家医保局 最高人民法院 最高人民检察院 公安部 财政部 国家卫生健康委关于开展医保基金违法违规问题专项整治工作的通知	医保发〔2024〕8号	国家医保局、最高人民法院、最高人民检察院、公安部、财政部、国家卫生健康委	2024年4月2日
17	国家卫生健康委办公厅关于印发职业卫生技术服务机构资质认可程序及技术评审准则的通知	国卫办职健发〔2024〕11号	国家卫生健康委办公厅	2024年4月19日
18	国家医保局 财政部 国家卫生健康委 国家中医药局关于开展2024年医疗保障基金飞行检查工作的通知	医保发〔2024〕12号	国家医保局、财政部、国家卫生健康委、国家中医药局	2024年4月25日
19	国家医疗保障局关于印发《长期护理保险失能等级评估机构定点管理办法（试行）》的通知	医保发〔2024〕13号	国家医疗保障局	2024年4月25日
20	关于进一步健全机制推动城市医疗资源向县级医院和城乡基层下沉的通知	国卫医政发〔2024〕19号	国家卫生健康委、国家中医药局、国家疾控局	2024年4月28日
21	国家卫生健康委办公厅关于印发急诊医学等6个专业医疗质量控制指标（2024年版）的通知	国卫办医政函〔2024〕150号	国家卫生健康委办公厅	2024年4月30日
22	关于印发职业病防治“三项行动”工作方案的通知	国卫办职健函〔2024〕146号	国家卫生健康委办公厅、国家疾控局综合司	2024年4月30日
23	国家医疗保障局办公室关于加强区域协同 做好2024年医药集中采购提质扩面的通知	医保办发〔2024〕8号	国家医疗保障局办公室	2024年5月14日

续 表

序号	文件名称	文件文号	发文单位	发文日期
24	国家医疗保障局关于进一步推广三明医改经验 持续推动医保工作创新发展的通知	医保函〔2024〕25 号	国家医疗保障局	2024 年 5 月 20 日
25	关于开展全民健康素养提升三年行动（2024—2027 年）的通知	国卫办宣传发〔2024〕13 号	国家卫生健康委办公厅、国家中医药局综合司、国家疾控局综合司	2024 年 5 月 29 日
26	国务院办公厅关于印发《深化医药卫生体制改革 2024 年重点工作任务》的通知	国办发〔2024〕29 号	国务院办公厅	2024 年 6 月 3 日
27	关于印发“体重管理年”活动实施方案的通知	国卫医急发〔2024〕21 号	国家卫生健康委、全国爱卫办、教育部、工业和信息化部、民政部、商务部、文化和旅游部、市场监管总局、金融监管总局、广电总局、体育总局、国家中医药局、国家疾控局、中华全国总工会、共青团中央、全国妇联	2024 年 6 月 6 日
28	关于印发居民电子健康档案首页基本内容（试行）的通知	国卫办基层发〔2024〕15 号	国家卫生健康委办公厅、国家中医药局综合司、国家疾控局综合司	2024 年 6 月 18 日
29	国家卫生健康委办公厅关于开展老年听力健康促进行动（2024—2027 年）的通知	国卫办老龄函〔2024〕233 号	国家卫生健康委办公厅	2024 年 6 月 24 日
30	国家医疗保障局办公室关于规范注射剂挂网工作的通知	医保办函〔2024〕61 号	国家医疗保障局办公室	2024 年 7 月 8 日
31	国家医保局办公室 国家卫生健康委办公厅关于加快推进村卫生室纳入医保定点管理的通知	医保办发〔2024〕13 号	国家医保局办公室、国家卫生健康委办公厅	2024 年 7 月 11 日
32	国家医疗保障局办公室关于印发按病组和病种分值付费 2.0 版分组方案并深入推进相关工作的通知	医保办发〔2024〕9 号	国家医疗保障局办公室	2024 年 7 月 17 日
33	关于印发重点中心乡镇卫生院建设参考标准的通知	国卫办基层函〔2024〕269 号	国家卫生健康委办公厅、国家中医药局综合司、国家疾控局综合司	2024 年 7 月 22 日
34	国家卫生健康委办公厅关于进一步加强医疗质量（安全）不良事件管理的通知	国卫办医政函〔2024〕272 号	国家卫生健康委办公厅	2024 年 7 月 25 日
35	国务院办公厅关于健全基本医疗保险参保长效机制的指导意见	国办发〔2024〕38 号	国务院办公厅	2024 年 7 月 26 日

续　表

序号	文件名称	文件文号	发文单位	发文日期
36	国家卫生健康委 全国爱卫办 国家发展改革委 民政部 财政部 生态环境部 住房城乡建设部 农业农村部 文化和旅游部 市场监管总局 体育总局 国家医保局 国家中医药局 国家疾控局关于推进健康乡村建设的指导意见	国卫财务发〔2024〕28号	国家卫生健康委、全国爱卫办、国家发展改革委、民政部、财政部、生态环境部、住房城乡建设部、农业农村部、文化和旅游部、市场监管总局、体育总局、国家医保局、国家中医药局、国家疾控局	2024年8月1日
37	国家卫生健康委 国家疾控局关于印发疾病预防控制机构食品安全和营养健康工作细则的通知	国卫食品发〔2024〕29号	国家卫生健康委、国家疾控局	2024年8月19日
38	国家医保局 财政部 国家税务总局关于做好2024年城乡居民基本医疗保障有关工作的通知	医保发〔2024〕19号	国家医保局、财政部、国家税务总局	2024年8月19日
39	国家医保局 国家卫生健康委 国家药监局关于建立定点医药机构相关人员医保支付资格管理制度的指导意见	医保发〔2024〕23号	国家医保局、国家卫生健康委、国家药监局	2024年8月23日
40	关于印发综合医院中医药工作指南（2024版）的通知	国卫办医政函〔2024〕321号	国家卫生健康委办公厅、国家中医药局综合司、中央军委后勤保障部卫生局	2024年9月2日
41	国家卫生健康委办公厅关于印发门（急）诊诊疗信息页质量管理规定（试行）的通知	国卫办医政发〔2024〕16号	国家卫生健康委办公厅	2024年9月4日
42	国家医保局办公室 财政部办公厅关于稳妥有序扩大跨省直接结算门诊慢特病病种范围的通知	医保办发〔2024〕19号	国家医保局办公室、财政部办公厅	2024年9月5日
43	关于做好2024年基本公共卫生服务工作的通知	国卫基层发〔2024〕31号	国家卫生健康委、财政部、国家中医药局、国家疾控局	2024年9月9日
44	国家卫生健康委办公厅关于进一步推进临床营养工作的通知	国卫办医政函〔2024〕333号	国家卫生健康委办公厅	2024年9月10日
45	国家卫生健康委办公厅关于印发重症医学专业医疗质量控制指标（2024年版）的通知	国卫办医政函〔2024〕338号	国家卫生健康委办公厅	2024年9月12日
46	国家医疗保障局办公室关于印发长期护理保险定点服务机构、协议服务人员、医疗保障委托承办服务机构、工作人员编码规则和方法的通知	医保办函〔2024〕79号	国家医疗保障局办公室	2024年9月14日

续 表

序号	文件名称	文件文号	发文单位	发文日期
47	关于印发医疗卫生机构开展研究者发起的临床研究管理办法的通知	国卫科教发〔2024〕32号	国家卫生健康委、国家中医药局、国家疾控局	2024年9月18日
48	国家医疗保障局办公室关于印发《长期护理保险专家库管理暂行办法》的通知	医保办发〔2024〕20号	国家医疗保障局办公室	2024年9月19日
49	国家医疗保障局办公室关于印发《长期护理保险护理服务机构定点管理办法（试行）》的通知	医保办发〔2024〕21号	国家医疗保障局办公室	2024年9月23日
50	国家医疗保障局办公室关于印发《长期护理保险经办规程（试行）》的通知	医保办发〔2024〕22号	国家医疗保障局办公室	2024年9月23日
51	国家医疗保障局办公室关于印发《长期护理保险定点失能等级评估机构服务协议范本（试行）》《长期护理保险定点护理服务机构服务协议范本（试行）》的通知	医保办发〔2024〕24号	国家医疗保障局办公室	2024年9月23日
52	关于印发医学人文关怀提升行动方案（2024—2027年）的通知	国卫办医急发〔2024〕18号	国家卫生健康委办公厅、教育部办公厅、国家中医药局综合司、国家疾控局综合司	2024年9月29日
53	国家医疗保障局关于加强医疗保障基金社会监督员管理工作的指导意见	医保发〔2024〕24号	国家医疗保障局	2024年9月29日
54	国家卫生健康委办公厅关于印发非新生儿破伤风诊疗规范（2024年版）的通知	国卫办医急函〔2024〕381号	国家卫生健康委办公厅	2024年10月11日
55	国家卫生健康委办公厅关于印发肥胖症诊疗指南（2024年版）的通知	国卫办医政函〔2024〕382号	国家卫生健康委办公厅	2024年10月12日
56	国家医疗保障局办公室关于规范医保药品外配处方管理的通知	医保办函〔2024〕86号	国家医疗保障局办公室	2024年10月16日
57	国家卫生健康委办公厅关于提升老年医学医疗服务能力的通知	国卫办医政发〔2024〕19号	国家卫生健康委办公厅	2024年10月18日
58	关于印发紧密型县域医疗卫生共同体监测指标体系的通知	国卫办基层发〔2024〕22号	国家卫生健康委办公厅、国家医保局办公室、国家中医药局综合司、国家疾控局综合司	2024年10月30日

续 表

序号	文件名称	文件文号	发文单位	发文日期
59	国家医保局办公室 民政部办公厅关于进一步做好医疗救助对象信息共享工作的通知	医保办函〔2024〕99号	国家医保局办公室、民政部办公厅	2024年10月31日
60	国家医保局 人力资源社会保障部关于推进长期照护师职业技能等级认定的实施意见	医保发〔2024〕29号	国家医保局、人力资源社会保障部	2024年11月1日
61	国家医保局办公室 财政部办公厅关于做好医保基金预付工作的通知	医保办函〔2024〕101号	国家医保局办公室、财政部办公厅	2024年11月1日
62	国家医疗保障局办公室关于印发《短缺药品价格的风险管理操作指引》的通知	医保办发〔2024〕30号	国家医疗保障局办公室	2024年11月26日
63	国家医保局 人力资源社会保障部关于印发《国家基本医疗保险、工伤保险和生育保险药品目录(2024年)》的通知	医保发〔2024〕33号	国家医保局、人力资源社会保障部	2024年11月27日

附录三　2024 年度上海市主要卫生健康政策文件一览表

序号	文件名称	文件文号	发文机关	发文日期
1	关于扩大中医优势病种按疗效价值付费试点范围的通知	沪医保医管发〔2024〕1 号	上海市医疗保障局、上海市卫生健康委员会、上海市中医药管理局、上海市财政局	2024 年 1 月 5 日
2	关于印发《2024 年上海市新城卫生健康工作要点》的通知	沪卫规划〔2024〕1 号	上海市卫生健康委员会	2024 年 1 月 22 日
3	关于进一步明确本市医保住院区域点数法总额预算和按疾病诊断相关分组、按病种分值付费医疗机构范围的通知	沪医保医管发〔2024〕3 号	上海市医疗保障局、上海市卫生健康委员会、上海市财政局、上海市中医药管理局	2024 年 1 月 23 日
4	关于印发 2024 年上海市人口监测与家庭发展工作要点的通知	沪卫人口〔2024〕1 号	上海市卫生健康委员会	2024 年 2 月 19 日
5	关于印发 2024 年上海市卫生健康工作要点的通知	沪卫发〔2024〕2 号	上海市卫生健康委员会	2024 年 2 月 20 日
6	关于印发 2024 年上海市妇幼健康工作要点的通知	沪卫妇幼〔2024〕6 号	上海市卫生健康委员会	2024 年 2 月 21 日
7	关于印发 2024 年上海市医政医管工作要点的通知	沪卫医〔2024〕13 号	上海市卫生健康委员会	2024 年 3 月 4 日
8	关于印发 2024 年上海市卫生健康系统新闻宣传与精神文明建设工作要点的通知	沪卫宣传〔2024〕3 号	上海市卫生健康委员会	2024 年 3 月 4 日
9	关于印发 2024 年上海市食品安全标准与监测评估及营养工作要点的通知	沪卫食品〔2024〕2 号	上海市卫生健康委员会	2024 年 3 月 5 日
10	关于印发 2024 年上海市爱国卫生和健康促进工作要点的通知	沪爱卫会〔2024〕1 号	上海市爱国卫生运动委员会	2024 年 3 月 6 日
11	关于印发 2024 年上海市疾病预防控制工作要点的通知	沪疾控局发〔2024〕8 号	上海市疾病预防控制局	2024 年 3 月 6 日
12	关于印发 2024 年上海市中医药工作要点的通知	沪中医药〔2024〕1 号	上海市中医药事业发展领导小组办公室（上海市中医药管理局代章）	2024 年 3 月 11 日
13	关于印发 2024 年上海市职业健康工作要点的通知	沪卫职健〔2024〕9 号	上海市卫生健康委员会	2024 年 3 月 11 日

续　表

序号	文件名称	文件文号	发文机关	发文日期
14	关于印发2024年上海市基层卫生健康工作要点的通知	沪卫基层〔2024〕2号	上海市卫生健康委员会	2024年3月12日
15	关于印发2024年上海市卫生应急管理工作要点的通知	沪卫应急〔2024〕3号	上海市卫生健康委员会	2024年3月13日
16	关于阶段性调整本市职工基本医疗保险费费率的通知(自2024年3月1日起实施,有效期至2025年2月28日)	沪医保规〔2024〕1号	上海市医疗保障局、上海市财政局、上海市人力资源和社会保障局、国家税务总局上海市税务局	2024年3月13日
17	关于印发《2024年上海市药政管理工作要点》的通知	沪卫药政〔2024〕2号	上海市卫生健康委员会	2024年3月14日
18	关于调整本市部分医疗服务项目价格的通知	沪医保价采发〔2024〕6号	上海市医疗保障局、上海市卫生健康委员会	2024年3月21日
19	关于本市做好第九批国家组织药品集中采购和使用有关工作的通知	沪医保价采发〔2024〕4号	上海市医疗保障局、上海市卫生健康委员会、上海市药品监督管理局	2024年3月22日
20	关于印发健康上海行动——癌症防治行动实施方案(2023—2030年)的通知	沪卫应急〔2024〕5号	上海市卫生健康委员会、上海市发展和改革委员会、上海市教育委员会、上海市科学技术委员会、上海市民政局、上海市财政局、上海市生态环境局、上海市农业农村委员会、上海市医疗保障局、上海市中医药管理局、上海市疾病预防控制局、上海市药品监督管理局	2024年4月22日
21	关于印发《2024年上海市卫生健康领域推进政务服务改革优化营商环境工作要点》的通知	沪卫法规〔2024〕3号	上海市卫生健康委员会	2024年4月26日
22	关于印发《关于设置本市社会办医疗机构的指导意见》的通知	沪卫规〔2024〕8号	上海市卫生健康委员会	2024年5月3日
23	关于印发健康上海行动——心脑血管疾病防治行动实施方案(2023—2030年)的通知	沪卫应急〔2024〕6号	上海市卫生健康委员会、上海市发展和改革委员会、上海市教育委员会、上海市科学技术委员会、上海市经济和信息化委员会、上海市民政局、上海市财政局、上海市市场监督管理局、上海市体育局、上海市中医药管理局、上海市疾病预防控制局、上海市总工会、上海市红十字会	2024年5月7日
24	关于印发《上海市老年照护统一需求评估办理流程和协议管理实施细则(试行)》的通知(自2024年5月15日起施行,有效期至2026年5月14日)	沪医保规〔2024〕2号	上海市医疗保障局	2024年5月10日

续 表

序号	文 件 名 称	文 件 文 号	发 文 机 关	发文日期
25	上海市医保局 上海市高级人民法院 上海市人民检察院 上海市公安局 上海市财政局 上海市卫生健康委关于本市开展医保基金违法违规问题专项整治工作的通知	沪医保基管发〔2024〕8号	上海市医疗保障局、上海市高级人民法院、上海市人民检察院、上海市公安局、上海市财政局、上海市卫生健康委员会	2024年5月17日
26	关于印发2024年上海市老龄工作要点的通知	沪老龄办发〔2024〕1号	上海市老龄工作委员会办公室	2024年6月4日
27	关于印发《关于进一步加强本市医学队列建设和研究的实施方案》的通知	沪卫科教〔2024〕9号	上海市卫生健康委员会、中共上海市委金融委员会办公室、上海市人才工作局、上海市教育委员会、上海市科学技术委员会、上海市财政局、上海市人力资源和社会保障局、上海市数据局、上海市医疗保障局、上海市药品监督管理局	2024年6月21日
28	关于本市职工基本医疗保险2024医保年度转换有关事项的通知（自2024年6月21日起实施，有效期至2025年6月30日）	沪医保规〔2024〕3号	上海市医疗保障局	2024年6月21日
29	关于印发《上海市专科医师规范化培训实施办法》的通知	沪卫规〔2024〕11号	上海市卫生健康委员会、上海市财政局、上海市教育委员会	2024年6月27日
30	上海市人民政府办公厅关于支持生物医药产业全链条创新发展的若干意见	沪府办规〔2024〕9号	上海市人民政府办公厅	2024年7月15日
31	上海市人民政府办公厅关于推动本市疾病预防控制事业高质量发展的实施意见	沪府办发〔2024〕12号	上海市人民政府办公厅	2024年7月22日
32	上海市人民政府办公厅关于加强本市临床研究体系和能力建设支持生物医药产业发展的实施意见	沪府办规〔2024〕11号	上海市人民政府办公厅	2024年7月22日
33	关于印发《上海市互联网医院管理办法》的通知	沪卫规〔2024〕12号	上海市卫生健康委员会	2024年8月2日
34	关于本市做好省级联盟药品、耗材集中带量采购与使用有关工作的通知	沪医保价采发〔2024〕14号	上海市医疗保障局、上海市卫生健康委员会、上海市药品监督管理局	2024年8月7日
35	关于进一步加强医疗机构医疗护理床位管理的通知	沪卫医〔2024〕67号	上海市卫生健康委员会	2024年8月9日

续 表

序号	文件名称	文件文号	发文机关	发文日期
36	关于印发《上海市加强突发事件紧急医学救援体系建设行动计划（2024—2027年）》的通知	沪卫应急〔2024〕9号	上海市卫生健康委员会、上海市教育委员会、上海市科学技术委员会、上海市财政局、上海市应急管理局、中华人民共和国上海海事局、上海市中医药管理局、上海市疾病预防控制局	2024年8月12日
37	关于本市做好国家组织人工晶体类及运动医学类医用耗材集中带量采购和使用有关工作的通知	沪医保价采发〔2024〕16号	上海市医疗保障局、上海市卫生健康委员会、上海市药品监督管理局	2024年8月27日
38	关于印发《上海市护士区域注册管理办法》的通知	沪卫规〔2024〕15号	上海市卫生健康委员会	2024年9月4日
39	关于印发上海市2024年纠正医药购销领域和医疗服务中不正之风工作要点的通知	沪卫医〔2024〕81号	上海市卫生健康委员会、中共上海市教育卫生工作委员会、上海市经济和信息化委员会、上海市公安局、上海市财政局、上海市商务委员会、上海市审计局、上海市国有资产监督管理委员会、国家税务总局上海市税务局、上海市市场监督管理局、上海市医疗保障局、上海市中医药管理局、上海市疾病预防控制局、上海市药品监督管理局	2024年9月20日
40	上海市人民政府办公厅关于印发《上海市提升生物医药企业国际竞争力行动方案（2024—2027年）》的通知	沪府办发〔2024〕18号	上海市人民政府办公厅	2024年9月30日
41	关于印发《关于贯彻落实党的二十届三中全会和十二届市委五次全会精神深化本市医药卫生体制改革的实施方案》的通知	沪卫发〔2024〕10号	上海市卫生健康委员会、中共上海市委机构编制委员会办公室、上海市人才工作局、上海市经济和信息化委员会、上海市科学技术委员会、上海市民政局、上海市财政局、上海市人力资源和社会保障局、上海市医疗保障局、上海市中医药管理局、上海市药品监督管理局、上海市疾病预防控制局	2024年10月11日
42	关于印发《上海市加速消除宫颈癌行动实施方案（2024—2030年）》的通知	沪卫妇幼〔2024〕41号	上海市卫生健康委员会、上海市教育委员会、上海市民政局、上海市财政局、上海市医疗保障局、上海市中医药管理局、上海市疾病预防控制局、上海市药品监督管理局、上海市总工会、上海市妇女联合会	2024年10月17日

续 表

序号	文件名称	文件文号	发文机关	发文日期
43	上海市卫生健康委员会上海市中医药管理局关于印发《上海市进一步加快中医药传承创新发展三年行动计划（2025—2027年）》的通知	沪卫中发〔2024〕22号	上海市卫生健康委员会、上海市中医药管理局	2024年10月22日
44	关于降低本市部分医疗服务项目价格的通知	沪医保价采发〔2024〕25号	上海市医疗保障局、上海市卫生健康委员会	2024年10月29日
45	关于2025年本市城乡居民基本医疗保险有关事项的通知（本通知自2024年11月5日起施行，有效期至2025年12月31日）	沪医保规〔2024〕4号	上海市医疗保障局、上海市教育委员会、上海市卫生健康委员会、上海市财政局、上海市民政局、国家税务总局上海市税务局、上海市残疾人联合会	2024年11月5日
46	关于做好2025年市民社区医疗互助帮困计划有关事项的通知（本通知自2024年11月8日起施行，有效期至2025年12月31日）	沪医保规〔2024〕5号	上海市医疗保障局、上海市人力资源和社会保障局、上海市民政局、上海市财政局、上海市总工会	2024年11月8日